实用中医肛肠病学

主　审　陆金根

主　编　徐伟祥　曹永清

上海科学技术出版社

图书在版编目(CIP)数据

实用中医肛肠病学/徐伟祥,曹永清主编.—上海:上海科学技术出版社,2014.7

ISBN 978—7—5478—2109—1

Ⅰ.①实...　Ⅱ.①徐...②曹...　Ⅲ.①肛门疾病—中医外科学②直肠疾病—中医外科学　Ⅳ.①R266

中国版本图书馆 CIP 数据核字(2013)第 292697 号

本书出版受"上海科技专著出版资金"资助

实用中医肛肠病学

主编　徐伟祥　曹永清

上海世纪出版股份有限公司
上 海 科 学 技 术 出 版 社　出版
(上海钦州南路 71 号　邮政编码 200235)

上海世纪出版股份有限公司发行中心发行

200001　上海福建中路 193 号　www.ewen.cc

苏州望电印刷有限公司印刷

开本 889×1194　1/16　印张 21.5　插页　4

字数:538 千字

2014 年 7 月第 1 版　2014 年 7 月第 1 次印刷

ISBN 978—7—5478—2109—1/R·690

定价:98.00 元

内 容 提 要

    本书分为上、下两篇,上篇为总论,包括中医肛肠病学的发展概况、肛门直肠及相邻器官实用解剖、肛肠病的常见症状、肛肠疾病的病因病机、肛肠疾病的中医诊法及辨证、肛门直肠疾病检查和诊断技术等内容。下篇为各论,主要针对常见的肛肠疾病如肛管直肠疾病、肛门周围皮肤及性传播疾病、大便失禁、结直肠肛门损伤、结直肠炎症性疾病、肠易激综合征、便秘、结直肠肿瘤等的病因病机、诊断、鉴别诊断、辨证论治、外治法、手术疗法等方面进行详细阐述。

    本书对肛肠病的中西医认识、防治及研究作了较为全面的阐述,既继承和发扬了中医治疗肛肠病的特色优势,同时也兼以西医的诊治标准作为参考,并配以最新的中医现代研究进展,集临床实用和理论研究为一体,内容详尽,概括全面。本书应用现代中医的理念,传统中医整体辨证论治的思维,总结了以往各家治疗肛肠疾病的宝贵经验,汲取了现代医学的理论精华及先进诊疗技术,全面反映了中医肛肠病学近几十年的发展。

    本书可供中医、中西医结合临床医生,临床科研及文献研究人员以及中医院校师生参考阅读。

编委会名单

主　审

陆金根

主　编

徐伟祥　曹永清

副主编

曾宪东　贺　平　柳越冬　林国强　陈希琳　杨　巍　李国栋　任东林

王振宜　王绍臣

编　委（以姓氏笔画为序）

王　琛　朱　焜　苏　丹　汪庆明　张　勇　陆　宏　林　晖　郑　德

赵　仑　姚一博　郭修田　龚翰林　梁宏涛　彭　勇　彭　慧　葛琼翔

董青军　智建文　潘一滨

序 一

　　中医肛肠病因其独特的诊治手段和显著的疗效优势，历来是中医最具特色的专科领域之一，此已为国内中西医同行所认可。随着现代医学的不断进步和中西医结合工作的深入开展，中医肛肠病的诊疗技术和理论也与时俱进，在创新的道路上不断充实、完善和发展，但近年来却鲜有反映这方面进展的专著问世。

　　随着生活方式的改变，广大人民群众对健康服务的需求越来越大，许多医务人员也十分注重在掌握现代诊疗技术的同时，充分发挥中医肛肠病"简、便、廉"的特点，高效、便捷、经济地为患者服务。本书的结构和选材，继承和发扬了中医治疗肛肠病的特色优势，并吸纳了西医的诊断标准和治疗原则，对最新的中医临床研究进展也作了介绍，弥补了目前该类书籍的不足，既反映了当前这一领域的先进的学术水平，又有很高的临床应用价值。

　　本书主编徐伟祥、曹永清教授有着多年丰富的临床经验，在注重临床实践的同时，在教学和科学研究工作中也曾取得不凡的成绩，对于中医肛肠病的诊治理论有着独特的见解，并曾撰写过多部相关的医学专著，有着很高的业务水平和写作能力。各位编委也都是工作在临床一线的医务人员，在坚持中医整体观念和辨证论治思想、继承中医各家治疗肛肠疾病的宝贵经验的同时，又能充分汲取现代医学的理论精华及先进诊疗技术。本书在继承中医学瑰宝的基础上，推陈出新，将现代医学的理论和当前中医诊疗的进展密切结合，是中西医结合的一项重要工作。本书的出版将为临床一线的医生提供详实的诊疗方法，为临床中医科研工作者提供有益的思路，有利于使传统的中医肛肠病治疗学的继承和发扬。

中国中西医结合学会副会长

上海中西医结合学会会长

王文健

2014 年 3 月

序　二

由徐伟祥、曹永清教授主编的《实用中医肛肠病学》一书，经历年余的辛勤笔耕和有序校审，即将付梓发行，借受嘱写序之际先示本人由衷的祝贺！

近二十年，尤其是近十年来，伴随着国内外高端学术交流的频频开展与推进，肛肠学科的发展真可谓日新月异，无论是临床研究抑或是基础研究都有着长足进展（甚至取得了突破性的、带有时代特征性的标志性成果）。

中医药在肛肠学的历史长河中始终占据着重要的地位，在为患者却病祛疾的医疗实践中彰显着优势和特色。在传统理论的指导下诊疗技能不断地有所创新和发展；新意迭出的遣方用药与手术治疗相辅相成，以至整个诊疗过程事半功倍。且随着现代科技的发展，中医药又与之有机地结合，所取得的临床疗效更是迸发出了令人喜悦的火花。

当下肛肠学专业迅猛发展，肛肠学界众多的学者、专家及专业人员以自身的实践成效和信息资源，以自身的视角撰写论文或编纂专著，为推进专业学术发展奉献着自己的智慧和学识。然纵览细斟，不难窥视出其中矛盾多多，论据也欠周全，故文章的指导性则差强人意。

笔者深知由徐、曹两位教授主编的《实用中医肛肠病学》一书，其编写团队人员都是极具医教研实践且经过严格遴选的专业人士，整个编委群体治学严谨而又善于总结和辨析；撰写能力强，有亲和力，措辞适度而不矫揉造作，读之易懂。

笔者得以先拜读本书，感受颇多：一是所择病种乃精选而又得当，有常见多发病，也有疑难甚或危重病；二是撰写体例不落俗套；三是写作表述很是精细，可让时下在实践中迷惑的人士对疾病的诊治真正能知其在，更知其所以在，读之必有收获，由此充分体现了"实用"一词的含义；四是所有章节都饱蕴着中医元素，不失书名中的"中医"首词；五是充分利用信息资源的价值，在取精去糟（或误）的前提下荟萃了近十多年来肛肠疾病诊治的精华，显示了我国肛肠外科临床治疗与研究的先进水平，从而保障了本书的权威性，也凸显了专业学术的创新性、科学性、新颖性和实用性。

《实用中医肛肠病学》一书的重点在于临床诊治，便于读者学而则用之。不失为广大的中医肛肠外科专业人士值得一读的参考专著。

上海市中医药研究院中医外科研究所所长

陆金根

2014 年 3 月

前　言

　　随着社会经济发展，人们生活水平的提高，人们对身体的健康状况更加关注。由于饮食习惯的西方化以及工作节奏的加快，导致患肛门直肠疾病（如痔疮、肛漏）的人数明显增多。对于此类疾病，西医治疗方法手术创面相对较大，而中医治疗肛肠疾病有着几千年的悠久历史，积累了丰富的经验，手术创面相对较小，并且术后换药可加速创面愈合。这使得临床医生了解中医肛肠病治疗学成为迫切需求。而现阶段在临床，关于中医治疗肛肠疾病的系统专著相对较少，这对中医肛肠病治疗学的发展很是不利。在此，本书将中医对肛肠疾病的认识、治疗方法及经验加以系统归纳总结，并且编著成书，以使中医肛肠病学得以更好地继承和发扬，同时让广大肛门直肠疾病患者得到最佳的治疗。

　　本书编写以中医辨证论治为基础，详细阐述了肛门直肠的解剖、生理及病理，疾病的历史沿革，临床发展演变过程，预防及诊疗经过。本书以临床实用为原则，坚持传统医学与现代医学相结合，将传统医学对肛门直肠疾病的诊断、鉴别诊断、辨证分型及方药、非手术方法和手术方法进行系统总结与概括。本书还详述了需手术疾病的适应证及禁忌证、术前准备、手术中可能出现的意外及预防、术后并发症处理和术后处理等内容。除此之外，我们将现代医学治疗肛门直肠疾病的先进手术方式及经验引入进来加以融合，做到取长补短。

　　目前，有关中医肛肠病学的相关参考书籍相对较少，并且很多缺乏对疾病治疗的系统的阐述，使得一些年轻的临床医生对疾病诊疗及演变过程不能很好的掌握。通过本书的编写，可以使传统的中医肛肠病学能够得到继承和发扬，并且可以使后来者更加全面、深入地了解和掌握中医肛肠病的诊疗过程。

　　由于时间仓促以及作者水平有限，书中错误或疏漏之处在所难免，敬请读者批评指正。

编著者

2014 年 1 月

目　录

上篇　总　　论

下篇　各　　论

1

上篇　总　论

第 一 章
中医肛肠病学的发展概况

中医学源远流长、博大精深，是我国古代劳动人民与疾病长期斗争中形成的宝贵经验。中医素有"国粹"之称，在我国发展历程中有着举足轻重的地位，而肛肠病学作为其中一个分支在帮助人们预防和治疗肛肠疾病方面也起了重要的作用。经过数千年的发展，中医肛肠病学已成为一门具有系统理论和丰富实践经验的独立临床学科。要想更好地促进肛肠病的发展，就必须深入了解其发展历程，积极地在前人经验的基础上进行不断的改进和创新。为此，我们将中医肛肠病学的发展概况简要介绍如下。

远古时期，人类在与自然界斗争的同时，也开始了与疾病的斗争，在我国最古老的文字甲骨文中就出现了一些可能与大肠疾病相关的病名，如"疾腹""腹不安""病蛊""下痢"等。

早在秦汉以前我国古代医家对肛门直肠的病名、生理、病理及药物治疗就有了描述，可以说这一时期是我国肛肠病学的奠基时期，为后世肛肠病学的发展和进步奠定了基础。"痔""瘘"病名最早见于《山海经》（约成书于春秋时期）中，《山海经·南山经》有云："南流注于海，其中有虎蛟，其状鱼身而蛇尾，其音如鸳鸯，食者不肿，可以已痔。"《山海经·中山经》有："仓文赤尾，食者不痈，可以为瘘。"如《尸子》卷下记载："医洟者，秦之良医也，为宣王割痤，为惠王治痔，皆愈。"这些故事记载了当时已有专门治痔的医生和方剂，并已取得了良好的疗效。

约战国时期问世的《内经》《难经》对肛肠解剖、生理、病理等方面有了较为详尽的记述。如《难经》云："肛门重十二两，大八寸，径二寸大半，长二尺八寸，受谷九升三合八分合之一。"又如：《灵枢·平人绝谷》和《灵枢·肠胃》中还记载了回肠（大肠）、广肠（直肠）的长度、大小和走向。《素问·五藏别论篇》又说："魄门亦为五脏使，水谷不得久

藏。"《素问·灵兰秘典论篇》中说："大肠者，传导之官，变化出焉。"而《素问·生气通天论篇》中载："因而饱食，经脉横解，肠澼为痔。"首先提出了痔的形成原因是筋膜和血管弛缓，血管扩张，血液瘀滞所致。这与现代医学认为的静脉曲张是痔的发病因素是基本一致的。不仅如此，两千多年前的古人还对肠道肿瘤、泄泻、息肉等疾病进行了论述。如《灵枢·刺节真邪》说："寒与热相搏，久留而内著……有所结，气归之，卫气留之，不得反，津液久留，合而为肠瘤，久者数岁乃成，以手按之柔。已有所结，气归之，津液留之，邪气中之，凝结日以易甚，连以聚居，为昔瘤，以手按之坚。"是最早对肠道肿瘤的病因、证候的描述。《内经》还有"冬日重感于寒则泄"；寒邪留滞筋脉，致"陷脉为瘘"；"寒气客于肠外，与卫气相搏，气不得荣，因有所结，癖而内著，恶气乃起，瘜肉乃生"。

我国现存最古老的医书《五十二病方》等记载了大量有关肛肠疾病的内容。《五十二病方》最早记载了有关痔的分类和证候。该书将痔分为牡痔、牝痔、脉者（痔）、血痔四种。其中除脉痔和血痔仅有治法而无证候外，牡痔和牝痔均有完整的证候、治法记载。如"牡痔居窍旁，大者如枣，小者如枣核"，"牡痔有羸肉出，或如鼠乳状，末大本小，有空（孔）其中"；"牝痔之入窍中寸……后而溃出血……""牝痔有空（孔）而栾"等。由上述内容可见，牡痔可能指外痔或肛瘘，牝痔多指内痔。《五十二病方》中将瘘管称作"巢"，如"巢塞直者"即指直肠有瘘管。其他肛肠病名如称直肠脱垂为"人洲出"等。《五十二病方》中药物学有关肛肠病的治法记载相当丰富，其中包括内治法、结扎术、切开术、敷药法、药浴法、熏法、熨法、砭法、灸法、按摩法、角法等多种疗法。

西汉时期问世的药物学专著《神农本草经》中就有"脱肛"病名的记载。这是对痔核及直肠黏膜

脱出等症状的最早描述，不仅如此，《神农本草经》还首载了几十种治疗痔瘘药，如："青石脂……主养肝胆气，治黄疸，泄利，肠澼及疽、痔、恶疮。""赤石脂……主养心气，下利赤白，小便利及痈、疽、疮、痔。""黄石脂……主养脾气，大人、小儿泄利，肠澼，下脓血，除黄疸。""白石脂……主养肺气，补骨髓，排痈、疽、疮、痔。""黑石脂，主养肾气，强阴，治阴蚀疮，止肠澼，泄利。""槐实，味苦，寒。治五内邪气热，止涎唾，补绝伤，五痔……"有了五痔的记载。

东汉时期的张仲景在《伤寒论》中提出了治疗津亏便秘的蜜煎导法：以食蜜炼后捻作挺，另头锐，大如指，长二寸许，冷后变硬，纳谷道中。这其实就是一种治疗便秘的良好肛门栓剂。他还发明了灌肠术，即用土瓜根或大猪胆汁和少许法醋灌谷道中以通便。《金匮要略·五脏风寒积聚病脉证并治》中载："小肠有寒者，其人下重便血；有热者，必痔。"《金匮要略·惊悸吐衄下血胸满瘀血病脉证治》又说："先便后血，此远血也，黄土汤主之。""先血后便，此近血也，赤小豆当归散主之。"明确了近血的病因是湿热蕴结大肠，迫血下行所致。《伤寒论》中还对下痢、便脓血、便秘、肠痈、蛔厥、痔等肛肠疾病确立了辨证施治、立方用药的原则。

秦汉以后历代医家继续通过大量的临床实践对肛门和大肠的各种疾病的病因、病机、症状、诊断和治疗进行进一步的研究和论述，极大地促进了后世肛肠病学的发展。

晋代皇甫谧的《针灸甲乙经》，记载了运用针灸治疗痔、脱肛、下痢等肛肠病的方法，如："痔，会阴主之……脱肛，下刺气街主之。"皇甫谧可算是针灸治疗痔病的先驱。在《针灸甲乙经·足太阳脉动发下部痔脱肛》中，还有"凡痔与阴相通者，死"的记载，这是对肛肠病合并阴道瘘、尿道瘘的最早论述，说明了中医学除用药物、手术治疗外，还用针灸治疗痔瘘病，并对痔瘘病的认识已有一定的水平。此外，葛洪在《肘后备急方·治百病备急丸散膏诸要方》中，也有"神明白膏"治瘑痔、"成膏"治痔疮的记载。

隋代巢元方等著《诸病源候论》（公元610年），对痔瘘疾病的病因、病机和辨证施治又分为牡痔、牝痔、脉痔、肠痔、血痔、气痔和酒痔七类，对其病因病机作了生动的描述。同时，还较早记载了防治痔疾的导引术："一足踏地，一足屈膝，两手抱犊鼻下，急挽向身，极势，左右换易四七，去痔、五劳、三里气

不下。"此外，还有"两足相踏，向阴端急蹙，将两手捧膝头，两向极势，捺之二七竟；身侧两向取势二七，前后努腰七。去心劳、痔病。"他还详列痢病诸候40种，大便病诸候5种。在"大肠病候""痢疽病候""大便下血候"等篇，对肠道炎性疾病、脱肛、便血、肛门脓肿、肛瘘等痔瘘疾病进行了论述。如《诸病源候论·痢诸病·脱肛候》中说："脱肛者，肛门脱出也，多因久痢后大肠虚冷所为。肛门为大肠之候，大肠虚而伤于寒，痢而用气喝，其气下冲，则肛门脱出，因谓脱肛也。"《诸病源候论·痢诸病·生疮候》中说："谷道肛门，大肠之候也，大肠虚热，其气热结肛门，故令生疮。"又如《诸病源候论·瘘诸病·诸痔候》中说："痔久不瘥，变为瘘也。"实为现在肛瘘病的最早病因记载。此外，书中还有谷道痒、谷道生疮、谷道虫、谷道赤痛等肛肠病。

孙思邈（公元581～公元682年）著《备急千金要方》，集前人医学之大成，首载了使用鲤鱼肠、鳗鲡鱼、猪悬蹄甲、刺猬皮等动物药物治痔的疗法，并介绍了通过对鼻、面、舌、唇出现粟疮斑点的观察，以诊断肠道疾病和寄生虫病的经验。本书中列出治肠痔、鼠瘘的药品共有54种，同时，在七痔的基础上，又增加"燥湿痔"和"外痔"，并提出熨痔、灸痔、灸脱肛等治疗方法。孙思邈还提出了便秘的治疗原则："凡大便不通，皆用滑腻之物及冷水并通之。"为后人提供了治疗便秘的新法。

公元752年王焘所著的《外台秘要》，在整理保存古医籍方面做出了一定的贡献。他转引许仁则论痔说："此病有内痔，有外痔；内但便即有血，外有异。"对痔提出了新的分类方法，科学地将痔分为内痔、外痔两种，并描述了内外痔的不同临床表现，为后世肛肠病学发展做出了一定贡献。该书还引《古今录验》疗关格大小便不通方："以水三升，煮盐三合使沸，适寒温，以竹筒灌下部，立通也。"足见我国早在唐代就有了盐水灌肠法。

宋元时期是古代中医肛肠学发展的黄金时期。《普济方》中记载有关南宋临安痔科医生曹五为宋高宗（公元1127～公元1162年）治痔的记载不仅是我国肛肠专科医师的最早记载，也标志着中医肛肠学科的独立。而据考证，在此时期还有如定斋居士的《五痔方》、华寿的《痔漏篇》、王伯学的《痔漏论》等一批肛肠学科专著问世。宋元时期是一个继先秦百家争鸣时代之后又一个文化高峰，这也孕育了

中医文化的大繁荣。在此时期,肛肠专科的独立,以及肛肠专著的问世促使中医对肛肠疾病病因病机的深刻探讨。以金元四大家为代表,对中医肛肠疾病的病因病机观点已基本确立。刘完素在其《河间六书》中提出了"风湿邪热"治病学说,强调热邪致病的重要性。而朱丹溪也提出"盖热则血伤,血伤则经滞,经滞则气不运行,气与血俱滞,乘虚而坠入大肠,此其所以为痔也。诸痔久不愈,必至穿穴为漏矣",比较全面总结了肛肠病的病因病机。治疗方面,《太平圣惠方》提出了很多新的治法,如"内消""托里";并且最早使用枯痔疗疗法。《永类钤方》中记载了瘘的治法,主张"刀线割剔"。南宋《魏氏家藏方》进一步详细记载了枯痔疗法的具体方法。至此,枯痔疗法已趋成熟。

明代徐春甫《古今医统大全·卷之七十四·痔漏门》(公元1556年)引用了现已佚的元代医书《永类钤方》(公元1331年)中关于治瘘法的记载,主张采用"挂线割剔"的方法治疗肛瘘。书中详细记述了挂线疗法,指出挂线疗法的适应证是:"成漏穿肠,串臀中,有鹅管,年久深远者。"机制是:"上用草探一孔,引线系肠外,坠铅锤悬,取速效。药线日下,肠肌随长,僻处既补,水逐线流,未穿疮孔,鹅管内消。"该书还介绍了药线的制作方法、挂线的操作方法以及疗程等,是有关挂线疗法最完整的古代文献。高位复杂性肛瘘手术后可引起肛门失禁等后遗症问题,挂线之法充分反映了我国医家的聪明才智。书中详述了涂敷枯痔散的方法,明确指出枯痔法的适应证是内痔。书中还详细介绍了锁肛的手术及换药方法,并提出应"及早"手术的原则。同时记载"浙衢鲁秋泉专门痔漏",是对明代痔瘘专科医生的记载。

明代窦梦龄《疮疡经验全书·痔漏篇》(公元1569年)记载:"多由饮食不节,醉饱无时,恣食肥腻,胡椒辛辣……任情醉饱,耽色,不避严寒酷暑,或久坐湿地,恣意耽看,久忍大便,遂致阴阳不和,关格壅塞,风热下冲,乃生五痔。"详尽地阐明五痔的病因。该书中提出的"子母痔"等,正确反映了痔核之间的关系,为后世所沿用。"垂珠痔,其形下垂如珠也,又名悬珠痔。"自此后人沿用悬珠痔的中医病名至今。该书最早记载了痔的遗传因素,书中写道:"人生素不能饮酒,亦患痔者,脏虚故也。亦有父子相传者,母血父精而成。"

明代薛己《薛氏医案·外科枢要》中说:"痔属肝脾肾三经……或因醉饱入房,筋脉横解,精气脱泄,热毒乘虚流注……初起焮痛便秘,或小便不利者,宜清热凉血,润燥疏风;若气血虚而寒凉伤损者,调养脾胃,滋补阴精……若破而久不愈,多成痔漏……大便作痛者,润燥除湿。肛门坠痛者,泻火除湿。小便涩滞者,清肝导湿。其成漏者,养元气,补阴精为主。"提出肛门病的发生与局部气血运行不足有关。书中记载:"臀,膀胱经部分也,居小腹之后,此阴中之阴。其道远,其位僻,虽太阳多血,气运难及,血亦罕到,中年后忧虑此患。"这种见解与现代学者依据动物无痔病和通过解剖学观察,认为"痔是人类直立后,局部进化未跟上,易产生静脉回流受阻,血流运行阻滞而生痔"的观点有异曲同工之处。

明代李时珍《本草纲目》(公元1590年)中收集了能治肛肠病症的各种食疗方200余首。

明代王肯堂在其《证治准绳·幼科》(公元1602年)中对手术所采用的器具以及手术深度进行了说明,并指出若患儿腹胀、不食、呻吟者,难以存活。

明代陈实功《外科正宗》(公元1617年)载有:"夫痔者,乃素积湿热,过食炙煿;或因久坐而血脉下行;又因七情而过伤生冷,以及担轻负重,竭力远行,气血纵横,经络交错;又或酒色过度,肠胃受伤,以致浊气瘀血流注肛门,俱能发痔。"对肛门大肠疾病的病因病机有了新的认识,并对肛肠疾病从痔疮、脏毒立篇论述,提出了内外兼治、辨证施治的方法,其方药至今仍为临床应用。书中记载了枯痔散和三品一条枪的配方和用法,对闻名于世的枯痔疗法作了详尽的描述:"凡疗内痔者,先用通利药荡涤脏腑……搽枯痔散,早午晚每日三次,每次温汤洗净搽药,轻者七日,重者十一日,其痔自然枯黑干硬……待痔落之后,换搽生肌散或凤雏膏等药生肌敛口。"书中发展了枯痔疗法、挂线疗法,提出了许多新的内服外用方药,还专对结核性肛瘘、肛门病兼杨梅下疳、砒中毒的防治等作了记述。如《外科正宗·脏毒论》记载:"以生绿豆同水研烂,以水灌之,多则为效。如不解者,以金汁灌之必苏。""又有虚劳久嗽,痰火结肿,肛内如栗者,破必成漏,沥尽气血必亡。"这是对全身结核病并发瘘的具体描述。书中云:"常治法多用针刀、砒、线坠等法。三品一条枪治十八种痔漏……痔变紫黑,方住插药。"还记载了三品一条枪的制作过程及使用方法,从而由过去的外搽枯痔散到药钉插入痔核内,这在痔的治疗方面取得了突破性进展。陈实功大胆地提出了对肛肠疾病应该以外治为主，内服方药辅助治疗的观点，这对后世的痔瘘治疗很有启示意义。书中将肛周痈疽分为10类，并附有大量的内治方药。

约成书于明代的《外科十三方》中有用三品一条枪插入瘘道脱管的记载，并记述了用硇砂、红砒为主要药物配制的药线脱管的方法。书中采用"先施以翻肛药物，使痔头翻出"，再行结扎的方法，扩大了结扎疗法的适应范围。

《疡科选粹·痔疮》（公元1628年）提出采用结扎疗法治疗外痔。

明代《简明医彀》（公元1629年）指出，锁肛属"罕有"之病，预后不良，"旬日后必不救"，要求手术应耐心细致，切开肠孔位置要恰到好处。

清代祁坤在《外科大成·痔漏篇》（公元1665年）中记载："锁肛痔，肛门内外如竹节锁紧，形如海蜇，里急后重，便粪细而带扁，时时流臭水，此无治法。"这可以认为是对肛门直肠癌的生动描述。又如："钩肠痔，肛门内外有痔，折缝破烂，便如羊粪，粪后出血，秽臭大痛。"可以认为是对肛裂的生动描述。书中说："妇人或产难，小儿或夜啼等因，致使气血纵横，经络交错，流注肛门而成此痔。"在职业方面的原因，提出了久坐、负重远行；在胃肠方面的原因，提出了久忍大便、久泻久痢；在生活习惯方面，提出了饥饱无度，饮食不节；在腹压增高方面，提出了妊娠、产妇或小儿夜啼等原因。这些观点，与现代医学对痔的病因认识颇有共同之处。书中详述了"退管锭子"的配制、使用方法及注意事项，提出复杂性肛瘘应分次挂线的治疗原则。

清代陈梦雷《古今图书集成·医部全录》（公元1728年）系统整理了历代文献，其所集治痔方法就有内治、外治、枯痔、结扎、熏洗、熨帖、针灸、引导等十余种。所载内服方就有242首，单验方317首，计559首，为研究工作提供了方便。

《医宗金鉴·外科心法要诀》（公元1742年）又说："又有产后用力太过而生痔者。"又有久泻、久痢而生痔者。这些都对肛肠病因作了正确的补充。

清代王清任著《医林改错》（公元1830年）提出了瘀血致病的理论，他的见解与现代医学观点比较相差无几。

清代高文晋《外科图说》（公元1834年）中绘有我国自己创造设计的多种手术器械，其中肛门科器械有弯刀、钩刀、柳叶刀、尖头剪、小烙铁、探肛筒、过肛针等，这些器械设计独特，精巧实用，至今仍被沿用。

清同治十二年（公元1873年）又一部肛肠专著《马氏痔瘘科七十二种》问世，至今仍有珍本在世。专科医生的出现和专科著作的刊出，无疑对中医肛肠病学的形成和发展具有巨大的推动作用。

清代赵濂《医门补要》（公元1883年）对肛瘘挂线、异物入肛、先天性无肛门症的手术方法有进一步的改良和发展，反映出我国肛肠外科在清代有新的进展。如《医门补要·肛门皮包》中提出应用剪刀进行手术，并要求术中应"以药速止其血"，使此类手术更加精细和完善。

民国时代的著名肛肠专科医生有黄济川、钟铺侄等，在当时都颇具影响。

中华人民共和国成立以后，我国肛肠疾病的治疗与研究进展较快。肛门、直肠解剖、生理、病理等方面的基础研究促进了肛肠病学的发展。中医治疗肛肠疾病的众多方法，如中药内服、灌肠、熏洗、外敷、针灸、结扎、挂线等疗法得到了继承和发扬。在诊断方面，纤维结肠镜、B型超声波、X线造影检查、免疫学检查、CT等技术的应用，提高了肛肠疾病的诊断水平。中医非手术疗法治疗肛肠疾病疗效不断提高，以中药为主要成分的注射剂治疗内痔临床研究有新的进展，中医的结扎、挂线等疗法，吸取了现代医学之长处，在治疗混合痔、高位复杂肛瘘方面，减轻或避免了术后并发症和后遗症，缩短了治愈时间，提高了疗效。注射疗法治疗直肠脱垂，疗效肯定，操作简便，显著减少了开腹手术。大肠癌的早期诊断，中西医结合的药物和手术等综合治疗，提高了患者术后5年生存率。在腹会阴手术保留肛门的研究方面亦有进展。激光、冷冻等新技术也在肛肠疾病的治疗中得到应用和推广。

1949～1963年，我国肛肠病学工作者在党的中医政策指导下各承家技，遍及城乡各地，积极为防治肛肠疾病而奋力进取。

1955年卫生部举办了全国痔瘘学习班，以继承发掘为主，面向临床，面向基层，培养师资和人才。

1956年中国中医研究院成立了痔瘘研究小组，痔瘘疾病和防治工作被列入国家12年远景规划，并定为国家科研课题。同年，王芳林著的《临床痔瘘学》出版，该书结合个人经验，保持中医痔瘘的特色，并结合西医治疗的长处，总结了诊治痔瘘的临床经验。

1958 年在"西医学习中医"政策的推动下,许多西医人员开始学习并从事中医肛肠专业的临床和科研工作,促进了肛肠学科的发展。

1964 年卫生部委托中国中医研究院在北京召开了全国第 1 次痔瘘科研座谈会,初步制定了有关肛肠病的诊治标准,中医痔瘘的一些研究课题被列入国家两年科研奋斗目标。

1964～1966 年间,肛肠学科的发展已初具规模。为了提升学术水平,实现普及与提高相结合,1964 年中国中医研究院召开了全国 11 个单位参加的痔瘘研究座谈会,重点研究如何开展肛肠专业学术交流,开展科研工作。1965 年、1966 年召开了两次全国性的学术交流会议,虽然规模不大,但在全国肛肠学术界产生积极影响,同行同道,互通有无,交流技术,使肛肠学术水平得到明显提高。

1966 年卫生部在北京召开了由 24 个单位参加的部级痔瘘研究成果鉴定会,初步肯定了切开挂线疗法治疗高位复杂性肛瘘,结扎法、枯痔法治疗内痔所取得的成绩。

1975 年 10 月 27 日,在河北省衡水市召开了全国第 1 次学术经验交流会,在出版的《中西医结合防治肛门直肠常见疾病选辑》中,汇编了 24 个省、市、自治区参加的"中西医结合防治肛门直肠疾病经验交流座谈会"的部分资料 41 篇,并公布了会议上通过协商制订的关于痔瘘、脱肛、肛裂等病的统一诊断和疗效标准。"母痔基底硬化疗法""长效麻醉剂"问世。会议检阅了中华人民共和国成立以来专科学术发展的新成就,组织了科研协作攻关,在部分地区对 57 000 余人作了肛门疾病的发病学调查,为防治肛肠疾病做出了积极的贡献。

1978 年全国科学大会在北京召开,在这次盛会上荣获国家奖励的肛肠学科成果有"复杂性肛瘘的术式研究"(中国中医研究院)、"母痔基底硬化注射疗法及长效止痛剂的应用研究"(山西省稷山县痔瘘医院)、"新 6 号枯痔液治疗内痔的研究"(重庆中医药研究所)和"内痔套扎疗法的研究"(山东中医学院附院)等数项。

1980 年 7 月 12 日,在福州市召开了第 3 次全国交流会,会议制订了 1981～1983 年科研协作计划,而且正式成立了中华全国中医学会肛肠分会,选举产生了学会领导机构,决定创办《中国肛肠病杂志》,并产生了编委会。中国中医研究院广安门医院研制成功的消痔灵注射液和四步注射操作疗法问世,并开始推广。福州人民医院经过长期的研究,阐明了枯痔钉治疗内痔的作用机制。1980 年 8 月成立了全国肛肠学会,其后又先后成立了中西医结合学会大肠肛门病专业委员会、中医药高等教育学会临床教育研究会肛肠分会、世界中医药学会联合会肛肠病专业委员会。肛肠病专业学会的成立促进了肛肠学术的交流与发展。

1981 年作为我国肛肠学界唯一的学术交流刊物《中国肛肠病杂志》创刊,目前已发行和交流到世界多个国家和地区,并成为世界肛肠学科主要刊物之一。

1982 年丁泽民提出分段齿形结扎法治疗环形混合痔,提高了疗效,并有效地减少了术后并发症。1985 年曹吉勋主编的《中国痔瘘学》在全国有一定的影响力。

由于历史的发展和传统文化的影响,我国肛肠学会是由中医、西医、中西医结合专家组成的综合学术团体,德高望重、技术精湛的全国著名老专家如丁泽民、张庆荣、闻茂康、李润庭、李雨农、陆琦、史兆岐、曹吉勋、金虎、彭显光、胡伯虎、丁义江、陆金根、柏连松等,为肛肠学会的发展奠定了坚实的基础。学科领域内团结合作,共同进取,走中西医结合的道路,使我国肛肠学科取得了突飞猛进的发展。20 世纪 70 年代末,特别是近 10 年来我国肛肠学科的专业教育有较大发展,有的高等和中等医药院校设置了肛肠病学专业,不少高等医药院校开设了肛肠专业课并设有硕博士研究生培养点,上海、北京等地肛肠博士后流动站建立,培养了一批专业知识更强的专业人士。

总之,21 世纪的肛肠病学在发病机制和治疗理念方面发生了根本的变化,技术及理念突破性的革新,为肛肠病学的飞速发展提供了条件。同时结肠、直肠疾患特别是对于恶性肿瘤的诊治和手术方面的发展,更是达到了一个前所未有的水平。

(贺平、彭勇、宋会勇、谭继红、樊海)

第二章
肛门直肠及相邻器官实用解剖

一、中医对肛门直肠解剖与生理的认识

中医学将大肠、肛门列为六腑之一，与脾、胃、小肠、三焦、膀胱共为仓廪之本，为营之居处。其功能如容盛食物的器皿，能化糟粕转味而司出入，其气象天，泻而不藏，故又名曰传化之腑。大肠属于手阳明经，与肺相表里。居小肠之下，上起阑门，下止魄门，包括了回肠、广肠、魄门等，为传导之官，变化出焉，主司津液，而与肺共应皮毛，是人体消化道的最下段。以消化运转食物、形成并排出粪便、吸收水分等为主要职能。

古代文献对大肠、肛门的功能总结如下。

1. **属转化之腑，主传导变化** 大肠与胃、小肠、三焦、膀胱等密切配合，进行着虚实更迭的有节律的消化活动，共同担负着消化吸收水谷精气津液，形成营气，产生精气，保持五脏正常功能，使血脉得充、精神旺盛的职能，而大肠则主要司转化排泄糟粕浊气，使之变成为有形粪便，排出体外。

2. **主津液的吸收** 津液的生成、吸收、输布、转化、排泄与脾、肺、肾、三焦、膀胱等有关，但吸收则主要在大肠，胃"泌糟粕、蒸津液"之后，输送于大肠，大肠吸收津液，使糟粕形成有形之粪便，故大肠有病，则津液吸收失调，或为腹泻，或为便秘，所以说大肠主津液所生病。

3. **与肺相表里，共应皮毛** 肺与大肠的表里关系临床反应明显，如肺有热则常便秘、大肠气机不利等。故《素问·咳论篇》有："肺咳不已，则大肠受之，大肠咳状，咳而遗矢。"

二、肛门直肠及相邻器官解剖与生理

（一）肛门

肛门是肛管的外口，在臀部正中线，会阴体与尾骨之间，两侧坐骨结节横线的交叉点上。肛缘与坐骨结节之间的范围称之为肛周。平时肛门收缩呈椭圆形状，排便时肛门口松弛成为一圆形。前方连于会阴正中线，再向前与阴囊正中线相接。由肛门向后至尾骨尖之间形成一沟为肛尾间沟，沟下有肛尾韧带，使肛管固定于尾骨尖的背面。肛门后脓肿切开引流时，如切断肛尾韧带，可造成肛门向前移位（图2-1）。

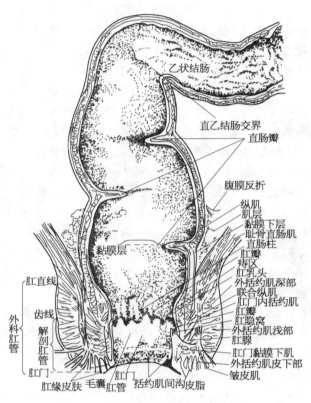

图2-1 肛门、直肠的大体形态和结构

肛门周围皮肤因有色素沉着，其色较黑，真皮内乳头很多，排列成堆，常因外括约肌和肛门皱皮肌收缩，形成很多放射状皱褶。肛门周围皮下组织、毛囊、汗腺及皮脂腺较多，如腺管被分泌物阻塞可引起感染、化脓，生成皮下脓肿和瘘管。肛门皮肤比较松弛，因此，手术时切除适量肛门皮肤，不会引起肛门狭窄，如切除过多，则会造成肛门狭窄。

肛门部无深筋膜。浅筋膜内的蜂窝组织分成许多小叶，这些脂肪组织直接与坐骨直肠窝内脂肪相连。肛门前方脂肪组织较少，向前至阴囊处则完全消失。浅筋膜内有化脓感染时，常蔓延甚广。因脂肪小叶之间有纤维间隔，肛瘘在此处形成时，瘘管行径常曲折，所以手术时应注意探查有无支管存在。

（二）肛管

肛管是消化道的末端，上与直肠相接，下至肛门缘。肛管被内、外括约肌和肛提肌所包绕，是连接直肠和肛门的肌性管道。平时管腔紧闭呈前后纵裂，粪便通过时被扩张成管状，管径可达 3～4 cm。因肛管向下、向后与直肠成 90°～100° 的角度（称肛直角），故后壁较前壁稍长。肛管皮肤特殊，上部是移行上皮，下部是鳞状上皮，表面光滑色白，没有汗腺、皮脂腺和毛囊。

肛管有解剖学肛管和外科学肛管之分。解剖学肛管指齿线至肛缘的部分，成人平均长约 2.5 cm，外科学肛管是指肛门到肛管直肠环平面的部分，成人平均长约 4 cm。其上界男性与前列腺齐高，女性与会阴体齐高。肛管有 4 个界限，是确定病变部位和手术的重要标志。① 肛门缘，也称肛门口，是胃肠道的最低界限。② 括约肌间沟，即肛白线，在肛门缘与齿状线之间，距肛缘约 1 cm，对应内、外括约肌连接处，指诊时可摸到括约肌间沟。③ 齿状线，在肛白线上方皮肤黏膜交界处，距肛缘约 2.5 cm，两线之间表面光滑，有肛门梳。④ 肛管直肠线，在齿线上方约 1.5 cm，肛门指诊时所触及坚硬的肌肉环，上缘即是肛管直肠线的位置。

肛管对肛门功能有重要作用，并易发生一些疾病，在肛肠病学上十分重要。

（三）直肠

直肠的上端平第 3 骶椎，与乙状结肠连接，沿骶骨凹向下、向前与肛管连接，长 12～15 cm。直肠与乙状结肠连接处最窄，向下扩大成直肠壶腹，下端又变窄。直肠上 1/3 的前面和两侧有腹膜遮盖，向下仅前面有腹膜，然后腹膜反折成直肠膀胱陷凹或直肠子宫陷凹。反折部分与肛门之距离约 7.5 cm，女性较低，直肠下 1/3 无腹膜覆盖。

直肠壁肌层由上到下逐渐增厚，接近肛管时尤为显著。直肠壁分为 4 层，最内一层为黏膜层，其深面为黏膜下层，直肠壁最外一层为浆膜层，黏膜下层和浆膜层之间为直肠肌层，直肠的肌层是直肠壁的最厚部分，分为环肌和纵肌两层，环肌在内，纵肌在外。纵肌在直肠前后比两侧稍厚，上连乙状结肠纵肌，下与肛提肌和内、外括约肌相连。环肌肌纤维在直肠上部较少，下部较发达，到肛管成为内括约肌。

直肠前面在男性与前列腺、精囊、输精管及膀胱相邻，在女性与阴道、子宫颈及子宫毗邻，其间借直肠膀胱筋膜相隔，由于此筋膜较厚，有防止恶性肿瘤早期蔓延的作用。直肠后面有骶骨、尾骨、肛提肌、骶前静脉丛和骶前神经丛，两侧有坐骨、髂内动脉、坐骨神经及输尿管。

（四）肛管直肠部特异性结构

1. **直肠瓣** 直肠有上、中、下 3 个侧弯，在直肠腔内形成直肠瓣。直肠瓣由黏膜、环肌和纵肌共同构成，最上的直肠瓣位于直肠、乙状结肠交界部，在直肠的左壁。中间瓣在 3 个瓣中最大，其位置较固定，位于直肠壶腹稍上方的前后侧壁，相当于腹膜反折平面。最下一个瓣位于中瓣的稍下方，位置最不固定，一般位于直肠的左侧壁，当直肠充盈时，该瓣常可消失。而排空时常显著，直肠检查时，可触及此瓣。直肠瓣排列成螺旋形，使粪便缓慢曲折下行，防止粪便推向肛管激起排便感觉。

2. **直肠柱** 直肠柱也称肛柱，为肠腔内壁垂直的黏膜皱襞，有 6～10 个，儿童较明显。直肠柱是括约肌收缩的结果，在排便及直肠扩张时此柱可消失。各柱的黏膜下均有独立的动、静脉和肌组织。直肠柱越接近齿线越明显，在直肠左壁、右后、右前最显著。此三处也是内痔的原发部位，称为母痔区。

3. **肛瓣** 在各直肠柱底之间有半月形皱襞相连，这些半月形皱襞称肛瓣，有 6～12 个，肛瓣是比较厚的角化上皮，当大便干燥时，肛瓣可受粪便硬块的损伤而撕裂。

4. **肛窦** 直肠柱与肛瓣围成的小隐窝称肛窦，又称肛隐窝，有 6～12 个，肛窦开口向上，窦底有肛门腺的开口，深 0.3～0.5 cm，窦内储存有黏液，有润滑排便作用。由于该处常存积粪屑杂质，容易发生感染，引发隐窝炎，隐窝炎是诱发肛周脓肿最主要的原因。

5. **肛腺** 肛腺是连接肛隐窝下方的腺体。连接肛隐窝与肛腺的管状部分叫肛门腺导管。不是每个肛隐窝都有肛腺，一般约半数有肛腺。肛腺的形态、数目和结构分布个体差异很大，成人有 4～10

个,新生儿多达50个。肛门腺导管和肛腺的走行弯曲多变,多数肛腺集中在肛管后部,5岁以下的儿童多呈不规则分布。肛腺的构造介于柱状和鳞状上皮之间,细胞排列为复层,类似角化上皮。肛腺的功能是分泌多糖类黏液,润滑大便,保护肛管。

6. 齿线　肛管与直肠黏膜相结合处,有一条锯齿状的线,叫齿线或梳状线。齿线距肛缘约2.5 cm,齿线是胚胎期原始直肠的内胚叶与原始肛门的外胚叶的交界处。齿线上下的组织结构、神经、血管分布和淋巴的回流不同,在临床上有重要意义(图2-2)。

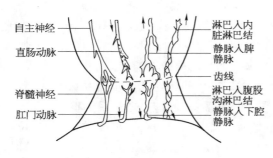

图2-2　齿线上下血管、淋巴、神经分布

(1)齿线是皮肤与黏膜的交界处,齿线以上是直肠,肠腔内壁覆盖着黏膜,齿线以下是肛管,覆盖着皮肤。齿线以上的痔是内痔,齿线以下是外痔。齿线以上的息肉、肿瘤附以黏膜,多数是腺瘤;齿线以下的肿瘤附以皮肤,称肛管癌,属皮肤癌。

(2)齿线以上的动脉来自直肠上动脉和直肠下动脉,其静脉是痔内静脉丛,流入门静脉系统。齿线以下的动脉来自肛门动脉,其静脉为直肠下静脉丛,注入髂内静脉,最后入下腔静脉。

(3)齿线以上的淋巴向上回流,汇入内脏肠系膜淋巴结和髂内淋巴结;齿线以下的淋巴汇入腹股沟淋巴结。所以肿瘤转移,齿线以上向腹腔转移,齿线以下向大腿根部转移。

(4)齿线以上的神经是自主神经系统,没有明显痛觉,故手术时是无痛区。齿线以下的神经是脊神经,痛感强烈,故外痔、肛裂非常疼痛,手术时是有痛区。

(5)齿线是排便反射的诱发区,感觉灵敏,当粪便下行到达齿线时,齿线区的神经末梢感受器受到刺激,通过感觉神经传入大脑,反射性地引起内、外括约肌舒张,肛提肌收缩,使肛管张开,粪便排出。

7. 肛垫　肛垫是指齿线上方的直肠柱环状增厚的部分,通常分为右前、右后、左侧3块,是人体

正常的结构,正常肛垫的病理性肥大即"痔"。肛垫并非直肠黏膜下层的一般性增厚,它包含有直肠不同的黏膜上皮、血管,以及纤维肌性组织。肛垫黏膜下所包含的静脉丛和相应的动脉终末支之间存在着普遍的直接吻合,吻合部称为"窦状静脉"。此种丰富的血管形成丝球体样的结构,是肛垫独特的血管模式。肛垫上皮内感觉神经末梢器极为丰富,这些神经是肛门反射中重要感受装置,并对直肠内容物的性质有精细的辨别能力,肛垫区感受器的面积虽小,但对大便临近肛门时能起到警报作用,故具有某种保护功能,协助括约肌关闭肛门。

肛垫正常功能的维持,主要依赖于动静脉吻合管对肛垫血流量的正常调节,Treitz肌对肛垫位置的固定。Treitz肌是肛垫的网络和支持结构,它有使排便结束后肛垫向上回缩的作用。如果Treitz肌断裂,支持组织松弛,肛垫即可出现回缩障碍,从原来固定于内括约肌的位置下移。

(五)肛门直肠部肌肉

肛门、肛管、直肠周围环绕着许多肌肉组织,对肛门、直肠的生理功能具有重要作用,这些肌肉可分为肛门内括约肌、肛门外括约肌、肛提肌、联合纵肌和肛管直肠环(图2-3)。

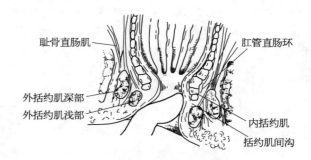

图2-3　肛门直肠部肌肉

1. 肛门内括约肌　肛门内括约肌是直肠环肌纤维延续到肛管部增厚变宽而成,属平滑肌,受自主神经支配。肛门内括约肌上起肛门直肠环平面,下至括约肌间沟,包绕肛管上1/3,肌束呈椭圆形,乳白色,如覆瓦状连续重叠排列。上部纤维斜向内下,中部呈水平,下部稍斜向上,在最肥厚的下端形成一条环状游离缘,指诊括约肌间沟可触及此缘。肛门内括约肌的作用主要是参与排便。当直肠内粪便达到一定量时,通过直肠内的压力感受器和齿线区的排便感受器,反射性地引起内括约肌舒张排出粪便。排便中止时,肛门内括约肌收缩,可使肛管排空。排便结束后,肛门内括约肌可长时间维持

在收缩状态而不疲劳,并保持一定的张力。

肛门内括约肌属不随意肌,保持平滑肌的特性,受到刺激容易痉挛。所以肛裂、肛门狭窄等可致肛门内括约肌持续痉挛,产生排便困难和剧痛,切除部分肛门内括约肌可解除痉挛。切断后不会引起肛门失禁。

2. **肛门外括约肌**　肛门外括约肌属于随意肌,有环形肌束和椭圆形肌束,围绕肛管。起自尾骨尖背侧及肛门尾骨韧带,向前、向下,在肛门后方分为两部,围绕肛管两侧到肛门前方又合二为一,再向前止于会阴。肛门外括约肌被联合纵肌纤维穿插分割为肛门外括约肌皮下部、肛门外括约肌浅部、肛门外括约肌深部三部分。肛门外括约肌皮下部在肛缘皮下,为椭圆形环状肌束,围绕肛管下部,不附于尾骨,在肛门后与浅部纤维合并。位于肛门内括约肌的外下方,其上缘与内括约肌下缘相接,两肌之间有括约肌间沟。手术时如切断肛门外括约肌皮下部,无肛门失禁危险。肛门外括约肌浅部在浅部的上外侧,也是环状肌束,不附于尾骨。后半部附于肛提肌的耻骨直肠部、前方有些纤维交叉,附于对侧坐骨结节。肛门外括约肌是受脊神经支配的随意肌,排便时可随便意舒张,排便后可人为地收缩,使残便排净。当直肠内蓄存一定量粪便、产生便意后,如无排便条件,肛门外括约肌在大脑皮层控制下可随意地抑制排便,加强收缩,阻止粪便排出,并使直肠产生逆蠕动,将粪便推回乙状结肠,便意消失。若肛门外括约肌受损或松弛时,这种随意自控作用就会减弱。全部肛门外括约肌切断会引起排便不完全性失禁,失去对稀便和气体的控制。切断肛门外括约肌皮下部和浅部,一般不影响排便的自控作用。

3. **肛提肌**　肛提肌左右各一,两侧在肛管处联合成一个漏斗状的盆底,将骨盆口大部分封闭。肛提肌宽扁而薄,起于骨盆的前壁和侧壁。肌纤维向下内行,在对侧接近中线时成腱性纤维与对侧交叉,交叉线称肛尾缝。肛提肌在人体是变异较大的肌肉,由耻尾肌、髂尾肌组成。耻尾肌起于耻骨支后面,向下、向内、向后,围绕尿道和前列腺或阴道,大部分肌纤维在内、外括约肌之间止于直肠颈两侧,再向后与对侧连合,终于骨下部和尾骨。有些肌纤维在内、外括约肌间交叉,止于会阴。髂尾肌起于坐骨棘内面和白线的后部,向下、向后与对侧连合,止于尾骨。肛提肌由第2、第3、第4骶神经和肛门神经支配,其作用复杂,是排粪的主要肌肉。肛提肌收缩时,压迫直肠,扩张直肠颈,使粪便下降,开始排粪。排粪时肛提肌收缩,可压迫膀胱颈,闭合尿道,使粪便排出。排粪后肛提肌收缩,可提高盆底,上缩直肠下端和直肠颈,使肛管保持直肠角度,随意闭合肛门。肛提肌如有功能障碍则可影响排便。肛提肌两侧肌肉连合成盆底,可载托盆内脏器。肛提肌与直肠纵肌纤维连合可使直肠固定,防止直肠、肛管脱垂。

4. **耻骨直肠肌**　耻骨直肠肌起于耻骨内侧面和闭孔筋膜,位于耻骨尾骨肌和髂骨尾骨肌的深处,向下、向后绕过阴道或前列腺的外侧,于肛管、直肠连接处的后方,左右两肌联合成"U"形,将直肠肛管结合部向前上方牵引,形成肛直角,对肛门起支持固定作用。其下缘与肛门外括约肌深面紧密结合。耻骨直肠肌是肛门括约肌群中最重要的组成部分,对维持肛门自控起关键作用。耻骨直肠肌受损后,可使肛管、直肠的成角形态变直,发生排便失禁和直肠脱垂。如将耻骨直肠肌切断,就会造成完全性排便失禁,失去对干、稀便和排气的控制,使肛管向后移位,出现肛门畸形等严重后遗症。

5. **联合纵肌**　联合纵肌起于肛管直肠连接处,止于肛门外括约肌底襟上方。由直肠纵肌、耻骨尾骨肌、肛门外括约肌底环和盆膈上下筋膜组成,分为三层。内层属平滑肌,是直肠纵肌沿直肠颈的延长部分。外层和中间层属横纹肌,中层是肛提肌悬带,外层是肛门外括约肌顶环向下的延长部分。三层在肛门内括约肌下缘成为中心腱,然后分成许多纤维隔,形成肛管结缔组织。其主要作用是保持肛管位置,维持肛门功能,对排便起重要作用。肛门部发生感染时,可沿这些纤维蔓延,生成脓肿。

6. **直肠尾骨肌**　直肠尾骨肌为两条不随意肌,起于尾骨前韧带,向前与直肠下部纵肌联合,排便时有固定直肠下端的作用。

7. **肛门皱皮肌**　直肠纵肌延伸到肛门内、外括约肌之间,失去了肌肉特性成为纤维弹性组织。有些纤维穿过肛门外括约肌至肛门皮肤下的浅筋膜,部分在肛门周围形成肛门皱皮肌。肛门皱皮肌是不随意肌,有皱缩肛门皮肤的作用。

8. **肛管直肠环**　由耻骨直肠肌、肛门内括约肌与肛门外括约肌的深部和浅部、直肠纵肌的一部分联合构成的肌环称肛管直肠环(图2-4)。肛管直肠环直径为 2～3 cm,此环有括约肛门、维持肛门功能的作用。如手术时不慎完全切断,可引起肛门失禁。

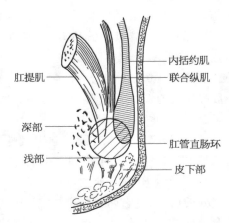

图 2-4 肛管直肠环

（六）肛门、直肠周围间隙

肛门、直肠周围存在着一些正常的组织间隙,这些间隙内充满脂肪组织,容易感染发生脓肿。肛门、直肠间隙以肛提肌为界分为肛提肌上间隙和肛提肌下间隙。

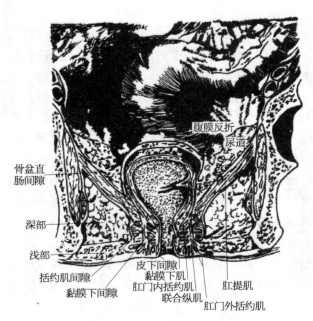

图 2-5 肛门、直肠周围间隙

1. 肛提肌上间隙

（1）骨盆直肠间隙:位于直肠上部与骨盆之间的左右两侧。上为腹膜,下为肛提肌,前面是膀胱、前列腺或阴道,后面是直肠侧韧带,其顶部和内侧是软组织。由于该间隙位置高,处于自主神经支配区,痛觉反应不敏感,所以感染化脓后常不易被发现。

（2）直肠后间隙:又称骶前间隙,位于上部直肠与骶骨前筋膜之间,下为肛提肌,上为腹膜反折,间隙内含骶神经丛、交感神经支及中与痔中血管等。

（3）直肠膀胱间隙:位于直肠与前列腺、膀胱或阴道之间,下界为肛提肌、上界为腹膜。

（4）黏膜下间隙:位于肛管黏膜与内括约肌之间。向上与直肠黏膜下层相连,间隙内有黏膜下肌、内痔静脉丛及痔上动脉终末支等,与内痔发生有关。感染后可形成黏膜下脓肿。

2. 肛提肌下间隙

（1）坐骨直肠间隙:即坐骨直肠窝,在肛管两侧,左右各一。其上面为肛提肌,内侧为肛管壁,外侧为闭孔内肌及其筋膜,前壁为会阴浅横肌及会阴筋膜,后壁为臀大肌及骶结节韧带。间隙内有脂肪组织和痔下血管、神经通过,其容量为 50 ml 左右。如积脓过多而致窝内张力过高时,脓液可穿破肛提肌,进入骨盆直肠间隙内。一侧间隙脓肿,可通过肛门后间隙或浅间隙蔓延到对侧,形成两侧间隙脓肿,最后形成马蹄形肛瘘。

（2）中央间隙:位于联合纵肌下端与外括约肌皮下部之间,环绕肛管下部一周,内含中央腱。由此间隙向外通坐骨直肠间隙,向内通黏膜下间隙,向下通皮下间隙,向上通括约肌间隙,由此可达骨盆直肠间隙。

（3）肛管前浅间隙:位于会阴体浅面,与肛管后浅间隙相通。

（4）肛管前深间隙:位于会阴体深面,较肛管后深间隙小,亦与两侧坐骨直肠窝相通。

（5）肛管后浅间隙:位于肛尾韧带浅面,肛裂引起皮下脓肿常在此间隙。

（6）肛管后深间隙:位于肛尾韧带深面,与两侧坐骨直肠间隙相通,是左右坐骨直肠窝脓肿相互蔓延的通道。

（7）皮下间隙:位于肛门外括约肌皮下部与肛周皮肤之间,内侧邻肛缘内面,外侧为坐骨直肠窝。间隙内有皱皮肌、外痔静脉丛和脂肪组织。皮下间隙借中央腱的纤维隔向上与中央间隙相通,向内与黏膜下间隙为邻,向外与坐骨直肠间隙直接相连。

（8）括约肌间间隙:位于联合纵肌的三层之间,最内侧间隙借穿肛门内括约肌的纤维与黏膜下间隙交通。最外侧间隙借肛门外括约肌中间襻内经过的纤维与坐骨直肠间隙交通,内层与中间层之间的间隙向上与骨盆直肠间隙直接交通,外层与中间层之间的间隙向外上方与坐骨直肠间隙的上部交通,所有括约肌间隙向下均汇入中央间隙。括约肌间隙是感染沿肛管扩散的重要途径。

（七）肛门、直肠的血管

1. 肛门、直肠的动脉　肛门、直肠部血管丰富,动脉供应主要来自直肠上动脉、直肠下动脉、骶中动脉和肛门动脉(图2-6)。

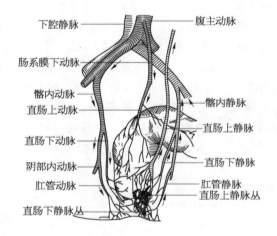

图2-6　肛门、直肠的血管

（1）直肠上动脉：是肠系膜下动脉的终末支,在第3骶骨水平分为左右两支,循直肠两侧穿过肌层到黏膜下层,分出数支与直肠上动脉、肛门动脉吻合。直肠上动脉在肛管上方的右前、右后和左侧三处有主要分支,是痔的好发部位,也是痔术后大出血的部位。

（2）直肠下动脉：是髂内动脉分支,位于骨盆两侧,通常有两个或多个分支,在骨盆直肠间隙内沿直肠侧韧带分布于直肠前壁肌肉,在黏膜下层与直肠上动脉、肛门动脉吻合。

（3）骶中动脉：骶中动脉为单一的动脉,由腹主动脉分叉上方后壁分出,沿第4、第5腰椎和骶尾骨前面下行,行于腹主动脉、左髂总静脉、骶前神经,痔上血管和直肠后面。某些终末分支可沿肛提肌的尾缝下降至肛管和直肠。

（4）肛门动脉：自髂内动脉的分支阴部内动脉发出,经坐骨直肠窝时分为数支,主要分布在肛提肌、内括约肌、外括约肌和肛管,也分布至下部直肠。

2. 肛门、直肠的静脉

（1）痔内静脉丛：位于肛管齿线以上的黏膜下层内,静脉丛在直肠柱内呈囊状膨大并以横支相连,在右前、右后、左侧三个区域静脉丛较显著,是原发内痔的部位,临床上称之为母痔区。静脉丛汇合成支集合静脉垂直向上,约行8 cm的距离穿出直肠壁形成痔上静脉,经肠系膜下静脉入门静脉。

（2）痔外静脉丛：位于齿线以下的皮下,由肛管内壁静脉、肛周静脉、直肠壁外静脉汇集而成,沿外括约肌外缘连成一个边缘静脉干。痔外静脉丛在直肠柱下端与痔内静脉丛吻合,吻合的横支形成静脉环称痔环。痔外静脉丛的上部入直肠上静脉,下部经直肠下静脉入髂内静脉。肛管皮下的肛管静脉丛,经阴部内静脉汇入髂内静脉。

（八）肛门、直肠的淋巴

肛门、直肠淋巴组织,以齿线为界分为上、下两组,并通过吻合支紧密连接(图2-7)。

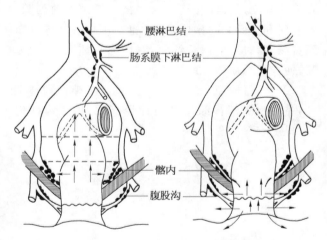

图2-7　肛管、直肠淋巴回流

上组在齿线以上,汇集直肠黏膜层、黏膜下层,肌层和肠壁外淋巴网,形成淋巴丛,其流向有三个方面。向上至直肠后部与乙状结肠系膜根部淋巴结。由此向上沿肠系膜下动脉,至左髂总动脉分叉处,入结肠系膜上部淋巴结,最后入腰淋巴结。向两侧在侧韧带内与直肠下血管伴行,入髂内淋巴结到腰淋巴结。向下经坐骨直肠窝,穿过肛提肌至髂内淋巴结。

下组在齿线以下,汇集肛管下部、肛门及外括约肌淋巴结。起自皮下淋巴丛,互相交通,向上经齿线与上组吻合,向前经会阴部流至腹股沟淋巴结,最后入髂外或髂总淋巴结。

淋巴回流是炎症蔓延、肿瘤转移的主要途径。直肠炎症和肿瘤多向髂内淋巴结蔓延和转移。肛门炎症和肿瘤多向腹股沟淋巴结蔓延和转移。因此,直肠癌手术不能忽视转移至腹股沟淋巴结的可能,肛管癌手术也要注意肠系膜上淋巴结的转移。

（九）肛门、直肠的神经

1. 直肠神经　直肠神经为自主神经,由交感神经与副交感神经支配,位于齿线上方,称无痛区。

（1）交感神经：来自上腹下丛（骶前神经）和下腹下丛（盆丛）。随着直肠上动脉和直肠下动脉分布到直肠肌层和黏膜层。上腹下丛在腹膜后第4腰椎至第1骶椎前面分出一对腹下神经,在直肠两侧,向下、向外至膀胱底后方的下腹下丛,并与副交感神经相连。由此发出的神经纤维分布到直肠、肛门括约肌、膀胱、外生殖器,有抑制肠蠕动,并使肛门内括约肌收缩的作用。

（2）副交感神经：来自第2、第3、第4骶神经。随着骶神经前根,穿出骶前孔,组成盆神经,直接入腹下丛与交感神经相连。这些神经纤维在前列腺、膀胱底和直肠之间构成盆丛,随着直肠下动脉分布到直肠、膀胱和肛门括约肌,有增加肠蠕动,促进分泌,使内括约肌松弛的作用。

2. 肛门神经　肛门部位分布自主神经和脊神经,主要由阴部神经与肛门神经支配,位于齿线以下,称有痛区。

（1）自主神经（内脏神经）：肛管和肛门周围的交感神经,主要来自骶、尾神经节,分布在肛门周围皮肤内腺体和血管。支配肛管的副交感神经,由上方直肠壁内肠肌丛连续而来,形成联合肌神经丛,分布到肛门周围皮肤。黏膜下丛与肛门周围皮肤的神经丛相连,分布于皮内汗腺、皮脂腺和大汗腺。

（2）脊神经（躯体神经）：主要有第2、第3、第4骶神经和尾神经的一小支,肛管和肛门周围皮肤由肛门神经支配,肛门神经是阴部内神经的一支,与肛门血管并行,通过坐骨直肠窝,分布于肛门外括约肌。再由肛门内、外括约肌之间进入肛管,在黏膜下层内分成上、下两支,上支分布于齿线下方肛管,下支分布于肛门皮肤、会阴、阴囊。躯体神经和自主神经之间存在着内在的联系,直肠、肛管的生理反射需要两种神经的协同作用完成,任何一种神经遭到破坏均可引起肛门、直肠的功能紊乱。

参考文献

［1］任建国.中医肛肠病学［M］.北京：科学出版社,2002.

（任东林、苏丹）

第 三 章
肛肠疾病的常见症状

第一节 便 血

血随大便而下，或血便夹杂，或先便后血，或单纯下血，均称便血（hematochezia）。便血又名血便、下血、泻血、结阴等，首见于《五十二病方》，云："牡痔……后而溃出血。""牡痔有空（孔）而栾，血出者。"宋代陈言《三因极一病证方论》中对便血有更为明确的描述："病者大便下血，或清或浊，或鲜或黑，或在便前或在便后，或与泄物并下……故曰便血。"后世医家又以血之清浊而立肠风、脏毒之说，且有"近血"与"远血"之分。与肛门直肠有关的便血，属"近血"范畴，以血出色鲜为诊断要点，是内痔、肛裂、息肉、直肠炎、直肠溃疡、直肠癌等病的共有症状。

【病因病机】

一、中医

《证治汇补》曰："纯下清血者，风也；色如烟尘者，湿也；色黯者，寒也；色鲜红者，热也；糟粕相混者，食积也；遇劳频发者，内伤元气也。后重便减者，湿热蕴滞也。后重便增者，脾元下陷也。跌伤便黑者，瘀也。先吐后便者，顺也。"由此可见，外感毒邪，饮食不当，起居无时等均可引起肛门血络损伤，血液从肛门而出。

二、西医

1. 发病因素　引起便血的病因较常见于下列疾病。

（1）消化道疾病：消化道肿瘤特别是大肠癌是便血的首要原因，其次是肠道息肉、肠道特异性炎症感染性疾病、非特异性炎症感染性疾病、肠道憩室病和憩室炎以及肠道血管疾病如肠系膜动脉栓塞、肠海绵状血管瘤、先天性毛细血管扩张症等均可引起便血。

（2）肛管直肠疾病：直肠肛管损伤、非特异性直肠炎、直肠息肉、直肠癌、痔、肛裂、肛瘘等。

（3）全身病变：白血病、血小板减少性紫癜、血友病、维生素缺乏症、肝脏疾病、流行性出血热、败血症等。

某些急性传染病、肠道寄生虫病也可影响消化道，引起便血。

2. 发病机制　根据便血的病因，其发生机制如下。

（1）肠道肿瘤：结肠癌、直肠癌、小肠恶性淋巴瘤等可因癌组织破溃或淋巴瘤组织破溃，而表现鲜红色血便或伴有黏液与脓液的血便。小肠良性肿瘤，如平滑肌瘤、腺瘤等出血较少，但瘤体较大可引起肠梗阻。小肠血管瘤感染、破裂可引起急性大出血。

（2）肠道炎症性疾病：如急性细菌性痢疾、急性出血坏死性肠炎、肠结核、溃疡性结肠炎等，均由不同病因所引起的不同部位肠黏膜的充血、水肿、糜烂、溃疡出血甚至坏死。表现为脓血便、血水便甚至鲜血便。

（3）肛管疾病：痔出血是由于排便时腹内压增高，导致痔内静脉丛压力增高，加上硬粪块的直接擦损使痔破裂所致。肛裂在儿童可见蛲虫感染引起肛周瘙痒，抓破感染而形成，排便时剧烈疼痛伴有便血，量少而鲜红。肛瘘最常继发于肛管直肠周围脓肿，少数继发于肠结核。

下消化道血管病变肠系膜动脉栓塞或肠系膜动静脉血栓形成、肠扭转、肠套叠等，因肠黏膜缺血、坏死、脱落，肠管发绀、水肿和大量浆液渗出，全层肠壁坏死，大量血性液体渗出，可出现腹泻，排出暗红色血便。

【中医辨证】

便血鲜红，多因风热所致，风多挟热，热伤肠络，迫血妄行，则血下溢，故见血出如箭；若伴有口渴、便结、尿赤、舌红、苔黄、脉数者,属风热肠燥;若便血,色红稍晦,挟有黄色脂水,且伴口渴不欲饮,大便溏泻,泻之不畅或肛门灼热,加之小便短赤,舌红苔黄腻者,属大肠湿热;便血色淡,日久量多,伴有头昏眼花,心悸,便结,面色苍白无华,舌质淡,脉细无力者,属血虚肠燥;便血色淡稍晦,量多,伴有纳呆,神疲懒倦,头晕目眩,便溏,面色萎黄,舌淡脉弱者,属脾气虚弱。

【临床表现】

凡便血多而无疼痛者多为内痔;出血而伴刀割样疼痛者,多为肛裂;小儿便血与黏液相混者,且大便次数与形状无明显改变者,多为直肠息肉;血与黏液相混,其色晦暗,肛门有重坠感者,有患直肠癌(锁肛痔)的可能。

【伴随症状】

(1)便血伴腹痛:见于急性出血性坏死性肠炎、肠套叠、肠系膜血栓形成或栓塞等。腹痛时排血便或脓血便,便后腹痛减轻者,见于溃疡性结肠炎、细菌性痢疾或阿米巴痢疾。排血便后腹痛不减轻者,常为小肠疾病。

(2)便血伴发热:见于急性传染病(如细菌性痢疾、败血症、流行性出血热、钩端螺旋体病)、急性出血性坏死性肠炎、炎症性肠病等。

(3)便血伴皮肤黏膜出血:可见于急性细菌性痢疾、流行性出血热、重症肝炎、败血症及某些血液疾病,如白血病、血小板减少性紫癜、过敏性紫癜、血友病等。

(4)便血伴肝掌与蜘蛛痣:可能与肝硬化门静脉高压有关。

(5)便血伴腹部肿块:应考虑为小肠恶性淋巴瘤、结肠癌、肠结核、肠套叠以及炎症性肠病等。

(6)便血伴里急后重、肛门坠胀排便不尽感:提示为肛门、直肠疾病,见于细菌性痢疾、直肠炎、直肠癌等。

(7)便血伴块物脱出及便后剧烈疼痛:多为痔、直肠脱垂及肛裂。

【辅助检查】

1. **大便常规** 可有助于病因诊断,如大便镜检发现红细胞、白细胞、脓细胞及吞噬细胞时,提示为细菌性痢疾、鼠伤寒;有阿米巴滋养体时,提示为阿米巴痢疾;有钩虫卵时,提示为钩虫病;有血吸虫卵或粪便孵化后找到毛蚴,提示为血吸虫病;找到结

核杆菌,提示为肠结核。

2. **血常规** 血红蛋白及红细胞数下降,可反映失血量;白细胞数增高,且有中毒颗粒或空泡,提示有感染。如血小板计数降低,提示血小板减少性紫癜或溶血-尿毒综合征;全血细胞减少,提示再生障碍性贫血;出血时间、凝血时间及凝血酶原时间检查,可提示有无出血性疾病等。

3. **肝功能检查及黄疸指数** 异常时可提示有肝脏疾患。

4. **尿常规** 若蛋白阳性,镜检有红细胞或管型,则提示有溶血-尿毒综合征、尿毒症等。

5. **纤维内镜检查** 必要时亦可行结肠镜、直肠镜或乙状结肠镜检查,可发现溃疡、息肉或其他占位性病变。肛门指诊有助于发现直肠病变。

6. **超声检查** 可帮助发现肝脏、胆囊及脾脏等部位的病变,也可探查腹部包块。

7. **动脉造影检查** 对反复便血而不能确定出血部位者或持续性出血者,血管造影有助于诊断,如选择性动脉造影等。

(周欣、王琛)

第二节 肿 痛

肛周肿痛(swelling)是指肛门及其周围以疼痛、肿胀为主的一种症状,多由局部气血壅滞不通所致,多因局部经络阻塞,气血凝滞或渗出而形成。《奇效良方》记载:"若夫肠头成块者,湿也。作痛者,风也。脓血溃出者,热盛血腐也。溃成黄水者,湿热风燥也。"本节主要讨论肛裂、肛窦炎、肛周脓肿和外痔、嵌顿痔等疾病的相关症状。

【病因病机】

一、中医

多因局部经络阻塞、气血凝滞或渗出而形成,其中有虚实之分和寒、热、脓、瘀、气之别。诸邪客于经络,使血行不畅,瘀阻不通,而发生气滞血瘀,肛门发生肿痛。

二、西医

1. 发病因素

(1)肛门直肠及其周围炎症:如肛窦炎、肛乳头炎、肛周脓肿、肛瘘、炎性外痔以及细菌性痢疾、阿米巴肠病、溃疡性结肠炎等,当其直肠病变较重时或其炎性渗出物经常刺激肛门局部均可引起肛

门直肠疼痛。

（2）肛门直肠损伤刺激：如肛裂、肛周皮肤皲裂、肛门异物损伤，过量食入辣椒、烈酒等辛辣炙煿之品后，粪便中含有刺激成分，可使肛门疼痛不适。

（3）括约肌痉挛：如肛裂、内痔嵌顿等可引起括约肌痉挛使肛门产生剧烈疼痛。

（4）血栓形成：如血栓外痔、内痔血栓形成均可引起疼痛。

（5）肛门直肠手术后：如痔瘘术后均可引起不同程度的肿痛。

2. 发病机制　肛管齿线以下由体神经所支配，其对痛觉非常敏感。由于肛周手术后创缘循环障碍，使局部原有的静脉、淋巴循环通路被破坏；或者创面压迫过紧，局部循环受阻，组织液滞留，导致肿痛不适。其次术后过早地用力摒粪便，或粪便干燥难解，会加剧肿痛发生。局部的炎症刺激如术中消毒不严、术后引流不畅、创口局部感染，均可发生肿痛。

【中医辨证】

若只痛不肿，且痛如撕裂状者，多为肛裂；坠胀刺痛者属气滞血瘀型，多见于血栓性外痔、内痔嵌顿、肛周外伤；钝痛者，为肛门经络阻滞，可见于肛管狭窄、骶尾部畸胎瘤；重坠灼痛者，为热盛湿阻之阳证表现，可见于肛窦炎、直肠炎、外痔感染或炎性外痔；灼热胀痛，且肛周肿痛高突者，是为湿热下注、气血壅盛之象，可见于肛门直肠周围脓肿、肛瘘并发感染、肛门被异物刺伤而合并感染者，甚或会阴部坏死性筋膜炎；若灼热跳痛，是热盛肉腐成脓之象；若肛周酸胀少痛，伴有面赤颧红、低热、午后潮热盗汗者，属阴虚内热型，可见于结核性肛周脓肿；若肛周肿块坚硬如石，不痛或微痛，日久渐肿胀，时觉掣痛者，属气虚血瘀，多为肛管直肠癌的晚期之象；肛管直肠周围疾病术后1周内，因血液和淋巴液回流不畅，也会导致肛周肿胀，多属湿热或血瘀型。

【临床表现】

1. 肿痛的时间　疼痛与排便同时出现，排便后疼痛缓解，多见于肛裂、肛门狭窄、肛窦炎、混合痔外痔水肿或炎症等。

2. 持续性肿痛　多见于肛门周围脓肿、血栓性外痔、肛管癌、肛门直肠手术后并发感染，肛门外伤有异物嵌入肛门。

3. 胀痛　多见于肛门内嵌入异物而不能排出，直肠黏膜下胀肿。

4. 阵发性疼痛　见于直肠炎症、神经症、阴部神经证候群。

5. 手术后的肿痛　若疼痛发生于术后，往往由于手术创面神经末梢暴露，局部循环不畅，或受到外界刺激，如粪便、分泌物、药物刺激而引起剧烈疼痛。同时手术麻醉效果欠佳，术后肛内填塞敷料过多过紧，术后肛门水肿、血栓形成，或受到创口内异物刺激造成肛门括约肌痉挛性疼痛。有的患者创面愈合，但形成瘢痕压迫神经亦会导致疼痛。

【伴随症状】

1. 发热　为各种病原体感染或无菌性坏死物质的吸收所引起。

2. 便血　若为肛裂、混合痔常合并有便血症状。

3. 流脓　若为肛周脓肿，肛瘘常合并有流脓。

【辅助检查】

血常规、C反应蛋白、肝肾功能检查等有助于分辨肿痛的病因与诊断。

（董青军）

第三节　流　脓

流脓多指肛门周围流脓，系肛周脓肿破溃或久溃不愈，脓水淋漓不尽的症状，也可以包括粪便伴随脓血的临床表现。正如《诸病源候论》中描述的牝痔候："肛边生鼠乳出在外者，时时出脓血者是也。"常见于肛周化脓性感染、肛周囊肿、炎性外痔、肛肠病手术后感染和癌性病变、肠道炎性疾病等。

【病因病机】

一、中医

中医认为流脓多为外感风热、燥火、湿邪，郁于肠胃，下迫大肠、肛门，蕴结不散，久则化热，热盛肉腐而成脓。或因过食醇酒厚味，损伤脾胃，脾气亏虚，运化失常。或年老体弱，久病大病后素体虚弱，气血不足，邪气留恋。或素体阴虚，外邪不解，郁久化热，耗伤阴液，热毒蕴结，气血瘀滞，肉腐而为脓。

二、西医

西医认为流脓系疖或（因受伤或疾病而引起的）身体上的类似损害破裂而排出脓性坏死物的过程，常见于以下几种病因。

1. 感染 肛门直肠周围脓肿、肛裂感染、痔感染、会阴部手术感染、痔注射或手术后感染、产后会阴缝合后感染、前列腺、尿道手术后感染、骶尾骨骨髓炎或骨结核等。

2. 肛门周围皮肤及性传播疾病 化脓性汗腺炎、毛囊炎、肛门腺炎、蜂窝组织炎、尖锐湿疣等。

3. 全身性疾病 结核病、溃疡性结肠炎、克罗恩病、糖尿病、白血病、再生障碍性贫血等并发肛周脓肿。

4. 肿瘤 肛管直肠癌破溃或波及深部、平滑肌瘤、血管瘤、脂肪瘤等感染，骶骨前畸胎瘤等。

5. 外伤 枪刀伤、直肠内异物损伤后感染。

【中医辨证】

脓水色黄稠厚量多臭秽为湿热邪毒蕴结；脓水清稀，色如粉浆，臭腥晦暗则为阴虚毒恋或脾虚湿阻。临证应根据不同情况区别辨之。

【临床表现】

观察局部脓液及皮肤状态。脓液稠黄量多，多为金黄色葡萄球菌感染所致的急性炎症。脓液色黄而臭，多属大肠埃希菌感染。脓液稀薄如米泔水样，多为结核杆菌感染或体质虚弱者。脓血相混，伴有黏冻样物，应考虑溃疡性结肠炎或肛周癌变可能。皮肤红、肿、热、痛明显是急性炎症的表现。皮肤色泽不变或偏暗，无明显热、痛，多属于慢性炎症。

【辅助检查】

1. 指诊 指诊检查对辨别脓肿的形态、性质、有无瘘管、瘘管走行以及波及肌肉层次等均有重要指导意义。

2. 探针检查、亚甲蓝着色、X线碘油造影 可确定肛瘘瘘管走行及内口位置。对于高位脓肿定位不准确，可先穿刺抽脓，然后向脓腔内注入碘剂等造影剂进行摄片，将有助了解脓肿的位置、深浅、大小、形状，以及扩散途径。

3. 内镜检查 伴随腹部症状或便次较多及带黏液者应行内镜检查，以明确肠道病变情况。

4. 超声检查 查明脓肿的位置、腔隙与肛门腺及肛门括约肌的关系。

5. 脓液细菌培养与药敏检查 了解脓液的病原菌种类、性质、药敏，为临床诊断、治疗及判断预后等提供依据。

6. 病理检查 取脓腔壁组织送检，可确定病变性质，尤其在怀疑病变性质为特异性感染或恶性肿瘤时，此项检查更有价值。

（林晖）

第四节 便 秘

便秘是痔、肛裂、肛旁脓肿、肛管直肠癌的常见症状。表现为便次少、排出困难或两者兼有，多伴有腹痛、腹胀、恶心、口苦、口腻、肛痛、便血、下腹及肛门坠胀、烦躁等不适症状。据国外文献，正常排便次数一般在每周3次至每日3次。

因粪块干硬而难以排出者，多继发于便次少；若粪便并不干硬而依然难以排出者，多为盆底出口因素。应该强调，便秘不是一种独立疾病，只是一种症状，病因非常复杂，需仔细诊断，慎重处理。

中医学对便秘的记载可追溯至春秋战国时期，如《内经》就对大便难提出过指导性原则："其下者引而竭之，中满者泻之以内。"主张治疗便秘应"毒药攻邪，五谷为养，五果为助，五畜为益，五菜为充"。汉代张仲景《伤寒论》提出了便秘的分类：阳结、阴结、脾约，提出了相应治法和方药，还首创了肛内栓剂——蜜煎导方。晋代葛洪则发明了灌肠术，所谓"木瓜根捣汁，筒吹入肛内，取通"。后世在辨证治法上进一步发展，金代李杲《兰室秘藏》中的"治病必究其源，不可一概用巴豆牵牛之类下之"，已经意识到治疗便秘不能专用攻下。

【病因病机】

一、中医

中医传统藏象理论认为，食物的消化吸收依次历经胃、小肠、大肠三腑。胃主受纳，为仓廪之官。受纳饮食，腐熟水谷，通降为顺。胃为水谷之海，五脏之腑，所谓太仓者也。饮食入胃，经初步消化形成食糜，通降于小肠。

小肠主液，受盛化物，分清泌浊。接受食糜，并停留较长时间以进一步消化，其水谷精微及大量水分为人体吸收，其食物糟粕则下传至大肠。

在中医藏象理论中，小肠的消化功能与胃合参，当胃火炽盛时，会移热大肠。大肠热盛，煎熬津液，燥屎内结，导致便秘。

大肠主津，传导糟粕，吸收水分，为传导之官。接受从小肠而来的食物残渣，进一步吸收水分，形成粪便而排出体外。当食物糟粕在大肠中停留时间过长，粪便不能及时排出，则发为便秘。

除上述受纳传输的三腑外,人的消化吸收过程依赖于脾。脾主运化,脾主升清,消化系统统属于脾,一者运化吸收水谷精微,上输心肺,布散全身,滋养人体;二者运化水液,吸收输布水液,防止输液异常积聚,维持人体水液代谢平衡。若脾运失调,无力运化,会直接造成食物在消化道内留滞时间过长,发生便秘;此外,脾失健运,消化吸收功能下降,影响全身,造成全身功能低下,同样引发便秘。

肝主疏泄,能调畅人体全身气机的升降出入,调畅情志并疏泄分泌胆汁,使人体内环境平衡有序。一旦肝气郁滞,气滞不行,影响腑气通达,则引发便秘。另肝经绕会阴而行,若宗筋郁闭,功能失常,可影响肛门正常排便,造成排便障碍。

肺主气,与大肠相表里,肺气闭塞,则大肠壅滞不通;肺之燥热下移大肠,则大肠津液枯涸,而成便秘。

肾为先天之本,主五液而司二便,若肾阴不足,肠道津枯,则便干难下;若肾阳不足,大肠失于温煦而传送无力,则大便留滞不通,导致便秘。

总之本病病位在大肠,并与脾、胃、肺、肝、肾密切相关。此外,好逸恶劳、缺乏锻炼、起居失节、痔裂畏便等,中医都认为是引发便秘的原因。

二、西医

西医学认识到排便是一个由多系统参与、受多因素影响的复杂生理过程。任何造成肠蠕动减缓或排便不畅的因素,均可导致便秘。

肠蠕动减缓即为慢传输型便秘。影响因素牵涉到大肠结构、功能、肠壁神经丛、肠容积等。一般认为,食物在小肠中的通过时间仅占全肠通过时间的1/10,所以小肠在便秘的病理过程中不占重要因素。

结肠的结构与功能直接影响结肠运动,与便秘密切相关。某些巨结肠病常导致结肠平滑肌细胞数量减少,并产生纤维化,使肠壁变薄,动力下降;而结肠蠕动方式、内压力的改变和神经系统、内分泌系统等,都会影响结肠功能。肠壁神经丛被称为"肠脑",在某些并没有巨结肠外观的便秘患者中,其结肠切除标本,显示有明显的肠肌间神经丛异常。结肠容积和黏膜的吸收功能因素,则会影响肠内容物的运行方式和性状。

固态粪便平时一般储存于乙状结肠,也可能储存于降结肠,被直肠瓣和耻骨直肠肌所形成的肛管直肠角阻挡。少数人可在直肠中存有少量粪便,但不引起便意。当乙状结肠收缩时,粪便被挤压入直肠,直肠扩张,内压上升,刺激直肠壁及盆底反射,使肛门内括约肌松弛,盆底肌、肛门外括约肌收缩,产生便意。若响应便意,放松肛门,解除盆底肌、肛门外括约肌的收缩,肛管直肠角变平变钝,盆底下降呈漏斗状,直肠收缩,排便通道平直缩短,则完成排便。若强忍便意,盆底肌、耻骨直肠肌、肛门外括约肌主动收缩,阻止粪便进入肛管,一段时间后,直肠、结肠会适应性松弛,直肠内压下降,则便意慢慢解除,粪便可在直肠逆蠕动的作用下重回乙状结肠。上述排便反射中的任何一环受到干扰,都将引起排便障碍。

【中医辨证】

若大便干结,腹部胀满,按之作痛,口干口臭,心烦易怒,身热溲赤,舌红苔黄燥、脉滑实者,多为实热证;若大便不畅,欲解不得,甚则少腹作胀,嗳气频作,舌淡苔白、脉细弦者,多为气滞证;若大便不畅,腹满喜按,临厕无力努挣,挣则汗出气短,面色㿠白,神疲气怯,舌淡苔薄白、脉弱者,多为脾肾气虚;若大便秘结,面色萎黄无华,眩晕时作,心悸,甚则少腹冷痛,小便清长,畏寒肢冷,舌淡苔白润、脉沉迟者,多为肾阳亏虚;若大便干结,状如羊屎,口干少津,神疲纳呆,舌红苔少、脉细数者,多为阴虚肠燥。

便秘而腹满胀痛拒按,伴口臭、舌红、苔黄、脉数等,多为肠道实热证。腹满作胀、喜按,伴面色㿠白、头晕心悸、神疲乏力,舌淡、脉细无力等,多为血虚肠燥或脾虚不运。

【临床表现】

首先必须理解患者所称便秘的真实含义。有人认为必须每日有1次排便才算正常;痔疾患者会把肛门异物感误认为排便未尽,把粪条略干说成大便干结;也有些患者长期服用泻剂,医生若不仔细询问病史往往误判。应明确只有自然排便少于每周3次,或大便干硬,或大便虽不干硬而排出困难,并伴有不适症状,才能认为是便秘。

结肠器质性疾病可有肠套叠、肠狭窄、巨结肠、结肠冗长等;精神、神经障碍性疾病可有精神病、精神抑郁、神经性厌食、中枢神经肿瘤等;内分泌疾病可有糖尿病、甲状腺疾病、脑垂体疾病等。另外如鸦片类制剂、铁剂、抗抑郁药物、抗胆碱类药物等,也可引起便秘。肛肠科患者常因排便可能导致的肛痛、便血、痔核或直肠黏膜脱垂而强忍便意,久而形成便秘。若因肛肠科手术如肛门术后狭窄等造成的便秘，则属于医疗损害。

幼年起病可能是先天因素，近期发病多为肠道器质性病变或饮食、环境等因素。不良生活习惯如食量减少、饮水不足、偏食挑食、嗜荤拒蔬果、不进主食而每日吞服营养剂以及惯于忽视便意强忍不排者，自我调节远胜于药石治疗。长期服用泻剂者，应详细询问所用药品名、使用方法、起止时间及用药效果。曾行腹部或会阴手术的，应搞清手术与便秘发生的因果关系。一些较为特异的表现如排便时间过长，反复用力过度，直肠会阴坠胀，排便不全，需用手指伸入肛门或阴道以手助排便的，提示盆底出口问题。

粪便的物理性状亦需留意，长期便秘，排粪如板栗状干硬的，可能是结肠问题；软便而排出不畅，粪条细扁的，病位在直肠、盆底。

再次强调便秘不是一种独立的疾病，对便秘的诊断应力求病因诊断，而非症状诊断。接诊医师应按常规对患者进行全面、系统的检查，尤其在导致便秘的原发病相对隐匿的就诊初期。在书写病历时，"便秘"的诊断下应列出可能的病因。

对一时难以明确原发病的患者，应先排除已知的重大器质性病变，只有在全面系统检查排除后，才考虑进行相关功能性检查。

【分类】

1. **慢传输型便秘（结肠型便秘）**　粪便在结肠通过缓慢，水分被肠黏膜过度吸收，导致大便干结，难以排出。

（1）迟缓型：多见于年老体弱，结肠蠕动缓慢或结肠冗长患者。表现为肠鸣音减少，自然便次减少，排粪量少。

（2）痉挛型：多见于器质性病变，如结肠扭曲、肿瘤、炎症等。表现为腹胀满，欲便不能，里急后重等。

2. **出口梗阻型便秘（直肠型便秘）**　肛门直肠及附近的组织器官病理性改变，导致排便障碍。

（1）直肠前突（RC）：多见于女性，由分娩产伤或不合理的饮食结构、长期久蹲努责等原因，损伤直肠阴道隔而引起。表现为直肠前壁黏膜呈袋状向阴道突入，排便时，粪便陷入袋中。患者会感觉到粪便向阴道方向堆积而不能排空，伴有肛门下坠、便意频仍，用手在前方加压能帮助排便。本病与盆底松弛（会阴下降）关系密切。

（2）直肠内脱垂（内套叠，IRI）：多见于年老体弱、营养不良或长期久蹲强努之中气下陷患者。因直肠黏膜松弛，脱垂于直肠壶腹内造成。患者在排便前会感觉到会阴胀满，排便时下背部疼痛，排便费时费力甚或需数小时。用手在脐周挤压，有助于排便。

（3）会阴下降综合征（DPS）：多见于老年及多产女子。由于固定会阴中心腱的会阴浅横纹肌薄弱蜕变，盆底肌肉松弛下降使整个会阴下垂，肛门位置变浅，肛管变短，伴阴部内神经受损，直肠感觉功能下降。常与直肠前突、直肠黏膜内脱垂等症伴发。患者便意缺乏，会阴胀满，有排便堵胀感。

（4）耻骨直肠肌综合征（PRMS）：与耻骨直肠肌周围感染，如肛窦炎、肛周脓肿、肛裂等炎症刺激有关。可刺激耻骨直肠肌痉挛、增生肥厚，肌纤维水肿、纤维化等病变。导致肛管延长、狭窄和肛门紧锁。表现为即使用力排便，肛门仍然不放松，甚至反而更加收缩。

（5）盆底痉挛综合征（PFSS）：有学者认为本病与耻骨直肠肌综合征为同一疾病的两个阶段。表现为排便时盆底横纹肌不松反紧，封闭盆底出口，造成排出障碍。指诊可触及盆底肌肥大厚硬、肛管狭窄延长（大于 5～6 cm）、肛管直肠环呈"搁板"状隆起、后方直肠袋装后突。

（6）内括约肌失弛缓症（ASAI）：因长期强忍便意，神经功能紊乱，导致排便过程中内括约肌不松反紧，表现为无痛性排便困难（与肛裂的疼痛性内括约肌痉挛性便秘相鉴别），便意淡漠，粪便干燥，直肠及尾骶酸胀坠重。

（7）子宫后倾：多见于子宫发育不良、多产保养不当和盆腔炎等，子宫向后下方倾轧，压迫直肠前壁。表现为排便不畅，粪条细扁，排便不尽感，下腹及会阴尾骶酸胀坠痛，可向下肢放射。指诊可在直肠前壁触及光滑厚硬的后倾子宫。妇科检查有助于鉴别本病。

（8）混合型便秘：以上各种因素往往不是独立成病，而是在长期便秘过程中相互影响、数症并存，所以临症应细心鉴别，治疗不能手段单一。

【伴随症状】

1. **粪嵌顿**　也称粪栓塞，为多量坚硬粪块留滞嵌塞在直肠壶腹，不能排出。嵌顿的粪块在细菌的分解作用下，会产生液性便糊，由粪块周围不时排出，形成假性腹泻，中医称之为"热结旁流"。粪嵌顿可增加老年人或心脑血管疾病患者排便时猝死的风险,应及时确诊并解除之。

2. **粪石症**　粪便中的异物在消化道内留滞过久,钙化而形成的球状坚硬粪块,称为粪石。常见于长期便秘、巨结肠、乙状结肠狭窄及结肠肿瘤患者。粪石中心多为果实种子之类。

3. **宿便性溃疡**　粪便长期滞留肠腔,压迫肠黏膜,可引起结肠、直肠溃疡,普通人群少见,可见于长期营养不良、老年人、肿瘤恶病质及长期卧床者。

4. **肛门疾病**　痔、瘘、裂及肛窦炎等肛门疾患,与便秘互为因果,多有伴发。

【辅助检查】

1. **视诊**　观察肛周皮损、肛门皱褶、痔疮、肛裂、炎性瘘口、会阴下降(臀沟变浅)、盆底肌收缩无力等。

2. **肛门指诊**　可诊断直肠前突的程度、肛门括约肌紧张度、耻骨直肠肌肥厚、肛管延长等。

对于直肠前突的分度,国内医学界提出可分为三度:轻度,前突深度为 $0.6\sim1.5$ cm;中度为 $1.6\sim3$ cm;重度≥3.1 cm。Nichols 等建议将直肠前突分为低位、中位和高位 3 种:低位直肠前突者多由分娩时会阴撕裂引起;中位直肠前突最常见,多因产伤引起;高位直肠前突是由于阴道上 1/3、主韧带、子宫骶骨韧带破坏或病理性松弛所致,常伴有阴道后疝、阴道外翻、子宫脱垂。

肛门内括约肌失弛缓症可触及肌环肥厚、弹性增加、箍紧和触痛。

3. **肛门镜检查**　可观察肛乳头、内痔、直肠内脱垂等。

4. **肠道钡灌造影**　是诊断结肠器质性病变的主要方法之一。若见肠腔紧张变细呈锯齿状,提示痉挛性便秘;若见结肠冗长、扩张或下垂,提示迟缓性便秘;若见直肠明显扩张,提示出口梗阻;另可观察肿瘤、扭转、憩室、息肉等病理状况。

5. **排粪造影**　将钡剂注入直肠、结肠,有时还可口服钡剂以观察小肠。患者坐在能透 X 射线的便器上,在患者静坐、提肛、强忍、努责及便后的排便过程中,多次摄片或录像,以观察肛管、直肠的影像学改变。对每张摄片均应测量肛直角、肛上距、肛管长度、长耻距、骶直间隙等。直肠黏膜内脱垂可显示武士帽征、环凹征;耻骨直肠肌综合征可显示搁板(搁架)征;直肠前突中度以上者,可见土丘状、囊袋状,合并耻骨直肠肌病变呈鹅头征;肛门内

括约肌失弛缓症可见肛管不开放,肛门直肠交界处呈萝卜根征,以及虽排便而钡剂不能完全排空等。

6. **大肠传输试验**　也称结肠转运功能检查,是通过追踪口服不透光的 X 线标志物在肠道内存留、分布、转运、排出的过程,以判断肠道标志物运行速度、受阻部位等传输功能的一种动力学检查方法。口服硫酸钡胶粒(每粒 3 mm×3 mm×3 mm,重15 mg)20 粒,每 24 h 拍摄腹部平片,连续观察72 h。正常者排出量应达到 80%,留滞于结肠的为结肠传输缓慢,留滞于直肠的为出口梗阻。

7. **气囊排出试验**　将一连接气囊的导管插入直肠壶腹,注入 100 ml 气体,让患者作排便动作。5 min 排出为正常,超过 5 min 或排不出,提示出口梗阻。

8. **肛管压力测定**　利用生理压力测定仪器,检测肛管压力,可以测试肛管静息压、舒张压、最大收缩压、收缩最长时间、直肠肛门抑制反射、直肠感觉等。

9. **电子全结肠镜检查**　主要目的是排除肿瘤性病变,并有助于结肠冗长、巨结肠、肠易激综合征等的诊断。结肠冗长表现为肠段有多处峻急拐弯,肠镜行进难度大;巨结肠病变肠腔显著扩张,大如胃腔,张力低下,蠕动消失;肠易激综合征可因插镜刺激,出现肠腔持久性痉挛。此外,长期灌肠,尤其是用肥皂水灌肠者,可见结肠黏膜水肿、血管纹理不清;长期服用蒽醌类泻剂者,可见肠黏膜黑变,从浅褐色到黑色不等。

10. **盆底肌电图**　应用电生理技术,检查盆底肌、耻骨直肠肌、肛门外括约肌等横纹肌及其支配神经的功能状态。如直肠前突、直肠内脱垂的同步肌电图可出现典型失神经点位;耻骨直肠肌肥厚、盆底肌痉挛的同步肌电图在排便动作时表现反常电活动;肛门内括约肌失弛缓症患者,则放电频率、间隔,扩张直肠时基本电节律表现为抑制。

由于该技术对检查者要求较高,检查结果的判读也较难,所以目前仅用于观察模拟排便时盆底肌的放电情况。该技术属于有创侵袭性操作,除了要注意避免医源性损害,还要注意鉴别因横纹肌保护性反射而引起的假阳性,尤其在同时使用多根电极时。

参考文献

[1] 陆德铭,陆金根.实用中医外科学[M].第 2 版.上海:

上海科学技术出版社,2010.

［2］陆金根.中西医结合肛肠病学[M].北京:中国中医药出版社,2009.

［3］陈红风.中医外科学[M].上海:上海科学技术出版社,2007.

［4］黄乃健.中国肛肠病学[M].济南:山东科学技术出版社,1998.

［5］王强,王元和.肛肠外科学理论与实践[M].北京:人民军医出版社,1998.

［6］喻德洪.现代肛肠外科学[M].北京:人民军医出版社,1997.

［7］荣文舟.现代中医肛肠病学[M].北京:科学技术文献出版社,2000.

［8］刘国华,张明岛.上海市中医病证诊疗常规[M].第2版.上海:上海中医药大学出版社,2003.

［9］黄虹,刘劲松.功能性肠病与器质性肠病临床特点比较[J].胃肠病学,2009,14(12):738-741.

［10］康文全,付剑云,吴炎,等.慢性功能性便秘患者排便频率与结肠通过时间的相关性[J].实用全科医学,2007,15(1):28-29.

(朱焜、徐伟祥)

第五节　腹　泻

腹泻(diarrhea)指粪便水分及大便次数异常增加,通常24 h内3次以上,排便量超过200 g,大便的性状比次数更重要。大便质地稀薄,容量和重量增多,或大便合有脓血、黏液、不消化食物、脂肪,或者为黄色稀水,气味酸臭。常伴随有排便急迫感、肛门不适、失禁等症状。腹泻是肛肠外科疾病的常见症状,有时是一种保护性症状,可将肠道内有毒的和有刺激性物质排出体外。但是持续或(及)剧烈的腹泻可使机体丧失大量水分、电解质及营养物质,从而导致脱水、电解质紊乱、酸碱平衡失调,甚至营养不良和全身衰竭。

《内经》称本病症为"鹜溏""飧泄""濡泄""洞泄""注下""后泄"等,且对本病的病因病机有较全面的论述。如《素问·生气通天论篇》曰:"因于露风,乃生寒热,是以春伤于风,邪气留连,乃为洞泄。"《素问·举痛论篇》曰:"寒气客于小肠,小肠不得成聚,故后泄腹痛矣。"《素问·至真要大论篇》曰:"诸呕吐酸,暴注下迫,皆属于热。"《素问·阴阳应象大论篇》曰:"湿盛则濡泄。"说明风、寒、热、湿均可引起泄泻。《素问·太阴阳明论篇》指出:"饮食不节,起居不时者,阴受之……阴受之则入五

藏……入五藏则膜满闭塞,下为飧泄。"《素问·举痛论篇》指出:"怒则气逆,甚则呕血及飧泄。"说明饮食、起居、情志失宜,亦可发生泄泻。此外,《素问·藏气法时论篇》曰:"脾病者……虚则腹满肠鸣,飧泄食不化。"《素问·脉要精微论篇》曰:"胃脉实则胀,虚则泄。"《素问·宣明五气篇》:"大肠小肠为泄。"说明泄泻的病变脏腑与脾胃大小肠有关。《内经》关于泄泻的理论体系,为后世奠定了基础。

汉唐方书将此病包括在"下利"之内,《金匮要略·呕吐哕下利病脉证治》的"下利"包括泄泻和痢疾两病,而对泄泻的论述概括为实热与虚寒两大类,并提出实热泄泻用"通因通用"之法。《三因极一病证方论·泄泻叙论》从三因学说角度较全面地分析了泄泻的病因病机,认为不仅外邪可导致泄泻,情志失调亦可引起泄泻。《景岳全书·泄泻》曰:"凡泄泻之病,多由水谷不分,故以利水为上策。"且分别列出了利水方剂。《医宗必读·泄泻》在总结前人治泻经验的基础上,提出了著名的治泻九法,即淡渗、升提、清凉、疏利、甘缓、酸收、燥脾、温肾、固涩,其论述系统而全面,是泄泻治疗学上的一大发展,其实用价值亦为临床所证实。

泄泻一病,《内经》以"泄"称之,汉唐书包括在"下利"之中,唐宋以后才统称"泄泻"。古有将大便溏薄而势缓者称为泄,大便清稀如水而势急下者称为泻,现临床一般统称泄泻。本病与西医腹泻的含义相同,可见于多种疾病,凡属消化器官发生功能或器质性病变导致的腹泻,如急慢性肠炎、肠结核、肠易激综合征、吸收不良综合征等。

泄泻以大便清稀为临床特征,或大便次数增多,粪质清稀;或便次不多,但粪质清稀,甚如水状;或大便稀薄,完谷不化。常兼有脘腹不适、食少纳呆、小便不利等症状,多由外感寒热湿邪、内伤饮食情志、脏腑失调等形成脾虚湿盛而致泻。暴泻多起病急,变化快,泻下急迫,泻下量多,多为外邪所致;久泻则起病缓,变化慢,泻下势缓,泻出量少,常有反复发作的趋势,常因饮食、情志、劳倦而诱发,多为脏腑功能失调而成。

【病因病机】

一、中医

1. 感受外邪　以暑、湿、寒、热较为常见,其中又以感受湿邪致泻者最多,因脾喜燥而恶湿,外来湿邪,最易困阻脾土,以致升降失职,清浊不分,水谷混杂而下发生泄泻,故有"湿多成五泄"之说。寒

邪和暑热之邪，除了侵袭皮毛肺卫之外，亦能直接损伤脾胃，使脾胃功能障碍，引起泄泻，但多夹湿邪。暑湿、寒湿、湿热为患，即所谓"无湿不成泻"，故《杂病源流犀烛·泄泻源流》说："湿盛则飧泄，乃独由于湿耳。不知风寒热虚，虽皆能为病，苟脾强无湿，四者均不得而干之，何自成泄？是泄虽有风寒热虚之不同，要未有不原于湿者也。"

2. **饮食所伤**　或饮食过量，停滞不化；或恣食肥甘，湿热内蕴；或过食生冷，寒邪伤中；或误食不洁，损伤脾胃，化生食滞、寒湿、湿热之邪，致运化失职，升降失调，而发生泄泻。正如《景岳全书·泄泻》所说："若饮食失节，起居不时，以致脾胃受伤，则水反为湿，谷反为滞，精华之气不能输化，乃致合污下降而泻痢作矣。"

3. **情志失调**　烦恼郁怒，肝气不舒，横逆克脾，脾失健运，升降失调；或忧郁思虑，脾气不运，土虚木乘，升降失职；或素体脾虚，逢怒进食，更伤脾土，而成泄泻。正如《景岳全书·泄泻》曰："凡遇怒气便作泄泻者，必先以怒时夹食，致伤脾胃，故但有所犯，即随触而发，此肝脾二脏之病也。盖以肝木克土，脾气受伤而然。"

4. **脾胃虚弱**　长期饮食不节，饥饱失调，或劳倦内伤，或久病体虚，或素体脾胃虚弱，不能受纳水谷、运化精微，聚水成湿，积谷为滞，湿滞内生，清浊不分，混杂而下，遂成泄泻。如《景岳全书·泄泻》曰："泄泻之本，无不由于脾胃。"

5. **命门火衰**　或年老体弱，肾气不足；或久病之后，肾阳受损；或房室无度，命门火衰，脾失温煦，运化失职，水谷不化，而成泄泻。且肾为胃之关，主司二便，若肾气不足，关门不利，则大便下泄。如《景岳全书·泄泻》曰："肾为胃关，开窍于二阴，所以二便之开闭，皆肾脏之所主，今肾中阳气不足，则命门火衰，而阴寒独盛，故于子丑五更之后，当阳气未复，阴气盛极之时，即令人洞泄不止也。"

泄泻的病因是多方面的，外感风寒暑热湿等邪气，内伤饮食情志、脏腑失调皆可致泻。外邪之中湿邪最为重要，湿为阴邪，易困脾土，运化不利，升降失职，水湿清浊不分，混杂而下，而成泄泻，其他诸多邪气需与湿气兼夹，方易成泻。内伤中脾虚最为关键，脾主运化升清，脾气虚弱，清气不升，化生内湿，清气在下，则生泄泻。其他脏腑只有影响脾之运化，才可能致泻。此外，外邪与内伤，外湿与内湿之间常密不可分，外湿最易伤脾，脾虚又生内湿，

均可形成脾虚湿盛，此乃泄泻发生的关键病机。泄泻的病位在肠，但关键病变脏腑在脾胃。若脾胃运化失司，则小肠无以分清泌浊，大肠无法传导变化，水反为湿，谷反为滞，合污而下，发生泄泻。然而脾气之升降又与肝气之疏泄有关，若肝郁气滞，横逆犯脾，则升降失职，清浊不分，发生泄泻；脾胃之运化又与肾阳之温煦有关，若肾阳不足，失于温煦，则脾失健运，水湿内停，而成泄泻。可见本病症的发生尚与肝、肾有密切关系。

二、西医

1. **病因**　引起腹泻的病因有很多，常常可同时先后有几个病因存在，较常见于下列疾病。

（1）急性腹泻

1）细菌及肠毒素、病毒、真菌、原虫、蠕虫等。

2）急性中毒：① 植物性。② 动物性。③ 药物和化学毒物等。

3）其他：① 肠道疾病：溃疡性肠炎急性期、急性克罗恩病、放射状肠炎等。② 变态反应性疾病：过敏性紫癜、变态反应性肠炎等。③ 内分泌疾病：甲状腺功能亢进危象等。④ 急性全身性感染：如败血症、伤寒、副伤寒、霍乱、流行性感冒、麻疹等。

（2）慢性腹泻

1）消化系统疾病：① 肠原性：肠道感染、肠道肿瘤、肠管病变、功能性肠病等。② 胃原性：慢性胃炎、胃大部切除术等。③ 胰原性：胰腺炎、胰腺癌、先天性胰酶缺乏症等。④ 肝胆原性：肝硬化、阻塞性黄疸、长期胆道梗阻等。

2）全身性疾病：① 内分泌代谢障碍性疾病：糖尿病、肥大细胞增多症、甲状腺髓样癌、肾上腺皮质功能减退症等。② 过敏性：药物副作用、异种蛋白质的摄入等。③ 其他原因：尿毒症、系统性红斑狼疮、多发性动脉炎等。

2. **发病机制**　正常人每 24 h 有大量液体和电解质进入小肠，来自饮食的约 2 L，来自唾液腺、胃、肠、肝、胰分泌的约 7 L，总计在 9 L 以上，主要由小肠吸收，每日通过回盲瓣进入结肠的液体约 2 L，其中 90% 被结肠吸收，而随粪便排出体外的水分不到 200 ml，这是水在胃肠道分泌和吸收过程中发生动态平衡的结果。如平衡失调，每日肠道内只要增加数百毫升水分就足以引起腹泻。常见发病机制如下。

（1）高渗性腹泻：在正常人，食糜经过十二指肠进入空肠后，其分解产物已被吸收或稀释，电解质渗透度已趋稳定，故空回肠内容物呈等渗状态，

其渗透压主要由电解质构成。如果摄入的食物(主要是碳水化合物)或药物(主要是 2 价离子如 Mg^{2+})是浓缩、高渗而又难消化和吸收的,则血浆和肠腔之间的渗透压差增大,血浆中的水分很快透过肠黏膜进入肠腔,直到肠内容物被稀释成等张为止。肠腔存留的大量液体可刺激肠运动而致腹泻。

(2)吸收不良性腹泻:许多疾病造成弥漫性肠黏膜损伤和功能改变,可导致消化酶或胆酸分泌不足或缺乏,使食物的分解消化发生障碍;使肠吸收而积滞减少,以及肠黏膜自身吸收功能障碍、细菌在小肠内过度生长、小肠黏膜病变、先天性选择吸收障碍等而导致腹泻。

(3)分泌性腹泻:肠道分泌主要是黏膜隐窝细胞的功能,吸收则靠肠绒毛腔面上皮细胞的作用。各种病原体感染、中毒、肿瘤及某些胃肠激素分泌增加,刺激或损伤肠黏膜,使其分泌大量的黏液,当分泌量超过吸收能力时可致腹泻。

(4)渗出性腹泻:炎性渗出物可增高肠内渗透压;如肠黏膜有大面积损伤,电解质、溶质和水的吸收可发生障碍;黏膜炎症可产生前列腺素,进而刺激分泌,增加肠的动力,引起腹泻。

(5)运动性腹泻:许多药物、疾病和胃肠道手术可改变肠道的正常运动功能,促使肠蠕动加速,以致肠内容物过快通过肠腔,与黏膜接触时间过短,因而影响消化与吸收,发生腹泻。

【中医辨证】

1. **辨轻重缓急** 泄泻而饮食如常,说明脾胃未败,多为轻证,预后良好;泻而不能食,形体消瘦,或暑湿化火,暴泄无度,或久泄滑脱不禁,均属重证。急性泄泻发病急,病程短,常以湿盛为主;慢性泄泻发病缓,病程较长,易因饮食不当、劳倦过度即复发,常以脾虚为主。或病久及肾,导致命门火衰,脾肾同病而出现五更泄泻。

2. **辨寒热虚实** 粪质清稀如水,腹痛喜温,完谷不化,多属寒证;粪便黄褐,味臭较重,泻下急迫,肛门灼热,多属热证;凡病势急骤,脘腹胀满,腹痛拒按,泻后痛减,小便不利者,多属实证;凡病程较长,腹痛不甚且喜按,小便利,口不渴,多属虚证。

3. **辨泻下之物** 大便清稀,或如水样,气味腥秽者,多属寒湿之证;大便稀溏,其色黄褐,气味臭秽,多为湿热之证;大便溏垢,臭如败卵,完谷不化,多为伤食之证。

4. **辨久泻的特点** 久泻迁延不愈,倦怠乏力,

稍有饮食不当,或劳倦过度即复发,多以脾虚为主;泄泻反复不愈,每因情志不遂而复发,多为肝郁克脾之证;五更飧泄,完谷不化,腰酸肢冷,多为肾阳不足。

【临床表现】

健康人每日解成形便 1 次,粪便量不超过 $200\sim300$ g。腹泻指排便次数增多(每日 >3 次),粪便量增加(每日 >200 g),粪质稀薄(含水量 $>85\%$)。腹泻超过 $3\sim6$ 周或反复发作,即为慢性腹泻(chronic diarrhea)。腹泻应与肠运动过快所致的排便次数增多和肛门括约肌松弛失禁区别。

【分类】

(1)临床根据病程将腹泻分为急性和慢性两大类,腹泻在 2 个月以上的为慢性腹泻。肛肠科常见的腹泻多为慢性腹泻,临证应结合患者年龄、起病和病程、粪便性质、腹泻时间及伴发症等相鉴别。急性腹泻:起病急骤,每日排便可达 10 次以上,粪便量多而稀薄;慢性腹泻起病缓慢或由起病急而转为慢性。

(2)起病和病程:急性食物中毒、急性痢疾、霍乱发病前有不洁饮食及饮水史,被污染的食物及水源进入人体后,潜伏期较短,很快发病。成人乳糜泻、肠道功能性腹泻常在一次急性腹泻后发病。间歇性腹泻伴有缓解期者常提示非特异性溃疡性结肠炎、克罗恩病、阿米巴结肠炎或糖尿病。结直肠癌患者多先有大便习惯性改变。

(3)粪便颜色、性状:急性细菌性痢疾多见先水样便后为脓血便,伴里急后重;食物中毒多见粪便稀薄如水样,无里急后重;阿米巴痢疾或肠套叠多见粪便暗红色、果酱色或血水样;急性出血坏死性肠炎的粪便带有恶臭、呈紫红色血便。如腹泻、呕吐物呈米泔水样、失水严重,应考虑霍乱或副霍乱;排便带鲜血伴疼痛,病变多在肛门;粪嵌塞时大便不能排出,便意频频,亦可下利少量稀粪,味臭。

【伴随症状】

引起腹泻的病症很多,症状与变化也较复杂,有必要进一步结合伴随症状相鉴别。

1. **腹痛** 应首先仔细询问腹痛的性质、部位。痛在脐周,便后不得缓解,而在餐后可诱发者,常为小肠病变;病在脐以下,排便后缓解,常为结肠病变;直肠疾病常位于左下腹,肛门疾病多位于肛管及肛门周围。急性腹痛多考虑阑尾炎、部分肠梗阻、溃疡性肠炎;伴有呕吐,多见于食物中毒、肠变

态反应性疾病；腹部隐痛多见于结肠癌、克罗恩病、功能性肠病等。

2. 发热　多考虑急性感染性疾病，如急性菌痢、伤寒、副伤寒等。

3. 里急后重　可见于急、慢性痢疾，直肠癌，溃疡性肠炎，性病淋巴肉芽肿等。

4. 贫血、体重减轻、腹部包块　多见于器质性病变，如消化系统肿瘤。

【辅助检查】

（一）实验室检查

（1）常规化验血常规和生化检查可了解有无贫血、白细胞增多、糖尿病以及电解质和酸碱平衡情况。粪便常规是诊断急、慢性腹泻病因的最重要步骤，可发现出血、脓细胞、原虫、虫卵、脂肪瘤、未消化食物等。隐血试验可检出不显性出血。粪培养可发现致病微生物。鉴别分泌性腹泻和高渗性腹泻有时需要检查粪电解质和渗透性。

（2）小肠吸收功能试验：粪脂测定、D-木糖吸收试验、维生素 B_{12} 吸收试验、胰功能试验等。

（二）影像学检查

1. X线检查　X线钡餐、钡灌肠检查和腹部平片可显示胃肠道病变、运动功能状态、胆石、胰腺或淋巴结病变。选择性血管造影和CT或增强CT对诊断消化系统肿瘤尤有价值。MRI对明确诊断具有重要作用。

2. 内镜检查　直肠镜、乙状结肠镜和活组织检查对相应肠段的癌肿有早期诊断价值。纤维结肠镜检查和活检可观察并诊断全结肠和末端回肠的病变。小肠镜可观察十二指肠和空肠近段病变并作活检。怀疑胆道和胰腺病变时，内镜逆行胰胆管造影（ERCP）有重要价值。

参考文献

［1］叶任高，陆再英，谢毅，等. 内科学［M］. 第6版. 北京：人民卫生出版社.

［2］吴勉华，王新月. 中医内科学［M］. 第9版. 北京：中国中医药出版社.

（王振宜）

第六节　分泌物

分泌物系指肛管直肠周围瘘口溢出或肛周皮肤异常渗出。正如《医宗金鉴》云："破溃而出脓血，黄水浸淫。淋沥久不止者……"《疡科选粹》云："痔疮绵延不愈……涓涓流水如甘而稀。"临证应依据分泌物的性质、气味、颜色、量多少、时间长短、混杂物及排出位置全面考虑。常见于肛周感染性疾病、肛门皮肤病、Ⅲ期内痔、肛门失禁、直肠脱垂、痔瘘术后等。

【病因病机】

一、中医

中医认为分泌物过多为湿热邪毒蕴积，下注大肠，气血壅遏，脓成破溃流溢；风热湿邪侵袭，阻于肛周或脾虚湿阻，下注肛门，浸淫流滋而成。

二、西医

西医认为肛门四周滋水淋沥，或伴有瘙痒、肿痛、溃破糜烂，可能与以下疾病有关。

（1）肛门周围皮肤及性传播疾病：化脓性汗腺炎、肛门湿疹、尖锐湿疣等。

（2）肛周脓肿破溃、肛瘘。

（3）内痔及直肠黏膜松弛、脱垂。

（4）痔瘘术后：分泌物稀薄色淡，分泌物量多色黄稠，可能存在局部感染因素。

（5）不完全性肛门失禁：久痢滑泄、小儿先天性疾病、老年粪嵌塞。

（6）肿瘤：肛管直肠恶性肿瘤，分泌物多混有黏液或脓液，有时在粪便中可见到脱落的坏死组织。

【中医辨证】

若滋水量多，质稠为实证，滋水清稀而绵绵不绝为虚证。热重于湿则皮肤潮红、水疱、糜烂、潮湿，边界弥漫，瘙痒剧烈；湿重于热则皮色不红，但滋水淋沥不断，瘙痒较甚，红或不红，水疱不多，却滋水浸淫。对肛瘘所致的肛周脓性分泌物，应辨别邪正的盛衰。一般来说，病程较短，疼痛剧烈，脓水较多，为邪实；若病程较久，经常有脓水溢出，污染内裤，伴有神疲乏力或心烦口干者，多为正虚。

【临床表现】

1. 部位　分泌物由肛内排出，为直肠和肛管病变，如痔、肛窦炎等。肛周皮肤病变，局部渗液，甚或糜烂，如肛门湿疹、接触性皮炎等。肛瘘、窦道排出之脓水多浸及瘘口周围皮肤。

2. 量、色、质、味　分泌物黄稠厚量多，多是金黄色葡萄球菌等所致的急性感染；黄白相兼稠厚而臭，多是大肠埃希菌感染，混合绿色脓液，应考虑铜绿假单胞菌感染。肛周皮肤病、术后创面渗液或肛内排出,分泌物稀薄色淡。

3. 位置 依据创口部位可出现局部分泌物(创面位置)和肛周分泌物(如肛门湿疹等)。

【辅助检查】

1. 分泌物细菌培养与药敏检查 了解分泌物的病原菌种类、性质、药敏为临床诊断、治疗及判断预后等提供依据。

2. 病理组织学检查 取分泌源组织送检,确定病变性质。

(林晖)

第七节 瘙 痒

瘙痒又称肛门瘙痒,系指肛门及肛周皮肤因受刺激产生痒感,常需搔抓者。《五十二病方》称之为"朐痒"。又如《诸病源候论》云:"风瘙痒者,是体虚受风,风入腠理,与血气相搏,而俱往来与皮肤之间,邪气微,不能冲击为痛,故但瘙痒也。"《医门补要》曰:"肛门内生虫奇痒……热结脏腑之内……流入大肠,盘居肛门,奇痒异常。"临床常见于肛门瘙痒症、肛门湿疹、肛周尖锐湿疣、肛瘘等疾病。

【病因病机】

一、中医

中医认为本病为风、湿相互为病,风邪浸淫肌肤,湿邪下注肛门,营卫不和,皮肤受损;又或肛周肌肤营卫空疏,肌表不固,营血不足,血虚生风,血分生热,则形成慢性病损。故有"血虚则生风,风聚则发痒"之说。

二、西医

西医认为瘙痒是一种自觉症状,其机制尚不明确,病因有全身性及局部性因素两个方面。

1. 全身性因素

(1)内分泌和代谢性疾病:糖尿病、甲状腺功能低下、痛风症、妇女及男性更年期等。

(2)肝肾疾病:梗阻性胆道疾病、胆汁性肝硬化、慢性肾盂肾炎及肾小球肾炎所致的慢性肾功能衰竭。

(3)血液病:缺铁型贫血、红细胞增多症等。

(4)胃肠疾病:慢性及急性腹泻、便秘、胃肠神经症等。

(5)恶性肿瘤:霍奇金淋巴瘤、胃癌、肠癌、白血病等。

(6)寄生虫:血吸虫病、钩虫病、蛔虫病,特别是蛲虫病。

(7)神经和精神疾病:神经衰弱、焦虑症等。

(8)药物:如可卡因、吗啡、砷剂,某些维生素、口服避孕药等。

(9)食物:对某些食物如鱼、虾、鸡蛋等的变态反应。酒类、辣椒、芥末、大蒜等对直肠黏膜及肛门皮肤的刺激。

(10)其他:某些原因不明的肛门发痒,可能与遗传或知觉异常敏感有关。

2. 局部性因素

(1)皮肤病变:肛门湿疹、皮炎、疣、癣、性病以及皮肤、汗腺、皮脂腺分泌的脂肪、蛋白质堆积,粪便留附肛周皮肤皱襞、接触异物(动物毛发、植物细毛、玻璃纤维、干硬纸张及油墨等)。出汗过多亦常致肛门发痒。

(2)肛门直肠及会阴疾病:痔、肛裂、肛瘘、肛窦炎、肛乳头肥大、直肠脱垂、直肠炎、息肉、直肠癌;阴道炎、阴道分泌物、女性尿道炎、前列腺炎等。

(3)环境因素:肛门经常摩擦,冬季因皮脂分泌减少而干燥皲裂;夏季高温多湿妨碍汗液发散,均可使肛门发痒。

(4)皮肤寄生虫及感染:疥螨、阴虱及霉菌、滴虫感染。

(5)手术后创面愈合期发痒:主要由于创面肉芽组织生长,创面内血管相互交通而致,一般属生理现象。

【中医辨证】

肛门瘙痒不外乎风,但有风热、风湿、血虚生风之别。临床辨证应分清虚实,虚者多为阴血亏虚,实者多为风、热、湿邪郁阻。他如虫蚀、痔、瘘等引起的肛门瘙痒,则应针对其致病原因进行治疗。

【临床表现】

病起短暂,肛门皮肤潮湿红润,有粟粒样丘疹,散在或密集成片,局部渗液,痒感较重者为肛门湿疹。病久皮肤肥厚粗糙,色素沉着,弹性减弱,或呈苔藓样改变,奇痒难忍,更有甚者搔抓揉搓不得解,为肛门瘙痒症。肛门作痒,夜间尤甚,有时可在肛周见细小白虫,为肛门蛲虫病。肛门脓水或分泌物刺激一般瘙痒较轻。

【分类】

肛门瘙痒一般可分为原发性瘙痒和继发性瘙痒两类。

1. **原发性瘙痒**　不伴有原发性皮肤损害,以瘙痒为主要症状,典型病症有肛门瘙痒症、老年性瘙痒症、冬季瘙痒症,肝、肾、内分泌疾病的瘙痒症及精神性瘙痒症等。

2. **继发性瘙痒**　产生于原发性疾病及各种皮肤病,伴有明显的特异性皮肤损害和原发病变,瘙痒常是原发病变的一个症状。痔、肛瘘、肛裂、直肠脱垂等肛门直肠病的肛门发痒,肛门湿疹、湿疣、神经性皮炎、肛门白斑症以及蛲虫、蛔虫等引起的肛门瘙痒均属此类。

【辅助检查】

由于目前尚无测量痒的性质和程度的客观方法,且各人对痒的感受程度存在个体差异,表述也有所不同,其受精神因素影响较大。因此,在诊断时不能单纯凭借问诊内容,而需进行全面体格检查及针对性的实验室检查,包括血、尿常规,粪及虫卵检查,肝、肾功能,血糖及糖耐量试验,甚至皮肤组织活检。

（林晖）

第 四 章
肛肠疾病的病因病机

中医古籍文献中对肛肠疾病的描述由来已久，《灵枢·邪气藏府病形》云："大肠病者,肠中切痛,而鸣濯濯。冬日重感于寒即泄,当脐而痛,不能久立,与胃同候,取巨虚上廉。"《难经·五十七难》曰："大肠泄者,食已窘迫。大便色白,肠鸣切痛。""大瘕泄者,里急后重,数至圊而不能便,茎中痛,此五泄之要法也。"《伤寒论》云："阳明病,自汗出,若发汗,小便自利者,此为津液内竭,虽硬不可攻之,当须自欲大便,宜蜜煎导而通之。若土瓜根及大猪胆汁,皆可为导。"《备急千金要方·卷二十四·脱肛》记载："肛门主肺,肺热应肛门,热则闭塞,大行不通,肿缩生疮。"《太平圣惠方·痔瘘》述："夫痔瘘者,由诸痔毒气,结聚肛边,有疮或作鼠乳,或生结核,穿穴之后,疮口不合,时有脓血,肠头肿疼,经久不差,故名痔瘘也。"《疮疡经验全书》(公元1569年)对痔的病因、病机有了较科学的论述,指出"多由饮食不节,醉饱无时,恣食肥腻,胡椒辛辣……任情醉饱,耽色,不避严寒酷暑,或久坐湿地,恣意耽看,久忍大便,遂致阴阳不和,关格壅塞,风热下冲,乃生五痔"。对肛痈破溃后形成肛瘘阐述了其病理机转,"坐马痈,此毒痈受在肾经,虚毒气热,毒伤于内大肠之经,并聚成毒,而为瘘疮"。《证治要诀·肛门别名》对肛门直肠进行了准确的描述:"肛门者大肠之下截也,一曰广肠,言其广阔于大小肠也。又曰魄门,言大肠为肺之腑,肺藏魄,故曰魄门也。肛者,言其处似车缸形也。"

宋代《太平圣惠方》最早提出将痔与瘘作明确区分,并分别论述痔瘘的形成与症状。在《太平圣惠方·卷第六十·治五痔诸方》中,对痔下血不止有艾叶散方、龟甲散方、槐黄散方、熨药方等内服外用,另单设一篇《治痔肛边生鼠乳诸方》,对肛瘘的病因病机及内服外用进行了阐述。此后肛肠疾病由"痔"的笼统名称,发展成具有不同特点的各种肛门疾病的名称。清代的祁坤所著《外科大成》对肛门脓肿、痔、肛裂、直肠癌等的论述尤其精辟,如将脏痈痔描述为"肛门肿如馒头,两边合紧,外坚而内溃,脓水常流,此终身之疾,治之无益",此即肛旁脓肿及形成肛瘘的描述;钩肠痔则描述为"肛门内外有痔,摺缝破烂,便如羊粪,粪后出血秽臭大痛者,服养生丹,外用熏洗,每夜塞龙麝丸一丸于谷道内,一月收功",这与现代医学的肛裂完全相似;锁肛痔则描述为"肛门内外如竹节锁紧,形如海蜇,里急后重,便粪细而带扁,时流臭水,此无治法",此处锁肛痔指肛门直肠部的恶性肿瘤。而"沿肛痔,周围皆有,痛痒出水,搽二仙丹一二次……"所用之二仙丹,为矾与砒,古代早就应用砒制剂来治疗梅毒,故沿肛痔似为梅毒性皮肤病。

不同肛肠疾病,因致病因素、病因不同,发病机制也不一样,既有共性,又有所区别。中医学历来主张"审因论治",要针对不同的病因病机,提出不同的治疗原则与方法,因此了解病因病机,对于诊疗肛肠疾病有着重要指导意义。

一、病因

肛肠疾病常见的发病因素有风、燥、湿、热、气虚、血虚(阴虚)、气血两虚、血瘀等。《外科大成》指出:"肿者湿也,痛者火也,痒者风也,闭结者燥也。"《丹溪心法》曰:"痔者,皆因脏腑本虚……"现将各种致病因素的致病特点和发病机制扼要地分述如下。

1. 风 《证治要诀》:"血清而色鲜者为肠风,浊而黯者为脏毒。"《见闻录》:"纯下清血者,风也。"由此可见,由风引起的便血,其色泽较鲜明,且风有善行而数变的特点,故其便血均为暴急,或下血如箭状,内痔实证的便血,常见这种情况。临床上风邪常常夹杂热象,出现热伤肠络,血不循经,便血色泽鲜明,下血暴急,来势急骤,一线如箭呈喷射状,多属风热或肠风便血,除便血之外,尚有口渴、舌红、脉数等症。施治时祛风之中必兼清热。

2. 燥　《医宗金鉴》："肛门围绕折纹破裂便结者，火燥也。"燥有内燥、外燥之分，秋风起燥属外燥；饮食辛辣，血虚生燥属内燥。肛肠疾病多由内燥引起，常因饮食不节，恣饮醇酒，过食辛辣等物，以致燥热内结。燥邪易耗伤津液，无以下润大肠，则大便干结；或素有血虚，血虚津乏，肠道失于濡润，而致大便干燥，排便努挣，常使肛门裂伤或擦伤痔核而易致便血等。施治方法，前者宜清热通便为主，后者以养血润燥为宜。

3. 湿　湿有内外之分，外湿多因坐卧湿地，久居雾露潮湿之处而发病；内湿多因饮食不节，恣食生冷肥甘；损伤脾胃，湿自内生。湿性重着，湿之为病，常有先伤于下的特点，故肛肠疾病中因湿而发病较多，湿与热结，可为下痢，或为泄泻，湿热久蕴，肛肠部气血纵横，经络交错，易于发生内痔便血。湿性秽浊，热伤于络脉，下血色如烟尘。《见闻录》说："色如烟尘者，湿也。"湿热蕴阻肛门，经络阻隔，气血凝滞，热胜则肉腐成脓，易形成肛周脓肿。湿热下注大肠，肠道气机不利，经络阻滞，血浊气凝聚，发为直肠息肉。并可伴有食欲不振、胸闷腹胀、身重体酸、苔腻、脉濡等全身症状。施治以清化为主。

4. 热　热为火之轻，火系热之甚，故火热同性，只是程度不同而已。肛肠疾病中因热致病者，亦较多见，"痔者皆因脏腑本虚，外伤风湿，内蕴热毒……"热积肠道，易耗伤津液而致热结肠燥，则大便秘结不通，长久便秘，可致肛门直肠部的血液循环受阻，气血瘀阻，凝滞不散，结而为痔。热盛则迫血妄行，热伤肠络，血不循经，下溢而成便血，其色泽较为鲜红。"鲜红者，热也"，邪热蕴阻足太阳膀胱经，易致肛痈发生，表现为皮色焮红，肿块高突，疼痛剧烈，热胜肉腐，内脓已成，脓水黄厚带臭，并可伴有发热、口苦、喜饮、面色红赤、苔黄脉数等全身症状。施治以清热为主。

5. 气虚　《疮疡经验全书·痔漏图说》："又有妇人产育过多、力尽血枯，气虚下陷及小儿久痢，皆能使肛门脱出。"这说明了肛门直肠疾病的发生，气虚也是其因素之一。而以脾胃功能失常，致"中气不足"为主，也有妇人因生育过多，小儿久泻、久痢，老年气血不足，功能衰退，以及某些慢性疾病等，皆能导致中气不足。由于中气不足，气虚下陷，无以摄纳而引起直肠脱垂不收，内痔脱出不纳。由于气虚，在肛门直肠周围脓肿时，不能反映出明显的症

状，故其肿痛轻微，发热不高。肛瘘术后，腐肉不易脱落，新肌生长缓慢。此外，并可伴有疲倦、呼吸短促、语音低微、胃纳不佳、大便不调、脉无力等全身症状。施治以补中益气为主。

6. 血虚　血虚成因有二，一为失血过多，二为脾胃生化之源不足。《灵枢·决气》："中焦受气取汁，变化而赤，是谓血。"说明脾胃功能不足，生血乏源而致。在肛肠疾病中，常因长期便血而致血虚。血虚则气无所附，气虚则不能摄血，更易下血，则更导致血虚，如此往复，形成恶性循环。血虚生燥，无以润滑肠道，则大便燥结，易于擦伤痔核而便血。阴血不足，则生风、生燥、生热，朱丹溪治痔，主张以滋阴凉血、清热润燥为大法。

7. 气血两虚　气血相依，气虚则血行减弱，血虚则气弱。气血两虚，则五脏六腑、四肢百骸失于濡养，抵抗病邪能力降低，从而肛周易于感染，肛痈溃后脓水稀薄，肛瘘术后，不易敛口。

8. 血瘀　气滞则血瘀。热结肠燥，气机阻滞而运行不畅，气滞则血瘀阻于肛门，使肛门紧缩。如久坐久立，或负重远行，或生育过多，或久泻久痢，或排便努挣，或气虚失摄，均可导致血液瘀阻肛门不散；或血络损伤，血离经脉，聚于皮下，凝结成块，而为血栓性外痔。

总之，除单因素外，也可多因素合并为病，如风与热合、湿与热结等，时为虚证，时为实证或虚实夹杂，因此在辨证求因时也应全面分析。

二、病机

肛肠病的发病机制，主要以气血、阴阳等学说来阐明发病机制。局部的气血凝滞，营气不从，经络阻塞，以及脏腑功能失调等，虽是总的发病机制，但概括而言，总离不了"阴阳的失调或偏胜"，因为阴阳失调是疾病发生、发展的根本原因。人之气血，相辅而行，循环全身，周流不息。当人体为外感六淫邪毒、外来伤害、情志内伤等致病因素破坏了气血的正常运行，气血凝滞，阻于局部，即可发生肛肠疾病。

在辨证过程中，尽管临床表现千变万化，总是能以阴阳来分析疾病的基本性质，属阴证，或阳证，为阴虚或阳虚。在施治过程中，既要注意局部的病变，又要重视整体的情况。考虑患者机体正气的强弱与邪正斗争的关系，采取不同的治疗原则，损其有余补其不足，方能达到治愈的目的。

（杨巍、陆宏）

第 五 章
肛肠疾病的中医诊法及辨证

第一节　肛肠疾病的四诊

中医的望、闻、问、切四诊，也是诊断肛肠疾病的重要手段。四诊的内容虽有不同，但彼此之间又是互相联系而不可分割，必须互相参合，综合分析。

一、望诊

望诊是通过医者之视觉来观察患者的局部和全身情况，主要有望精神、望形态、望舌苔、望局部病变等几个方面。

1. 望精神　主要望患者的精神状态，对判断疾病的预后有一定关系，如《洞天奥旨》说："疮疡形容憔悴，精神昏短……者死。"又说："疮疡奇痛奇痒而有神气，此生之机也。"凡患者精神振作，形容如常，目光有神，呼吸均匀，这是正气未衰，无论新久疾病，均属佳兆。若精神委顿，形容憔悴，目陷精暗，呼吸急促或不均匀，这是正气已衰，不论急慢性疾病，均属凶险。

2. 望形态　观察患者的形态，如肥胖者多湿痰，瘦者多火。如肛痈、血栓性外痔及混合痔嵌顿患者强迫体位等。

3. 望舌苔　包括观察舌质、舌苔和舌的形态等三个方面的变化。舌为心之苗，苔为胃气之反映，因此，脏腑气血之虚实，病邪深浅，津液盈亏，均在舌质和舌苔上表现出来。如舌质红，急性病见之多属热证；舌质淡而白，一般为气血两虚；如果淡白而胖，多属阳虚，多见于脓出过多之患者，或为慢性消耗性疾病。舌胖嫩而舌边伴有齿痕，多属气虚、阳虚。舌光如镜，舌质红绛，伴有口糜，为病久阴伤胃虚，或应用大量抗生素之后，亦能见到此种舌质。白苔，见于兼有表证，或属寒证，或属脾胃有湿。黄苔多为邪热蕴结，肛痈在化脓阶段多见此苔。腻苔，多为湿重的征象，白腻为寒湿，黄腻为湿热。在望舌苔时，需注意因服药或由饮食而染色的假苔，

尤其是舌苔与病症不相符合的情况下，更要注意询问。如原为薄白苔，食橘子后，每染成黄苔；食橄榄后，能染成黑苔，但刮之即去；灯光弱下看黄苔，每成白色等，这些均应加以辨别。

4. 望局部　肛肠病局部望诊主要观察肛门有无移位、变形，肛周有无污染物及污染物性质、红肿、溃裂口、皮损、皮下血栓或异常增生物，肛门镜下有无黏膜充血、出血点、息肉、黏液等。

二、闻诊

闻诊包括听与嗅两个方面的内容，一是以听觉来听辨患者的声音，如语言、呼吸、呕吐、呃逆等；二是以嗅觉来嗅辨患者分泌物的气味，如脓液、肠液等。若急性病患者，由气粗喘息转为气息低促，为正气已伤，病情更为危重。脓液如溃疡，脓无异样气味者，容易痊愈；倘脓液腥臭难闻，病在深里，则较难愈，常见于肛漏等病。

三、问诊

问诊的顺序，包括现在病情（即现病史），如主要明显的痛苦感觉，发病日期，发病时的初起症状和病情演变情况，发病的可能原因和诱因，发病后的治疗经过等。还应追询与现病有关的旧病情况（既往史）、家庭中成员（家族史）有无遗传性或传染性疾病，以及其他的个人史如月经、胎产、职业、饮食习惯等。因为肛肠科疾病虽然有形可见，但对痛痒等症状，就必须通过问诊从患者自己的诉述中得知。《景岳全书》即总结出十项重点内容："一问寒热二问汗，三问头身四问便，五问饮食六问胸，七聋八渴俱当辨，九因脉色察阴阳，十从气味章神见……"仔细询问病史是正确检查的基础。

1. 问寒热　恶寒发热是人体与疾病抗争的反应，肛肠科疾病一有寒热，标志着病邪鸱盛。如疮疡阳证，初起体温逐渐上升，常在 37.5～38℃，多因火毒内发，外感风邪所致。如寒多热少，为风寒表证；热多寒少，为风温表证。中期发热持续不退，常

为 38～39℃,兼之疮疡肿势渐渐增大,这是酿脓的现象。后期,脓毒已泄,发热逐渐下降,是属一般正常规律。若脓泄而发热依然不退,是为毒邪未去,正不胜邪。

2. 问汗 了解是否出汗、汗出多少、时间及其兼证。若肛周红肿热痛,身热盛而汗出者,多为热邪迫津外出。肛瘘溃脓日久,耗伤阴血,患者常有盗汗,并伴有潮热、乏力等症,此乃阴虚内热、津液外泄所致。若肛肠手术后,忽见大汗淋漓、伴面色㿠白、心慌、头晕、肢软等症,多为大出血迹象,须高度重视。

3. 问饮食 渴喜引饮,多为热重;渴不多饮,多为湿重。纳食有味,为脾胃无恙,病情较轻;纳食不思,为脾胃已衰,病情较重或疮疡病势进展。肛肠病与饮食关系密切,饮食不节是痔形成的重要因素。关于饮食不节包括以下几个方面:① 饮食过多,损伤脾胃。如《医学正传》云:"若夫饱食太过,则脾气倦甚,不能运化精微,朝伤暮损,清浊混淆,故食积下流于大肠之间,而为病也。"② 嗜食炙煿,湿热内生。如《杂病广要》云:"凡痔者,因酒面炙煿,蓄热伤血,恶血积聚于下焦,不得疏通,于是下坠而为痔。"《外科正宗·痔疮论》言:"夫痔者,乃素积湿热,过食炙煿……"③ 过度饮酒,瘀浊下注。如《太平圣惠方·治酒痔诸方》云:"夫酒痔者,由人饮酒过度,伤于脾胃之所成也,夫酒性酷热而有大毒,酒毒渍于脏腑,使血脉充溢,积热不散,攻壅大肠,故令下血。"《医学入门·痔》云:"痔瘘及五痔,皆由酒食过度,即成此疾。"

4. 问二便 大便秘结,小便短赤黄浊,为火毒湿热内盛的现象;如大便溏薄,小便清长,为寒湿内蕴的表现。如肠痈出现大便次数增多,似痢不爽,小便频数似淋,是酿脓内溃的征兆。腹痛便秘而无矢气,伴有呕吐,常为肠梗阻;腹痛而伴暗红色果酱样大便,可能为肠套叠。大便长期秘结,带血色鲜,便时疼痛,多为肛裂之症;大便形状变细,久泻久痢,出现习惯改变,可能为锁肛痔之证候,或为肛门病手术后之肛门狭窄。

四、切诊

切诊包括切脉(脉诊)和触诊两大类,切脉能了解病变的深浅、毒邪的盛衰、正气的强弱,以观察疾病之变化,从而做出治法的取舍和判断预后的顺逆。触诊,是通过手的感觉,按触病变,以测知病变的性质,有脓无脓等,尤其对急腹症的诊断,应用触诊检查,更为重要。

(一)脉诊

肛肠科疾病归纳分述于下。

1. 浮脉 肿疡脉浮有力,为风寒、风热在表,或为风热邪毒客于上部;脉浮无力,为气血不足;溃疡脉浮,若非外感之邪未净,则有续发可能;若外感之邪已散,疡无续发则气从外泄,是正虚而邪未去。

2. 沉脉 肿疡脉沉,是邪气深闭,为寒凝络道,气血壅塞;溃疡脉沉,是遗毒在内,气血凝滞未解。

3. 迟脉 肿疡脉迟多是寒邪内蕴,气血衰少;溃疡脉迟,多是脓毒已泄,邪去正衰。

4. 数脉 肿疡脉数,为热邪蕴结,其势正盛,或为酿脓;溃疡脉数,为热邪未净,毒邪未化,正气已衰。

5. 滑脉 肿疡脉滑而数,为热盛,为有痰,或为酿脓;溃疡脉滑而大,为热邪未退,或痰多气虚。

6. 涩脉 肿疡脉涩,为实邪壅塞,气血凝滞;溃疡脉涩,为阴血不足之象。

7. 大脉 肿疡脉大,为邪盛正实;溃疡脉大,为邪盛病进,其毒难化。

8. 小脉 肿疡脉见细小,为正不胜邪;溃疡脉细而小,大多属气血两虚。

八脉之中可以单见,也可兼见,例如浮数互见属表病,沉迟互见属里病。浮数滑大为阳脉,多为属热、属实、属阳,沉迟涩小为阴脉,多为属寒、属虚、属阴。一般热实阳易愈,寒虚阴难治。

总之,脉诊必须结合望、闻、问三诊同时进行,才能全面深入地分析疾病的病因,确定病证的性质,从而得到正确的诊断,来指导具体的治疗。此外,如遇脉症不符的情况,有时要舍症从脉,有时要舍脉从症。肛肠疾病虽是局部变化,而与全身息息相关,故必须从整体出发,才不致谬误。

(二)触诊

触诊检查可以确定疾病的性质,如触及有明显肿块,界限分明,高肿,灼热,轻按即痛,重按剧痛拒按者,多为阳证、实证;如触之无明显肿块,或肿块界限不清,平塌漫肿,不热或微热,重按隐痛或不痛,或喜按者,多为阴证、虚证。重视肛肠疾病的治疗史,特别是在注射治疗后,肛门指诊可以在直肠下端触及不规则质硬肿物,如果不清楚注射治疗病史易将其诊断为直肠肿瘤,后果严重。

(杨巍、郑德)

第二节 肛肠疾病的辨证

一、辨症状

肛肠疾病常见的症状有便血、肿痛、脱垂、坠胀、流脓、便秘、便频、分泌物等，由于病因不同，表现的症状及轻重程度也不一致。

1. **便血** 便血是内痔、肛裂、直肠息肉、直肠癌的共有症状。血不与大便相混，附于大便表面，或便时点滴而下，或一线如箭，血多而无疼痛者，多为内痔；便血少而有肛门周期性疼痛者，多为肛裂；儿童便血，大便次数和性质无明显改变者，多为直肠息肉；血与黏液相混，其色晦暗，肛门坠胀者，应考虑有直肠癌的可能。便血鲜红，血出如箭，伴口渴、便秘、溲赤、舌红、脉数等症状，多属风热肠燥；便血色淡，伴面色无华、心悸、神疲、乏力、便秘、舌淡、脉沉细等症状，多属血虚肠燥。

2. **肿痛** 肿胀高突，疼痛剧烈，伴有胸闷腹胀、体倦身重、食欲不振、发热、苔黄腻、脉濡数等症状，多为湿热阻滞，常见于肛旁脓肿、内痔嵌顿、外痔水肿、血栓外痔等。微肿微痛，伴发热不高、神疲乏力、头晕心悸、盗汗便溏或干结、舌淡或红、苔黄或腻、脉濡细等症状，多为气阴不足兼湿热下注之虚中挟实证，多见于肛旁脓肿而症状不明显者或结核性肛周感染。

3. **脱垂** 脱垂是Ⅱ、Ⅲ期内痔，直肠息肉，直肠脱垂的共有症状。脱垂而不易自行回纳，伴有面色无华、头晕眼花、心悸气短、自汗盗汗、舌淡、脉沉细弱等症状，多为气血虚弱，中气下陷，无以摄纳。内痔脱出，嵌于肛外，红肿疼痛，不易复位者，多为湿热下迫；若复因染毒，热毒熏灼则局部糜烂坏死，可伴有寒热烦渴、便秘、溲赤、舌红、苔黄或腻、脉弦数等症状。

4. **坠胀** 坠胀是便秘、肛隐窝炎、直肠炎患者常有的症状。坠胀伴有排便不畅、无脓血黏液者，多见于出口梗阻型便秘；伴有脓血或黏液者，多见于锁肛痔、肛隐窝炎、直肠炎等。坠胀伴有乏力、气短、舌淡、脉沉细弱等症状，多为中气不足，升提无力；坠胀伴身重体倦、食欲不振、溲赤、苔黄或腻、脉弦或数者，多为湿热下注大肠，蕴阻肛门。

5. **流脓** 脓出黄稠带粪臭，伴有发热、口苦、身重体倦、食欲不振、溲赤、苔黄或腻、脉弦或数等，多为湿热蕴阻肛门，热盛肉腐而成脓。常见于肛旁脓肿或肛漏。脓出稀薄不臭，或微带粪臭，淋漓不尽，疮口潜行，周围有空腔，不易敛合，伴低热盗汗、面色萎黄、神疲纳呆、舌淡红、脉濡细等，多为气阴两亏兼湿热下注之症，多见于肛旁脓肿而症状不明显者或结核性肛漏。

6. **便秘** 便秘是痔、肛裂、肛旁脓肿、肛管直肠癌的常见伴随症状。腹满胀痛，拒按，大便秘结，伴口臭、心烦、身热溲赤、舌红、苔黄燥、脉数等，多属肠胃实热。腹满作胀，喜按而便不润，伴面色㿠白、头晕心悸、神疲乏力、舌淡、脉细无力等，多属血虚肠燥或脾虚不运。

7. **便频** 突然便次增多，伴有腹痛、呕吐，多为急性肠炎。便意频繁，但排出困难，无脓血黏液者，多为出口梗阻型便秘。便次增多，伴有脓血黏液、里急后重，应考虑溃疡性结直肠炎、直肠癌等。舌淡，苔薄白，脉沉细无力，多属脾胃虚弱，脾失健运。舌红，苔黄或腻，脉弦滑有力，多为湿热下注所致。

8. **分泌物** 局部肿痛，灼热，分泌物稠、臭，口干，纳呆，胸闷不舒，便溏或干结，溲赤，舌红，苔黄腻，脉弦数，多为湿热下注或热毒蕴结所致，常见于内痔嵌顿、直肠脱垂嵌顿及肛漏等实证。分泌物清稀不臭，多为气血不足之象，常见于脱肛、内痔脱垂或肛漏等虚证。

二、辨部位

了解肛门直肠疾病常有其好发部位，有助于诊断治疗。以膀胱截石位表示，内痔好发于肛门齿线以上 3、7、11 点处(亦称母痔区)；赘皮外痔多发生于 6、12 点处；环形的结缔组织外痔多见于经产妇；血栓外痔好发于肛缘 3、9 点处；肛裂好发于 6、12 点处。肛漏瘘管外口发生于 3、9 点前面的，其管道多为直行；发生于 3、9 点后面的，其管道往往弯曲，且内口多在 6 点附近。凡瘘管外口距肛缘近的(≤4 cm)，其管道也短(指通向肛内)，凡瘘管外口距肛缘较远的(>4 cm)，则其管道也长。环肛而生的马蹄形肛漏，其内口往往在 6 点附近。

截石位标记法：以时钟面的十二等分标记，将肛门分为 12 个部位，前面会阴部位为 12 点，后面尾骶部为 6 点，右面中央为 3 点，左面中央为 9 点，依此类推。检查时发现某一部位有病变，则在相应的截石位图上作一标记。

第 六 章
肛门直肠疾病检查和诊断技术

第一节　一般检查

肛门直肠疾病可以通过简单的检查得到确诊，忽略检查，将会遗漏很多重要信息，甚至诊断错误。一般检查这里特指在肛肠科门诊诊室里可以完成的检查，包括视诊、指诊、探针。肛门直肠疾病尤其要重视肛门指诊。

一、全身性检查

在肛门直肠检查开始前，需对患者一般情况有所了解。如：长期慢性失血的痔患者可出现贫血表现，糖尿病患者如果出现肛周感染性病症，发展迅速，宜早期切开引流，控制感染。糖尿病患者、长期服用精神科药物的患者容易出现便秘、全身凝血机制障碍，或服用抗凝药、甾体类、非甾体类抗炎药时，也可出现与痔出血相似的症状。原发性肛门疼痛患者需注意检查其脊柱和神经系统，便秘和排便失禁患者其神经系统检查尤为重要。

二、局部检查

肛门直肠简单、易行，是肛肠疾病的常规检查手段，针对特别是首次接受检查的患者，检查前的详细解释可以消除患者恐惧心理，取得患者配合检查。局部检查首先要注意体位的选择。而体位的选择取决于检查时的环境条件，患者的身体状况所能耐受的体位，当然也决定于医生习惯。侧卧位和膝胸位是最常采用的检查体位。

1. **侧卧位**　侧卧位是肛肠科检查及手术治疗时最常采用的体位。让患者向左或向右侧卧于检查床上，臀部靠近床边，上侧的髋膝关节各屈曲90°，向腹部靠近，下腿伸直，使肛门及臀部充分暴露。此体位尤其适用于老年体弱及重病的患者。

2. **截石位**　患者仰卧，两腿分开放在腿架上，将臀部移向手术台边沿，使肛门暴露充分。此体位适用于肛门直肠手术和痔术后大出血的处理。肛

门病发生的部位常采用膀胱截石位表示，以时钟钟面的十二等分标记法。

3. **胸膝位**　胸膝位是外科疾病中最常采用的检查体位，特别对乙状结肠镜检查最为方便。患者跪伏检查床上，两肘和胸部紧贴床面，两膝屈起，臀部高抬，使肛门充分暴露。此体位适用于身体矮小的肥胖患者，及直肠镜、乙状结肠镜检查。但由于此体位不能持久，因此对年老体弱及重病患者，应酌情采用。

4. **倒置位**　患者俯卧在特制的检查床上，髋关节弯曲，两膝跪于床端，两腿下垂屈膝跪在横板上，使臀部抬高，头部稍低。这种体位患者舒适，手术操纵方便，适用于肛门直肠的检查及小手术。

5. **俯卧位**　患者俯卧于手术床上，小腹部置一枕头，两侧臀部用胶布粘住牵引拉开。此种体位舒适，适用肛门部疾病手术。

6. **蹲位**　患者蹲下作解大便的姿势，用力增加腹压，适用于检查直肠脱垂、Ⅲ期内痔和直肠下段息肉。

7. **蹲位照镜法**　蹲位检查是一种简便而实用的方法，但由于检查方法受体态的限制，医务人员视触都极不方便，因此在蹲位检查方法的基础上，采用蹲位照镜检查，即蹲位时在肛门的垂直方向放置一面普通镜子，利用镜面的反射便能看到病变全部情况，患者自己也可以拿着镜子观看病变。此法极为简便、实用，是一种有效的检查方法，但检查时应留意采光。

8. **弯腰扶椅位**　患者向前弯腰，双手扶椅，露出臀部。此种体位方便，不需特殊设备，适用于多人数检查。

9. **屈膝仰卧位**　患者仰卧床上，屈膝弯腿，双手紧托膝部或膝窝，此体位可以增加腹压，使乙状结肠和直肠降至盆底，便于检查。

10. **膝竖立位**　在胸膝的基础上，改变检查体

位,让患者头胸部抬高,臀部稍低下,使乙状结肠和直肠降低,使肿瘤下移,可扪及较高部的直肠肿瘤。

局部检查包括下列各项。

（一）视诊

视诊是局部检查的第一步,主要观察病变、形态、性状、颜色、分泌物、排泄物等。肛门直肠检查习惯用时钟的十二等分标记方式来描述病变的位置。如采用截石位,12点位于肛门前方,6点位于肛门后方,3点和9点分别位于肛门左、右侧方。

（1）肛门的位置:注意观察肛门是否在两个坐骨结节连线的中点,是否为异位肛门、肛门闭锁等。

（2）肛门周围皮肤及阴毛分布:注意是否有湿疹、搔痕、糜烂、白斑及手术的瘢痕等。不同的皮肤损害可见于肛周和肛管上皮。可表现为单纯的红斑、抓痕,或瘤样增生。多发乳头状突起可能为肛周尖锐湿疣;肛周皮肤红斑、皮肤粗糙、变厚可能为肛周湿疹或皮炎。有些症状是全身疾病的表现之一,但多数肛肠疾病不同程度伴有肛周皮肤表现。最常见的是肠内容物直接刺激肛周皮肤导致的接触性皮炎,这在饮酒、食用辛辣食品、腹泻后等常见。失禁和以脱垂为主要症状的肛门疾病易发生肛周皮炎,但可以通过改善肛周卫生缓解。瘢痕常提示患者既往有手术或创伤史。纤维化的瘢痕可牵拉周围组织,使肛周放射状的皮纹消失。巨大的瘢痕可牵拉肛门,使其失去原来的位置。

（3）肛周粪便、分泌物、血迹:粪便常见于肛门失禁、肛门直肠狭窄、肛管皮肤缺损;分泌物常见于肛周脓肿、肛瘘,有黏液及血附着时应考虑结肠炎、直肠脱垂、息肉等;血迹应考虑内痔、肛裂、肿瘤等。

（4）肛周肿物及赘生物:肛旁红肿、压痛、波动感阳性提示肛周脓肿,如肿物位于肛缘,呈光滑椭圆形,中心见暗紫色包块者,多为血栓性外痔。如见肛门一侧或肛周皮肤有表面凹凸不平,周边清楚但不规则之肿物时,应考虑肛门皮肤癌。

（5）观察肛瘘外口:注意观察外口的位置,数目,距肛缘的远近。肛旁瘘口,单发或多发,常提示有肛瘘存在。触诊可以清楚感觉到瘘口下的纤维化条索向肛门延伸。瘘口如果为多发,则要考到虑炎症性肠病的肛周表现,如克罗恩病。

（6）外观无明显病变时,应注意察看肛门是否松弛,有无肛裂,必要时采用蹲位,以察看是否有内痔、息肉或直肠黏膜脱出等。脱垂是肛门检查中常见体征。患者在静息、屏气、用力排便时脱出肛门

外,多见的脱垂物为直肠黏膜、痔、肥大肛乳头和息肉。脱出的痔黏膜常为环状或放射状,可见正常黏膜形态。痔脱出为单发或环状,色较淡,单发者为锤形,环状脱出呈梅花瓣状,两个痔核之间可见正常肛管上皮和直肠黏膜。肥大肛乳头和息肉均带蒂,但肛乳头颜色较淡,且质地硬;息肉脱出色泽鲜红,圆形如樱桃,蒂细长。反复脱出可致脱出物充血、水肿和糜烂。

（二）指诊

肛内指诊是肛肠科十分重要的检查。指诊可以发现肛管和直肠下端有无异常改变,如皮肤或者黏膜有无硬结,有无波动感,有无狭窄及肛门括约肌的紧张度等。

指诊时一般采用侧卧位、膝胸位或截石位。检查者戴上手套或示指戴上指套,涂润滑油,首先从肛周皮肤开始,注意肛周皮肤有无硬结、肿物,有无触痛和波动。如皮下摸得绳索状硬条,应触知其走向及深度,结合有破溃口及间断愈合、反复破溃发作史,应考虑为肛瘘。手指插入肛管后,应注意肛管皮肤和黏膜有无硬结、肛门括约肌松弛还是紧张,肛管直肠环的弹性和有无瘢痕变硬。经过肛管直肠环入直肠壶腹,手指在直肠内作环形和向上向下检查,注意黏膜是否光滑,有无肿物、狭窄和直肠外肿块等。直肠前方可触及尿道球部、前列腺（男性）和子宫颈（女性）,两侧有坐骨直肠窝,后方是骶骨和尾骨。手指抽出时,观察手套上有无血液、黏液。

肛门指诊是一项简单实用的技术。操作简便,适用于所有肛门直肠症状的患者。据资料统计,80%的直肠癌患者可以通过肛门指诊发现。

肛门指诊要了解以下内容。

（1）肠腔:肠腔内存在的粪便、血液、异物。必要时通过指套获取大便标本用于检查。

（2）肠壁:检查可以触及的病变,如息肉、肿瘤、炎性肿物、溃疡。根据医生的个体差异,一般可以检查到直肠8～10 cm的肠壁,在嘱患者屏气和下蹲用力排便时,检查的范围可增加2～3 cm。

（3）直肠后:通过直肠壁可以触及骶前病变,特别是偶然发现一些少见的骶前肿瘤。直肠后壁的检查依顺序进行,先检查骶前间隙,而后检查尾骨和直肠后间隙。检查尾骨时,可将尾骨夹在示指和拇指之间,确定尾骨活动度,此方法还用于直肠后间隙脓肿和肛瘘的检查。

（4）盆底：盆底功能的检查个体差异很大，往往只能得出初步的诊断印象，但因为直肠指诊简单、便捷，可以据此确定进一步检查方案。首先检查括约肌间沟，也称为"白线"，是肛门内、外括约肌交界的临床标志。正常情况下，肛门可容一示指，排便失禁患者，或老年患者肛门功能退化，肛门括约肌则松弛。特别是便嵌塞患者，肛门括约肌极度松弛，患者排便困难，却感觉肛门不自主溢出黏液和稀便。重要的是检查肛管直肠环。肛管直肠环由肛门内括约肌，耻骨直肠肌，肛门外括约肌浅、深两部组成，呈环状。由于耻骨直肠肌在后方发达，肛门指诊时肛管后方容易触及。检查时先让患者收缩肛门括约肌，再嘱其放松排便，在不同情况下检查肛门的括约肌功能。在耻骨直肠肌失弛缓综合征患者，排便时耻骨直肠肌不放松，反而呈痉挛性收缩，导致患者出口梗阻性便秘。

（5）直肠前：距肛缘 4～5 cm，男性可触及直肠壁外的前列腺，女性可触及子宫颈。前列腺外形如栗子，上宽下窄，底部横径约 4 cm，纵径 3 cm，前后径 2 cm，包绕于膀胱颈部下方。触诊时，边缘界限清楚、光滑而无结节，中间沟清晰，无压痛。女性子宫颈位于直肠壁外，质硬而光滑，触之常有不适感觉。

（6）直肠上：直肠上区域，即直肠子宫陷凹的触诊可以诊断很多疾病，阑尾穿孔和腹腔脓肿时，可在直肠上方触及明显压痛和饱满感觉。有时还可通过此部位穿刺确诊，或引流局限性腹腔脓肿。有时还可触及增大的子宫和卵巢。

（三）探针检查

探针是检查肛瘘的重要工具。常用的探针种类有五种：有槽探针、单钩探针、双钩探针、双球头探针、探棒。

探针检查时要轻柔地将探针从瘘管外口轻轻插入，沿管道走形探至内口，另一手示指伸入直肠内引导探针的尖端通过。如果探针通过受阻，可能是管道狭窄、阻塞或弯曲，此时应调整变换探针方向，千万不可强行探入，造成假道，影响诊断及治疗。

另外在肛瘘的诊断上，也可用亚甲蓝检查，确定其内口的位置、走行及分支等。

以上是肛肠科一般检查项目的介绍，患者出现肛肠疾病应及时到正规医院接受检查治疗，切不可耽误，以防加重病情，带来更多危害。

（洪子夫）

第二节 实验室检查

肛肠科患者根据不同病情的诊断、鉴别诊断及手术需要，常需做以下检查：血常规、尿常规、大便常规及大便隐血检查、血型鉴定、凝血功能、血生化、红细胞沉降率、传染病相关项目检查、肿瘤标志物、免疫学检查、细菌培养及药敏试验等。

一、血常规

血常规检查可以了解患者是否存在贫血及感染等情况。肛肠科常见的贫血主要由失血引起，慢性失血造成的贫血尤为多见，如痔疮、肠息肉、溃疡性结肠炎、肠癌等疾病常造成慢性失血，一般为红细胞和血红蛋白平行减少。而红细胞增多则多见于腹泻、各种原因引起的脱水性血液浓缩。白细胞尤其是中性粒细胞增多多由感染造成，也可见于严重的组织损伤或急性失血，因此是早期诊断内出血的重要实验室指标。中性粒细胞减少多见于某些病毒感染及自身免疫性疾病。

二、尿常规

尿常规检查可以了解患者尿液的酸碱度、尿糖及是否存在尿隐血、蛋白尿等，以判断患者肾功能情况以及是否存在感染、糖尿病等。

三、大便常规及大便隐血检查

大便常规检查可以帮助了解患者是否存在肠道炎症性疾病、肠道寄生虫等。如在判断肠易激综合征时大便是否存在炎症是确诊的关键。大便隐血试验是辅助判断消化道出血的重要手段，可早期发现大肠癌。但应注意在检查前素食并禁用铁剂类药物，否则易出现假阳性结果。

四、血型鉴定

血型鉴定常在手术前检查，其结果作为手术中备血及输血的依据。

五、凝血功能

凝血功能检查是手术前的常规检查项目之一，可早期发现患者凝血方面可能存在的问题，保证手术的安全实施。如检测结果不符合手术要求，应择期手术或选择保守治疗方法。

六、血生化

血生化的检测项目众多，如电解质测定可了解患者的电解质情况，对于呕吐、腹泻、肠道恶性肿瘤及手术等造成的电解质紊乱给予对症治疗。血糖水平异常情况多见,病理性血糖升高主要见于糖尿病以及其他内分泌系统疾病,如甲状腺功能亢进症、胰腺疾病和抗胰岛素受体抗体疾病;病理性血糖过低常见于高血糖素缺乏症、严重肝病和过量注射胰岛素治疗等。血肌酐和尿素氮测定可反映肾脏功能,病理性升高多见于慢性肾炎、肾盂肾炎、肾肿瘤、肾前或肾后性因素引起的尿量显著减少或尿闭、上消化道大出血、大手术后等。通过肝脏酶学检查可判断肝脏功能,氨基转移酶升高是病毒性肝炎最敏感指标之一,急性肝炎、慢性肝炎、肝硬化、脂肪肝、肝癌、胆道疾病等引起肝细胞损害或坏死,均可出现氨基转移酶指标升高。总胆固醇、三酰甘油等检测指标可反映血脂情况,高脂血症、高三酰甘油症以及脂肪肝患者等均可出现上述指标升高。胆固醇增高常见于肾病综合征、糖尿病、胆道梗阻、急性失血后以及家族性高胆固醇血症等;胆固醇减少见于严重肝功能衰竭、溶血性贫血、感染和营养不良等。三酰甘油增高见于动脉粥样硬化、糖尿病、慢性肾功能衰竭、肾病综合征、肝胆疾病、胰腺炎等;减少见于肝功能严重障碍、脑梗死、营养不良等。血清蛋白指标主要反映肝脏合成功能和肾脏病变造成蛋白丢失的情况,增高主要见于急性失水、肾上腺皮质功能减退、多发性骨髓瘤等;减少主要见于水钠潴留、消耗过多、营养不良、合成障碍、急性大出血等。

七、红细胞沉降率

红细胞沉降率是指离体抗凝血静置后,红细胞在单位时间内沉降的速度。病理性增快主要见于各种急、慢性炎症,结核病,风湿热,恶性肿瘤,组织损伤及坏死等。

八、传染病相关项目

传染病相关项目主要包括肝炎病毒系列、梅毒、艾滋病等,是进行胃镜、结肠镜及手术前的常规检查,用以明确患者是否患有上述疾病,以利于后续综合治疗。

九、肿瘤标志物

肿瘤标志物是指在肿瘤的发生和增殖过程中,由肿瘤细胞本身所产生的或者是由机体对肿瘤细胞反应而产生的,可以反映肿瘤存在和生长的一类物质。肿瘤标志物主要为临床提供辅助诊断依据,并能在术后随访中监测肿瘤复发及转移情况,为判定疗效和预后奠定基础。

近年来,新的肿瘤标志物层出不穷,可达上百种,与结直肠癌相关的肿瘤标志物检测主要有:癌胚抗原(CEA)、CA199、CA50 等。这些肿瘤相关抗原在消化系统肿瘤诊断的敏感性及特异性方面都各有局限性,均需与临床相结合,但可作为诊断参考,一般需以多种肿瘤标志物联合使用,其中在结直肠癌方面以 CEA 作为首选标志物,补充标志物为 CA199 及 CA50。其应用及价值如下。

1. CEA CEA 属于胚胎抗原类肿瘤标志物,是一种广谱的肿瘤标志物,主要用于对胃肠道、肺、乳腺、甲状腺及尿道肿瘤。结直肠癌患者测定 CEA 的敏感度高于其他肿瘤标志物,故首选 CEA 作为判定结直肠良恶性肿瘤及监测随访、判定预后的标志物。但 CEA 作为早期诊断恶性肿瘤的价值不高,但监测其动态变化对于判断术后是否出现复发、转移有重要意义。正常人血清 CEA 含量低于 2.5 ng/ml,急慢性炎症、活动性肝硬化者可轻度升高,一般不高于 10 ng/ml,当检测数值大于 5 ng/ml 时对大肠癌的敏感性约为 50%,吸烟者中约有 33% 的人 CEA 升高。CEA 监测主要用于怀疑消化道肿瘤时和大肠癌术后随访。在肿瘤切除术后两周 CEA 数值恢复正常,其后应每 3 个月检测 1 次,如果数值升高则应改为每月检测 1 次,如出现成倍增长则高度怀疑肿瘤转移及复发。

2. CA199 CA199 是糖链抗原类肿瘤标志物,是 1979 年由 Koprowski 首先用人结肠癌细胞株免疫小鼠所获得的 1116NS19 - 9 单克隆抗体的对应抗原,是一种与胰腺癌、胆囊癌、结肠癌和胃癌相关的抗原。胰腺癌的阳性率可达 80%,结肠癌的阳性率约为 60%。急性胰腺炎、胆囊炎、肝硬化及肝炎患者 CA199 也有不同程度的升高。胃肠道肿瘤切除术后约 1 周,多数可降至正常水平,若持续不降或再次升高则可能有病灶未被清除,或存在复发、转移。临床上常与 CEA 检测结果相结合来判断肠道肿瘤情况。

3. CA50 CA50 是 1983 年由 Lindholm 等从一系列单克隆抗体中筛选出的存在于细胞膜内的对结直肠癌细胞有强烈反应的单克隆抗体 CA50 对应抗原,是一种与胰腺癌,结直肠癌及其他胃肠道肿瘤相关的肿瘤标志物。尤其是胰腺癌患者此标志物升高最为明显,大肠癌的阳性率有 51%,与 CEA 及 CA199 联合应用可提高诊断的准确性。

4. 其他 CA 类肿瘤标志物 CA724、CA125 等

也是在各种上皮类恶性肿瘤中常见升高的糖类抗原,在原发癌或转移癌中分离出来,而正常成熟组织中则不存在。这类抗原不单属于某一器官,但在数值出现异常时可与其他检验结果互为参考。

十、免疫学检查及其他

其他免疫学检查在肛肠疾病方面应用较多的是细胞免疫及体液免疫检验及C反应蛋白。T、B淋巴细胞是机体极其重要的一群免疫细胞,主要监测某些免疫缺陷性疾病、恶性肿瘤、放疗、化疗、某些病毒感染、应用免疫抑制剂等情况。免疫球蛋白Ig分为IgA、IgG、IgM、IgE、IgD五个类型,并各自发挥不同的免疫作用。主要用于监测各种先天性免疫缺陷症、恶性肿瘤、免疫抑制疗法后、肾病综合征、急慢性肝炎等。

细菌培养及药敏试验可测定患者粪便、尿液及分泌物等情况,辅助判断是否存在细菌感染,并为后续选择药物治疗提供依据。

（李国栋、贾菲）

第三节　病理检查

病理检查是指用以检查机体器官、组织或细胞中的病理改变的病理形态学方法,目前已大量应用于临床工作及科学研究。在临床方面主要进行尸体病理检查、活体组织病理检查。活体组织检查是指从患者身体的病变部位取出小块组织或手术切除标本制成病理切片,观察细胞和组织的形态结构变化,以确定病变性质,做出病理诊断。这是诊断肿瘤、炎症性疾病常用的而且较为准确的方法。近年来由于各种内镜(如电子结肠镜、纤维胃镜、纤维支气管镜等)和影像诊断技术的不断改进,不但可以直接观察某些肠内肿瘤的外观形态,还可在其指引下准确地取材,进一步提高了早期诊断的阳性率。

病理形态学的检查方法,首先观察大体标本的病理改变,然后切取一定大小的病变组织,用病理组织学方法制成病理切片,用显微镜进一步检查病变。单纯形态学观察进行病理诊断的方法,即纯定性的方法、形态学的方法仅能进行粗略的定量估计,如根据瘤细胞的核分裂数目,尤其是病理性核分裂来判断恶性肿瘤的恶性变。随着自然科学的迅速发展,新仪器设备和技术的应用,免疫组化、流式细胞术、图像分析以及分子生物学等方法也都应用到病理检查中。

免疫组化是最近10多年来迅速发展起来的一门新兴技术,它被广泛运用于肿瘤研究和诊断,其原理是利用抗原与抗体的特异性结合反应来检测组织中的未知抗原或者抗体,主要是肿瘤相关抗原(肿瘤分化抗原和肿瘤胚胎抗原),借以判断肿瘤的来源和分化程度,协助肿瘤的病理诊断和鉴别诊断。

流式细胞术是近年来发展起来的一种快速定量分析细胞的新技术,目前已广泛用于肿瘤研究,特别是应用于瘤细胞DNA含量的检测。

图像分析技术弥补了病理形态学缺乏定量标准的缺点。随着电子计算机技术的发展,形态定量技术已从二维空间向三维空间发展。在肿瘤病理方面图像分析主要应用于核形态参数的测定(区别癌前病变和癌;区别肿瘤的良恶性;肿瘤的组织病理分级及判断预后等),DNA倍体的测定,显色反应(如免疫组织化学)的定量等方面。

10余年来分子生物学肿瘤研究领域引起了一场革命。重组DNA技术、核酸分子杂交技术、聚合酶链反应(polymerase chain reaction,PCR)和DNA测序等新技术在肿瘤基因分析和基因诊断上已经开始应用。

针对肛肠疾病,病理学检查主要应用于肿瘤、炎症性肠病的诊断,对于确定疾病的性质、肿瘤的良性与恶性、组织学类型与分化程度,以及恶性肿瘤的扩散范围等都有着决定性的作用,同时对肛门局部恶性肿瘤导致的脓肿、肛瘘具有鉴别意义,是一种准确可靠的检查方法。

在肛肠科专科检查中,对于可疑病变都应做病理检查。如肠腔内位置较高的病变,可在内镜下直接作涂片,进行脱落细胞学检查,或通过内镜进行钳取活检,但应特别注意钳取技巧,避免并发症发生;对于位置较低能够暴露的病变,可用切取法从病变处切取小块组织送检;对一些不易确诊的其他疾病,也应做病理检查。可疑病变一次脱落细胞学检查或活组织病理切片不能确诊,应多次重复检查,直至确诊。

（李国栋、智建文）

第四节　内镜检查

内镜检查在肛肠科是一种重要的检查方法,一些简单方便的检查项目可以在门诊进行,避免了直肠病变的遗漏。有些检查项目有时不能在门诊进行,需要特定的特殊设备,或者是为肛肠疾病检查而特别设计的检查,如各种纤维肠镜和电子肠镜检查,并且还可以利用内镜进行治疗等工作。

一、肛门镜

肛门镜检查虽属于内镜检查的范畴,因其简单便易可在诊室进行,是诊断肛门部疾病不可缺少的检查器械和步骤。在有条件做结肠镜的单位,肛门镜检查常受到忽视。实际上肛门镜与结肠镜各有优缺点,不能相互代替。肛门镜是诊断痔疮、肛窦炎、肛裂和肛管其他病变的最佳器械;尤其是当医师需治疗肛管直肠疾病时,肛门镜是必不可少的。

肛门镜可分为筒状肛门镜和分叶式肛门镜两大类。筒状肛门镜因其筒形和开口形状不同又可分为喇叭形肛门镜、圆筒(直筒)肛门镜、缺口肛门镜等。根据其口径不同可分为大、中、小三种不同型号。筒状肛门镜的用材为镀锌铁质和一次性PVC塑料质地两种。分叶式肛门镜因其叶片数量不同又有二叶肛门镜及三叶肛门镜,这些肛门镜还有的配置了冷光源使肠腔显露更加清楚。目前临床上还有在手术中特制的肛门自动拉钩及指套上附有摄影镜头(CCD)可输出图像的数码检查设备,更有利于检查和治疗工作的进行。

肛门镜主要应用于肛管和直肠下端病变的检查,还可借助肛门镜钳取上述部位病变的活组织标本,也可通过肛门镜进行治疗。不同类别和型号的肛门镜,临床应用有所不同。筒状肛门镜主要用于肛肠病的常规检查和对内痔等肛肠病进行注射治疗。其中圆筒肛门镜多用于检查,喇叭形肛门镜则用于治疗。分叶肛门镜主要用于肛瘘、肛周脓肿、肛窦炎等疾病的检查和治疗。

检查步骤:镜检前应首先排空直肠粪便,然后选择适当体位和合适的肛门镜,并帮助患者消除紧张情绪,做好准备工作。检查时体位一般多采用侧卧位和膝胸位。检查前应注意观察镜筒与镜栓是否配套,然后在肛门镜前部表面涂适量的润滑油剂以减少患者痛苦。筒状肛门镜与分叶肛门镜操作方法略有不同,以筒状肛门镜为例,其步骤如下。

1. 进镜 检查者右手持镜柄,拇指紧顶镜栓后部,左手协助牵开患者肛门皮肤,先使肛门镜头部在肛缘作适当按揉,以促使肛门松弛。镜筒指向患者脐部,缓缓推压使肛门镜进入肛管。当肛门镜推

入约 4 cm 即到达直肠环时,再将镜筒方向转向骶部,使其充分进入直肠内。

2. 观察 取出镜栓后,首先应观察取出的镜栓顶部有无脓液、血液、黏液,然后再边退镜,边观察肠腔情况,应注意直肠黏膜有无充血、水肿、糜烂、溃疡、出血、脓血、肿物等,还应注意其形状、颜色、位置及有无出血点。注意肛瓣有无充血、水肿,肛窦口有无脓液溢出,肛乳头有无异常肥大。最后观察齿线下的皮肤区,注意有无与齿线上黏膜隆起相关的肿物,肛管皮肤有无损伤等。如果有直肠黏膜松弛脱垂者,可见直肠镜腔内充满黏膜无空隙,看不到近端肠腔,加大腹压脱垂更明显。

注意事项:

(1)检查前应对患者做好解释工作,解除顾虑,取得配合。

(2)如进镜时患者痛苦较大,应立即停止,检查原因。如为括约肌痉挛,可换用小号肛门镜。

(3)观察时,光源要充足。

(4)退镜观察时,如需再进镜,应先放入镜栓,再推镜向上,或全退出后重新进镜,以免损伤组织。

(5)使用分叶肛门镜,当叶片在直肠内已张开时,注意不得闭合叶片,以免夹伤组织造成痛苦。

二、结肠内镜

在 19 世纪中期,最早的内镜被应用于直肠检查。医师在患者的肛门内插入一根硬管,借助于蜡烛的光亮,观察直肠的病变,这便是内镜的雏形。在此后的发展中,随着科技的进步,经历了纤维内镜和电子内镜的数次革命,现在放大内镜、小肠内镜的应用,拓宽了检查领域,极大提高了病变的检出水平和准确性。内镜检查已成为消化道疾病不可缺少的重要方法。

(一)乙状结肠镜

乙状结肠镜是一种简单、经济、易行的检查方法,当怀疑直肠上端及乙状结肠有病变时即可改用乙状结肠镜进行进一步检查。硬式乙状结肠镜是检查直肠病变的最佳手段,即使是电子或纤维乙状结肠镜,在诊断直肠壶腹病变时也没有硬式乙状结肠镜满意。乙状结肠镜可以观察黏膜赘生物、息肉样病变、肿瘤、炎性病变、狭窄、血管畸形以及肠腔外压性改变。

根据成像原理和技术的不同,乙状结肠镜分为纤维乙状结肠镜和直筒电子乙状结肠镜。后者目前在专业的肛肠医院和肛肠门诊仍在应用。临床

常按长度和口径分为几个类型。镜身长度多为25 cm、30 cm、35 cm 三种，镜管直径一般成人多为2 cm，而用于直肠狭窄的成年患者和婴幼儿的镜管口径多为 1.3～1.5 cm。

一般每套乙状结肠镜有以下部件构成：① 一次性 PVC 塑料质乙状结肠镜镜筒和肛门镜。② 镜身（含有冷光源和 CCD 图像采集设备）。③ 光导纤维。④ 主工作站（计算机、视频摄录器、显示器、打印机、冷光源和气泵）。⑤ 附件：擦拭器、活检钳等。

[适应证]

（1）患者体检或直肠、乙状结肠肿瘤普查。

（2）原因不明的便血或大便习惯改变，或左下腹部及肛门不适者。

（3）慢性腹泻、里急后重、大便带有脓血黏液者。

（4）大便变形，或细或扁者。

（5）取直肠、乙状结肠黏膜或病变组织的活检标本。

[禁忌证]

（1）肛管直肠急性炎症以及近期发作的冠心病、高血压等患者，应慎重或延期检查。

（2）精神病患者或难以合作的儿童。

（3）有出血倾向或凝血功能障碍的患者取活检应慎重。

（4）肛门狭窄或孕妇或腹部有巨大肿瘤压迫肠腔者。

[检查前准备]

（1）了解患者的病史及病情，并进行详细的视诊、指诊等局部检查。

（2）做好解释工作，消除患者紧张情绪和顾虑，以取得合作。必要时使用解痉和镇静药物。

（3）直筒 PVC 镜筒为一次性使用，患者无需传染病学检查。

（4）一般无需灌肠，检查前排净大便即可。如遇便秘患者，检查前可用甘油灌肠剂灌肠，达到清洁肠道的目的。

（5）选择适当体位。乙状结肠镜检查最理想体位是膝胸位。年老体弱者可选用左侧卧位，但进镜难度较大。不正确的体位是造成检查失败和引起意外发生的主要原因，所以体位选择一定要慎重。

[操作步骤] 基本操作原则是循腔进镜。具体步骤如下。

（1）打开、检查设备运转良好，检查主页面输入患者资料，镜筒套入镜身，镜筒表面和肛门镜表面涂润滑剂。

（2）患者取膝胸位，做直肠指诊，再次了解肛管及直肠末端情况，扩张润滑肛管并放入肛门镜。

（3）检查者站在患者左后位，右手持镜，左手顶紧肛门镜镜筒，乙状结肠镜通过肛门镜镜筒进入直肠壶腹，将肛门镜退出。

（4）监视器监视下循腔进镜是乙状结肠镜检查操作的基本原则，循腔的方法是上下左右旋转镜筒方向，寻找黏膜皱襞，如不理想可适当注入空气使肠腔轻度扩张，或稍退镜再寻找。进镜时，遇到肠蠕动收缩，可稍等待，等收缩波过去后再进镜；可根据所见直肠瓣的位置估计镜头端所在位置，当越过上直肠瓣时即可达直-乙交接处。

（5）直-乙交接处肠腔狭窄并转折，且黏膜皱襞小面多，镜检常在此处受阻通过困难，这也是造成肠穿孔的好发部位。通过该部位的方法是，因肠段多向左下方转折，可将镜端稍向此方向压迫，同时配合充入少量气体，常可顺利通过。进入乙状结肠后尽量将乙状结肠镜送至最深处，一般可进至 25～30 cm 的深度，进入乙状结肠后患者常有左下腹不适或微痛。

[观察方法] 进镜完毕后，边缓慢退镜边上下左右旋转镜端方向以仔细观察，采集视频图片，并打印检查报告。

（1）正常所见乙状结肠黏膜皱襞小而多，呈环形走向，黏膜粉红色，表面光滑而有光泽。在直肠肠腔常有上、中、下 3 个直肠瓣，边缘光滑而清晰。正常的直肠黏膜呈现淡红色，表面光滑有光泽，黏膜下血管网清晰可见。退至肛管直肠环处可见肠腔变窄，即进入肛管，肛管部分因进镜时未观察，此时应避免遗漏。

（2）病变观察

1）黏膜炎症及受损程度，轻度炎症黏膜仅有充血、水肿，黏膜下血管纹理不清楚甚至消失；中度则见黏膜粗糙、轻度糜烂，触之易出血等；重度可见黏膜广泛充血，糜烂重，有溃疡形成，黏膜表面可有假膜或增殖凸起的假性息肉，有大量脓血性或黏液性分泌物等。

2）肠道肿物或狭窄：应注意其位置、形态、颜色、大小、移动度、数量，与周围正常黏膜界限是否清楚等。必要时取活检行病理检查。

[注意事项]

(1) 动作轻柔,直视下循腔进镜是乙状结肠镜检查的基本原则,须始终遵循。进镜进用力要柔缓,顺其自然,不可勉强。

(2) 及时排除观察障碍因素,如粪便堵塞或大量分泌物覆盖、反射性肠痉挛等。粪便和分泌物影响视野无法检查时,量少时可用擦拭器取出,量多时应终止检查再次做肠道准备,或用吸引器将分泌物吸除。如遇反射性肠痉挛可暂停进镜,并适当退镜以避免刺激,待痉挛解除后再设法通过。

(3) 不可充入过多气体,气体充入过多可使肠内压升高,肠壁张力增大,因炎症等病变已很脆弱的肠壁,镜检时稍不注意即有造成穿孔的危险。所以进镜时不可充入过多气体,对病情较重者应尽可能避免充气。

(4) 钳取组织标本应该注意:① 取活检要避开血管。② 钳夹肠壁组织不可过深或撕拉组织。③ 取活检后观察止血是否充分,一定要完全止血后再退镜。

[其他]

(1) 乙状结肠镜检肠管段未见病变,但肠腔近端仍有脓血性内容物,需进一步做电子结肠镜检查。

(2) 镜检后,应嘱患者适当休息。

[并发症处理]

(1) 结肠穿孔早期腹膜刺激征(腹痛、腹肌紧张)表现不突出,容易误诊,主要表现为细菌感染、中毒性休克,病死率较高,应提高警惕,及时进行必要的检查以明确诊断,一旦确诊应立即进行手术治疗。

(2) 出血表现为镜检后便血不止,里急后重,乏力自汗,头晕,面色苍白甚至休克。可用云南白药粉或白及粉调糊、凝血酶等止血药灌肠止血。发生休克时则应作相应急救。

(二) 电子结肠镜

大肠以肛门开口与外界相通,这就极大地方便了借助经肛门内镜直视下对大肠病变的观察。结肠镜不仅是诊断大肠及回肠末端疾病的重要工具,更重要的是可以用来治疗一些大肠疾病,如大肠息肉的摘除,大肠出血的止血,肠扭转复位,假性肠梗阻的治疗,大肠吻合口良性狭窄的扩张以及盲肠造口等。

主要种类电子结肠镜可分为长、中、短三型。

长镜又称全长结肠镜,为 180(165~185)cm,可通过回盲瓣进入回肠末端。中长肠镜为 150(100~150)cm,可插至横结肠或进入回盲部。短镜为 60(55~75)cm,可插至降结肠或结肠脾曲。

主要构件结肠镜一般由操作部、镜身部、镜头部等部件构成。附件主要有光源、吸引器、活检钳、照相机、录像机、高频电凝切器、圈套器、微机、打印机等构成。

适应证、禁忌证基本同乙状结肠镜的相关论述,只是检查的范围包括了整个结肠所有肠段,肠道准备更为严格。

[检查前准备]

(1) 常规检查乙肝抗体、丙肝抗体、梅毒抗体和艾滋病抗体,如有阳性,又必须行肠镜检查,建议患者转传染病院进行检查。有条件的医院可以安排几条专门肠镜检查该类患者,且安排在每日最后一位受检,以便有足够的时间进行充分的消毒灭菌。

(2) 检查项目选择视病情决定是否需要血常规、生化、血糖、凝血功能、心电图等检查。

(3) 肠道准备:镜检的效果如何,胃肠道的清洁度是关键因素。如果检查时结肠内仍有许多食物及粪便残留,会影响进镜及观察,甚至不能完成检查,或因食物及粪便的掩盖而造成漏诊。因此,检查前做好胃肠道清洁尤为重要。

清洁肠道的方法有很多种,广泛应用的是口服泻药法,其共同之处在于都需要保证充足的液体摄入(至少需要 2 000 ml 以上),以防止水、电解质失衡。对患有心血管疾病和肾病的患者这一点更要特别关注。对于服用利尿药物的人在服此药之前应检查血清电解质,必要时服用补充钾的制剂。检查前服用泻药是最常用、最可靠的方法。常用的泻药有聚乙二醇电解质散剂、硫酸镁、甘露醇和番泻叶等。服用方法:检查前 1 d 晚饭应避免摄入难以消化的食物,避免过饱;检查当日提前 4 h 开始服用肠道清洁剂。便秘者于检查前进低脂、少渣半流质、流质饮食 1~2 d,特别强调术前 2 d 内不得进食含纤维素多的青菜、水果等。检查当日或前 1 d 根据要求口服清洁肠道药物。如果清肠效果不理想,可再服泻药或重新准备。部分肠道清洁不理想的受检者可选择大肠水疗或清洁灌肠辅助清洁肠道。

服药法如下。

1) 聚乙二醇电解质散:将一盒中 A、B 小包药粉一并倒入容器中,加温开水至 1 000 ml,搅拌使之完全溶解,即可服用。首次服用以患者自觉8分饱为度,以后每次间隔时间为15～20 min,以尽可能快,但不要过饱(以免引起呕吐),直至服完。通常需服用两盒,第2盒用法同上。注意观察大便的清洁程度,以排出清水样大便为最佳(淡黄色水样便也可)。如药物已服完,但大便仍有残渣,可再服温开水或糖盐水,直至排出无渣水样便时。

2)甘露醇法:于检查前2～3 h一次口服20%甘露醇溶液250 ml,同时服凉开水或糖盐水1 500～2 000 ml,待患者排便为清水样后即可检查。其缺点是甘露醇可能在肠道内被细菌分解,产生易燃气体,当达到可燃浓度时,如进行高频电凝手术,可能引起爆炸,故不宜于肠镜检查中作电灼电切息肉治疗。另外,还可引起身体脱水等并发症,安全性欠佳。不推荐使用。

3)番泻叶法:将10 g番泻叶用500～1 000 ml沸水冲泡当茶饮,计2次,于检查前12 h口服1次,再于检查前2～3 h服1次。此法可致肠绞痛和肠黏膜充血,清肠效果欠佳,并产生较多泡沫而影响观察。故现已不常用。

4)硫酸镁法:每次5～20 g,清晨空腹服用,同时饮水1 000～1 500 ml,也可用水溶解后服用。此药用于导泻时,大剂量服用可引起水、电解质平衡紊乱,故现已很少使用。

5)灌肠法:也可用于肠道清洁准备。除限制水摄入的心血管病、正在做血液透析的肾病患者、低位肠梗阻的患者、怀疑粪性肠梗阻者或不能口服泻药准备肠道者,均可采用结肠灌洗的方法清洁肠道。具体操作是首先禁食,静脉补液营养支持,上、下午各1次,连续3～4次结肠灌洗,即可达到基本清洁肠道要求(有专用的结肠灌洗仪器)。严重便秘的患者在规定的时间内服用泻药难以排便通畅者,结肠灌洗可以作为肠道准备的辅助方法。

[检查前用药]绝大多数患者肠道准备完毕后即可直接行电子肠镜检查,无需解痉、镇静、麻醉等特殊药物。但对于不能配合的小儿患者可常规于检查前给予水合氯醛(10%浓度,按0.3～0.5 ml/kg剂量)灌肠或口服,使之安静入睡以便于完成检查治疗;对不能配合的精神障碍患者或过度紧张和焦虑的患者给予地西泮适当镇静处理。

肠镜无痛检查口服药物方法与普通肠镜检查相同,但要注意的是在检查前的6 h禁止进食、进水,以免麻醉中出现意外。检查日需有家人陪同前来,检查当日禁止开车、攀高、进行机械操作、做重要决策工作、不宜饮酒。

检查体位患者取左侧卧位,也可取仰卧屈膝位。

[操作步骤]进镜的基本原则是直视下前进,循腔进镜。

(1)通过直肠:当镜头端通过直肠后患者由左侧卧位转为仰卧位(或不改变体位)。到达乙状结肠起始处,向右调整角度钮或顺时针旋转镜身60°～90°,再调整角度钮,向上使镜头对准乙状结肠起始弯曲处,缓缓插入,使其通过弯曲部而达移行部。此时将镜头向上并固定,然后缓缓向外撤出肠镜,这样乙状结肠及镜身可被拉直,使移行部的锐角消失(钩拉取直法),镜身继续推进即可送到降结肠。此法1次不成功时可重复钩拉1～2次。如仍不能通过乙状结肠移行部时可采用α形转位法:助手用右手握住镜身逆时针旋转,同时用左手在腹壁上触镜头并将其从左向右推移,边推边旋转镜身,术者也随着逆时针旋转操作部,最终镜头从左侧腹转到右侧腹,使乙状结肠移行部由急弯变慢弯,肠镜较易通过。

(2)通过降结肠:降结肠由后腹膜固定,呈比较直的隧道管腔,循腔进镜便可通过。当到达结肠脾曲时,解除镜身在乙状结肠形成的结圈是必要的难点,助手可握镜身作顺时针旋转,边转边退镜身,很快镜身结襻就可消失,将镜身拉长(旋转取直法)。

(3)通过结肠脾曲:进结肠脾曲时主要在寻找横结肠的开口处。因为脾曲为膨大的盲端,与降结肠接结处的开口常位于盲端稍下的内侧方,故应向各方向调转镜头,仔细辨别。

(4)通过横结肠及结肠肝曲:横结肠的肠系膜较长,始末两端固定于脾曲和肝曲,中段活动范围大,常常下垂明显,使升、横、降结肠呈"M"形,造成进镜困难,可采用"r"型转位法通过。进镜方法是当镜头通过脾曲到达横结肠下垂的最低点时,助手在腹壁外将下垂的横结肠向上推,这样镜头则容易循腔通过。达肝曲盲端时应缓慢后退镜身,寻找升结肠开口,调节镜头向左下方较易发现。

(5)通过升结肠达盲肠:只要通过肝曲,几乎都可通过升结肠达盲肠。到达盲肠后可从侧面观察到回盲瓣,也可进镜对回肠末端进行观察。

结肠走行变化多异,故进镜方法也应灵活掌

握,当操作熟练时,每个术者均有自己进镜的经验。总的原则是循腔进镜,反复抽气,采用钩拉、旋转、变换体位、防结襻等方法。

[观察要点] 退镜时要慢,边退边看,上、下、左、右四壁均应仔细检查,切勿放过观察结肠黏膜的机会。发现问题应该记清病变性质、范围及部位,可先摄影,而后取活体组织检查,在完成活检后,细致观察病灶处无出血时再缓慢退镜。正常黏膜管壁柔软,有时可见到蠕动波,肠腔可见半环形皱襞、黏膜润泽,小血管清晰可见,黏膜表面不附挂任何分泌物或肠内容物。

[并发症处理]

(1) 肠穿孔:多发生在盲目进镜的情况下,一种是镜头紧贴肠壁时盲目进镜致肠管直接破裂,一种是过分伸展肠管致浆膜撕裂形成迟发性穿孔。一旦发现应立即剖腹探查,避免严重并发症的发生。

(2) 肠梗阻:当患者患有腹股沟疝时,要特别小心地进行充气操作,结肠过度膨胀导致疝出的乙状结肠发生梗阻,已有文献报道。

(3) 系膜撕裂:肠管过度伸展除去造成浆膜撕裂外,还可能造成肠系膜撕裂,致腹腔内出血,小肠疝入裂孔中形成绞窄性肠梗阻已有报道。

(4) 爆炸:甘露醇准备肠道可致大肠内产生甲烷等易燃易爆气体,在一个封闭的肠道系统里便形成了爆炸的潜在危险。取活检只能用活检钳夹取,切忌电灼,以免产生电火花。

(5) 出血:检查或者活检可以造成黏膜充血,严重的可以引起贫血、休克等,检查完毕后对可疑出血的部位应该仔细检查,细心处理,可给予止血药物喷洒,或者氩等离子体凝固止血,或者应用止血夹止血等。

[术中应用]

(1) 术前已行内镜下"息肉"切除,病理证实为癌,需追加根治性手术时的术中肠管定位。

(2) 在腹腔镜辅助下做结肠切除术时的病灶定位。

(3) 左半肠癌因不全梗阻,术前未能完成肠镜检查,术中需确定近端是否存在多原发癌或其他情况。

(4) 家族性腺瘤性息肉病患者行大肠切除术,小肠息肉可在术中用内镜同时切除。

(5) 在开腹手术探查中发现了一个没有遇到的息肉,为了避免肠腔污染,可在内镜下切除。

(三) 放大结肠镜

利用高倍率、高分辨率放大结肠镜观察结肠黏膜表面细微结构,为微小病变特别是早期大肠癌的检出及内镜下有的放矢的活检和治疗带来了极大的方便,常用的有变焦放大电子结肠镜、窄频影像技术和共聚焦显微结肠镜。

1. 变焦放大电子结肠镜 最常用的变焦放大电子结肠镜兼有常规内镜和变焦扩大内镜的功能,对小病灶变焦扩大倍数达 100～200 倍,采用染料内镜下喷洒可将病变的范围及表面形态清楚地显示出来,然后采用放大结肠镜对大肠黏膜腺管开口形态进行辨认和评价。大肠黏膜腺管开口形态分类对于判断肿瘤性病变以及早期癌具有重要意义,也是近年来内镜下结肠肿瘤诊断方法的重要进展之一,通过放大内镜对大肠黏膜腺管开口形态观察可以大致预测病理组织学诊断以及早期结肠癌的浸润深度。

[操作步骤] 放大结肠镜观察病变,一般要结合色素染色技术。

(1) 肠道清洁要满意,以免微小、凹陷的病变被粪便黏液覆盖而遗漏,可用放大结肠镜仔细观察、确认病变,必要时病变处黏膜可点墨标记。

(2) 除去粪便和黏液:用水反复冲洗病变表面,除去粪便和黏液,以免染色不均匀;必要时加入蛋白酶冲洗,用 5 g/L 甘油液冲洗。

(3) 喷洒染色剂:常用色素有 0.1%～0.5% 靛胭脂直接喷洒,靛胭脂几乎不被消化道吸收,主要是隐窝着色。故可清楚显示隐窝的形态和大小。黏液白苔、癌组织、肠上皮化生、异型增生均不着色。靛胭脂很容易用水冲洗,且复原较快,可反复染色观察直至满意。常用的色素还有 0.2%～1.0% 亚甲蓝,喷洒于被观察部位,直接存留病变处,能清楚观察表面凹凸不平,并将微小病变显露出来。亚甲蓝是经肠上皮细胞吸收后着色,黏液白苔、癌组织、肠上皮化生均深染,一次染色后不易用水冲掉,不能反复染色。其他还有许多色素如奥辛蓝(alcin blue)、结晶紫(crystal violet)等都常用于黏膜染色。总之色素与其他药物一样,大剂量应用需谨慎,染色要在局部进行,确认病变后应将多余色素液体吸引出去。

(4) 放大结肠镜观察

1) 用放大 100 倍以上结肠镜,观察经上述处理的病变部位,可清楚观察隐窝,判断病变性质,如是否是肿瘤,是良性肿瘤还是癌。

2) 放大结肠镜观察对隆起型早期大肠癌一般较少遗漏,对于不平坦、凹陷型早期大肠癌则极易遗漏,如侧方发育型肿瘤(LST)常规肠镜检查极易漏诊。因此,必须采用黏液染色剂放大内镜观察。

(5) 内镜下治疗:随着结肠镜对早期大肠癌诊断技术的不断进展,特别是放大结肠镜的临床应用,通过内镜治疗早期大肠癌已成为可能,目前内镜治疗可达治愈目的。切除方法有多种,采用高频电息肉切除术、内镜下黏膜切除术(EMR)、黏膜下剥离术(ESD)等都是最有效的治疗方法。

诊断切除的标本要伸展、固定,测量标本及病变大小后,全部瘤体送检做连续切片,如组织学证实:① 癌浸润深度达 2 cm 以上。② 切除断端有癌浸润。③ 有血管内癌浸润。④ 低分化腺癌或未分化腺癌,具备其中 1 项者都应追加常规手术。

2. 窄频影像技术(narrow band imaging,NBI)

原理为肿瘤性息肉或病灶在形成时有新生血管,而非肿瘤性息肉或病灶(如增生性息肉)则无此现象。传统的内镜光源有红蓝绿三种颜色组成(RGB),而 NBI 无红色光源,并将蓝光与绿光的频宽缩小,于是 NBI 的光源遇到肿瘤或息肉内的血管时因血管是红色而将光线完全吸收,又因窄频而使血管与周围非血管组织对比更强,如此一来肿瘤性息肉在低倍下如咖啡豆一般,非肿瘤性息肉则与周围黏液颜色无异,高倍下在肿瘤性息肉表面可以看见网状结构,而非肿瘤性息肉无此构造。NBI 与染色内视镜有类似的诊断正确率,可以称为电子染色内镜。

3. 共聚焦显微镜(LCM)　因具有超高的可达 0.001 mm 分辨率,能清楚地显示组织的显微结构,从而广泛应用于细胞生物学实验室。近年来,将传统电子内镜的头端与 LCM 整合,诞生了共聚焦内镜。该镜除能作标准电子内镜检查外,还能同时生成共聚焦图像,使在内镜检查过程中能够对体内组织实时成像,实现了活体内组织学检查,其每一个合成图像大致可以代表组织标本的一个光学切面,能达到和活检标本病理切片检查类似的效果。共聚焦内镜在内镜下直接判断病变组织结构,被称为"光活检"或"虚拟活检"。以 PENTAX EC - 3870CIK 为例,其可将图像放大至令人惊叹的 1 000 倍(无数码变焦时放大倍率可达 500 倍);而且不仅

可观察到黏膜组织表面的图像,也可以到表面以下的水平切片。最大观察深度为 250 ym。

共聚焦激光内镜的诞生标志着内镜检查的一个新的时代的到来,预示着内镜检查从宏观走向微观,从表层走向深层,从影像走向功能。

三、小肠内镜

(一)胶囊内镜

胶囊内镜是消化道系统无损伤性诊断的一种革命性的技术创新。

[适应证]

(1) 不明原因的消化道出血,尤其怀疑小肠出血者。

(2) 不明原因的缺铁性贫血。

(3) 不明原因的慢性腹痛、腹泻、消瘦等。

(4) 临床疑为炎症性肠病、肠结核、小肠肿瘤者。

(5) 其他影像学检查怀疑小肠病变者。

[禁忌证]

(1) 明确或怀疑有胃肠梗阻、消化道畸形、消化道穿孔、较大憩室、狭窄或瘘管者,因为摄像胶囊有不能顺利通过肠道的危险。

(2) 严重吞咽困难,不能顺利吞入摄像胶囊者。

(3) 体内置入心脏起搏器或其他电子仪器,因为电子仪器会干扰胶囊内镜的工作。

(4) 妊娠期。

[检查方法]患者像服药一样将"智能胶囊"服下,随着胃肠肌肉的运动,沿胃→空肠与回肠→结肠→直肠的方向运行,同时对经过的肠腔连续摄像,并以数字信号传输图像给患者体外携带的图像记录仪进行存储记录,工作时间达 6~8 h,在智能胶囊吞服 8~72 h 后就会随粪便排出体外,医师通过影像工作站分析图像记录仪所记录的图像就可以了解患者整个消化道的情况,从而对病情做出诊断。

[优点]

(1) 操作简便:整个检查仅为吞服胶囊、记录与回放观察 3 个过程。

(2) 安全卫生:胶囊为一次性使用,避免交叉感染,且检查过程无痛无创;其外壳采用不能被消化液腐蚀的医用高分子材料,对人体无毒、无刺激性,能够安全排出体外。

(3) 视野扩展:全小肠段真彩色图像清晰微观,突破了小肠检查的盲区,大大提高了消化道疾

病诊断检出率。

(4)方便自如：患者无需麻醉、无需住院,行动自由,不耽误正常的工作和生活(只需注意检查当日不从事重体力劳动和剧烈运动即可)。

(二)术中小肠镜

在手术过程中,经远端自然孔道或在小肠切一小孔,经切口向口侧观察至十二指肠及胃;向肛侧观察至盲肠,结合术前胃镜、结肠镜检查,能在手术中观察全小肠黏膜,大大提高小肠疾病的检查率,从而配合外科医师决定手术方案。如家族性腺瘤性息肉病患者行全大肠切除时或黑斑息肉病(P-J综合征)患者术中均需要常规探查全部小肠,尽可能摘除小肠息肉;还有对消化道出血部位的术中定位等。

参考文献

[1]陈岩,丛健,工晓春.电子结肠镜在肛肠外科中的应用[J].青岛医药卫生,2004,36(5):333-335.

[2]韦富润.电子结肠镜检查术前不同饮食准备方法比较[J].中华腹部疾病杂志,2005,5(4):307.

[3]徐富星,胡运彪,吴云林.下消化道内镜学[M].上海：上海科学技术出版社,2003.

[4]Rex DK,Goodwine BW. Method of colonoscopy in 42 consecutive patients presenting after prior incomplete colonoscopy[J]. Am J Gastroen-terol,2002,97(5):1148-1151.

[5]韩宝,张燕生.中国肛肠病诊疗学[M].北京：人民军医出版社,2011.

[6]Shinichiro Yada,Shuji Shimizu,温春阳.小肠内窥镜检查新进展[J].中华消化内镜,2007,5(6):1-4.

(李国栋、曲谋文)

第五节 影像学检查

影像学检查在疾病的诊断和疗效评价中有着十分重要的地位,肛肠科的影像学检查主要包括X线、B超、计算机层析成像(CT)和磁共振检查(MRI),各种技术都有各自的成像优势,也各有缺点,只有深刻了解它们的适应证,才能更好地为诊断疾病服务。

一、X线检查

(一)腹平片检查

外科急腹症首选腹平片检查,对于肠穿孔、肠梗阻、巨结肠等诊断价值较大,对于肠梗阻应同时拍卧位和立位腹平片以判断梗阻部位和性质。适应证如下。

(1)肠道肿瘤、炎症、肠镜检查、手术引起的消化道穿孔。可见气腹征,一般来说,腹腔内有1 ml游离气体即可显示。

(2)肠道梗阻。判断肠道梗阻的位置、性质。可见肠管异常扩张和气液平面。机械性肠梗阻可见梗阻部位上肠管扩张和阶梯状气液平面。

(3)结核性腹膜炎可见腹部异常钙化点。大肠癌转移到肝脏时,有时肿瘤内部也会有钙化点形成。

(4)新生儿消化道畸形,如先天性巨结肠、先天性无肛、结肠旋转不良等。

(二)血管造影(OSA)

[适应证]肛肠科血管造影一般应用肠系膜上、下动脉造影术,小肠和右半结肠的病变选择肠系膜上动脉造影术,左半结肠和直肠的病变选择肠系膜下动脉造影术,适应证如下。

(1)肠道血管的发育畸形,如动静脉瘘,了解肠道病变的部位、大小、范围及血供情况,做出正确术前估计。

(2)肠道肿块的诊断和鉴别诊断,如平滑肌肉瘤、错构瘤。

(3)不明原因的胃肠道出血,经内镜检查、钡餐造影无阳性发现,但仍怀疑上消化道出血,选择肠系膜上动脉出血;怀疑下消化道出血,选择肠系膜下动脉出血。

(4)肠痉挛性疼痛的病因检查。

(5)肿瘤的灌注化疗。

[主要配置和检查方法]一般需要大功率的X线机、高压注射器(注射速度为4~10 ml/s,肠系膜上动脉速度为5 ml/s,肠系膜下动脉速度为10 ml/s),对比剂(常用60%~76%泛影葡胺1 ml/kg,最多不超过50 ml,肠系膜上动脉一般为30~40 ml,肠系膜下动脉一般为20~25 ml)、穿刺针和导引钢丝。

[禁忌证]碘油过敏、肝肾功能严重受损、心力衰竭、败血症等禁止行该项检查。

[注意事项]

(1)检查前禁食6 h,以预防呕吐,必要时术前半小时可以肌内注射地西泮10 mg。

(2)造影完毕拔除导管后,穿刺局部加压15~20 min,检查穿刺点无出血后,加压包扎。

(3)造影完毕后,需常规应用抗生素。

（三）瘘道造影

[适应证] X 线瘘道造影的目的是确定瘘道的走行、范围、分支和内口位置，可以确定脓腔的范围，为手术提供参照，但瘘道急性期禁止造影，需炎症控制后方可造影。

[造影剂] 造影剂选用一般选用 40％的碘化油。如果瘘道与腹腔连通者，可选用有机碘溶液和泛影葡胺代替以减少炎症反应。碘剂造影者需行碘油过敏试验。少数瘘管也可选用稀钡造影，但瘘道和腹腔连通者亦会产生异物反应和钡肉芽肿。

[检查方法] 患者采用卧位，尽量使瘘道口开口朝上，先用空针管吸空瘘道内的脓液或分泌物，再在透视监控下将造影剂缓慢注入瘘道，并维持一定的压力，转动体位以使造影剂充盈整个瘘道。为防止对比剂外溢，可用无菌纱布裹住瘘道口，注射完毕后将注射器插入瘘口以防造影剂反流出体表。在开口处贴上金属标记，根据透视拍摄两张相互垂直的照片。对于瘘口在肠道的患者可于肠壁涂抹少量薄钡剂，以观察瘘管与肠道连通情况和走行关系。

（四）结肠造影

结肠造影是指向结肠内注入阳性造影剂（硫酸钡悬液）或阴性造影剂（空气）使结肠显影的方法。结肠造影的禁忌证有急性肠炎、肠穿孔、肠坏死和急性阑尾炎。现代 X 线摄像技术如计算机 X 线摄影（CR）、DR 等使摄像清晰度明显提高，并可实现全程动态摄像，提高了诊断的准确性。结肠造影主要有以下四种方法。

1. 钡剂灌肠　钡剂灌肠主要用于检查结直肠的位置和形态学改变、器质性变化状况和某些较大或较为明显的病灶。但总体阳性率不高，充盈相时肠腔内大量钡剂掩盖病灶，结肠肝曲、脾曲等处肠管弯曲难以检查清楚，因此，对于 1 cm 以下的单发病变难以检出。黏膜相检查也常因为钡剂排不干净而显影欠佳。充气后的"双对比"检查则因结肠内存留钡剂较多、钡剂浓度过低、未采用低张等，效果明显不如直接低张法结肠双对比造影。

[造影方法] 造影前先口服复方聚乙二醇电解质散清洁肠道。造影时向大肠内灌注 30％～40％（W/V）的硫酸钡悬液 800～1 000 ml。先行充盈相检查，排出钡剂后行黏膜相检查，再向肠腔内注气扩张肠管行"双对比"检查。

2. 结肠气钡双重造影　结肠气钡双重对比造影是检查结直肠器质性病变的常规方法。

[造影方法]

（1）肠道准备：检查前 2 d 需严格控制饮食，尽量饮用少渣食物，检查前 1 d 口服复方聚乙二醇电解质散进行肠道准备。服至肠道排出清水样排泄物，若终末排泄物内仍有粪渣，则需于检查前行清洁灌肠，灌肠后予开塞露促其排出肠内水分。

（2）低张：灌注造影剂前予盐酸山莨菪碱（654-2）20 mg 肌内注射以松弛平滑肌，扩张肠管以减轻腹胀，注射前需排空小便。

（3）对比剂灌注：将 80％～100％（W/V）的硫酸钡混悬液 150 ml 注入直肠，再注入空气 1 000 ml。检查过程中嘱患者变换体位，使钡剂均匀涂布于全部大肠黏膜，并将拟显示部位置于高处，注入气体使肠管局部扩张以拍摄点片。

结肠气钡双重双对比造影可以较为清楚地显示大肠黏膜的细微结构（无名小区及无名沟）。正常的结肠黏膜轮廓线纤细、连续而且光整，肠管扩张良好，图像清晰而富有立体感，可以显示单发的 2～3 mm 大小的病变。结肠气钡双重双对比造影的诊断准确率已接近于纤维结肠镜。检查后患者仅有轻度腹胀及眼花、口干等低张药物性副作用，加之造影方法简便，因而容易被患者接受。

结肠气钡双重对比造影需要在 20 min 之内完成，时间太长会导致钡剂皲裂而影响造影效果，因此要求操作者技术熟练。检查过程中患者需多次调整体位，需要有人帮助年老体弱者配合转换体位。结肠双对比造影成功还要求肠道清洁和黏膜面干燥，因此检查前应督促和指导患者做好肠道清洁工作。

3. 钡餐法结肠造影　本法主要适用于肛门括约肌功能不全的患者，或年老体弱不适于行气钡双重对比造影的患者。本法使用的钡剂浓度较低，可显示部分重叠的肠管，但显影不如结肠气钡双重对比造影清晰，容易漏诊细微的病变。

[造影方法]

（1）肠道准备：可前 1 d 口服泻药，或造影前 1 h 行清洁灌肠 2 次。造影当日晨禁食水至检查结束。

（2）对比剂：以山梨醇 175 ml 或 20％甘露醇加硫酸钡 100 g 配制成 50％（W/V）硫酸钡悬液，再加生理盐水 100 ml。亦可用 80％（W/V）硫酸钡悬液 200 ml 加生理盐水 100 ml。

（3）检查：上述对比剂任取一种口服,先行上消化道钡餐透视,待钡剂充盈全部大肠时进行结直肠检查,检查结束前禁止排便。亦可于检查结束后排出钡剂注入空气行"双对比"检查。

4. 经腹部结肠造口结肠气钡双重对比造影　本法适用于结直肠癌术后行暂时后永久造口的患者。

［造影方法］

（1）肠道准备、钡剂浓度及低张基本与结肠气钡双重对比造影相同,但钡剂用量可根据所检查的结肠长度酌减。

（2）经造口行结肠气钡双重对比造影的关键是防止气钡从造瘘口溢出,需使用带有漏斗状杯口的肛管或 Foley 导尿管。

（3）根据造口方向插入肛管后,由患者手持漏斗状杯口用力压堵造瘘口;使用 Foley 导尿管者则于球囊注气后由患者向外牵拉压住造瘘口,调整体位过程中不能放松,以免影响造影效果。

（4）结肠双造口的患者检查远端结肠、直肠时需要使用有机碘剂,钡剂则检查结束后必须用生理盐水反复灌肠冲洗干净,以免钡剂干结在肠腔内形成粪石。

二、超声诊断

超声诊断具有无创、经济、简便和可重复操作特点而广泛应用于临床,肛肠科中广泛用于检查消化道肿瘤、盆腔肿物和肛周脓肿等疾病,随着各种高频超声探头的不断出现,超声探头与内镜结合成超声内镜,可在超声定位下穿刺活检,扩大了超声技术在肛肠科的应用。超声检查将病变分为实质性、含液性和囊实混合性的非均质性病变,再结合症状、体征及有关病史全面分析,提示病变性质为肿瘤或炎症等。

（一）腹部结直肠超声检查

腹部结直肠超声检查准确性较低,目前仅应用于肛肠科疾病的普查。

1. 常规腹部检查　怀疑消化道肿瘤的患者可行腹部超声检查,但这种检查仅是体外的粗略筛查,不容易确定病变的性质。

检查方法：患者检查前需适度排空大便、排气,适度憋尿以充盈膀胱。探头沿着大肠的走行方向从右下腹顺时针连续检查到左下腹及耻骨联合上区,注意记录病变的部位、形态、大小和回声性质。

2. 饮水后检查　主要用于确定上腹部肿物的来源,以排除肝、胆、胃、胰、十二指肠、小肠和腹膜后的病变。

检查方法：检查前先喝水 800 m1,以排尽胃内气体,使胃形成含液透声窗,以显示局部病灶与相应脏器的关系,并利用液气泡的流动来判别各段消化道。

3. 局部加压检查　主要用于检查病变深在的部位,如回盲部、阑尾病变。

检查方法：嘱患者平卧,屈双膝以使腹肌放松,将探头放置于腹部回盲部,用手缓慢加压探头,逐渐将探头周围的组织推开,缩短探头与腹膜后的距离,可于腰大肌和髂内动、静脉之间发现病变的阑尾或回盲部。

4. 彩色多普勒血流图检查　适用于检查腹部可触及的肿块,超声显示肿块的血流动力学,并可根据腹部血管的正常解剖进行鉴别诊断。一般来说,恶性肿瘤血运丰富,良性血流血供较少。彩色血流图显像规律基本为：探头与血流方向相向的呈红色,背向的呈蓝色;血管受压或狭窄则出现花色的湍流。

5. 大肠液体灌注超声检查　适用于检测肠壁和肠腔外肿物,由于大肠中灌注的液体使大肠成为一个良好的透声窗,增强了超声穿透与反射性,能获得更清晰的结直肠图像,包括肿瘤浸润的肠壁层次、病灶大小和肠管蠕动状况。

（1）检查前准备：检查前 1 d 口服硫酸镁行肠道准备,检查前 1 h 饮 500 ml 水,以适度充盈膀胱,为直肠检查提供透声窗。

（2）灌肠液：用 40～43℃盐水 1 500 ml,可在盐水内加 N-丁基东莨菪碱溴化物 20 mg。

（3）体位：患者采取侧卧位,双腿屈曲。常规进行直肠指诊,并适当扩肛;经肛插入肛管并固定后,改为平卧位。

（4）低压缓慢灌注：肛管插入肛门 30～40 cm,可到达乙状结肠或降结肠下段。灌肠袋的高度略微超过患者平卧位水平面,使灌肠液低压缓慢灌入,10～15 min 注完。

（5）检查：肛管插入并固定后,即可一边灌注一边检查。因肛管插入较深,故降结肠最先充盈。超声检查时可先从左下腹降结肠或乙状结肠开始至结肠脾曲逆时针连续至回盲部,然后再从右下腹开始沿大肠走行顺时针逐段检查至耻骨联合上直肠区。检查中探头的长轴可沿肠管作纵切、横切或侧面扫描,为充分显示直肠中下段,探头在耻骨联合上向下斜扫。

(6)注意事项:灌肠后患者一般均能耐受30~60 min,但炎性肠病的患者因肠蠕动频繁而耐受性差,可以先灌一半量后夹住导管,若充盈度较好则不必再行灌注。横结肠的曲度比较大,平卧位时横过脊柱前的结肠略高于两侧,液体多流向肝曲或脾曲,若横结肠充盈欠佳,可转动体位调整。肠道的清洁准备极为重要,长期便秘或环形肠腔狭窄病变,肠道内粪便积存较多,会影响检查,须清洁灌肠后再行检查。年老体弱病重或狭窄严重者可选用导尿管灌肠。导尿管插入太浅或灌注速度快、压力高时,患者不易耐受,易影响检查效果。

(二)直肠腔内超声检查

直肠腔内超声检查主要用于明确直肠肿物的病变范围,侵犯的肠壁肌层、密度及其周围脏器、淋巴结等情况;估计恶性肿瘤分期,判断肛周脓肿和肛瘘的走行方向及其与括约肌之间的关系。

1. 检查前准备　排空大便,饮水适当充盈膀胱。常规直肠指诊,了解有无肿块、出血、狭窄或肛门周围异常。探头用避孕套套牢,使劲绷紧避孕套薄膜使之紧贴晶体表面。套外涂抹超声耦合剂。

2. 腔内直接探查　患者侧卧位,屈膝双膝紧贴胸前,探头缓缓插入,其晶体面对耻骨联合,探头顶端需达到充盈膀胱的中部,以显示前列腺、精囊或子宫。探头的晶体与直肠壁直接接触,转动探头手柄以探查各方位直肠。

3. 腔内间接探查　探头插入直肠后,从探头远端小孔注入30~50 ml生理盐水充满避孕套,使探头晶体通过水囊显示直肠壁各层组织结构,以获得更为清晰的直肠黏膜图像。

4. 直肠腔内超声检查引导穿刺　肛管或直肠下段的肿块需行活体组织检查或肛旁脓肿引流时,可采用截石位,经直肠内探头定位后,在超声图像监视下,引导穿刺检查或引流。

(三)内镜超声

内镜超声是将微型超声探头装在内镜前端,随内镜送入胃肠道进行超声检查的一种技术,这项技术称为内镜超声检查术(endoscopic ultrasonography,EUS)。

[适应证]用于检查黏膜层以下的深层病变。超声肠镜性能与普通肠镜性能已接近,可用于常规的肠镜检查,遇到需要超声检查的病变时,只需切换监视器即可。微型超声探头分辨率高,可以清晰地显示肠壁的层次结构,而且扫描时采用腔内注水充盈法,可保持隆起型病灶的自然状态。

(1)黏膜层息肉病灶:对于可疑局限性隆起型肿块,先于内镜下染色,初步判断其组织学类型以及浸润深度;再对进行超声内镜检查,明确浸润的深度及血供情况,从而为病变的内镜下处理提供快速而准确的依据。

(2)非特异性溃疡性结肠炎:非特异性溃疡性结肠炎病变主要累及黏膜层,有时可累及黏膜下层。常规纤维内镜无法判断病变累及深度,而超声内镜一方面可在直视下了解结肠黏膜表面的形态学改变,另一方面还可利用超声判断炎症累及肠壁的层次,这样可有效地弥补非特异性溃疡性结肠炎在诊断上的不足。

[检查方法]

(1)先用低倍圆图,待呈现病灶后再逐级放大。对显示局部病灶可采用放大的半圆图。

(2)观察消化道或其外邻近器官时均先用7.5 MHz,待初步显示病灶后再切换成12 MHz以反复比较显示。7.5 MHz显示病灶实质回声较好,12 MHz显示消化道壁或病灶近场的边界较好。

[注意事项]

(1)进镜方法与纤维结肠镜相同。探头插入足够深度后,抽掉空气,注入脱气水,一边退镜一边进行超声扫描。

(2)根据病灶的位置,嘱患者变换体位,将病灶完全浸入脱气水中以获得最佳图像。

(3)检查完毕退镜前应将水囊抽空后再退出。

三、CT 检查

CT检查是利用人体不同组织对X线的透过率差异,对人体进行X线电子计算机断层扫描。与平片相比具有如下优势:具有高分辨率,能将普通平片上显示较差的细微解剖结构及其病变显示出来。根据CT值的不同可推测病变中的组织成分;断层平扫可避免体内各组织之间的相互重叠,并可显示彼此的空间关系;通过静脉注射对比剂,可使某些组织器官和组织显影得到强化,以更好地显示病变。

(一)普通 CT

[适应证]腹部及盆部疾病的CT检查,应用日益广泛,主要用于肝、胆、胰、脾、腹膜腔及腹膜后间隙,以及泌尿系统和生殖系统的疾病诊断。尤其是

占位性病变、炎症性和外伤性病变等。

[检查前注意事项]

（1）肠道准备同结肠镜准备。

（2）增强扫描者需行碘过敏试验，凡对碘过敏者、甲状腺功能亢进者和心、肺、肾功能不良者禁用造影剂，糖尿病患者慎用。

（3）CT增强扫描患者在静脉注射造剂之前常规使用地塞米松 10 mg 静脉注射。

（4）检查前适量饮水以保持膀胱充盈。女性患者可在阴道内预置棉塞以利定位阴道与子宫颈。

[临床应用及优势]

（1）CT可以观察到肠壁内和肠腔外及其附近组织的病变。明确对钡剂检查所发现的腹部肿块的起源及其与周围组织的关系。通过增强扫描还可显示出肿块内部的细微结构。

（2）测定CT值可判别肿块性质，鉴别囊性、实质性病变，以及脂肪瘤、血管瘤等。

（3）对于肠道恶性肿瘤可显示肠腔内形态，肠壁肌层的浸润程度，肠外邻近组织器官受累范围，局部淋巴结有无肿大，以及有无远处转移等，以明确恶性肿瘤的分期并作出相应的治疗计划。

（二）CT仿真结肠镜检查

CT仿真结肠镜（CT virtual colonoscopy, CTVC）检查是利用特殊的计算机软件将结肠螺旋CT扫描后获得的图像数据进行处理，重建出结肠管腔内表面立体图，从而达到纤维内镜效果。

[适应证]主要显示肠腔内情况，用于无症状的高危人群的结肠筛选检查；可从梗阻点远端和近端分别观察肠腔内病变。

[检查前肠道准备]同纤维结肠镜。

[临床应用优势及缺点]

（1）与纤维结肠镜相比无穿孔、出血等并发症。

（2）可显示肿块与黏膜的关系及表面细节。通过分析肿块和溃疡邻近黏膜皱襞的改变以区别肿物的良、恶性。

（3）结肠的粪便伪影容易导致假阳性。

（4）不能观察肠黏膜颜色、水肿，适合观察5 mm以上的病变，对细小溃疡和扁平病灶容易漏诊。

四、磁共振检查

磁共振成像（MRI）是利用原子核在磁场内由激发后状态转变为激发前状态所产生的信号变化经重建成像的一种影像技术。

[适应证]

（1）用于直肠癌的检测和诊断：根据脂肪与软组织MRI信号的差异，MRI可检测到肿瘤组织的局部扩展，并可从没有增大的淋巴结MRI信号的变化诊断肿瘤淋巴结转移，MRI检测肿瘤的灵敏度与CT相同，因此MRI是术前评估直肠癌的理想检查。目前直肠癌磁共振成像的临床诊断多是采用整体线圈自旋回波技术。增强扫描可更清楚地发现原发肿瘤使局部肠壁增厚。T_1序列（短 TR/TE）中肿瘤与周围脂肪对比呈均匀低强度信号，可应用该序列对壁外肿瘤扩散的检查。利用球囊膨胀与小视野照相技术，T_2序列有助于检查肿瘤的肠壁内扩散。T_2序列还可用来鉴定会阴肿块，以区分CT图像上不能区分的肿瘤复发与术后骶前广泛纤维化堆积。T_2自旋回波对液体内容物敏感，可以辨别肿块纤维化和肿瘤的复发，其表现是当回波时间延长时纤维性肿块内无亮信号。但对放疗患者MRI的应用价值受到一定限制，因为组织没有肿瘤但有水肿也可出现亮的信号。

（2）MRI排粪造影：应用MRI排粪造影可评估直肠邻近结构和组织间隙，可完整观察肛直角、肛管的开放，评价耻骨直肠肌功能、盆底位置和会阴下降程度等。还能观察直肠内套叠与直肠膨出。应用MRI排粪造影可动态显示排粪过程，同时显示肛管直肠周围肌群等软组织，可协助诊断盆底失弛缓综合征，显示位置低下的小肠可协助诊断小肠病变。用敞开型MRI系统开展的MRI排粪造影检查将在检查排粪功能障碍中得到广泛应用。

[优点]

（1）损伤小。对患者来说没有电离辐射，没有射线穿透人体，对机体影响小。

（2）切面多。可以进行包括横断面、矢状面和冠状面在内的任意角度的切面。

（3）显影佳。无伪影，软组织分辨率高，无需对比剂即可使血管腔显影。

[缺点]

（1）空间分辨率较CT差。

（2）患者身上带有金属异物如心脏起搏器、义齿时容易产生"导弹效应"，不可进行该项检查。

（李国栋、林荣杰）

第六节　肛肠动力学检查

肛肠动力学是研究结肠、直肠、肛管的各种运动功能的科学。肛管直肠压力测定是用生理压力测试仪检测肛管直肠内压力和肛管直肠的生理反射,以了解肛管直肠的功能状态,目前主要用于排便障碍性疾病的研究。压力测定的方法诊断肛肠疾病始于 20 世纪 80 年代。肛管直肠压力与结肠传输试验、排粪造影、盆底肌电图检查结合,能提供盆底、肛门括约肌生理病理的研究,诊断和治疗。

一、排便过程中肛肠力学变化

(一)安静状态下

直肠处于空虚状态,即使有少量粪便也不引起便意,直肠收缩强于乙状结肠形成长刀运动的逆向梯度,有助于直肠保持空虚状态。直肠静息压约 0.49 kPa,蠕动波约 5 次/min。肛管静息压约 6.79 kPa,此时肛管静息压主要由肛门内括约肌造成。

(二)排便时

促成排便的蠕动波约 14.9 次/min。当进入直肠的粪便量少,速度缓慢,不会引发直肠的反射,也不会产生便意。当一次进入直肠的粪便量达10 ml,且速度较快时,将引发直肠-括约肌的阈值反射:肛门外括约肌和耻骨直肠肌收缩使肛管压力升高。收缩持续 1~2 s,肛门内括约肌张力轻度下降,肛管压力下降,数秒后恢复正常。在未引起便意之前,肛管压力下降程度和时间与进入直肠粪便量成正相关。未产生便意时,直肠肛管对内容物的反应以自动、非意志性自制为主。

当进入直肠的粪便量增加到 110 ml,直肠内压达 2.45 kPa 时,肛门内括约肌持续弛缓,肛管静息压大幅度下降。同时,此容量刺激盆底排便感受器,引起持续便意(1 min 以上),伴有直肠规律性收缩。此时,肛门自制靠盆底肌及肛门外括约肌主动收缩维持(意识性自制)。环境不许可排便,此强大收缩可缩小肛管直肠角,压迫肛门内括约肌,反射性使直肠、结肠松弛,粪便返回,便意消失,肛门内括约肌恢复张力。反之,放弃主动收缩,肛门外括约肌及盆底肌可反射性松弛,粪便顺利排出。若盆底肌麻痹,排便会发生失禁。

进入直肠的内容物增加到 220 ml,直肠内压达 4.61 kPa,肛门内括约肌失去自制能力。因为盆底肌、肛门外括约肌持续收缩难以超过 60 s 加之强烈的便意,故盆底肌、肛门外括约肌完全松弛,肛管压力骤降。同时,因反射性腹压上升使得直肠内压急剧升高,可达 14.7 kPa,排便动力超过排便阻力,直肠内容物排出。

另外,排便时,由于耻骨直肠肌的松弛后退,肛管直肠角变大,直肠和远端结肠的纵肌收缩使肛管缩短,乙状结肠和直肠间的角度变大。导致压力梯度逆转、排出通道缩短变直,足以排空直肠甚至高达脾区结肠中的粪便。

一次合理的排便应该有肛门内括约肌、肛门外括约肌、盆底肌的同步弛缓,排便压的有效升高,以及排便通道的畅通无阻。一次直肠排空后,肛门内括约肌缓慢恢复原有张力,不受意识影响。肛门外括约肌先为反射性收缩,然后再恢复原来的张力收缩状态,但也可维持松弛状态,以待下一次直肠充盈与排空。

二、肛管直肠测压仪的工作原理及使用方法

(一)工作原理

各种型号的肛管直肠测压仪的工作原理基本相同。测压探头放入肛管直肠后,给予一定张力(充气或充液),让其在不同部位不同功能状态下接受肛管直肠内压力变化,并将这种压力变化传至高灵敏度的压力传感器转换成电信号,由显示器显示出来,经测量的图形及峰值得出肛管直肠的压力数值,由记录仪将压力图形或压力数值描记在记录纸上。根据探头工作原理不同,常用的测压方法有:气囊或水囊法、水灌注法和固态微型转换器法。不同型号的仪器性能、参数不一致,需按照厂家的说明书操作,以得到更加准确的测试数值。

(二)仪器设备

肛管直肠测压仪一般由测压探头、压力转换器、前置放大器、记录仪及其他附件构成。测压探头按感受压力的部件分为充气式、充液式和固态微型压敏装置三类。充气式测压探头传导压力准确度低,现已较少应用。充液式测压探头分开放式和闭合式两种,开放式有持续灌注式和非灌注式,闭合式有单球式和双球式。现多用持续灌注式或单球式测压探头。压力转换器也有多种类型可选择,现多用半导体式。记录仪的配置包括多通道生理记录仪、示波器、电子计算机等。附件包括直肠扩张球、导管、灌注装置、牵引设备等。

(三)检查方法

1. 检查前准备　询问病史,包括症状(便秘、便失禁、会阴痛等),过敏史,治疗史(肛门手术),骨盆创伤史;签署同意书;排空尿液及粪便;无需麻醉;

向患者说明检查全过程,取得合作,减轻不适;检查仪器管道通畅,按使用手册校正仪器。

2. **检查步骤** 肛门直肠测压主要检测以下指标:最大自主收缩压——反映肛门外括约肌及耻骨直肠肌功能;排便压力;静息压力;直肠扩张引起的肛门内括约肌抑制性反射(RAIR);直肠容量感觉阈值,包括引起感觉的最小容量及最大耐受容量阈值;排便动力;肛门括约肌长度(定点牵拉法、自动牵拉法快速牵拉,检测到高压区长度)。

3. **具体检查方法** 患者左侧屈膝卧位,测压导管经润滑剂润滑后经肛门插入。灌注式导管插入肛门6～12 cm;检测前休息2 min,以便患者适应导管;以直肠或肛管内压做基线进行校准检测。肛门括约肌静息压测定,可于检查开始或结束前患者最放松时进行;灌注式导管进行肛门直肠测压时,先将导管插入肛门6 cm,再用分段外拉法,每次外拉导管1 cm(即检测插入深度为6、5、4、3、2、1 cm处的压力)重复测量肛门缩榨压、排便压及静息压;上述步骤测量完毕,重新将导管插入肛门内2～3 cm处,继续检测RAIR及直肠对容量刺激的感觉。检查完毕,拔出导管,取下EMG探头或体表电极,记录检查所见,书写报告,清洁、消毒检测导管,按使用手册维护仪器。

三、临床应用

(一)诊断肛门直肠疾病

1. **先天性巨结肠** 肛门内括约肌不规则蠕动波,强烈收缩和缺乏适应性反应,直肠肛门抑制反射消失。需要注意的是直肠肛门抑制反射存在假阴性,故需重复测压,如新生儿出现反射则排除先天性巨结肠。

2. **痔** 有症状的痔其肛管静息压、最大收缩压均升高。以出血为主要症状的痔肛管静息压高于以脱出为主的痔。Ⅲ期内痔则下降,扩肛治疗后肛管静息压显著下降,手术后可基本恢复正常。

3. **肛裂** 肛裂患者肛管静息压明显高于正常人。同时肛管收缩波可有明显增强,反映肛裂有肛门括约肌异常收缩现象,处于痉挛状态,扩肛治疗及肛门内括约肌切断术后肛管静息压显著降低。

4. **肛瘘** 高位肛瘘术前压力与正常人无明显差异。切断肛门内括约肌及耻骨直肠肌后,可见肛管随意收缩压减低,直肠肛门反射减弱,肛门失禁。而术后瘢痕过多则出现肛门不全失禁的情况,此时,水囊排出试验阳性,直肠顺应性低。挂线疗法

对肛门括约肌及直肠、肛管静息压的影响较小。

5. **直肠脱垂** 肛门外括约肌收缩压显著降低,部分患者缺乏直肠肛门反射。

6. **大便失禁** 肛管静息压降低,最大收缩压下降,直肠最大耐受容量减小,较小的直肠容积即可引出直肠肛管抑制反射,咳嗽时,肛门外括约肌反射性收缩消失。

(二)功能性便秘的检查

1. **老年性便秘** 肛管静息压降低,最大收缩压下降。

2. **盆底痉挛综合征** 排便时,肛门外括约肌或耻骨直肠肌矛盾性收缩,直肠容量阈值不正常升高。

3. **孤立性直肠溃疡综合征** 排便时肛门括约肌松弛障碍,直肠内高压、直肠球囊扩张时感觉受损。

4. **耻骨直肠肌综合征** 静息压高于正常。

5. **糖尿病** 直肠敏感性降低,自发性肛门括约肌松弛增加,测压对出口梗阻性便秘的诊断有一定意义,但必须结合排粪造影、结肠传输试验、肌电图检查等,才能全面反映患者情况。

(三)生物反馈疗法

1. **功能性便秘的生物反馈治疗** 用于治疗盆底痉挛综合征导致的便秘。

2. **大便失禁的生物反馈治疗** 用于以下原因引起的大便失禁:肛门外括约肌肌张力减弱、直肠感觉障碍、直肠受牵张刺激后肛门内、外括约肌反应协调性丧失。

(何颖华)

第七节 盆底肌电图

肌电图是应用电生理技术检测肌群自发和诱发产生的生物电活动,来了解神经及其支配肌群的功能状态。1930年Beck首次记录了人和狗的肛门括约肌电生理活动。1953年Fbyd和Walls在临床诊断中首次应用肛门括约肌肌电图。肌电图应用于肛肠科主要有两种,一种是盆底横纹肌肌电图,一种是大肠平滑肌肌电图。盆底肌电图的临床应用较多,因此本文主要讲的是盆底肌电图。盆底肌电图(electromyography of the pelvic floor)主要用于研究盆底神经肌肉的病变,主要分为两种,自发肌电图用于检测肌肉的运动功能,如检测耻骨直肠

肌失迟缓症的反常电活动；诱发肌电图主要用于检查盆底肌群支配神经的受损情况。盆底肌电图检查是研究肛肠动力学的重要辅助手段，有助于盆底疾患的诊断、治疗、术前评估和预后评价。

一、盆底肌电图检查操作定位

（一）肛门外括约肌皮下部

肛门外括约肌最易判别，其环绕肛门，位于皮下，可先通过定位括约肌间沟来定位外括约肌和内括约肌。其近肛门处为括约肌间沟，远离肛门处无其他肌性结构。示指置于肛缘，嘱患者反复轻度收缩、放松肛门，即可触及该肌肉的收缩活动。此肌肌束偏细，必须用细电极。

（二）肛门内括约肌

比较容易判别，先触摸到括约肌间沟，继续向肛门中间触摸即可触到肥厚坚实的环形肌肉，即是肛门内括约肌。由于肛门外括约肌、盆底肌等平滑肌收缩时的放电远大于肛门内括约肌放电，因此，只有在消除横纹肌电活动干扰时，才能较为准确地测得肛门内括约肌的电活动。

（三）耻骨直肠肌

示指进入肛管，指腹朝向肛管后方，可触及一肌肉环，即耻骨直肠环，嘱患者提肛时尤为明显，该环上缘为耻骨直肠肌，向前形成左右两翼，犹如"U"形，前端止于耻骨联合后方，指腹转向前时可扣及两翼之间的直肠前壁，由于前方无肌肉阻隔，故显得较后方薄弱。从肛管后方进针至肛管直肠环后方，刺入肛管直肠环上缘，打开扬声器，调整针尖的位置，直至听到清脆的肌音如机枪射击声。

（四）耻骨尾骨肌

较难到达，该肌在耻骨直肠肌两翼的外侧，可用长电极从肛周两侧3点或9点位进针，在示指引导下定位。

（五）肛门外括约肌深部

肛门外括约肌深部位于耻骨直肠肌下外方。从后中线进针，使针尖置于耻骨直肠肌的下后方肌肉丰厚处，进针较耻骨直肠肌浅。但是由于肛门外括约肌深部与耻骨直肠肌同时收缩，形态上结合在一起，准确定位较为困难。

（六）肛门外括约肌浅部

从后中线进针，将针尖置于肛门外括约肌皮下部和深部之间即可。

二、盆底肌电图检查操作

患者取侧卧位，术者戴无菌手套，消毒肛周皮肤，铺无菌洞巾，仔细触摸括约肌间沟，一手持针电极直刺入皮下，一手示指涂石蜡油进入直肠内引导定位，经针电极刺到所需检测的肌肉，进针后休息3 min，等待电活动恢复正常后，患者有痛感时必须待痛感解除后才能开始检查，用肌电图分别记录静息状态、提肛、排便时盆底各肌肉的电生理活动。

三、盆底肌电图检查内容

（一）静息状态

一般采用侧卧位，进针后需等3 min后才进行检测，假如患者仍因进针感到疼痛，可嘱患者轻提肛几次，可达到相对静息。

正常盆底肌在静息状态时呈低频率连续电活动，每秒返折数为18.7±9.7，电压较低，平均振幅为$(149.2±21.3)\mu V$。正锐波为一病理性波，代表肌肉失去神经支配。正锐波图形为一正相、主波向下的双相波，先为低幅正相尖波，随后为一延后低幅负后电位，总体形状类似"V"字形，其基本参数为：波幅一般为$50～100\mu V$，时限一般为$4～8$ ms，波形双相，先正相后负相，频率为$1～10$次/s。

（二）模拟排便

嘱患者坐于一开有直径约20 cm圆孔的椅子上，在患者直肠中置入一个带导管的乳胶球，向球中注入37℃温水直至患者有便意感，嘱患者逐渐用力排便，观察肌电活动有无减少，必要可重复数次。

正常人排便时，盆底肌电活动显著减少，每秒返折数下降至9.3±6.9，电压降低至$(51.5±16.0)\mu V$。盆底失弛缓患者，模拟排便时肌电活动不但不减少，反而增加。当检查结果显示排便时肌电活动增多时，应排除患者精神紧张、乳胶球刺激不足、进针疼痛等导致的假阳性结果。

（三）轻度收缩

轻度收缩肛门时，可出现分开的单个运动单位电位（motor unit potential，MUP），若仅有单个运动单位的电活动被记录，将重复出现振幅、间隔均一致的运动单位电位，称单纯相。MUP所反映的是单个脊髓前角细胞所支配的肌纤维或者亚运动单位的综合电位，分析时应注意其振幅（电压）、时程、波形。

1. 振幅（电压） 指运动单位电位最高正、负压之差。正常情况下一般为$200～600\mu V$。其正常值随电极与肌纤维之间的距离、不同的肌肉、同一肌肉的不同点的变化而变化。局部温度降低、缺氧均可使电压降低。肌群萎缩时,由于单位体积内肌纤维数目减少,电压可降低并伴时程缩短。

2. 时程 指运动电位起止的总时间,一般取20个运动单位电位时程的平均值。正常盆底肌运动单位电位时程为5～7.5 ms。老年者较年轻人时程轻度延长,温度降低也可使电位时程延长。

3. 波型 正常横纹肌电位以单相、双相和三相为主,可占全部的80%,超过三相以上称为多相电位,多见于老年人、疲劳、缺氧和降温。当神经或肌纤维病变时也可导致多相电位增加,这是因为神经部分受损时各肌纤维受损程度不一致,使得神经传导和肌纤维的收缩先后不一,从而产生多相波。正常横纹肌的动作电位,以单相、双相、三相者多见,双相及三相者占80%左右,超过四相者称多相电位。多相电位占10%～20%时为临界异常,超过20%肯定为异常。

（四）中度或重度收缩

随着肌肉收缩力度的加强,盆底肌肉参与的MUP也越多。中度收缩盆底肌时,有些部位电活动稀疏,有些部位的电活动密集,无法区分出单个MUP,这样单个电位和多个电位均出现者称之为混合相。当用最大力收缩肛门时,几乎全部的盆底肌均参与放电,不同部位电活动互相干扰、重叠,无法分出单个MUP,称为干扰型。若行最大用力缩肛时,仍无任何MUP出现,表明外周神经完全损伤;如仅出现单个MUP或混合相,往往提示脊髓前角细胞疾病或外周神经不完全损伤。

（五）单根肌纤维肌电图

单根肌纤维肌电图电极所用引导电极直径为25 μm,一般采用触发扫描,盆底肌单根肌纤维所产生的动作电位一般大于100 μV,为先正后负的双相波,时程1 ms,振幅比单个运动电位小,一个记录区一般仅能记录到1～2根肌纤维的动作电位。行此项检查一般需患者轻轻提肛,或直肠指诊时轻拉括约肌使盆底产生反射性收缩时记录动作电位。常用指标如下。

1. 纤维密度 记录在同一块肌肉内的20个不同的位点上大于100 μV单根肌纤维动作电位个数,其平均值称为肌纤维密度。肌纤维密度随年龄增加而增加,老年人一般多于年轻人,正常人一般可记录到1～2个肌纤维动作电位。病理情况下,当神经损伤后再生时,运动单位内肌纤维分布发生改变,不再是原来的肌内随机分布状态,而是由单个轴突成簇支配一小群肌纤维,造成肌纤维密度增加,肌电图可记录到3～10个幅度增加的多相动作电位。盆底神经损害导致的特发性粪便失禁患者一般可记录到此类肌电图。

2. 电位间歇 指的是同一运动单位内两根肌纤维分别产生动作电位的放电间隔,反映了肌纤维之间去极化阈值的差异,主要用来检查终板功能。低温、缺血时可见电位间歇增加,病理情况下多见于神经肌肉疾患,如重症肌无力。

（李国栋、何颖华）

第 七 章
肛肠疾病中医治法

第一节 内 治 法

内治法就是口服药物治疗疾病,一般适用于肛肠疾病的出血、疼痛、炎症、便秘、体虚等,或有严重并发症及不适宜手术者。肛肠疾病中医内治法是中医辨证论治体系的重要组成部分,在临床中占有重要地位。中医内科治法一般依据五行八纲理论,采用汗、和、下、消、吐、清、温、补八法;外科治法一般依据疮疡初起、成脓、溃后三个不同发展阶段采用消、托、补三法;肛肠科则依据肛肠疾病的局部病因病机为主,一般多采用清、下、消、补四法。

一、清法

所谓热者寒之,清法即是应用寒凉药物以清除热性病症的治法,适用于实热性肛肠疾病。在具体运用时,必须分清热之盛衰、火之虚实。实火,宜清热解毒。热在气分者,当清热泻火。邪入营血者,当清热凉血。阴虚火旺者,当养阴清热。

(一)清热解毒

一般用于实热阳证,如肛门直肠周围脓肿、肛乳头炎、痔疮炎性期、肛肠手术术后感染等症,表现为局部红肿热痛,可伴有发热口渴、舌红苔黄脉洪滑。

常用药物清热解毒药有蒲公英、紫花地丁、金银花、野菊花、四季青等。

代表方剂如仙方活命饮、五味消毒饮。

1. 仙方活命饮(《校注妇人良方》)

[组成]金银花、穿山甲、皂角刺、天花粉、防风、陈皮、赤芍、贝母、乳香、没药、归尾、白芷、甘草。

[用法]水煎加酒服。若上身食后服,若下身食前服。

[功用]清热解毒,消肿溃坚,活血止痛。

[主治]各类疮疡实热阳证,症见局部红肿热痛者。如肛周脓肿、痔疮肿痛炎症急发、肿瘤感染等。

[方解]大剂金银花清热解毒为君;防风、白芷疏风透邪,赤芍、归尾活血散瘀,乳香、没药消肿止痛,共为臣药;佐以贝母、花粉散结,山甲、皂刺溃坚,陈皮调畅气机,甘草调和诸药物,效佳力强,实为外科第一方。

2. 五味消毒饮(《医宗金鉴》)

[组成]金银花、野菊花、蒲公英、紫花地丁、紫背天葵子。

[用法]水煎服。

[功用]清热解毒。

[主治]各类疮疡实热阳证,症见局部红肿热痛者。

[方解]方中金银花甘寒,能清热解毒而不伤胃为君药。紫花地丁、蒲公英、天葵子、野菊花消毒散结,为治疗疔、疮、痈、疖的要药,共为臣佐。全方合用,清热解毒之力甚强。

(二)清热凉血

一般用于内痔出血、直肠息肉出血、肛裂出血、术后创面出血等病症,表现为下血色鲜,血色清亮,或滴、或喷、或渗血不止,伴有便干心烦、口渴不喜饮,舌红或紫黯苔黄腻,脉弦数或弦滑数等血热妄行之象。

清热凉血药有水牛角、鲜生地、牡丹皮、赤芍、紫草、大青叶等。

代表方剂为槐花散及犀角地黄汤、清营汤。

槐花散(《普济本事方》)

[组成]槐花、柏叶、荆芥、枳壳。

[用法]炮制后研成细末,每服清水调冲6 g,空腹服用。

[功用]清热凉血,疏风行气。

[主治]肠风便血。

[方解]槐花专清大肠湿热,凉血止血为君;侧柏叶、荆芥穗,凉血疏风为臣;佐以枳壳下气宽肠,为肛肠止血首选方。

（三）清热利湿

一般用于肛窦炎、肛乳头炎、炎性外痔、肛瘘感染、肛门湿疹、直结肠炎等病症，表现为肛门周围潮湿瘙痒、流脓渗水、大便附有黏液或脓血，伴有身热不扬，神疲乏力，食欲不振，腹胀痞满，溲黄尿赤，舌红苔黄腻，脉滑等湿热下注之象。

常用药物：燥湿药，如苍术、厚朴、半夏、陈皮等；淡渗利湿药，如萆薢、滑石、薏苡仁、茯苓、车前草等；祛风湿药，如白鲜皮、地肤子、豨莶草、威灵仙等。

代表方剂如八正散、萆薢渗湿汤、二妙丸。

1. 八正散（《太平惠民和剂局方》）

［组成］木通、瞿麦、萹蓄、车前子、栀子、大黄、滑石、甘草梢。

［用法］炮水煎服。

［功用］清热泻火，利水通淋。

［主治］湿热下注，小便涩痛，大便干燥，术后小便难、尿潴留。

［方解］木通、瞿麦、萹蓄、车前子、滑石共同利水通淋，清利湿热；栀子清泻三焦湿热；大黄泻热降火、分利前后；甘草和药缓急。

此法过用则易伤阴，故阴虚、津液亏损者宜慎用或不用，注意中病即止。

2. 萆薢渗湿汤（《疡科心得集》）

［组成］粉萆薢、薏苡仁、黄柏、赤茯苓、泽泻、通草、滑石。

［用法］水煎服。

［功用］清利湿热。

［主治］各类湿热下注之局部感染、臁疮、股癣、湿疹、皮炎者。

［方解］方中萆薢利水，分清化浊，为主药。薏苡仁利水渗湿，泽泻渗湿泄热，赤茯苓分利湿热，滑石利水通淋，通草清热利水，共为辅佐药，使下焦湿热自小便排出；再配以清热凉血、活血化瘀的牡丹皮，清膀胱湿热、泄肾经相火、解毒疗疮的黄柏，以加强清利湿热的效力。全方共奏导湿下行、清热利水的功效。

（四）清热泻火

适用于红肿或皮色不变，灼热肿痛的阳证。如热结大肠之便秘燥结之症，进而加重之肛裂、肛窦炎、肛痈复发、盆底肌综合征等病症，表现为大便硬结、努挣难下、腹满作痛、便时肛痛，可伴有牙龈肿痛、口臭、烦渴、面赤身热，舌红苔黄厚、脉数等心胃火炎之象。

清热泻火药有黄连、黄芩、栀子、石膏、知母、鸭跖草等。

代表方剂如黄连解毒汤。

黄连解毒汤（《外台秘要》引崔氏方）

［组成］黄连、黄芩、黄柏、栀子。

［用法］水煎服。

［功用］泻火解毒。

［主治］肛肠疾病阳证见三焦热盛，口燥咽干，错语不眠，吐衄发斑，舌红苔黄，脉数有力，火毒炽盛者。可用于肛窦炎。

［方解］本方为主治热毒壅盛三焦的常用方。疔、疮、痈、疖等均由热毒内蕴、气血凝滞而成。火热炽盛即为毒，故解毒必须泻火，以火主于心，宜泻其所主，故以黄连为主药，泻心火而解热毒。黄芩泻上焦之火，黄柏泻下焦之火，栀子通泻三焦之火，导火下行，共为辅助药。四药合用，苦寒直折，使火邪去而热毒得解。

在临床上，清热解毒法与清热泻火法有时不能截然分开，经常合并使用。且清热药的使用切勿太过，必须兼顾胃气。如过用苦寒，损伤胃气，将致嗳气、反酸、便溏、纳呆等症状，并将延缓创面的愈合。

二、下法

用通便药物以导便消积、宽肠通腑，使蓄积在脏腑内部的毒邪得以疏通排出，从而达到除积导滞、逐瘀散结、泻热定痛、邪去毒消目的的一种治法，所以又称为泻下、攻下、通里和通下法。适用于各类大便秘结之肛肠疾病，一般有寒下、温下、润下和攻补兼施四途。

（一）寒下

适用于大便干结，腹部胀满，按之作痛，伴口干口臭、心烦易怒、身热溲赤，甚或目赤头痛、胸胁痞满、舌红苔黄腻或黄糙、脉数有力等里实热证。

常用攻下药，如大黄、枳实、槟榔、芒硝等。

代表方剂如大承气汤、内疏黄连汤、凉膈散等。

1. 大承气汤（《伤寒论》）

［组成］大黄后下，厚朴、枳实、芒硝冲服。

［用法］水煎服。

［功用］泻热攻下。

［主治］胃肠实热蕴结之大便秘结，用于阳明腑实，热结旁流。

［方解］大黄生用后下以泻热除实。芒硝冲服以软坚润燥，用枳实、厚朴行气除痞满，古攻下之力

最为峻猛,主治痞、满、燥、实俱全之阳明腑实重症。若去芒硝,减枳实、厚朴用量,则为小承气汤,力较大承气汤为弱,为轻下热结之剂,主治痞、满、实三者俱备之阳明腑实轻证。若仅用大黄、芒硝,另加甘草者,为调胃承气汤,甘草为甘缓之品,故为缓下热结之剂,主治燥、实内结而无痞、满之证。

2. 内疏黄连汤(《外科正宗》)

[组成]木香、黄连、栀子、当归、黄芩、白芍、薄荷、槟榔、桔梗、连翘、甘草、大黄。

[用法]水煎,饭前服。

[功用]清火,泻热,通便。

[主治]大便秘结,发热烦躁,干呕饮冷,舌干口苦,脉沉实。可用于肛痈、肛漏、肛窦炎、痔疮感染、肛肠疾病术后发热等痈疽热毒属里实热证者

[方解]方中黄连清热解毒,直折火势;大黄峻下实热,荡涤肠胃,导热毒从大便而出,为主药。辅以栀子清热除烦,黄芩清热燥湿,薄荷疏解风热,连翘清热解毒。配以当归、白芍养血润肠,增水行舟;木香、槟榔疏通胃肠之气;桔梗开提肺气,肺与大肠相表里,间接疏通肠胃之气,有利于泻火通便。佐以甘草调和诸药。全方合用,清火泻热通便,使邪毒随大便通利而疏解。

(二)温下

用于大便秘结不通伴有腹满而实,或有腹痛,形寒肢冷,舌淡苔白或腻或滑,脉沉弦而紧之寒结里实之证。

常用药物如附子、肉桂、干姜、桂枝等。

代表方剂如温脾汤、大黄附子汤。

1. 温脾汤(《备急千金要方》)

[组成]大黄、附子、干姜、人参、甘草。

[用法]水煎服。

[功用]温补脾阳,攻下冷积。

[主治]脾阳不足、冷积便秘或久痢赤白之虚中夹实之证。

[方解]大黄配附子为君,大黄虽能攻里峻下、涤荡积滞,但易伤中阳,必须配以附子之大辛大热温壮脾阳,方能攻而无伤。干姜、人参共同护育中气脾阳,使阴霾得去,脾土健运。佐以甘草温中补虚兼调和诸药,使全方虚实两顾,共奏温脾补虚、攻下寒积之功。

2. 大黄附子汤(《金匮要略》)

[组成]大黄、附子、细辛。

[用法]水煎服。

[功用]温阳散寒,泻结行滞。

[主治]便秘腹痛,寒积里实,胁下痛,发热,手足厥逆,舌淡苔白腻,脉弦紧之寒邪与积滞互结肠道之证。

[方解]重用附子为君,温里散寒止痛。大黄为臣,泻下通便,涤荡积滞。细辛为佐,辛温宣通,散寒止痛,助附子温里散寒。以大黄之苦寒沉降,配附子、细辛之辛散大热,则寒性被制而通下之功犹存,为典型的去性存用方法。

(三)润下

适用于术后通便、老年肠燥或习惯性便秘,以及孕产妇属于气阴不足、津液亏耗之证。

常用润下药如瓜蒌仁、火麻仁、郁李仁、桃仁、杏仁、柏子仁、蜂蜜等。

代表方如五仁丸。

五仁丸(《世医得效方》)

[组成]桃仁、杏仁、柏子仁、郁李仁、松子仁、陈皮。

[用法]研细末,炼蜜为丸,每日 2 次,每服 9 克。

[功用]润肠通便。

[主治]津液亏虚,肠道燥涩,大便艰难,或老年或孕产、血虚阴亏之便秘肛裂之证。

[方解]五仁丸集富含油脂的五种果仁于一方,火麻仁体润多汁,为甘性平,功能润燥滑肠,兼有滋养补虚作用;郁李仁入脾、大小肠经,润燥,滑肠,下气,利水;柏子仁入心,能养心安神,止汗,润肠,对于虚烦失眠,心悸怔忡,阴虚盗汗,肠燥便秘有良效;桃仁入血分,能破血行瘀,润燥滑肠;杏仁开肺,润肺止咳,润肠通便,有提壶揭盖之用。五仁同用,相得相须,再配伍理气行滞的陈皮,润下与行气相合,善治津亏肠燥之便秘。

(四)攻补兼施

运用通里攻下法时,必须严格掌握适应证,年老体衰、妇女妊娠或月经期慎用。使用时应中病即止,不宜过剂,否则会损耗正气,反使病情恶化,易使痈疽不透,毒邪内陷。邪盛者,单以润肠缓下,则力有不逮。故体虚而邪盛者,当灵活选择攻补并重、先攻后补或先补后攻。

代表方剂如黄龙汤、增液承气汤。

1. 黄龙汤(《伤寒六书》)

[组成]大黄、芒硝、厚朴、枳实、人参、当归、桔梗、甘草。

［用法］加姜、枣，水煎服。

［功用］补气扶正，攻里通下。

［主治］热病应下失下，心下硬满，热结旁流，发热烦躁，口渴谵语，精神萎靡之气血亏虚、邪实正虚者。也用于老年性肠梗阻、肠麻痹等症。

［方解］以大承气汤之大黄、芒硝、厚朴、枳实峻下热结，解除痞、满、燥、实，以人参、当归补益气血，少佐桔梗升提，甘草、姜、枣补虚而调和诸药。攻下力宏，为短时急用，攻补兼施经典方。

2. **增液承气汤（《温病条辨》）**

［组成］玄参、麦冬、细生地、大黄、芒硝。

［用法］水煎服。

［功用］养阴润燥，泻热通便。

［主治］阳明温病，阴分大亏，肠道热结，燥屎不行之阴伤便秘者。

［方解］以增液汤之大剂玄参、麦冬、细生地养阴清热，以大黄、芒硝直下燥屎热结，攻补兼施，条理分明。

三、消法

消法是运用不同的治疗方法和方药，使邪毒消散，不使结聚形成的治法。此法适用于尚未成脓的初期肿疡和非化脓性肿块性疾病，该法可使患者免受溃脓、手术之苦，而又能缩短病程，故古人有"以消为贵"的说法。由于肛肠科疾病的致病原因不同，病机转化有别，症状表现各异，因而在具体应用消法时，要灵活针对病种病位、病因、病机、病情，分别运用合适的方药。如表邪者解表，里实者通里，热蕴者清热，寒凝者温通，痰浊者祛痰，湿阻者理湿，气滞者行气，血瘀者化瘀，癥瘕者消癥等，都属于消散之法。消法除消散外，还有消导之意，若食滞肠胃，腑气不通，可用消食导滞之法。

消法是中医外科一切肿疡初起的治法总则，在肛肠科中，一般常用以下五法。

（一）消水散肿

用于痔疮水肿或肛肠疾病术后水肿、肉芽组织增生，症见局部肿胀，渗液量多，肉芽虚浮不鲜，伴有尿少，苔白腻脉濡。肛肠疾病中由水湿之邪而致者，多夹热，其次夹风、夹寒，因此要灵活结合清热、祛风、散寒等法，以达到治疗目的。

常用药物如苍术、厚朴、半夏、陈皮、萆薢、滑石、薏苡仁、茯苓、车前草、白鲜皮、地肤子、豨莶草、威灵仙等。

代表方剂如二妙丸、萆薢渗湿汤、五神汤、龙胆泻肝汤等。

五神汤（《辨证录》）

［组成］茯苓、金银花、牛膝、车前子、紫花地丁。

［用法］水煎服。

［功用］清热利湿。

［主治］委中毒、附骨疽、肛周脓肿等由湿热凝结而成者。

［方解］方中茯苓健脾利水渗湿为君，湿祛则热易清。辅以金银花、紫花地丁清热解毒，热清则湿易祛。佐以车前子加强清热利湿功效。牛膝引药下行，兼有活血行血作用为使药。本方清利结合，对下部湿热结聚而成的疮疡，有利湿清热、行血散结之功效。

（二）消滞行气

用理气的药物使气机流畅、气血调和，从而达到消肿散坚止痛效果的一种治法。

气血凝滞是肛肠科病理变化中的一个重要环节，局部的肿与痛即是由气血凝滞所致，故肛肠疾患由气血凝滞者最为多见。气为血帅，血随气行，气行则血行，所以行气法多与活血药配合使用。气滞不行多由肝气郁结，故多用疏肝解郁法，使肝气条达，气机舒畅，气血流行有常。适用气机郁滞所致之肿块坚硬，不红不热，或肿势皮紧内软，随喜怒而消长，如炎性外痔、肛门炎、肛窦炎、便秘等病。

消滞行气药多香燥辛温，易耗气伤阴，故气虚、阴虚或火盛的患者慎用。此外，消滞行气法在临床上常与其他消法配合使用。

常用药物有柴胡、香附、青皮、陈皮、木香、乌药、川楝子、延胡索等。

代表方剂如逍遥散或清肝解郁汤。

清肝解郁汤（《外科正宗》）

［组成］当归、白芍、川芎、生地、陈皮、半夏、香附、贝母、茯神、青皮、远志、桔梗、苏叶、栀子、木通、生甘草。

［用法］水煎服。

［功用］清肝解郁，行滞散结。

［主治］一切忧郁气滞，或癥或瘕，不疼不痒，久之渐渐作痛之症。可用于炎性外痔、肛窦炎、便秘等病。

［方解］方中香附疏肝解郁，青皮疏肝破滞，为主药。辅以当归、白芍、生地、川芎养血柔肝。配以陈皮、半夏、茯神、甘草健脾和胃，化痰宁心；贝母、远志、桔梗化痰消核、散结消肿，桔梗又可载药上

行,与二陈汤相伍,意在消除痰气相结之肿块;栀子清肝,苏叶散火,两药相伍,清肝散火。用少许木通,清利湿热,令郁火由小便排出。

（三）消瘀活血

用活血散瘀的药物,使经络疏通,血脉调和流畅,从而达到消肿止痛目的的一种治法。一般可用于内痔嵌顿、外痔发作、血栓形成、直肠肿瘤等病症。症见局部肿物紫黯肿胀、疼痛,便血不鲜,便秘不畅,舌黯有瘀斑,脉涩。

消瘀活血在临床上常需与其他治法合并应用。若有寒邪者,宜与祛寒药同用;血虚者,宜与养血药同用;痰、气、瘀互结为患,宜与理气化痰药同用。消瘀活血的药品,一般性多温热,所以火毒炽盛的疾病慎用,以防助火;对气血亏损者,破血药也不宜过用,以免伤血。

常用药物有桃仁、红花、当归、赤芍、丹参、川芎、泽兰等。

代表方剂如桃核承气汤、活血化坚汤。

1. 桃核承气汤（《伤寒论》）

[组成]大黄、芒硝、桃仁、桂枝、甘草。

[用法]水煎服。

[功用]泻下逐瘀。

[主治]下焦蓄血证,少腹拘急,小便自利,痔疮肿痛,血栓形成,脉沉实或涩。

[方解]方中桃核破血行瘀,配合调胃承气汤之大黄、芒硝、甘草通里攻下,泻热软坚。桂枝辛温,活血通络,既可协助桃仁增强其活血化瘀之力,又能引导泄气分之热的调胃承气汤荡涤血中之热。桂枝与大黄、芒硝相反相成,桂枝得大黄、芒硝则温通而不助热;大黄、芒硝得桂枝则寒下而不凉遏。若不反佐桂枝,单纯使用泻热活血之品,由于寒性凝滞,则蓄血胶固之性难开;反佐桂枝瘀血得行,再配以泻热活血之品,可荡涤热瘀之血。诸药相配,共奏破血下瘀之效。

2. 活血化坚汤（《外科正宗》）

[组成]防风、赤芍、归尾、天花粉、金银花、贝母、川芎、皂角刺、桔梗、僵蚕、厚朴、五灵脂、陈皮、甘草、乳香、白芷。

[用法]水煎服。

[功用]活血祛瘀,化坚消肿。

[主治]瘰疬及瘿、瘤、痰核、肛痈等肿疡初起未溃脓者及肛肠术后肿痛难忍等。

[方解]方中归尾、赤芍活血散瘀,川芎行气活血,乳香活血止痛,五灵脂散瘀止痛,皂角刺消肿托毒,合而用之,活血祛瘀、消肿止痛之力颇强,是方中主药。其他如防风、僵蚕、白芷祛风散结、化痰消肿,贝母、天花粉、桔梗化痰散结,厚朴、陈皮理气下气,金银花、甘草清热解毒,共为辅药,可祛风化痰、散结消肿。瘰疬、痰核、瘿、瘤等肿疡的致病原因,多与血瘀、气滞、痰凝有关,故本方首先重用活血化瘀药,使血行瘀散,络脉畅通,自然肿消痛止;其次,用理气化痰药,气行则血行,理气药也有利于活血散瘀。凡气、血、痰互结所致之肿物,均可使之消散。

（四）消坚溃结

用于痔、漏、痈、疡,症见局部肿硬坚敛不散、腐肉瘀血聚积不化,尤其是抗生素使用不当,正邪交争,炎症胶着不消者。用于痈疡脓成不溃,须与托法合用。

常用药物有桃仁、红花、当归、赤芍、丹参、川芎、泽兰、三棱、莪术、黄芪、党参、白术、当归、白芍、穿山甲、皂角刺等。

代表方剂如透脓散、托里消毒散。

1. 透脓散（《外科正宗》）

[组成]生黄芪、穿山甲、当归、皂角刺。

[用法]水煎服,黄酒为引,脓破停服。

[功用]托里透脓。

[主治]肛痈脓肿,脓成未溃。

[方解]黄芪生用益气托毒为主药,辅以当归、川芎活血和营,穿山甲、皂角刺消散穿透,直达病所,软坚溃脓,全方共奏托毒溃脓之功效。本方适用于实证,因此使用时也可去黄芪,以免益气助火。

2. 托里消毒散（《医宗金鉴》）

[组成]人参、黄芪、当归、川芎、芍药、白术、茯苓、白芷、皂角刺、桔梗、金银花、甘草。

[用法]水煎服。

[功用]补益气血,托毒消肿。

[主治]用于肛旁脓肿、术后感染体虚邪盛,脓毒不易外达者。

[方解]人参、黄芪、茯苓、白术益气托毒;当归、芍药、川芎养血活血,气行血畅,正气充盛,则利于托里排毒;金银花、甘草清热解毒;白芷、皂角刺止痛排脓。合而用之,既可托毒外出,又可消肿解毒,故名托里消毒散。

（五）消食导滞

用于食伤肠胃,运化失司,症见腹满痞胀,嗳腐吞酸，口臭齿龈，腹痛肠鸣，呕吐泄泻，舌苔厚浊腻、脉滑。

常用药物有山楂、陈皮、半夏、茯苓、六曲、莱菔子、谷麦芽、鸡内金、枳实等。

代表方剂如保和丸、枳实导滞丸。

保和丸（《丹溪心法》）

［组成］山楂、六曲、半夏、茯苓、陈皮、连翘、莱菔子。

［用法］上药研末，水泛为丸。每次 6～9 g，每日 2～3 次。

［功用］消食和胃。

［主治］一切食积。

［方解］山楂、六曲消食化积为主，半夏、茯苓、陈皮化痰浊、清积滞从之，莱菔子宽肠破气，导气下行。因食积内停日久，必生郁热，故佐以味苦微寒之连翘，既可散结消积，又可清解郁热，一举两得。

四、补法

用补虚扶正的药物，使体内气血充足，消除各种虚弱现象，恢复人体正气，补益法通常分为益气、养血、滋阴、温阳等四法。

（一）补中益气

用于小儿、老人、孕产妇即体质虚弱、中气不足、气虚下陷者，面色㿠白，舌淡苔白，脉弱，如直肠脱垂、痔核脱出不收、肛门溢液时时、大便失禁、出口梗阻性便秘努挣不出、慢性泄泻等。

常用药物以益气药为主，如党参、黄芪、白术、茯苓、黄精、白扁豆、薏苡仁、山药等。

代表方剂如四君子汤、补中益气汤等。

1. 四君子汤（《太平惠民和剂局方》）

［组成］人参、白术、茯苓、甘草。

［用法］水煎服。

［功用］益气健脾。

［主治］一切气虚之证。

［方解］以人参大补元气为君，健脾养胃，以资生化；白术苦温燥湿为臣，健脾益气，助人参补中益气；茯苓甘淡渗湿为佐，健脾宁神，与白术配伍又可增加除湿之力；甘草补中和胃为使，调和诸药。全方调理分明，精干实用，为治疗气虚的基本方。若加陈皮行气和胃，则名为异功散，可治疗气虚夹滞之证；若再加半夏化痰，则成六君子汤，可祛痰止呕；在六君子汤的基础上再加香附、砂仁，则为香砂六君汤，有和胃理气止痛之用。

2. 补中益气汤（《丹溪心法》）

［组成］黄芪、人参、白术、炙甘草、当归、陈皮、升麻、柴胡。

［用法］水煎服。

［功用］益气升阳，调补脾胃。

［主治］用于脾胃气虚，中气下陷，内脏脱垂，脱肛久泻，妇女阴挺。

［方解］黄芪补中益气兼能固表为君，人参、白术、炙甘草健脾益气，固本升清为臣，陈皮理气，当归和血，共为佐药，升麻、柴胡升举下陷之气为使。全方共奏补中益气、升阳举陷之功。

（二）补血行气

用于血虚之证，如痔疾下血日久，直肠息肉长期出血，直肠肿瘤精血内耗即术后大出血等。若症见面色苍白，唇舌爪甲淡白，头晕心悸，气短神疲，舌淡苔少，脉细涩等。

常用养血药如当归、熟地、白芍、鸡血藤、龙眼、桂圆、大枣等。

代表方剂如四物汤、当归补血汤等。

1. 四物汤（《仙授理伤续断秘方》）

［组成］当归、熟地、白芍、川芎。

［用法］水煎空心热服。

［功用］补血和血。

［主治］一切血虚之证。

［方解］当归补血和血调经为君，熟地滋肾补血、荣养胞宫为臣，川芎辛窜，入血分理血中之气，白芍敛阴养血，共施补血调血，补而不腻之用，为养血基本方。

2. 当归补血汤（《内外伤辨惑论》）

［组成］黄芪、当归。

［用法］水煎服。

［功用］益气养血。

［主治］血虚，血去气衰、气不摄血之证。

［方解］名为当归补血汤，实则重用黄芪，大补脾肺之气，以资气血之源，益气以生血，当归少量以益血和营。

（三）补肾壮阳

用于肾阳不足，症见腰膝酸软，虚弱无力，形寒肢冷，半身冷痛，大便溏薄，五更泄泻，舌淡苔白，脉沉弱。如慢性非特异性溃疡性结肠炎患者。

常用温阳药如附子、肉桂、仙茅、淫羊藿、巴戟肉、鹿角片等。

代表方剂如四神丸、右归丸等。

1. 四神丸(《校注妇人良方》)

[组成] 炒五味子、肉豆蔻、吴茱萸、补骨脂。

[用法] 姜、枣煎熟取肉和药末合成丸,空腹盐汤送服。

[功用] 温肾暖脾,固肠止泻。

[主治] 脾虚肾寒,五更泄泻等症。

[方解] 五更泄泻来源于命门火衰,脾运衰极,故以补骨脂为君,温补命门,壮火益土;肉豆蔻双温脾肾,涩肠止泻为臣;吴茱萸温脾暖胃,散寒除湿,合五味子酸敛固涩,共为佐药;再配以生姜祛寒散水,大枣滋养脾胃为使,全方得以益肾养脾,火内生土。

2. 右归丸(《景岳全书》)

[组成] 熟地、山茱萸、山药、鹿角胶、菟丝子、杜仲、枸杞子、当归、肉桂、附子。

[用法] 熟地蒸烂杵膏,和他药末合成丸,早晚空腹盐汤送服。

[功用] 温补肾阳,填精补血。

[主治] 肾阳不足,命门火衰,症见久病气虚神疲,畏寒肢冷,大便不臭甚或完谷不化。

[方解] 熟地填精补髓为君,山茱萸益肝、山药健脾,配以肉桂、附子温补肾阳为臣,以阴生阳长,阴旺阳复,为阴中求阳之理。更合以鹿角胶、菟丝子、枸杞子、杜仲健骨补髓,全方阴阳互根,化源不绝,且纯补无泻,极有特色。

(四)养阴润燥

用于燥热之邪伤及肠胃津液,症见大便干结,口臭尿赤,舌红苔黄,脉细或滑实。如肛裂病之惧痛畏便,老年人血虚内结、大便燥结者。滋阴药如生地、玄参、麦冬、女贞子、墨旱莲、玉竹、石斛等。

代表方剂如六味地黄丸、增液汤等。

六味地黄丸(《小儿药证直诀》)

[组成] 熟地、山茱萸、山药、泽泻、牡丹皮、茯苓。

[用法] 炼蜜为丸,空心温水化服,每丸9g,每日2次。

[功用] 滋肾阴,补肝血。

[主治] 肝肾阴虚证。

[方解] 熟地为君,滋肾益髓以养肾;山茱萸补肝、山药健脾为臣;泽泻配熟地以清肾浊,牡丹皮配山茱萸以泻肝火,茯苓配山药以渗湿健脾。肾、肝、脾三补配三泻,为养阴基本方。加枸杞子、菊花则成杞菊地黄丸,能养阴明目;加知母、黄柏则成知柏地黄丸,加大降虚火力度;加五味子则成都气丸,能滋肾纳气;再加石菖蒲、磁石则成左慈丸,能治疗耳鸣、耳聋。

所谓补法,无外乎气血阴阳,而气血阴阳无外乎互根互用,牵一发而动全身,阳虚血虚者气必不足,气不足者多兼阴血不足甚或肾阳不旺,应用补法时宜洞见本源。如肛门病中小儿、老年人的脱肛,属气虚下陷,可用补中益气汤以补气升提;如失血过多者,每能伤气,气虚更无以摄血,故必须气血双补;又如孤阴则不生,独阳则不长,阴阳互根,故温阳法中每佐一二味滋阴之品,滋阴法中常用一二味温阳药。此外,一般感染性病灶溃脓、切排或肛肠手术后多不用补法,如需应用,也多以清热养阴醒胃方法,当确显虚象之时方加补益之品。补益法若用于毒邪炽盛,正气未衰之时,不仅无益,反有助邪之弊。若火毒未清而见虚象者,当以清理为主,佐以补益之品,切忌大补。若元气虽虚,胃纳不振者,应先以健脾醒胃为主,尔后再进补。

总之,肛肠科疾病的治疗,仍以外治手术为主,但在一些特定情况下,内治法也能起到重要作用。各种内治疗法,虽每法均各有其适应证,但病情的变化错综复杂,在具体运用时需数法合并使用。因此,治疗时应根据全身和局部情况、病程阶段,按病情的变化和发展,抓住主要矛盾,辨证选方用药,才能取得满意的治疗效果。

(朱焜)

第二节　外治法

外治法是运用药物和手术或配合一定的器械等,直接作用于患者体表某部或病变部位以达到治疗目的的一种治疗方法。外治法是指与内治法相对而言的法则。《理瀹骈文》说:"外治之理,即内治之理;外治之药,即内治之药。所异者法耳。"指出了外治法与内治法只是在给药途径上的不同,外治法使药物直接作用于皮肤和黏膜,通过局部吸收,从而达到治疗目的,这是外科独具而必不可少的重要治法,正如《医学源流论》所说:"外科之法,最重外治。"

外治法的运用同内治法一样,要进行辨证施治,根据疾病不同的发展过程,选用不同的治疗方法;对不同的证候,采用不同的处方。肛肠科常用的外治法一般为熏洗法、敷药法、灌肠法、枯痔法、注射法和手术疗法。

一、熏洗法

又称坐浴法，将药物水煎或开水冲浸后，熏洗局部，以达到治疗效果。一般以药物加水煮沸，先熏后洗，或以毛巾蘸药汁热敷，冷则再换。古文献中称之为"气熨""溻渍"或"淋洗"等。《五十二病方》中即录有"气熨"之法。该法运用广泛，能疏通腠理，解毒消肿，活血通络，行气止痛，祛风燥湿，杀虫止痒，生肌敛创，且起效迅速，疗效显著。适用于脱垂、嵌顿、水肿、血栓、痔漏急性发作或肛肠疾病术后红肿热痛之炎症等。

临床运用时，依据病位、病因的不同，通过辨证论治，选择药物，配伍成方，组方思路与内治法相通。

（一）祛风燥湿，杀虫止痒

用于肛门潮湿瘙痒者。

常用药物有蛇床子、苦参、黄柏、地肤子、白鲜皮等。

代表方剂有苦参汤。

苦参汤（《疡科心得集》）

〔组成〕苦参、蛇床子、白芷、金银花、菊花、黄柏、地肤子、大菖蒲。

〔用法〕水煎去渣，临用时还可加猪胆汁4～5滴，先熏后洗。

〔功用〕祛风除湿，杀虫止痒。

〔主治〕肛门潮湿瘙痒之湿疮、阴痒、阴蚀、白疕、麻风等。

（二）清热解毒，消肿止痛

用于热毒蕴结之局部红肿热痛等急性发作。

常用药物有金银花、蒲公英、马齿苋、朴硝、赤芍、瓦松等。

代表方剂如祛毒汤。

祛毒汤（《外科大成》）

〔组成〕瓦松、马齿苋、生甘草、文蛤、川椒、防风、苍术、葱白、枳壳、侧柏叶、朴硝。

〔用法〕煎汤熏洗。

〔功用〕清热解毒，消肿止痛。

〔主治〕肛门肿痛。

（三）清热燥湿，活血消肿

用于湿热下注之红肿热痛。

常用药物有荆芥、防风、苍术、黄柏、五倍子等。

五倍子汤（《疡科选萃》）

〔组成〕五倍子、朴硝、桑寄生、莲房、荆芥。

〔用法〕煎汤熏洗。

〔功用〕消肿止痛，愈创止血。

〔主治〕痔疮脱垂、脱肛、肛瘘等。

（四）活血化瘀，软坚散结

用于局部肿块及瘢痕疙瘩等。

常用药物有泽兰、当归、赤芍、皂角刺、红花、虎杖等。

熏洗法一方面通过药物直接作用于局部，靠直接渗透吸收起效。另一方面，高温环境能促进血液循环，增强新陈代谢，改善局部功能，促进创面修复。此外，熏洗本身就是一种很好的清创手段，可以控制病变范围，减少不良刺激。所以熏洗方剂一般都要适当应用活血解毒、温经通脉药物，并且浸泡应不少于15 min。

需要指出的是，选择熏洗法时应注意保护局部皮肤，所以浸泡时间不宜过长。熏洗完毕后，应及时以清水洗净，防止药物残留。清水洗净并拭干后，可以涂抹少量油脂类药物，如尿素霜，或婴儿护肤品。

二、敷药法

使用药膏、药粉或其他中药剂型制剂，外敷或外涂于患部，以达到提毒、消肿、化腐、生肌等功效。一般肛肠病的治疗，于每次大便后，先熏洗坐浴，再施以敷药。常用于肛门肿痛、皮肤湿烂瘙痒等病症，以及术后常规换药和术后并发症的治疗。由于敷药法能直接作用于病变局部，所以有较好的治疗效果。有膏药、油膏、箍围药、掺药、草药等。

（一）膏药

膏药古代称薄贴，现称硬膏。膏药是按配方用若干药物浸于植物油中煎熬，去渣存油，加入黄丹再煎，利用黄丹在高热下经过物理变化，凝结而成的制剂，俗称药肉；也有不用煎熬，经捣烂而成的膏药制剂，再用竹签将药肉摊在纸或布上。膏药总的作用，因其富有黏性，敷贴患处，能固定患部，使患部减少活动；保护溃疡疮面，可以避免外来刺激和细菌感染；膏药使用前加温软化，趁热敷贴患部，使患部得到较长时间的热疗，改善局部血液循环，增加抗病能力。至于具体的功用，则依据所选药物的功用不同，对肿疡起到消肿定痛的作用，对溃疡起到提脓去腐、生肌收口的作用。

〔适用证〕一切疮疡初起、已成、溃后各个阶段，均可应用。

〔用法〕由于膏药方剂的组成不同，运用的药物有温、凉之异,所以在应用时就有各种不同的适应证。如太乙膏性偏清凉,功能消肿、清火、解毒、生肌,适用于阳证,为肿疡、溃疡通用之方。阳和解凝膏性偏温热,功能温经和阳、祛风散寒、调气活血、化痰通络,适用于阴证疮疡未溃者。千捶膏性偏寒凉,功能消肿、解毒、提脓、去腐、止痛,初起贴之能消,已成贴之能溃,溃后贴之能去腐,适用于一切阳证疮疡。咬头膏具有腐蚀性,功能蚀破疮头,适用于肿疡脓成,不能自破,以及患者不愿接受手术切开排脓者。

此外,膏药摊制的形式有厚薄之分,在具体运用上也各有所宜。如薄型的膏药,多适用于溃疡,宜于勤换;厚型的膏药,多适用于肿疡,宜于少换,一般 5～7 d 调换 1 次。

[注意点]凡疮疡使用膏药,有时可能引起皮肤焮红,或起丘疹,或发生水疱,瘙痒异常,甚则溃烂等现象,这是因为皮肤过敏,形成膏药风(接触性皮炎);或溃疡脓水过多,由于膏药不能吸收脓水,淹及疮口,浸淫皮肤,而引起湿疮。凡见此等情况,可以改用油膏或其他药物。此外,膏药不可去之过早,否则疮面不慎受伤,再次感染,复致溃腐,或使疮面形成红色瘢痕,不易消退,有损美观。膏药虽是中医外科重要剂型,但由于膏药敷贴面积较大,肛肠科使用不便,一般较少应用。

（二）油膏

油膏是将具有一定治疗作用的中药加工成细粉,或经溶媒提取后浓缩成的流浸膏,加入适宜的基质,均匀混合制成的一种半固体制剂,现称软膏。目前,油膏的基质有猪脂、羊脂、松脂、麻油、黄蜡、白蜡以及凡士林等。在应用上,其优点有均匀、细腻、柔软、滑润、稠度适宜、易于涂布、无板硬黏着不舒的感觉,尤其对病灶在凹陷折缝之处者,或大面积的溃疡,使用油膏更为适宜,故近代医者常习用油膏来代替膏药。

[适应证]适用于各类肛门病及术后换药。

[用法]由于油膏方剂的组成不同,疾病的性质和发病阶段各异,其具体运用时应有针对性进行选择。如金黄油膏、玉露油膏适用于肛门周围阳证痈疽早期。冲和膏适用于半阴半阳证。回阳玉龙油膏适用于阴证。生肌玉红膏功能活血去腐、解毒止痛、润肤生肌收口,适用于一切腐肉未脱,新肉未生之创面,或日久不能收口者。红油膏功能防腐生肌,适用于一切溃疡。生肌白玉膏功能润肤生肌收

敛,适用于肛裂、创面不收者。疯油膏功能润燥杀虫止痒,适用于牛皮癣、慢性湿疮、皲裂等。青黛散油膏功能收湿止痒、清热解毒,适用于急慢性湿疮及肛肠病术后换药过敏者。消痔膏功能消痔退肿止痛,适用于内痔、赘皮外痔、血栓痔等出血、水肿、疼痛之症。

[注意点]凡皮肤湿烂,疮口腐化已尽,摊贴油膏,应薄而勤换,以免脓水浸淫皮肤,不易干燥。目前调制油膏大多应用凡士林,凡士林系矿物油,也可刺激皮肤引起皮炎,如见此等现象应改用植物油或动物油,或改为散剂;若对药物过敏者,则改用其他药。油膏用于溃疡腐肉已脱、新肉生长之时,摊贴宜薄,若过于厚涂则使肉芽生长过剩而影响疮口愈合。

（三）箍围药

箍围药古称敷贴,是借药粉具有箍集围聚、收束疮毒的作用,从而促使肿疡初起轻者可以消散;即使毒已结聚,也能促使疮形缩小,趋于局限,达到早日成脓和破溃;就是在破溃后,余肿未消者,也可用它来消肿,截其余毒。

[适应证]凡肛周痈疡不论初起、成脓及溃后,肿势散漫不聚,而无集中之硬块者,均可使用本法。

[用法]由于箍围药的药性有寒、热的不同,所以在应用时也应分别使用,才能收到预期效果;如金黄散、玉露散药性寒凉,功能清热消肿、散瘀化痰,适用于红、肿、热、痛的一切阳证。金黄散对肿而有结块者,尤其对急性炎症控制后形成慢性迁移性炎症、炎性僵块等更为适宜。

玉露散能凉血、清热、消肿,对焮红、灼热、漫肿无块等病有效。回阳玉龙膏药性温热,功能温经活血、散寒化痰,适用于不红不热的一切阴证。冲和膏药性平和,功能行气疏风、活血定痛、散瘀消肿,适用于疮形肿而不高,痛而不甚,微红微热,介于阴阳之间的半阴半阳证。

[调制法]总的原则是将箍围药粉与各种不同的液体调剂制成糊状的制剂。调制液体多种多样,临床应根据疾病的性质与阶段不同,正确选择使用。以醋调者,取其散瘀解毒;以酒调者,取其助行药力;以葱、姜、韭、蒜捣汁调者,取其辛香散邪;以菊花汁、丝瓜叶汁、银花露调者,取其清凉解毒;以鸡子清调者,取其缓和刺激;以油类调者,取其润泽肌肤。如上述液体取用有困难时,则可用冷茶汁加白糖少许调制。总之,阳证多用菊花汁、银花露或

冷茶汁调制,半阴半阳证多用葱、姜、韭捣汁或用蜂蜜调制,阴证多用醋、酒调敷。目前临床上对阳证及半阴半阳证常以凡士林调制成油膏使用。

敷贴法用于外疡初起时,宜敷满整个病变部位。若毒已结聚,或溃后余肿未消,宜敷于患处四周,不要完全涂布。敷贴应超过肿势范围。

[注意点] 凡肛周痈疡初起,肿块局限者,一般宜用消散药。阳证不能用热性药敷贴,以免助长火毒;阴证不能用寒性药敷贴,以免寒湿痰瘀凝滞不化。箍围药敷后干燥之时,宜时时用液体湿润,以免药物剥落及干板不舒。

(四)掺药

将各种不同的药物研成粉末,根据制方规律,并按其不同的作用,配伍成方,用时掺布于膏药或油膏上,或直接掺布于病变部位,谓之掺药,古称散剂,现称粉剂。掺药的种类很多,用来治疗外科疾患,范围很广,不论溃疡和肿疡,消散、提脓、收口等均可应用。由于疾病的性质和阶段不同,应用时应根据具体情况选择用药,可掺布于膏药上、油膏上,或直接掺布于疮面上,或黏附在纸捻上再插入疮口内,或将药粉时时扑于病变部位,以达到消肿散毒、提脓去腐、腐蚀平胬、生肌收口、定痛止血、收涩止痒、清热解毒等目的。

掺药配制时,应研极细,研至无声为度。其植物类药品,宜另研过筛;矿物类药品,宜水飞;麝香、樟脑、冰片、朱砂粉、牛黄等香料贵重药品,宜另研后下,再与其他药物和匀,制成散剂方可应用,否则用于肿疡药性不易渗透,用于溃疡容易引起疼痛。有香料的药粉最好以瓷瓶贮藏,塞紧瓶盖,以免香气走散。近年来经过剂型的改革,将药粉与水溶液相混合制成洗剂,将药物浸泡于乙醇溶液中制成酊剂,便于患者应用。

1. 消散药 具有渗透和消散作用,掺布于膏药或油膏上,贴于患处,可以直接发挥药力,使疮疡蕴结之毒移深居浅,肿消毒散。

[适应证] 适用于肛痈初起,尚未成脓而肿势局限于一处者。

[用法] 阳毒内消散、红灵丹有活血止痛、消肿化痰之功,适用于一切阳证。阴毒内消散、桂麝散、黑退消有温经活血、破坚化痰、散风逐寒之功,适用于一切阴证。

[注意点] 若病变部肿势不局限者,选用箍围药较宜。

2. 提脓去腐药 具有提脓去腐的作用,能使疮疡内蓄之脓毒早日排出,腐肉迅速脱落。一切外疡在溃破之初,必须先用提脓去腐药。若脓水不能外出,则攻蚀越深,腐肉不去则新肉难生,不仅增加患者的痛苦,并影响疮口的愈合,甚至造成病情变化而危及生命。因此,提脓去腐是处理溃疡早期尤其是肛漏术后的一种基本方法。

[适应证] 凡肛痈初期,脓栓未溶,腐肉未脱;或脓肿已溃,脓水不净,新肉未生;或漏管滋水淋漓;或肛痈切排、肛瘘切开术后,均宜使用。

[用法] 提脓去腐的主药是升丹,升丹以其配制原料种类多少的不同,而有小升丹和大升丹之分。小升丹又称三仙丹,其配制的处方中只有水银、火硝和明矾三种原料。大升丹的配制处方除上述三种药品外,尚有皂矾、朱砂(硫化汞)、雄黄(三硫化二砷,含砷70%)及铅等。升药又可依其炼制所得成品的颜色而分为"红升"和"黄升"两种。两者的物理性质、化学成分、药理作用和临床用法等大同小异。升丹是中医肛肠科中常用的一种药品,现代科学证明,升丹化学成分主要为汞化合物如氧化汞、硝酸汞等,红升丹中还含有氧化铅,其中汞化合物有毒,有杀菌消毒作用。药理研究证实,汞离子能和病菌呼吸酶中的硫氢基结合,使之固定而失去原有活动力,终致病原菌不能呼吸趋于死亡;硝酸汞是可溶性盐类,加水分解而成酸性溶液,对人体组织有缓和的腐蚀作用,可使与药物接触的病变组织蛋白质凝固坏死,逐渐与健康组织分离而脱落,具有"去腐"作用。目前采用的是一种小升丹,临床使用时,若疮口大者,可掺于疮口上;疮口小者,可黏附在药线上插入;亦可掺于膏药、油膏上盖贴。若纯粹是升丹,因药性太猛,须加赋形药使用,常用的如九一丹、八二丹、七三丹、五五丹、九黄丹等。在腐肉已脱、脓水已少的情况下,更宜减少升丹含量。此外,尚有不含升丹的提脓去腐药,如黑虎丹,可用于对升丹有过敏者。

[注意点] 升丹属有毒刺激药品,凡对升丹过敏者应禁用;对大面积疮面,应慎用,以防过多的吸收而发生汞中毒。凡见不明原因的高热、乏力、口有金属味等汞中毒症状时,应立即停用。若病变在眼部、唇部附近者,宜慎用,以免强烈的腐蚀有损容貌。此外,升丹放置陈久使用,可使药性缓和而减轻疼痛。升丹为汞制剂,宜用黑瓶贮藏,以免氧化变质。

3. 腐蚀药与平胬药　腐蚀药又称追蚀药,具有腐蚀组织的作用,掺布患处,能使疮疡不正常的组织得以腐蚀枯落。平胬药具有平复胬肉的作用,能使疮口增生的胬肉回缩。

[适应证]凡肿疡在脓未溃时,或痔疮、息肉等病;或溃疡破溃以后,疮口太小,引流不畅;或疮口僵硬,或胬肉突出,或腐肉不脱等妨碍收口时,均可使用。

[用法]由于腐蚀平胬成方的药物组成不同,药性作用有强弱,因此在临床上需根据其适应证而分别使用。如白降丹,适用于溃疡疮口太小,脓腐难去,用桑皮纸或丝绵纸做成裹药,插入疮口,使疮口开大,脓腐易出;如肿疡脓成不能穿溃,同时素体虚弱,而不愿接受手术治疗者,也可用白降丹少许,水调和,点放疮顶,代刀破头;其他如肛周赘疣,点之可以腐蚀枯落。三品一条枪插入患处,能腐蚀漏管,也可以蚀去内痔。平胬丹适用于疮面胬肉突出,掺药其上,能使胬肉平复。

[注意点]腐蚀药一般含有汞、砒成分,因汞、砒的腐蚀力较其他药物大,在应用时必须谨慎。尤其肛肠病患黏膜柔嫩之处,不宜使用过烈的腐蚀药物。即使需要应用,必须加赋形药减低其药力,或加以隔离,以免伤及周围正常组织,待腐蚀目的达到,即应改用其他提脓去腐或生肌收口药。对汞、砒过敏者,则应禁用。

4. 生肌收口药　具有解毒、收涩、收敛、促进新肉生长的作用,掺布疮面能使疮口加速愈合。疮疡溃后、肛裂初期或肛肠病术后,脓水将尽,腐脱新生,若仅靠机体的修复能力来长肉收口则较为缓慢。因此,生肌收口也是处理溃疡的一种基本方法。

[适应证]凡溃疡腐肉已脱、脓水将尽,肛裂初期或痔疾术后。

[用法]常用的生肌收口药,如生肌散、八宝丹、复方珠黄散等,不论阴证、阳证,均可掺布于疮面上应用。

[注意点]脓毒未清、腐肉未净时,若早用生肌收口药,则不仅无益,反增溃烂,延缓治愈,甚至引起迫毒内攻之变。若已成漏管之证,即使用之,勉强收口,仍可复溃,此时需配以手术治疗,方能达到治愈目的。若溃疡肉色灰淡而少红活,新肉生长缓慢,则宜配合内服药补养和食物营养,内外兼施,以助新生。

5. 止血药　具有收涩凝血的作用,掺布于出血之处,外用纱布包扎固定,可以促使创口血液凝固,达到止血的目的。

[适应证]适用于疮口或创面出血、肛裂,凡属于小络损伤而出血者,可以使用。

[用法]桃花散,适用于溃疡出血。圣金刀散,适用于创伤性出血。其他如参三七粉、白及散,调成糊状涂敷局部,也有止血作用。

[注意点]若大出血时,必须配合手术与内治等方法急救,以免因出血不止而引起晕厥之变。

6. 清热收涩药　具有清热收涩止痒的作用,掺扑于皮肤病糜烂渗液不多的皮损处,达到消肿、干燥、止痒的目的。

[适应证]适用于急慢性湿疮、皮炎发作而渗液不多及肛门渗液者。

[用法]常用的有青黛散,以其清热止痒的作用较强,故用于皮肤病大片潮红丘疹而无渗液者。三石散收涩生肌作用较好,故用于皮肤糜烂,稍有渗液而无红热之时,可直接干扑于皮损处,或先涂上一层油剂后再扑三石散,外加包扎。

[注意点]一般不用于表皮糜烂、渗液较多的皮损处,用后反使渗液不能流出,容易导致自身过敏性皮炎;亦不宜用于肛周体毛生长过密的患者,因药粉不能直接掺扑于皮损处,同时粉末与毛发易粘结成团。

7. 酊剂　酊剂是将各种不同的药物,浸泡于乙醇溶液内,最后倾取其药液,即为酊剂。

[适应证]一般用于疮疡未溃及肛周皮肤病等。

[用法]红灵酒有活血、消肿、止痛之功,用于疮疡未溃之时。10%土槿皮酊、复方土槿皮酊有杀虫、止痒之功,适用于鹅掌风、灰指甲、脚湿气等。

[注意点]一般酊剂有刺激性,所以凡疮疡破溃后,或皮肤病有糜烂者,均应禁用。同时酊剂应盛于遮光密闭容器中,充装宜满,并在凉暗处保存。

8. 洗剂　洗剂是将各种不同的方药,先研成细末,然后与水溶液混合在一起而成。因加入的粉剂多系不溶性,故呈混悬状,用时须加以振荡,故也称混合振荡剂或振荡洗剂。

[适应证]一般用于急性、过敏性皮肤病。

[用法]三黄洗剂有清热止痒之功,用于一切急性皮肤病,如湿疮、接触性皮炎,皮损为潮红、肿胀、丘疹等。炉甘石洗剂能燥湿止痒,可用于一切瘙痒性皮肤病。上述方剂中常可加入1%～2%薄荷脑

或樟脑,增强止痒之功。在应用洗剂时应充分振荡,使药液和匀,以毛笔或棉花签蘸之涂于皮损处,每日 3～5 次。

[注意点]凡皮损处糜烂渗液较多,或脓液结痂,或深在性皮肤病,均宜禁用。在配制洗剂时,其中药物粉末应先研细,以免刺激皮肤。

9. 草药 其药源丰富,使用方便,价格低廉,疗效较好,民间使用草药治疗外科疾病积有很多的经验。

[适应证]一切外科病之肿疡具有红肿热痛的阳证,创伤浅表出血,肛周皮肤病的止痒等,均可应用。

[用法]蒲公英、紫花地丁、马齿苋、芙蓉花叶、野菊花叶、七叶一枝花、丝瓜叶等,有清热解毒消肿之功,适用于阳证肿疡。用时将鲜草药洗净,加食盐少许,捣烂敷患处,每日调换 1～2 次。墨旱莲、白茅花、丝瓜叶等,有止血之功,适用于浅表创伤之止血。用时洗净,捣烂后敷出血处加压包扎,白茅花不用捣烂可直接敷用。徐长卿、蛇床子、地肤子、泽漆、羊蹄根等有止痒作用,适用于急慢性皮肤病。用时洗净,凡无渗液者可煎汤熏洗,有渗液者捣汁或煎汤冷却后作湿敷。

[注意点]用鲜草药外敷时,必须先洗净局部,敷后应注意于湿度,干后可用冷开水时时湿润,以免患部干绷不舒。

三、灌肠法

灌肠法是指将药液借助灌肠器械经肛门灌入大肠,以达到治疗目的。根据药液在肠腔中存留时间的长短,可分为清洁灌肠和保留灌肠两种。

清洁灌肠时灌注的溶液量较多,目的是促进肠道排空,一般灌注液采用生理盐水、肥皂水、液体石蜡。常用于肛肠手术前或内镜检查前的肠道准备,也可临时用于便秘的对症治疗。随着人体排毒养生保健概念的兴起,现在应用结肠水疗机进行灌肠清洗的人群越来越多。

保留灌肠时灌注的药液量较少,目的是通过肠道局部吸收起到药物治疗的作用,一般灌注液采用中药煎剂或其他药物。主要用于治疗大肠肛门炎症性疾病,如慢性溃疡性结肠炎、直肠炎、肛窦炎及大肠肿瘤、便秘、肠道寄生虫等疾病。

四、枯痔法

为传统治痔的主要方法,因剂型和用药方式的不同,可分为枯痔散疗法、枯痔钉疗法、枯痔液疗法。按所用是否含砒(砷),可分为含砒与不含砒两种。枯痔法适用于Ⅰ～Ⅲ期内痔及混合痔的内痔部分。

(一)枯痔散疗法

枯痔散为掺药的一种,很早就应用于治疗痔疮,功效及用法较为独特,痔核表面鲜红色或青紫色尤佳。应用时,取枯痔散适量,以水或油调配均匀后,涂敷于痔核黏膜表面,使痔核逐渐坏死脱落。根据枯痔散的效用强弱,涂药次数不同,可每日 1 次或数次。至痔核干枯变黑即可停药,待其自然脱落,然后再继之以生肌收口类药物。该法看似可免除手术痛苦,但其实疗程较长且副作用较大,其实反比手术疗法更为痛苦。

主要缺点:

(1)涂敷于痔核表面的药物难以与肠黏膜隔绝,所以一般用于嵌顿痔,或将痔核脱出肛外再涂敷,则类似人工嵌顿;若用棉纸、纱布包扎痔核,则容易产生水肿,其痛苦反而大于手术。

(2)难以短时脱落,疗程时间较长。

(3)较大的痔核由于表面反复坏死产生炎症反应带,则再涂敷药物往往不能深入,痔核难以完全枯脱。

(4)痔核枯脱面积过大时易引发出血。

(5)枯痔散被人体吸收可能引发中毒。

该法目前已较少单独使用。

(二)枯痔钉疗法

又称插药疗法,改良了枯痔散涂敷面积大、效力浅薄的缺点,将枯痔药物做成两头尖的硬质长钉状,插入痔核或瘘管中,达到病变组织坏死脱落的目的。操作时将枯痔钉于齿线上 2 mm,以 15°角斜插刺入痔核黏膜至基底,间距 2～4 mm 均匀插入,留出 1 mm 钉尾,超出部分剪断,痔核纳肛送回。

用于瘘管时又称作脱管疗法。先以腐蚀性药条插入瘘管,使管壁腐蚀脱落,再以生肌药物收口。

枯痔钉疗法能有效隔离正常黏膜,回纳痔核,且插钉深入,解决了枯痔散的疗法的重大缺陷,但药物中毒还是需要提防的。

(三)枯痔液疗法

为注射疗法之一种。可参见注射疗法。

五、注射疗法

将药液注射入痔核使其萎缩或枯脱,适用于各期内痔。因指导思想的不同,有硬化萎缩和坏死枯脱两种方法。注射疗法适用于各期内痔,内痔兼贫血，混合痔的内痔部分，直肠黏膜脱垂。

（一）坏死枯脱法

就是枯痔液疗法，注射药物后使痔核产生坏死脱落。所用药液较同类硬化剂为高，故称强性溶液。一般每个痔核仅需注射 1 次，所用药物有痔全息液、内痔枯脱油、10％氯化钙等。因常并发大出血、感染、直肠狭窄等并发症，目前基本不用。

（二）硬化萎缩法

药液浓度较枯脱液为低，故称弱性溶液，注射后使痔核硬化萎缩，较小的痔核注射 1 次即可，每个痔核总量不超过 1 ml，一次注射不超过 3 个痔核，可以重复注射，隔周 1 次，需要 3～4 次。注射当日应避免活动，不宜排便。常用药物有消痔灵注射液、1％～4％明矾注射液、5％鱼肝油酸钠、5％石炭酸甘油等。目前用得较多的是消痔灵四步注射法。

六、手术疗法

手术疗法，就是运用各种器械和手法操作进行治疗的一种治疗方法，它在外科治疗中占有十分重要的位置。常用的方法有切开法、烙法、砭镰法、挂线法、结扎法等，可针对疾病的不同情况选择应用。手术操作时必须严格消毒，正确使用麻醉，保证无菌操作，并注意防止出血和刀晕等手术并发症的发生。

（一）切开法

切开法，就是运用手术刀把脓肿切开，以使脓液排出，从而达到疮疡毒随脓泄，肿消痛止，逐渐向愈目的的一种手术方法。

［适应证］一切外疡，不论阴证、阳证，确已成脓者，均可使用。

［用法］使用切开法之前，应当辨清脓成熟的程度、脓的深浅、患部的经络位置等情况，然后决定切开与否，具体运用如下。

（1）选择有利时机：即辨清脓成熟的程度，准确把握切开排脓的有利时机。当肿疡成脓之后，脓肿中央出现透脓点（脓腔中央最软的一点），即为脓已成熟，此时予以切开最为适宜。若疮疡脓未成熟，过早切开，则徒伤气血，脓反难成。

（2）切口位置：以低位引流为原则，应使脓液畅流而不致袋脓。

（3）切口方向：一般疮疡宜循经直开，刀头向上，免伤血络。除了特殊情况，一般均采用纵切。

（4）切开的深浅：不同的病变部位，进刀深浅必须适度，总以得脓为度。如疮疡脓浅而深开，则内脓虽出，而好肉损伤；脓深而浅开，则内脓不得外泄，反致走泄。

（5）切口大小：应根据脓肿范围大小，以及病变部位的肌肉厚薄而定，以达到脓流通畅为度。凡是脓肿范围大，肌肉丰厚而脓腔较深的，切口宜大；脓肿范围小，肉薄而脓肿较浅的，切口宜小。

一般切口不能过大，以免损伤好肉筋络，愈合后瘢痕较大；但切口也不能过小，以免脓水难出，延长治愈日期。

（6）操作方法：手术时以右手持刀，刀锋向外，拇、示两指夹住刀口要进刀的尺寸，其余三指把住刀柄，并把刀柄的末端顶在鱼际上 1/3 处，这样能使进刀有力准确。同时左手拇、示两指按在所要进刀部位的两侧，进刀时刀口宜向上，在脓点部位向内直刺，深入脓腔即止。如欲把刀口开大，则可将刀口向上或向下轻轻延伸，然后将刀直出即可。如采用西医手术刀，可应用小号尖角刀以反挑式之执刀法进行直刺，如欲把刀口开大，则可将刀口向上或向下轻轻延伸。

［注意点］如患者过于体弱，应先内服调补药物，然后开切，以免晕厥。忌早期切开，以免疗毒走散，并发内陷危证。切开后，由脓自流，切忌用力挤压，以免感染扩散、毒邪内攻。

（二）烙法

烙法，是把火针和烙器在火上加热后，进行手术操作的一种治疗方法。烙法分两种，一种是火针烙法，另一种是烙铁烙法，其适应证与用法均不相同。

1. 火针烙法　古称燔针淬刺，是指将针具烧红后刺激患部的治疗方法。分粗针与细针两种，粗针用以刺脓，细针用以消散。细针应用时将针烧红后对准患部速刺速出，目前已很少使用。

2. 烙铁烙法　烙铁古代用银制品，现改用铁或铜制品，其头如半粒蚕豆大小，上有一柄。烙铁主要利用器械烧灼病变处，既可以止血，又能烫治病根。目前以电灼器代替火烙。

［适应证］适用于创伤脉络裂断出血，以及赘疣、息肉突出等。

［用法］先在患处作局部浸润麻醉后，用烙器烧赤烙之。如脉络裂断，可向出血点烧灼；如赘疣、息肉等，可用剪刀齐根剪除后再烙。

［注意点］使用时避免让患者看见，以免引起精

神紧张,发生晕厥。

(三)砭镰法

砭镰法俗称飞针,是用三棱针或刀锋在疮疡患处浅刺皮肤或黏膜放出少量血液,促使内蕴热毒随血外泄的一种治疗方法。肛肠科较少使用。

(四)挂线法

挂线法是采用普通丝线,或药制丝线,或纸裹药线,或橡皮筋线等挂在瘘管或窦道上,利用线的紧力,促使气血阻绝,肌肉坏死,达到切开目的的一种治疗方法。

[适应证]凡疮疡溃后,脓水不净,虽经内服、外敷等治疗无效而形成瘘管或窦道者;或疮口过深,或生于血络丛处,而不宜采用切开手术者,均可使用。

[用法]先用球头银丝自外口探入管道,使银丝从内口穿出(如没有内口的,可在局部麻醉下用硬性探针顶穿,再从顶穿处穿出),然后用丝线做成双套结,将橡皮筋线一根结扎在自内口穿出的银丝球头部,再由内口回入管道,从外口抽出。这样,橡皮筋线与丝线贯穿瘘管管道两口。此时将扎在球头上的丝线与橡皮筋线剪开(丝线暂时保留在管道内,以备橡皮筋线在结扎折断时,用以另引橡皮筋线作更换之用),再在橡皮筋线下先垫两根丝线,然后收紧橡皮筋线,打一个单结,再将所垫的两根丝线,各自分别在橡皮筋线上打结处予以结缚固定,最后抽出管道内保留的丝线。

上面介绍的是橡皮筋线挂线法,如采用普通丝线或纸裹药线挂线法,则在挂线以后,须每隔2～3 d解开线结,收紧1次,因而延长切开日期。橡皮筋线因有弹性,一般一次结紧后即可自动收紧切开,所以目前多采用橡皮筋线挂线法。

[注意点]如果瘘管管道较长,发现挂线松弛时,则必须加线收紧,以免不能达到切开的目的;且须仔细探查瘘管管道,以免形成假道,而不能达到治愈的目的。

(五)结扎法

结扎法又名缠扎法,是利用线的紧力,通过结扎,促使患部经络阻塞、气血不通,结扎上部的病变组织失去营养而致逐渐坏死脱落,从而达到治疗目的的一种治疗方法。同时对较大脉络断裂而引起活动性出血,利用本法结扎血管,可以制止出血。

[适应证]适用于痔、息肉等病,以及脉络断裂引起的手术出血之症。

[用法]凡头大蒂小的赘疣、痔核等,可在根部以双套结扣住扎紧。凡头小蒂大的痔核,可以缝针贯穿它的根部,再用"8"字式结扎法,两线交叉扎紧。如脉络断裂,可先找到断裂的络头,再用缝针引线贯穿出血底部,然后系紧打结。结扎所使用的线的种类有普通丝线、药制丝线、纸裹药线等,目前多采用较粗的普通丝线或医用缝合线。

[注意点]如内痔用缝针穿线,不可穿过患处的肌层,以免化脓;扎线应扎紧,否则不能达到完全脱落的目的;扎线未脱,应俟其自然脱落,不要硬拉,以防出血。

七、其他疗法

其他疗法有引流法、垫棉法、药筒拔法、针灸法、熏法、熨法、热烘疗法、滚刺疗法、洗涤法等。

(一)引流法

引流法,是在脓肿切开或自行溃破后,运用药线、导管或扩创等使脓液畅流,腐脱新生,防止毒邪扩散,促使溃疡早日愈合的一种治法。包括药线引流、导管引流和扩创术等。

1. 药线引流 药线俗称纸捻或药捻,大多采用桑皮纸,也可应用丝绵纸或拷贝纸等。按临床实际需要,将纸裁成宽窄长短适度,搓成大小长短不同线形药线备用。药线的类别有外粘药物及内裹药物两类,目前临床上大多应用外粘药物的药线。它是借助药物及物理作用,插入溃疡疮孔中,使脓水外流;同时利用药线之线形,能使坏死组织附着于药线而使之外出。此外,尚能探查脓肿的深浅,以及是否有死骨的存在。探查是否有死骨也是利用药线绞形之螺纹,如触及粗糙骨质者,则为疮疡已损骨无疑。采用药线引流和探查,具有方便、痛苦少、患者能自行更换等优点。目前将捻制成的药线,经过高压蒸汽消毒后应用,使之无菌而更臻完善。

[适应证]适用于肛周感染疮口过小,脓水不易排出者;或已成瘘管、窦道者。

[用法]分以下两种。

(1)外粘药物法分有两种,一种是将搓成的纸线,临用时放在油中或水中润湿,蘸药插入疮口;另一种是预先用白及汁与药和匀,黏附在纸线上,候干存贮,随时取用。目前大多采用前法。外粘药物,多用含有升丹成分的方剂或黑虎丹等,因其有提脓去腐的作用,故适用于疮口过深过小,脓水不易排出者。

（2）内裹药物法是将药物预先放在纸内，裹好搓成线状备用。内裹药物，多用白降丹、枯痔散等，因其具有腐蚀化管的作用，故适用于溃疡已成瘘管或窦道者。

［注意点］药线插入疮口中，应留出一小部分在疮口之外，并应将留出的药线末端向疮口侧方向下方折放，再以膏药或油膏盖贴固定。如脓水已尽，流出淡黄色黏稠液体时，即使脓腔尚深，也不可再插药线，否则影响收口的时间。

2. 导管引流　古代导管用铜制成，长约10 cm，粗约0.3 cm，中空，一端平面光滑，一端呈斜尖式，在斜尖下方之两侧，各有一孔（以备脓腐阻塞导管腔头部后，仍能起引流的作用），即为导管的形状，消毒备用。这种导管引流较之药线引流，更能使脓液畅出，从而达到脓毒外泄的目的。

［适应证］适用于脓腔较深、脓液不易畅流者。

［用法］将消毒的导管轻轻插入疮口，达到底部后，再稍退出一些即可。当管腔中已有脓液畅流排出时，即用橡皮膏固定导管，外盖厚层纱布，放置数日（纱布可每日更换），当脓液减少后，改用药线引流。导管另一种用法：当脓腔位于肌肉深部，切开后脓液不易畅流，将导管插入，引流脓液外出，待脓稍少后，即拔去导管，再用药线引流。导管引流目前已很少采用，西医外科一般用皮片、皮条、引流管进行引流。

［注意点］导管的放置应放在疮口较低的一端，以使脓液畅流。导管必须固定，以防滑脱或落入疮口内。管腔如被腐肉阻塞，可松动引流管或轻轻冲洗，以保持引流通畅。

3. 扩创引流　扩创引流是采用手术的方法来进行引流。大多应用于脓肿溃破后有袋脓现象，经其他引流、垫棉法等无效的情况下，才采用之。

［适应证］适用肛痈溃后或切排后有袋脓者。

［用法］在消毒局部麻醉下，对脓腔范围较小者，只需用手术刀将疮口上下延伸即可；如脓腔范围较大者，则用剪刀作十字形扩创。

［注意点］扩创后，须用消毒棉花按疮口大小，蘸八二丹或七三丹嵌塞疮口以去腐，并加压固定，以防止出血，以后可换用生肌收口药。

（二）垫棉法

垫棉法是用棉花或纱布折叠成块以衬垫疮部的一种辅助疗法。它是借着加压的力量，使溃疡的脓液不致下袋而潴留，或使过大的创面空腔皮肤与新肉得以粘合而达到愈合的目的。

［适应证］适用于脓出不畅有袋脓者；或疮孔窦道形成脓水不易排尽者；或肛瘘术后脓腐已尽，新肉已生，但皮肉一时不能粘合者。

［用法］袋脓者，使用时将棉花或纱布垫衬在疮口下方空隙处，并用宽绷带绷住固定。对窦道深而脓水不易排尽者，用棉垫压迫整个窦道空腔，并用绷带扎紧。溃疡空腔的皮肤与新肉一时不能粘合者，使用时可将棉垫按空腔的范围稍为放大，满垫在疮口之上，再用阔带绷紧。肛肠病一般用阔橡皮膏加压固定即可。

［注意点］在急性炎症红肿热痛尚未消退时不可应用，否则有促使炎症扩散之弊。如应用本法，未能获得预期效果时，则宜采取扩创引流手术。

参考文献

［1］陆德铭,陆金根.实用中医外科学［M］.第2版.上海：上海科学技术出版社,2010.

［2］陆金根.中西医结合肛肠病学［M］.北京：中国中医药出版社,2009.

［3］陈红风.中医外科学［M］.上海：上海科学技术出版社,2007.

［4］黄乃健.中国肛肠病学［M］.济南：山东科学技术出版社,1998.

［5］王强,王元和.肛肠外科学理论与实践［M］.北京：人民军医出版社,1998.

［6］喻德洪.现代肛肠外科学［M］.北京：人民军医出版社,1997.

［7］荣文舟.现代中医肛肠病学［M］.北京：科学技术文献出版社,2000.

（朱焜）

第八章
肛肠科常用麻醉

麻醉，一般指人体的全身或局部通过药物导致患者部分中枢神经系统的功能暂停，意识、感觉和反射性运动的暂时消失，肌肉松弛，便于手术。

麻醉的原则：安全、无害、患者无痛苦、能满足手术需要。

的麻醉。肛门、直肠下部手术多采用局部麻醉、腰俞麻醉和蛛网膜下腔阻滞麻醉。小儿不易合作，以采用全身麻醉为多。结直肠手术多采用全身麻醉或连续硬膜外麻醉。

（任炜、王绍臣）

第一节　麻醉前准备及麻醉种类

麻醉前做好充分的准备，方能达到最佳的麻醉效果，避免麻醉意外，增强患者对手术和麻醉的耐受能力，避免和减少围手术期的并发症和病死率。

一、麻醉前患者准备

1. 询问病情　医生在术前访视患者，全面了解病史，掌握体检资料，结合各种化验检查及影像学检查结果，详细了解各脏腑器官功能以及水、电解质和酸碱平衡的状态，了解有无服用麻醉禁忌药物，对病情和对手术的耐受性做出正确的评估，缓解患者的紧张心态。

2. 患者准备　手术对大多数患者来说是一个陌生的过程，术前存在紧张、焦急的心情，对麻醉的耐受程度降低。术前访视患者，向患者详细说明麻醉的过程及存在的风险，做好麻醉后的护理工作，解除患者的思想顾虑和焦急情绪，耐心听取并解答患者的问题，取得患者的全面合作。术前做好肠道准备，禁食足够长的时间，避免术中出现呕吐后误吸。

3. 手术室准备　手术前准备好各种麻醉用具，配置麻醉机、急救设备和麻醉药品，防止在术中出现紧急情况而进行抢救。麻醉期间必须监测患者的生命体征，如血压、呼吸、体温、脉搏和心电图等。术后麻醉清醒后，亦需观察患者生命体征，以免出现术后麻醉并发症。

二、肛肠科麻醉种类

肛肠科手术方式较多，不同的手术方式有不同

第二节　麻醉前用药

麻醉前为使患者情绪安定和麻醉过程中的平稳，增强麻醉效果而给的一定药物，称为麻醉前用药。

一、目的

（1）平稳患者的紧张、恐惧心理。

（2）增强麻醉的效果，提高麻醉的安全性。

（3）降低自主神经的兴奋性，消除因手术或麻醉引起的不良反应，使麻醉过程顺利，减少并发症。

二、麻醉前常用药物

麻醉前常用药的使用，因药物和患者的个体差异不同而不同。应根据麻醉方式和病情来选择用药的种类、用量、给药途径和时间，还应考虑到使用药物的禁忌证。

1. 安定镇静药　具有镇静、催眠、抗惊厥、抗焦虑的作用；可以使肌肉松弛，增加麻醉效果；对局部麻醉药的毒性反应也有一定的预防和治疗作用。常用的药物有地西泮、利眠灵、氯氮平和氟哌利多等。

2. 镇静催眠药　主要用巴比妥类药物，有抑制大脑皮质、镇静、催眠和抗惊厥作用，能提高大脑皮质对局部麻醉药的耐受，预防局部麻醉药中毒的效能。常用的药物有苯巴比妥、戊巴比妥、司可巴比妥等。

3. 镇痛药　主要为阿片类药物，具有镇痛作用，可消除患者紧张、焦虑的心情。但这类药物有呼吸抑制、引起组胺释放和致吐作用，常用药物有吗啡、哌替啶等。

4. 抗胆碱药　能抑制呼吸道分泌,预防喉痉挛。常用的药物有阿托品、东莨菪碱等。该类药物易使老年人出现烦躁、意识模糊,故老年人慎用。

5. 抗组胺药　可预防术中输血、输液等引起的过敏反应。常用药物有异丙嗪。

（任炜、王绍臣）

第三节　常用麻醉药物

一、局部麻醉药

1. 普鲁卡因

[主要特点]普鲁卡因是酯类短效局部麻醉药物,维持时间短,水溶液不稳定,故其扩散和穿透力都较差,不宜储存过久。它具有扩张血管作用,能从注射部位迅速吸收,而表面局部麻醉的效能差。

[用法与剂量]0.5%～1.0%普鲁卡因溶液,适用于局部浸润麻醉。在行局部浸润或神经阻滞时可加入 1 : 200 000 肾上腺素。

2. 利多卡因

[主要特点]利多卡因是酰胺类中效局部麻醉药,具有起效快,弥漫性好,穿透性强,性能稳定,无明显扩张血管作用的特点。

[用法与剂量]局部浸润浓度为 0.5%～1.0%,常用量以每小时 400～500 mg 为限,持续时间 60～80 min,作用持续时间与加用肾上腺素有关。

3. 丁卡因

[主要特点]丁卡因是酯类长效局部麻醉药,毒效强,多用于脊椎麻醉,起效时间需 10～15 min,时效可达 3 h 以上。而其水解速度较普鲁卡因慢,丁卡因不适于多次高压灭菌。

[用法与剂量]浓度为 0.15%～0.2%,起效时间需要 10～15 min,持续时间 2～3 h。

4. 丁哌卡因

[主要特点]丁哌卡因是酯类长效局部麻醉药,丁哌卡因的镇痛作用时间比利多卡因长 2～3 倍,比丁卡因长 25%。丁哌卡因适用于神经阻滞、硬膜外阻滞和蛛网膜下腔阻滞。正常人的消除半衰期约为 8 h。其对温度较稳定,可行高压灭菌。

[用法与剂量]0.25%～0.5%溶液适用于神经阻滞;0.75%溶液用于硬膜外阻滞,给药后 5～10 min起效,可维持较长时间,且运动神经阻滞更趋于完善,适用于外科大手术。

二、全身麻醉药物

（一）吸入麻醉药

1. 异氟烷

[主要特点]异氟烷是无色、透明、挥发性强的液体麻醉药,组织及血液溶解度低,对中枢神经系统的抑制与用量相关。异氟烷降低血压主要是由于周围血管阻力下降所致。异氟烷能增强琥珀胆碱的作用,由于异氟烷本身有肌肉松弛作用,所以可减少肌肉松弛药的剂量。

[优点]麻醉效能强,苏醒快,无致吐作用,可以减少麻醉用量;肌肉松弛作用良好,扩张冠状动脉,对颅内压升高不明显。

[缺点]气味刺激性,能使心率加快。

[适应证]适用于所有部位及各年龄段的手术。

[麻醉方法]常用吸入浓度为 0.5%～2.0%,麻醉维持时循环功能稳定,停药 10～15 min 后苏醒。因其对外周血管扩张明显,而对心肌收缩力抑制轻微,可用于控制性降压。

2. 七氟烷

[主要特点]七氟烷为无色透明、无刺激性液体。七氟烷的组织溶解性较低,化学性质不稳定,在体内的代谢率为 3%。七氟烷对循环系统有依赖性的抑制作用,有一定的肌肉松弛作用。七氟烷诱导、苏醒作用迅速,诱导过程平稳,苏醒期平稳,麻醉深度容易调节。

[优点]无刺激性气味、诱导迅速,麻醉深度易掌握。

[缺点]遇碱性物质不稳定。

[适应证]适用于各种年龄、各部位的手术。

[禁忌证]原因不明的肝损害者、本人或家属对卤化麻醉药有过敏或有恶性高热因素者、肾功能差者慎用。

（二）静脉麻醉药

巴比妥类药物

1. 硫喷妥钠

[主要特点]该药为高脂溶性静脉麻醉药,淡黄色粉针剂,水溶液不稳定,保留时间一般不超过 24 h。静脉注射后到达血管丰富的脑组织,使患者神志迅速消失而进入麻醉状态。

[优点]麻醉作用迅速、短暂。

[缺点]水溶液不稳定,有血压骤降、呼吸抑制、喉痉挛等并发症。

[适应证]适用于全身麻醉诱导、抗惊厥、脑

保护。

[禁忌证]有呼吸道疾病及严重失代偿性心血管疾病和心功能不稳定的患者,有苯巴比妥类药物过敏史者禁用。

2. 丙烯硫喷妥钠

[主要特点]又名硫戊巴比妥钠、硫代速可眠。白色粉末针剂,内含6%无水碳酸钠。常用浓度为2.5%。

[优点]水溶液稳定,可保存时间长,麻醉效能强于硫喷妥钠。

[缺点]有血压骤降、呼吸抑制、喉痉挛等并发症。

[适应证]适用于全身麻醉诱导、抗惊厥、脑保护。

[禁忌证]同硫喷妥钠。

非巴比妥类药物

该类药物的共同特点是:麻醉诱导迅速。作用时间短,苏醒快,对循环、呼吸影响小,除氯胺酮外,多数没有镇痛作用。

1. 氯胺酮

[主要特点]该药为苯环己哌啶的衍生物,是一种非麻醉性镇痛类的静脉麻醉药。常用剂量是5~10 mg/kg,起效时间为2~6 min,维持10~30 min不等。静脉单次给药起效迅速,麻醉维持时间15~20 min。

[优点]脂溶性高,易于透过血-脑脊液屏障,麻醉及苏醒作用迅速。

[缺点]对精神运动反应及心血管系统作用明显,可引起一过性呼吸暂停,幻觉、噩梦及精神症状,眼压和颅内压增高。连续使用易出现耐受性和依赖性。

[适应证]适用于短小手术及小儿麻醉,具有镇痛作用。

[禁忌证]禁用于严重高血压、肺心病、颅内压升高、甲状腺功能亢进、精神病等患者。

2. 异丙酚

[主要特点]又名得普利麻、丙泊酚,具有镇静、催眠、轻微镇痛作用,属于烷基酚类化合物,不溶于水,是一种高脂溶性速效超短效静脉麻醉药物。

[优点]起效迅速、诱导平稳,对肌肉运动副作用小。

[缺点]对呼吸系统及心血管系统有明显的抑制作用。

[适应证]适用于门诊患者的胃镜、肠镜诊断性检查、人工流产等短小手术。

[禁忌证]有过敏史及心肺功能不全者慎用。

(任炜、王绍臣)

第四节　常用麻醉方法

一、局部麻醉

局部麻醉是应用药物阻断身体某一区域神经传导的麻醉方法。局部麻醉简便易行,安全性大,并发症少,适用于较表浅局限的中小型手术。

(一)适应证

适用于痔、肛裂、单纯肛瘘、肛窦炎、肛乳头肥大、直肠息肉、浅部肛周脓肿、肛周皮肤病等手术。

(二)禁忌证

局部感染较重的患者,不合作的小儿,病情复杂的肛门疾病均不宜使用局部麻醉。

(三)常用药物

1. 普鲁卡因　浓度为0.5%~1.0%,用量为30~50 ml。

2. 利多卡因　浓度为0.5%~1.0%,用量为10~30 ml。

3. 布比卡因　浓度为0.5%,用量为10~30 ml。

(四)局部麻醉操作方法

临床常用两点(3、9)、四点(3、6、9、12)注射点注射,根据病变区域和患者全身情况来选择不同的注射点位。一般距肛缘1~1.5 cm处垂直进针,先做皮内至皮下浸润,然后注入肛门外括约肌皮下层至浅层和深层。可用左手示指插入肛管直肠做引导,以免穿透肠壁,深度为2.5~3 cm至直肠黏膜下层。在整个操作过程中一定要做到边进针、边注射、边加压、边回抽。随时调节注射方向。做到穿刺点要少,浸润和区域阻滞围要大。每处注射药量为3~5 ml。每侧总量不宜超过10 ml。为使麻醉时间延长,减少出血,可于每10 ml麻醉药中加入0.1%肾上腺素,对高血压、心脏病患者慎用。

(五)局部麻醉并发症及处理

1. 神经反应　患者因焦虑、恐惧、饥饿、全身状况较差,以及疼痛、体位不良等因素引起神经系统反应,导致患者出现一系列毒性症状。因此术前应做好患者的思想工作,消除其紧张情绪。

2. 变态反应　多表现在酯类局部麻醉药,多见荨麻疹、药疹、眼结膜充血、脸面水肿等;偶有发生惊厥、昏迷、呼吸心搏骤停而死亡。但两者均不多见。一旦出现,立即给予吸氧,对症治疗。为了预防过敏的发生,术前应详细询问有无酯类局部麻醉药物及其他药物过敏史。

3. 中毒反应　常因局部麻醉药在血液中浓度骤然升高,以及直接快速注入血管而引起。应边回抽,边注药,适当控制用药剂量,必要时及时停用药物。

4. 感染　注射针穿过炎症区或直接在炎症区注射,未按照无菌原则操作。为预防感染发生,应避免上述操作。

二、腰俞穴位麻醉

腰俞穴位麻醉,也称腰俞麻醉,这是以中医穴位而命名的。如以现代解剖学和麻醉学观点则称骶裂孔麻醉(骶管麻醉),为骶部麻醉方法之一。一般认为骶部麻醉包括骶管麻醉、骶孔阻滞麻醉和经骶阻滞麻醉。

(一)适应证

适用肛门、肛管及会阴部手术。

(二)禁忌证

尾骶部结构畸形,尾骶部局部感染,极度肥胖者。

(三)常用药物

1. 普鲁卡因　浓度为 2%,15～30 ml。

2. 利多卡因　浓度为 1%～2%,10～20 ml。

3. 布比卡因　浓度为 0.25%～0.5%,10～20 ml。

(四)腰俞穴位麻醉操作方法

患者取侧卧位,腰背要尽量向后弓曲,寻找到骶骨孔,做好标记,先在标记穿刺区皮下做一皮丘,再浸润韧带,然后垂直或向前上方刺入腔内。进入腔内后有落空感,即通过黄韧带后阻力突然消失。针尖进入骶管腔,以 45°斜向骶管注药,注药前必须进行回抽,无脑脊液和血液方可推药。推药要缓慢,注入药物后,观察 5 min 无眩晕、头痛,方可缓慢将药注完。穿刺后针尖不得超过髂后上棘连线,即不能超过 6 cm,以防误入蛛网膜下腔,发生全脊髓麻醉的危险。

(五)不良反应

如患者出现药物毒性反应,如烦躁、心慌、头晕、耳鸣等,应立即停止给药,嘱患者平卧,数分钟内症状可消失,无需特殊处理。严重时肌内注射苯巴比妥钠,有谵语、肌肉抽动、惊厥时,采用静脉分次少量注入地西泮。

三、蛛网膜下腔阻滞麻醉

蛛网膜下腔阻滞(简称腰麻)麻醉,是把局部麻醉药注入蛛网膜下隙,使脊神经根、背根神经节及脊髓表面部分产生不同程度的阻滞,常简称为腰麻或脊髓麻醉。

(一)适应证

下腹部、盆腔、肛门会阴部及下肢手术。

(二)禁忌证

心血管系统病变;中枢神经病变、严重脊椎畸形、穿刺部位有感染病灶者;严重大出血、休克、极度衰弱、重度贫血者;败血症。

(三)常用药物

用麻醉药物有普鲁卡因、丁卡因。

(四)操作方法

患者取侧卧位,背部与床面垂直,与手术台边缘平齐,腰背向后弓曲,两膝尽量向腹壁靠拢,常选用第 3～第 4 腰椎间隙,穿刺点内作皮内、皮下和棘间韧带逐层局部浸润麻醉。然后用左手拇、示指固定穿刺点皮肤,以腰穿针从棘突间隙中点与患者背部垂直的方向进针,针尖偏向颅侧缓慢刺入,当针尖穿过黄韧带时,有阻力突然消失的"落空"感,继续推进时常将黄韧带和硬膜一并穿透,则往往只有一次"落空"感,一般由皮肤达脊髓腔深 4～6 cm,针尖进入蛛网膜下腔后拔出针芯有脑脊液流出,缓慢注入麻醉药物。麻醉药物注入蛛网膜下腔后,应在较短的时间内使麻醉平面控制在手术所需的范围之内。

(五)并发症及处理

1. 血压下降　血压下降的发生率与麻醉平面密切相关。麻醉平面越高,血压下降越明显,下降幅度越大,麻醉过程中应监测患者的血压及血容量。

2. 呼吸抑制　发生的原因与麻醉平面有关,临床表现为胸闷气短,咳嗽无力,讲话困难。如果呼吸抑制后导致呼吸停止,应立即行气管内插管和人工呼吸急救。

3. 恶心呕吐　腰麻平面过高,血压降低和呼吸抑制,脑缺氧而兴奋呕吐中枢;迷走神经亢进,胃肠蠕动增强。发生上述症状,应头偏向一侧,清理口腔内呕吐物,防止误吸,暂停手术,升压,吸氧。

4. **头痛** 头痛是腰麻后的并发症,主要是穿刺后硬脊膜上有穿刺孔,脑脊液外漏,颅内压降低,脑干可能下降挤压枕骨大孔造成。大量输液增加脑脊液的生成可缓解症状。

5. **尿潴留** 排尿反射发生障碍、患者紧张情绪、肛门会阴部手术刺激与切口疼痛或不习惯卧排尿等有关。出现上述情况时,缓解患者的紧张情绪,疏导患者心理,必要时留置导尿。

四、硬膜外阻滞麻醉

硬膜外阻滞麻醉的适应证和禁忌证与蛛网膜下腔阻滞麻醉基本相同。但由于麻醉药注入硬膜外间隙,其中有疏松结缔组织,可限制药液的扩散,故较蛛网膜下腔阻滞麻醉易于控制,颈部以下的手术均可使用,尤以腹部手术最为合适;对循环系统的影响较脊椎麻醉小,可根据手术的需要任意延长麻醉时间,可留管进行术后镇痛。

（一）操作方法

患者取侧卧位,在选定穿刺间隙行局部浸润麻醉后,以导管穿透皮肤或棘上韧带。将硬膜外针沿导针孔刺入皮肤、棘上及棘间韧带,然后缓慢推进。当针尖遇到坚韧感时,退出针芯,接毛细管后再徐徐推进。遇到有阻力突然消失或出现负压现象时,表示针尖已进入硬膜外间隙。接有 2～3 ml 水或空气的玻璃注射器,回抽无脑脊液流出,注时无阻力,进一步证明穿刺成功。置管前应检查导管,经穿刺针将导管插入硬膜外腔,导管穿过针口 3～5 cm时,一手顶住导管,一手将穿刺针退出。导管置入长度以 3～4 cm 为宜。

（二）术中并发症

（1）全脊椎麻醉:指全部脊神经被阻滞。当硬膜外阻滞麻醉的大量药物注入蛛网膜下腔,即可导致全脊椎麻醉。主要表现是呼吸困难,血压下降,继续发展甚至出现意识消失、心脏骤停,应立即进行人工通气、升压等处理。

（2）硬膜外血肿:当穿刺或置管时,损伤血管,导致血肿形成,继而压迫脊髓,出现腰背酸痛等相应的临床症状。一旦发生应在血肿形成后 8 h 内行椎板切开减压术。超过 24 h 一般很难恢复。

（3）直接脊髓损伤:穿刺触及脊髓时,可引起脊髓和神经根损伤。患者肢体有电击样异感。轻者数分钟消失,可继续硬膜外麻醉。重者异感持续不退。立即静脉点滴氢化可的松 100 mg,持续 3 d,可减轻后遗症的程度。

（4）导管折断:断端在椎管外组织内者并不难取出,留在硬膜外腔者不一定需要取出,但应随访是否有神经症状。因此,术前应仔细检查导管质量,对于拔管困难者,可于 1～2 d 后再拔出。

（5）感染:因消毒或无菌操作不严格导致。患者有明显的感染症状,剧烈腰背痛、寒战高热、白细胞增多。脓肿形成后压迫神经,出现放射性疼痛、肌无力,严重者可出现截瘫。应用大量抗生素抗炎,必要时切开引流。

五、蛛网膜下腔阻滞、硬膜外联合麻醉

蛛网膜下腔阻滞麻醉、硬膜外联合麻醉简称为腰硬联合阻滞麻醉,此方法是在硬膜外麻醉基础上加入蛛网膜下腔阻滞麻醉,麻醉效果更加完善,肌肉松弛良好,麻醉用药少,一般持续作用 2.5～4 h,并发症较少,是一种较实用的麻醉方法。

（一）常用药物

（1）0.75％布比卡因 1 ml 和 10％葡萄糖 2 ml。

（2）1％丁卡因 1 ml 加麻黄碱 30 mg/ml 与 10％葡萄糖 1 ml。

（二）具体操作

患者取侧卧位,常规消毒穿刺部位皮肤,于第 3 到第 4 腰椎间隙穿刺,穿过黄韧带后,取腰穿针穿入蛛网膜下腔,可见清亮的脑脊液缓慢渗出,针尖斜面向下缓慢推药,退出腰穿针,根据手术要求向头或向尾置入硬膜外导管,退针固定导管平卧后调整阻滞平面达到手术要求。如平面未达到手术要求时,可经硬膜外导管给局部麻醉药,每次 2 ml,至平面升至手术要求为止。

（三）注意事项

（1）脊椎麻醉针长须超过硬膜外针尖 1 cm 稍多,以刺破硬脊膜,针尖以笔尖式为佳。

（2）为避免脊椎麻醉针尖折断,退针遇阻力时应连硬膜外针一起拔或旋转 180°再拔试,勿强行拔出。

（3）若脊椎麻醉针推进几次均无脑脊液流出,可重新行硬膜外间隙穿刺。如硬膜外针穿破硬脊膜又退至硬脊膜间隙,则导管进入针孔的可能性很大。

（4）为判断硬膜外导管位置的正确性,除注药前回抽外,可在脊椎麻醉平面固定后,硬膜外间隙注入等比重 2％利多卡因 1.5 ml,观察阻滞平面的

改变。如导管在硬膜外间隙,平面最多升高两个阶段,若出现更高平面的阻滞,应疑有误注入蛛网膜下腔的可能。

六、全身麻醉

(一)静脉全身麻醉

静脉全身麻醉是指将一种或几种药物经静脉注入,通过血液循环作用于中枢神经系统而产生全身麻醉的方法。按照给药方式的不同,静脉麻醉可分为单次给药法、分次给药法和持续给药法。

1. 给药方式

(1)单次注入:一次注入较大剂量的静脉麻醉药,以迅速达到适宜的麻醉深度,多用于麻醉诱导和短小手术。

(2)分次注入:是指先静脉注入较大剂量的静脉麻醉药,使达到适宜的麻醉深度后,再根据患者的反应和手术的需要分次追加麻醉药,以维持一定的麻醉深度。

(3)连续注入:包括连续滴入或泵入,是指患者在麻醉诱导后,采用不同速度连续滴入或泵入静脉麻醉药的方法来维持麻醉深度。

2. 主要麻醉药物 硫喷妥钠、丙泊酚、氯胺酮、依托咪酯。

3. 给药方法

(1)静脉诱导麻醉:是静脉注射全身麻醉药物使患者由清醒到神志消失的过程,利用单次静脉注射麻醉药物来完成静脉麻醉的诱导。药物的选择和剂量应根据患者的具体情况调整,如体重、年龄、循环状况、术前用药等。

(2)静脉维持麻醉:利用麻醉药静脉连续滴入或泵入来维持患者的麻醉,麻醉维持时还需复合应用麻醉性镇痛药、肌肉松弛药或吸入性麻醉药。完善的静脉全身麻醉主要涉及三大类药:一是静脉全身麻醉药,如丙泊酚、咪达唑仑等;二是麻醉性镇痛药,如芬太尼、哌替啶等阿片类药物;三是肌肉松弛药,如去极化肌肉松弛药琥珀胆碱及非去极化肌肉松弛药维库溴铵等。

(3)静脉麻醉恢复:应用麻醉药到患者完全清醒这一时期,患者苏醒时间与麻醉药的浓度密切相关。良好的麻醉恢复迅速,并有足够的镇痛作用。

4. 禁忌证 对麻醉药物过敏者、严重循环功能不全者、妊娠和哺乳期的妇女、高血脂患者、有精神癫痫病史者。

(二)吸入全身麻醉

1. 主要特点 吸入麻醉是指挥发性麻醉药或麻醉气体经呼吸系统吸收,抑制中枢神经系统而产生的全身麻醉的方法。吸入麻醉药在体内代谢、分解少,大部分以原型从肺排出体外,因此吸入麻醉具有较高的可控性、安全性及有效性。

2. 主要药物 异氟烷、七氟烷、氧化亚氮、恩氟烷。

3. 操作方法

(1)麻醉诱导:分为开放点滴法和面罩吸入诱导法,面罩吸入诱导法是先用面罩扣入患者口鼻处,然后吸入高浓度麻醉药,直至外科麻醉期,行气管插管,实施辅助或控制呼吸。诱导中应注意保持呼吸道通畅,否则影响呼吸,并易导致误吸。

(2)麻醉维持:麻醉诱导完成后即进入麻醉的维持阶段。经呼吸道吸入麻醉药物以维持适当的麻醉深度,维持患者无痛、无意识、肌肉松弛及器官功能正常,应激反应得到抑制,水、电解质及酸碱保持平衡,血液丢失得到及时补充。平稳的麻醉要求了解手术操作步骤,掌握麻醉药物的药理学特性,能提前预测手术刺激,以及时调整麻醉深度。目前吸入麻醉是维持麻醉的主要方法。术中应根据手术特点,术前用药情况以及患者对麻醉和手术刺激的反应来调节麻醉深度。

(3)麻醉苏醒与恢复:吸入麻醉患者的苏醒过程与诱导过程相反。整个手术操作结束后,用高流量纯氧来快速冲洗患者及回路里的残余麻醉药。在洗出吸入性麻醉药时,静脉可给予一定的镇痛药来增加患者对气管导管的耐受,以有利于吸入药的尽早排出,同时还可减轻拔管时的应激反应。

(任炜、王绍臣)

第 九 章
肛肠疾病的预防保健

肛门直肠位于消化道的末端,由于其特殊的生理结构和病理变化,往往产生一些特有的疾病,给人们的生活带来痛苦与烦恼。肛肠疾病的发生与人们日常的饮食习惯、生活习惯、精神因素、工作方式等密切相关,具体的病因病机在之前的章节里已有详细的描述,归纳起来可分为内因、外因两大类。因此,肛肠疾病的预防保健亦可从这两方面入手,结合中医"治未病"的思想,分为"调摄内里,未病先防"和"已病防变,早诊早治"两大部分。

一、调摄内里,未病先防

可从精神情绪、日常饮食、生活起居、合理运动等多个方面入手。

(一)调摄情志

情志内伤而引发肛肠疾病在古籍中早有论述,《外科正宗》所说:"夫痔者,乃素积湿热……又因七情……流注肛门,俱能发痔。"《外科启玄》中亦提到:"人有七情,喜、怒、忧、思、悲、恐、惊,有一伤之,脏腑不和,营气不从,逆于肉里,则为痈肿。"一般认为,痔病中的气滞血瘀型可因情志不遂,气郁日久,血行瘀滞,阻于魄门所致。肛瘘中的湿热下注型乃因情志不调,气机郁滞,化热生火,湿热互结,困于后阴所致。而长期的情绪低落,易导致气机郁滞不畅,影响精血津液的正常疏泄、输布而形成瘀血、痰饮,最终结于肠道演变为肿瘤。所以平时保持心情舒畅,精神愉快,使气机通畅,气血和平,对预防肛肠疾病的发生有着重要意义。

(二)调理饮食

自古就有药食同源之说。古人谓:"安身之本必资于食,救疾之速必凭于药。"《素问·藏气法时论篇》曰:"毒药攻邪,五谷为养,五果为助,五畜为益,五菜为充。气味和而服之,以补益精气。"《素问·太阴阳明论篇》又曰:"饮食不节,起居不时者,阴受之……阴受之,则入五脏……久为肠澼。""因而饱食,筋脉横解,肠澼为痔。"以上《内经》中的原文论述了饮食不节,起居不慎致五脏功能失调而导致肠道病变的病因病机。一方面糟粕积滞,生湿生热,以致湿热瘀血壅结肠道而发生痔、瘘、肠癌等肛肠疾病;另一方面则会使人体化源不足、脏腑失养、功能失调而致气血虚衰、脾气虚而气陷、气不摄血而便血,中气下陷而发生诸如直肠黏膜脱垂的疾病。

首先,饮食要定时、定量。每日三餐的进餐时间,两餐之间的间隔时间应以胃排空的时间来确定。早餐尤其不可忽略,每餐的持续时间不能太短,应细嚼慢咽,不可暴饮暴食,以免增加胃肠负担,引起便秘或腹泻加重病情。

其次,饮食宜清淡,合理搭配为好。限酒,食物多样,合理调配,保持排便通畅为原则,切勿暴饮暴食。平时应多饮水,少食辣椒、姜、葱等辛辣刺激及肥甘之物,避免高脂肪、高蛋白、低纤维素食谱,多食含各种维生素、纤维素的新鲜蔬菜、水果。同时,也不可一味地追求素食。现代医学认为,适量的胆固醇有抗癌作用,同时长期缺乏蛋白质反而会增加患消化道肿瘤的危险。

日常饮食应严格控制油炸、腌制食物的摄入,并控制烹调盐和调味盐的使用,每人每日食盐摄入量应控制在 6 g 以下。不要食用在常温下存放时间过长、可能受真菌毒素污染的食物。不吃烧焦的食物,烤鱼、烤肉时应避免肉汁烧焦。直接在火上烧烤的鱼、肉及熏肉等熏烤类食物最好偶尔食用。多食用种子类食物、有色蔬菜,如胡萝卜、红薯、菠菜、油菜等,能增加机体的抗癌能力,尤其常吃胡萝卜可降低肠癌的发病率。多食菠菜可减少有害物质的吸收,能降低肠癌的发病率。海带、紫菜具有清热、润肠、通便与防癌的功效。另外,猕猴桃、薏苡仁、马铃薯、大蒜、葱头、番茄都有一定的防癌抗癌效果。

同时,饮食卫生也是非常重要的。慎食生冷食物,避免食用不清洁或发霉、变质的食物或不新鲜的海鲜及肉类,以免引起胃肠功能紊乱,加重病情。

综上所述,清淡、多样、适量、规律、清洁的饮食是防病治病的基本原则,只要我们能够在日常生活中严格按照科学的饮食原则进行调护,就能对于预防肛肠科疾病的发生起到重要的辅助作用。

(三)起居有常,定时排便

首先,养成定时排便的习惯。最好能养成每日早晨定时排便的习惯,可每日早晨饮用 1 杯300～400 ml 的温开水或淡盐水,空腹饮用后能刺激肠管蠕动,有助于排便。其次,切忌强忍排便。当有便意时不要忍着不解便,久忍大便易引起习惯性便秘。同时忌蹲厕时间过长,排便时要集中精神,不要看书看报,每次排便时间不宜超过 10 min,排尽即起。排便时间尽量控制在 5 min 内,即在便意感强烈时速去排便,5 min 完成即起。排便后最好用温水坐浴 10 min,或者养成每晚临睡前用温水清洗肛门的习惯。

经常需要久坐久站的人应适当增加活动,变换体位。当连续坐位工作 1 h,应当起身活动 10 min 左右;需要蹲位工作者,每次连蹲 0.5 h 就应该起身走动,让肛门部位的气血流通,减轻充血,减少痔病发生率。

(四)适量运动

体育锻炼可以疏通经络,有益于改善肛肠部位血液循环,调和人体气血,预防疾病的发生。平时应经常参加各种体育活动,如广播体操、太极拳、游泳等可以增加胃肠蠕动,增进健康,促进食欲,预防便秘。

提肛运动则是临床常见的肛门功能锻炼方法,坚持练习可以改善肛门局部血液循环,减轻静脉压力,防止痔病。此外,长期刺激提肛肌也有利于排便,缓解便秘的发生。在做运动时注意要全身放松,配合"吸、舐、撮、闭"四字诀实施,坚持每日早晚各做一组,每组反复做 20～30 次,以不感疲乏为宜。具体做法如下:全身放松,将大腿用力夹紧,配合吸气,舌抵上腭,同时向上提收肛门,像忍大便的样子,提肛后稍微屏气不呼出,然后再配合呼气松弛肛门,全身放松。也可以不配合呼吸随意收缩,坐、卧或站立各种姿势,任何时间、任何地点都可以进行。提肛运动也适宜于年老体弱及孕妇等人群。

肛门保健操:方法一:身体直立。尽量吸气使胸部鼓起,仰头,张大口呼气,把气排尽,低头,再吸气。可反复 20～30 次。方法二:身体仰卧,全身放松,将双手叠放于小腹上,做呼吸运动。吸气时尽量使腹部鼓起,呼气时尽量使腹部塌陷。可反复 30 次左右。方法三:身体仰卧,双膝弯曲并拢,两手交叉放在头下,以双足和肩部为支撑点,将腹部、臀部抬起悬空,同时提收肛门,吸气,然后放下腹部和臀部,放松肛门,呼气。可反复 10～15 次。方法四:身体仰卧,左右手交叠放在脐旁,先是右手放在下面,以肚脐为中心做顺时针按摩,按摩 80 次;再将左手放在下面,以肚脐为中心做逆时针按摩,按摩 80 次。方法五:身体仰卧,一腿弯曲,用足跟向前蹬出,稍停,然后慢慢放下,双腿各做 5～10 次。然后双腿伸直抬起,向两侧尽量分开。继而收回,放下,反复做 10 次。方法六:坐稳,两腿交叉放好,然后两手叉腰,站起,收臀夹腿。收缩肛门,持续 5 s,放松坐下,反复做 10～20 次。方法七:站直,两手叉腰,两腿交叉,两足尖踮起,收臀夹腿,收缩肛门,持续 5 s,还原,重复 10 次左右。肛门按摩:改善局部血液循环,如每次便后软纸在肛门部按揉,可按顺时针或逆时针方向交替按摩 10～20 次,按摩后配合肛门收缩,或每次清洗肛门后用肛门局部指腹按摩,均对肛周疾病有积极的预防保健作用。

二、已病防变,早诊早治

(一)及早就诊,防病传变

在日常工作中应积极向患者宣传、普及肛肠疾病的防治知识,改变患者的错误观念,避免讳疾忌医,鼓励患者一旦遇到便血、肿物脱出、肛门坠胀伴异物感等不适情况应该及时就诊,同时鼓励有家族消化道肿瘤、息肉或肠炎病史的患者及其亲友进行肠镜筛查及定期复查。

(二)食疗调理,术后保养

饮食对于肛肠科疾病术后调护的作用主要体现在促进术后伤口的愈合与预防伤口感染两方面。因此,在术后 3 d 内,饮食应以清淡性平为原则,在术后整个伤口愈合期,都应避免摄取辛辣刺激、肥甘厚味之品等以免增加伤口感染概率,影响伤口正常愈合。

对于肛肠疾病的治疗来说,食疗不仅可以用于术后康复,亦可应用于不宜手术的保守治疗患者,同时也可以作为辅助治疗减少慢性病对肛肠疾病的刺激。早在汉代,张仲景就以小豆藕节粥来治疗痔疮出血。《本草纲目》载:"一人患痔,诸药不效,木耳羹食之而愈。"《名医类案》和《续名医类案》记载了肛肠疾病的诸多食疗病案：黄连煮酒治疗内痔脱出；对于新病实证之肛瘘，以牵牛末入猪腰中，荷叶包煨熟，空心细嚼，温盐酒，数服顿退；对肛裂伴便秘可以荜菝菜与猪羊血做羹而食；服食鳖与生姜米做羹可治疗痢后脱肛不收。《中医验方汇选》记载服食以蟾蜍喂养的乌鸡可治疗肛瘘，对于久病伤阴之肛瘘可服食糯米阿胶粥或雪羹汤。《肛肠病药粥疗法应用举偶》记载肛裂患者伴炎性外痔、便秘并大便后滴血、疼痛，服食郁李仁粥而愈。《饮食疗法精粹》记载白蜡煎柿饼乘热食对痢后脱肛有效。另外，肛周脓肿患者可服用白芷蒲公英粥合槐花酒。肛裂伴便秘患者可服枸杞桃仁鸡丁、姜汁菠菜、桑葚膏、大麻仁萝卜子粉等。脱肛可服食芡实乌龟汤、醋浸乌梅枣等。腑实便秘选用槟榔粥，一般便秘可食炒韭菜、荸荠粥等。热痢以红菱汁治之甚佳。对湿热痢，可以鲜葡萄汁加红糖调服即愈，肛肠病术后渗血可服藕粥、荠菜粥、红杞田七鸡等；术后小便困难，可用鲜拌莴苣、葡萄煎、萹蓄粥等；术后服用白及粥，可促进伤口愈合。薏苡仁粥、杏仁芝麻糖、老菱粉绿豆粥、箬竹叶绿豆棕、紫藤煮菱角对大肠癌有预防和治疗作用。

便秘食疗方：鲜菠菜煮汤淡食，萝卜蜂蜜汁，绿豆芽绞汁或煎汤服，猪肉丝瓜汤等。

结肠炎食疗方：大枣健脾粥，人参粥，木耳汤，枣仁粥，马齿苋鲜藕汁粥，金樱子芡莲粥，枣蓉煨肘，莲薏粥，吴茱萸粥等。

常见肛肠疾病的预防调护见下篇各疾病章节。

（冯卓）

第 十 章
肛肠疾病的围手术期处理

第一节 术前准备

手术前准备工作的好坏,对手术的成败、患者的安危具有极重要的意义。手术前的准备主要包括:有关手术本身的准备,如确定诊断,明确手术的适应证和禁忌证以及麻醉方式;对患者病理生理和心理的健康状况全面了解和评估,提高患者对手术的耐受性;手术前的最后准备还包括膳食类别调整、胃肠道和麻醉前用药等。

一、病史及检查

术前详细询问病史并对患者进行全身及局部检查,同时完成相关辅助检查(三大常规、肝肾功能、凝血试验、肝炎类、人类免疫缺陷病毒、梅毒、心电图、胸片、乙状结肠镜或电子全结肠镜检查等)。确定诊断,排除手术禁忌证。

二、治疗基础疾病

对患有内科疾病的患者应在治疗原有疾病并稳定的基础上再予以手术,具体如下。

1. 糖尿病 术前血糖应尽量控制在 $8\sim11$ mmol/L方可考虑手术。若患者术前空腹血糖$\leqslant8.3$ mmol/L,手术时间在 $0.5\sim1$ h,仅需局部麻醉,术前不需要禁食,可保持原降糖方案不变。若 2 型糖尿病患者,病程长,病情重,有急慢性并发症,空腹血糖$\geqslant8.3$ mmol/L 或急诊手术者,均需在手术前应用胰岛素。对于原来使用胰岛素者,即使术前禁食,仍应给予基础胰岛素量,即原剂量的 $1/2\sim2/3$;若使用的是甘精胰岛素,则要给予全剂量;手术当日停用短效或超短效胰岛素,除非血糖$\geqslant13.9$ mmol/L。

2. 高血压 对无高血压病史者如血压仅轻、中度升高可不急于处理,部分患者待情绪和病情稳定后血压可恢复正常。对血压仍高和有高血压病史者要依据血压的具体情况采取相应的治疗措施。术前给予适当的降压处理对预防手术过程的血压剧烈波动及心、脑血管意外十分重要,其降压目标为降至正常或"理想"水平。对于并发糖尿病或肾病患者的目标血压降至 130/80 mmHg 以下;对>60 岁的老年患者将血压降至 140/90 mmHg以下。

3. 血小板减少 血小板计数$<50\times10^9$/L 时不宜手术,如需手术应在手术当日术前补充血小板;血小板计数在$(51\sim80)\times10^9$/L 者,手术时间在 1 h 以上者,应在手术当日术前补充血小板。

三、术前谈话

术前向患者及家属讲解病情,解除患者顾虑;讲解手术注意事项,取得患者及家属配合。说明术中和术后可能出现的风险,并签订麻醉同意书和手术同意书。

四、专科准备

(一)灌肠

门诊手术一般术前可不用灌肠,住院患者可依据病情选择不同的灌肠方式。

1. 一次性灌肠 对肛肠科常见手术,如痔、瘘、肛裂,于术前 1 d 晚上,常规灌肠 1 次,可选用肥皂水或生理盐水 $500\sim1\,000$ ml 灌肠,亦可选用自制中药汤剂灌肠,即可达到清洗肠道的目的。

2. 清洁灌肠 对较大而复杂的手术,如:肛门直肠狭窄、肛门成形、骶前囊肿性肛瘘、直肠脱垂等,应清洁灌肠。常用生理盐水于术前 1 d 晚上及术晨反复灌肠,直到排出的液体内无粪渣为止。

3. 全肠道灌洗 口服聚乙二醇电解质液,兑水 $3\,000\sim4\,000$ ml,首次服用 $600\sim1\,000$ ml,以后每隔 $10\sim15$ min 服用 1 次,每次 250 ml,直至排出水样清便。

(二)阴道冲洗及阴道分泌物检查

对手术区域涉及阴道者,如直肠前突经阴道修补、直肠阴道瘘修补术等,手术前一晚可用聚维酮碘溶液进行阴道冲洗。术前应检查白带有无霉菌、滴虫及清洁度情况,如有感染应治疗后再予以手术。

五、术前用药

1. **镇静药物的应用** 为患者术前得到较好休息,提高机体的耐受性,给手术创造良好的条件,可在术前晚予以镇静药物,常用药物有地西泮、苯巴比妥钠。

2. **抗感染药物的应用** 肛肠科的手术切口一般多为Ⅱ类、Ⅲ类切口,应在术前 30 min 至 2 h 内或麻醉开始时应用抗生素。术前应考虑选用对大肠埃希菌、脆弱类杆菌和肠杆菌科有效的抗菌药物,推荐头孢呋辛、头孢噻肟、甲硝唑、头孢曲松,对以上过敏者可选用克林霉素、氨曲南等。对一些手术,如直肠脱垂、直肠阴道瘘,为减少肠内感染,保持创面清洁,术前 3 d 起口服肠道抗生素,如甲硝唑 0.4 g,每日 3 次。

3. **麻醉前用药** 如持硬膜外麻醉、小儿麻醉等,麻醉前均需要依据麻醉方法,给予镇静药或阿托品类药物。

六、饮食准备

一般肛门会阴部手术术前不必限制饮食,但应依据手术种类和患者的情况做出具体安排。

(1)一些特殊手术要求患者术后控制大便时间较长者,如肛门成形术、直肠阴道瘘修补术,术前 2 d 起,进食流质饮食或半流质饮食。

(2)根据麻醉要求控制饮食,如全身麻醉者要求术前 12 h 禁饮禁食,硬膜外麻醉者要求术前 4 h 禁饮禁食。

(林国强、葛琼翔)

第二节 术后常见并发症
及处理

一、疼痛

术后疼痛(postoperative pain)是大肠肛门疾病术后的主要并发症之一。由于人体肛门区域神经丰富,痛觉非常敏感,故往往在术后出现较剧烈的疼痛,甚至持续时间较长。其疼痛的程度往往与手术部位和创伤的大小有关,同时也与患者的精神状况、耐受程度、术中麻醉、术后镇痛、过早排便等因素有关。临床表现:轻者仅感局部微痛不适,或坠胀感,对全身无明显影响;重者坐卧不安,呻吟、出

大汗,影响饮食和睡眠。其性质有胀痛、灼痛、坠痛、刺痛或跳痛等,疼痛可为持续性或间歇性。一般术后 48 h 内疼痛最严重,以后逐渐缓解。但受到刺激时如排便、换药等,可使疼痛一过性加重。如何实施有效的术后镇痛是肛肠病患者术后是否能快速康复的关键。

(一)病因

1. **解剖因素** 齿线以下的肛管组织由脊神经支配,感觉十分敏感,受到手术刺激后可产生剧烈疼痛。

2. **肛门内括约肌痉挛** 创伤性手术后,前列腺素、组胺、5-羟色胺、缓激肽等致痛物质释放,刺激肛门括约肌,肛门内括约肌不断收缩痉挛,产生疼痛。

3. **手术操作** 术中钳夹、结扎肛门括约肌,肛门括约肌损伤后引起瘀血、水肿,导致痉挛性疼痛;术中肛门皮肤损伤过多,或因肛门狭小,患者大便时撕裂样疼痛。

4. **粪便刺激** 粪便中的胆汁酸刺激创面,引起炎症反应,同时粪便的机械性刺激可加剧伤口的疼痛。

5. **瘢痕压迫** 因手术瘢痕收缩,压迫神经末梢可产生阵发性疼痛,一般延续 6 个月左右。

6. **心理因素** 因手术刺激和患者恐惧心理,使肛管经常处于收缩状态。当排便时可引发剧烈的疼痛。此种疼痛又可加重患者的恐惧心理。部分患者可因长期的焦虑、抑郁,术后的伤口疼痛可变成慢性疼痛。

(二)预防与治疗

1. **一般处理** 术前作好患者的思想工作,解除患者顾虑,与医护人员密切配合;术后及时解除便秘症状;排便前温水坐浴,有助于松弛括约肌,缓解排便时的疼痛;手术操作要精细和准确,尽量避免不必要的操作,以减少损伤;注射枯痔液或硬化剂,不应误入肛门括约肌内和齿线以下的区域;痔核缝扎不应过低,避免肛管皮肤被结扎;肛门手术损伤较多及肛管狭窄者,可酌情切断部分肛门内、外括约肌。创面局部的处理比用止痛治疗更为重要。

2. **超前镇痛法** 超前镇痛法是伤害性刺激作用于机体之前应用镇痛药阻断疼痛刺激向中枢传入,来预防或减低中枢神经敏感性,减少或消除伤害所引起的疼痛。在肛门部手术中,术后疼痛可因粪便或局部换药时的机械刺激而加剧,在排便

或换药前30 min让患者口服或局部外用止痛药物，可很好地缓解疼痛。

3. 平衡镇痛法　又称为"联合镇痛""多模式镇痛"，是利用不同种止痛药物协同作用以达到充分镇痛的效果，同时用药剂量减低而副作用减少的一种镇痛方法。阿片类药为一种良好的镇痛剂，但因其抑制呼吸、恶心、呕吐、瘙痒、成瘾等严重不良反应，使其在临床应用受限。有很多资料表明阿片类药物与局部麻醉药、钙通道阻断剂、胆碱能受体兴奋剂均有协同作用，合用时能明显加强吗啡的镇痛作用，并减少吗啡用量。对乙酰氨基酚，主要用于轻、中度疼痛，通常认为比非甾体消炎药（NSAIDs）安全，用于不能使用NSAIDs的患者（如哮喘史或溃疡史的患者）。它具有封顶效应，成人每日最大剂量是4 g，超过此剂量，肝毒性的发生率会增加。通常和阿片类药物联合应用，可减少20%的吗啡用量，但不减少阿片类药物的不良反应。NSAIDs无阿片类药物的不良反应、能降低运动性疼痛，是多模式镇痛的重要组成部分，与阿片类药物联用可使阿片类相关的术后恶心和呕吐减少30%，但潜在心血管事件和消化道不良反应。局部用药，如表面脂溶性麻醉软膏起效迅速，但药物作用时间较短，一般不超过7 h，相比较双氯芬酸钠栓剂起效时间在术后3～4 h，硫糖铝软膏起效时间在术后24 h，但持续时间比表面麻醉剂更久。

4. 外用中药　中药苦参汤加减熏洗、坐浴；黄连膏、清凉膏等外敷。

5. 针灸治疗　一般用强刺激法，待疼痛减轻或消失后再留针20～30 min。取穴：长强、承山、八髎、足三里等。可用耳针，在耳郭上找反应点，用毫针刺后再埋皮内针固定。

6. 封闭　0.5%～1.0%罗哌卡因10～20 ml，一次最大剂量不超过200 mg，长强或承山穴封闭治疗，镇痛时间达12 h。国外布比卡因脂质体已上市，文献报道采用肛周3、6、9、12点位扇形浸润注射，持续镇痛时间可达96 h。

二、尿潴留

术后尿潴留（postoperative urinary retention）是指患者手术后由各种因素引起的排尿不畅或不能自行排尿，尿液存留于膀胱内，是肛门和直肠手术后较常见的并发症，发病率高达52%。多发于术后当日，亦有持续几日。临床可表现为：排尿困难，小腹胀满，或尿频，尿急，点滴而出。

（一）原因

1. 手术刺激　手术中对肛门直肠及其邻近组织的牵拉、挤压和损伤所引起的局部水肿；术后塔形纱布加压包扎，肛管内油纱、纱布填塞过多，均可压迫尿道，刺激α受体，使膀胱颈口压力升高，引起尿潴留。

2. 麻醉影响　支配肛门和膀胱的神经来自同一脊髓节段（$S_2 \sim S_4$），于是肛肠疾病进行手术麻醉时，理论上不论是用硬膜外麻醉还是蛛网膜下腔阻滞麻醉同时都会阻滞内脏神经，从而导致膀胱逼尿肌麻痹，抑制膀胱反射，引起尿潴留；麻醉不完全也会引起肛门括约肌痉挛，导致排尿困难，发生尿潴留。可引起尿道括约肌痉挛，反射性引起排尿障碍。

3. 疼痛因素　伤口的疼痛使交感神经受到刺激，引起逼尿肌松弛、膀胱颈括约肌痉挛收缩，因而发生尿潴留。

4. 输液过多　硬膜外麻醉或蛛网膜下腔阻滞麻醉后1～1.5 h逼尿肌功能恢复，患者可正常排尿。故手术前和手术中如果输液大于750 ml～1 000 ml，会导致术后膀胱过早、过度充盈，增加术后尿潴留的发生率。

5. 心理及环境因素　患者因恐惧手术而思想过度紧张，反射性引起排尿障碍；个别患者不适应环境变化，如不习惯卧床排尿等。

6. 排便因素　术后排便不畅导致粪便阻塞，导致肠管扩张压迫尿道而引发尿潴留。

7. 其他因素　患者以前就有泌尿系统疾病，如男性患者有前列腺炎或者是前列腺增生疾病，女性患者有泌尿系统感染疾病、尿道狭窄等疾病，一旦进行肛肠手术，手术的刺激加上基础疾病很容易使尿潴留发生的概率大大增加。年老体弱者，因膀胱平滑肌收缩无力，手术后易诱发排尿困难。术前使用抗胆碱药物、β-受体阻滞剂、拟交感神经药物均影响膀胱功能，增加术后尿潴留的发生率。既往有其他基础疾病，如：中风、糖尿病、重症肌无力、多发性硬化症、脊髓损伤、脑瘫、酒精神经病等，也可增加术后尿潴留的发生率。

（二）预防与治疗

1. 一般处理　手术前向患者讲明术中及术后可能会出现的一些反应，减少顾虑，消除紧张情绪。限制液体摄入。疼痛引起的排尿困难，可用镇痛药。如果肛门直肠敷料填塞过紧，可取出敷料，减轻张力,有利于排尿。术后用温水冲洗会阴或听流水声诱导反射排尿。

2. 药物治疗 口服盐酸坦索罗辛缓释胶囊0.2 mg 等选择性 α_1 肾上腺素受体阻滞剂,可降低尿道、膀胱颈口平滑肌张力,改善排尿障碍;双侧足三里注射新斯的明 1 mg,增加膀胱逼尿肌收缩力。

3. 针灸治疗 神经反射性尿潴留可取中极、关元、三阴交、长强,前列腺增生引起的尿潴留取穴足三里、三阴交、阴陵泉透阳陵泉。

4. 导尿 如果应用上述方法处理无效,超声下膀胱容量已超过 600 ml,应行无菌性导尿术。一次放尿不可超过 500 ml,以防发生虚脱和血尿。一般情况下留置导尿时间不宜超过 24 h,甚至可选择单次导尿术,可降低术后尿路感染的发生率,对于老年、前列腺增生患者,可根据具体情况适当延长导尿管留置时间,但单次置管时间不宜超过 1 周。

三、出血

术后出血(postoperative bleeding)是指可能与手术相关的出血,临床表现为便血或伤口流血。术后出血是肛门术后最严重最危险的并发症。临床上可分为原发性出血、继发性出血两类。出血部位在肛门外者,浸染衣物,患者可感肛门部灼热不适,其出血易于发现和及时治疗。而出血部位在直肠内者,因肛门括约肌痉挛和术后填塞压迫致肛门紧闭,其出血直接流入直肠或结肠,故出血不能或不易被发现,有人称其为"隐性出血"。初始因出血量少时,患者可无任何感觉。但随出血量增加,患者可感下腹胀满不适,欲大便或感肛门部灼热,当不能控制便意而大便时,肠腔内积血迅速排出,血液多呈暗红色并有血块。此时因大量积血迅速排出,患者可觉心慌、头晕眼花、汗出、四肢无力、面色苍白、脉搏细弱、血压下降,甚至休克。对此类出血应密切观察患者病情变化,如肠鸣音是否活跃,脉搏是否增快,血压是否稳定等,以便及时发现、及时治疗。

(一)病因

1. 原发性出血 指手术后 24 h 内发生的出血。手术操作不当是造成原发性出血的主要原因。

(1)手术中内痔结扎线未结扎紧,发生脱落,或由于切除痔核时,结扎的残端留得过少,结扎线滑脱所致。

(2)手术中对出血的小血管未及时处理。

(3)肛门填塞物过松,或者脱落;创面压迫不

紧,而引起创面渗血所致。

2. 继发性出血 指手术后 24 h 后发生的出血。目前采用的一些手术方式尚难完全避免继发性出血,但应积极预防,及时处理。

(1)内痔在脱落期间,因患者剧烈活动或大便干结临厕努挣致创面损伤而引起出血。

(2)继发感染引起组织坏死出血,此为术后继发性大出血的主要原因。

(3)因痔核内注射药物浓度过高、剂量过大、部位过深,引起组织坏死,诱发出血。

(4)痔上直肠黏膜环切钉合术后吻合口钛钉残留或致炎症性息肉、吻合口开裂均可引起出血。

(5)局部检查方法不当或换药、指诊、扩肛、肛镜检查时暴力、牵拉,造成组织撕裂出血。

3. 全身性疾病 某些血液病如急慢性白血病、再生障碍性贫血、血友病等。其他如高血压、动脉硬化、门脉高压症、免疫性疾病、口服抗凝药物造成出凝血机制障碍等亦可引起术后出血。肠镜检查后即行手术的患者,术后若出现腹痛、腹泻,便血量大的情况需考虑急性缺血性肠病可能。

(二)预防

(1)术前对患者的全身情况做仔细检查,特别是有关凝血功能的检查,排除手术禁忌证。

(2)术中严格遵守操作规程,仔细操作、彻底止血是预防原发性出血的关键。

(3)术后肛门内放置填塞物,如凡士林、明胶海绵、细肛管、塔形纱布压迫创面并以胶布固定,平卧休息。

(4)术后适当使用抗生素,以预防术后感染所致出血。

(5)术后应避免过度活动,痔疮患者尤其应在内痔脱落期(术后 7～14 d)静卧少动。在此期间,除特殊情况外,一般不做肛门镜检查。

(6)保持大便通畅,避免因粪便干燥而临厕努挣损伤创面所致出血。

(三)治疗

1. 一般治疗

(1)向患者讲解病情,缓解紧张情绪,积极配合治疗。

(2)静卧休息,减少活动:尤其在内痔脱落期休息并减少活动可以减少或避免出血。

(3)控制饮食和保持大便通畅:对少量出血患者不必控制饮食,保持普通饮食、大便通畅即可。

对大量出血的患者可予流质饮食或软食 2～3 d。对大便干燥困难者可予口服润肠通便药物治疗，如：聚乙二醇 4000 散剂 10 g，每日 2 次；麻仁丸 9 g，睡前服用。对大出血患者应考虑 72 h 内控制排便，必要时可予盐酸洛哌丁胺胶囊 2 粒口服。

2. 全身治疗

（1）应用止血药物：依据患者的病情可选用口服止血药物，如云南白药，维生素 K₄。肌内注射或静脉药物可选用酚磺乙胺注射液、氨甲苯酸注射液、注射用血凝酶等。

（2）抗感染：对少量出血者不必使用抗生素，而对大量出血或因感染而出血者应积极抗感染治疗。

（3）输液、抗休克：对少量出血者不必补液，但对出血量较多或因出血而休克者应在局部止血的同时补液抗休克，必要时还可输入全血。

3. 局部治疗

（1）少量渗血，可更换敷料后重新加压包扎，或局部使用明胶海绵、凝血酶、肾上腺素纱条等。

（2）严重渗血，或者搏动性出血，需及时实施止血术。若创面糜烂、脆性较大无法缝合时，可在出血部位上方缝合结扎其小动脉，或消痔灵注射止血，亦可医用生物蛋白胶喷射于创面，也可选用三腔气囊直接压迫止血。使用时应注意掌握压迫时间，防止局部组织缺血坏死。对直肠内大量出血者，手术同时需建立液体通道，避免因肠腔内积血迅速排出，出现休克而难以实施抢救。

四、术后发热

发热是术后最常见的症状，约 72% 的患者体温超过 37℃，41% 超过 38℃。正常人体温在白天有 0.5～1℃ 的变化是正常的，在傍晚时体温最高。术后体温比正常时超过 1℃，应认为是有意义的，并应做适当的诊断性检查，并与术后吸收性发热相鉴别。

（一）原因

1. 术后吸收性发热　为术后局部出血，组织与器官损伤，在无感染的情况下，坏死组织分解产物被机体逐步吸收引起的正常发热，是机体修复性反应的临床表现。此外，用硬化剂注射后产生的无菌性炎症反应亦可出现药物性吸收热。术后吸收性发热通常不超过 38.5℃，且于手术第 3 日，吸收热即逐步下降。

2. 术后切口感染性发热　为术后切口受致病性微生物侵入，且在其中大量繁殖，其代谢产物对机体产生损害，机体免疫系统防御性反应的临床表现。如果在术后第 3 日，发热持续不退，且有持续升高趋势，切口局部疼痛加重，并有红肿热痛的临床表现，即为术后切口感染性发热。肛肠科常见的术后切口感染性发热，以混合感染、肛周脓肿引流不畅最为常见。

3. 合并其他疾病　呼吸道、泌尿系统感染等。

4. 其他　输液及输血反应、药物热、血液病及其他不明原因的发热等。

（二）预防与治疗

1. 术中严格无菌操作　对于肛周脓肿患者，切口设计合理，引流通畅，清除腔内纵隔，对于位置高、范围广的脓肿或肛瘘患者，必要时可行术中超声检查。

2. 术后吸收热　一般不需特殊处理，体温 >38.0℃，可行冰袋或乙醇擦浴物理降温；体温 >38.5℃，可用解热镇痛药类药物。

3. 感染性发热　应用抗生素，清除坏死组织，局部引流。

4. 中医辨证治疗

（1）发热，午后为重，汗出热不解，身重倦怠，纳少，舌质红，苔白腻或黄腻。舌底脉络发赤，舌体厚而大，脉滑数。证属湿热未清。治则：清利湿热。方剂选用茵陈五苓散加减。

（2）发热口渴，溲赤便干，舌苔黄，舌底脉络鲜红，经脉粗大，脉数。证属热毒未清。治则：清热解毒。方剂选用五味消毒饮加减。

（3）发热多为低热或中热，其热时作时止，发热无定时，多感手足心热，大多发热而不恶寒，伴有头晕，气短懒言，肢软体倦，神疲乏力，自汗盗汗，舌质淡红，舌苔薄白，舌底脉络淡白，充盈不足、乏津，脉数无力。证属气虚发热。治则：益气退热。方剂选用补中益气汤化裁。

五、粪嵌塞

粪嵌塞是指术后大便数日不解，粪便积存于直肠，形成干硬粪块，不能自行排出。患者表现为肛门坠胀、疼痛，努责后大便不行，或见肛门口粪水自流，出现热结旁流症状。严重者，嵌塞粪便可延伸进入乙状结肠。可并发直肠粪性溃疡，表现为直肠大出血，一旦穿孔，可造成急性腹膜炎。粪嵌塞可通过肛指确诊。

（一）原因

（1）心理因素：术后患者焦虑不安、情绪紧张可导致自主神经功能紊乱，交感神经兴奋，对排便反应的敏感性降低。同时排便时的疼痛，使患者产生排便恐惧，强忍便意，粪便在直肠内存留时间过长，水分被直肠吸收形成干硬粪块。

（2）药源性因子：长期服用泻药患者，停药后或术中使用长效止痛剂导致肛门周围神经感觉迟钝而致便秘。

（3）年老体弱，排便无力，或有习惯性便秘者也易发生粪嵌塞。

（二）预防与治疗

1. 一般治疗　术后可适当活动，多饮水，增加膳食纤维摄入，解除患者的排便恐惧，鼓励患者排便。排便前 30 min，口服止痛片，便前热水坐浴，能缓解肛门括约肌痉挛，帮助排便。术前有习惯性便秘病史的患者，术后第 1 日开始服用聚乙二醇 4000 散剂，每次 20 g，每日 1 次，软化大便。

2. 灌肠　粪便数量不多嵌塞不严重者，从肛门注入开塞露，或中药通便灌肠液 50 ml 灌肠即可排出。粪块干硬巨大者，需先用手指将大便压成碎块，再行灌肠，可重复多次，直到排净。采用上述方法仍不能排出，应在局部麻醉下将粪便掏出。

3. 中药治疗　阴虚肠燥者选用麻仁丸，热盛者服用大承气汤，热盛伤津者可予增液承气汤加减。

（林国强、葛琼翔）

下篇 各论

第十一章
肛管直肠疾病

第一节 痔

　　痔是直肠下端的唇状肉赘，或称为肛垫（anal cushion），是每个人皆有的正常结构。1983年德国纽伦堡第9届国际肛肠会议对痔的定义进行修正，提出痔是肛垫窦状静脉（动脉血）淤血所致的病理性肥大。中华医学会对痔的定义为：痔是肛垫病理性肥大、移位及肛管皮下血管丛淤滞形成的团块。根据国内普查资料表明：肛肠疾病的发病率为59.1%，痔的发病率占肛肠疾病的87.25%，可发生于任何性别、年龄的人群，但以成年人居多。痔的发病可与解剖学因素、饮食因素、排便习惯、妊娠与分娩、职业和年龄等密切相关。根据痔发生部位不同，临床可以分为内痔、外痔、混合痔，相当于中医学"痔病"，属于中医"内痔""外痔""内外痔""牡牝痔"范畴。

　　痔是常见的肛门直肠疾病，我国是认识痔病最早的国家之一。我国对痔病的认识最早可追溯到夏商时期（公元前21～公元前11世纪），当时的甲骨文中就有关于"痔病"的记载。西周时期（公元前11世纪）的《山海经》中，最早明确地提出了"痔"的病名，如《山海经·西山经》中记有："合之山，有鸟焉，其状如鹑，黑文而赤翁，名曰栎，食之已痔。"《山海经·南山经》中说："南流注于海，其中有虎蛟，其状鱼身而蛇尾，食之不肿，可以已痔。"《庄子·列御寇》所载："秦王有病召医，破痈溃痤者，得车一乘，舐痔者，得车五乘。"

　　关于"痔"的含义，有两种解释，其一，"痔"，同"寺"。而"寺"字在古代的涵义指的是具有移行、变迁的意思，这一世代和那一世代的交界点为"寺"，肛门部是人体内外交界的地方，故该处的病变为"寺"，或"痔"。《说文解字》中也说："痔，后病也。"《增韵》中称为"隐疮"，皆指的是发病的部位。其

二，"痔"，同"峙"。如《医学纲目·痔》中称："肠澼为痔，如大泽之中有小山突出为峙，人于九窍中，凡有小肉突出皆曰痔。"《三因极一病证方论》中称："如大泽中有小山突出为峙，于人九窍中凡有小肉突出者皆曰痔，不特于肛门边生。"因此，关于痔的定义有两种，广义的痔是指所有的肛门病，狭义的痔即是西医学的痔。

　　公元前476年《五十二病方》最早记载了有关痔的分类和证候，将痔分为牡痔、牝痔、脉痔、血痔、胸痒（肛门痒）、巢者（肛门瘘管）、人州出（脱肛）等多种肛肠病，并最早描述应用结扎术和切开术治疗痔瘘。在《素问·生气通天论篇》中记载："因而饱食，筋脉横解，肠澼为痔。"提出了痔的病因病机为饮食不节，肠胃的气血瘀滞，筋脉和血管懈纵弛缓而成。这与现代对痔的病因病理的认识是一致的。

　　隋唐时期《诸病源候论》总结了前人对痔的临证知识，将痔分成五类：牡痔、牝痔、脉痔、肠痔、血痔，进行辨证施治，后来在《备急千金要方》、《外台秘要》中增加了酒痔、气痔、内外痔、燥湿痔等。至明清时期，痔的命名已有24种之多，多以形状和性质来分类。

　　历代医书对痔的症状描述极其丰富，且分别对出血、脱出、疼痛、瘙痒和便秘等痔的常见症状有详细的描述。《诸病源候论》："因便而清血随出者，血痔也。"《证治要诀》："脉痔外无形，而所下之血，一线如箭，或点滴而不已，此由脉窍中来也。"《古今医统》："结核肛内，形如莲蓬葡萄，阻塞谷道，临厕脱肛，良久方收。""若因风热，粪燥便难。"《外台秘要》："肠痔则更衣挺出，久乃缩。"《备急千金要方》："脉痔者，肛边有疮痒痛，肠痔者，肛边核痛。""痔如筋脉，疡发则面青痛甚。""大便困难，强力则肛不收也。"

　　痔的治疗，在明代以前，以内服药物为主，辅以针刺、导引、熏洗、外治等法。宋代《太平圣惠方》所

载"用蜘蛛丝,缠系痔鼠乳头不觉自落"是对痔手术疗法的典型记载。自《太平圣惠方》有了砒剂治疗痔的记载后,南宋《魏氏家藏方》较详细地阐述了枯痔疗法,至明代完善和发展了枯痔疗法以及割痔、系痔等手术疗法。对痔的治疗,至此转变成以外治手术为主,内治为辅的原则,为近代治痔奠定了基础。近半个世纪以来,枯痔疗法、枯痔钉疗法、结扎疗法、注射疗法、冷冻疗法等都有很大进展。近年来国内外不少学者提出:无症状的痔无需治疗,治疗目的重在消除、减轻痔的症状。解除痔的症状较改变痔体的大小更有意义,应视为治疗效果的标准。治疗时须遵循"先保守、后手术"和重视"微创"的原则。

【病因病机】

一、中医

痔的发病多因脏腑本虚,兼因久坐久立、负重远行,或长期便秘,或泻痢日久,或临厕久蹲,或饮食不节,过食辛辣醇酒厚味,此皆可导致脏腑功能失调,风湿燥热下迫大肠,瘀阻魄门,瘀血浊气结滞不散,筋脉懈纵而成痔。日久气虚,中气下陷,不能摄纳则痔核脱出。具体有以下几种病因。

1. 饮食不节,大便失调 《素问·生气通天论篇》:"因而饱食,筋脉横解,肠澼为痔。"《疮疡经验全书》:"脏腑所发,多由饮食不节,醉饱无时……久忍大便……乃生五痔。"由于饮食没有规律,饱食酗酒,过食生冷辛辣及肥甘之品,容易引起胃肠消化功能紊乱,出现燥热内生,湿滞中阻,而形成大便不正常。或久泻久痢,或便秘燥矢,或久忍大便,登厕过久,均能导致痔疮的发生。

2. 久坐久立,负重远行 《医宗金鉴》:"因勤苦劳役,负重远行,以致气血交错而生痔者。"《外科正宗》:"或因久坐而血脉不行……及担轻负重,竭力远行……以致浊气瘀血,流注肛门,俱能发痔。"由于久坐久立,负重远行,容易形成血液滞留,致瘀血郁积,湿热下注为痔。

3. 妊娠多产 《外科启玄》:"妇女因产难。"《疮疡经验全书》:"妇人产育过多。"《医宗金鉴》:"有产后用力太过而生痔者。"可引起肛门直肠静脉血液回流受阻,瘀积而成痔。

4. 阴阳不和,关格壅塞 《疮疡经验全书》云:"阴阳不和,关格壅塞,风热下冲,乃生五痔。"《医贯》:"关者不得出也,格者不得入也。"可理解为,肛门直肠肿瘤、腹部痞块等严重疾患,均可因压迫而

阻隔,扰乱气血回流,所谓"阴阳不和,关格壅塞",导致生痔。

5. 先天不足 《疮疡经验全书》指出痔"亦有父子相传者",说明已经注意到痔的成因与家族遗传有一定关系。《丹溪心法》指出"痔者皆因脏腑本虚……"《医宗金鉴》指出"久病咳嗽而后生痔……"均指出体质虚弱是痔疮发生的基本因素。

6. 风燥湿热四邪相合而成 如《医宗金鉴》所云:"痔疮形名亦多般,不外风湿燥热源。"

总之,痔的成因,在《外科正宗》《外科大成》中有概括性的叙述:"夫痔者,乃素积湿热,过食炙煿,或因久坐而血脉不行,又因七情而过伤生冷,以及担轻负重,竭力远行,气血纵横,经络交错;又或酒色过度,肠胃受伤,以致浊气瘀血,流注肛门,俱能发痔。""然饱食而成此症者必有其因,其因惟何?盖因饱食之后,或暴怒,或努力,或枯坐,或酒色,妇人或难产,小儿或夜啼等因,致使气血纵横,经络交错,流注肛门而成此痔矣。如其肿者湿也,痛者火也,痒者风也,闭结者燥也。"

二、西医

西医对痔的病因病理的认识,尚无一致的定论,目前较为认同的是"静脉曲张"和"肛垫下移"学说。

1. 静脉曲张学说 Morgagni根据门静脉及其属支无静脉瓣的解剖特点,指出静脉曲张与人的直立体位受液体静力压的作用有关,超限的腹内压增高,使得这些静脉扩张、迂曲成痔。关于原发性内痔为何好发于肛门的特定部位,Miles经过研究认为其与直肠上动脉分支类型有关,直肠上动脉分左右两支,右支又分右前、右后两分支。这3条分支及其伴行静脉分布于右前、右后、左外侧的肛管内,故内痔亦多出现在上述特定部位。

2. 肛垫下移学说 Thomson认为直肠静脉丛扩张是正常现象,出生时即存在。直肠末端黏膜下存在有动静脉交通支,形成组织勃起的机制。Treitz肌以纵行肌束分散至肛管黏膜下形成间隔,组织中充斥血管丛,构成环绕肛管不均匀的增厚组织块,称之为肛垫,是人人皆有的正常结构。肛垫是痔发生的解剖基础,肛垫向下移位是痔的发病机制。

此外,还有一些关于痔病因病理的研究,如肛管狭窄学说、细菌感染学说、括约肌功能下降学说、痔静脉泵功能下降学说、直肠肛管压力失衡学

内　痔

内痔是由血管静脉丛扩张、纤维支持结构松弛、断裂而形成的肛垫移位及病理性肥大形成的软团块。发生于肛门齿线以上，直肠末端黏膜下的静脉丛扩大、曲张所形成的柔软静脉团称为内痔。内痔是肛门直肠最常见的疾病，好发于截石位的3、7、11点处，发生在此处的内痔称为母痔，其余部位发生的内痔均称为子痔。其临床特点是便血，痔核脱出，肛门不适感。

【病因病机】

痔的发生多与风、湿、瘀及气虚有关，常因饮食不节，大便失调，久坐久立，负重远行，妊娠多产等诸种因素，致燥热内生，下迫大肠，经络阻滞，血液回流受阻，邪热与血瘀结滞，郁积而成痔。

1. 风伤肠络　风善行而数变，又多夹热，热迫血溢，血不循经而下溢出血，所下之血色泽鲜红，下血暴急呈喷射状。

2. 湿热下注　多因饮食不节，恣食生冷、肥甘，伤及脾胃而滋生内湿。湿与热结，下注肛门，局部气血纵横、经络交错而生内痔；热盛则迫血妄行，血不循经，则血下溢而便血；湿热下注大肠，气机不畅，经络阻滞，则肛门内有块物脱出。

3. 气滞血瘀　气为血之帅，气行则血行，气滞则血瘀。肛门内有块物脱出，坠胀疼痛；气机不畅，统摄无力，则血不循经而导致血栓形成。

4. 脾虚气陷　老年人、多产妇、小儿久泻久痢致脾胃功能失常，脾虚气陷，无力摄纳，而出现痔核脱出不能回纳，气虚则不摄血，导致气血两虚，故可见下血量多而色淡。

【诊断】

一、临床表现

1. 便血　便血是内痔常见症状之一。大便时或大便后流出，血量多少不等，有时仅在粪便上有几条血丝或染红便纸，或大便时，血液由肛门流出，或喷射而出。出血有发作期与间歇静止期，饮酒、过劳、便秘、腹泻、内热，往往加重发作，出血较多，而静止期时出血极少或不出血。血色呈鲜红色，系痔静脉丛中有毛细血管和中心小动脉，因排便用力擦破血管、黏膜所致。初起痔核小如樱桃样，柔软而娇嫩，容易擦碎，出血机会多，以后痔的表面黏膜逐渐增厚形成纤维化，因此出血减少，但往往有继发的Ⅰ、Ⅱ期内痔，出血仍然可以是大量的。由于日久出血，引起面色萎黄无华、虚浮黄胖、头晕眼花、心悸、气急、乏力、纳呆、舌质淡白、脉细数等贫血症状。严重者血红蛋白降至2～4 g/dl。

2. 脱出　内痔生长日久，痔核渐大，因受粪便压迫，遂与直肠肌层分离，向下延伸，腹压增高或大便时可脱出肛外，初起尚能自然回复，若屡屡脱出，渐至不能自行回纳，需用手推回，或平卧数小时方可回纳，再发展严重，在咳嗽、喷嚏或行走时也可以脱出，且多伴直肠黏膜脱垂。而且有时因脱出的内痔发生炎症水肿，被痉挛的肛门括约肌嵌顿于肛门外，发生血栓，嵌顿或绞窄坏死，形成青紫色痔块。可伴有剧烈疼痛、坐卧不安、发热、大便秘结等症状，并可继发肛周痈肿。

3. 疼痛　单纯内痔，一般仅有肛门沉重坠胀感或大便不爽异物感。若内痔脱出肛外，不能回复，则疼痛加重，内痔形成血栓、水肿、炎症、嵌顿、坏死，则疼痛剧烈，坐卧不安。

4. 瘙痒与黏液　内痔脱出常使直肠黏膜受到刺激，因而分泌物增多，刺激肛周皮肤引起瘙痒，并可引发肛周湿疹。

5. 大便秘结　内痔患者多有习惯性便秘病史，此外，患者因顾虑便时出血、脱垂而不愿按时排便，粪便久贮，干燥硬结，引起大便秘结，又助长了痔疮的发展，造成恶性循环。

二、痔的分期

痔根据其症状的严重程度分为四期：

Ⅰ期：便时带血、滴血，便后出血可自行停止，无痔脱出。

Ⅱ期：常有便血，排便时有痔脱出，便后可自行还纳。

Ⅲ期：可有便血，排便或久站及咳嗽、劳累或负重时有痔脱出，需用手还纳。

Ⅳ期：偶有便血，痔持续脱出或还纳后易脱出。

本病常有反复发作病史，有典型的便血（便中带血、滴血或喷射状出血），血色鲜红。排便或腹压增加时，肛内有块物脱出，便毕可自行回纳或需用手回纳。

三、辅助检查

1. 肛门视诊　肛门视诊可检查有无内痔脱出，肛门周围有无静脉曲张性外痔、血栓性外痔及皮赘。必要时可行蹲位检查，观察脱出内痔的部位、大小和有无出血以及痔黏膜有无充血水肿、糜烂和溃疡。

2. **肛管直肠指诊** 肛管直肠指诊是重要的检查方法。Ⅰ、Ⅱ期内痔指诊时多无异常;对反复脱出的Ⅲ、Ⅳ期内痔,指诊有时可触及齿状线上的纤维化痔组织。肛管直肠指诊还可以排除肛管直肠肿瘤和其他疾病。

3. **肛门镜** 肛门镜可以明确内痔的部位、大小、数目和内痔表面黏膜有无出血、水肿、糜烂等。肛门镜检查,在齿线上方可见直肠黏膜隆起、充血,且以截石位 3、7、11 点尤为明显,甚者可见黏膜表面糜烂及活动性出血点。

4. **大便隐血试验** 这是排除全消化道肿瘤的常用筛查手段。

5. **全结肠镜检查** 以便血就诊者,有消化道肿瘤家族史或本人有息肉病史者,年龄超过 50 岁者,大便隐血试验阳性以及缺铁性贫血的痔患者,建议行全结肠镜检查。

【鉴别诊断】

即使有痔存在,也应该注意与结直肠癌、肛管癌、息肉、直肠黏膜脱垂、肛周脓肿、肛瘘、肛裂、肛乳头肥大、肛门直肠的性传播疾病以及炎性肠病等进行鉴别。本病常需与以下疾病鉴别。

1. **肠息肉** 位置较低的直肠息肉便后常可脱出于肛门外,脱出的息肉一般为单个,有长蒂,头圆,表面光滑,质较痔核硬,可活动,容易出血,但多无射血、滴血现象。本病多见于儿童。

2. **结直肠癌** 相当于肛门直肠癌,多见于 40 岁以上的中老年人,可有腹泻和便秘交替的里急后重,大便形状变细,肛内肿物不能脱出于肛外,指诊可触到质坚硬而凹凸不平的肿块或菜花样肿物,指套上有臭秽的脓血。肛门狭窄,大便变细,次数增多,时流臭秽的分泌物。血便中常混有糜烂组织。

3. **脱肛** 脱出物呈环状或螺旋状、色淡红、质地中等,表面光滑,无静脉曲张,一般不出血,肛周黏液等分泌物较多。

4. **肛乳头肥大** 脱出物呈锥形或鼓槌状,灰白色,表面为上皮,质地较硬,一般无便血,常有疼痛或肛门坠胀。过度肥大者,便后可脱出肛门外。

5. **肛裂** 排便时肛门周期性疼痛,伴出血,便秘时尤甚。局部检查可见肛管部位有明显的裂口,多在截石位 6 或 12 点处。

6. **下消化道出血** 溃疡性结肠炎、克罗恩病、直肠血管瘤、憩室、家族性息肉病等,常有不同。

【辨证论治】

多适用于Ⅰ、Ⅱ期内痔;或内痔嵌顿伴有继发感染;或年老体弱;或内痔兼有其他严重慢性疾病不能胜任手术者。治法则主要遵照李东垣的清热利湿、祛风润燥法和朱丹溪的滋阴凉血法为主,此外有补气、升提、气血双补等法。清热以黄芩、黄连、黄柏、栀子;利湿以防己、泽泻;祛风以荆芥、防风、秦艽;润燥以火麻仁、大黄;滋阴以龟甲、知母;凉血以生地、槐角;补气以党参、黄芪;升提以升麻、人参芦等为主。

一、风伤肠络证

〔症状〕大便带血、滴血或喷射状出血,血色鲜红,或有肛门瘙痒,舌红,苔薄白或薄黄,脉浮数。

〔辨证分析〕风热下迫,灼伤肠络,或热积肠道,耗伤津液,以致便结,擦伤痔核血络,热迫血妄行,则见便血,血色鲜红;风性善行,则下血或呈喷射状;便结、舌红苔黄、脉数皆为热邪内盛之象。

〔治法〕祛风润燥,清热凉血。

〔方药〕凉血地黄汤、槐花散加减。

常用中药:当归尾、生地、赤芍、黄连(炒)、枳壳、黄芩(炒黑)、槐角等。大便秘结者加润肠汤。

二、湿热下注证

〔症状〕便血色鲜红,量较多,肛内肿物脱出,可自行回纳,肛门灼热,舌红,苔薄黄腻,脉滑数。

〔辨证分析〕湿热下迫大肠,迫血妄行,则大便下血;湿热蕴结,经络阻塞,气血瘀滞,则痔核肿物脱出;肛门灼热,舌红,苔黄腻,脉滑数为湿热之象。

〔治法〕清热利湿止血。

〔方药〕脏连丸加减。

常用中药:猪大肠、黄连。出血多者加地榆炭、仙鹤草。

三、气滞血瘀证

〔症状〕肛内肿物脱出,甚或嵌顿,肛管紧缩,坠胀疼痛,甚则肛缘有血栓,水肿,触痛明显,舌质暗红,苔白或黄,脉弦细涩。

〔辨证分析〕血分有热,加之便时努挣或负重远行,气血瘀滞,血热妄行,脉络破裂,血溢脉外,瘀于皮下则见肛缘肿物;瘀血阻络,不通则痛,故触痛明显;舌质暗红为血瘀之象,脉弦主痛。

〔治法〕理气活血化瘀。

〔方药〕活血散瘀汤加减,或止痛如神汤加减。

常用中药：川芎、当归尾、赤芍、苏木、牡丹皮、枳壳等。

四、脾虚气陷证

[症状]肛门坠胀，肛内肿物外脱，需手法复位，便血色鲜红或淡红；可出现贫血，面色少华，头晕神疲，少气懒言，纳少便溏；舌淡胖，边有齿痕，苔薄白，脉弱。

[辨证分析]身体素弱，脾虚气亏，不能统血，血不循经而溢于脉外，则大便带血；脾虚下陷，则肛门坠胀，痔核脱出肛外；脾虚运化失常，则纳少便溏；脾虚则气血无以荣养肌肤，故见神疲乏力，面色少华；舌淡、苔白、脉弱为脾气亏虚之象。

[治法]健脾益气摄血。

[方药]补中益气汤加减。

常用中药：黄芪、炙甘草、人参、当归、陈皮、柴胡、白术等。血虚者合四物汤。

其他内治法还包括：

中成药：中成药多用痔宁片、一清胶囊、痔血宁合剂等。

西药：对于便血为主的内痔可予口服具有降低毛细血管通透性，促进受损毛细血管回缩的药物，如草木犀流浸膏片、地奥司明片、马栗树叶提取物、复方银杏提取物等改善症状。

【外治法】

外治法多适用于内痔初期，或内痔后期因体弱、年老，或患严重疾病而不能胜任手术者，包括以下几类。

（一）熏洗法

熏洗法最早见于《五十二病方》，从古至今应用于临床，在痔的治疗方面具有重要的作用。熏洗法又称坐浴法，是指将药物水煎或用开水浸泡后，趁热熏蒸，待温后，用药液直接洗涤患处的一种治疗方法。在熏洗过程中，药物可以直接作用于病变局部，也可以通过皮肤或创面的吸收而发挥药物的疗效。同时，由于温热蒸汽的作用，可使局部气血经络得以温通，促进局部的血液循环，改善和恢复局部的功能，保持局部清洁，促进伤口愈合。

常用的有五倍子汤、苦参汤熏洗。或用：朴硝30 g置于盆内，开水冲淡，先熏后洗；或用毛巾蘸药汁，趁热敷患处，每日1～2次。

常用药物如下。

清热解毒类：金银花、连翘、蒲公英、鱼腥草、白鲜皮。

清热燥湿类：黄芩、黄柏、苦参、龙胆草、秦艽。

清热升提类：柴胡、升麻。

清热软坚类：朴硝。

收敛类：五倍子、胆矾、赤石脂、罂粟壳、石榴皮。

杀虫类：使君子、川楝子、槟榔、雷丸、苦楝皮。

行气类：枳壳、佛手、乌药、沉香、青皮。

活血行气类：川芎、牛膝、丹参、红花、乳香、没药。

芳香化湿类：苍术、牛膝、佩兰、石菖蒲。

止血类：仙鹤草、白及、鸡冠花、地榆、槐花、茜草根、景天三七。

补益类：党参、甘草、黄芪、当归。

止痛类：延胡索、徐长卿、白芷。

（二）外敷法

外敷法是直接将药物外敷于局部的一种常用的外治方法，临床上包括了围箍法、敷贴法、敷涂法和搽涂法。

（1）围箍法：是一种临床上最为常用的一种敷药法，将某些油膏剂厚敷于患处，起到治疗作用，可用于各期内痔、外痔和混合痔，常用的药物有九华膏、马应龙麝香痔疮膏、黄连膏、玉露膏等。另有五倍子散、枯矾粉、消痔膏或痔疮消肿止痛膏等，直接敷于患处，每日1～2次，配合熏洗法效果更佳。

（2）敷贴法：将药膏摊于敷料上（现一般用纱布），再敷于患处，又称摊贴。可用于治疗炎性外痔、内痔嵌顿等，常用的药物有黄连膏、金黄膏等。

（3）敷涂法：用混悬剂薄涂患处。如敷痔散水调敷涂治疗痔疮。

（4）搽涂法：用药直接在患处涂搽。

（三）塞药法

所谓塞药法一般是指栓剂的运用，中医使用栓剂，最早见于《五十二病方》。古代以药物作丸塞入肛内，如水银枣子（《疡科选粹》）具有轻度腐蚀作用，能使痔核缩小，根据不同病情可选用油膏或散剂。现在的栓剂主要是由药物和赋形剂两部分组成，药物可以是中药也可以是西药，因而栓剂具有清热解毒、清热利湿、行气活血、消肿止痛、收敛止血，以及消炎、止痛、抗菌、止血的作用。

目前临床上使用的栓剂很多，常见的有洗必泰痔疮栓、化痔栓、痔疮宁栓、消炎痛栓、红霉素栓、普济痔疮栓、麝香痔疮栓、消痔栓、痔疮栓、复方角菜酸酯栓等，有学者统计收集国内外栓剂有40多种用于治疗本病。

虽然栓剂的种类较多,但其对内痔的治疗作用主要是通过以下三个方面发挥疗效的。第一,吸收作用。栓剂进入肠腔,由于体温的作用而逐渐溶化,并通过药物的弥散和浓度差的作用,被直肠黏膜缓慢吸收。其中大部分的药物成分可不通过肝脏而直接进入血循环,这样不仅可以防止和减少药物在肝脏的灭活,增加药物的生物利用度,而且也减少了药物的毒副作用。第二,局部作用。栓剂置于肠内溶化后,直接覆盖于痔核表面,而起到药物的治疗作用。第三,基质作用。一般栓剂的基质为脂溶性的,除有缓和药物的刺激作用外,也可以起到润肠通便的作用。

栓剂的使用方法比较简单,用手或药物本身带有的推进装置将栓剂缓慢塞入肛门内即可,最好是先将肛门局部清洗干净或用药物坐浴后再用,更为有效。

栓剂可以用于内痔的每一期,均有确切的疗效,临床应用时,除了注意药物本身的作用外,尚需注意栓剂的可溶性、表面的光滑度,局部有无刺激作用等。

（四）挑刺法

该方法在民间流传已久,主要用于内痔出血,近期疗效可观。其机制主要为疏通经络,调整气血运行,促使肿消痛减。一般挑 1 次即可见效,若未愈可隔 10 d 再挑 1 次。常用穴位有肾俞、大肠俞、长强、上髎、中髎、次髎、下髎等。

（五）冷冻法

冷冻法是将特制的冷冻针头浸泡在液态氮中,再用针头接触痔核,可使痔核温度瞬间迅速下降而冻结坏死,达到止血和内痔萎缩的作用。

（六）枯痔疗法

（1）枯痔法:适用于Ⅱ、Ⅲ期内痔。即以药物敷于脱出肛外的内痔痔核表面,具有强腐蚀作用,能使痔核干枯坏死,达到痔核脱落痊愈的目的。

枯痔法始于南宋魏岘《魏氏家藏方》,其药物为砒、矾及朱砂,随后历代在此基础上都有发展,方剂繁多,不胜枚举,但是大多数仍是以砒、矾为主,佐以朱砂、硫黄、月石、乳香、没药、轻粉等药物。到了明代,对枯痔法更有了进一步的应用。如陈实功著的《外科正宗》记载较详:"凡疗内痔者,先用通利药荡涤脏腑,然后用唤痔散涂之肛门内,片时自然泛出,即用葱汤洗净,搽枯痔散,早午晚每日三次,俱

用温汤洗净,然后搽药。轻者七日,重者十一日,其痔自然枯黑干硬,停止枯药。其时痔边裂缝流脓,换用起痔汤日洗一次,待痔落之后,换搽生肌散或凤雏膏等药生肌敛口,虚者煎服补药,其口半月自可完矣。"这些都是临床实践的总结。

由于枯痔疗法或多或少含有重金属成分,对患者健康造成影响,因此现代已不再使用该方法。

（2）插药法:又名枯痔钉疗法,是中医学治疗内痔的一种有效方法。早在宋代《太平圣惠方》中有"以砒霜、黄蜡搅拌和匀,捻成条子治疗痔"。《外科正宗》有"以三品一条枪,插至七日,痔变黑色,疮边渐渐裂缝,至十五日脱落"的记载,说明枯痔钉具有腐蚀作用,能使痔核干枯坏死,达到脱落痊愈的目的。

因所用药物大都具有较强的腐蚀作用,治疗时应避免伤及周围的正常组织,此法目前已较少采用。

【手术疗法】

痔的手术方式多种多样,目前可以简单归纳为痔核本体的切除或结扎术,痔血供动脉阻断术。相对于痔切除或结扎术,痔血供动脉阻断更加符合痔的发病机制,对肛垫的功能影响小,也更符合痔微创治疗的理念。但具体治疗方法的选择还应根据痔发病的具体情况而定。

（一）注射法

注射法是目前治疗内痔的常用方法,按其所起的作用不同,分硬化萎缩和坏死枯脱两种方法。由于坏死枯脱疗法术后常有大出血、感染、直肠狭窄等并发症,故目前国内外普遍应用硬化萎缩疗法。

近年来注射疗法不断改进,尤其采用中西医结合注射药物,扩大了注射疗法适应证,对各期内痔都有较好疗效。由中国中医科学院广安门医院史兆岐教授研制的低浓度大剂量五倍子明矾液（消痔灵注射液）治疗Ⅲ、Ⅳ期内痔,取得良效,其特点是操作简便、安全、治愈率高、痛苦小、疗程短。

［适应证］Ⅰ、Ⅱ、Ⅲ期内痔,内痔兼有贫血者,混合痔的内痔部分。

［禁忌证］Ⅳ期内痔;外痔;内痔伴肛门周围急慢性炎症或腹泻;内痔伴有严重肺结核或高血压、肝、肾疾病及血液病患者;因腹腔肿瘤引起的内痔和妊娠期妇女。

［常用药物］5%～10%石炭酸甘油,5%鱼肝油酸钠,4%～6%明矾液,消痔灵(可使痔核硬化萎

缩)等。

[操作方法] ① 硬化萎缩注射法:取侧卧位,一般不用麻醉,在肛门镜直视下局部常规消毒,以1 ml针筒(5号针头)抽取5%苯酚甘油或4%～6%明矾液,于痔核上距齿线0.5 cm处的黏膜下层,针头斜向上15°进行注射,每个痔核注射0.3～0.5 ml,总量不超过1 ml,一般每次注射不超过3个痔核。注射后当日避免过多活动,并不宜排便,相隔7 d后再进行注射,一般需要3～4次治疗。对止血有明显的效果。但要防止注射部位过浅,可引起黏膜溃烂,注射过深则易引起肌层组织发生硬化。② 消痔灵注射法:取侧卧位或截石位,肛门部常规消毒后,腰俞麻醉或局部浸润麻醉,在肛门镜下或将内痔暴露于肛门外,检查内痔的部位、数目,并作直肠指诊,确定母痔区有无动脉搏动。黏膜常规消毒后用不同浓度的消痔灵液分四步注射:第1步是痔上动脉区注射,用1∶1浓度(即消痔灵液用1%普鲁卡因液稀释1倍)注射1～2 ml。第2步是痔区黏膜下层注射,用2∶1浓度在痔核中部进针,刺入黏膜下层后成扇形注射,使药液尽量充满黏膜下层血管丛中。注入药量多少的标志以痔核弥漫肿胀为度,一般注射3～5 ml。第3步是痔区黏膜固有层注射,当第2步注射完毕,缓慢退针,多数病例有落空感,可作为针尖退到黏膜肌板上的标志,注药后黏膜呈水泡状,一般注射1～2 ml。第4步是洞状静脉区注射,用1∶1浓度,在齿线上0.1 cm处进针,刺入痔体的斜上方0.5～1 cm,成扇形注射,一般注药1～3 ml。一次注射总量15～30 ml,注射完毕,肛管内放入凡士林纱条,外盖纱布,胶布固定。本疗法是目前治疗内痔较好的注射方法。③ 坏死枯脱注射法:由于坏死腐蚀脱落,可产生便血、感染,并遗留瘢痕等缺点,已被多数学者弃用。

(二) 结扎疗法

结扎疗法是中医传统的外治法,除丝线结扎外,也可用药制丝线,纸裹药线缠扎痔核根部以阻断痔核的气血流通,使痔核坏死脱落,遗留创面修复自愈。结扎疗法治疗痔疮,早在宋代《太平圣惠方》中就有记载:"用蜘蛛丝,缠系痔鼠乳头不觉自落。"由于其适应证广,操作简单,远期疗效比较理想,所以目前是治疗内痔最广泛使用的方法之一。临床上常用的有单纯结扎法、贯穿结扎法。

1. 单纯结扎法

[适应证] Ⅰ、Ⅱ期内痔。

[禁忌证] 肛门周围有急性脓肿或湿疮者;内痔伴有痢疾或腹泻者,因腹腔肿瘤引起的内痔;内痔伴有严重肺结核,高血压,肝、肾脏疾病或血液病的患者;临产期孕妇。

[术前准备] ① 用等渗盐水或1%肥皂水300 ml灌肠或聚乙二醇电解质散加水至2 000 ml口服清洁肠道,如在门诊手术者,嘱先排空大便。② 肛门周围备皮,并用1∶5 000高锰酸钾溶液冲洗、拭净。

[操作方法] ① 患者取侧卧位(患侧在下)或截石位,尽量暴露臀部,局部浸润麻醉或腰俞麻醉下,肛管及直肠下段常规消毒,再用双手示指扩肛,使痔核暴露。② 用右手持弯血管钳夹住痔核基底部,左手持组织钳夹住痔核向肛外同一方向牵引,并在齿线下方剪一小口,用10号丝线在弯血管钳下方剪口处结扎,同法处理其他部位的痔。术后肛内纳入痔疮栓一枚或九华膏、红油膏适量,纱布覆盖,胶布固定。

2. 贯穿结扎法

[适应证] Ⅱ、Ⅲ期内痔,对纤维型内痔更为适宜。

[禁忌证] 同单纯结扎法。

[术前准备] 同单纯结扎法。

[操作方法] ① 术中体位、麻醉及消毒等同单纯结扎法。② 用右手持弯血管钳夹住痔核基底部,左手持组织钳夹住痔核,向肛外同一方向牵引,用持针钳夹住已穿有丝线的缝针,将双线从痔核基底部中央稍偏上穿过。③ 将已贯穿痔核的双线交叉放置,并用剪刀沿齿线剪一浅表裂缝,再分段进行"8"字形结扎或作"回"字形结扎。④ 结扎完毕后,用弯血管钳挤压被结扎的痔核,也可在被结扎的痔核内注射5%明矾溶液,加速痔核坏死。⑤ 最后将存留在肛外的线端剪去,再将痔核送回肛内,术后肛内纳入痔疮栓一枚或挤入九华膏、红油膏适量,纱布覆盖,胶布固定。

环状内痔采取分段结扎,先将环形内痔划分为几个痔块,在所划分的痔块的一侧,用两把止血钳夹起黏膜,于中间剪开,同法处理痔块的另一侧。然后用弯血管钳夹住痔块基底部,同时去掉痔块两侧的止血钳,于齿线附近剪开一小口,用圆针10号丝线贯穿"8"字结扎。同法处理其他痔块。

[注意事项] ① 结扎内痔时,宜先结扎小的痔核,后结扎大的痔核。② 缝针穿过痔核基底部时,

不可穿入肌层,否则结扎后可引起肌层坏死或并发肛门直肠周围脓肿。③ 结扎术后当日禁止排便,若便后痔核脱出时,应立即将痔核送回肛内,以免发生水肿,加剧疼痛反应。④ 在结扎后的 7～9 d,为痔核脱落阶段,嘱患者减少行动,大便时不宜用力努挣,以避免大出血。

3. 结扎注射法 在已结扎的痔核中注射高渗葡萄糖溶液、鱼肝油酸钠、石炭酸等注射液,既可加速痔核之坏死,又使已结扎的痔核发生凝固,当痔核脱落时,可减少出血的机会。

(三)胶圈套扎法

胶圈套扎法指通过一定的器械,将乳胶圈套入痔核根部,利用胶圈较强的弹性,阻断内痔的血液运行,使痔核缺血、坏死、脱落,创面组织修复愈合,而达到治愈目的的一种治疗方法。这种疗法是在结扎法的基础上发展而来的,具有操作简单、患者痛苦小、疗效确切可靠的特点,适用于各期内痔及混合痔的内痔部分。胶圈套扎所用的器械称为胶圈套扎器,国内外有多种多样,且不断改进,但大体上可分为两种,一种为牵拉套扎器,一种为吸引套扎器,也可以不用特殊的套扎器,而直接用血管钳进行套扎。因此,归纳起来临床上有三种套扎方法,简述如下。

1. 牵拉套扎法 所用器械为牵拉型套扎器,可以不必麻醉,常规消毒肛门部皮肤,用喇叭口肛门镜涂以润滑剂,缓慢插入肛内,抽出镜芯,暴露痔区,观察痔核部位及数目,消毒肛管及痔核。左手持套有乳胶圈的套扎器,套扎器的套管口径应与痔核的体积大小相适应,右手持组织钳经套扎器套管伸出,一并经肛门镜置入肛管内,张开组织钳于内痔上部将痔核夹牢,并拉入套扎器的套管内,此时亦可将套扎器上推(左手推,右手拉),如套扎器内大管前缘已到达痔丛基底部时,即可收紧握柄,通过轴心起动外套管而将乳胶圈推出,套于痔基底部,张开组织钳与套扎器一起取出,套扎结束,所作痔核同法处理,套扎后肛内涂以油膏,如九华膏等,敷料固定。

2. 吸引套扎法 所用器械为吸引型套扎器。准备阶段同上,显露痔核后,直接将套扎器的套管前端对准痔核,连续扣动扳手几次,痔核即被吸入套管内,如果吸入不全,可以再次扣动扳手几次,最后将胶圈推出套扎于痔核基底部,其他处理同牵拉套扎法。

3. 血管钳套扎法 取截石位,肛门周围皮肤常规消毒铺巾,局部麻醉后,消毒肛管,先将备好的胶圈套在一把血管钳上,用另一把血管钳夹住胶圈的一侧壁,然后将套好胶圈的血管钳沿着直肠纵行垂直夹住痔的基底部。如为内痔,直接从齿线上 0.3 cm 处开始夹住;如为混合痔,要从齿线下 0.2 cm 处剪至齿线上 0.3 cm 处再夹。然后用钳夹住胶圈的一侧壁拉长胶圈绕过痔的上端,套扎于痔的基底部。将痔核纳入肛内,放置痔疮栓,敷料固定。

4. 胶圈套扎的注意事项 胶圈套扎的目的在于通过胶圈的弹性,使痔核局部缺血坏死,因而胶圈的张力尤其重要,所以临床上要选择质量优良的胶圈,才能保证胶圈不自行滑脱和痔核的如期坏死脱落。如果套扎混合痔的内痔部分,则要适当处理其外痔部分,也可以在内痔处齿线下方作一小的切口。如果一次套扎 3 个以上的痔核一定要作减压切口,以防水肿。也可以套扎后,在痔核处再注射一定的枯痔液,以促进痔核的坏死脱落。胶圈一定要套扎在痔核的基底部,如未套在基底部,必须重新套扎。

[适应证] Ⅱ、Ⅲ期内痔及混合痔的内痔部分。

[禁忌证] 同单纯结扎法。

(四)痔环切术

Whitehead 于 1882 年报道适用于严重的环形内痔伴有直肠黏膜脱垂患者。其特点是可将环形的痔核完整地切除,黏膜断端对位缝合。但该手术创面较大,失血量多,易引起感染、肛门渗液、黏膜外翻、肛门狭窄等并发症,故目前已极少使用。

(五)吻合器痔上黏膜环切钉合术

1998 年意大利学者 Longo 首次提出吻合器痔上黏膜环切钉合术(PPH),目前国内开展较多。该术式通过切除直肠壶腹与肛管之间的环状直肠黏膜脱垂带,上提了肛垫,同时阻断了黏膜下动静脉吻合的终末支,减少黏膜下的血供,从而恢复肛管直肠的正常局部解剖结构,降低肛管内压,达到有效控制痔病脱垂及出血的目的。该术式具有手术时间短、术后疼痛轻、恢复快等优点。但应重视术后尿潴留、术后吻合口感染、小腹坠胀等后遗症。对女性患者如术中操作不当还会造成直肠阴道瘘等严重并发症。

(六)选择性痔上黏膜切除钉合术

选择性痔上黏膜切除钉合术(tissue-selecting

therapy stapler，TST）是以中医传统分段齿形结扎术为基础，改进 PPH 术式的不足，结合现代医学治疗痔病的微创理念应运而生的新型手术方式。

采用选择性痔上黏膜切除术，使用开环式微创肛肠吻合器（型号如 TST 33 - T80 型）患者取右侧卧位，根据痔核分布，选择合适窗口，插入肛门镜。如单独或成片内痔者可选用单开环，两个痔核或分布于两侧者选用双开环，3 个或 3 个以上痔核者选用三开环。拔除内芯后，显露痔上黏膜，助手用手协助固定肛门镜。旋转肛门镜，使痔上黏膜位于开环式的窗口内。对齿线上 2.5～3.0 cm 处痔上黏膜进行分段荷包缝合，在制作荷包过程中使用丝线进行引线牵引。旋转一次性痔吻合器的尾翼，待吻合器的头部与本体完全松开后，将吻合器的头部插入直肠内，使荷包嵌入吻合器头部与本体之间，将荷包线收紧打结，继而将荷包线及牵引线通过缝线导出杆将缝线自吻合器本体的侧孔导出，持续牵引，旋紧痔环形吻合器的尾翼，打开机身保险，对于女性患者，检查阴道后壁是否被缝入，击发，完成切割和吻合，固定吻合器本体等待 20 s 后，反向旋松尾翼半圈，将吻合器拔出。

（七）多普勒超声引导痔动脉结扎术

Morinaga 在 1995 年首次报道了这种方法。通过特制多普勒探头定位痔动脉后将缝线结扎该动脉，直至多普勒信号消失。该方法主要适用于Ⅰ、Ⅱ期内痔，该方法具有无痛、有效，且并发症发生率低，缺点是对较大痔核或脱垂为主的痔核效果欠佳。近年来有人对该方法进行改良，当痔动脉结扎后其远端痔核明显时可用该结扎线连续贯穿缝合固定该痔核，既可以阻断痔核的血供，又有固定痔核防止脱出的作用。有学者将本术式用于高龄、体弱或伴有严重贫血等痔病患者，近期疗效满意，值得关注。

（八）术后常见并发症及处理方法

1. 疼痛　手术后用 1% 盐酸普鲁卡因 10 ml，于中髎或下髎穴封闭（每侧 5 ml），或口服去痛片，影响睡眠时可肌内注射苯巴比妥钠 0.1 g。

2. 小便困难　嘱患者术后多饮白开水；或用车前子 15 g 水煎代茶；下腹部热敷或针刺三阴交、关元、中极，留针 15～30 min；或用 1% 普鲁卡因 10 ml 长强穴封闭；或听流水声引导；必要时行导尿术。

3. 出血　内痔结扎不牢而脱落，或内痔枯萎脱落，均可出现创面渗血，甚至小动脉出血。对于创面渗血，可用凡士林纱条或明胶海绵填塞压迫，或用桃花散、云南白药外敷；至于小动脉出血，必须显露出血点，进行缝扎，彻底止血。

4. 发热　一般因组织坏死、吸收而引起的发热不超过 38℃，除加强观察外，无需特殊处理。局部感染引起的发热，应用清热解毒药或抗生素等。

5. 水肿　以芒硝 30 g 煎水熏洗，每日 1～2 次；或用 1∶5 000 高锰酸钾溶液坐浴，外敷消痔膏或黄连膏，也可用热水袋外敷。

【其他疗法】

（一）针灸法

《针灸甲乙经》："痔痛攒竹主之。"《千金翼方》："五痔，刺长强三分。"《备急千金要方》："下血不止及肠风脏毒灸命门。"《类经图翼》："五痔便血灸长强。"《古今医统》："五种痔瘘，灸命门七壮，在脊中与脐对；下血脉虚涩，灸百劳二三十壮，断根不发。"常用取穴：白环俞、长强、承山治痔，有镇痛消炎止血的功效。

（二）肛管扩张法

由英国人 Lord 首创，采用全身麻醉扩肛到 8 指，但容易出现血肿及排气排便、暂时性或长期失禁等并发症，因此目前国内外已很少使用。肛管扩张法原理：Lord 认为痔的存在与下端直肠及肛管出口处狭窄有关。正常排便时，结肠有蠕动波使粪块向下运行，同时肛管括约肌亦自动松弛，在不太增加直肠内压力的条件下，粪块常易排出。若因多种因素如结肠炎致肛门括约肌不能完全松弛而致肛管狭窄，粪块只能在用压力下挤出，压力过高，就使痔静脉丛充血，从而产生痔，而痔核又进一步阻塞肛管，形成"充血-梗阻-充血"的恶性循环。肛管扩张法使肛管组织恢复正常，从而治愈痔疾。

【预防调护】

（1）保持大便通畅，养成每日定时排便的习惯，尽可能缩短每次排便时间。

（2）排便后清洗肛门，保持肛门周围清洁、干燥。

（3）注意饮食调和，多喝开水，多食蔬菜水果，少食辛辣刺激性食物。

（4）避免久坐久立，选择合适的体育运动。

（5）肛门功能锻炼，每日早晚坚持做提肛运动。

（6）应及时诊疗，防止进一步发展。

（7）防止便秘或腹泻的发生，积极治疗。

（8）痔核脱出应及时复位，以防嵌顿。

外　痔

外痔发生于肛管齿线以下，是痔外静脉丛扩大曲张，或痔外静脉破裂，或反复炎症感染纤维增生而成。由于其表面被皮肤覆盖，故不易破碎出血。外痔形状、大小、症状各异。有结缔组织性外痔、静脉曲张性外痔、血栓性外痔、炎性外痔等不同类别。中医学文献对此亦早有记载，《外科十三方考》："菱角形可怪，珊瑚形可恶。"《秘传外科方》："鼠尾痔，俱无疼痛，遇辛劳即发，不治无害。""鼠奶痔，形如鼠奶。"近代认为，鸡冠痔、蚬肉痔、重叠痔、菱角痔、珊瑚痔等属于结缔组织性外痔；鼠奶痔指哨兵痔；莲子痔、鸡心痔、羊奶痔、牛奶痔似指静脉曲张性外痔；葡萄痔指血栓性外痔。

【病因病机】

外痔的病因多因湿热下注；或肛门裂伤，毒邪外侵等因素致气血运行不畅，经脉阻滞；或因热伤血络，瘀结不散而成。

1. 气滞血瘀　局部气血瘀滞，肠道气机不畅，不通则痛。

2. 湿热下注　湿热重者，常犯于下，湿热蕴阻肛门，经络阻滞，瘀结不散而发本病。

3. 脾虚气陷　年高、体弱多病者脾胃功能失常，中气不足，脾虚气陷，无力摄纳，导致肛门坠胀，肿物难以消退。

【诊断】

一、临床表现

外痔临床常见症状有肛门不洁及异物感、肿胀、疼痛及肛门充血。

1. 肛门不洁及异物感　肛门边缘处赘生皮瓣，便后肛门不易擦净，平素自觉肛门有异物感，由于粪便残渣及分泌物刺激，常伴肛门皮肤瘙痒、潮湿不洁。多见于结缔组织性外痔。

2. 肿胀　多见于炎性外痔及血栓外痔。肛缘赘皮呈椭圆形或环状不规则肿胀，表面色稍黯，有时呈红色，并觉肛门坠胀。

3. 疼痛　见于炎性外痔、血栓外痔。肛缘赘皮肿大，或肛缘皮下突起一圆形或椭圆形肿块，疼痛剧烈，活动或排便时疼痛加剧。

4. 肛缘充血　多见于静脉曲张性外痔。当患者排便或下蹲用力时，肛门缘呈结节状隆起，多为环形，皮色紫黯，触之较软，平卧休息，或经按摩后，

隆起物可逐渐缩小、瘀血消散。

二、分类

本病的病程可长可短，当病情进一步发展时可出现不同症状，具体分类和表现如下。

1. 炎性外痔　肛缘皮肤破损或感染，局部红肿、渗出或破溃，疼痛明显。

2. 静脉曲张性外痔　肛门周围皮下静脉曲张，呈椭圆形，触之柔软，平时不明显。在排便时或增加腹压后肿物体积增大且呈暗紫色，可伴坠胀感，疼痛不明显，经按揉后肿物可缩小变软，如引起水肿时则有疼痛。

3. 血栓性外痔　多因便秘努挣或劳累过度而后肛门部突发剧烈疼痛，并在肛缘皮下出现一肿块，初期尚软，逐渐变硬，分界清晰，触痛明显，好发于截石位3、9点位，通常经5～7 d自行吸收消退，有的虽疼痛减轻，但肿块仍然不消，触之有一小结节。

4. 结缔组织性外痔　肛门边缘处赘皮增生，逐渐增大，质地柔软，一般无疼痛，不出血，仅有异物感。往往表现为肛门部不能保持清洁，常有少量粪便及分泌物积存，刺激肛门发痒不适。发生在肛门前后正中部的皮瓣，多伴有肛裂；若呈环状或花冠状，多为经产妇。

三、辅助检查

1. 专科检查　可见肛缘皮肤肿胀明显、光亮、色淡红或淡白，触痛明显，内无硬结。

2. 实验室检查　血常规：白细胞及中性粒细胞一般无明显变化或有轻微增高。

【鉴别诊断】

本病以肛门部坠胀感、异物感为主，伴有肛周潮湿、瘙痒；急性发作时肛门局部可见肿胀、疼痛，排便等刺激后症状加重。如肛门边缘赘生皮瓣，质地柔软，无触压痛；急性发作时可见皮瓣明显肿大，疼痛剧烈，甚至血栓形成，破损渗出，味臭等。本病常需与以下疾病鉴别。

1. 炎性外痔与肛缘皮下脓肿鉴别　炎性外痔一般很少化脓，但可逐渐形成血栓，血栓无继发感染，一般不化脓，而逐渐被吸收。肛门皮下脓肿，炎症局限，则有明显波动，破溃即有脓液流出。

2. 血栓外痔与肛门脂肪瘤、粉瘤、纤维瘤、肛门周围囊肿鉴别　血栓外痔发病急骤，疼痛剧烈，局部呈炎症反应明显的青紫色圆形肿物。脂肪瘤发

病缓慢,无炎症反应,肿物柔软,无触痛。粉瘤无感染时,无明显炎症,是发病慢、病程长的肿物。纤维瘤病程长,无明显炎症,表面光滑,质地较坚硬,可移动,有时有触痛;肛周囊肿肿块局限,质地中等,按之有囊性感,边界清楚,表面光滑,与皮肤粘连,皮色如常,无疼痛;感染时红肿疼痛明显,并有豆渣样物。

3. 结缔组织外痔与肛乳头肥大,肛门尖锐湿疣鉴别　结缔组织外痔是肛门边缘赘生的皮赘,形状不规则,质地柔软。肛乳头肥大位于齿线上,常是三角形或有蒂、质硬的肿物,色灰白。肛门尖锐湿疣是单发、群生集簇、质硬的皮肤表面赘生物。

4. 静脉曲张性外痔与肛门水肿鉴别　静脉曲张性外痔在增加腹压时则膨胀瘀血、肿物较硬,卧床休息可缓解消散,无急性炎症反应。肛门水肿,因便秘或内痔及直肠脱垂脱出等所致的炎症反应,肿物柔软、压痛,但可逐渐吸收消失。

【辨证论治】

本病临床症状通常不明显,因此,平时应保持大便通畅,注意局部清洁卫生,预防为主,对于无症状的外痔,一般无需特别治疗。对于症状明显者,若无手术指征,可辨证分型论治,保守治疗。临床以辨肿胀,疼痛为主。

一、气滞血瘀证

[症状]适用于肛缘肿物突起,排便时可增大,有异物感,可有胀痛或坠痛,局部可触及硬性结节,舌质红,或有瘀斑,苔薄,脉弦微数。

[辨证分析]便时努挣或负重远行,气血瘀滞,脉络破损,血瘀于皮下则见肛缘肿物,颜色紫暗;血热内燥,则大便秘结;舌红、苔黄主热,脉弦主痛。

[治法]理气化瘀。

[方药]活血散瘀汤加减。

常用中药:川芎、当归尾、赤芍、苏木、牡丹皮、枳壳。

二、湿热下注证

[症状]适用于肛缘肿物隆起,灼热疼痛或局部有分泌物,便干或溏,舌质红,苔黄腻,脉濡数。

[辨证分析]负重远行,大便努挣,经脉横解,气血瘀滞,则肿物隆起;感染湿热毒邪,气血瘀滞加重,则肿胀疼痛;湿热为患则渗流滋水;舌红、苔黄腻、脉滑数为湿热内侵之象。

[治法]清热利湿。

[方药]萆薢渗湿汤加减。

常用中药:萆薢、薏苡仁、土茯苓、滑石、鱼腥草、牡丹皮、泽泻、通草、防风、黄柏等。

三、脾虚气陷证

[症状]适用于肛缘肿物隆起,肛门坠胀,似有便意,神疲乏力,纳少,便溏,舌淡,苔少,脉细弱。

[辨证分析]脾虚下陷,则肛门坠胀,痔核脱出肛外,频有便意;脾虚则气血无以荣养肌肤,故见神疲乏力;脾虚运化失常,则纳少便溏;舌淡、苔白、脉弱为脾气亏虚之象。

[治法]理气健脾升提。

[方药]补中益气汤加减。

常用中药:黄芪、人参、炙甘草、白术、当归等。

【外治法】

外治法多适用于患严重疾病而不能胜任手术者,包括以下几类。

（一）熏洗法

常用的有五倍子汤、苦参汤熏洗。或用:朴硝30 g置于盆内,开水冲淡,先熏后洗;或用毛巾蘸药汁,趁热敷患处,每日1～2次。此法具有活血、消肿、止痛、止血、收敛等作用。

（二）外敷法

有五倍子散、枯矾粉、消痔膏或痔疮消肿止痛膏等,具有消肿、止痛、生肌、收敛、止血等作用。直接敷于患处,每日1～2次,配合熏洗法效果更佳。此外尚有散瘀消肿、清热解毒的金黄膏,提脓化腐的九一丹,生肌收口的生肌散、白玉膏。适应证同熏洗法。

【手术方法】

（一）单纯切除法

用组织钳提起外痔组织,以剪刀环绕其痔根四周作一梭形切口,切口上端必须指向肛门中心呈放射状,再用剪刀分离皮下曲张的静脉团及增生的结缔组织,将皮肤连同皮下组织一并切除,创面开放或对位缝合。术后用红油膏纱条填塞创面。

（二）静脉丛剥离法

将外痔静脉丛剥离至齿线附近,结扎或直接切除,修剪外痔创缘呈梭形,边缘整齐。在相邻手术区域间,应尽可能保留皮肤桥,并适当延长切口,保持引流通畅,以免形成环形瘢痕,导致术后肛门狭窄。

（三）血栓外痔剥离术

在肿块中央做放射状或梭形切口,用止血钳将血栓分离，并摘除，然后修剪伤口两侧皮瓣，使创口敞开，或缝合 1～2 针。如伴有静脉曲张者可合并采用静脉丛剥离法，以防治术后复发。

【其他治疗】

参见本节混合痔相应部分。

【预防调护】

参见本节混合痔相应部分。

（1）本病初期治疗得当，保持大便通畅，注意局部清洁卫生。

（2）避免过食辛辣刺激的食物，症状多可控制和缓解。

混 合 痔

混合痔是直肠上下静脉丛同时曲张、扩大、相互沟通吻合，因此同一部位齿状线上下方均有痔核，上方表面为直肠黏膜，下方为肛管皮肤覆盖，内痔部分和外痔部分形成一整体者为混合痔。其症状亦具有内、外痔两方面的症状，而且内痔部分和外痔部分相连，因此多发于肛门截石位 3、7、11 点。由于痔常突出于肛外，黏膜经常受到刺激，黏液分泌大量增加，使肛周潮湿不洁，瘙痒。

【病因病机】

多因内痔严重，反复脱出，或经产、负重努力、腹压增加，致筋脉横解，瘀结不散而成。混合痔的发生往往同时兼有内痔、外痔的致病因素，其大都由于内痔通过其丰富的静脉丛吻合支和相应部位的外痔静脉丛相互融合并产生病理性肥大。

【诊断】

本病患者病程往往较长，几年甚至几十年，常反复发作。同时兼有"内痔""外痔"的症状和体征。如：便血及肛门部肿物（皮赘、静脉团、血栓、水肿等），肛门坠胀，异物感或疼痛，伴有局部泌物、瘙痒等。肛门内在齿线上下同一方位出现团块状肿物，内痔与外痔相连吻合为一体，无明显分界，括约肌间沟消失。

【鉴别诊断】

参见本节"内痔""外痔"相关内容。

【辨证论治】

参见本节"内痔""外痔"相关内容。

【外治法】

参见本节"内痔""外痔"相关内容。

【手术疗法】

（一）外痔剥离内痔结扎术

将混合痔充分暴露，在其外痔部分作"V"字形皮肤切口，用血管钳钝性剥离外痔皮下静脉丛，至齿线稍上。然后用弯血管钳夹住内痔基底部，在内痔基底正中用圆针粗丝线贯穿作"8"字或"回"字形结扎，在结扎线下方切除痔核，修剪创缘，使在肛门部呈一放射状切口。检查无出血，创面及肛门内放入油纱条，敷料固定。同法处理其他痔核，创面外用红油膏纱布敷盖。术后当日控制大便，以后每次便后用中药熏洗或温水坐浴，常规换药。

若混合痔的外痔静脉丛不很明显，可在外痔中间作一放射状切口，然后用止血钳剥除静脉丛，修剪两侧皮瓣，成一小"V"字形切口。外痔剥离时要选好切口，照顾外痔部分的整体关系，手术中注意保留适当的黏膜和皮肤，以防术后肛管直肠狭窄。术后处理参见内痔贯穿结扎法。

（二）环状混合痔分段结扎术

麻醉后，肛门部常规消毒，铺治疗巾，消毒肛管直肠，充分扩肛，使内痔全部暴露，首先根据痔核的多少、大小及与齿线、肛管、肛缘的关系，决定痔核分段以及保留肛管皮桥、黏膜桥的部位和数量。一般保留 3～4 条肛管皮桥、黏膜桥。每条肛管皮桥的宽度不小于 0.5 cm，黏膜桥的宽度不小于 0.2 cm。肛管皮桥与黏膜桥应尽可能保留在痔核自然凹陷处，并呈较均匀地分布。使痔核下端分离及结扎顶点的连线均呈齿形。由于保留了肛管皮桥、黏膜桥，进行了齿状分离结扎，这对避免肛门狭窄、肛门松弛、黏膜外翻后遗症有重要的作用。手术时，先将设计的一个痔核，在内痔部分根部痔动脉区，用圆针细线贯穿结扎内痔顶端的直肠上血管。再在相应的外痔部分做放射状的梭形切口（肛管内切口应平行于肛管）。若外痔部分为静脉曲张，可作潜行剥离，尽量减少对正常肛管皮肤的损伤。分离至齿线上 0.5 cm，用一把弯钳将内痔基底部夹住，用已贯穿结扎痔动脉的丝线将内痔结扎，剪去结扎后的大部分痔组织。同法处理其他痔核。然后修剪创口皮缘，并可将切口适当向肛外延长，以利引流。术中如有血管出血，予以缝扎。对于肛管较紧缩的患者可在后正中切开肛门内括约肌下缘。术后用凡士林纱条置入肛内，覆盖创面。术后排便应控制在每日 1～2 次，并调整为成形软便，既可缓解疼痛，又可进行早期的扩肛。

（三）外剥内扎保留齿线术

对于内、外痔均等大小的混合痔，先用止血钳夹于内痔部分的基底部，稍向外拉，在痔动脉区以可吸收线贯穿缝扎两针。继则以丝线在止血钳下作"8"字形贯穿，将同痔部分结扎，注意结扎线的下缘当在齿线上方0.5 cm处，勿损及齿线。再以止血钳夹持肛缘外的外痔部分皮肤，用手术剪做一长约1.5 cm的放射状切口。痔核较大者，切口可适当加长加宽。在切口上缘，作线状切口向肛管方向延伸，至齿线下约0.5 cm处，牵开两侧皮肤，将外痔组织潜行剥离，并切除之。术中勿损伤齿线，且尽量保留肛管皮肤。若混合痔长期脱出，肛管皮肤冗长，术中在修整皮缘时，可切除多余的肛管皮肤，要求肛管皮肤既有足够的周长，又能在覆盖组织时显得平整。然后先在齿线下1 cm肛管皮肤处以缝合所对准肛门内括约肌下缘，贯穿缝扎一针，务必使此处被游离的肛管皮肤固定于肛门内括约肌下缘，其意在重建肛门内括约肌间沟。最后间断缝合下方切口，缝合时不留死腔，进针出针尽量靠近皮缘，结要扎紧，线头留1 cm左右。外痔创口的缝合线7～10 d可自行脱落不必拆线，内痔部分的结扎线8～13 d脱净。此法可一次施行3～4个内痔。若为环状混合痔可将其分为4个方位，分别依上法处理。

（四）低位结扎法

麻醉后，充分暴露痔核，用血管钳夹住母痔核末端向外牵拉，使痔核间黏膜充分暴露，在外痔部分，先作"V"形切口，注意留肛管皮肤，用组织钳提起"V"字形皮瓣，将"V"字形皮瓣下的外痔静脉丛剥离至齿线上方，然后用止血钳夹住内痔部分的基底部，由痔基底部进针，穿越肛门内括约肌下端，由痔顶部中心出针，结扎半侧痔核。再用线同法结扎另半侧痔核。剪除已结扎痔核的残端肛管和皮肤部创面开放。外盖纱布加压固定。

（五）外剥内注术

麻醉后，肛门部常规消毒，铺治疗巾，消毒肛管直肠，充分扩肛使内痔全部暴露，同外剥内扎术，对于内痔痔核较小者可以不予结扎，而直接注射消痔灵注射液，注射方法如前所述。

（六）内扎悬吊与外剥内扎悬吊术

主要适用于老年内痔或混合痔伴有内痔黏膜松弛脱垂的患者，手术要点是先将痔动脉行高位结扎，内痔贯穿结扎切除，其结扎线与痔动脉结扎线打结，可使直肠黏膜向上悬吊与短缩。在结扎处作肛管皮肤减张切口，一次要同时切除3个痔核。如为混合痔则在高位结扎痔动脉后，再"V"形剪开外痔基底部皮肤，剥离外痔静脉丛至齿线上方，尽量保留Treitz肌完整，连同内痔一起结扎切除和悬吊。

（七）外切内扎悬吊缝合术

麻醉后，取截石位，先检查内痔，痔与痔之间有黏膜相连时，先进行内痔分颗。两个痔间用蚊式钳夹，中间剪开，切口顶端用4号丝线连续缝合。对较大的外痔，先使其明显突起部分处于自然状态，以痔与痔之间的自然界线为切口，进行"V"字形切开，切至皮下，进行分离，进入肛管处改为"∧"字形至齿线，使齿线处切口构成"◇"形。用中弯或痔核钳纵行（与直肠纵轴平行）夹住内痔，用7号线作"8"字缝扎，先结扎外侧再结扎内侧，终结打在内痔顶端，结扎线不剪断，再分别穿上针。在用拉钩扩张肛门、用止血钳向外牵拉已结扎的痔核时，可见其上方相对的直肠黏膜隆起，在此隆起上向上作连续缝扎。根据黏膜松弛程度缝扎2～3针，针距在1 cm内，然后与另一端结扎线结扎，此结必须扎住黏膜的顶端，且要扎牢，否则不能自然脱落。该方法既能使结扎的部位上提，又能使松弛的黏膜紧缩。对于稍有突出的静脉曲张型混合痔可不作外切，直接内扎悬吊即可。接着缝合外痔部分的全部切口，缝合时注意组织对齐，肛管内的结扎线不必拆线，能自然脱落，肛缘外的组织全层缝合，缝合时根据伤口情况行间断缝合或外翻褥式缝合相结合。术后注意止血，指诊检查肛管或直肠黏膜是否狭窄或悬吊，后黏膜与黏膜之间是否过紧和出现线样横行隆起。如有此种情况行扩肛法撕开过紧部分，用中、示指伸入肛门6～7 cm，能轻快地容纳2指，扩肛两指后有紧缩及抵抗感即妥。剪断结扎线与缝合线，结扎线应暴露于肛外，以作为日后判断脱落的标志。肛内放入油纱条，敷料固定。

此外，内痔、外痔的手术方式均可灵活运用于混合痔的手术治疗。

【其他疗法】

随着现代科学技术的发展和运用，不少新的现代医学诊断治疗器械不断地开发和应用，一些新的治疗痔的仪器也相继问世，对于痔病的治疗具有一定的意义。大体上可分为二类，一类是起到改善症状，缓解病情的仪器，类似理疗的作用。另一类起到手术器械的作用,类似手术治疗的效果。

（一）磁疗疗法

磁疗是利用磁性材料作用于人体,产生一定的治疗作用。磁性材料产生的磁场一般分为两类,一种是静磁场,治疗时是用一种恒定不变的磁体贴于体表,称为贴敷法;一种是动磁场,其磁场的强度大小或方向可随时调节变化,如常用各种磁疗机,直接接触局部体表,使磁场透过体表而发挥作用。

磁疗的原理较为复杂,主要是通过磁场对体内生物电各生物高分子、磁矩导向作用等影响,使生物产生一系列理化反应,促进血液循环,改善组织营养,提高致痛物质分解酶的活性等,从而起到镇痛、消炎、镇静等作用。因此,磁疗常用于红肿热痛的炎性外痔、血栓外痔和痔脱出嵌顿、术后肛缘水肿、内痔出血等症。

（二）微波疗法

微波疗法是利用高频高压电磁波（或称超高频,或特高频电磁波）治疗疾病的一种高频电疗法,根据不同仪器的性能和功率的大小,用微波治疗痔病的有温热疗法以及凝固、烧灼、切割疗法等几种方式。临床上根据不同的病情选择不同的方法。

温热疗法多用于局部红肿热痛的炎性外痔、血栓痔、痔脱出嵌顿、肛缘水肿痔症以及创口愈合缓慢。主要通过微波的热效应作用,促进局部血液循环,改善局部组织营养,加速代谢产物及炎性产物的排泄,增强机体防卫能力,从而达到治疗作用。一般用法是将体腔电极直接插入肛内,或远距离照射。

烧灼、凝固和切割疗法,是通过不同的仪器,利用各种各样的探头、探针等直接作用于痔核局部,使其组织透热变性、凝固或汽化,达到治疗目的,能起到根治作用。一般只运用于内痔或混合痔的内痔部分。

（三）红外线疗法

红外线作用于人体,可产生热能,而起到治疗作用。红外线对痔的治疗也分为两种,其一是温热疗法,其二是凝固疗法。前者一般是用红外线灯对准病变局部,直接照射,使局部产生温热舒适感,能增强局部血液循环,促进新陈代谢,加强组织营养,达到消炎、消肿、镇痛的作用。适用于各类痔的炎性肿痛、脱出嵌顿、肛缘水肿、血栓形成等。后者是用各种类型的红外线凝固器直接作用于痔核,使其局部凝固坏死脱落,达到治疗目的。多适用于各期内痔,尤为Ⅱ、Ⅲ期内痔。

（四）冷冻疗法

冷冻疗法起源于1961年Copper发明冷冻手术装置后。1969年Lewis首先提出在痔疾等良性疾患中运用冷冻疗法。日本柳田在1972年最早报道了运用冷冻手术治疗痔的临床疗效。

冷冻装置一般有两种,一种是运用液态氮治疗,一种是运用液态二氧化碳治疗,临床上可根据具体情况来选择运用。冷冻时通过冷冻探头直接接触痔核局部或以冷针直接插入痔核,使痔核组织迅速降温,组织细胞变性坏死脱落,继而修复再生达到治疗目的。冷冻疗法主要适用于内痔和混合痔的内痔部分,也有治疗外痔的临床报道。

（五）激光疗法

激光疗法是利用激光辐射到人体局部而产生的热效应。目前激光的应用较为广泛,激光治疗仪器的种类很多,一般可分为气体激光器（二氧化碳激光器、氦-氖激光器）、液体激光器（如有机染料激光器）、固体激光器。由于各种激光器的功率大小不同,治疗的作用也不同,低功率的激光器可用于理疗,起到改善血液循环、促进新陈代谢、增加组织营养的作用,达到消炎止痛、收敛消肿的功效。高功率的激光可以使组织炭化,组织液汽化,从而使组织成焦炭而与基底下常组织分离,达到治疗目的。更高功率的激光器具有一定的穿透力,能击穿照射部位的组织,起到直接的切割作用,达到类似手术治疗的效果。临床上根据不同的仪器有不同的适应证、使用方法和注意事项,治疗时要加以区别应用。

（六）其他物理疗法

如电子治疗仪、电离子治疗仪、射频治疗仪、频谱治疗仪以及各种各样的肛管疾病治疗仪和多功能治疗仪等,分别利用电解、电凝、电离、电磁波、内生热效应等治疗原理,以及多种方法相结合的仪器治疗痔疮,均有一定的临床疗效。

其余相关内容与本节"内痔""外痔"相同,此处不再赘述。

【预防调护】

中医学早在公元前240年就有了预防为主的思想,《素问·四气调神大论篇》:"是故圣人不治已病治未病,不治已乱治未乱,此之谓也。夫病已成而后药之,乱已成而后治之,譬犹渴而穿井,斗而铸锥,不亦晚乎?"预防为主,在肛肠疾病中尤为重要,宣传和普及肛肠疾病的预防知识意义深远。

（一）加强体育锻炼

中医认为，疾病的发生，关系到邪正两个方面，邪气是导致疾病发生的重要条件，而正气不足是疾病发生的内在原因和主要依据，正如《素问遗篇·刺法论》所述："正气存内，邪不可干。"因此，增强体质是人体提高正气抗邪能力的关键，经常锻炼身体，能增强体质，减少和防止疾病的发生。增强体质对于从事脑力劳动的人尤其重要，对于久站、久坐的患者，要尽量安排时间活动下肢和臀部肌肉，促使气血通畅，减少局部气滞血瘀。锻炼身体的方法很多，可根据个人的具体情况适当选择一些体育活动，如做操、跑步、打拳、球类、游泳等；也可以运用气功、导引等方法，如"五禽戏""八段锦"等。

（二）保持心情舒畅

人们的精神情志活动，与人体的生理功能和病理变化有密切的关系。突然强烈的情志变化和长期、反复的精神刺激，可以使人体气机逆乱，气血阴阳失调而发病。同时，情志刺激也可以使人体的正气内虚，招致外邪致病。而且，在疾病的过程中，情志波动又能使疾病恶化。所以心情舒畅，气血平和有利于恢复健康。正如《素问·上古天真论篇》所说："恬淡虚无，真气从之，精神内守，病安从来。"因此，尽管人们处于复杂的人际关系中，各种各样的事情均可成为不良的情志刺激，引起疾病的发生，我们依然必须重视心理修养和情志调节，保持心情舒畅，这对于预防各种疾病的发生具有重要的意义。

（三）注意饮食调理

古人云："民以食为天。"饮食是人类生活和保持健康的必要条件，但是，饮食失去规律，也会导致各种疾病的发生。对于痔病的发生和发展，饮食因素具有重要的意义，正如《素问·生气通天论篇》所云："因而饱食，筋脉横解，肠澼为痔。"因此，饮食调理对于痔病的预防至关重要。主要体现在以下几个方面：第一，少食刺激性食物，诸如胡椒、辣椒、芥末、葱蒜等；少饮酒。第二，多食水果、蔬菜，多喝开水。第三，饮食不宜过分精细，要食五谷杂粮，荤素搭配。第四，饮食要有规律，不可过饱过饥。第五，要注意饮食卫生，同时要注意防止饮食时吞入异物。

（四）调整劳逸起居

劳逸，包括过度劳累和过度安逸两个方面，正常的劳动和体育锻炼有助于气血流通、增强体质。

必要的休息，可以消除疲劳，恢复精力，不使疾病的发生。过劳和过逸皆可导致疾病的发生。正如《素问·上古天真论篇》所言："其知道者，法于阴阳，和于术数，饮食有节，起居有常，不妄作劳，故能形与神俱，而尽终其天年，度百岁乃去。"痔疮的形成和发展，与过度劳累有密切关系，包括劳力过度与房劳过度。因此，预防痔病的发生，要注意劳逸结合，起居有常，适当休息，合理工作，同时要尽量避免久站、久坐、久行，不要久居潮湿之地，不能房事过度，尤其是发病和治疗期间。

（五）促进正常排便

因为痔是发生在肛管局部，所以排便功能的正常与否对于痔疮的形成和发展尤其重要，主要注意以下几点。

1. **了解排便动作**　所谓排便动作是指大便时粪便从肛门排出的一系列动作，这些动作是一种复杂的反射过程。开始先吸气，然后闭气，暂停呼吸以增加胸腔内的压力，接着膈肌下降，腹肌收缩，腹内压增高，使直肠内粪便从肛门排出，这就完成了一个排便动作。稍事休息，上部位的肛内的粪便再进入直肠又开始第2个排便动作。正常人每排便，多数经过2～3个的排便动作即可完成，部分人只经过1个排便动作也可完成，如无不适，亦为正常。

2. **掌握排便要点**

（1）注意在排便感显著时立即如厕。

（2）按照排便动作规律进行排便，即前一个排便动作完成后，稍事休息，等产生第2次排便感时，再做第2个排便动作，切不可在两次排便动作的间歇期强行排便。

（3）不可蹲厕过久，实际上排便动作所需时间极短，2～3个排便动作约1 min，如果超过3～5 min后，仍无便意，应停止大便。

（4）排便时不宜用力过猛，以免损伤肛门局部，应缓慢增加力量。

（5）老年人由于肌肉松弛无力，常常感到排便困难，可用手在左下腹部按压，协助粪便向下运行。也可以在肛门左右两侧向上方按压，有利于粪便排出。

3. **防止大便秘结**

（1）调整饮食结构，多食粗粮杂食，多食蔬菜水果，多饮水，少食精细食品。通过饮食调节来防治大便秘结是简单易行的方法。首先注意饮食量，只有足够的饮食量，才能刺激肠蠕动，使粪便正常排出体外；其次是注意饮食的质，主食不宜过于精细，注意经常吃粗粮杂粮，因为粗粮杂粮消化后残渣较多，可增加对肠管的刺激，利于排便。副食要注意多食含纤维素多的蔬菜，因为纤维素不易消化吸收，可增加粪便的体积，提高肠管内压力，促进肠蠕动，有利于排便。同时，要注意多饮水，特别是重体力劳动者，水分消耗多，更应及时饮水。

（2）建立良好的排便习惯，排便要定时，不要经常抑制排便感，不要排便时读书报。

（3）适当体育活动。

（4）及时治疗与便秘有关的其他疾病。

4. 便后肛门保护　便后的肛门保护，对于预防痔的发生很有必要。具体方法有：① 收缩肛门，排便时肛门舒张，便后自然闭合，这是肛门的正常功能，因而可以利用这种生理现象有意识地做 3～5 次肛门收缩，可增强肛门括约肌功能，消除其疲劳。② 还纳肛内物，如已有一些肛门病，便后有肛内物脱出，应及时还纳，以防组织水肿，感染而加重病情。③ 按摩肛门，肛门按摩可改善局部血液循环，对预防痔的发生有积极的作用。④ 坐浴，便后用热水坐浴，既可以洗净肛门皮肤皱褶内的污物，也可促进局部血液循环，对保持肛门部的清洁和生理功能有重要作用。

【现代研究进展】

一、临床研究

痔的临床研究主要围绕痔的治疗进行，常从内治法、外治法等几个角度入手。内治法主要以内服药物治疗为主，特别是中药方剂或成药的口服治疗。外治法主要以中药的熏洗和膏药、栓剂的外用为主。

（一）中药内服

杨巍等用痔血宁合剂（黄芩、黄连、黄柏、金银花、连翘、蒲公英、紫花地丁、大黄、地榆、侧柏叶、白茅根、红藤等）内服治疗痔急性发作，每日 3 次，每次 20 ml，连服 7 d。结果：治疗组总有效率明显高于对照组（$P < 0.05$）；治疗组止血起效时间明显早于对照组（$P < 0.05$）。结论：痔血宁合剂治疗痔急性发作有明显的疗效，并且止血效果显著。

陆宏等将痔血宁合剂用于混合痔切除术围手术期，于手术当日和术后第 1～第 7 日口服相应药物，术后每日观察并记录患者的疼痛、排便、创面渗出等症状，进行比较分析。结果：痔血宁合剂可以明显改善痔术后出血、创面渗液、疼痛及大便困难

等术后症状，减轻患者痛苦。

（二）中药熏洗

郑德、杨巍等观察促愈熏洗方不同熏洗时间对混合痔术后并发症治疗效果的影响，分别为应用治疗药物的促愈熏洗方熏洗 10 min 组（治疗 10 min 组）和促愈熏洗方熏洗 15 min 组（治疗 15 min 组），以及应用对照药物的痔疾洗液熏洗 10 min 组（对照 10 min 组）和痔疾洗液熏洗 15 min 组（对照 15 min 组）。治疗过程中分别记录患者术后第 2 日（熏洗治疗前）、第 7 日、第 14 日的疼痛、水肿、出血、便秘、排尿障碍情况。结果表明混合痔术后患者采用促愈熏洗方熏洗 10 min 的总有效率为 100%，对缓解术后水肿、出血等症状的疗效最佳。

杨巍等观察促愈熏洗方坐浴温度对痔手术后中药熏洗疗效的影响，采用中药洗剂分别在 36 ℃、38 ℃、40 ℃和 42 ℃下各坐浴 5 min，治疗过程中分别记录患者术后第 2、第 7、第 10 日的疼痛、水肿、渗出、二便困难等并发症并评分。结果：40 ℃组对于减轻术后疼痛、水肿的疗效与 36 ℃组、38 ℃组比较有统计学差异，与 42 ℃组无统计学差异，但患者耐受性优于 42 ℃组。结论：痔术后采用 40 ℃中药坐浴疗效最佳。

郑德等观察促愈熏洗方不同浓度和熏洗时间对痔术后并发症疗效的影响，将 240 例痔术后患者随机分为治疗组与对照组，每组再根据不同浓度与熏洗时间各分为 4 个亚组，共 8 组，各 30 例。A组：给予 6% 促愈熏洗方，熏洗时间 10 min；B 组：6% 痔疾洗液，熏洗时间 10 min；C 组：3% 促愈熏洗方，熏洗时间 20 min；D 组：3% 痔疾洗液，熏洗时间 20 min；E 组：6% 促愈熏洗方，熏洗时间 20 min；F组：6% 痔疾洗液，熏洗时间 20 min；G 组：3% 促愈熏洗方，熏洗时间 10 min；H 组：3% 痔疾洗液，熏洗时间 10 min，疗程 14 d，观察治疗后各组创面疼痛、水肿、出血、渗液、瘙痒及发热等并发症疗效。结果：G 组的综合疗效最好（$P < 0.05$），且其术后并发症的缓解优于其他各组（$P < 0.05$）。结论：促愈熏洗方低浓度（3%）短时间（10 min）对痔术后并发症的缓解效果最优。

（三）手术治疗

杨巍等用多普勒超声引导痔上动脉结扎结合硬化剂注射治疗Ⅱ、Ⅲ期痔。患者取右侧卧位，局部浸润麻醉，将多普勒超声肛门镜置入直肠，并将多普勒超声探头置于齿状线上 2～3 cm 处，沿着直

肠旋转整个器械,同时找寻所需动脉,在接收到多普勒信号处,在多普勒超声探头上方使用2-0的可吸收线和坚固的1/2弯针进行"8"字缝合。在完成第1轮的缝合后,将肛门镜退出0.5 cm,进行第2轮缝合。在完成第2轮缝合时,退出多普勒超声肛门镜,用手指来检查缝合的位置。分别于痔核上下极处黏膜下层及痔核内注射配置好的消痔灵注射液各2 ml。多普勒超声引导痔上动脉结扎结合硬化剂注射治疗Ⅱ、Ⅲ期痔,有效率达到97.5%,术后患者并发症少,恢复快。

(四)痔术后体位选择

张巍等观察痔术后体位对痔术后并发症及预后的影响。观察混合痔内扎外剥术后患者不同体位对术后并发症的影响。将200例接受混合痔内扎外剥术的住院患者随机分为观察组(端坐位)及对照组(卧位)各100例;两组手术统一采用混合痔内扎外剥术,术后每日红油膏常规换药,并分别选择端坐位和卧位,采用症状分级法观察、记录术后当日、第3、第7日疼痛、排尿困难、排便困难、出血、水肿等并发症情况,并观察住院时间和术后恢复工作时间。结果术后当日,观察组疼痛、排尿困难情况较对照组轻;术后第3日,观察组疼痛、排尿困难、排便困难、出血、水肿等明显轻于对照组;术后第7日,观察组疼痛、排便困难、出血情况轻于对照组。两组住院时间、术后恢复工作时间比较,差异有统计学意义。结论:混合痔内扎外剥术后患者早期采用端坐位可有效预防和缓解术后并发症。

二、实验研究

(一)关于内痔的动物模型研究

1978年刘爱华等为了研究痔的发病机制,分别对220只家兔、54只家犬和4只猴子进行了动物内痔模型的实验研究。

内痔模型的标准:① 肉眼观察:肛管局部黏膜隆起,呈紫红色淤血状态。② 组织学检查,肛管局部黏膜、黏膜下层、括约肌间隙和肛门内括约肌等,均有不同程度的血管扩张淤血。

内痔模型的建立采用七种方法:① 双侧肛门神经主干用2%碘酒涂抹。② 双侧肛门神经主干切断。③ 双侧肛门神经主干挫伤。④ 单侧肛门神经主干挫伤。⑤ 单侧肛门神经主干切断。⑥ 单侧肛门神经主干1/2切断。⑦ 双侧肛门神经主干1/2切断。

(二)临床治疗的实验研究

痔血宁合剂用于临床治疗发作性痔,汪庆明等进行了动物实验,探讨痔血宁治痔出血的作用机制。方法:通过凝血实验观察其对凝血的影响;观察肿胀,验证其抗炎作用;观察痔血宁对渗出的作用,验证其对血管反应方面的作用;通过对微循环流态、细动静脉管径的变化,及毛细血管开放数的观察,来验证其对微循环的改善作用。结果:痔血宁不能缩短小鼠的凝血时间($P>0.05$);大剂量组能明显抑制小鼠耳郭肿胀($P<0.01$);对渗出反应有抑制作用($P<0.001$);使小鼠细动静脉血管管径增大,微循环血流加速,毛细血管开放数增多($P<0.05$)。结论:痔血宁合剂具有抗炎、抗渗出及改善微循环的作用。大剂量痔血宁合剂作用明显,对凝血时间无影响。

【文献摘录】

古代有关痔分类研究:关于痔的分类,历代医家不尽相同,但是,其共同点是痔指的是广义的痔。

1. **四痔分类法** 我国现存最早的医书《五十二病方》把痔分为四类,即牡痔、牝痔、脉痔、血痔。这是最早的痔分类方法,后世医家对痔的分类都是在此基础上发展而来。

2. **五痔、七痔分类法** 五痔分类是在《五十二病方》的四痔分类上发展而来,关于五痔的提法首见于《神农本草经》,但其中只有五痔的提法,并无具体病名,书中只提出到了疽痔、肠痔、疮痔、瘘痔,并未发现有第5种痔的记载。《诸病源候论·痔病诸候》中关于痔的分类,对后世的影响较大,书中指出:"诸痔者,谓牡痔、牝痔、脉痔、肠痔、血痔也。"并指出各种痔的症状表现:"牡痔候,肛边生鼠乳出在外者,时时出脓血者是也。牝痔候,肛边肿,生疮而出血者,牝痔也。脉痔候,肛边生疮,痒而复痛出血者,脉痔也。肠痔候,肛边肿核痛,发寒热而出血者,肠痔也。血痔候,因便而清血随出者,血痔也。"从症状分析可知,牡痔可能指的是肛瘘,牝痔的表现类似外痔,脉痔的症状与肛裂相像,肠痔与脓肿以及嵌顿痔的表现差不多,血痔与内痔雷同。因此可见,当时所谓的痔包括了所有的肛门病,不仅仅是痔,痔的分类实则为肛门病的分类。《诸病源候论·痔病诸候》中还提出了酒痔和气痔,曰:"竟又有酒痔,肛边生疮,亦有出血,又有气痔,大便难而出血,肛亦外出,良久不肯入。"然而《诸病源候论》一书中并未明确提出"五痔",也没有提出"七痔",

实际上提出的痔有 7 种。《太平圣惠方·治五痔诸方》的说法基本上与《诸病源候论》相同，但明确地提出了五痔的说法："夫五痔者，谓牡痔，牝痔，脉痔，肠痔，血痔……又有酒痔……又有气痔。"《备急千金要方·痔漏》亦云："夫五痔者，一曰牡痔，二曰牝痔，三曰脉痔，四曰肠痔，五曰血痔。牡痔者，肛边生鼠乳，时时溃脓血出。牝痔者，肛肿痛生疮。脉痔者，肛边有疮痒痛。肠痔者，肛边核痛，发寒热。血痔者，大便清血随大便污衣。"从名称和症状上来说，基本上同《诸病源候论》中的前 5 种痔。《外台秘要·卷二十六》中也将痔分为 5 种，但与上述分法不同，五痔为牡痔、酒痔、肠痔、血痔、气痔。书中指出："崔氏论曰，凡痔病有五。若肛边生肉如鼠乳出孔外，时时脓血出者，名牡痔也。若肛边肿痛生疮者，名酒痔也。若肛边有核痛及寒热者，名肠痔也。若大便辄清血出者，名血痔也。若大便难，肛良久肯入者，名气痔也。"宋代《太平惠民和剂局方·治杂病》中也将痔分为五类，即外痔、内痔、脱肛痔、举痔、瘘痔。书中指出："槐角圆治五种肠风泻血，粪前有血名为外痔，粪后有血名为内痔，大肠不收名脱肛，谷道四周胬肉如奶，名举痔。头上有乳，名瘘，并皆治之。"此种分类法，提出了"内痔、外痔"的分法，但是与现代所说的内痔、外痔有本质的不同，而且还明确地提出了瘘和脱肛。

此外，《外科精义·论痔论》也分为五痔，曰："夫痔瘘之候，其名有五，一曰牡痔，二曰牝痔，三曰气痔，四曰血痔，五曰酒痔。"又曰："肠风痔，脉痔，雌雄者，皆五痔之别名也。"《外科证治全生集·痔疮》中也指出："痔分为五种，状亦不一，曰牡、牝、脉、肠、气。"

上述医家都把痔分为 5 种，而大部分以《诸病源候论》的分法为基础，在其所述的 7 种痔，即牡痔、牝痔、脉痔、肠痔、血痔、酒痔和气痔，组合变化出 5 种，也就是说五痔是在这 7 种痔的范围之中，唯有《太平惠民和剂局方》中提出的五痔，即外痔、内痔、脱肛痔、举痔、瘘痔有所不同，而且从现在的观点来说，比较具有科学性。

《万氏秘传外科心法·痔漏》明确地提出了七痔的分类法，但与《诸病源候论》中的七种痔不同。书中曰："其名有七，治法则一，曰牡、曰牝、曰鸡冠、曰羊奶、曰通肠、曰翻花、曰脉痔。"

3. 九痔分类法　《备急千金要方》在七痔的基础上分为九痔，即牡痔、牝痔、脉痔、肠痔、血痔、酒痔、气痔、燥湿痔。《医学正传·痔漏》中也分痔为九类，曰："其为变名状种种不同，曰牛奶、曰鼠奶、曰鸡心、曰鸡冠、曰莲花、曰翻花、曰蜂窝、曰穿肠、曰外痔，虽曰为状不同一，而其因则同焉。"《疡科选粹·痔疮》提出如下九痔：牛奶、鼠奶、鸡心、鸡肝、莲花、翻花、蜂窝、穿肠、外痔。

4. 二十五痔　《疮疡经验全书·痔瘘症并图说篇》提出了二十五痔："莲子痔、通肠痔、气痔、漏痔、钩肠痔、莲花痔、鸡心痔、垂珠痔、贯炼痔、粟子痔、菱角痔、盘肠痔、子母痔、翻花痔、鼠尾痔、双头痔、泊肠痔、血攻痔、夫妻痔、珊瑚痔、脱肛痔、担肠痔、三迷痔、樱桃痔、雌雄痔。"

5. 二十四痔　明清时期，大部医家均分痔为24 种，且多数编为歌诀。《秘传外科方》将痔分 24 种，为了便于记忆，并编成歌诀。二十四痔为菱角痔、莲花痔、穿肠痔、鼠奶痔、酒色痔、翻花痔、蜂巢痔、雌雄痔、气痔、血痔、子母痔、盘肠痔、玄珠痔、钩肠痔、核桃痔、流气痔、粟子痔、鸡心痔、珊瑚痔、脱肛痔、内痔、搭肠痔、垂珠痔、鸡冠痔。《外科启玄》中也有二十四痔，也载有便于记忆的歌诀，但与上述分法并不相同。提出了里外痔的说法，就其病名而言，与现代的混合痔类似，有一定的意义。同时，该书还附有各种痔的图形。书中所述二十四痔为菱角痔、莲花痔、穿肠痔、鼠奶痔、蜂巢痔、雌雄痔、子母痔、悬珠痔、钩肠痔、核桃痔、粟子痔、鸡冠痔、珊瑚痔、内痔、担肠痔、垂珠痔、鸡心痔、气痔、血痔、牛奶痔、羊奶痔、串臀痔、里外痔。《医宗金鉴》中的二十四痔为翻花痔、蚬肉痔、悬珠痔、盘肠痔、粟子痔、核桃痔、莲子痔、脱肛痔、泊肠痔、鸡心痔、牛奶痔、鼠尾痔、血攻痔、担肠痔、内痔、樱桃痔、珊瑚痔、菱角痔、气痔、子母痔、雌雄痔、鸡冠痔、蜂窝痔、莲花痔。《外科大成》中记载的二十四痔为脏痈痔、锁肛痔、翻花痔、莲花痔、重叠痔、钩肠痔、悬胆痔、内外痔、内痔、血箭痔、气壮痔、沿肛痔、杨梅痔、子母痔、雌雄痔、菱角痔、葡萄痔、核桃痔、牛奶痔、鸡冠痔、鸡心痔、鼠尾痔、石榴痔、樱桃痔。

以上痔的分类较多，也较为复杂，但基本上是大同小异，均是以病变的外形分类为主，个别的也结合病变性质加以分类，虽说都是二十四痔，并不完全相同。其共同的特点是牡痔、牝痔都不见了，可能是由于牡痔、牝痔的分法较为笼统，而以更详细的分法代替。

6. 七十二痔　《马氏痔瘘科七十二种》是肛肠

科的专著,其对痔的分类更为详尽,有 72 种,为女阴痔、阴内痔、阴外痔、阴挺痔、五毒痔、马蚁痔、随孕痔、月季痔、血攻痔、天然痔、胎毒痔、产后痔、肛内痔、肛外痔、脱肛痔、赘肛痔、裂肛痔、寒肛痔、垂肠痔、叠毒痔、结毒痔、毒瘀痔、脏毒痔、肠风痔、气瘀痔、气虚痔、气寒痔、气热痔、血瘀痔、血虚痔、血寒痔、通气痔、通血痔、通经痔、通络痔、通脏痔、通腑痔、酒色痔、色伤痔、食积痔、劳力痔、努伤痔、惊急痔、坐伤痔、烟毒痔、茶湿痔、失眠痔、饥饿痔、渴伤痔、哭伤痔、言伤痔、葡萄痔、核桃痔、鸡冠痔、木耳痔、鸡心痔、牛奶痔、鹤顶痔、莲花痔、蜂窝痔、翻花痔、子母痔、雌雄痔、蚬肉痔、豆瓣痔、粟子痔、石榴痔、葫芦痔、大蛤痔、菱角痔、莲子痔。

7. 关于内外痔的命名　《外台秘要·卷二十六》中最早提出的内痔和外痔的说法,书中指出:"许仁则曰,此病有内痔,有外痔,内但便即有血……下血甚者,下血击地成孔。出血过多,身体无复血色。有痛者,有不痛者。"

总而言之,历代医家对痔的分类论述颇多,从五痔、七痔到二十四痔、七十二痔,愈分愈细,对痔病的研究愈来愈深,对临床治疗具有重要的指导意义,但是由于时代的局限性,仍缺乏科学性分类方法。就上述众多的分类而言,具有以下几个特点:① 痔为广义的痔,指代了所有的肛门病,囊括了内痔、外痔、肛裂、肛瘘、肛门脓肿、肛管直肠脱垂,直肠息肉,甚至肛管直肠癌。② 早期的分类是以病症的表现为主,后期则是以病变的外形为主,部分结合病变的原因和性质。③ 分类多采用对立的两个方面,如牡痔和牝痔,脉痔和血痔,内痔和外痔等。④ 分类方法比较杂乱,没有一个统一的分类标准。⑤ 也有个别的分类较为科学,对后世的分类治疗具有较大的影响。例如,在有的分类中提出的内痔、外痔、里外痔(混合痔)。

【小结】

痔是一种多发病、常见病,痔虽是一个古老的疾病,但对其的认识至今仍有较多的争论。关于痔的本质、痔的定义和痔的病因病理以及在痔的治疗上仍有不同的见解。但是,研究的目的是一致的,就是以最小的损伤换取最好的治疗效果,因此,各种治法应运而生,中医中药独具特色,如内服外洗,栓剂药膏等。因此,在治疗上要根据患者的具体情况,辨"症"和"征",认真分析,权衡利弊,从患者的利益出发,选择最适宜的方法。对于症状和体征均

轻微的患者要以保守治疗为主;对于症状明显、体征较轻的患者可采用注射疗法、套扎疗法等;对于症状明显和体征亦严重的患者可采用手术的方法。在治疗的同时,预防和康复也是一个非常重要的因素,如忌食辛辣刺激食物,保持大便通畅,注意肛门局部清洁,避免久站久坐等。

参考文献

[1] 中华中医药学会肛肠分会.肛裂、直肠脱垂、肛瘘、痔的诊断标准(试行草案)[J].中医杂志,2003,4(10)增刊:313.
[2] 郑德,沈德海,杨巍,等. 促愈熏洗方不同浓度和熏洗时间对痔术后并发症疗效的影响[J].上海中医药大学学报,2012,26(3):54-57.
[3] 陆宏,杨巍.痔血宁合剂在混合痔切除术围手术期应用的临床观察[J].上海中医药大学学报,2011,25(5):50-53.
[4] 胡婕,杨巍.选择性痔上黏膜切除术治疗Ⅲ、Ⅳ度混合痔临床观察[J].山西中医,2012,28(6):36-38.
[5] 郑德,杨巍,汪庆明.痔血宁合剂治疗痔病的临床观察[J].上海中医药志,2005,39(4):37-38.
[6] 杨巍,汪庆明.痔血宁合剂治疗痔出血作用机理的实验研究[J].辽宁中医杂志,2003,30(8):686.

(杨巍、陆宏)

附:痔手术后并发症

一、疼痛

疼痛是痔术后的主要并发症之一,其疼痛的程度往往与手术部位和创伤的大小有关。轻者仅觉局部微痛不适,对全身无明显影响,重者坐卧不安、呻吟、大汗淋漓、影响饮食和睡眠。其性质有胀痛、灼痛、坠痛、刺痛或跳痛等,可为持续性或间歇性,一般术后 24~48 h 内较重,以后逐渐缓解。但受到刺激或损伤时如排便、换药等,可使疼痛一时性加剧。

(一)痔术后疼痛的因素

1. 解剖因素　齿线以下的肛管组织由脊神经支配,感觉十分敏锐,受到手术刺激后可产生剧烈疼痛,甚至可引起肛门括约肌的痉挛,导致肛门局部血液循环受阻,引起局部缺血而使疼痛加重。

2. 排便刺激　由于手术切除了病变组织,形成创面,加之患者的恐惧心理和手术刺激,使肛管经常处于收缩状态。因而排便时的刺激可引发撕裂

性的剧痛。

3．其他反应或并发症影响 手术后由于创面渗出增加，再加病菌之作用，可使局部发生炎症肿胀，亦可引起疼痛，排尿障碍等并发症均可加重疼痛。

总之，术后疼痛的因素除与肛门区感觉敏锐等上述因素有直接关系外，患者的精神状况、耐受程度、术中麻醉方式的适当与否、病变范围大小、损伤的轻重等均有一定的影响。此外，疼痛与选用何种术式有关。传统的痔切除术是最能引起术后剧烈疼痛的手术之一。

（二）痔术后疼痛的防治措施

（1）术前作好患者的思想工作，使其消除顾虑，坚定信心，与医护人员密切配合。

（2）术后针对病情及患者的体质，选择适当的麻醉方法，严格无菌操作，手术操作细心，动作轻柔，尽量减少刺激和损伤。

（3）注意创面处理：术后避免大便干燥，以减轻排便对创口的刺激。每次大便后及时坐浴熏洗，换药时动作轻柔、操作细心，药条放置合理，保持创口引流通畅。

（4）药物治疗：可于手术结束前在局部切口周围注射复方亚甲蓝长效止痛注射液等长效止痛药物。术后可根据疼痛的轻重缓急酌情给予口服止痛片等；疼痛较重时肌内注射哌替啶（度冷丁）等。夜晚因疼痛影响睡眠时，除用止痛剂外可配合应用镇静安眠药物。

二、坠胀感

痔术后因机械或炎症等刺激，患者自觉肛门下坠不适，或有胀满感，因下坠往往引起便意而使排便次数增多，有时则欲便不解，或有里急后重感。重者频频登厕、便后坠胀依然，十分痛苦。坠胀亦为常见反应，其原因可能与手术刺激、换药刺激或炎症刺激有关。内痔脱垂嵌顿亦可引起坠胀感。

防治措施是：

1．除去刺激因素 坠胀为直肠刺激症状，当刺激因素被除去后，会逐渐缓解乃至消失。如手术刺激者，术后几日可缓解；如因炎症刺激者，经全身或局部治疗后亦可缓解；若为痔结扎治疗，有时须待痔核脱落后坠胀方可缓解。

2．药物治疗 对坠胀感较重者，可应用九华膏、马应龙麝香痔疮膏、太宁栓等，利于坠胀的缓解。

3．卧床休息 姿势和活动对坠胀有一定影响，一般站立或蹲踞时间较长时可加重坠胀感，如坠胀重时可卧床休息，避免过多活动。

三、肛周水肿

肛周水肿在嵌顿混合痔术后发生率最高，肛瘘、肛裂、直肠脱垂等疾病术后很少发生局部肿胀。肛周肿胀不仅坠胀、疼痛，还可使结缔组织增殖，局部高突，必须积极防治。

（一）术后肛周水肿的原因

术后肛周水肿的原因非常复杂，主要有：

（1）创缘循环障碍：由于手术使创缘局部原有的静脉、淋巴循环通路被破坏，或者创面压迫过紧，局部循环受阻，组织液滞留，这是肛肠患者术后肛门肿胀发生的首要因素。另外术后过早的蹲厕大便或大便干燥，会加剧肿胀。

（2）局部炎症：手术消毒不严，术后引流不畅，创口感染，发生肿胀。

（3）手术创伤激惹，导致残留痔核和皮桥水肿。

（4）开放式痔切除术中肛周皮肤切除不够，外引流不畅，或在闭合式痔切除术中皮肤对合不良，导致皮肤水肿。

（二）肛周水肿的防治

（1）肛门部手术"V"形切口应成尖端向外的"V"形，切口边缘整齐，宜将"V"形切口尖端向外延长 0.5～1 cm，以利引流。

（2）手术中应避免钳夹创缘的健康组织，减少组织损伤。

（3）"V"形切口内的静脉丛要切除彻底，两个切口之间所留皮桥下的静脉丛也应尽力剥离；术毕加压包扎，使皮桥或创缘与深部组织粘连、融合，以加速建立新的循环通路。对于明显松弛的皮桥，可采用皮桥缩短术，即从中间适当切除一段皮桥后两断端对齐缝合。

（4）内痔或混合痔的内痔部分注射、激光切割、冷冻等治疗时，其施术部分应在齿线以上，至少距齿线 0.5 cm，避免齿线以下组织受损。

（5）切断肛门内括约肌，肛瘘、肛裂手术后肛缘很少发生水肿，与这些手术切断了肛门内括约肌，从而避免了肛管痉挛而产生的局部循环障碍有密切关系。故主张肛肠手术中常规切断肛门内括约肌。

（6）术后一旦肛缘肿胀发生，可采取以下方法处理：如局部用高渗盐水纱布外敷；中药熏洗、坐浴或进行超短波、红外线以及氦-氖激光理疗。如果肿胀伴血栓形成者,可切开减压,或摘除血栓块。

四、排尿障碍

痔手术后,尤其是肛门直肠病术后,发生排尿障碍是临床较为常见的并发症。多发于术后当日,亦有持续几日的。其症状轻者仅为小便费力,排出不畅或呈点滴状;重者数小时内不能排出,发生一时性尿潴留,而致膀胱过度充盈、膨隆,引起下腹疼痛,十分痛苦;亦有尿痛者,有时牵及下腹部。此外,部分患者术后虽数小时未能排尿,但检查膀胱并不充盈,此种情况并非排尿障碍,乃膀胱尿量尚少。

(一)痔手术后尿潴留的原因

痔手术后尿潴留的发生率,据文献报道从0%～70%不等,其原因非常复杂,主要有:

1. **麻醉影响** 蛛网膜下腔阻滞麻醉(以下简称腰麻)或局部麻醉效果不充分时,可引起排尿障碍。腰麻后排尿反射可受到抑制;由于肛门和尿道括约肌受骶2～骶4神经支配,当局部麻醉不完全时,可引起肛门括约肌痉挛,反射性引起排尿障碍。一般来讲,硬膜外和腰麻尿潴留发生概率高于骶管麻醉和局部麻醉,注射麻醉药物的剂量对术后尿潴留也有影响。

2. **手术刺激** 手术操作粗暴,局部损伤过重,可引起肛门括约肌痉挛,产生排尿困难。

3. **输液因素** 多数学者认为,术中和术后输液速度过快、量过多,术后膀胱过早充盈,排尿无力导致尿潴留,因此建议术后限制输液速度和液体入量。

4. **疼痛等因素** 术后肛门疼痛是排尿障碍的主要因素之一,疼痛严重时更易发生,术后肛管内填塞纱布等过多过紧,亦可引起排尿障碍。

5. **心理因素** 患者因恐惧手术而思想过度紧张,反射性引起排尿障碍。

(二)术后尿潴留的防治措施

(1)术前解除患者的恐惧心理,使其精神放松,术后稳定患者情绪,对伴有前列腺肥大或尿道狭窄的患者,术前应作相应的治疗。

(2)选择有效的麻醉方法,使患者肛门括约肌充分松弛。手术操作时轻柔细致,减少损伤。手术结束前,可于肛门局部注射长效止痛剂,以减轻术后疼痛。肛管直肠内填塞物不宜过多过紧。术后镇静剂不能使用过多。

(3)指导患者在术前及术后当日的12 h内要限制饮水,造成轻度失水状态。Marti建议术中静脉输液限制在100 ml。有人认为这是预防尿潴留一条很重要的措施,因在麻醉消失前,膀胱过早膨胀,常致尿潴留。

(4)早期下床活动:首次排尿应争取去厕所小便,引起条件反射。如术后6～8 h仍未能自行排尿,可给氨甲酰胆素0.25 mg皮下注射。术后12 h仍未能排尿者需导尿。

(5)热敷或冷敷:小便不能排出可于下腹置热水袋,0.5 h左右即可试解。如仍不能排出,可继续热敷,或换用冷敷,亦可先冷敷,无效时再热敷。通过寒温刺激,即可引起排尿,但冷敷冬季不宜使用。

(6)针刺治疗:方法简单,收效满意,但要注意手法的运用。可选取关元、水道、阴陵泉、三阴交等穴,亦可同时配止痛穴位。

(7)导尿:如果其他方法无效,膀胱膨胀者,应进行导尿。最好应用Foley导尿管,如果残尿量>500 ml,就应当留置导尿管24 h;如果残尿量<500 ml,可以拔除尿管,之后一般可自行排尿。

五、出血

痔术后出血是痔手术后主要并发症,发病率为3.3%～6.7%,根据时间、性质、出血量多少可分为以下几种。

按时间可分即时性和继发性出血:即时性出血发生于术后当日,一般很少见,主要因术中止血不彻底所致;继发性出血较常见,多发于术后半月内。其中继发性大出血是一种严重并发症,传统开放性痔切除术和PPH手术术后出血的发生率是相似的,但前者出血量较大。目前采用的一些手术方法尚难完全避免。继发性大出血,其出血区多不平坦,创面周边高突,黏膜游离。有时可触及黏膜游离之缝隙。

按出血流向的部位可分为向内出血和向外出血。向内出血即血液流入直肠和结肠。因肛门括约肌痉挛和填塞压迫的影响,使肛管阻塞,出血不能或不易流出,故向内流入直肠和结肠肠道。其初始因出血量少,患者无任何感觉。但随流入血量的逐渐增多,患者感到下腹胀满不适,欲大便或觉肛门灼热。但当不能控制而大便时,肠内积血迅速排出,血液多呈暗褐色并有黑色血块。此时因大量积血迅速排出,患者面色苍白、出冷汗、脉搏细弱而数、血压下降。向内出血,初期易于忽略,因出血未能及时制止,常使病情由轻转重,给患者造成严重危害。因此必须特别注意,密切观察患者病情变化,及时发现及时治疗。向外出血即血液由切口渗出,浸染敷料衣物,患者可觉肛门灼热不适,或觉有水外流,呈阵发性或持续性。

按出血量多少可分大量、中量和少量出血。前两者出血量多,病情较重。多为继发性,亦有即时性者,必须及时处理;后者出血量少,可为即时性或继发性,对全身无明显影响。大量急性出血,因出血量多而急,症状体征明显,严重时可出现休克;少量缓慢出血,因出血量少且速度缓慢,除向外出血可及时观察外,一般无明显症状体征。

痔术后出血的原因:痔术后出血的原因较多,但以局部因素为主,较常见的有如下几种。

(一)手术操作处理不当

(1)混合痔外剥内扎时,结扎线不牢固或痔体残端保留过少,术后活动过度等,造成结扎线松动脱落而致出血。

(2)内痔结扎时缝针贯穿过深,伤及肌层血管,当痔核坏死脱落时,深部创面的动脉闭塞不牢而发生出血。

(3)手术切除范围广,创伤面积大,损伤深部组织,由于术中小血管暂时收缩出血不明显,未引起重视;或出血点结扎缝合不牢固;或术后创面压迫不紧等。

(4)注射坏死药物时,药量或浓度过大,操作方法不正确,如注射过深或过高,腐蚀肌层血管而在痔核脱落时使痔组织等坏死脱落,创面发生大出血。

(二)创面损伤感染等

术后痔核坏死脱落及创面修复期间剧烈活动,或因大便干燥排便用力过猛,使创面受损可致出血,或术后伤口感染,组织坏死,血栓脱落而致出血,此为继发性大出血的主要原因。另外,术后饮酒及食辛辣刺激性食物,可影响创面,增加出血之可能。

痔术后出血的防治:

(1)认真选择适应证,遵循每种疗法的操作原则、术中止血完善。

(2)术后勿做过度活动;确保大便通畅,避免粪便干燥时损伤。

(3)注意消除炎症。

(4)痔核脱落期局部避免过热刺激,宜采用温水坐浴。

(5)处理要点有三:① 及时制止出血:制止出血主要采用两种方式。即用止血药物和局部以合理的止血措施。出血一旦发生,应该在直视下止血,暴露困难时可用肛门镜,必要时在麻醉下进行。清除陈旧出血后,如发现明显出血点,宜结扎或缝扎。如出血点不明显,压迫止血也能起到一定作用。压迫可采用油纱布、肛门排气管等,但患者疼痛明显,而且在直肠壶腹部位的出血,很难起到压迫作用。也可采用食管胃三腔管,注入盐水后向下牵拉,压迫止血。全身适当使用止血药物对缓解出血,特别是弥漫性渗血也能起到一定作用。② 肾上腺素黏膜下注射。③ 静卧休息:大、中量出血须卧床休息,如用压迫止血法卧床有助于减少出血。大出血待出血停止、体力大体恢复后即可下床活动。④ 控制饮食及大便:少量出血且及时制止后,一般饮食、大便如常;大、中量出血如用压迫止血法,应控制饮食和大便,控制时间一般至肛塞压迫物取出时为止,需3~5 d。压迫止血结束后,即恢复正常饮食。为防便秘,取出填塞物后可服润肠药,首次大便前应予灌肠。

六、感染

痔切除术后的感染率很低,但这个很低的感染率在过去被夸大了。肛门直肠手术时很可能出现短暂、轻微的菌血症,但它不会出现临床问题。不过,尽管如此,对高危患者如免疫缺陷患者和接受心脏换瓣手术的患者还是应该预防性使用抗生素。

痔术后感染大都是继发感染,以混合感染为常见,方式以侵袭性感染为主,临床上由于手术部位、手术性质以及感染出现的时间和程度不同可表现为创面局部感染和全身感染,两者可单独也可同时出现。感染局部可出现红肿、疼痛、水肿,伤口表面有脓性分泌物,有烧灼感;位置深的感染除有红、肿、热、痛、功能障碍的症状外,一般均有发热、头痛、乏力、食欲减退、脉率加快等。实验室检查白细胞计数升高,以嗜中性粒细胞为主。大便常规可查到超常规的红细胞和白细胞,有时可查到脓细胞。

(一)痔术后感染的原因

(1)术前、术后抗生素选择不当,应用时机不对或未用。

(2)无菌观念不强,消毒不严。损伤肛管导致炎症沿肛腺扩散。

(3)切口缝合留有死腔。

（4）术中操作粗暴,组织损伤较多,创面粗糙;止血不彻底形成皮下血肿。

（5）损伤或结扎较大血管,影响局部血供。

（6）创面局部引流不畅,积液、积脓。

（7）局部静脉、淋巴回流障碍引起水肿。

（8）术后护理不当,创面换药错误,创面污染。

（9）患者身体虚弱或年老术后机体抵抗力下降及全身营养不良等。

（二）痔术后感染的防治

（1）术前准备需充分,尽量清除会阴部异物颗粒、油垢、细菌等,彻底消毒手术部位及周围皮肤。

（2）严格遵守无菌操作规则。

（3）术式选择针对性要强,术中操作应注意减少组织损伤,缝合伤口应对皮整齐,不留死腔。

（4）应做到引流通畅,应注意止血,防止形成皮下或较深组织的血肿。

（5）术后每次排便后用 1：5 000 高锰酸钾溶液坐浴,换药创面要保持清洁干燥,引流通畅,防止桥形愈合。

明确感染者处理方法有：① 外敷熏洗：适用于局部疼痛明显者,方用苦参汤或祛毒汤加减煎水熏洗,黄连膏等外敷。② 切开排脓：适用于术后感染而形成脓肿者,及早切开排脓,防止扩散。③ 扩创引流：对有桥形愈合或术后创面引流不畅者,应及时敞开扩创,填入纱条引流。④ 对继发感染伴有出血者,应在止血的同时,控制感染,进行综合治疗。⑤ 炎症性水肿：消炎和硫酸镁湿敷等。

七、创口愈合迟缓

创口愈合迟缓是指手术后创口不能在相应的时间内顺利愈合而遗留未愈之创面,它是整个外科面临的棘手问题,肛肠科创口愈合迟缓亦较多见。近年来,现代医学对创口愈合的机制进行了大量研究,取得了重要进展,虽然某些成果已成功地应用于临床,但距临床广泛应用尚有一段距离。

创口愈合迟缓的原因与机械刺激、外科技术、受损范围有关：术后过早及频繁活动,换药、扩肛方法不当,大便长期干结等均可影响创口愈合;局部创口持续经受外伤而使张力升高,或因手术技术粗糙、赘皮等残留过多,坏死组织清除不彻底,结扎线头过长及异物残留等均可影响创口引流,为创口感染提供了机会。另外,手术切除组织过多,组织缺损严重、创面再生能力降低,亦是重要因素之一。

创口愈合迟缓的防治措施：

（1）病例选择：痔病与身体状况密切相关,所以术前应对患者进行严格检查。对体质虚弱、营养不良或患有严重的全身性疾病者,不宜急于手术,待全身状况好转后再行手术治疗。

（2）手术操作：手术操作必须精益求精,既要彻底清除病变组织,又要合理设计切口;既不可切除组织过多,亦不可残留过长的赘皮。术中要严格无菌操作,结扎线应暴露清楚,以便术后及时清除。

（3）术后处理：术后坐浴水温不宜过高,熏洗时间不宜过长,否则可影响创口愈合。换药时操作应轻柔,保证创面引流通畅,对肉芽组织高突者,应及时处理。保持大便通畅,便秘或腹泻均可影响创口愈合。

（4）全身营养支持治疗。

（5）局部治疗：局部改善引流,促进局部血液循环,对于创面因某种原因而致引流不畅导致创口愈合迟缓者,可扩创引流,但要注意不可切除组织过多,否则因创口过大而影响愈合。

（6）植皮：植皮的目的在于消除创面,促进早日愈合。

八、肛管皮肤缺损

肛管皮肤缺损又称痔环切后黏膜外翻,多为痔环切术后的并发症。在我国,随着中西医结合治疗痔的手术方法逐渐推广,痔环切术已渐废弃。但既往采用痔环切术后遗肛管皮肤缺损的患者仍承受着该后遗症的痛苦。患者由于黏膜外露肛门,黏液、粪便等经常溢出肛外,浸渍皮肤,使皮肤充血肿胀,甚或形成湿疹,而致瘙痒。患者经常以卫生纸敷于肛门夹带卫生带,甚为痛苦。国外曾将此称为怀特黑德（Whitehead）肛门。一般便血较少,或手纸擦血。如发生新的痔变化亦可滴血或射血,血色鲜红,便血时无疼痛。便秘时便血可加重。痔环切术后时间较长时,原外露肛口的平坦黏膜又现隆起,甚或形成痔核样团块,经常脱垂在肛外不能还纳。

因痔环切术切去一定范围的黏膜和皮肤组织,使排便反射受到一定影响,再加肛门瘢痕环形成,收缩力较差,致使发生大便失禁。个别环切术患者可发生肛门狭窄,排便不畅。

肛管皮肤缺损的防治：

（一）一般治疗

（1）内服药物：如黏膜充血、肿胀、糜烂较重时,可用抗生素或化学抗菌药;如下坠重时,可服用秦艽苍术汤等;便血多,可服止血药物;便秘可服润肠药物。

（2）局部熏洗:局部湿烂瘙痒者,可用复方荆芥洗药、祛毒汤、止痒洗药等煎汤熏洗。

（3）药物外敷:黏膜糜烂重者,可涂九华膏、氧化锌软膏、皮康霜等。

（4）注射疗法:如外翻黏膜较重或发生痔变化时,可行消痔灵注射术,促使黏膜硬化萎缩,便血减少或停止。

（5）结扎疗法:如外翻黏膜较重或发生痔变化,可做结扎治疗。即按内痔结扎法将隆突之黏膜分几个部分予以结扎,一般可于右前、右后、左中或右前、右后、左前、左后结扎几处。待结扎黏膜脱落后,结扎区已平坦,新的黏膜修复,创面愈合后,脱垂便血症状即不存在。

（二）手术疗法

"S"形皮片肛管成形术（Hudson 法,1967）:适用于肛管皮肤完全性缺损,修补时切除肛管部分黏膜,将带蒂皮片移植于肛管内,以恢复肛管之功能。

皮下蒂皮瓣肛门成形术（孙福庆法）:据报道有蒂皮瓣在临床应用中种类较多,本术式适用于部分或完全性肛管皮肤缺损,所采用的皮瓣属于有蒂皮瓣范畴,其皮瓣的蒂并不保留在皮肤上,而是用皮下组织作蒂,以维持其皮瓣的血液供应。

三角形皮片肛管成形术:此法适宜小范围的肛管皮肤缺损。

肛管皮肤缺损植皮术:适用于痔环切术后或肛管外伤后肛管皮肤部分缺损者。术前将供皮区皮肤消毒 3 d,每日 1 次,消毒后用敷料粘贴或包裹。

五边形皮瓣成形术:其术式适用于各度肛管皮肤缺损的治疗。

九、肛门狭窄

肛门狭窄多数因为手术中不正确的操作引起。肛门狭窄可发生于肛缘、齿线或齿线上,也可发生于直肠下端。发生于肛缘的狭窄多见,主要由于肛周和肛管上皮切除过多,切口之间皮桥保留太少。伤口愈合时瘢痕挛缩,肛门回缩导致狭窄。轻度狭窄可通过在门诊示指扩肛缓解,示指扩肛失败后可在麻醉下器械扩肛,如扩肛器或球囊扩张。保守治疗失败可采用手术治疗,如肛管成形术等。发生在齿线或直肠下端的狭窄可由于注射硬化剂时位置过深、剂量太大,也可由于结扎痔核时太宽、缝扎处于同一平面等原因。轻度可扩肛治疗,重度狭窄保

守治疗失败可采用手术治疗,如"Y-V"形肛管成形术。痔切除术后引起严重肛门狭窄而需要手术行肛门重建的情况是相当少见的。轻度肛门狭窄的发生率在开放性痔切除术和 PPH 手术分别是5％和 9％。后者的发生率与直肠癌吻合器手术的发生率相似。这种轻度狭窄几乎无一例外地发生在那些术后没有遵照医嘱食用膳食纤维的患者。在术后 2 周的常规复查中,如果发现肛门狭窄较软而轻,在门诊即可很容易将狭窄扩开,不会引起明显的不适。

十、便秘

痔切除术后患者便意减弱,许多因素可导致便秘:① 患者因伤口疼痛而惧怕排便,粪便在直肠内贮积时间过长,水分被吸收;或因疼痛致使肛门括约肌反射性痉挛,造成排便困难。② 因腰麻、蛛网膜下腔阻滞麻醉、骶管麻醉后造成直肠肛门括约肌较长时间麻痹,引起排便反射减弱。③ 卧床过久或活动过少者等。防治术后便秘的措施是应嘱患者早期下床活动,多食蔬菜、水果等,手术当日晚上开始服用缓泻剂。酌情应用麻仁丸、润肠丸、槐角丸等,大便仍不能排出者可用液体石蜡 40～60 ml,或50％甘油 40～60 ml,或肥皂水 100 ml 灌肠。若术后第 4 日仍无排便者,应当用温自来水或生理盐水500～1 000 ml 灌肠。若以上方法仍无效,应进行直肠指诊,常可发现大量粪便嵌塞,此时可戴好手套、涂润滑油,进入直肠将粪块捣碎,挖出肛外,然后再用开塞露灌肠。

十一、其他并发症

（1）直肠穿孔:主要因注射部位过深,可导致继发肛周脓肿、肛瘘或直肠阴道瘘等。

（2）组织坏死:可能与多次重复注射,或硬化剂的浓度、剂量掌握不当所致。组织坏死常继发大出血及局部感染,甚至可引起败血症、肝脓肿等严重后果。

（3）刺伤前列腺:截石位 11、1 点部位进行内痔注射时,进针过深有可能刺伤前列腺,引起前列腺炎。

（4）过敏反应:患者对所用药物过敏,注射后可出现发热、出汗,甚至喉头水肿等过敏反应。

（5）术后皮赘形成:痔切除术中为了避免严重的肛门狭窄,必须留下足够的皮桥。这样做的结果可能会留下多余的皮赘,但它不会引起症状或增加复发的危险。残余皮赘引起患者感觉不适的发生

率在传统开放手术和 PPH 手术分别是 1.6％和 1.8％。极少需要再手术去切除这些皮赘。

（6）假性息肉：结扎部位的组织发生缺血坏死，留下的创面需要肉芽组织愈合，拉长的缝合组织形成颗粒状小体，出现水肿，形成息肉状物。有时也可在缝合处出现无蒂肿物。这些都可以在局部麻醉下进行切除或用电凝切除。

（7）性功能障碍：可能由于硬化剂注射药液对会阴神经的破坏作用而引起。

（8）痔复发：临床上有些患者描述的"痔复发"往往是肛门瘙痒症或肛门皮赘，不是真正的痔。痔复发很难界定。术后肛门镜检查有时发现在切除部位之间或以上的部位有凸现的黏膜团。鉴别它们是否是痔的标准是：① 仔细询问患者是否有痔的症状发生，并排除任何可能引起这些症状的其他因素。② 黏膜团块是否脱垂至肛门缘或肛门外。③ 没有任何症状而凸现的黏膜团块不能称之为痔复发。

传统的痔切除术后痔的复发率约 50％，93％～99％的患者在数年内感觉满意。PPH 手术的长期疗效还有待观察。但是，术后注意改善饮食和排便习惯，如摄入足够的膳食纤维和避免蹲厕时间过久等，对降低痔病复发是十分重要的。

十二、小结

降低痔病术后并发症最有效的方法是严格掌握手术适应证，只对那些需要手术的患者进行手术。如果脱出的痔能够回纳，可以先尝试使用非手术疗法，如局敷黏膜保护剂、口服静脉活性药物或注射疗法和套扎疗法，如果使用得当，这些方法比外科手术安全、疼痛轻。

（杨巍、陆宏）

第二节 肛 裂

肛裂（anal fissure）是肛管皮肤全层开裂并形成的慢性梭形溃疡，其方向与肛管纵轴平行，长0.5～1 cm，以周期性剧烈疼痛为其特征，是一种常见的肛肠疾病。本病青壮年多见，但也可发生于老人和儿童。肛裂好发于肛管后部，约占 85％，其次是前部 13％，或两侧及前后处 2％。与肛管因为过度扩张而致的浅层皮肤开裂不同，后者很快自愈，且无症状。肛裂男女好发比例尚无定论，但发于前部的肛裂以女性居多，若侧方肛裂，或有多个裂口

发生，应考虑是肠道炎性或者肠道性传播疾病的早期表现。

肛裂中医学称为"钩肠痔""裂痔"等。《诸病源候论》记载："肛边生裂，痛而复痛出血者，脉痔也。"在清代祁昆《外科大成》记载："钩肠痔，肛门内外有痔，折缝破烂，便如羊屎，粪后出血，秽臭大痛者……"清同治十二年，我国第 1 部痔瘘专著《马氏痔瘘科七十二种》正式提出了"裂肛痔"的病名。

【病因病机】

一、中医

中医学认为本病多系血热肠燥、大便秘结、排便暴力努张致肛门皮肤破损，复因染毒而成慢性溃疡裂口。《医宗金鉴》："肛门围绕，折纹破裂，便结者，火燥也。"

1. 血热肠燥 常因饮食不节，恣饮醇酒，过食辛辣厚味，以致燥热内结，耗伤津液，无以下润大肠，则大便干结；临厕努责，使肛管裂伤而致便血等。

2. 阴虚津亏 素有血虚，血虚乏津、生燥，肠道失于濡润，可致大便燥结，损伤肛门而致肛裂；阴血亏虚，则生肌迟缓，疮口不易愈合。

3. 气滞血瘀 气为血之帅，气行则血行，气滞则血瘀。热结肠燥，气机阻滞而运行不畅，气滞则血瘀阻于肛门，使肛门紧缩，便后肛门刺痛明显。

二、西医

西医学认为，长期的便秘及机械性损伤是首要因素。结合解剖、病理分析肛裂的成因与以下因素有关。

1. 外伤因素 干硬的粪便、异物、分娩、排便时过于用力、肛指检查或手术不当均可造成肛管皮肤损伤，是产生肛裂的基础。

2. 感染因素 感染多原发于肛窦，但也可原发于肛周皮肤，如湿疹皮炎、肛门瘙痒、肛窦炎、肛乳头炎、直肠炎等慢性炎症等。粪便所产生的氨与汗水中的氢离子协同对肛周皮肤产生强烈的刺激作用，导致感染发生。感染时炎性细胞可以释放溶解胶原的酶，阻止上皮组织再生与延伸，从而造成肛裂长期不愈。

3. 解剖因素 外括约肌浅环自尾骨分绕于肛门周围，在其前后向分叉处比较薄弱；肛提肌纤维又大多在肛门两侧，相比之下，前后更是薄弱。此外直肠与肛管成直角，排便时，肛门后方容易受压

损伤裂开。再加肛管后多为韧带组织,血供差,弹性弱,容易破裂,一旦损伤较难修复,逐渐形成溃疡,而成为肛裂。

4. 肛门内括约肌痉挛因素 由于肛管部位的慢性炎性刺激,使肛门内括约肌处于痉挛状态,黏膜肌层和肛管皮肤弹性减弱,张力增强,以致暴力扩张,肛管皮肤容易撕裂,裂伤后则创面不易愈合,形成慢性溃疡性创面,现代研究证实肛裂的发生与局部缺血相关。

5. 肛管狭窄 由于先天畸形、外伤或手术造成肛管狭窄,干硬粪便通过时容易造成肛管皮肤撕裂损伤,细菌侵入感染形成溃疡造成肛裂。

6. 松紧力学原理 由于人体发育差异,一些人黏膜下肌肉增厚,连同肛门皮肤括约肌群加大了肛管阻力,降低肛门伸展度。当粪便干硬通过肛管时,扩张力和约束力对抗增强,要使粪便排出,必须加大腹压,粪便对肛管挤压扩张力必然加强,粪便直径超过皮肤和黏膜下肌的伸展力,使肛管皮肤和黏膜下肌撕裂,形成损伤。如果反复撕裂损伤,创面逐渐加深,创面继续感染,组织纤维化后伸展度越来越小,如大便干燥得不到控制,反复发作引起恶性循环,形成肛裂。

【诊断】

一、病史

询问排粪疼痛史,有典型的间歇期和疼痛周期,即可诊断。

二、临床表现

多见于20~40岁青壮年,国内文献报道以女性居多,其主要症状为大便时肛门剧烈疼痛,并伴有少量出血,大便干燥时更甚。

1. 疼痛 多由于排便引起,粪便刺激被扩张的溃疡裂口,引起阵发性灼痛或刀割样疼痛,持续数分钟,待粪便通过后,疼痛减轻,称疼痛间歇期。继而由于排便的刺激,内括约肌发生持续痉挛引起溃疡裂口剧烈而持久的疼痛,一般可持续数小时之久,使患者坐卧不宁,十分痛苦。疼痛引起痉挛,痉挛增加疼痛,如此形成恶性循环,直到内括约肌疲劳松弛,疼痛才趋于缓解,称肛裂疼痛周期。

2. 出血 排便时出血也是常见症状,一般量不多,色鲜红,如时有染红便纸,或附于粪便表面,有时滴血。

3. 便秘 肛裂患者多数有习惯性便秘,又因为排便引起剧痛,患者常不敢排便而加重便秘。

4. 其他 瘙痒,分泌物,腹泻等。

三、分类

1. 早期肛裂 仅在肛管皮肤上有一小的梭形溃疡,创面较浅,裂口呈绛红色,边缘整齐而有弹性,容易治愈。

2. 陈旧性肛裂 早期肛裂未经适当治疗,继续感染和慢性炎症的刺激,使内括约肌经常保持收缩痉挛状态,造成裂口引流不畅,创口不易愈合,而且纤维组织增多,致裂口溃疡边缘组织增生变硬变厚,边缘皮肤潜行,形成"缺口",溃疡底部形成平整较硬的灰白色组织。裂口周围组织由于慢性炎症,充血水肿,使浅部静脉及淋巴回流受阻,引起裂口下端皮肤水肿及结缔组织增生,形成袋状赘皮性外痔(哨兵痔),在裂口上端齿线附近并发肛窦炎、肛乳头炎、肛乳头肥大及单口内瘘。

四、辅助检查

1. 视诊 局部检查发现肛管后正中位的肛裂"三联征",则诊断明确。

2. 触诊 局部检查可用一支棉签轻轻拨开肛周皮肤,同时嘱咐患者放松肛门,通常能发现肛裂的裂口。该检查既可发现存在的肛裂,同时也避免给患者造成过大的痛苦。如果确诊为肛裂,一般不再做直肠指诊,以免引起剧烈疼痛。如诊断不明确或怀疑伴有其他疾病,则可考虑局部麻醉或全身麻醉下行肛门直肠检查。

3. 肛门镜检查 一般确诊患者,即可不行肛门镜检查,以免造成剧烈疼痛。

4. 病理学检查和细菌检查 对侧位慢性溃疡,需要排除结核、癌、炎性肠病等的患者,必要时行活组织病理检查。

五、诊断标准

2006年中华中医药学会肛肠分会、中华医学会外科学分会结直肠肛门外科学组、中国中西医结合学会大肠肛门病专业委员会,修订的肛裂诊断标准。

1. 症状 肛门排便时和便后周期性剧烈锐痛,少量便血,色鲜红,可伴有大便秘结、肛门分泌物、瘙痒等。

2. 体征 好发于肛管后正中或前位溃疡,慢性肛裂可伴有哨兵痔、肛乳头肥大、肛窦炎、潜行瘘。

3. 分类

（1）Ⅰ期肛裂：肛管皮肤浅表纵裂溃疡，创缘整齐，基底新鲜、色红，触痛明显。

（2）Ⅱ期肛裂：由肛裂反复发作史。创缘不规则，增厚，弹性差，溃疡基底部常呈灰白色，有分泌物。

（3）Ⅲ期肛裂：肛管紧缩，溃疡基底部呈现纤维化，伴有肛乳头肥大，溃疡临近有哨兵痔，或有潜行瘘形成。

【鉴别诊断】

肛裂的疼痛呈明显周期性。出血量一般不多，往往伴有便秘。检查可见早期肛裂溃疡边缘整齐，底红色，陈旧性肛裂的溃疡边缘不整齐，底深，呈灰白色，溃疡上端的肛窦呈深红色，并可见肛乳头肥大、哨兵痔、单口内瘘等。

1. **肛门皲裂** 可发生于肛管任何一个部位，裂口表浅，仅限于皮下，常见多个裂口同时存在，疼痛轻，偶有少量出血，瘙痒症状明显，无溃疡、裂痔和肛乳头肥大等并发症，多因肛周皮肤病引起，如肛周湿疹、皮炎等。

2. **肛管结核性溃疡** 溃疡的形状不规则，边缘整齐，有潜行，底部呈暗灰色并可见干酪样坏死组织，有脓性分泌物，疼痛不明显，无裂痔形成。溃疡可发生在肛管任何一个部位，多有结核病史，分泌物培养可发现结核杆菌，活检组织病理检查可以明确诊断。

3. **克罗恩病肛管溃疡** 克罗恩病肛管皮肤可发生溃疡，位置可在肛管任何位置，特点是梭形溃疡不规则，底深，边缘潜行，无痛，常并存肛瘘。同时伴有贫血、腹痛、腹泻、间歇性低热和体重减轻等克罗恩病特征。

4. **梅毒性溃疡** 常见于女性患者，初期为肛门部位的发痒刺痛，抓破后，脱痂形成溃疡。溃疡色红，不痛，底灰色，常有少量脓性分泌物，呈椭圆形或梭形，常位于肛门两侧褶皱中，质地较硬，边缘微微凸起，双侧腹股沟淋巴结肿大。患者有性病史，分泌物涂片可发现梅毒螺旋体，沃瑟曼（Wasserman）实验阳性。

5. **内括约肌脓肿** 如果在麻醉下检查仍旧无法发现肛裂，如果再加上有相关肛门疼痛病史，要考虑存在内括约肌脓肿的可能性。确诊可以通过指诊按压内括约肌而确定。

6. **肛周恶性肿瘤** 任何肛管的肿瘤都会在排便时引起疼痛和出血。肿瘤有时会被误认为肛周皮赘，而被误诊。因此直肠指诊和组织活检常常被用来帮助诊断。

7. **艾滋病性溃疡** 同性恋、吸毒者或者其他高危人群常常会发生慢性溃疡同时伴发局部黏膜损伤，以及肛门感染和慢性肠道感染。这类溃疡常常伴随肛门直肠的炎症。

8. **肛门阵发性痉挛** 通常患者有类似肛裂样疼痛，体检却未发现任何裂口。如果高度怀疑裂口的存在，可以在发作的时候，在麻醉下仔细检查。如果患者没有痔疮和肛周脓肿病史，则肛门阵发性痉挛的诊断可以考虑成立。本病患者常常还会主诉伴有其他一些奇怪的症状，诸如排便异常、腿部疼痛、肛门口感觉异常等。但本病确诊必须在反复检查排除其他器质性病变之后，才能做出。

【辨证论治】

早期肛裂，可先用非手术疗法，如无效或疗效不能持久，再考虑手术治疗。非手术治疗的目的是减轻疼痛，缓解括约肌痉挛和促进创面愈合。

一、血热肠燥证

［症状］大便2～3 d一行，质地干硬，便时疼痛剧烈，大便时滴血或手纸染血，血色鲜红，裂口色红，肛门部灼热瘙痒，腹满胀痛，小便短赤。舌质偏红，苔黄燥，脉弦数。

［辨证分析］外感热邪燥火或饮食不节，肠胃燥热，脾津不足所致。《素问·经脉别论篇》："饮入于胃，游溢精气，上输于脾，脾气散精，上归于肺，通调水道，下输膀胱，水精四布，五经并行。"由此可知脾为胃行其津液，若脾津液不足，脾弱胃强，脾为胃所约束，则肠胃燥热，肠失濡润，故大便秘结，粪便坚硬难以排出，强努而损伤肛门，肛门裂伤感染火毒热邪，经脉受损，气血妄行，故肛门疼痛，大便带血。

［治法］泻热通便，滋阴凉血。

［方药］凉血地黄汤加减。

常用中药：生地、当归尾、地榆、槐角、黄连、黄芩、天花粉、升麻、赤芍等。

常用的中成药有槐角丸等。

二、阴虚津亏证

［症状］大便干燥，数日一行，便时疼痛，点滴下血，裂口深红；口干咽燥，五心烦热，欲食不多，或头昏心悸。舌红，苔少或无苔，脉细数。

［辨证分析］年老体弱、久病体虚，气血亏虚，阴

津不足,肠道失润,大便干燥,数日一行,便时努挣,肛管裂伤,便时疼痛,点滴下血,裂口深红。饥饱失常,劳倦过度伤及肾,或辛热厚味生胃热,火热伏于血中,耗散真阴,津液不足而大便干燥。

[治法] 补血养阴,润肠通便。

[方药] 润肠丸加减。

常用中药:火麻仁、桃仁、大黄、当归、羌活等。

常用的中成药有麻仁丸、润肠片等。

三、气滞血瘀证

[症状] 肛门刺痛明显,便时便后尤甚,肛门紧缩,裂口色紫暗,肛外有裂痔,便时可有肿物脱出。舌黯,苔薄,脉弦或涩。

[辨证分析] 气为血之帅,气行则血行,气滞则血瘀。热结肠燥,气机阻滞而运行不畅,气滞则血瘀阻于肛门,使肛门紧缩,便后肛门刺痛明显。

[治法] 理气活血,润肠通便。

[方药] 六磨汤加减。

常用中药:大槟榔、沉香、木香、乌药、大黄、枳壳。

常用中成药有化痔丸等。

【外治法】

(一)敷药法

此法适用于新鲜单纯性肛裂,可用消肿止痛、收敛止血、祛瘀生肌的玉红膏、黄连膏或白玉膏等涂于裂口,或用表面麻醉法,2%利多卡因胶浆适量涂抹患处,直至创面愈合。陈旧性肛裂可用七三丹或枯痔散等腐蚀药涂于裂口,2~3 d后,改用生肌白玉膏、生肌散收口。

(二)熏洗法

常用活血止痛、收敛消肿等作用的五倍子汤、苦参汤等熏洗。或用药液做热湿敷,或每日用1∶5 000高锰酸钾溶液坐浴。便前坐浴可使肛门括约肌松弛以减轻粪便对裂口的刺激;便后坐浴,可洗净粪渣,保持局部清洁,避免异物对溃疡创面的刺激,改善局部血液循环,减轻肛门括约肌之痉挛,缓解疼痛,促进溃疡愈合。

(三)封闭法

于长强穴用0.5%~1%普鲁卡因5~10 ml做扇形注射,隔日1次,5 d为1个疗程;亦可于裂口基底注入长效止痛药,每周1次。

【手术疗法】

手术目的是将肛管溃疡性裂口连同"哨兵痔"以及有关的肛窦、肛乳头一并切除,并切断部分内括约肌。

(一)扩肛疗法

[适应证] 主要适用于早期肛裂。

[禁忌证] 肛裂并发肛乳头肥大、哨兵痔和皮下肛瘘。

[操作要点] 麻醉达到效果后,用两手指交叉扩张肛管,扩张到能伸入两中指为度,扩张时间一般为3~5 min。在整个过程中,动作要轻柔,逐渐伸入,切忌快速粗暴,扩肛时用力均匀,以免造成皮肤黏膜损伤撕裂。术后辅以通便、坐浴,新鲜肛裂可以痊愈。注意在男性应向后方扩张以免手指与坐骨结节接触影响扩张。

[局限性] 可并发出血、肛周脓肿、痔脱垂及短时间大便失禁,复发率较高,目前已较少单独采用。

(二)肛裂切除术

[适应证] 多适用于后位肛裂。

[禁忌证] 无特殊禁忌证。

[操作要点] 沿肛裂溃疡正中作纵行切开,上至齿线,下达溃疡口外端0.5~1 cm,切口深度以切开溃疡中心,切断部分括约肌至手指无紧缩感为度,同时将哨兵痔、肥大肛乳头、皮下瘘道及感染的肛窦组织一并切除,并修剪创缘,包扎固定。对于前位肛裂实施要慎重,尤其女性患者。切口大小应适中,太小容易复发,太大愈合时间延长,一般切口长约2 cm,深度约1 cm,仅剪断部分括约肌。

[局限性] 留下创面较大,伤口愈合缓慢。

(三)括约肌松解术

即切断部分括约肌以消除或减轻括约肌痉挛,从而达到治疗目的。临床上常用括约肌松解术,有后位括约肌切断术、侧位括约肌切断术等。

1. 后位括约肌切断术

[适应证] 各类各期肛裂。

[禁忌证] 老年肛门松弛者,合并直肠脱垂和肛门功能不良者。

[操作要点] 暴露后位正中肛裂,直接经肛裂处将内括约肌下缘切断,切口上至齿线,下达肛缘。所成创面不予缝合,术后每日换药,直至达到痊愈。如有炎症肛窦、肛乳头肥大、外痔等,可一并切除。

[局限性] 伤口愈合缓慢,偶有"锁洞"畸形,影响肛门功能。

2. 侧位肛门括约肌切断术

[适应证] 多位于截石位3点或9点位,可分为

开放式、闭合式和半闭合式 3 种。

[禁忌证] 无特殊禁忌证。

[操作要点] 开放式肛门内括约肌切断术即用手摸到括约肌间沟后,在肛缘外侧皮肤做 2 cm 切口,用血管钳由切口伸到括约肌间沟,显露肛门内括约肌后,向上分离到齿线,在直视下将肛门内括约肌剪除部分,创面开放不缝合,通常 2 周痊愈。闭合式内括约肌切断术即摸到括约肌间沟后用尖刀刺入到肛门内、外括约肌之间,由外向内切断部分肛门内括约肌,同时避免穿透肛管皮肤。退出尖刀后用手指按压局部,切断处有明显台阶感。闭合式虽然避免开放性创面,可减轻患者疼痛,伤口愈合快,但缺点是切断肛门括约肌肉不够完全,术后易出血。近年通过配合腔内 B 超检测内括约肌的切断程度,从而提高其手术疗效。半闭合式内括约肌切断术是将肛门内括约肌作 0.5～0.8 cm 厚度切断,双手示指交叉感觉环状肌束力降低后,在切口处缝合一针。这样可以控制内括约肌的切断范围,降低肛管内压力,从而促进肛裂愈合。但该方法不适用于合并严重肛管狭窄的患者。

[局限性] 闭合式手术需要有经验的医师操作或 B 超引导下完成。

（四）挂线术

[适应证] 本法适用于肛裂伴有潜行瘘道者。

[禁忌证] 无特殊禁忌证。

[操作要点] 自截石位 6 点距离肛缘外侧约 1.5 cm 至裂口上缘 0.3 cm 处用橡皮筋挂线,慢性切开挂线内的肛门内括约肌。通过将挂线、切开、引流、愈合同步进行的方式使术中创面少,术中出血少,术后不易感染。

[局限性] 挂线所需时间较长。

（五）皮肤移行术

[适应证] 适用于治疗肛裂伴有肛管口径狭小者。

[禁忌证] 对合并结核、皮下瘘或炎性肠病的患者不适用。

[操作要点] 主要有纵切横缝术和"V－Y"成形术。前者在正后位纵行切开肛管并松解肛门内括约肌,通过横缝来增加肛管周径。但由于横向缝合易导致裂口张力增加,从而造成创面水肿,出现疼痛,加之粪便污染可能引起切口感染,影响伤口的愈合。而"V－Y"成形术对肛管周径的扩大效果略差于纵切横缝术。即先纵行切除肛裂、哨兵痔、肥

大肛乳头,然后暴露肛门内括约肌,持续扩肛至切面变成横位,距创面下缘 1 cm 处作一个"U"形切口,"U"形的两直边与创面下缘两端相连,将"U"字形皮瓣的四周做减张剥离,使其能滑向内侧覆盖肛裂创面,然后将其与直肠黏膜和肛门内括约肌缝合。由于该方法覆盖了肛裂切除后的创面,术后疼痛轻,愈合快,并发症较少。

【其他疗法】

（一）针刺法

取长强、承山、三阴交、白环俞,各留针 5 min,7 d 为 1 个疗程。也可以对长强穴位注射配合截石位 3、9、12 点距肛缘 0.5 cm 处行围针治疗,早期肛裂采用强刺激,陈旧性肛裂配合电针治疗。

（二）埋线术

通过用羊肠线埋置于长强穴的方法。现代研究表明,长强穴神经分布比较密集,在此处埋线可产生一种刺激效应,对局部痛觉冲动产生抑制作用。同时还可以对肛门括约肌起到调节作用,改善局部血液循环达到治愈的目的。

（三）按摩法

在局部麻醉下用手指在肛裂处轻轻按摩 30 次,约 2 min,再以肛裂为中心作半圆状按摩 15 次,然后对肛门内括约肌作上下按摩,尽可能使肛门内括约肌与肛门外括约肌粘连分离。也可以应用电按摩的物理刺激作用于肛门,发生由表及里的应答反应,从而调节其肌群,达到治愈肛裂的目的。

【预防调护】

（1）养成良好的排便习惯,及时治疗便秘。

（2）饮食中应多含蔬菜水果,防止大便干燥,避免粗硬粪便擦伤肛门。

（3）注意肛门清洁,避免感染。

（4）肛裂后宜及早治疗,防止继发其他肛门疾病。

【现代研究进展】

一、肛裂术式的研究进展

慢性肛裂的治疗原则是:降低肛门内括约肌的张力,增加血流,从而促进组织愈合。治疗措施包括药物和手术两种。临床上常规使用的药物有表面麻醉剂、钙通道阻滞剂和肉毒杆菌毒素,偶尔也使用口服肌肉松弛剂。常规外科手术方法包括:肛指扩肛和肛门内括约肌侧切术。很多外科医生认为,指法扩肛常导致粪便失禁,因而不常用。肛门

内括约肌侧切术则被认为是治疗慢性肛裂的最佳术式。较前沿的手术措施包括局部皮瓣移动术,如"V－Y"迁徙瓣和旋转瓣等。近年中医在肛裂的治疗上运用中医小针刀、挂线疗法等特色治疗慢性肛裂,在临床上取得了较好的效果,同时通过肛管测压对患者术前术后肛管张力检测,能较好评估手术疗效及肛门功能。

(一)橡皮筋挂线治疗肛裂

刘仍海等报道采用挂线疗法治疗肛裂的临床疗效。具体方法:患者取膀胱截石位,常规消毒皮肤,铺消毒洞巾,用1‰利多卡因30 ml,作局部麻醉(其他麻醉亦可),消毒肛管,扩肛,行肛门指诊和肛门镜检查。用手术刀在后位距肛门缘1～1.5 cm处作放射切口0.5 cm大小,左手示指插入肛内作引导,以小蚊式钳穿过裂口基底部(深度至肛门外括约肌皮下部和部分肛门内括约肌),从截石位6点位肛窦处穿出,夹住橡皮筋的一端拉出,钳夹两端,用拉力器测量橡皮筋张力(13N左右),拉紧用丝线结扎。检查无活动性出血,敷料固定。结果显示运用该法治疗肛裂临床疗效确切,具有操作简便、出血少的特点。

(二)小针刀松解治疗肛裂

朱镇宇等报道使用针刀松解法治疗肛裂的临床效果。具体方法为:常规术前准备和清洁灌肠,取截石位或侧卧位,消毒术区皮肤,麻醉后扩肛并消毒肛管区皮肤黏膜。针刀松解法:扩肛时可发现肛裂位于肛管中部,横跨括约肌间沟,在括约肌间沟上下位置可明显触及限制肛管扩张度的细窄坚硬的环肛管纤维结缔组织条索;肛管狭窄仅能容纳两指,直径不超过3 cm。在后正中距肛缘1～1.5 cm处,用针刀刺破皮肤,在左手指引导下,沿肛裂旁侧于皮下潜行至括约肌间沟下的条索处进行点刺,同时左手指适度用力撑开肛管;点刺有效时可感到条索消失的同时肛管口径快速增大,并可显现潜在的条索,将之一一刺断。以同样方式松解括约肌间沟上的坚硬条索。完成后退针消毒针眼。用双手中、示指适度扩肛,使肛管直径不小于4 cm。对有肛乳头肥大者行扎切术。重新消毒术区皮肤黏膜,包扎术毕。结果显示该术式可取得较满意疗效,并能有效避免手术后遗症。

(三)移动皮瓣加齿线成形术治疗肛裂

蔡敬泽等采用移动皮瓣加齿状线成形术治疗Ⅲ期肛裂。具体方法:① 将肛裂创面包括肥大肛乳头(纤维瘤)、皮赘切除,露出肛裂下方发硬的肛门内括约肌,将其切开,露出肛门外括约肌。② 在距肛缘约1.5 cm处的肛门外弧形切开皮肤,用于制作齿形皮瓣,减小后面缝合的张力,以防术后创面难以愈合,或形成瘢痕瘤等。③ 钳夹起减张皮瓣的内侧面,在其内侧中间剪出最初的"V"字齿状皮瓣,尖角为35°～45°。④ 将齿状皮瓣与内侧黏膜缝合,缝合时带上内侧括约肌断端,使之形成将皮瓣向肛内牵拉固定的力量,缝合成三角形(底边较两腰小),高度为8 mm左右。⑤ 同样方法制作齿形黏膜瓣,大小与皮瓣大体相同,并将齿形黏膜瓣缝合固定于第1个齿形皮瓣旁。继续在两侧做同样的操作,做成3～4个皮瓣、2～3个黏膜瓣。结果疗效满意,恢复时间快,无特殊并发症发生。

(四)小针刀肛门内括约肌切断术治疗肛裂

许武芳等观察小针刀肛门内括约肌切断术治疗肛裂的效果。治疗组备皮,碘伏常规消毒,铺无菌洞巾。在肛缘3点、9点行局部浸润麻醉。术者用左手示指摸清肛门内括约肌下缘,在其下方0.5 cm处沿后正中线向外做长约0.5 cm的放射状切口,右手持小纹式弯曲管钳插入肛门内、外括约肌间沟,在左手示指指引下边分离边推进至齿状线下缘,改由助手固定血管钳。术者右手持小针刀,在左手示指指引下由切口潜行刺入肛管皮下至齿状线下缘,避免刺破皮肤,然后针刀旋转90°,用腕力向下压刀尖至钳尖处,沿钳尖向外滑出,一次性完整切断齿状线以下肛门内括约肌,拔出血管钳,此时可在切口处触及"∧"形凹陷。压迫创面5～10 min以止血,切口不必缝合。查无搏动性出血,凡士林油纱条纳肛引流,无菌敷料塔形包扎,宽胶布压迫固定,术毕。结果显示小针刀治疗陈旧性肛裂效果优于传统的肛裂切除术。

(五)会阴支撑架治疗肛裂

Tan KY 等,采用会阴支撑架治疗肛裂,主要根据排粪时会导致肛管黏膜损伤的原理,应用后会阴支撑架可减轻肛周黏膜的周期性损伤,从而为治疗慢性肛裂提供了另一新途径,而不是一味追求降低肛门内括约肌的张力。后会阴支撑架为一种无创性治疗手段,其治疗原理是帮助支撑和保持肛门尾骨部正后方的肛管后壁,增强骨盆底后部的支撑力,从而抵消了排粪时的对抗力。这使其拥有两个显著的优点:其一是增强了排粪反射,利于排粪,减少排粪用力;其二是减轻组织伸展,从而缓解了后会阴及提肛肌的紧张度。初步结果显示疗效乐观。

（六）肛裂切除黏膜下移治疗肛裂

王振宜等报道运用肛裂切除黏膜下移术治疗陈旧性肛裂。具体方法：① 麻醉：常规消毒肛管肛门周围皮肤和直肠下端黏膜，菱形局部浸润麻醉肛管，使肛门彻底放松。双手示、中指涂石蜡油，先后伸入肛门，背向轻轻撑开肛裂两侧肛管，应以见到肛裂伤口扩大、纤维性组织断裂、少量鲜血渗出、指感肛门松弛为佳，持续时间约 5 min。② 肛裂切除：用血管钳钳夹在肛裂的两边来限定创面的范围，并通过它们来牵拉肛裂的皮瓣，用手术刀逐步切除肛裂的三角形皮肤，同时使后位黏膜充分下降，确保引流通畅。切除皮肤和皮瓣部分到齿线位置。从后向前切除皮片，切除时注意分辨解剖结构，后位肛门外括约肌是粉红色的斜向的肌纤维，而前位肛门内括约肌则是白色的横行肌束。用手术刀垂直切开肛门内括约肌纤维，直到肛门足够松弛。延长后位的切口，将肛门外括约肌肌束切到不至于形成阶梯状从而影响引流效果。③ 黏膜下移：游离皮瓣，切断肛裂部位下部分肛门内括约肌，松解肛门，一直切除到肛裂顶部，包括肛乳头部分，即肛管上端。在切开皮片的时候，使用两把组织钳来固定皮片。正确地暴露创面，用第 3 把组织钳固定黏膜，用纱布的一角使黏膜充分地放松，使分离的部分足够深，并且用钳子将黏膜充分下移。0 号丝线分别缝合 3～6 针，充分固定下移的黏膜在暴露的肛门内括约肌上，部位在齿线以下。用可吸收棉花和纱布外固定。结论显示陈旧性肛裂患者采用肛裂切除黏膜下移术能提高手术疗效，缩短疗程，改善患者术后痛苦，同时具有较好的安全性。

（七）肛裂切除内括约肌自体延长术治疗肛裂

杨建华报道采用肛裂切除术加内括约肌自体延长术治疗陈旧性肛裂。具体方法：患者取右侧卧位，腰硬联合麻醉后，常规消毒铺巾。于后中位肛裂裂口下端向截石位 7 点做切口，切口延至肛门外括约肌皮下部边缘，暴露肛裂溃疡上端，用剪刀向齿状线上剪开约 0.5 cm，修剪边缘，同时切除肛裂溃疡、外痔及肛窦，有皮下瘘、肛乳头肥大者一并处理。创面彻底止血后用两手示指伸入肛内了解肛门的松紧度，用弯止血钳自肛门外括约肌皮下部上缘向上挑出适量肛门内括约肌。对于挑出的肛门内括约肌准备做肛门内括约肌肌头"Z"形切断术，用手术刀顺肛门内括约肌肌束走向将其锐性分成均匀的 2 股，2 股的长度均等，长 1.5～2 cm，将 2 股内括约肌肌头在不同位置分别切断，完成"Z"形肛门内括约肌肌头切断术，然后用 4 - 0 可吸收线缝扎后肛门内括约肌两侧断端，将断端吻合，切口不缝合以利引流，防止感染。吻合后肛门内括约肌肌头周径较原来延长 1.5～2 cm，完成肛门内括约肌自体延长。术后处理同治疗组。结论肛门内括约肌自体延长术能有效减少术后出血和术后不完全性肛门失禁的发生率。

二、肛裂术后并发症研究进展

肖舾等通过肛管测压研究肛裂手术前后肛管直肠的动态功能。对肛裂患者进行手术前后其肛管舒张压（ARRP）、肛管最大收缩压（AMCP）、肛管最长收缩时间（AICT）、肛管静息压（ARP）、直肠静息压（RRP）、肛管长度、排便动作进行测定。结果显示：肛裂患者因其肛管直肠肌受损，AMCP 降低，RRP、ARP 升高，手术治疗后，AMCP 升高，RRP 降低，ARP 明显降低，排便动作曲线正常。结果表明，肛管直肠测压可为评定肛裂手术前后的肛管直肠动态功能提供客观指标。

【文献摘录】

（一）肛裂的研究和治疗进展

韩加刚、杨新庆在急性肛裂诊断后予以高纤维饮食、坐浴和软化大便治疗，超过 2 个月未愈合即诊断为慢性肛裂。慢性肛裂首先考虑药物治疗，依次为 0.2% 硝酸甘油（GTN）软膏连用 8 周，无效后采用 2% 地尔硫卓凝胶治疗 8 周，仍无效后考虑肉毒杆菌 20 国际单位肛门内括约肌注射，药物治疗失败后，才考虑实施侧方括约肌切开术。

（二）肛裂的药物治疗进展

运用荟萃分析法详细比较了各类药物治疗肛裂的优缺点。属于目前循证医学推荐治疗本病的文献之一。

（三）肛裂的手术治疗进展

运用荟萃分析法详细比较了各类手术治疗肛裂的优缺点。属于目前循证医学推荐治疗本病的文献之一。

参考文献

［1］陆德铭，陆金根. 实用中医外科学［M］. 第 2 版. 上海：上海科学技术出版社，2010.

［2］陈红风. 中医外科学［M］. 上海：上海科学技术出版

社,2007.

[3] Michael RB Keighley, Normans Williams. Surgery of the anus,rectum & conlon[M]. 第2版.北京：科学出版社,2003.

[4] Laurent Siproudhis, Yves Panis, Marc-andré bigard. Traité des maladies de l'anus et du rectum[M]. Paris：Elsevier-masson,2006.

[5] 喻德洪.现代肛肠外科学[M].北京：人民军医出版社,1997.

[6] 顾伯华,顾伯康,许履和,等.实用中医外科学[M].上海：上海科学技术出版社,1985.

[7] 萧俊,陈国杨.慢性肛裂的治疗[J].中华胃肠外科杂志,2010,12(12)：889-890.

[8] 刘仍海,张燕生,张书信.中医挂线疗法治疗肛裂120例临床观察[J].中医杂志,2010,51(5)：416-418.

[9] 朱镇宇,宗瑞杰.针刀松解法治疗肛裂的临床效果[J].中华胃肠外科杂志,2005,8(5)：467-468.

[10] 蔡敬泽,王慧静,吴贤,等.移动皮瓣加齿状线成形术治疗Ⅲ期肛裂[J].中国中西医结合外科杂志,2011,17(2)：209-211.

[11] 许武芳,郑伟琴,姜雨昕,等.小针刀内括约肌切断术治疗肛裂疗效观察[J].现代中西医结合杂志,2012,21(16)：1754-1755.

[12] Tan KY, Francis SC, Chew HH, et al. Posterior perineal support as treatment for anal fissures——preliminary results with a new toilet seat device[J]. Tech Coloproctol,2009,13(1)：11-15.

[13] 王振宜,刘华,孙建华,等.肛裂切除黏膜下移术治疗陈旧性肛裂的前瞻性多中心随机对照试验[J].中西医结合学报,2011,9(4)：402-409.

[14] 杨建华,王晓鹏.二种手术方式治疗陈旧性肛裂的疗效对比分析[J].现代中西医结合杂志,2012,21(34).3818-3819.

[15] 肖舾,刘青,颜洪亮,等.肛裂手术前后肛管直肠压力的临床观察[J].中国肛肠病杂志,2006,26(9)：16-17.

[16] 韩加刚,杨新庆.肛裂的研究和治疗进展[J].中国临床医生,2006,34(9)：9-10.

[17] Nelson RL. A systematic review of medical therapy for anal fissure [J]. Dis Colon Rectum, 2004, 47：422-431.

[18] Nelson RL. A review of operative procedures for anal fissure[J]. Gastrointest Surg,2002,6：284-289.

（王振宜）

第三节　肛管直肠周围脓肿

肛管直肠周围脓肿是指肛管直肠周围间隙因发生急慢性化脓性感染而形成的化脓性疾病,简称肛周脓肿(perianorectal abscess)。中医称之为"肛痈"。本病临床特点为：发病较为急骤,疼痛剧烈。多来自肛窦的感染发炎,沿肛腺腺管蔓延扩散至肛管皮下间隙、直肠黏膜下间隙及其他肛管周围间隙形成脓肿；另如肛裂、内外痔、结直肠炎及肛门直肠损伤等亦可引起肛管直肠周围脓肿的发生；又如肺炎等周身其他部位感染,经血液循环至肛管直肠周围间隙形成脓肿；肛门周围皮源性感染也可引起肛管直肠周围脓肿的发生。脓肿破溃或切开后有较大概率可形成肛瘘,肛周脓肿是肛管直肠周围炎症的急性表现,而肛瘘多为其后期慢性表现。任何年龄,任何职业均可发病,从发病年龄来看,有两个发病高峰期：婴幼儿期和20~40岁青壮年期。男性多于女性,男女比例约为9：1。

中医学将肛管直肠周围脓肿归于"痈疽"范围。清代吴谦在《医宗金鉴·下部》中记载生于肛门内外的痈疽称为"脏毒"；肛门会阴之间称为"悬痈"；在会阴穴之前,阴囊后方,称"穿裆痈"；生于尾骨之上的称为"坐马痈"；生于阴囊两边,大腿根部近股缝的称为"跨马痈"(如在左侧臀折内,是上马痈；在右侧则叫下马痈)；在尾骨尖处称鹳口痈等。我国古代医籍中对肛周脓肿的描述很早便有记载。对本病的论述及记录,最早见于《内经》。如《灵枢·痈疽》："发于尻,多曰锐疽……发于股阴,名曰赤施。"以后历代医家,多有论述,明代《疮疡经验全书·脏毒症篇》："脏毒者,其大肠尽处是脏头,一曰肛门,又曰屎孔内是也,毒者,其势凶也。"明代陈实功《外科正宗》："夫悬痈者,乃三阴亏损,湿热结聚而成。此穴在于谷道之前,阴器之后,又谓海底穴也。"清代《医门补要·肛痈辨》："肛门四周红肿作痛,速宜凉血利湿药消之。若消不去,一处出脓者,为肛痈,每易成漏。有数处溃开者,名盘肛痈。"《外科症治全生集》："肛门边生出数疮,肿而突出,脓溃即散者,牝痔。"以上这些病症在病因及诊治方面大致相仿,归于肛管直肠周围脓肿范畴,故归于本章节讨论。

关于本病的治疗,《灵枢》认为本病应"急治之"。古代主要是用针砭或利刀刺破之,相当于现代医学的切开引流术。如《外科正宗》"脓成决以刀针之法",说明自古医家认为本病需急诊手术治疗。现今因肛周B超、肛内360°超声、CT及核磁共振等检查手段不断丰富,在继承的基础上不断创新。

【病因病机】

一、中医

本病凡属实证，或因饮食不节，如过食辛辣厚味，引起湿热内生而热毒内蕴结聚而致。或因肌肤损伤，如感染毒邪，瘀血凝滞，经络阻塞，血败肉腐而致。凡属虚证，多因肺、脾、肾三阴亏损，湿热乘虚下注肛周所致。中医学认为肛门为足太阳膀胱经所主，湿热易聚膀胱，故此处生痈。

1. **热毒炽盛**　多因过食辛辣，肥甘厚味，炙煿酗酒等，导致湿热内生，下注大肠，蕴阻肛门，以致阻滞经络，气血凝滞而致。《外科正宗》："夫脏毒者，醇酒厚味，勤劳辛苦，蕴毒流注肛门，结成肿块。"《丹溪心法》又有："坐卧湿地，醉饱房劳，生冷停寒，酒面积热，以致荣血失道，渗入大肠，此肠风脏毒之所由作也。"

2. **热毒蕴结**　多因妇人孕产，便秘努挣，劳累后肛裂及内痔等感染毒邪，湿热邪气下注肛肠，蕴结成毒而发。《外证医案汇编·肛痈篇》："肛痈者，即脏毒之类也，始起则为肛痈，溃后即为痔漏。病名虽异，总不外乎醉饱入房，膏粱厚味，煿炙热毒，负重奔走，劳碌不停，妇人生产努力。以上皆能气陷阻滞，湿热瘀毒下注，致生肛痈。"

3. **阴虚邪恋**　多因脾肺不足，或肾阴亏损，湿热之邪乘虚下注，致使经络阻滞不通。《河间六书》："风热不散，谷气流溢，传入下部，故令肛门肿满。"

4. **正虚邪伏**　多因房事太过，负重奔走，劳碌不停，导致肺脾肾三脏亏虚，气血虚弱，而致气陷，无以推动血运，湿热下注，从而经络阻滞不通，引起肛痈。《疡科心得集》："此处生痈，每由于酒色中伤，湿浊不化，气不流行者多。"

5. **痰湿凝结**　虚痨久咳，痰湿凝结，气血壅塞不通，导致肛痈虚证。《外科正宗·脏毒论》："又有虚劳久咳，痰火结肿肛门如栗者，破必成漏。"

二、西医

西医学对本病的认识，绝大部分由肛腺感染引起，因肛管直肠周围间隙多为疏松的脂肪结缔组织，感染极易蔓延、扩散，通过中央间隙。其次可继发于肛周皮肤感染、损伤、肛裂、内痔、药物注射、骶尾脊髓炎等。最后克罗恩病、溃疡性结肠炎、血液病患者更易并发肛管直肠周围间隙脓肿。

1. **常见致病菌**　大肠埃希菌、链球菌、金黄色葡萄球菌、铜绿假单胞菌等，亦有厌氧菌或结核杆菌等。

2. **感染途径**

（1）肛腺感染：肛腺管开口连接于肛窦，肛窦的开口向上呈现漏斗状，肛腺管穿过括约肌和联合纵肌之间。致病菌、粪便及异物等进入肛窦而引起肛窦炎、肛腺管炎。炎症经过联合纵肌的中央间隙蔓延，向上达直肠周围形成高位肌间脓肿或骨盆直肠间隙脓肿；向下达肛周皮下，形成肛管周围皮下脓肿；向外穿过外括约肌，形成坐骨肛管间隙脓肿；向后可形成肛管后间隙脓肿或直肠后间隙脓肿。

（2）皮源性感染：致病菌经汗腺、皮脂腺、毛囊等皮肤附件引起肛管直肠周围间隙急性化脓性感染。

（3）血源、淋巴源性感染：致病菌经血液、淋巴循环引起肛管直肠周围间隙急性化脓性感染。

（4）外伤：致病菌由皮肤损伤处进入，引起肛管直肠周围间隙急性化脓性感染。

【诊断】

一、病史

既往有肛隐窝炎、肛裂、内痔、直肠炎、肺炎、结核、附件炎、前列腺炎、肛周皮肤感染、会阴部外伤等病史。

二、临床表现

肛周脓肿主要症状为肛周局部红肿热痛及发热畏寒等全身症状。

1. **肛管周围皮下脓肿**　肛门或肛周疼痛剧烈，呈持续性，排便、受压时疼痛可加重，少有发热。肛管或肛周皮肤局部隆起红肿、皮温升高、肿块边界欠清、质硬（化脓时可有波动感）、压痛明显。

2. **肛门内外括约肌间隙脓肿**　肛门胀痛，间歇性跳痛，排便时疼痛加重伴排便困难。全身性感染轻，或可伴轻微发热和全身不适。局部皮肤可无红肿，触诊括约肌痉挛、括约肌间沟消失、局部压痛明显、偶可触及硬结。

3. **坐骨直肠间隙脓肿**　患侧胀痛，呈持续性，疼痛较肛管周围皮下脓肿轻。常可伴有发热畏寒、周身疼痛、无力乏力等全身感染症状。肛周双侧不对称，患侧较健侧肿胀，早期皮肤红肿不明显，局限性硬结，坐骨直肠窝可有压痛，压痛平面可延伸到肛门直肠环水平以上，然无波动感。

4. **肛管后间隙脓肿**　患者尾骶部胀痛，后仰坐位及排便时疼痛加重。局部及全身症状与皮下脓肿相似。肛管后间隙可及局限性包块,有压痛及波动感。

5. 骨盆直肠间隙脓肿　有明显便意而排便不畅,也可出现排尿困难。发热恶寒、周身疼痛、头痛乏力等全身中毒症状明显。肛周皮肤无红肿、触痛,直肠壁可及隆起硬块,可有压痛和波动感。

6. 直肠后间隙脓肿　腰骶部有明显酸胀坠痛感,蹲坐困难。全身症状与骨盆直肠间隙脓肿相似。直肠后壁可及隆起硬块,压痛及波动感明显。

7. 直肠黏膜下脓肿　直肠刺激症状明显,如里急后重、下坠感等。患者可有周身不适,如乏力发热等症状。直肠壁可触及圆形、椭圆形或条索状隆起,触痛及波动感明显。

三、检查方法

1. 血常规　白细胞计数及中性粒细胞计数升高应考虑金黄色葡萄球菌或大肠埃希菌感染,如淋巴细胞升高应考虑结核杆菌感染。

2. C反应蛋白和前降钙素　根据两者变化,可提示感染程度及观察治疗效果。

3. 红细胞沉降率　红细胞沉降率若有变化,需警惕免疫系统疾病及其他疾病并发肛周感染可能。

4. 结核感染T细胞检测　根据该项指标排除结核杆菌引起的肛周感染可能。

5. 脓培养　通过穿刺,抽取脓液或组织,行细菌培养或细胞涂片检测,以助诊断及指导治疗。

6. X线平片　骨盆正侧位显示骨盆、骶骨、尾骨骨质,以排除骨结核可能,观察肿物内成像,以排除畸胎瘤、藏毛窦可能。

7. 体表超声　声像表现为皮下探及低回声区或混合回声区,彩色多普勒示低回声团块内见丰富血流信号。若形成肛瘘,可提示肛瘘见多条不规则管状低回声或中高回声区,有些可见分支。体表超声现可较为准确判断肛周脓肿的位置、范围、深度及其与肛管关系。但由于病变显示不直观和三维结构显示欠佳,易遗漏肛提肌上方脓肿。

8. 肛内360°超声　可判断脓肿的形成情况,脓腔大小,内含脓液的稀稠,有无脓腔壁及其厚薄,系单发脓肿或多发脓肿,以及脓肿之间是否有连通口、有否瘘道形成等。对深部脓肿的显示也更为完整清晰。然行本检查时患者疼痛感较为剧烈,需注意。

9. 盆腔CT　增强后可显示坐骨直肠间隙及以上脓肿,然对肛周皮下及肌间隙脓肿诊断欠佳。

10. 多排CT小肠造影　能显示小肠及结肠病变,用于鉴别克罗恩病及溃疡性结肠炎。

11. 核磁共振　脓肿呈明显高信号,周围脓肿壁呈微高信号,与“日晕”相似,称之为“日晕症”,伴有周围炎性渗出呈斑片状高信号。可显示邻近肌肉肿胀、边缘模糊等间接征象,亦可显示三维结构上与邻近的组织结构相互联系。

12. 结肠镜　当高度怀疑炎性肠病、肠结核及恶性肿瘤时,需行结肠镜检查明确诊断。

四、诊断标准及治疗指南

2012年中华中医药学会肛肠分会修订的肛周脓肿诊断及治疗指南。

(一)范围

本《指南》规定了肛管直肠周围脓肿的诊断、辨证、治疗。本《指南》适用于肛管直肠周围脓肿的诊断和治疗。

(二)下列术语和定义适用于本《指南》

肛管直肠周围脓肿(perianal abscess):肛管直肠周围脓肿是指肛管直肠周围软组织内或其周围间隙发生急、慢性感染并形成脓肿。脓肿可由特定和非特定的病因引起。大多数直肠肛管周围脓肿起源于肛腺导管堵塞后,因细菌过度生长形成。引起肛管直肠周围脓肿的特定病因包括:外来细菌侵入(包括结核、放线菌病)、创伤、恶性肿瘤、放射性损伤、免疫功能减退、感染性皮炎等。本病中医称“肛痈”。

(三)诊断

诊断要点如下。

1. 症状和体征　局部红肿疼痛,直肠指诊可触及压痛性肿块,或有波动感,局部穿刺可抽出脓液,且无明显全身症状者,多位于肛提肌以下间隙,属低位肛管直肠周围脓肿。

出现寒战、高热、乏力、脉数等全身症状,血白细胞总数及中性粒细胞数增高,局部饱满,穿刺可抽出脓液者,多位于肛提肌以上间隙,属高位肛管直肠周围脓肿。

2. 分类诊断　以肛提肌为界,将肛管直肠周围脓肿分为低位肛管直肠周围脓肿和高位肛管直肠周围脓肿。前者包括肛门周围皮下脓肿、坐骨直肠间隙脓肿、括约肌间隙脓肿、肛管后间隙脓肿,后者包括骨盆直肠间隙脓肿、直肠后间隙脓肿、直肠黏膜下脓肿。

3. **超声诊断**　有条件者,可行肛周或肛内超声检查。病灶内部常出现液性暗区,边界清楚。有助于判定肛管直肠周围脓肿的位置、大小、形态、边缘、密度等。

4. **鉴别诊断**　肛管直肠周围脓肿需与骶前囊肿、化脓性大汗腺炎、肛周毛囊炎、疖肿、克罗恩病并发脓肿及女性前庭大腺囊肿等相鉴别。

（四）辨证

1. **火毒蕴结证**　肛门周围突然肿痛,持续加剧,肛周红肿,触痛明显,质硬,表面灼热,伴有恶寒发热,便秘溲赤,舌红,苔薄黄,脉数。

2. **热毒炽盛证**　肛门肿痛剧烈,可持续数日,痛如鸡啄,夜寐不安,伴有恶寒发热,口干便秘,小便困难,肛周红肿,按之有波动感或穿刺有脓,舌红,苔黄,脉弦滑。

3. **阴虚毒恋证**　肛门肿痛、灼热,表皮色红,溃后难敛,伴有午后潮热,心烦口干,夜间盗汗,舌红,少苔,脉细数。

（五）治疗

1. **治疗原则**　脓成应及时切开和充分引流,切口大小应适当,切口的走向原则是近肛门的宜做放射状切口,距肛门口较远的较大脓肿宜作沿肛门的弧形切口;除小儿外,尽量进行一次性根治。若术中未探及内口,不必一次性根治,可敞开创面或置管引流;若肛管直肠周围脓肿伴有克罗恩病、结核、糖尿病等全身疾病,应注意全身疾病的治疗;复杂感染需要在麻醉下探查,以确保充分的引流;常规切开和引流浅表较小的肛管直肠周围脓肿之后,不需加用抗生素;若患者有高风险状况,诸如免疫抑制、糖尿病、广泛的蜂窝组织炎或人工辅助装置等,在感染组织切开和引流术前需要应用抗生素。

2. **分证治疗**

（1）火毒蕴结证

治法:清热解毒。

主方:仙方活命饮(宋代薛古愚《女科万金方》)、黄连解毒汤(东晋葛洪《肘后备急方》)加减。

常用中药:金银花、黄连、黄芩、黄柏、防风、白芷、当归、白芍、川贝、天花粉、乳香、没药、穿山甲、皂角刺。

（2）热毒炽盛证

治法:清热解毒透脓。

主方:透脓散(明代陈实功《外科正宗》)加减。

常用药:黄芪、当归、穿山甲、皂角刺、川芎、连翘。

（3）阴虚毒恋证

治法:养阴清热,祛湿解毒。

主方:青蒿鳖甲汤(清代吴瑭《温病条辨》)合三妙丸(《医学正传》明代吴抟)加减。

常用中药:胡黄连、青蒿、鳖甲、地骨皮、知母、牡丹皮、黄柏、牛膝。

3. **外用药治疗**

（1）初起:以消法为主,可外敷清热解毒、软坚散结的药物。实证可选用金黄散外敷。位置深隐者,可用金黄散调糊灌肠。虚证用冲和膏外敷。

（2）成脓:用托法,外敷托毒拔脓药物。早期切开引流,并根据脓肿部位深浅和病情缓急选择手术方法。

（3）溃后:以提脓祛腐、生肌收口为主。可用生肌玉红膏外用。日久成漏者,按肛漏处理。

4. **手术疗法**

（1）手术方式

1）一次切开术

适应证:适用于低位肛管直肠周围脓肿。

操作方法:骶管麻醉下,先行脓肿切开引流,再彻底冲洗脓腔,充分打开脓腔间隙,然后持球头探针从切口处向肛内探入,仔细寻找内口,并由内口探出,于探针下引入有槽探针,切开内外口之间的组织,修剪创缘,使之引流通畅,查无活动性出血后,以凡士林纱条嵌入创面,用塔形纱布包扎,丁字带固定,术毕。

2）一次切开挂线术

适应证:适用于高位肛管直肠周围脓肿,小儿脓肿也宜采用此法。

操作方法:骶管麻醉下,于脓肿中心行放射状切口或弧形切口,用止血钳钝性分离组织间隔,充分引出脓液,然后以示指分离脓腔间隔,冲洗脓腔,用球头探针自切口插入,沿脓腔底部轻柔而仔细地向肛内探查,同时以另一示指在肛内作引导,寻找内口。若未探通,在脓腔最高点、黏膜最薄处穿出,挂以橡皮筋,一端从脓腔穿出,另一端从肛内穿出,再将橡皮筋两端合拢,使其松紧适宜后,结扎固定。若脓肿范围较大,可行两个以上切口,分别放置橡皮片引流。修剪创缘,查无活动出血点后,以凡士林纱条嵌入创面,用塔形纱布压迫,"丁"字带固定,术毕。

（2）术后处理：嘱患者每日便后熏洗坐浴；按时换药，注意创面彻底引流，不留死腔，适度缚紧橡皮筋。

【鉴别诊断】

1. 皮脂腺囊肿　多为青壮年男性，皮下肿块边界清晰，包膜完整，与皮肤局部粘连。当合并感染时，可有局部疼痛和皮肤红肿，与肛管直肠之间无明显联系。

2. 坐骨结节囊肿　坐骨结节区皮下囊性肿块，边界清晰，包膜完整，与坐骨联系紧密，活动度差，穿刺液为浆液性。超声和 CT 可提示诊断。

3. 骶前囊肿及畸胎瘤　临床症状有时与直肠后间隙脓肿相似，特点是直肠后肿块光滑，无明显压痛，有囊感及分叶。经肛直肠腔内 B 超、CT、MRI 提示骶骨包膜完整的囊性肿物，或内有牙齿及毛发。

4. 毛囊炎和疖肿　好发于尾骨及肛门周围，有排脓的外口和短浅窦道，特质是在外口内有毛发和小毛囊。病变在肛门周围皮下，肿胀中心与毛囊开口一致，中央有脓栓与肛窦无关，多数自行破溃，不遗肛瘘。

5. 化脓性汗腺炎　好发于肛周皮下，有广泛的病区和多个流脓的疮口，疮口间可彼此相通，形成皮下瘘道，但瘘道不与肛隐窝或直肠相通，病区皮肤增厚，有广泛慢性炎症和瘢痕形成。

6. 平滑肌瘤　肿物圆形，表面光滑、质实坚硬，无急性炎症，与肛窦无关，全身无症状。应做病理检查，排除平滑肌肉瘤可能。

7. 巴氏腺囊肿　囊性包块位于大阴唇后部下方，向大阴唇外侧方向突出，一般不超过鸡蛋大小。囊肿内容物为透明黏液。

8. 会阴部子宫内膜异位症　女性会阴部有浅在弥散的边界不清楚的隆起肿物，肿胀和疼痛与月经周期一致，月经期后期肿物消散。全身无明显症状。

9. 急性前列腺炎　多为青壮年男性，肛门内可有阵发性针刺样疼痛，每次发作十几秒钟即缓解，同时可伴有尿路刺激症状，如尿频、尿急、尿痛等症，肛门指诊可发现前列腺肥大、压痛、硬结，做前列腺常规检查可明确诊断。

【辨证论治】

中医学认为，肛痈由经络阻塞，气血凝滞，不通则痛。先见肛门部搏动性疼痛，受压、咳嗽、行走或排便时加重。局部出现红肿热痛，可伴遍身不适、发冷发热等全身症状。正如《外科证治全书》所说："其证有内外虚实之别，发于外者，肛门两旁突肿，形如桃李，大便秘结，小水短赤，甚者肛门重坠紧闭，下气不通，刺痛如锥，脉数有力，此属实热易治……发于内者，在肛门内结肿，刺痛如锥，大便虚秘，小便淋滴，或咳嗽生痰，或寒热往来，遇夜则尤甚，脉数无力，此属阴虚，湿热渗注难治……"

1. 辨虚实

（1）实证：局部红热肿痛，病情发展迅速，溃后脓液黄色稠厚且带粪臭味。伴全身不适，恶寒发热，大便秘结，小便短赤，舌苔黄腻，脉弦细数等症。

（2）虚证：局部起病缓慢，皮色不变或暗褐色，呈漫肿无头，界限不明显，不隆起或轻度隆起，按之塌陷，成脓慢，溃后脓液淡白稀薄，不臭或微带粪臭味，溃口凹陷，倦怠无力，多为低热或潮热，舌苔薄腻，脉弦细或濡缓。属肺虚者，可兼见咳嗽咯血，骨蒸盗汗。属脾虚者，兼见神倦纳呆，大便溏薄。属肾虚者，兼见腰膝酸软，耳鸣遗精。

2. 辨部位　由于肛周脓肿的部位不同，症状也有差异，如位于提肛肌以上的脓肿，位置深隐，则全身症状重而局部症状轻；如位于提肛肌以下的脓肿，部位浅表，则局部红肿热痛明显，而全身症状轻。

3. 辨轻重　肛痈发于单侧者，病情较轻；发于多侧者，病情较重。局部症状明显者，则病情轻。全身症状明显者，则病情重。数日蕴脓者病情轻，数月蕴脓者病情重。通前阴者病情重。

一、热毒蕴结证

［症状］肛周突发肿痛，逐渐加剧，肛周压痛或见红肿，触痛明显，质硬，皮肤焮热；伴恶寒发热，口干，尿黄，便秘；舌红，苔黄腻，脉数。多见于脓肿早期。

［辨证分析］热毒之邪蕴于肛门，气血不畅，郁而化热，则见肛周疼痛；正邪相搏，则见恶寒、发热；热邪为患，则出现口干、小便黄；舌红、苔黄腻、脉数为湿热蕴结之象。

［治法］清热解毒，消肿止痛。

［方药］仙方活命饮或黄连解毒汤加减。

常用中药：金银花、连翘、赤芍、当归尾、白芷、皂角刺、天花粉、牛膝、生甘草等。

二、热毒炽盛证

[症状] 肛周肿痛剧烈，持续数日，痛如鸡啄，难以入寐，肛周红肿热痛，按之应指；恶寒、发热、口干、便秘、小溲色黄；舌质红，苔黄，脉弦滑。多见脓肿中期。

[辨证分析] 邪热内蕴，日久不解，热胜肉腐，肉腐成脓，故见肿痛剧烈，痛如鸡啄，按之应指；邪正相争，则见恶寒、发热；邪热炽盛，津液耗伤，故见口干，便秘、小溲色黄，舌红，苔黄，脉弦滑皆为邪热内盛之象。

[治法] 清热解毒，透脓托毒。

[方药] 透脓散加减。

常用中药：天花粉、生当归、生黄芪、炒山甲、川芎、皂角刺等。

三、阴虚毒恋证

[症状] 肛周肿痛，日久不消，皮色暗红，成脓日长，溢脓稀薄，疮口难敛；伴午后潮热，心烦口干；舌红，少苔，脉细数。

[辨证分析] 肺肾阴虚，正气不足，湿热内侵，蕴结不散，阻碍气机，气血瘀滞，故肛门肿痛，日久不消；正气不足则难以成脓，正虚不能托毒外出，故疮口日久不愈，脓液稀薄；阴虚内热，则午后潮热，心烦口干，夜寐盗汗；舌红，少苔，脉细数为阴虚内热之象。

[治法] 养阴清热，祛湿解毒。

[方药] 青蒿鳖甲汤合三妙丸加减。

常用中药：夏枯草、鳖甲、生地、知母、牡丹皮、青蒿等。

四、正虚邪伏证

[症状] 疮形平塌，皮色暗褐，皮温如常，疼痛轻微，溃后久不收口，脓水清稀，食谷不化，舌淡苔白，边界齿痕，脉沉细。

[辨证分析] 脾肾阳虚，气血亏虚，无力托毒外出，故疮形平塌，皮色暗褐。正虚无力驱邪外出，故久治难愈，食谷不化；舌淡苔白，边界齿痕，脉沉细为脾肾阳虚之象。

[治法] 益气补血，托毒敛疮。

[方药] 托里消毒散加减。

常用中药：山药、薏苡仁、肉苁蓉、附子、鹿茸等。

五、湿痰凝结证

[症状] 肛周酸胀，肿块漫肿无头，溃后脓液如败絮状，迁延不尽，疮面色白难敛，形体苍白消瘦，纳呆便溏，舌苔腻，脉滑。

[分析] 湿邪缠绵，久病不愈，痰湿阻遏，清阳不达，则形体苍白消瘦，纳呆便溏；舌苔腻，脉滑是湿痰凝结之象。

[治法] 燥湿化痰，消肿收敛。

[方药] 二陈汤合百合固金汤加减。

常用中药：香附、半夏、陈皮、百合等。

【外治法】

（一）熏洗坐浴

多在起病早期，配合内治法的一种辅助疗法。主要方法为热水、中药熏洗坐浴。此法在于加快局部血运、使炎症吸收。常用的坐浴方剂药物如：苦参汤加减，药用苦参、黄柏、败酱草、红花、金银花、蒲公英、艾叶、丝瓜络等。

（二）外敷法

实证用金黄膏、虚证用冲和膏等外敷患处，成脓未溃者用千捶膏外敷，脓蕴不溃者可用七三丹、黑膏药外敷。

（三）冲洗法

脓腔可用三黄汤加减煎液冲洗。

（四）塞药法

采用九华栓等纳肛，清热解毒，消肿止痛，可缓解症状。

（五）灌肠法

可用清热解毒、消肿止痛类药物煎液保留灌肠。

【手术方法】

成脓后尽早切开引流是减轻感染、减少瘘道形成的关键。

一、手术原则

1. 定位准确 根据术前核磁共振检查、术中穿刺或 B 超定位所示结果切开。

2. 切口合理 浅表脓肿行放射状切口，深部脓肿行弧形切口，避免损伤括约肌。

3. 引流彻底 彻底分开脓腔内的纤维间隔以利引流。

4. 避免假性肛瘘形成 术中避免盲目探查瘘道。

5. 脓液培养 以利于病原学诊断及合理用药。

二、常用手术方式

（一）低位脓肿单纯切开引流术

[适应证] 肛周皮下间隙脓肿、括约肌间脓肿、

坐骨直肠间隙脓肿。

［禁忌证］严重血液病、凝血障碍者。

［麻醉方式］骶管麻醉、腰俞麻醉或局部麻醉。

［体位］截石位、侧卧位或折刀位。

［手术操作要点］在皮肤隆起波动明显处做放射状切口，切口长度与脓肿大小相适应，清除坏死组织，然后放纱条引流。

（二）高位脓肿单纯切开引流术

［适应证］内口不明确的通过肛管直肠环的坐骨直肠间隙脓肿和肌间脓肿、骨盆直肠间隙脓肿。

［禁忌证］同低位脓肿单纯切开引流术。

［麻醉方式］硬膜外麻醉或骶管麻醉。

［体位］同低位脓肿单纯切开引流术。

［手术操作要点］在肛门的后外侧，距肛门缘2.5 cm处，由前向后作一弧形口。若为骨盆直肠间隙脓肿，应分离肛提肌，置入引流物以利充分引流和冲洗。

（三）Ⅰ期切开引流术

［适应证］内口明确的低位脓肿。

［禁忌证］脓肿未成、腹泻、恶性肿瘤、高血压、糖尿病、心脑血管疾病、重症肝炎、血液病、癫痫者，临产期孕妇。

［麻醉方式］骶管麻醉、腰俞麻醉。

［体位］同低位脓肿单纯切开引流术。

［手术操作要点］以球头探针自切口探入，以示指在肛内引导下，轻柔准确地探查内口后自肛门引出，后切开探针表面皮肤及皮下组织。

（四）肛周脓肿切开挂线术

［适应证］内口明确的通过肛管直肠环的坐骨直肠间隙脓肿和肌间脓肿、骨盆直肠间隙脓肿。

［禁忌证］同Ⅰ期切开引流术。

［麻醉方式］硬膜外麻醉或骶管麻醉。

［体位］同Ⅰ期切开引流术。

［手术操作要点］在肛门的后外侧，距肛门缘2.5 cm处，由前向后作一弧形口。若为骨盆直肠间隙脓肿，应分离肛提肌，充分引流。以球头探针自切口探入，以示指在肛内引导下，轻柔准确地探查内口后自肛门引出，导入引流物。

（五）直肠黏膜下脓肿切开引流术

［适应证］单纯性直肠黏膜下脓肿。

［禁忌证］同Ⅰ期切开引流术。

［麻醉方式］同低位脓肿单纯切开引流术。

［体位］同低位脓肿单纯切开引流术。

［手术操作要点］充分纵行切开脓肿壁直肠黏膜至最低点。

（六）直肠后间隙脓肿切开引流术

［适应证］肛管后间隙脓肿及直肠后间隙脓肿。

［禁忌证］同Ⅰ期切开引流术。

［麻醉方式］同低位脓肿单纯切开引流术。

［体位］同低位脓肿单纯切开引流术。

［手术操作要点］在肛门后方，距肛缘1.5 cm处，偏向脓肿波动最明显的一侧做放射状切口，以避免损伤肛尾韧带。

直肠黏膜下脓肿若合并其他间隙脓肿，应在肛门括约肌外引流，避免损伤直肠黏膜形成高位肛瘘。多间隙脓肿因间隙不同可分别引流。

克罗恩病或溃疡性结肠炎脓肿处理原则：若局部感染症状重者，可行切开引流，积极治疗原发疾病。结核性肛周脓肿原则上使用抗结核杆菌药物治疗。直肠贯通伤者须行乙状结肠造瘘。

【其他治疗】

根据病原学合理使用抗生素。贫血、低蛋白血症、糖尿病患者需予以对症支持治疗。

【现代研究进展】

（一）肛周脓肿诊断

美国《肛周脓肿和肛瘘诊治指南》（2011版）、德国《肛周脓肿指南》（2012版）是针对肛周脓肿诊断及治疗的指导性文件。

"指南"将询问病史和体格检查推荐等级定为ⅠC。对于多数低位脓肿，可根据病史、局部症状、全身症状、体格检查可明确诊断。但在临床上需鉴别因血液病、单纯疱疹病毒、艾滋病、结核、梅毒、放线菌病和克罗恩病等引起的肛周感染表现，故在诊断前需予以完善实验室检查。

"指南"将瘘管造影、直肠内超声、CT和MRI的推荐等级定为ⅠC。多间隙脓肿及高位脓肿，需行超声、造影、CT、MRI进行定位及支持诊断。根据文献，超声下诊断肛周脓肿和肛瘘的准确率达80%～89%，可以描述瘘管，尤其是马蹄形瘘的形态；三维立体超声尤其适用于复杂性肛周脓肿或高位肛瘘，瘘管外口注入过氧化氢溶液（双氧水）联合三维立体超声检查的准确率与MRI相近，符合率接近90%；CT检查适用于复杂性肛周化脓性疾病，尤其是骨盆直肠脓肿和克罗恩病患者。MRI检查

（有或无直肠内线圈）描绘瘘管形态和识别内口的准确率超过90％。近年来，腔内超声、CT、MRI、结肠镜检查的广泛运用，给临床提供了更多的解剖学诊断依据，也为治疗提供了更好的参考。

（二）肛周脓肿的治疗

治疗急性肛周脓肿的首选治疗是切开引流。根据脓肿的间隙不同，所选手术方式不同。"指南"论述：单纯切开引流的复发率为3％～44％，这取决于脓肿的位置及随访时间；马蹄形脓肿的复发率高达18％～50％，通常需要多项治疗措施才能治愈。目前，我国在肛周脓肿的术式选择上，为降低复发率，多选一次性切开术。在此需要强调的是，脓肿引流手术同时行肛瘘一次切开术适用于内口明确，瘘道浅表的间隙脓肿，在内口不明确时不可进行盲目探查，避免形成高位瘘及损伤肛门功能。

【文献摘录】

（一）陆金根垫棉压迫法治疗复杂性肛周脓肿

传统方法在治疗复杂性肛周脓肿如马蹄形脓肿、高位脓肿等，因其病变范围大、炎症明显，故临床治疗难度较大。在创面脓液排尽、分泌物减少、组织新鲜后去除引流条，适当进行搔刮处理，再进行垫棉压迫治疗。本法可明显降低复杂性肛瘘发生概率。

（二）丁义江双套管引流治疗高位肛周脓肿

对48例高位肛周脓肿患者采用双套管引流和传统引流法进行临床研究，48例高位肛周脓肿患者，其中治疗组、对照组各24例，结果显示两组术后尿潴留率均为30％；治疗组术后48 h、7 d、14 d换药时采用视觉模拟评分（VAS）中的疼痛分级标准记分评价，分别为（3.5±0.9）分、（4.4±1.8）分、（4.0±1.4）分；对照组为（7.3±1.3）分、（6.2±1.1）分、（5.5±1.3）分；两组比较差异有统计学意义（均 $P < 0.05$）。治疗组愈合时间（35.5±13.3）d，明显短于对照组（46.5±15.6）d（$P = 0.042$）。治疗组愈合 Wexner 评分为（0.167±0.565）分，明显低于对照组［（0.375±0.875）分，$P = 0.046$］。两组患者在术后尿潴留方面差异无统计学意义，而术后换药疼痛、愈合时间及愈后肛门功能评分方面差异有统计学意义。双套管引流避免了为使引流通畅而扩大切开，损伤大范围肛门

周围组织带来的肛门功能欠佳的风险，使肛门功能得到保护。

（三）姚健腔内置管加负压引流治疗肛周脓肿

对80例高位肛周脓肿患者采用腔内置管加负压引流和传统切开引流进行临床研究，随机分为治疗组和对照组，各40例。结果显示治疗组术后愈合时间（6.27±1.72）d，对照组愈合时间（17.37±3.91）d，两组相比差异有统计学意义（$P < 0.01$）。术后疼痛 $P < 0.01$，脓肿复发治疗组5％、对照组2.5％（$P > 0.05$）；形成肛瘘治疗组12.5％、对照组17.5％（$P > 17.5％$）。两组患者在术后愈合时间及疼痛程度有明显统计学意义，对脓肿复发及形成肛瘘无明显统计学意义。本方法减少患者痛苦，缩短患者恢复时间，但无法预防脓肿复发及肛瘘形成。

参考文献

［1］吴阶平，裘法祖. 黄家驷外科学［M］. 第6版（中册）. 北京：人民卫生出版社，2000.

［2］丁曙晴，丁义江. 肛周脓肿和肛瘘诊治策略——解读美国和德国指南［J］. 中华胃肠外科杂志，2012，12（15）：1224-1226.

［3］Toyonnga T，Matanshima M，Tanaka Y，et al. Microbiological analysis and endoanal ultrasonography for diagnosis of anal fistula in acute anorectal sepsis［J］. Int J Colorectal Dis，2007，22（2）：209-213.

［4］Toyonaga T，Tanaka Y，Song JF，et al. Comparison of accuracy of physical examination and endoanal ultrasonography for preoperative assessment in patients with acute and chronic anal fistula［J］. Tech Coloproctology，2008，12（3）：217-223.

［5］Buchanan GN，Halligsn S，Bartram CI，et al. Clinical examination，endosonography，and MR imaging in preoperative assessment of fistula in ano：comparison with outcome-based reference standard［J］. Radiology，2004，233（3）：674-681.

［6］Buchanan GN. Bartram CI，Williams AB，et al. Value of hydrogen peroxide enhancement of three-dimensional endoanal ultrosound in fistula-in-ano［J］. Dis Colon Rectum，2005，48（1）：141-147.

［7］Guillaumin E，Jeffrey RB Jr，Shea WJ，et al. Perirectal inflammatory disease：CT findings［J］. Radiology，1986，161（1）：153-157.

［8］Maceioni F，Colaiacomo MC，Stazolla A，et al. Value of

MRI performed with phased-array coil in the diagnosis and preoperative classification of perianal and anal fistulas[J]. Radial Med,2002,104(1-2):58-67.

[9] Cox SW,Senagore AJ,Luchtefeld MA,et al. Outcome after incision and drainage with fistulotomy for ischiorectal abscess[J]. Am Snrg,1997,63(8):686-689.

[10] Ramanujam PS,Prasad ML,Abearian H,et al. Pefianal abscesses and fistulas. A study of 1 023 patients[J]. Dis Colon Rectum,1984,27(9):593-597.

[11] Onaea N. Himhberg A,Adar R. Early reoperation for perirectal abscess:a preventable complication[J]. Dis Colon Rectum,2001,44(10):1469-1473.

[12] Held D,Khubchandani I,Sheets J,et al. Management of anorectal horseshoe abscess and fistula[J]. Dis Colon Rectum,1986,29(12):793-797.

[13] 王琛,陆金根.垫棉压迫法在肛肠疾病的应用[J].世界中西医结合杂志,2013,8(1):79-81.

[14] 章蓓,丁义江.双套管引流治疗高位肛周脓肿48例体会[J].中华胃肠外科杂志,2011,14(12):987-988.

[15] 姚健,刘纪锋.腔内置管冲洗加负压引流治疗肛周脓肿的临床疗效观察[J].结直肠肛门外科,2012,18(6):383-384.

（项电巅、王绍臣）

第四节　肛　瘘

肛瘘（anal fistula）是指肛门直肠因肛门周围间隙感染、损伤、异物等病理因素形成的与肛门周围皮肤相通的异常通道。肛瘘是临床常见的肛肠疾病，多由肛管直肠周围脓肿溃破后形成。其临床特点为：肛门硬结、局部反复破溃流脓、疼痛、潮湿、瘙痒。在我国其发病率占肛门直肠疾病的1.67%～3.6%，国外为8%～25%。本病可发生于不同性别、年龄，以20～40岁的青壮年多见，婴幼儿发病者亦不少见；男性多于女性，男女比例为（5～6）:1，病程长短不一，从数月至数十年不等。相当于中医学"肛漏"，古代文献又称痔漏、漏疮、穿肠漏等。

【病因病机】

一、中医

肛瘘的发病原因多为肛痈溃后久不收口，湿热余毒未尽；或痨虫内侵，肺、脾、肾三脏亏损；或因肛裂损伤日久染毒而成。包括外感风、寒、湿、热等邪，饮食不节，肺、脾、肾三阴亏损，负重奔走，劳碌

不停，妇女生产用力，房劳过度，体弱病衰，虚劳久嗽等，导致机体阴阳失调，经络壅塞，气血不畅，正气内伤，毒邪乘虚而入；或机体脾胃功能受损，内生湿热，湿热下注，郁久不化，热腐成脓，穿肠穿臀而成脓肿、肛瘘。

1. 湿热下注　多见于肛瘘早期，湿热未清，瘀久不散，热盛肉腐成脓，则肛门经常流脓液，脓质稠厚；肛门灼热，气血壅阻则肛门胀痛不适。

2. 正虚邪恋　多见于肛瘘后期，由于病久正气已虚，湿热留恋，故肛周溃口，按之较硬，溃口时溃时愈，时有清稀脓液从溃口流出，肛门隐隐作痛，可伴有神疲乏力。

3. 阴液亏虚　多见于结核性肛瘘，由于痨虫内侵，肺、脾、肾阴液亏损，邪乘下位，郁久肉腐成脓，溃后成漏。可伴有潮热盗汗，心烦口干。肛周溃口周围常呈堤状，颜色淡红。

二、西医

西医学认为肛瘘和肛周脓肿分别属于肛周间隙化脓性感染的两个病理阶段，急性期为肛周脓肿，慢性期为肛瘘。肛周脓肿成脓后，经肛周皮肤或肛门直肠黏膜破溃或切开排脓。脓液充分引流后，脓腔随之逐渐缩小，脓腔壁结缔组织增生，使脓腔缩窄，形成或直或弯的管道，即成肛瘘。肛瘘的病因学说大致归纳为以下几类。

1. 肛腺感染　是目前公认的肛瘘形成的病因，约占90%以上。肛门后侧是肛腺相对集中及排便时冲击力最大的区域，肛窦最易受伤感染。

2. 肛门损伤、异物　肛门直肠手术、外伤、注射、灌肠、肛门检查等导致肛门损伤，细菌由损伤处进入引起感染。此类肛瘘的内口即是损伤处，与肛窦无关。

3. 特殊感染　结核、放线菌等引起肛门直肠感染。

4. 中央间隙感染　Shafik认为细菌侵入肛周组织的门户不是肛窦，而是破损了的肛管上皮；不是沿肛腺形成括约肌间脓肿，而是在中央间隙内最先形成中央脓肿，继而向四周蔓延形成肛瘘。但这一理论还有待临床实践证实。

5. 其他因素　糖尿病、白血病、再生障碍性贫血等全身性疾病，多发性直肠息肉、直肠癌、克罗恩病、骶前囊肿、溃疡性结肠炎等局部疾病；骨源性感染、皮肤源性感染、血源性感染等；以及性激素、免疫因素等。

【诊断】

一、临床表现

（一）全身症状

单纯肛瘘一般无明显全身症状，当外口闭塞，脓液排泄不出，引起炎症化脓时，可有恶寒发热、头痛、食欲减退、大便秘结、小便黄赤、排尿困难、口苦舌燥、全身不适以及舌苔黄腻、脉滑数等症。长期化脓的复杂性肛瘘可有贫血、消瘦、神疲、纳呆、面容愁苦。结核性肛瘘可有潮热、盗汗、五心烦热等阴虚骨蒸的体征。

（二）局部症状

1. 流脓 流脓不止、久不收口是肛瘘的特征。新形成的瘘管流脓较多，且有臭味，色黄而稠；时间较久，脓液逐渐减少，时有时无，脓液稀淡如水。如过于疲劳，则脓水增多，有时可有粪便流出。若为多发性复杂瘘，则脓水多呈稀米泔样，其量亦较多。结核性则可夹有干酪样组织。有时瘘管外口可以暂时封闭，停止流脓，但不久患者又会出现发热，局部胀痛封闭的外口可以再度穿破，脓液流出后，症状才渐渐消失。如外口封闭坚固，不能再度穿破，其脓液就容易向其他组织间隙流窜而形成新瘘管。肛门内瘘的脓液常经肛门排出。有时在粪便上附着少量脓血。瘘管与其他器官相通，则会产生特别症状，如直肠膀胱瘘则肛门可有尿流出，尿液中也可出现脓细胞或粪渣等。直肠阴道瘘则阴道可有脓水及粪汁流出。

2. 疼痛 瘘管通畅时，一般无疼痛感，仅觉肛门口坠胀感。如外口自行闭合，瘘管内有脓液积聚，可出现局部疼痛或有寒热。若溃破后脓水流出，症状可迅速减轻或消失，或内口较大，管道弯曲，粪块流入管道中，亦可疼痛，尤在排便时或炎症时疼痛加剧。

3. 瘙痒 多因流出之分泌物刺激肛周皮肤引起瘙痒及烧灼感，同时可伴发热、肛周湿疹。

此外，须辨虚实，实证患处可扪得硬索，外口呈凸形，脓水较厚；虚证无硬索扪得。外口呈凹形，疮口内有空腔，脓水稀薄，可有结核史等。还需辨单纯性肛瘘还是复杂性肛瘘等。

二、辅助检查

1. 视诊 外口凸起，外口较小多为化脓性；外口较大、凹陷的，周围皮肤暗紫色，皮下有穿凿性，多为复杂性或结核性。

2. 触诊 低位肛瘘，往往在肛周皮下可触及管道呈硬索条状物，并借此可明确瘘管的走向；高位或结核性肛瘘，一般触摸不到明显的条状硬索管道。肛内触诊时，内口所在的位置往往可触及小硬结或凹陷，或有轻微压痛。如寻找内口困难时，可在麻醉下牵拉外口或管壁，触诊齿线部位有牵动感伴内陷，或肛镜下见牵动部位凹陷，即可了解内口位置。

3. 探针检查 以球头银丝探针，循硬索通路进行探查，寻找内口，检查时必须耐心仔细，同时用左手示指伸入肛门，协助寻找内口，检查时忌用强力，以免造成假道。

4. 窥肛器检查 常用双叶肛门镜检查，在原发内口处可见黏膜充血、水肿、凹陷、瘢痕，有时还可见脓液自内口溢出；挤压管道或从外口注入过氧化氢溶液或染色剂，可见有脓液、泡沫、染色剂自内口溢出。

5. 染色剂注入检查 首先在肛内放置一块清洁纱布卷，然后将染色剂从外口缓慢注入瘘管，使瘘管管壁和内口染色，显示瘘管的范围、走行、形态、数量和内口位置。临床上常用的染色剂为2%亚甲蓝、2%亚甲蓝和1%过氧化氢溶液混合液或甲紫（龙胆紫）等。

6. X线碘油造影 此种检查在术前可看到管道分支、弯曲情况。其方法是将一较粗的注射针头插入外口，注射碘化油（或碘化钠溶液），待患者感到胀痛时停止注入，然后在X线下观察其充盈情况，然后摄片，摄毕由于造影剂刺激有疼痛感，须行冲洗。

7. 病理学检查 通过组织病理切片掌握其病理类型，排除结核、癌变等。必要时可多处选择标本。

根据索罗门定律（Salmon's Law），瘘管外口与内口的分布规律一般可总结如下：通过肛门的中心点画一横线，称肛门横线。① 瘘管外口在横线之前，距肛门缘5 cm以内，其内口多在横线前部齿线处与外口呈放射状相对应。② 如外口在横线之后半部，内口常在肛门后部正中齿状线处，其管道多向后弯曲。③ 若左右两侧都有外口，且均在横线之前，多数为左右两侧各有一个相应的内口，呈两条放射状对应的瘘管。④ 在横线后部左右两侧同时有外口时，两侧瘘管往往相通，多数内口有1个，经肛门后正中通入肛内齿线附近，外口数目可不等，多者达十数个分散在肛门周围，有的有支管向各处蔓延。瘘道走行多弯曲，呈典型的后马蹄型瘘管。

三、分类

（一）国内分类

根据国家中医药管理局行业诊疗标准及中华中医学会肛肠分会诊断标准。

1. 低位肛瘘

（1）低位单纯性肛瘘：内口在肛隐窝，仅有一个瘘道通过肛门外括约肌皮下部或浅部，与皮肤相通。

（2）低位复杂性肛瘘：有两个以上内口或外口，肛瘘瘘道在肛门外括约肌皮下部和浅部。

2. 高位肛瘘

（1）高位单纯性肛瘘：内口在肛隐窝，仅有一个瘘道，走行在肛门外括约肌深层以上。

（2）高位复杂性肛瘘：有两个以上外口，通过瘘管与内口相连或并有支管空腔，其主管通过肛门外括约肌深层以上。

此外，瘘管主管在肛提肌以下，呈环形或半环形的称低位蹄铁形肛瘘；瘘管主管在肛提肌以上，呈环形或半环形的称高位蹄铁形肛瘘；且内口多在截石位6点（称后蹄铁形），或12点（称前蹄铁形）。

（二）国际分类

目前国际上较为公认的是 Parks 分类法，主要根据瘘管与括约肌的关系，将肛瘘分为四类。

（1）括约肌间肛瘘（低位肛瘘）：该类肛瘘为最常见，约占70%，是肛门周围脓肿的后遗症。瘘管只穿过肛门内括约肌，外口常只有1个，距肛缘较近，为3～5 cm。

（2）经括约肌肛瘘（低位或高位肛瘘）：此类肛瘘约占25%，为坐骨直肠间隙脓肿的后遗症。瘘管穿过肛门内括约肌、外括约肌浅部和深部之间，外口常有数个，并有支管互相沟通，外口距肛缘较远，大约5 cm。

（3）括约肌上肛瘘（高位肛瘘）：约占5%，瘘管向上穿过肛提肌，然后向下至坐骨直肠间隙而穿透皮肤。瘘管累及肛管直肠环，故治疗较困难。

（4）括约肌外肛瘘（高位肛瘘）：该类占1%，为骨盆直肠间隙脓肿合并坐骨直肠间隙脓肿的后果。瘘管穿过肛提肌，直接与直肠相通。这种肛瘘常为克罗恩病、结直肠癌或外伤所致。

【鉴别诊断】

有肛周脓肿病史，反复发作，病灶有外口、管道、内口。主要症状有流脓、肛周潮湿、瘙痒、疼痛、排便不畅等。局部肛门视诊可见肛周硬结，或破溃口，时有分泌物自破溃口流出；肛外指诊可触及自外口向肛内走行的条索状物，肛内指诊可触及齿线上内口处硬结或凹陷；肛门镜检查可见内口处黏膜充血，或有分泌物自内口溢出。本病常需与以下疾病鉴别。

1. **骶髂骨坐尾骨病变**　发病缓慢，无急性炎症，破溃后流清稀脓液，创口凹陷，久不收口；有纳差、低热、盗汗等症；瘘口距肛门较远，与直肠不相通；X线片可见骨质破坏或增生。

2. **肛门会阴部急性坏死性筋膜炎**　肛门或会阴部、阴囊部由于厌氧菌感染而出现肛门部周围大面积组织坏死，有的可形成瘘管。此病变的范围广，发病急，常蔓延至皮下组织及筋膜，向前侵犯阴囊部，多无内口。

3. **克罗恩病**　多伴有腹痛、腹泻、体重减轻，须作进一步全消化道检查。

【辨证论治】

一、湿热下注证

[症状]肛周经常流脓，脓质黏稠，色黄白，局部红肿热痛，肛周有溃口，按之有索状物通向肛内；伴纳呆少食，或有呕恶，渴不欲饮，大便不爽，小便短赤，形体困重。舌红，苔黄腻，脉滑数或弦数。

[辨证分析]肛瘘早期湿热未清，气血壅阻，瘀久不散，郁久化热，肉腐成脓，则肛门经常流脓液，脓质黏稠，色黄白；邪毒旁窜，则成索状管道；呕恶，渴不欲饮，大便不爽，小便短赤，形体困重、舌红、苔黄腻、脉弦滑皆为湿热之象。

[治法]清热利湿。

[方药]二妙丸合萆薢渗湿汤加减。

常用中药：黄柏、苍术、萆薢、薏苡仁、黄柏、茯苓等。

常用的中成药有新癀片、清解片等。

二、正虚邪恋证

[症状]肛周流脓，质地稀薄，肛门隐隐作痛，外口皮色暗淡，时溃时愈，按之质较硬，或有脓液从溃口流出，且多有索状物通向肛内，伴神疲乏力。舌淡，苔薄，脉濡。

[辨证分析]肛瘘后期病久正气已虚，无力托毒外出，湿热留恋，则肛周流脓，质地稀薄，溃口时溃时愈；邪气留恋则肛门隐隐作痛；正气亏虚则神疲乏力，舌淡，苔薄，脉濡。

[治法]托里透毒。

[方药] 托里消毒饮加减。

常用中药：人参、川芎、当归、白芍、白术、金银花、茯苓、白芷等。

常用的中成药有补中益气丸等。

三、阴液亏虚证

[症状] 肛周溃口凹陷，周围皮肤颜色晦暗，脓水清稀如米泔样，局部常无硬索状物扣及；伴有形体消瘦，潮热盗汗，心烦不寐，口渴，食欲不振。舌红少津，少苔或无苔，脉细数。

[辨证分析] 此类肛瘘多为结核性，由于痨虫内侵，肺、脾、肾阴液亏损，邪乘下位，郁久肉腐成脓，溃后成漏。正气不足，湿热流连于肛门故肛周溃口凹陷，周围皮肤颜色晦暗，脓水清稀如米泔样，局部常无硬索状物扣及；阴虚内热，水不制火可伴有形体消瘦，潮热盗汗，心烦口干。舌红少津，少苔或无苔，脉细数等亦为阴虚内热之象。

[治法] 养阴清热。

[方药] 青蒿鳖甲汤加减。

常用中药：青蒿、鳖甲、生地、知母、牡丹皮等。

【外治方法】

（一）熏洗法

选用具有清热解毒、行气活血、利湿杀虫、软坚散结、消肿止痛、祛风止痒作用的药物，煎汤熏洗肛门部，以清洁肛门或手术创面，可减轻患者的痛苦，提高疗效。常用的熏洗剂代表方有消肿止痛汤、祛毒汤、苦参汤、五倍子汤、硝矾洗剂等；或用 $1:5\,000$ 高锰酸钾溶液或聚维酮碘稀释溶液。

（二）敷药法（掺药法）

选用适当的药物和剂型，敷于患处，达到消炎止痛、促进局部肿痛消散或穿破引流、祛腐生肌的目的。常用的有油膏和掺药。

（1）油膏：适用于外口闭合或引流不畅，局部红肿热痛。常用方：九华膏、如意金黄膏、黄连膏、鱼石脂软膏等。

（2）掺药：将药物研成粉末，按制剂规则配伍而成，直接撒布于患处，或撒于油膏上敷贴，或黏附于纸捻上，插入瘘管内。常用的掺药有两类：① 提脓祛腐药：适用于脓肿溃后，脓水未净，腐肉未脱，或瘘管引流不畅者，常用方如九一丹、八二丹、七三丹等。② 生肌收口药：适用于肛瘘术后，腐肉已脱，脓水将尽转稠时，能促进肉芽组织和上皮生长。常用方如生肌散等。

（三）冲洗法

将创腔或瘘道中的脓液冲洗干净，并使其引流通畅。冲洗时可将抗生素等药物注入创腔或瘘道，控制感染、促进肉芽生长及闭合管腔的作用。适用于肛瘘局部肿胀、疼痛、外口分泌物多者，或在肛瘘手术后应用。常用冲洗剂为过氧化氢溶液、生理盐水、抗生素溶液等。注意过氧化氢溶液冲洗时应尽可能避免冲入直肠壶腹内，以防产生黏膜刺激症状。

【手术疗法】

手术成败的关键，在于正确寻找内口，并将内口切开或切除。一般手术时将支管全部切开使之引流通畅，创口逐渐愈合。目前常用的手术方法有：切开疗法、挂线疗法、瘘管切除术、多切口引流术、切缝挂线内口引流术、瘘管切缝内口封闭术、脱管疗法、隧道式拖线引流术等。

（一）切开疗法

此法术是治疗肛瘘的传统术式之一，适用于低位单纯性肛瘘、低位复杂性肛瘘、皮下瘘、内瘘等。对高位肛瘘切开时，必须配合挂线疗法，以免造成肛门失禁。术中可用染色剂帮助寻找内口，将有槽探针从瘘管外口插入，内口探出，沿探针方向切开皮肤、皮下组织及瘘管外壁，完全敞开瘘管。如管道弯曲不能一次探出，应边探边切，逐步切开探针表面组织，直到整个瘘管完全切开为止。瘘管全部敞开后，用刮匙尽量将瘘管壁上染色的坏死组织和肉芽组织刮除，修剪创缘皮肤和皮下组织，形成一口宽底小的创面。

（二）挂线疗法

挂线法包括实挂（紧线）法和虚挂（浮线）法两种。前者早在明代已广泛采用，首载于徐春甫《古今医统》，实挂法是钝性紧缚，以机械的压力或收缩力，使局部组织的血循环受阻，而发生缺血性坏死，在剖开过程中，药线或橡皮筋本身起到引流作用。剖开后疮面形成"V"形开放疮面，由于是慢性切开，给断端以生长和与周围组织粘连的机会，从而防止肛管直肠环突然断裂回缩，避免大便失禁。由于是慢性机械性刺激，可使局部与周围组织产生炎症性粘连，使挂线疗法在切断肌肉的同时，不发生两侧的肌肉收缩，从而保持括约功能。缺点是肛门部有疼痛不适感，且疗程较长。通常根据实挂组织不同，挂线时间应控制在 $10\sim14\,d$ 为宜。而虚挂法是将需挂线的瘘管或括约肌挂入线或橡皮筋，但不收紧，仅利用线或橡皮筋的异物刺激和引流作用，待空腔或瘘管管腔内肉芽填充后即抽取线或橡皮筋。虚挂法的优点在于未切开括约肌,充分保护肛门的功能,既可用于高位肛瘘又可适用于复杂性肛瘘的支管部分。其缺点是存在引流不彻底的风险,同时对于多次手术和瘘管纤维化明显者也不适用。

(三)切开挂线引流术

在充分发挥挂线疗法优点的前提下,为了弥补挂线疗法不足而形成了低位肛瘘切开、高位挂线的"切开挂线疗法",本疗法已成为国内治疗肛瘘广泛采用的手术方法。适用于瘘道主管贯穿肛门外括约肌深层或耻骨直肠肌以上,包括骨盆直肠间隙瘘和直肠后间隙瘘、妇女前侧及婴幼儿肛瘘。

(四)瘘管切除术

此法是完整地将瘘管剔除。适于低位直行单纯瘘,能清楚触及条索状管壁者。当瘘管为低位、非急性期且与周围组织关系清晰明确者可采用切除缝合术。

(五)拖线引流术

拖线引流术是在尽量保留肛周括约肌的前提下,通过管道脱腐来治疗肛瘘的手术方法。适用于支管位于肛提肌以下的多支管复杂性肛瘘。术中用探针探明肛瘘支管走行,并将探针穿出皮肤。在探针引导下将一束10股医用丝线引入支管内,两端打结使成圆环状,丝线保持松弛状态。主管仍予切开或切开挂线处理。以后每日换药,清洗创面后将提脓祛腐药如八二丹、九一丹放在丝线上拖入管内蚀管10 d,待引流创面及丝线上无明显脓性分泌物后,逐步分批拆线。拆线后配合棉垫压迫法,直至创面愈合。

(六)瘘管旷置术

瘘管旷置术是期望在肛瘘主要病灶(特别是内口和主瘘管)处理后,对支管不给予太激进的处理,以尽量减少肛周组织的损伤和对肛门功能的保护。在以往的许多肛瘘治疗中,瘘管旷置术也由此而取得了较理想的临床效果。

(七)直肠瓣下移修补术

直肠瓣下移修补内口术式适用于高位肛瘘,其主瘘管也可以通过旷置来处理。其核心技术是切除内口及其周围约1 cm的全层直肠组织。然后游离其上方的直肠瓣,并下移修复内口处缺损。但是该手术方法如操作不当,容易引起复发。

【预防与调护】

(1)保持肛门清洁,养成良好卫生习惯。

(2)应及早治疗,避免外口堵塞后引起脓液积聚,排泄不畅,引发新的瘘管。

(3)术后换药宜认真仔细,防止创口假性愈合。

【现代研究进展】

复杂性肛瘘微创术式研究

复杂性肛瘘因其存在着复发率高、并发症及后遗症多等问题,而被称为难治性肛瘘。在治疗上其重点在于探寻瘘管的内口,只有正确探查到瘘管内口,才能从根本上治疗瘘道,防止复发。但复杂性肛瘘手术操作难度大,若处理不慎,常可导致肛门括约肌功能不同程度的损害,造成一定程度的后遗症或并发症,诸如肛门缺损畸形、肛门狭窄、肛门失禁或不全性失禁等,给患者的身心及家庭带来极大的痛苦。所以一直以来,国内外学者不断探索治疗复杂性肛瘘的微创治疗方法,以减轻对肛门组织功能的损伤,提高患者术后生活质量。

1. 括约肌切断术式 单纯地切断括约肌势必会多少损伤肛门功能,目前临床上在切开的同时结合缝合、挂线、旷置、对口引流等微创治疗,在复杂性肛瘘治愈的同时能最大限度地维持肛门功能。包括挂线术(又可分为切挂选择缝合术、主管切挂支管药线引流术、切开挂线旷置术、切开挂线对口引流术、分段开窗旷置结合切扩挂线置管引流术),Ⅰ期切除缝合术,Hanley改良术式等。

2. 括约肌保存术式 括约肌保存手术是为防止因切断括约肌造成肛门功能失常而设计的一种治疗肛瘘的手术方法,特别对高位腺源性肛瘘的治疗有重大的意义。包括药线法、瘘管剔除术、内口缝合法、瘘管移位法、解剖学根治术、泄液线法、隧道式括约肌对口旷置引流术、隧道式对口拖线引流术、结扎括约肌间瘘管术(LIFT术)、括约肌保存术式治疗复杂性肛瘘符合外科手术微创化发展趋势,减少了肛门功能损伤、减轻了患者的痛苦。以上几种术式各有千秋,但针对较为复杂的肛瘘,不宜过于强调一次性手术,必须认真恰当地选择好先进的术式和治疗方法,不断改进术式,彻底处理好内口,防止复发。

3. 外用载体微创治疗 包括生物补片内口修补术、瘘管清创加纤维蛋白胶注射术、肛瘘栓等治疗方法。

以上归纳总结了国内外对复杂的腺源性肛瘘的微创治疗方法。但复杂性肛瘘在治疗过程中必须注意的几个关键点是:正确寻找和处理内口;彻底清除包括内口在内的原发病灶及继发病灶；切除各种外口；术后重视换药，防止创面假性愈合。到目前为止，对复杂性肛瘘的治疗仍存在痛苦大、恢复时间长等问题，尤其是手术根治与保全功能之间的平衡仍需把握好，所以研究和探索更有效和大家公认的微创治疗仍是今后研究的重要课题。

参考文献

[1] 陆金根. 名医与专科（二）[M]. 上海：上海中医药大学出版社，2007.

[2] 丁义江，杨伯林. 肛周克罗恩病的诊断与治疗[J]. 中华胃肠外科杂志，2005，8（4）：376－378.

[3] 陆德铭，陆金根. 实用中医外科学[M]. 第2版. 上海：上海科学技术出版社，2010.

[4] 陆金根. 中西医结合肛肠病学[M]. 北京：中国中医药出版社，2009.

[5] 陈红风. 中医外科学[M]. 上海：上海科学技术出版社，2007.

[6] Marvin L Corman. 结肠与直肠外科学[M]. 北京：人民卫生出版社，2002.

[7] 陆德铭，何清湖. 中医外科学[M]. 中国中医药出版社，2004.

[8] 黄乃健. 中国肛肠病学[M]. 济南：山东科学技术出版社，1994.

[9] Eitan A, Koliada M, Bickel A. The use of the loose seton technique as a definitive treatment for recurrent and persistent high trans-sphincteric anal fistulas: a long-term outcome [J]. J Gastrointest Surg, 2009, 13(6): 1116-1119.

[10] Rojanasakul A. LIFT procedure: a simplified technique for fistula-in-ano [J]. Tech Coloproctol, 2009, 13: 237-240.

[11] Aboulian A., Kaji A. H., Kumar R. R. Early result of ligation of the intersphincteric fistula tract for fistula-in-ano [J]. Dis Colon Rectum, 2011, 54: 289-292.

[12] 王琛，曹永清，郭修田，等. 体表瘘管大鼠模型的建立[J]. 上海中医药大学学报，2007，21（6）：62.

（姚一博）

第五节　肛隐窝炎和肛乳头炎

肛隐窝炎是指肛隐窝和肛瓣发生急慢性炎症性的疾病，又称肛窦炎；肛乳头炎是指肛乳头发生炎症，水肿，增厚和肥大的一种疾病。这两种疾病在临床上极为常见，而且是绝大多数肛周疾病的重要诱因，因此预防和早期治疗肛隐窝炎和肛乳头炎是防患肛周疾病的重要手段。

其临床特点：两种疾病往往同时发生，在急性期症状比较明显，肛门疼痛较剧烈，时有流脓现象，但大多数患者除肛门不适下坠感外并无明显症状，临床上往往容易被忽视。肛隐窝炎反复的炎症刺激可引起肛乳头肥大，肛乳头炎也可诱发肛隐窝炎。

【病因病机】
一、中医

本病实证多因过食醇酒厚味，湿浊不化，下注肛门，或湿与热结，肠燥便秘，摩擦肛门，或喜辛辣之物刺激肠道，下迫肛门，使肛门受损而成。虚证多因肺、脾、肾亏损，湿热之邪乘虚而入，下注肛门而成。

二、西医

西医学认为肛隐窝炎的发生本身在解剖上就存在着特殊性，因为感染物首先进入肛隐窝，产生肛隐窝炎性反应，即肛隐窝炎。且肛隐窝呈漏斗状，粪便容易堆积，积存的粪便易污染造成细菌侵入肛隐窝而引起肛隐窝炎。肛乳头增生普遍存在，临床上发现胃肠道不适症状患者中，大约有50%以上都有肛乳头增生。如果肛隐窝没有炎症，肛乳头也不会产生炎性肥大，所以肛隐窝炎与肛管的慢性炎症都可以刺激肛乳头引起肛乳头炎，反复炎症即可产生肛乳头肥大。

【诊断】
一、临床表现

急性期症状比较明显，肛门有刺痛感，肛门有黏液样脓血性物渗出，排便时疼痛加剧，时有胀痛感，肛乳头肥大者即有块物脱出肛外，肥大的肛乳头可引起嵌顿水肿疼痛难忍。

慢性期症状不明显，肛门有轻微不适下坠感，偶见肛门部有少量分泌物。

二、辅助检查

1. 视诊　外观肛门周围皮肤潮红或正常。

2. 肛门镜　肛缘黏膜充血、水肿或见有脓样分泌物。

3. 指诊　截石位6点位肛隐窝深处有压痛或凹陷，肛乳头肥大者可触及柔软样块物，根蒂不明显，似黄豆样或花生样大小。

4. 理化检查 急性期白细胞偏高,慢性期白细胞一般正常。

【鉴别诊断】

1. **肛裂** 两者疼痛有时都较剧烈,肛隐窝炎在急性化脓期或伴肛乳头肥大者疼痛较剧烈,一般情况下疼痛不剧烈,而肛裂呈周期性疼痛,且肛指检查可发现明显梭状裂口。

2. **肛瘘** 前期有排脓期或溃脓期,探针检查可发现外口及内口,且有条索状物可触及,而肛隐窝炎无以上情况发现。

3. **直肠息肉** 直肠息肉位置一般在齿线以上,甚至更高,色泽红或紫红色,表面呈颗粒状,触之易出血;肛乳头肥大位置一般在齿线附近,呈乳白色或淡红色,表面光滑,触之不易出血,两者容易鉴别。

【辨证论治】

依据本病急性期和慢性期以及综合全身和局部情况,参考舌苔、脉象等可以分为湿热下注、肛门热毒、阴虚内热和气虚下陷四种不同虚实证型。

及早治疗本病,对预防肛痈、肛漏具有重要意义。一般情况采取保守治疗,若肛窦化脓即采用切开引流,肛乳头肥大即结扎切除。

一、湿热下注证

[症状]肛门红肿明显,潮湿不适,坠胀疼痛,大便次数增多,粪便夹有黏液,食欲不振或腹痛即泻,其气臭秽,心烦口渴,渴不多饮,小便短赤,舌红苔黄腻,脉濡数或滑数。

[辨证分析]肛周疾病的辨证,统以湿热瘀浊为要。本证湿热并重,病势尚不急迫,故坠胀肿痛俱不严重,黏液也较清稀。

[治法]清热利湿。

[方药]止痛如神汤加减。

常用中药:秦艽、桃仁、皂角刺、苍术、防风、黄柏、当归尾、泽泻、槟榔、制大黄等。若腹泻者去桃仁、熟大黄,加葛根、黄芩、黄连。

二、肛门热毒证

[症状]肛门局部皮肤红肿热痛,便时加重,大便燥结,渗出液黄稠而带粪臭,口渴喜冷饮,舌红苔黄脉数。

[辨证分析]湿热俱盛,气血凝滞,酿腐蕴脓,类似脏毒,故以肛门热毒证名之。其黏液黄稠而粪臭,一如酿脓表现。

[治法]清热解毒,凉血去瘀,软坚散结。

[方药]五味消毒饮合黄连解毒汤加减。

常用中药:蒲公英、紫花地丁、天葵子、野菊花、金银花、黄芩、黄连、黄柏、栀子等。大便秘结者加生大黄、芒硝,脓成者加皂角刺。

三、阴虚内热证

[症状]肛门部疼痛不适,便时疼痛较明显但不加剧,渗出液淡白,稀薄不臭,同时伴有五心烦热,口干少饮,大便清稀,舌红少苔,脉细数。

[辨证分析]病程日久,阴分亏虚,邪气留恋,故呈阴虚内热表现。

[治法]滋阴清热。

[方药]凉血地黄汤加减。

常用中药:细生地、当归尾、地榆、槐角、天花粉、生甘草、升麻、赤芍、枳壳、黄芩、荆芥等。心烦者加地骨皮,大便燥结者加火麻仁。

四、气虚下陷证

[症状]肛门部坠胀不适,少气懒言,动则气短,面色苍白或萎黄,大便溏或清稀,肛门可有黏液流出,舌质淡苔薄白,脉细弱。

[辨证分析]病程日久,气分亏虚,邪气留恋,故重坠不适,黏液清稀,甚则脱肛脾弱。

[治法]补中益气。

[方药]补中益气汤加减。

常用中药:黄芪、人参、炙甘草、当归、陈皮、升麻、柴胡、白术等。大便溏薄者加黄连、地榆、茯苓、白扁豆。

此外,还可用中成药对症治疗。如新癀片,每次 4 片,每日 3 次,胃脘不适者酌减。大便不畅或便秘者可适当选用麻仁软胶囊,每次 2～3 粒,每日 3 次。地奥司明片,每次 2 片,每日 2 次,改善肠周血循环,起到活血止痛的作用。

【外治法】

(一)熏洗坐浴法

用中药煎剂坐浴(蒲公英 30 g,紫花地丁 30 g,红藤 30 g,莲房 15 g,五倍子 15 g,皮硝 30 g,苦参 15 g),煎水 2 000 ml,先熏后坐浴,每次 0.5 h,每日 2 次,有清热燥湿止痛的功效。

(二)肛内塞药法

肛痛甚者用龙珠软膏涂在痔疮宁栓上塞入肛内,早晚各 1 次消炎止痛;渗液多者龙珠软膏涂在太宁栓塞入肛内早晚各1次,有消炎收敛止痒的作用。

(三)保留灌肠法

用大黄30 g,黄连15 g,马齿苋30 g,紫花地丁30 g,金银花30 g,水煎去渣,每次100 ml,每日1次,行保留灌肠。

【手术疗法】

(一)肛窦切开术

适用于肛隐窝炎已化脓或有假性成漏者。手术前清洁灌肠,患者取侧卧位,常规消毒,局部以浸润性麻醉,暴露肛隐窝,用探针探入肛窦脓腔处再插入槽针,退出探针,再沿槽针方向切开至肛缘,手术简单,使脓腔引流通畅,术后用生肌散或黛柏散每日2次换药,1周左右可以痊愈。

(二)肛乳头肥大结扎切除术

适用于肛乳头肥大者。常规消毒,局部以浸润麻醉,暴露肛乳头用止血钳夹住其根底部,然后用10号丝线结扎并切除,每日用黛柏膏或龙珠软膏换药,5 d左右乳头根部脱落,创面愈合。

【预防调护】

(1)忌辛辣刺激之物,多食蔬菜水果。

(2)保持大便通畅很重要,养成每日大便的习惯,经常保持肛门清洁。

(3)有腹泻者应及时治疗,以防慢性肠炎刺激肛窦。

(4)肛周瘙痒不适、下坠感等证候应及早治疗。

【现代研究进展】

肛隐窝炎和肛乳头炎在临床上很普遍,临床上大多肛肠疾患均伴有肛隐窝炎和肛乳头炎,所以预防和治疗肛隐窝炎和肛乳头炎在肛肠科的临床中显得相当重要。现代医学认为由于肛窦在解剖上的特点,肛周感染性疾病一般是从肛窦炎发展成肛痈,之后再形成肛瘘,所以肛隐窝炎和肛乳头炎看似小病,但是它们是引起其他肛周疾病的根源。临床上还发现内痔、混合痔手术后如果护理换药不当也会引起肛窦炎。肛隐窝容易引起炎症已经被临床所证实,我们应该引起足够的重视。

参考文献

[1]安阿钥.肛肠病学[M].北京:人民卫生出版社,2005.

[2]陆金根.大肠肛门病研究最新进展[M].上海:上海中医药大学出版社,2011.

[3]陈红风.中医外科学[M].上海:上海科学技术出版社,2007.

[4]黄乃健.中国肛肠病学[M].济南:山东科学技术出版社,1996.

[5]李雨农.中华肛肠病学[M].重庆:科学技术文献出版社重庆分社,2006.

(顾继平、朱丽娟)

第六节　直肠脱垂

直肠脱垂是指肛管、直肠,甚至部分乙状结肠向下移位。只有黏膜脱出称不完全脱垂,直肠全层脱出称完全脱垂。如脱出部分在肛管直肠内称内脱垂或内套叠,脱出肛门外称外脱垂。主要表现为便时或增加腹压、负重、劳累后肛管、直肠等组织器官位置下移甚至脱出肛外。此外,50%~75%的直肠脱垂患者伴随大便失禁,25%~50%患者存在便秘的症状。各种年龄均可发病,但多见于儿童、老年人、经产妇以及久病体弱者。女性的发病高峰是70岁,男性好发于40岁甚至小于40岁。其中50岁以上女性发病率是男性的6倍。除部分小于4岁的患儿随身体发育,体质增强可自行痊愈外,绝大多数患者因脱出反复发生而逐步加重。

中医学有关直肠脱垂的论述很多,直肠脱垂是西医学名称,中医称之为脱肛或截肠症。我国是世界上最早记载直肠脱垂的国家。1973年长沙马王堆汉墓出土的我国最古老的方书《五十二病方》中就有:"人州出不可入者……倒悬其人,以寒水溅其心腹,入矣。""人州出"就是直肠脱垂,这是世界上最早对直肠脱垂及其还纳方面的记载。西汉时期的《神农本草经》首先提出了"脱肛"病名,并袭用至今。《丹溪心法》归纳了本病的病因"脱肛属气热、气虚、血虚、血热",并附有专方香荆散。皇甫谧《针灸甲乙经》中首次用针灸治疗,并说:"脱肛,下利,气街主之。"《景岳全书》更对其病因病机有详细的描述:"大肠与肺为表里,肺热则大肠燥结,肺虚则大肠滑脱,此其要也。故有因久泻、久痢、脾肾气陷而脱者;有因中气虚寒,不能收摄而脱者;有因劳役吐泻,伤肝脾而脱者;有因酒湿伤脾,色欲伤肾而脱者;有因肾气本虚,关门不固而脱者;有因过用寒凉,降多亡阳而脱者;有因湿热下坠而脱者。然热者必有热证,如无热证,便是虚证。且气虚即阳虚,非用温补多不能效。凡小儿元气不实者,常有此证。"治疗上以中药口服、中药外洗、针灸敷贴等保守疗法为主。随着现代医学的发展,对直肠脱垂的病因病机有了进一步的认识,出现了多种手术疗法,主要有经腹、经会阴术式或几种术式的联合应用,国外基本上以经腹手术为主,国内则以经肛门联合应用几种术式为主。

【病因病机】

一、中医

中医认为此病是全身疾病的局部表现,与脾胃、肺、肾密切相关。脾胃为气血生化之源,肺与大肠相表里,肾开窍于二阴,主一身之元气,故若以上脏腑有病变都可能影响大肠,发生脱肛。其病机不外虚实两端。但以虚证为多,正如《难经》中所说:"病之虚实,入者为实,出者为虚,肛门脱出,非虚而何?"若久痢、久泻、久咳以及妇女生育过多,体质虚弱,劳伤耗气,中气不足,以致气虚下陷,固摄失司,而致脱肛。《医方考》记载:"盖泻久则伤气,下多则亡阳,是气血皆亏矣。故令广肠虚脱。"小儿因先天不足,气血未充,老年人多因气血衰退,正如《疡科心得集》说:"老人气血已衰,小儿气血未旺,皆易脱肛。"或者因为滥用苦寒攻伐药物,亦能导致真元不足,关门不固,而致脱肛。实者多因便秘、痔疮等病,湿热郁于直肠,局部肿胀,里急后重,排便过度努责,约束受损,而致脱肛。

二、西医

直肠脱垂的发生与解剖因素(盆底结构、括约肌功能、深大的直肠子宫陷凹等)和生理因素如盆底神经的损害有密切关系,但又根据完全性和不完全性分以下几种。

1. 不完全性直肠脱垂的原因

(1)发育不全:儿童时期身体发育尚不成熟,盆底支持组织薄弱。加之骶骨弯曲未形成,直肠几乎呈垂直状态。直肠缺少有力支撑和承托,所以容易下移。如伴发营养不良、慢性泻痢或便秘等,可能出现直肠黏膜与肌层分离,直肠与周围组织分离而发生直肠脱垂。

(2)体质虚弱:营养不良、久病体弱或年老体衰者,因肛门直肠周围间隙间脂肪组织大量减少,直肠侧韧带松弛,盆底肌群功能减退,收缩无力,会阴下降,致使直肠缺少有效固定、位置下移而脱垂。

(3)腹压增高:慢性腹泻、顽固性便秘、前列腺增生以及长期喘咳的患者,因经常性腹压增高,导致盆底松弛下降,直肠下移脱垂。

(4)盆底肌群损伤:肛门直肠会阴部的手术、外伤、妇女生产过程都有可能损伤盆底和肛周肌肉组织,从而失去对直肠的支持固定作用,发生直肠脱垂。

(5)直肠脱出物牵拉:脱出性内痔、直肠息肉、乳头状纤维瘤等,因反复脱出肛门外牵拉直肠黏膜下移,可导致直肠黏膜与肌层分离而脱垂。

(6)神经功能障碍:肛门直肠及周围组织的神经受损伤或疾病的影响,功能丧失或减退,引起盆底会阴及肛门肌肉松弛无力,可导致直肠脱垂。

2. 完全性直肠脱垂的原因

成人完全性直肠脱垂的原因较多,目前有两个经典的发病学说。

(1)滑动疝学说:Moschcowitz 1912 年提出,直肠脱垂是疝的发生过程。在腹腔内脏的压力下,直肠膀胱陷凹或直肠子宫陷凹的皱襞逐渐下垂,将其下方的直肠前壁压入直肠壶腹内,形成疝囊,并随直肠下降,脱出肛外(图 11-1)。

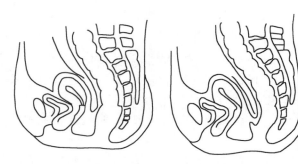

a. 直、结肠子宫陷凹加深   b. 直肠前壁突入直肠壶腹

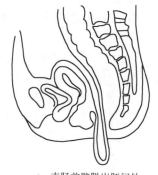

c. 直肠前壁脱出肛门外

图 11-1 滑动疝学说

(2)肠套叠学说:Broden 和 Snellman 1968 年提出,直肠脱垂是在直乙交界部发生的乙状结肠与直肠套叠。初起套叠点位于直肠正常固定处的最高点。由于套叠肠管的牵拉,直肠上端与骶骨分离,套叠起点随直肠固定点逐渐下降。反复下降,直肠与骶骨的固定点越来越低,最终骶直完全分

离,直肠脱出肛外(图 11 - 2)。

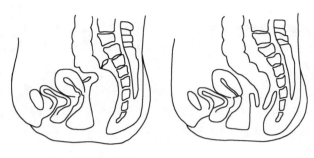

a. 直、乙肠固定点松脱　　　b. 直肠套叠于直肠壶腹

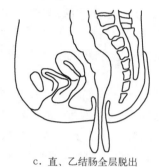

c. 直、乙结肠全层脱出

图 11 - 2　肠套叠学说

近年研究发现,会阴下降、肛直角变钝是直肠脱垂最常见的伴随表现。用切断肛门括约肌的方法制作成功狗直肠脱垂的动物模型揭示盆底会阴肌群功能障碍在直肠脱垂发病上的重要意义。

【诊断】

一、病史

部分患者有慢性腹泻或便秘病史。

二、临床表现

直肠脱出肛外是直肠脱垂的主要症状。《奇效良方》中提到:"肛门突出……至于出数寸者。"《证治要诀》描述了脱出后发生坏死、溃烂的"截肠病"。又有《医学入门》:"大肠头出寸余,痛苦,直候干自退落又出,名截肠病。若肠尽不治,但初截寸余,可治。"

1. 脱出　直肠脱垂主要临床表现为肛门肿物脱出。一般发生在排便时,随着腹压增加,直肠黏膜或直肠全层脱出于肛门之外。初起脱出组织较少,多在努挣后发生,便后脱出组织自行回纳肛内。随着时间推移,脱出次数逐渐增多,轻微努挣或正常排便都会有脱出发生;脱出的程度也逐渐加重,体积增大不能自行回纳,需手托或卧床休息才能回纳。后期严重时,每遇增加腹压即可脱出,而且复

位越来越困难。

2. 坠胀　伴随脱出加重,患者常感肛门会阴部坠胀,有排便不尽感,这是由于直肠黏膜充血水肿,游离直肠压迫肛门会阴区,以及盆底会阴组织充血所致。严重者可累及骶部、腰部,甚至于下腹部、腹股沟、双下肢都有沉重感、酸胀感。

3. 潮湿瘙痒　黏膜发炎分泌增多,后期因肛门松弛,肠黏液外溢,浸渍肛门,污染衣裤。表现为肛周皮肤潮湿、瘙痒、糜烂或继发皮炎、湿疹等。

4. 出血　较少见。黏膜糜烂或溃疡时可有少量出血,颜色淡红或暗红,或为血性黏液。偶因复位损伤黏膜而出血,血色泽鲜红。

三、体征

1. 肿物脱出　直肠外脱垂诊断不难,患者坐位或蹲位做排便动作,增加腹压,脱垂组织可脱出肛外。直肠黏膜脱垂呈半球形,长 2～4 cm,有放射状皱襞由脱出物四周汇入中心肠腔,一般容易回纳。直肠全层脱垂呈圆锥形,长 5～8 cm,有多层塔形环状黏膜皱襞,堆积于肛门口,常需手法复位。如合并部分乙状结肠脱垂则呈圆柱形,长度超过 8 cm,黏膜平滑皱襞较少,回纳很困难。脱出组织的黏膜多有慢性炎性改变,分泌物多,常有糜烂、溃疡、增生性结节形成。直肠内脱垂患者,虽没有肛门肿物脱出,但指诊时可在肛直环上方触及折叠肠壁或有黏膜堆积感。

2. 会阴下降　直肠脱垂患者盆底会阴肌群松弛,会阴下降,臀沟较浅。增加腹压时更为明显,肛门会阴与两侧臀部呈平坦状。严重者肛门会阴下突,低于两侧臀部,呈一个漏斗状。

3. 肛门松弛　外脱垂患者,由于肠管反复脱出,以及因脱出肠管引起的不恰当的肛门直肠抑制反射损伤阴部神经和肛门括约肌,使括约肌收缩无力,肛门松弛。直肠指诊时手指能轻松插入肛管,无紧缩感。退出手指时,肛门闭合缓慢。严重者牵开两侧臀部,肛门即开放或肛门自然开放呈孔洞状。肛门松弛也进一步加重了直肠脱垂。

4. 其他器官下垂　由于全身营养障碍所致的直肠脱垂常常并发胃下垂、肾下垂。15%～30%女性患者同时存在阴道穹窿脱垂。

四、并发症

1. 大便失禁　50%～75%的直肠脱垂患者伴随大便失禁,不管内脱垂或外脱垂患者肛门静息压

均低于正常。这可能与阴部神经病变、括约肌受损、直肠感觉功能下降、长期的肛门直肠抑制反射兴奋有关。

2. 便秘 25%~50%患者存在便秘的症状。可能与肠内套叠导致出口梗阻,盆底痉挛,结肠运动障碍有关。

3. 孤立性直肠溃疡 10%~15%的患者在肛门镜检查时可发现孤立性直肠溃疡。它是直肠脱出和黏膜损伤的后遗症。患者常表现为大便用力时直肠出血和黏液便,并伴有排便不尽感。

4. 绞窄性肠坏死 外脱垂如不及时复位,可因瘀血肿胀而难以回纳。括约肌痉挛加重血液循环障碍,远端肠道可能发生绞窄坏死。中医古代文献称之为"截肠病"。

5. 尿失禁 20%~35%合并阴道穹窿脱垂的患者可同时存在尿失禁。

五、辅助检查

1. 排粪造影 用力排便时可见到直肠脱垂发生的全过程,从而了解脱垂组织、脱垂肠管起点及长度。一个典型的直肠脱垂,常常可以看到冗长的乙状结肠及宽深的直肠子宫陷凹。部分患者还可见会阴下降、膀胱脱出、阴道穹窿脱垂、肠脱垂、骶直分离、肛直角度变钝等征象。

2. 结肠镜检查 在少数病例中,肠内肿物可能是引起肠内套叠的真正原因,在老年患者中,结肠镜检查可以排除结肠肿瘤。有时,医生可在镜下看见直肠乙状结肠的套叠。

3. 尿动力学检查 对于存在尿失禁和阴道穹窿脱垂的患者,推荐使用。

4. 肛管直肠测压 直肠内脱垂患者随着脱出程度的加重,肛管静息压下降但收缩压无明显变化。外脱垂患者肛管静息压及收缩压均明显低于正常水平。

5. 肛管直肠腔内超声 可发现括约肌损伤。

6. 动态磁共振(dynamic MRI) 与排粪造影相比,动态磁共振有更高的分辨率,它能更好地、全面地显示盆底解剖异常,尤其是耻骨尾骨肌和外括约肌萎缩。

六、诊断标准

(一)2011 年美国结直肠外科医师协会直肠脱垂诊治指南

(1)直肠脱垂初步的诊断应包括完整的病史采集和体格检查。推荐等级 1C。

(2)辅助检查:如排粪造影、结肠镜检查、钡灌肠、尿动力学检查,可选择性使用,不仅有助于确诊直肠脱垂,也可发现其他病理改变。推荐等级 1B。

(3)生理学测试:如腔内超声,肛管静息压,阴部神经测试,可帮助评价与直肠脱垂同时存在的其他功能性问题,如便秘和肛门失禁。推荐等级 2C。

(二)分类

2002 年 11 月由中华中医药学会肛肠分会、中国中西医结合学会大肠肛门病专业委员会、中华医学会外科专业委员会肛肠结直肠肛门学组共同讨论通过的标准。

一型:不完全性直肠脱垂,即直肠黏膜脱垂。表现为直肠黏膜层脱出肛外,脱出物呈半球形,其表面可见以直肠腔为中心的环状黏膜沟。

二型:完全性直肠脱垂,即直肠全层脱垂。脱垂的直肠呈圆锥形,脱出部表面可见以直肠腔为中心呈同心圆排列的黏膜环形沟。

二型根据脱垂程度分为三度。

Ⅰ度为直肠壶腹内的肠套叠,即隐性直肠脱垂。排粪造影呈伞状阴影。

Ⅱ度为直肠全层脱垂于肛门外,肛管位置正常,肛门括约肌功能正常,不伴有肛门失禁。

Ⅲ度为直肠和部分乙状结肠及肛管脱出于肛门外,肛门括约肌功能受损,伴有肛门不完全性或完全性失禁。

【鉴别诊断】

内痔:环状内痔脱出与直肠黏膜脱垂容易混淆。内痔痔核为曲张静脉丛,呈桑椹状或结节状突起,颜色紫暗或鲜红。各痔核间常有明显界线或正常的黏膜组织。

【辨证论治】

直肠脱垂的治疗方法非常丰富,大体可分为非手术治疗、注射治疗和手术治疗三类。初发病例采用非手术治疗。经常性脱出或成人完全性脱垂以注射、手术治疗为主。辨证论治作为非手术治疗的主要手段,从整体把握疾病,在围手术期使用,祛邪扶正,改善患者全身及局部症状。

一、脾虚气陷证

[症状]排便或努挣时肛内有物脱出,轻重程度

不一,色淡红;常见于久病体虚、老年、经产妇,伴有肛门坠胀,神疲乏力,倦怠乏力,气短懒言,食欲不振,面唇淡白,舌淡苔薄白,脉细弱。

[辨证分析]患者久病脾虚,气血生化无源,气虚下陷,升举无力,症见肛门坠胀、肛内有物脱出。

[治法]补中益气,升提固脱。

[方药]补中益气汤加减。

常用中药:人参、黄芪、白术、甘草、当归、陈皮、升麻、柴胡、金樱子、五倍子、诃子。

常用的中成药有补中益气丸等。

二、湿热下注证

[症状]便时肿物脱出,色紫黯或深红,甚则表面糜烂、破溃,肛门坠痛,伴泄泻或便秘,肛门潮湿,口渴喜饮或渴不欲饮,小便短赤,舌红,苔黄腻,脉濡数。

[辨证分析]患者久病脾虚,运化失司,湿热内生,或外感湿热之邪,下注大肠,迫直肠而脱出嵌顿不能还纳,以致肛门灼热坠痛。

[治法]清热除湿,升提举脱。

[方药]葛根芩连汤加减。

常用中药:葛根、黄芩、黄连、甘草、升麻、柴胡。

【外治法】

（一）熏洗法

用五倍子汤加石榴皮、明矾煎汤或用硝矾洗剂熏洗脱出组织,每日1～2次。

（二）中药外敷

五倍子、明矾、冰片各6 g,共研细末,撒布患处,还纳复位。

（三）手法复位

脱出发生后必须及时复位。脱出组织较少时,可在脱出物表面涂以润滑剂,用手从其顶端四周向其中心部位挤压,使脱出物收入肛内。如手法复位困难时,可用长平镊夹住盐水纱条,沿直肠纵轴缓慢放入肠腔内,借助纱条与肠壁的摩擦带动肠管回纳。上述方法无效时,可在麻醉后复位。复位后通常在肛门外适当加压固定,平卧休息,避免增加腹压。

（四）针灸疗法

（1）选用长强、百会、足三里、气海、承山、天枢、提肛穴等穴。每日1～2次,每次30 min。提肛穴的位置:会阴穴直下,肛门中央向两侧旁开0.5寸,即截石位3、9点处,赤白肉际分界处,俯卧取之,针

刺时向同侧腹股沟方向刺入1.5～2寸,强刺激,使肛门有紧缩感或酸麻胀疼感。

（2）耳针:取直肠下端,神门、皮质下。

（3）梅花针:肛门周围皮肤刺打,以增强括约肌及盆腔肌肉对直肠的支持固定作用。

（4）灸法:灸百会、足三里、天枢、关元,每日1次,10次为1疗程。

（五）提肛锻炼

平卧作提肛活动,每日2～3次,每次10 min。

【注射疗法】

直肠脱垂的注射疗法已有数十年的历史。国内中医界多推崇注射治疗,但是国外学者更重视直肠脱垂的手术治疗。常用的注射药物有乙醇、50%葡萄糖、生理盐水、不同浓度的明矾注射液、芍倍注射液、消痔灵注射液等。目前应用最广的药物是消痔灵。常用的注射疗法有直肠黏膜下注射法、直肠周围注射法、双层注射法三类。

适应证:一型直肠脱垂患者;二型Ⅰ度、Ⅱ度脱垂患者;因体弱、年迈或有其他并发症不能耐受手术患者;儿童（4岁以上）直肠黏膜脱垂,经对症治疗失败者。

禁忌证:黏膜脱垂伴有急性感染、溃烂或坏死时,不应采取注射疗法。

常用药物:消痔灵注射液、6%明矾溶液等。

（一）直肠黏膜下注射

分点状注射和柱状注射两种。

操作要点:取截石位或俯卧位,会阴部常规消毒铺巾,消毒肛管直肠下端。点状注射:用皮试针头直接刺入黏膜下层注入药物,点与点之间距离1 cm左右,并相互交错排列（图11-3）。柱状注射:用细长针头从齿线上方1 cm处进针,在黏膜下层边注射边进针至脱垂黏膜上界,可在直肠前后左右四壁各注射一柱（图11-4）。注射后将脱出组织

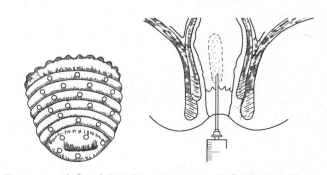

图11-3　黏膜下点状注射　图11-4　黏膜下柱状注射

送入肛内,纱布覆盖固定。注射药量以消痔灵注射液为例,用1:1浓度,点状注射每点0.3~0.5 ml,柱状注射每柱3~5 ml,总量为10~30 ml,儿童酌减。

(二)直肠周围间隙注射

操作要点:取截石位或俯卧位,会阴部常规消毒铺巾,消毒肛管直肠下端。选择长约10 cm的6号针头和20 ml注射器抽药备用。脱出肠管置于复位状态。术者用示指在肠腔内作引导,在肛门一侧距离肛缘2.5 cm处进针,平行肛管进入坐骨直肠窝。穿刺到提肛肌时可感针尖略有阻力,穿过提肛肌后有落空感,即已进入骨盆直肠间隙。用手指在肠腔内触摸针尖部位确认其位置,严禁刺穿盆底腹膜或直肠壁。回吸无血后缓慢注入药液,轻微进退针头,调整针尖方向,使药液在间隙内呈扇形均匀分布(图11-5)。注射完毕后更换针头,同法注射对侧。直肠后间隙进针部位在肛门与尾骨之间,用手指在肠腔内引导,将针头沿骶骨曲前方进入直肠后间隙,扇形注射使药液均匀分布于间隙内(图11-6)。肛内置凡士林纱条,塔形纱布压迫固定。注射药量以消痔灵注射液为例,用1:1浓度,一个间隙10~20 ml,总量为30~60 ml,儿童酌减。

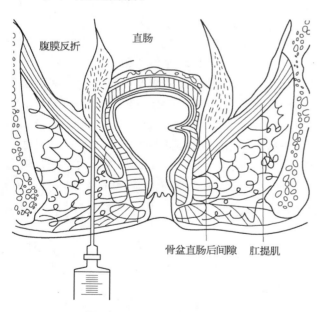

图11-5 坐骨直肠间隙注射

(三)双层注射

操作要点:双层注射是把直肠黏膜下注射与直肠周围间隙注射结合应用,方法是先在脱出状态作黏膜下注射,复位后再作周围间隙注射。

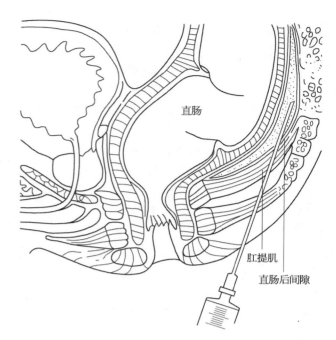

图11-6 直肠后间隙注射

【手术疗法】

手术大体可分为会阴经肛门手术和经腹手术。会阴经肛门手术因其手术创伤小,可用于内脱垂、体质较差的儿童及手术风险较大的老年患者。但经腹手术术后复发率更低。术式的选择需综合年龄、身体状况、脱垂程度等多种因素。

一、会阴经肛门手术

(一)肛门紧缩术(Thiersch法)

[适应证]二型的Ⅲ度脱垂患者。

[操作方法]在肛门前后截石位12点及6点距肛门3 cm处各切一纵切口,深达皮下组织。从6点切口皮下组织进针,沿肛门左侧括约肌外缘从12点穿出,夹住硅胶管一端,退回前切口,将硅胶管引入左侧括约肌间。同样方法,从6点切口皮下组织进针,从12点切口出针,将硅胶管引入另一侧括约肌间。将示指放入肛门内,逐渐拉紧硅胶管两端,在6点切口内打结,松紧度以容纳一示指为度(约直径2 cm)。

1891年,Thiersch首先用银线环植入肛门部皮下,肛缘缩小,给脱垂的直肠施加一个机械屏障,从而引起直肠周围组织的炎性反应,产生一个纤维环,而不是脆弱的括约肌组织,12周后取出。手术能在局部麻醉下完成,手术操作简单,损伤少,但不能解除引起直肠脱垂的诸多原因,仅将外脱垂变为内脱垂,并常出现粪便嵌顿、植入环断裂或松弛、置环处溃疡感染、急性脱垂等并发症,单独使用疗效不满意,复发率很高。国内普遍采用栉膜带紧缩术或患者自身肛门括约肌进行治疗,但术后仍可出现严重便秘甚至梗阻、感染等。

(二) 直肠黏膜柱状缝合术(直肠黏膜瘢痕固定术)

手术用肠线纵形缝合直肠侧壁黏膜,并使之形成柱状瘢痕。从而起到紧缩黏膜,支撑、固定直肠的作用。

[适应证] 一型直肠脱垂,二型的Ⅰ度、Ⅱ度脱垂,伴直肠黏膜松弛患者。

[操作方法] 腰俞麻醉,截石位,常规消毒铺巾,消毒肛管直肠下段。用 0/2 铬制肠线,从直肠侧壁距齿线 1.5 cm 处,沿直肠纵轴横向间断缝合直肠黏膜。缝合宽度 1～2 cm,缝线间距 1 cm,缝合高度 6～8 cm。术毕,肛内置凡士林纱条,塔形纱布压迫固定。

(三) 经会阴直肠黏膜袖套式切断术(Delorme 术)

[适应证] 一型直肠脱垂,二型的Ⅰ度、Ⅱ度脱垂,体质虚弱不适宜开腹手术的患者。

[手术要点] 用组织钳将脱垂的直肠黏膜钳夹并尽量将脱垂的直肠向下牵拉,黏膜下注入生理盐水,在齿线上 1～2 cm 处将直肠黏膜环形切开至黏膜下层,然后游离直肠黏膜,游离的长度视脱垂的长度而定。切除黏膜管后,将直肠环肌纵行折叠缝合 4～6 针,最后将直肠黏膜管的近端与远端间断吻合。

此术式创伤小,视野清楚,可及时处理脱出肠管的水肿,但术后复发率比经腹手术高 10%～15%。国外学者认为,第 1 次手术后复发可以再做 1 次 Delorme 手术。术后并发症包括感染、尿潴留、出血、粪嵌塞,各类并发症的发生率在 4%～12% 之间。便秘和肛门失禁症状将在术后得到改善,但部分患者术后会出现里急后重症状。Tsunoda 观察到行该术式后,患者术后的静息压和收缩压均有显著升高。

(四) 经会阴直肠乙状结肠部分切除术(Altemeier 术)

[适应证] 二型Ⅲ度脱垂,体质虚弱不适宜开腹手术的患者。

[手术要点] 从肛门处牵拉脱垂肠管,尽量拉出全部脱垂肠管,于距齿线 2 cm 处做一个环形切口,切开外翻肠壁的全层,用丝线或吻合器进行结肠肛门吻合。若有肛提肌分离,采用肛提肌折叠术可降低复发率。该术式优点是不用剖腹,手术操作简单,创伤小,并发症低于 10%。主要并发症包括出血、盆腔脓肿、吻合口漏。复发率为 10%～15%;控便改善率为 80%。

二、经腹手术

(一) 经腹直肠悬吊及固定术

在患者可以承受开腹手术风险的情况下,经腹直肠悬吊及固定术仍是治疗二型Ⅱ度、Ⅲ度直肠脱垂的首选方案。

1. 经腹直肠前悬吊固定术(Ripstein 手术) Ripstein 认为直肠脱垂是因为直肠支持组织松弛导致肠套叠。故其采用 5 cm 的聚四氟乙烯(teflon)网悬带将直肠上部包绕,与直肠前壁缝合并固定于骶前筋膜或骨膜上,将直肠向后上方拉以避免直肠垂直接受腹腔压力。该手术操作简单,不需切除肠管,死亡率较低,复发率 5%～10%。但并发症较多,如粪嵌塞梗阻、输尿管损伤或纤维化、直肠阴道瘘、骶前出血、狭窄、粘连性小肠梗阻、感染和悬带滑脱等并发症。Gorden 指出,对有便秘的直肠脱垂患者,肠切除加或不加固定术优于 Ripstein 手术。

2. 经腹直肠前悬吊固定术(聚乙烯醇海绵植入术,Wells 手术) 经腹游离直肠至肛门直肠环的后壁,用不可吸收缝线将聚乙烯醇海绵(ivalon)薄片缝合在骶骨凹内,将直肠后方悬吊固定。聚乙烯醇海绵植入后使直肠变硬,并诱发无菌性炎症性纤维化,有效防止直肠套叠形成及直肠脱垂发生,复发率及死亡率均较低,但直肠功能明显下降,便秘的发生率仍较高。最严重的并发症是盆腔化脓性感染,此外还有肠腔狭窄、骶前出血、阳痿等。近年来,在越来越多的腹腔镜辅助下改良 Wells 手术中均采用聚酯或聚丙烯网来替代市场上停售的聚乙烯醇海绵。

3. 直肠骶骨悬吊(Orr 手术) Orr 认为直肠与周围组织固定松弛,并有较深的直肠子宫陷凹的存在,导致直肠过度活动,以致腹部内容物对会阴部产生持续的压力。早期 Orr 用两条大腿阔筋膜将直肠固定在骶骨髓间隙,避免肠腔狭窄。最后以盆腔腹膜遮盖海绵片与直肠。本法优点在于直肠与骶骨的固定,直肠变硬,防止肠套叠形成。直肠适当游离后,将阔筋膜带的一端缝于抬高后的直肠前壁外侧壁，另一端缝合固定骶骨岬上，达到悬吊目的。近年来主张用尼龙或丝绸带或由腹直肌前鞘取下两条筋膜代替阔筋膜，效果良好。

（二）直肠前壁折叠术（沈克非手术）

经腹游离提高直肠，将乙状结肠下段向上提起，在直肠上端和乙状结肠下端前壁自上而下或自下而上做数层横形折叠缝合，每层用丝线间断缝合5～6针。每折叠一层可缩短肠管前壁2～3 cm，每两层折叠相隔2 cm，肠壁折叠长度一般为脱垂的两倍（一般折叠以不超过5层为宜）。由于折叠直肠前壁，使直肠缩短、变硬，并与骶部固定。该手术不需要打开肠腔，减少术后腹腔感染机会。但目前较少使用。

（三）直肠前切除术

1955年直肠前切除术被描述成"作为可供选择的修补脱垂的手术方式"而第1次被报道。手术切除冗长的乙状结肠和直肠上段，将直肠拉直，骶前放置引流促进纤维化和瘢痕形成，从而固定直肠，并且肠管切除后能改善便秘症状。采用高位吻合可以减少吻合口瘘的发生。有文献报道113例患者第2、第5、第10年的术后复发率分别为3%、6%、12%，术后并发症发生率为29%，包括3例吻合口瘘。因其复发率高，缺乏改善肠道功能的优势，有明显的术后并发症，故未被广泛应用。

（四）经腹直肠固定乙状结肠切除术（Goldberg术）

1969年Goldberg和Frykman最早提出该术式，并在过去的30年中在美国非常盛行。此术式除进行直肠固定外，还将冗长的乙状结肠予切除，加强术后疗效。此术式中直肠固定是否采用体外材料与疗效无关。复发率低，2%～5%，并发症发生率在0%～20%之间，主要并发症有肠梗阻、吻合口瘘。此术式适合二型Ⅱ度、Ⅲ度直肠脱垂，伴有严重便秘与乙状结肠冗长者。而对于术前没有便秘症状，或伴有大便失禁的患者，行乙状结肠切除似乎并非必要。

非手术治疗可以消除疾病的原发因素，改善全身功能状况，增加盆底组织张力，加强直肠的支撑固定，减轻或消除脱出症状，主要用于初发病者。

注射疗法根据中医学"酸可收敛""涩可固脱"的理论，选用明矾等药物刺激诱发肛门直肠周围间隙无菌性炎症，促使局部纤维组织增生，形成瘢痕组织，使直肠或黏膜与周围组织粘连固定。直肠黏膜下注射适应于黏膜脱垂，直肠周围间隙注射适应于全层脱垂。注射方法操作简便、安全、可重复使用。

治疗直肠脱垂的手术方式多达200多种，手术治疗的目的是纠正脱垂及解剖结构的异常，恢复肛门控便能力，改善或预防便秘。现在没有足够的证据可以证明会阴经肛门手术或经腹部手术哪种有更好的结果，或者哪种术式是标准术式。必要时可以多种术式联合使用。各种直肠固定术在治疗结果上没有显著差别，术中分离侧韧带可以降低复发率，但增加了术后便秘的可能。术式的选择应根据患者的具体情况，以及术者的经验和当地的医疗条件来综合决定。

【预防调护】

（1）加强锻炼、增强体质。

（2）积极防治可导致直肠脱垂的各种原发病。

（3）防治盆底肌群损伤，保护肛门括约功能。

（4）直肠脱垂治愈后要避免增加腹压或从事剧烈活动，以防止复发。

【现代研究进展】

（一）痔上直肠黏膜环切钉合术

自从1998年Longo发明了痔上直肠黏膜环切钉合术（produce of prolapse and hemorrhoids，PPH）治疗重度内痔脱垂并应用于临床，随后国内相继报道应用PPH治疗直肠脱垂。PPH直接切除了多余松弛的直肠黏膜，缩窄了直肠腔，同时钛钉的刺激也会使黏膜与肌层紧密粘连，强化直肠全层。该术式对一型直肠脱垂、二型的Ⅰ度脱垂效果好。方法是在齿状线上3 cm做荷包缝合，对侧可做1～3个牵引线，吻合器导入，切割吻合1次完成。肛门紧缩术适用于肛门收缩无力或对于二型的Ⅱ度脱垂由于脱出的组织较多，可在齿状线上2 cm、4 cm处做双荷包缝合以便切除更多组织。该术式创伤小、手术时间短、恢复快，同时可以改善直肠前突的症状，因此目前该种术式应用越来越多，尤其对心肺功能较差的患者可选择该种术式。目前缺乏长期随访资料，其远期效果尚待确定。

（二）吻合器经肛直肠切除术

2004年Longo首先报道吻合器经肛直肠切除术（stapled transanal rectal resections，STARR）用于治疗出口梗阻型便秘。即通过STARR技术使用两把痔吻合器，切除远端冗长脱垂的直肠，重建正常的直肠解剖,恢复正常的排便反射。他将直肠的环形切除分两步:直肠前壁切除,即在前壁作2～3个半荷包将前壁拉入吻合器内并切除,同时保护直肠后壁,采用同样的方法切除直肠后壁。Michalopoulos将其用于治疗直肠脱垂,尤其是一型直肠脱垂,二型的Ⅰ度、Ⅱ度脱垂,取得满意的效果。国内也有类似的报道。需注意的是必须严格选择手术患者:① 脱垂长度不超过3 cm的病例,以免脱出肠管切除不足而导致术后复发。② 在治疗单纯因直肠前突及直肠黏膜内脱垂引起的出口梗阻型便秘时,Longo ODS评分大于7分,在保守治疗,包括生物反馈治疗失败时方可考虑选择该术式。③ 佛罗里达克利夫兰(Wexner)肛门失禁评分标准评分<8分的患者。术后并发症的种类和发生率是可以接受的。最明显的并发症就是急便感,这可能与STARR术后直肠的敏感性增高、顺应性下降有关。一般来说急便感是暂时的,早期能自行缓解;而轻微的肛门失禁可能会持续存在。欧洲的一个STARR注册研究小组对2 838名患者进行了1年～68个月的随访,得到了90%患者的回复,复发率18%。结果表明STARR可明显缓解症状,改善患者生活质量。并发症发生率为36%,而最常见的术后并发症包括:急便感(20%)、出血(5%)。

（三）腹腔镜下直肠固定术

腹腔镜辅助下行单纯直肠固定术于1992年初次提出,从那以后一系列文献报道表明:腹腔镜手术与传统的开腹手术相比,复发率(4%～8%)和并发症发生率(10%～33%)无显著差异,但在减少术中出血量、减轻术后疼痛、缩短住院时间、有利于肠功能的早期恢复方面明显优于开腹手术。同样的一篇关于开腹手术和腹腔镜辅助手术的荟萃(meta)分析结果显示:两种术式的中长期(16个月以上)复发率无显著性差异;其中腹腔镜辅助下直肠切除固定术比开腹术式的平均复发率略低;术后便秘的发生率无显著差异。腹腔镜辅助手术中手术要点与传统开腹手术一样。手术目的是消除冗长的直肠,改善肠功能及肛门控便能力,降低复发率。但因手术效果受术者技术水平影响较大,所以在我国未能得到广泛开展。

（四）机器人辅助手术

近年来机器人辅助下行结直肠手术,日益得到大家的关注。优点在于在盆腔内的精细操作更加简便,尤其在直肠阴道水平进行组织分离,在直肠子宫陷凹、骶骨岬水平进行缝合和打结。有文献报道治疗结果与腹腔镜辅助手术相当。但是手术时间和费用较常规腹腔镜辅助手术高。

参考文献

[1] 郑新,郑志杰,周本世,等.PPH治疗直肠黏膜脱垂及直肠前突所致出口梗阻型便秘[J].腹部外科,2004,17(5):298-299.

[2] Michalopoulos A,Papadopoulos VN,Panidis S,et al. Surgical management of rectal prolapse [J]. Tech Coloprocto,2011,15(1):s25-s28.

[3] 丁健华,赵克,朱军,等.吻合器经肛直肠切除术治疗出口梗阻型便秘的疗效研究[J].中华普通外科杂志,2009,3(24):249-250.

[4] 唐清珠,子树明,顾成义,等.STARR手术治疗出口梗阻型便秘214例的临床分析[J/CD].中华普外科手术学杂志:电子版,2010,4(3):281-287.

[5] 邓建中,彭翔,余思,等.吻合器经肛直肠切除术治疗完全性直肠脱垂的体会[J].中华胃肠外科杂志,2013,3(16):282-283.

[6] Bin Zhang,Jian Huading,Shu Huiyin,et al. Tapled transanal rectal resection for obstructed defecation syndrome associated with rectocele and rectal intussusceptions[J]. World J Gastroenterol,2010,16(20):2542-2548.

[7] Corman ML,Carriero A,Hager T,et al. Consensus conference on the stapled transanal rectal resection (STARR) for disordered defaecation[J].Colorect Dis,2006,8:98-101.

[8] Isbert C,Kim M,Reibetanz J,et al. Stapled transanal resection for the treatment of obstructed defaecation syndrome[J]. Zentralbl Chir,2012,137(4):364-370.

[9] Senagore AJ. Management of rectal prolapse:the role of laparoscopic approaches[J]. Semin Laparosc Surg,2003,10:197-202.

[10] Tou S,Brown SR,Malik AI,et al. Surgery for complete rectal prolapse in adults [J]. Cochrane Database Syst Rev,2008:CD001758.

[11] Purkayastha S,Tekkis P,Athanasiou T,et al. A comparison of open vs. laparoscopic abdominal rectopexy for full-thickness rectal prolapse:a meta-analysis [J]. Dis Colon Rectum. 2005,48:1930-1940.

[12] Werner A,Draaisma,Dorothée H,et al. Robot—assisted laparoscopic rectovaginopexy for rectal prolapse:a prospective cohort study on feasibility and safety[J]. J Robotic Surg. 2008,1:273-277.

[13] Heemskerk J, de Hoog DE, van GemertWG, et al. Robot-assisted vs. conventional laparoscopic rectopexy for rectal prolapse: a comparative study on costs and time[J]. Dis Colon Rectum. 2007,50: 1825 - 1830.

[14] Ayav A, Bresler L, Hubert J, et al. Robotic-assisted pelvic organ prolapse surgery[J]. Surg Endosc. 2005, 19: 1200 - 1203.

[15] Munz Y, Moorthy K, Kudchadkar R, et al. Robotic assisted rectopexy [J]. Am J Surg. 2004, 187: 88 - 92.

第七节　肛周坏死性筋膜炎

肛周坏死性筋膜炎（perianal necrotizing fasciitis，PNF）是一种临床少见的，主要由厌氧菌感染为主引起的会阴部、阴囊、肛周软组织快速的、大范围的组织坏死，并伴有严重的全身中毒症状。该病虽然发病率较低，但由于病势发展迅猛，病情凶险，因此死亡率较高。该病主要以中老年男性为主，常伴有糖尿病、免疫力低下及营养不良。该病在中医学范畴有"烂疔""肛疽""内陷"等诊断，早期中医治疗的介入可对控制该病的进展，预防并发症的出现，缩短该病的病程等具有一定的疗效。

【病因病机】

一、中医

中医认为该病多因过食肥甘、辛辣、醇酒等食物，致体内湿浊不化，热邪蕴结，下注大肠，毒阻经络，瘀血凝滞，热盛肉腐成脓而发为痈疽；病至后期热盛肉腐，气血耗伤，气血不足。

1. 热毒炽盛　湿热下注肛门，局部气机不畅，气血壅滞，热盛肉腐而肛门部酿脓。

2. 气血两虚　热盛肉腐，正气虚衰，阴液亏损，气血耗伤而致气血两虚。

二、西医

西医学认为本病是由于肛周局部解剖特点与全身免疫功能低下有关。肛周软组织筋膜将肛门周围分隔成多个层面的不同间隙，这些间隙富含疏松结缔组织，抵抗力较弱，因此易感染并导致脓液积聚，感染沿筋膜通过解剖间隙扩散，最终造成广泛皮肤与皮下软组织血管栓塞、组织坏死。免疫力低下是本病的主要易感因素，如糖尿病、免疫抑制剂的应用、营养不良、恶性肿瘤晚期等。近年来研究表明该病多为多种细菌的混合感染，常由厌氧菌、需氧菌、兼性厌氧菌协同感染致病，厌氧菌或含有厌氧菌感染病例最为常见。通过致病菌的培养鉴别对本病治疗中抗生素的应用具有临床指导价值。

【诊断】

一、症状

该病起病急、发展快，早期表现为肛周与阴囊部不适或胀痛，随即出现全身症状，多为高热寒战，体温高达 39℃ 以上，持续不退，多数患者因局部肿胀不适与高热而就诊。

二、体征

初期可见肛门周围皮肤红肿、疼痛，随即红肿范围迅速扩展至会阴、阴囊，局部肿胀明显，疼痛逐渐减轻；随肿胀加剧，局部皮肤转变为苍白或黑紫色，并出现散在破溃坏死区，有大量脓液及坏死物渗出，此时可闻及刺鼻粪臭味；继续发展可见皮肤大面积变为黑褐色，皮下脂肪、结缔组织、筋膜为灰白色，但感染与坏死基本不累及肌肉，没有明显出血。半数患者可因败血症与脓毒血症而产生中毒性休克症状，表现为高热寒战，神情淡漠，反应迟钝，嗜睡懒言，如治疗不及时可继发电解质紊乱、低蛋白血症、弥散性血管内凝血（DIC），成人呼吸窘迫综合征（ARDS）、多器官功能衰竭（MOF）等，死亡率高达 30%～70%。

三、辅助检查

1. 血常规　血常规检测可见白细胞明显升高，一般可接近甚至超过 $20×10^9/L$，核左移现象明显，可出现中毒颗粒；红细胞计数与血红蛋白显著降低。

2. 血培养与脓培养　早期血、脓培养与药敏试验可有助于明确感染细菌，指导抗生素的应用，对控制局部、全身细菌感染有重要的临床意义；未发现梭状芽孢杆菌有助于本病的确诊。

3. 超声检查　局部超声检查可明确感染的范围与深度，评价病情的进展情况，及时确定是否有气体、脓液的积聚，以指导治疗方案的制定与更改。

4. X 线、CT 与 MRI　本病进展快，并发症严重，因此早期对局部感染的范围、深度做出准确的评估是制定有效治疗方案，降低死亡率的关键。X线检查简单、快速，若见皮下组织内有气体存在，可有助于早期诊断本病；CT 与 MRI 可全面准确了解局部感染的范围与侵及深度,探及深部脓腔、脓液与坏死组织分布,治疗过程中也应反复行 CT 与 MRI 检查,可及时发现感染向会阴阴囊、腹股沟、腹壁等处扩散。

四、诊断标准

Fisher 诊断标准:

(1)皮下浅筋膜的广泛性坏死伴广泛潜行的坑道,向周围组织内扩散。

(2)中度至重度的全身中毒症状伴神志改变。

(3)未累及肌肉。

(4)伤口、血培养未发现梭状芽孢杆菌。

(5)无重要血管阻塞情况。

(6)清创组织病检发现有广泛白细胞浸润,筋膜和邻近组织灶性坏死和微血管栓塞。

【鉴别诊断】

1. 肛管直肠周围脓肿 局部红肿,搏动性疼痛,可伴有发热、寒战等全身症状,但大多以局部症状为主,超声检查可见液化、脓腔,局部切开引流后症状消失,可形成肛瘘。

2. 丹毒 局部红斑,无明显水肿,边界清楚,常有淋巴结、淋巴管炎,有发热,但全身症状相对较轻,不具有局部坏死与感染症状。

3. 链球菌坏死 以皮肤坏死为主,不累及筋膜,早期局部皮肤红肿,继而变成暗红,出现水疱,内含血性浆液和细菌,皮肤坏死后呈干结,类似烧伤的焦痂,致病菌为 β-溶血性链球菌。

4. 细菌协同性坏死 主要是皮肤坏死,很少累及筋膜,致病菌有非溶血性链球菌、金黄色葡萄球菌、专性厌氧菌、变形杆菌和肠杆菌等,患者全身中毒症状轻微,但伤口疼痛剧烈,炎症区中央呈紫红色硬结,周围潮红,中央区坏死后形成溃疡,皮缘潜行,周围有散在的小溃疡。

5. 梭菌性肌坏死 常发生在战伤、创伤、伤口污染的条件下,早期局部皮肤光亮、紧张、有捻发音,病变可累及肌肉深部,分泌物涂片可检出革兰阳性粗大杆菌,肌肉污秽坏死,可有肌红蛋白尿出现,X 线片可发现肌间有游离气体,致病菌为专性厌氧菌。

6. 非产气荚膜梭菌性蜂窝织炎 此病由厌氧性链球菌或多种厌氧菌引起,较为罕见,诱因与气性坏疽相似,但病情较轻,伤口内有浆液性脓液,炎症组织中有局限性气体。

【辨证论治】

一、热毒炽盛证

[症状]寒战高热,肛周、会阴、阴囊皮肤肿胀,皮肤呈暗黑色伴大量渗出,并夹有气泡,可闻及刺鼻粪臭味,局部感觉消失,疼痛不明显,舌红苔黄或无苔,脉数。

[辨证分析]感受火热之邪,热毒蕴于肌肤,以致营卫不和,经络阻隔,气血凝滞,故见肛周、会阴、阴囊皮肤肿胀,焮热疼痛;气不通则肿,血不通则痛;火为阳邪,性热而色赤,故皮色红而灼热;毒邪炽盛,与正气相搏,故伴寒战发热;舌红、苔黄、脉数为热毒蕴结之象。

[治法]清热解毒,凉血消肿。

[方药]犀角地黄汤合透脓散加减。

常用中药:犀角、生地黄、芍药、牡丹皮、黄芪、炮山甲、川芎、当归、皂角针等。

常用中成药:犀黄丸、牛黄解毒片、龙胆泻肝丸。

二、气血两虚证

[症状]大片皮肤红肿、坏死,局部渗液量多;神疲乏力,面色苍白,头晕心悸,舌淡苔薄,脉细弱。

[辨证分析]久病体虚或毒邪留滞,耗伤气血,气血两虚,故大片皮肤红肿、坏死,局部渗液量多;并伴神疲乏力,面色苍白,头晕心悸。舌淡、苔薄白、脉细弱为气血两虚之象。

[治法]补气益血,祛腐生肌。

[方药]补中益气汤合四物汤加减。

常用中药:黄芪、党参、白术、炙甘草、当归、陈皮、升麻、柴胡、生姜、大枣、川芎、芍药、熟地等。

常用中成药:补中益气丸。

【外治法】

(一)熏洗法

待病情稳定后,可行熏洗法,常用苦参汤,每日 1～2 次,直至创面愈合。

(二)外敷法

手术清创后,可行外敷法,提脓化腐,生肌收口,常用红升丹、提脓丹、三仙丹、九一丹、生肌散、八宝丹、白玉膏。

【手术疗法】

坏死性筋膜炎因病情进展迅猛,并发症严重,因此,一经确诊坏死性筋膜炎应尽早手术治疗。手术原则为广泛彻底清创,建立通畅引流。术中应采取多平行切口,深达深筋膜,充分暴露,敞开引流,尽可能切除坏死组织,尽可能保留正常的血管、神经与腺体,保护肌肉,减小副损伤。术后恢复期如发现病灶残留、引流不畅也应及时行2次清创。术中与术后可用过氧化氢溶液、甲硝唑反复、交替冲洗,破坏细菌生长环境,局部灭菌,有效控制感染的扩散蔓延,有助于加快坏死组织脱落、炎症吸收,加快愈合。

【其他疗法】

(一)抗生素的应用

及时使用大剂量抗生素是控制感染的有效措施。早期可根据经验采用广谱抗生素联合应用,首选三代头孢联合喹诺酮类抗生素,待细菌培养与药敏试验结果回报后,可根据结果调整使用敏感抗生素;应复查血常规,必要时需复查细菌培养与药敏试验,及时调整选用敏感抗生素。

(二)全身支持治疗

大量组织坏死、渗出,毒素吸收,手术耗能,极易导致患者供能不足,产生低蛋白血症、贫血、电解质紊乱等症,因此需要及时补充能量,以纠正低蛋白血症、贫血,临床常采用肠外营养,输注人体白蛋白与血浆、红细胞,并补充离子以纠正电解质紊乱。高压氧治疗可改善局部组织的缺血缺氧状态,促进创面的炎症吸收与愈合。

(三)其他并发症的预防与治疗

术中与术后应严密监测生命指标与重要脏器功能变化,必要时需调控血糖、血压,给予强心、利尿治疗,防止感染性休克、弥散性血管内凝血的发生。

【预防调护】

(1)早期诊断与综合治疗是决定预后的关键。

(2)术后应充分冲洗、暴露,必要时再次清创,以加快愈合。

(3)及时科学合理应用抗生素。

(4)营养支持,增强体质。

【现代研究进展】

(一)肛周坏死性筋膜炎的病因学研究进展

肛周坏死性筋膜炎通常是由多种细菌协同感染致病,常见致病菌为大肠埃希菌、链球菌、肠球菌、梭状芽孢杆菌等。这些细菌在一般情况下致病力较差,但是在易感因素如免疫抑制、糖尿病、营养

不良等条件下,这些细菌变为致病菌。目前从肛周坏死性筋膜炎中培养出70余种细菌。肛周坏死性筋膜炎的致病菌来源主要有直肠、泌尿系统及肛周皮肤,所占比例分别为52.35%、11.4%、31.3%。

(二)肛周坏死性筋膜炎的诊治进展

肛周坏死性筋膜炎的诊断主要以临床症状、体征为主要依据,结合影像学检查与细菌培养。实验室检查包括全血细胞计数、代谢功能全套检查、凝血试验。血液培养可确定致病菌,为选择敏感抗生素治疗提供实验基础。局部X线摄片若发现软组织内有积气影,则有助于肛周坏死性筋膜炎的确诊;CT在发现深部感染、软组织坏死及积气范围方面,优于平片,但在显示深筋膜液体方面比MRI的敏感性低;软组织超声有助于该病的早期诊断。肛周坏死性筋膜炎是外科危重急症,其治疗原则是早期诊断,尽早清创,纠正休克及多器官损伤,应用大量有效抗生素和营养支持疗法。高压氧、免疫球蛋白、抗凝剂、重组人激活蛋白C等物质的应用可降低肛周坏死性筋膜炎的死亡率,有效缩短病程。

【文献摘录】

(一)肛周坏死性筋膜炎的诊治现状

一经诊断明确,必须行广泛手术切开、彻底清创、引流,外科清创术是唯一可以提高肛周坏死性筋膜炎患者存活率的有效治疗方法。切口应深至筋膜水平,彻底清除坏死物,最后沿筋膜向上清除直至正常筋膜上5 cm,必要时可作对口引流,但应尽可能保留正常的神经血管。清创后应用大量过氧化氢溶液反复冲洗。最后放置湿纱条引流,纱条应疏松放置并抵达深部,切勿填塞过紧或留有死腔。12 h内需再探查伤口,进一步清创,大多数伤口需2次或更多次大范围清创。直至伤口开始长肉芽,每日至少2次用消毒液冲洗伤口,用高渗盐水浸泡的纱布覆盖创面。当创面感染控制、肉芽新鲜时,如皮肤缺损较多可行植皮手术。在未获得细菌培养和敏感试验的结果以前,应联合应用抗生素治疗。包括对革兰阳性及革兰阴性细菌敏感的抗生素,同时兼顾厌氧菌。青霉素、氨基糖苷类抗生素的抗菌谱几乎可覆盖所有致病菌。以后可根据敏感试验的结果和患者的临床效应,进一步调整抗生素治疗方案。如果存在真菌感染,则应及时应用抗真菌药物。怀疑梭状芽孢杆菌感染时应给予破伤风抗毒素。克林霉素可抑制细菌核糖体功能,阻碍M蛋白和外毒素的生成,促进吞噬功能,抑制肿

瘤坏死因子 TNF-ot 合成,降低过度的免疫反应。因而,在链球菌 A 菌群(GAS)和金黄色葡萄球菌感染早期,建议应用克林霉素。营养支持治疗应与其他治疗同步进行,密切观察患者的体征;积极纠正水、电解质紊乱,根据实验室检查结果随时调整治疗方案。贫血和低蛋白血症者,可输注新鲜血、白蛋白或血浆;可采用鼻饲或静脉高营养、要素饮食等保证足够的热量摄入,必要时应给予全胃肠外营养,营养热卡至少应为基础代谢热卡的 2 倍以上。对并发呼吸和循环功能衰竭的患者,要积极进行呼吸和循环支持,预防弥散性血管内凝血与休克的发生。外科术后也应使用自控镇痛。其他治疗包括应用抗凝剂、免疫球蛋白 G、高压氧、应用重组人激活蛋白 C 等,均可降低 GAS 所致肛周坏死性筋膜炎死亡率。

(二)肛周坏死性筋膜炎的其他疗法

引流挂线是可以使得创面最小化且便于引流,是目前复杂性肛瘘的主要治疗方法之一,具有保护肛门功能且自愈率较高的优点。我们治疗肛周坏死性筋膜炎是利用其引流和标记作用。多切口切开病变部位,潜行清除腔隙内坏死组织,切口两两之间挂线引流,有效避免了大面积的病灶切除;橡皮筋持续引流,有效减少了术后清创次数,避免术后清创不彻底,引流不充分致治疗失败的发生。橡皮筋作为标记,帮助术后换药时明确病灶部位、腔隙走向,有利于过氧化氢溶液、甲硝唑冲洗坏死腔隙,增加组织含氧量,保持局部有氧环境,以便形成对厌氧菌生长不利的微环境。

参考文献

[1] 陆金根.中西医结合肛肠病学[M].北京:中国中医药出版社,2009.

[2] 何永恒,凌光烈.中医肛肠科学[M].北京:清华大学出版社,2011.

[3] 何春梅,曹永清,郭修田,等.陆金根治疗肛周坏死性筋膜炎经验[J].中医杂志,2005,11(2):817-818.

[4] 何春梅,曹永清,陆金根.中西医结合治疗肛周急性坏死性筋膜炎 9 例[J].中西医结合学报,2005,(3):233-234.

[5] 孙彦辉,曹永清,郭修田.成功救治会阴部急性坏死性筋膜炎 1 例体会[J].四川中医杂志,2007,(5):70-72.

[6] 李东明,伦立德,陈学荣.坏死性筋膜炎及其诊疗对策[J].临床皮肤科杂志,2007,(9):599-601.

[7] 孙亚峰.中西医结合治疗急性坏死性筋膜炎[J].中国中西医结合外科杂志,2007,(1):49-50.

[8] 张玉茹,李菲.肛周坏死性筋膜炎的诊治进展[J].临床外科杂志,2012,20(1):69-70.

[9] 林秋,竺平,谷云飞,等.肛周坏死性筋膜炎的治疗[J].中华普通外科杂志,2012,(2):163-164.

[10] 林秋,竺平,孙桂东,等.肛周坏死性筋膜炎的诊治进展[J].世界华人消化杂志,2010,(32):3428-3421.

(曾宪东、张勇)

第十二章
肛门周围皮肤及性传播疾病

第一节　肛门瘙痒症

肛门瘙痒症是一种神经功能障碍性或局限性常见皮肤病，多数局限于肛门周围，以肛门部顽固性瘙痒为主要表现。少数患者因病情加重会蔓延到会阴、阴囊部。常因瘙痒难忍，搔抓或刺激局部皮肤而引起破溃、糜烂、渗出、结痂、皮肤变厚。本病多发生在 20～40 岁男性，20 岁以下青年少见，很少发生于儿童。肛门瘙痒可分为原发性和继发性。原发性指无原发损害的顽固性瘙痒，继发性有明显的致病原因。本病主要研究原发性瘙痒。中医学称为"谷道痒""肛门痒"。

【病因病机】

一、中医

本病的发病因素，外因常有风、湿、热、虫毒等，内因为血虚风燥，肝肾不足，如"风多则痒""风湿挟热""湿热下注，阻滞肛门皮肤"而致，或虫蚀其肛所致。

1. **外感风邪**　外感风邪或风热相聚，风温挟热，留滞于荣卫之间、腠理皮肤之中，结而不散，则发痒出疹，而致本病。

2. **饮食不节**　过食膏粱厚味、醇酒炙煿，化湿生热，或损伤脾胃，运化失司，湿邪内生，郁而化热，湿热蕴结肝经，循经下注肛门，蕴阻肛周皮肤，致局部气血失和，复感风邪而成瘙痒。

3. **血虚生风**　皮肤腠理需气血荣养，血盛则皮肤润泽，血虚皮肤腠理失养则生风生燥。此正所谓："风聚之燥痒，血虚之生风。"

二、西医

（一）病因

1. 内因

（1）肛门直肠疾病，如肛瘘、痔、肛裂、脱肛、肛窦炎、肛乳头肥大、肠炎等刺激，肛腺液分泌增多，肛周浸润，刺激皮肤。

（2）肛门周围皮肤汗腺、皮脂腺分泌异常，直肠内排出的吲哚臭素、粪便残渣遗积在肛门皱褶内等，可引起肛门瘙痒。

（3）邻近脏器疾病：子宫脱垂、阴道炎、前列腺肥大、前列腺炎、尿道结石等。

（4）其他疾病，如糖尿病、黄疸、尿毒症、内分泌障碍、更年期综合征、习惯性便秘等。

（5）精神因素：精神过度兴奋、激动、忧郁、神经衰弱、癔症等也可诱发本病。

2. 外因

（1）饮食因素：刺激性食物如辣椒、芥末、香料、咖啡、烟酒等。

（2）过敏因素：由于过敏体质的差异，对致敏物质的反应也不相同。常见的致敏物有特异性蛋白质，如蟹、鱼、肉、虾等。

（3）药物因素：如吗啡、奎宁、麻醉药、磺胺类药物、抗生素等。

（4）环境因素：如夏季炎热多汗等。

（5）局部刺激：如化纤内裤、碱性肥皂及外用药物等。

（二）病理

上皮细胞水肿，黏膜层、毛囊有不规则增生，角化过度，毛囊阻塞，皮脂腺萎缩。真皮水肿，浅部血管和淋巴管扩张。

【诊断】

1. **症状**　肛门周围局限性瘙痒是主要症状，初期仅限于肛周皮肤的轻度发痒，长期不愈可蔓延至阴囊或阴唇。夜间安静时尤甚，潮湿环境可加剧，搔抓后有轻灼痛、刺痛等症状。

2. **体征**　初期可无明显改变或肛周皮肤粗糙、红肿、渗血，长期搔抓刺激，可出现肛门皮肤增厚、皱褶和间沟过大。皮肤表面湿润，无光泽白色，表皮脱落,可伴放射形裂口和浅形溃疡。

3. 辅助检查　如血常规、尿常规、尿糖、肝肾功能、胸片、肝脾 B 超等。排除内科疾病如糖尿病、甲状腺功能异常、贫血、白血病等引起的皮肤瘙痒。

【鉴别诊断】

1. 肛门接触性皮炎　有明显的接触过敏原病史,病变局限于接触或暴露部位,皮疹多为单一形态,边界清楚,病程短,去除病因后可治愈,不复发。

2. 肛门神经性皮炎　特征是剧烈瘙痒,突然发作,直至抓破出血为止。患者常见有紧张、焦虑,随情绪变化而加重。肛门部发作的同时,颈后部及面侧、肘窝、腘窝、股内侧、尾骶部等也可发作。

3. 老年性瘙痒　多见于 65 岁以上的老年人,瘙痒以躯干、四肢为主,可涉及肛门皮肤。因老年人皮肤腺体萎缩,分泌减少,皮肤干燥引起。

4. 季节性瘙痒　多见于秋冬两季,多发生于躯干、小腿屈曲、关节周围、肛门周围及阴囊部。

5. 继发性瘙痒　痔、瘘、肛裂、肛管息肉、脱肛等,均有继发性瘙痒症状。

6. 内分泌性瘙痒　糖尿病的瘙痒可波及全身和会阴、肛门。其原因系皮肤含糖量增高,刺激神经末梢所致。

【辨证论治】

一、风热郁结证

[症状]肛门瘙痒难忍,灼热坠胀,心烦易怒,夜寐不安,口苦咽干,大便干结,小便黄赤,精神不振,舌质红,苔薄黄,脉弦滑。

[辨证分析]风为阳邪,善行数变,客于腠理,滞留肌肤之间,结而不散,则发痒疹,故治痒必先祛风。风邪所致,则皮肤干燥而发痒。六邪皆从火化,故风热相搏之证,最为常见易发。

[治法]疏风清热,泻火通便。

[方药]消风散加味。

常用中药:生石膏,知母,地肤子,土茯苓,白鲜皮,蛇床子,生地,苦参,荆芥,蝉衣。

二、风湿挟热证

[症状]肛门瘙痒,渗液,伴坠胀不适,胃脘作胀,纳谷不馨,身重困倦,夜寐欠安,舌质淡,苔薄黄腻,脉濡滑。

[辨证分析]此型多因肛内渗液于外,浸渍皮肤而成。湿为阴邪,重浊黏滞,与风热相杂,三邪共病,一般见于中期。

[治法]清热利湿,祛风止痒。

[方药]龙胆泻肝汤加减。

常用中药:龙胆草,泽泻,车前子,栀子,黄芩,生地,苦参,乌梢蛇,大黄。

三、血虚风燥证

[症状]瘙痒反复发作,病程较长,皮损暗淡,浸润肥厚,苔藓样变,色素沉着,口干舌燥,夜寐不安,舌质淡,苔薄白,脉沉细。

[辨证分析]气血不足,邪气留恋。多见于年老体弱,气血衰少,或疾病后期,迁延不愈。故皮损明显,治疗较难。

[治法]养血润燥,祛风止痒。

[方药]当归饮子加味。

常用中药:生地,防风,白芍,当归,赤芍,柴胡,荆芥,薄荷,蝉蜕,生甘草。

【外治法】

（一）外敷法

青黛散、2％樟脑霜、5％硫黄煤焦油软膏、炉甘石洗剂、4％硼酸水等。

（二）熏洗法

1. Ⅰ号方　苦参,白鲜皮,蛇床子,五倍子,黄柏,明矾。

2. Ⅱ号方　狼毒,蛇床子,地肤子,百部,大黄,苍术。

3. Ⅲ号方　蛇床子,苦参,茵陈,野菊花,徐长卿,川椒。

【手术方法】

（一）局部注射法

复方亚甲蓝注射液皮内封闭注射:此溶液为 1％亚甲蓝 2 ml＋0.5％布比卡因 10 ml＋0.5％利多卡因 10 ml。肛门周围皮肤常规消毒,局部麻醉后,将亚甲蓝注射到肛周皮肤内,每处注射 3～4 滴（约 0.2 ml）,使神经末梢感觉消失,瘙痒消退。总量不可多于 20 ml。注射后肛门部复以无菌纱布,如疼痛,可用止痛药止痛。

（二）瘙痒皮肤分离术

术前常规准备。患者取截石位,肛周及肛管常规消毒铺巾,局部麻醉生效后,于肛门两侧,距肛缘 5 cm,各做一弧形切口,不切开肛门前方以及后方皮肤,切开皮下脂肪,将皮片向内侧分离显露肛门外括约肌下缘,并向肛管内将皮肤由肛门内括约肌分离到肛门瓣平面。将肛门前后方皮肤由深部组织分离,使肛门两侧伤口交通。最后将切口外缘的皮肤向外分离,止血后将皮片缝于原位,如有必要常放置引流条,用无菌纱布压迫包扎固定。

（三）瘙痒皮肤切除术

1. 叶状切除术　常规术区消毒,局部麻醉后,在肛门周围选择患者自觉最瘙痒处皮肤做放射状切除,使切口呈叶状,各切除区之间保留正常皮桥,将瘙痒皮肤、肛缘皱襞及肛管移形皮肤分别进行分离,切口上段到齿线下方,下端在肛门周围,使切口呈椭圆形。如有过多皮肤皱褶,同时切除,保持引流通畅,伤口开放,敷以凡士林纱条,填塞压迫,无菌纱布压迫包扎固定。

2. 切除缝合术　常规局部消毒后,于肛门缘两侧分别做半月形切口,切除病变皮肤,缝合创面或植皮覆盖创面加以缝合。乙醇纱布敷盖,无菌纱布压迫包扎固定。

【其他疗法】

（1）物理疗法:可用红外线、冷冻疗法、二氧化碳激光作局部照射。

（2）针灸疗法:选用大椎、肺俞、曲池、三阴交、血海、长强等穴,每日 1 次,10 d 为 1 个疗程,可止痒。

（3）用梅花针点刺肛周皮肤,每日 1 次,可止痒。

【预防调护】

（1）积极治疗可能引起肛门瘙痒症状的全身性和局部性原发疾病,如痔疮、肛瘘、肛裂、脱肛、神经性皮炎、糖尿病等。

（2）避免食用辛辣刺激性食物以及接触易过敏的物品如化学药品、花粉、生漆等。

（3）所穿内裤不宜过紧,宜穿宽松的棉质内裤。

（4）保持肛门局部清洁卫生,勤换内裤,不用碱性洗剂。

（5）避免焦虑情绪和过度紧张,不要用手搔抓肛周皮肤,以免引起感染。

参考文献

[1] 肖振球,吴和木,田建利.肛肠疾病的诊疗及微创技术[M].上海:第二军医大学出版社,2012.

[2] 韩宝,张燕生.中国肛肠病诊疗学[M].北京:人民军医出版社,2011.

[3] 任建国.中医肛肠病学[M].北京:科学出版社,2001.

[4] 徐伟祥.小病自我诊疗[M].上海:上海科学技术出版社,2011.

（徐伟祥）

第二节　肛周湿疹

肛周湿疹是一种常见多发的皮肤变态反应皮肤病。发于肛门和肛门周围皮肤接触面的湿疹称肛周湿疹,皮损偶尔可延及臀部会阴和生殖器。中医称为"浸淫疮""血风疮"等,以红斑、丘疱疹、糜烂、结痂、脱屑和苔藓等多形性皮疹伴严重瘙痒的皮肤变态反应性疾病,常反复发作具有明显的渗出。多因患有痔、肛管上皮缺损、脱肛及肛乳头增生肥大、肛瘘等局部病变使肛内分泌物溢于肛周所致。本病任何年龄、性别均可发生,临床根据其病史、病程及形态分为急性、亚急性和慢性 3 种。

【病因病机】

一、中医

本病的发生是内、外因相互作用的结果。外因为久居湿地,或风湿邪气侵袭机体与内在湿热之邪相合,搏于肌肤,发为本病。内因多责于脾,脾失健运,湿邪内停,蕴久化热,内蕴血分,外搏肌肤而发病。因此,外邪侵袭、饮食不节、久病耗伤、禀赋不耐均可为发病的原因。

1. 湿热浸渍　饮食不节,过食辛辣醇酒厚味,滋生湿热;或禀赋不耐,外感风湿热邪,邪气郁结肛门,浸淫蒸腐肌肤则糜烂、滋水淋漓,肌肤失养则瘙痒难耐。

2. 脾虚湿蕴　脾失健运,湿浊停滞,下蕴肛周,浸淫肌肤,则渗水流汗,皮肉间气血不和则生瘙痒。

3. 血虚风燥　病久耗血,血虚生风生燥,风燥郁结,肌肤失荣,则皮肤肥厚、干燥、脱屑而作痒。

二、西医

西医学认为本病的病因极为复杂,既有内在因素,又有外在因素,往往多种因素并存。

1. 内因　多由于体质与遗传,精神与神经功能障碍,消化功能障碍,内分泌紊乱。

2. 外因　某些食物、花粉、细菌、丝织品、毛织品、染料、香精、肥皂等均可诱发变态反应引起湿疹。

3. 局部刺激　痔疮、肛裂、脱肛、肛乳头肥大、肛瘘、肛管上皮缺损等病的分泌物诱发自体变态反应导致湿疹。

4. 诱发因素　肥胖、肛周潮湿、内裤摩擦、卫生巾刺激都可能诱发湿疹。

【诊断】

一、临床表现

（一）症状

1. 瘙痒　瘙痒是肛门湿疹最重要的症状。阵发性奇痒难耐，用手通过内裤擦拭局部，方略感舒适，偶可影响睡眠及休息。

2. 肛门潮湿　渗出的分泌物可引起肛门潮湿不适，轻者肛门终日潮湿，重者粘内裤。

3. 肛门疼痛　搔抓后，发生皮肤肛管皲裂或感染，常发生肛门疼痛。

（二）体征

1. 局部症状　局部有各期的丘疹，皮肤潮湿糜烂，有抓痕，有渗出液干燥后形成的痂皮、糠屑、鳞屑、结痂等。慢性期水肿、炎症减轻局部变干燥，皮肤呈棕红色或灰色，皮肤变厚，有浸润红斑。

2. 全身症状　常有消化不良、腹泻、便秘、失眠、烦躁等全身症状。

二、分类

1. 急性期　急性湿疹常发病迅速，皮疹为多数密集的粟粒大的丘疹、丘疱疹或水疱，基底潮红，自觉肛门及肛周皮肤瘙痒剧烈，由于搔抓，丘疹、丘疱疹或水疱顶端搔破后呈明显点状渗出及小糜烂面，浆液不断渗出，由于渗出明显，患者自觉肛门潮湿，伴剧烈瘙痒。

2. 亚急性湿疹　皮损渗出较少，以丘疹、丘疱疹、结痂、鳞屑为主，颜色较暗红，肛门剧烈瘙痒，肛门潮湿不明显。

3. 慢性湿疹　皮损边界明显，有明显肥厚浸润，表面粗糙或苔藓样变，颜色棕红或带灰色。常伴有丘疹、痂皮、抓痕。有阵发性瘙痒，常反复发作，时轻时重。

【鉴别诊断】

1. 肛门瘙痒症　湿疹常有丘疹、红斑、渗出、糜烂，以后继发瘙痒。肛门瘙痒则以发痒为主，无渗出液，抓破后可继发渗出、出血、糜烂。

2. 肛门接触性皮炎　有明显的接触物刺激病史，皮损仅局限于接触部位，形态单一，水疱大，边界清楚，去除病因后，皮损消退较快，很少复发。

3. 肛周神经性皮炎　常发瘙痒，后出现扁平丘疹，有苔藓样变，淡褐色，干燥而坚实，病变部位可延至尾骶部、会阴及阴囊。

【辨证论治】

一、湿热内蕴，热重于湿证

［症状］发病迅速，病程短，局部皮肤初起呈弥漫性潮红，轻度肿胀，继而出现粟粒成片或水疱聚集，剧痒，伴发热，口渴，大便干结，小便短赤，舌质红，苔黄腻，脉弦数。

［辨证分析］此型多见于湿疹急性发作，故起病较急，因热重于湿，故皮肤焮红，痒势急迫而渗液不多。

［治法］清热利湿，凉血疏风。

［方药］龙胆泻肝汤加减。

常用中药：龙胆草，车前子（包煎），泽泻，茯苓，焦栀子，赤芍，白茅根，生地，苦参，大黄（后下）。

二、湿热内蕴，湿重于热证

［症状］发病较缓慢，反复发作，局部皮肤轻度潮红，可见丘疹及小水疱，渗液较多，伴胃纳不佳，困倦乏力，大便溏薄，舌质红，苔薄黄腻，脉弦滑。

［辨证分析］此型多为亚急性或慢性期，因湿重于热，故水泡、渗液多，痒势反不急迫。

［治法］健脾祛湿。

［方药］除湿胃苓汤加减。

常用中药：生薏苡仁，猪苓，茯苓皮，陈皮，苍术，厚朴，黄柏，苦参，白鲜皮，地肤子。

三、脾虚血燥证

［症状］病程迁延日久，皮肤粗糙，肥厚，呈苔藓样改变，肛周皮肤皲裂，舌质淡，苔薄白，脉沉细。

［辨证分析］此型多为慢性期，迁延不愈，皮损暗淡。因多抓挠，故皮肤糙厚，血痂抓痕累累。

［治法］健脾利湿，养血疏风。

［方药］参苓白术散加减。

常用中药：党参，茯苓，白术，山药，薏苡仁，车前子，当归，鸡血藤，苦参，蛇床子。

【外治法】

（一）外用药

1. 急性期　渗出液多者可用10％黄柏溶液、三黄洗剂等湿敷，渗液减少者，外用三石散油膏或青黛膏外搽。

2. 亚急性期　可用三黄洗剂、青黛膏外搽。

3. 慢性期　外搽5％硫黄软膏、青黛膏。

（二）熏洗法

1. 急性期　苦参，蛇床子，地肤子，川椒，黄柏，马齿苋，煎水熏洗、坐浴，每次 15～20 min，每日 2 次。

2. 慢性期　当归，荆芥，防风，蝉衣，鸡血藤，生地，煎水熏洗、坐浴，每次 15～20 min，每日 2 次。

【其他治法】

（一）针灸法

1. 取主穴　大椎，曲池，三阴交，神门；配穴：血海，足三里，中强度刺激，隔日 1 次，10 次为 1 个疗程。

2. 施灸法　将艾炷放在皮损的四周，每隔2 cm 左右放 1 壮，顺次点燃。适用于慢性湿疹，隔日 1 次，10 次为 1 个疗程。

（二）物理疗法

微波激光主要用于治疗肛周慢性湿疹，可选用微波或氦-氖激光进行局部治疗，可增强皮损局部血液循环，加快代谢，降低感觉神经兴奋性。

（三）热烘疗法

用青黛膏涂于皮损上，均匀极薄，用电吹风等热烘器热烘，每次约 5 min，每日 2 次，1 周为 1 个疗程。这适用于反复发作，病程久长，皮损颜色暗淡，浸润肥厚，出现苔藓样变化，有色素沉着者。

【预防调护】

（1）寻找和去除各种发病的诱发因素，积极治疗各种感染病灶（如痔疮、肛裂、肛瘘等），肠道寄生虫。

（2）避免用搔抓或烫洗等办法止痒，不用刺激性强的沐浴露和肥皂，衣着宜宽松，以柔软的棉制品内裤为佳。

（3）生活要有规律，保证情绪乐观，睡眠充足。

（4）对已确定的致敏食物及辛辣刺激性食物应避免食用，平时多食用清淡易消化的食物。

参考文献

[1] 肖振球，吴和木，田建制.肛肠疾病的诊疗及微创技术[M].上海：第二军医大学出版社，2012.

[2] 韩宝，张燕生.中国肛肠病诊疗学[M].北京：人民军医出版社，2011.

[3] 任建国.中医肛肠病学[M].北京：科学出版社，2002.

[4] 徐伟祥.小病自我诊疗[M].上海：上海科学技术出版社，2011.

（徐伟祥）

第三节　肛门周围化脓性汗腺炎

肛门周围化脓性汗腺炎是指肛门周围皮肤大汗腺反复感染化脓形成的慢性瘢痕样皮肤病。其临床特点为：肛门周围皮下有多个流脓的疮口，疮口间可彼此相通，形成皮下瘘道，但瘘道不与肛门直肠相通。本病可发生于不同性别、年龄，以 20～40 岁的肥胖男青壮年多见，且反复发作。甚至相互连通而形成"桥形瘢痕"。中医文献中属"蜂窝瘘""串臀瘘"等范畴。

【病因病机】

一、中医

本病多由暑湿热毒，凝滞肌肤而成。平素久坐湿地，外受热毒，湿热蕴结，下注肛周、臀部，或肛周皮肤擦伤，不慎染毒而成；而脾胃素虚，水湿不运，湿热内生，郁久而注于肛周，致生为疮。脾为生血之源，肛周及臀乃至阴之所，脾经血少，气血难至，以致脓毒旁窜，皮肤窦空，而缠绵难愈。病久经脉凝滞，则皮肤瘢痕坚硬，此愈彼起。

二、西医

西医认为本病系由肛周大汗腺腺管阻塞，反复感染所致，且与体内激素失衡、细菌感染、局部潮湿及胚胎发育不良等因素有关。

【诊断】

一、病史

肛门周围有反复疼痛流脓史。

二、临床表现

本病好发于肛周及两臀之间初起形如蚕豆，色红发痒，硬肿而痛，呈多发、散在或簇成一处。继则结肿焮痛，软化形成脓肿，破溃流脓，渗液脂水，其臭难闻，日日反复不愈则病变范围呈弥漫性或结节状，甚至患部皮肤窦空，形成瘘管，按之有脓汁流出，质薄而稀。患侧皮肤变硬呈瘢痕样，色暗红，经治暂愈，但不久又复发，全身症状不明显。

三、诊断要点

（1）多发于夏令暑季，常见于肥胖青壮年。

（2）病位于肛周、臀部、阴囊或骶尾部广泛复杂性窦道。

（3）皮损初起形如蚕豆，色红作痒，硬肿而痛，呈多发，常成簇分布，软化成脓肿，破溃流水恶臭，甚则皮肤窜空。

（4）病程日久，此愈彼起，常有多个窦道，不与直肠相通。

【鉴别诊断】

1. 肛门周围皮肤疖肿　肛周皮肤有一红色结块上有黄白色脓头，灼热疼痛，突起根浅，出脓即愈，不与肛门直肠相通。

2. 肛瘘　有肛痈发作史，肛门指诊可触及内口，本病不与直肠相通，故肛管内无内口。

3. 股癣　发于近腹股沟内侧，亦可见于外阴、臀部、会阴及肛门周围等处，初起水疮散在或簇集，瘙痒难忍，反复发作，皮肤肥厚，枯槁干裂，无结肿形成。

【辨证论治】

一、湿热内蕴证

〔症状〕肛门周围红肿结块疼痛，时感瘙痒，抓破溃脓流水，脂水难闻，此愈彼起，缠绵不愈，口干而不欲饮，胸闷纳呆，苔黄而腻，脉濡数。

〔辨证分析〕肛周化脓性汗腺炎早期，感受暑湿之邪，热不外出，暑湿之邪蕴蒸肌肤，搔抓破损染毒，则肌肤疼痛溃脓流脓水。

〔治法〕清热利湿解毒。

〔方药〕五味消毒饮和燥湿解毒汤加减。

常用中药：蒲公英、地丁草、黄连、黄芩、赤芍、薏苡仁、滑石、土茯苓等。

常用中成药：新癀片、一清胶囊等。

二、脾虚毒结证

〔症状〕肛周皮肤颜色晦暗，结节硬肿，迟不作脓，或脓水清稀淋漓或皮肤窜空，形成瘘管，伴面色苍白，神倦乏力，食少懒言，舌质淡，苔薄白脉虚无力。

〔辨证分析〕肛周化脓性汗腺炎后期，脾虚血少，湿毒留滞，故结块硬肿不退，脓流不畅，旁窜成瘘，神疲乏力。

〔治法〕健脾利湿。

〔方药〕健脾燥湿汤加减。

常用中药：人参、白术、茯苓、生黄芪、当归、金银花、连翘、甘草等。

常用中成药：健脾丸等。

【外治法】

（一）熏洗法

清热解毒消肿软坚，活血止痛止痒。蒲公英、生硝、五倍子、连翘、花椒煎汤先熏后洗。

（二）敷药法

未溃用金黄膏，已溃用大黄膏。

（三）提脓祛腐法

适用已溃、脓水未净或瘘管形成者，常用八二丹、九一丹等药线引流。

（四）生肌法

适用脓肿已溃创面肉芽新鲜，切开引流创面腐肉已净或瘘管手术后者用生肌散祛腐生肌收口，或用黛柏散收敛生肌。

【手术疗法】

（一）顶端切除术

将病变区全部切开，切除瘘管两侧，只留瘘道基底部，目的是去除可能因炎症的纤维化反应而使大汗腺管阻塞，防止病变复发。

（二）切缝引流术

采用切除所有瘘道后进行间断Ⅰ期缝合各切口的切缝引流术。但是此手术存在着诸如不能最大限度的切除病变腺体、缝合时张力过大、引流不通畅、容易复发等问题。

【预防调护】

（1）忌食醇酒、辛辣及其他刺激物。

（2）炎热变季要注意防暑降温，肛周要注意皮肤干燥，内裤不要穿的闷热。

（3）有消渴病宜及时治疗，提高免疫功能，增强体质。

【现代研究进展】

肛门周围化脓性汗腺炎因其发病原因不是很明确，所以在诊断和治疗中存在一定难度，部分患者仍有并发症，极少患者有恶变的可能，所以通过中西医结合，用手术切开引流式切除配合中药驱邪扶正才能达到预期效果。

参考文献

［1］陈红风.中医外科学［M］.上海：上海科学技术出版社，2007.

［2］李雨农.中华肛肠病学［M］.重庆：科学技术文献出版社重庆分社，2006.

［3］安阿钥.肛肠病学［M］.北京：人民卫生出版社，2005.

［4］陆金根.大肠肛门病研究最新进展［M］.上海：上海中医药大学出版社，2011.

［5］黄乃健.中国肛肠病学［M］.济南：山东科学技术出版社，1996.

（顾继平）

第四节　尖锐湿疣

尖锐湿疣（condyloma acuminatum）又称生殖器疣，是由人类乳头瘤病毒（human papilloma virus，HPV）感染引起的好发于外阴及肛门的性传播疾病；主要由 HPV6、HPV11 等型引起。由于引起尖锐湿疣的某些 HPV 亚型与生殖器癌如宫颈癌的发生有关，因此格外需要重视。尖锐湿疣在古代文献中很少有相对应的描述，最早见于《五十二病方》。《素问·生气通天论篇》曰："汗出见湿，乃生痤痱，高梁之变，足生大丁。"《灵枢·经脉》："手太阳之别……虚则生肬。"《本草纲目》是这样记载的：外来湿热淫毒侵入外阴肌肤（皮肤、黏膜）导致肝经湿热，气血不和（相逆），湿热毒邪搏击而成臊瘊。疣毒浸淫、凝聚肌肤而生赘物疣疮；热毒互结、湿热下注则肌肤糜烂、腐脓。其潜伏期长短不一，可发生于任何年龄，以青壮年居多。

【病因病机】

一、中医

1. 病因　多由不洁交媾或间接接触污秽之邪，毒邪侵袭，酿生湿热，蕴于肌肤所致。

2. 病机

（1）湿毒下注：感受湿热淫毒和秽浊之邪，毒入营血，蕴伏血络，蕴结肌肤，湿热下注后阴，搏结所致而成"臊瘊"。其性黏滞，正虚邪恋，耗伤正气，缠绵难祛。

（2）气血瘀滞：肝经郁热，气血失和，脉络阻滞，气血瘀阻，凝聚肌肤而成疣赘。

二、西医

尖锐湿疣是由 HPV 引起。HPV 是一种 DNA 病毒，核心为 DNA 双链，外绕以蛋白质的衣壳，衣壳由 72 个亚单位的壳微粒组成。

乳头瘤病毒对宿主有高度的种属特异性，HPV 的唯一宿主是人类。实验动物包括鼠类动物均不能被感染，HPV 的组织培养也至今尚未成功，因此为研究工作带来一定的困难。HPV 有许多不同的类型，以往多采用血清学的方法，依照抗血清对 HPV 衣壳蛋白结合的特异性进行分型，但由于 HPV 至今尚未能培养，无法大量制备抗原及相应的抗血清，血清学的分型方法难以实际应用。分子生物学技术的出现，使我们能从 HPV 的基因型进行分型，不同类型 HPV 可造成不同的临床表现。

【诊断】

一、病史

尖锐湿疣多有不洁史，详细询问病史可确认。

二、临床表现

对于发生在肛周皮肤、肛管、直肠典型的疣状或菜花状肿物，可有瘙痒、潮湿、出血及异物感。

三、辅助检查

1. 视诊及触诊　好发于男女生殖器及肛周。患者大多为处于性活跃期的中青年。发病前多有不洁性接触史或配偶有感染史。潜伏期 1～8 个月不等，平均 3 个月。临床上偶可见儿童发病，一般系通过接触污染的用具如毛巾等而传染。初发损害为小而柔软的淡红色丘疹，针帽或米粒大，逐渐增大，且数量逐渐增多，成为乳头瘤样、菜花样、鸡冠样或蕈样的赘生物，表面高低不平，质地柔软。如不及时治疗，疣体将逐渐增大，有的成为大的菜花状，基底有蒂；有的彼此融合，成为大块状，淡灰色，表面呈乳头瘤状，可以有糜烂、溃疡，有分泌物，因继发感染可致恶臭。肛周皮肤多皱褶，且行走时多摩擦，因此一旦发生尖锐湿疣常常多发。个别病例病变可出现在肛门的黏膜上皮。发生在肛周的，应注意询问是否有同性恋、肛交史。

2. 冰山现象　泌尿生殖器部位上皮感染 HPV 后，可表现出一个相当宽的谱状表现。从毫无临床及显微镜下改变的 HPV 携带者，到出现显微镜下改变；从无肉眼可见改变的亚临床感染，到出现肉眼可见典型临床改变的尖锐湿疣损害。事实上，在临床上出现典型尖锐湿疣表现只是受感染 HPV 人群中的一小部分，绝大多数处于 HPV 携带者或亚临床感染的状态，有的学者将其称之为冰山现象。

3. 醋酸白试验　以 3%～5% 的醋酸溶液浸湿的纱布包绕或敷贴在可疑的皮肤或黏膜表面，3～5 min 后揭去。典型的尖锐湿疣损害将呈现白色丘疹或疣赘状物，而亚临床感染则表现为白色的斑片或斑点。醋酸白试验对辨认早期尖锐湿疣损害及亚临床感染是一个简单易行的检查方法，对发现尚未出现肉眼可见改变的亚临床感染是一个十分有用的手段。醋酸白试验简单易行，应作为尖锐湿疣患者的一个常规检查手段，有助于确定病变的范围，进行指导治疗。但醋酸白试验并不是个特异性的试验,对上皮细胞增生或外伤后初愈的上皮可出现假阳性的结果。

4. 细胞学检查　在被检部位刮取细胞并涂于玻片上,以95%乙醇固定。常用巴氏染色法,镜下所见分为五级:Ⅰ级为正常,Ⅱ级为炎症,Ⅲ级为可疑癌,Ⅳ级为高度可疑癌,Ⅴ级为癌症。Ⅱ级又分Ⅱa及Ⅱb,Ⅱa系炎症细胞,Ⅱb涂片中除炎症细胞外尚含少许轻度核异质细胞。对涂片显示Ⅱb的病例应随访,定期检查。为确定是否有HPV感染,需用特异性抗HPV抗体,作组织化学染色或采用原位杂交技术。

5. 组织病理改变　表皮呈乳头瘤样增生,棘层肥厚。表面有轻度角化亢进及角化不全。在棘细胞及颗粒层内可见空泡化细胞,细胞胞体较大,有一圆形深染的核,核周空泡化,淡染,在核膜及浆膜间有丝状物相连,使细胞呈猫眼状。空泡化细胞是尖锐湿疣的特征性所见,在棘细胞中、上层更为明显。真皮浅层血管周围中等密度浸润,以淋巴细胞为主,还可见浆细胞浸润。真皮乳头部血管扩张,乳头增宽,上延。

6. 聚合酶链反应(PCR)　取病变组织或可疑部位样品,提取DNA,利用特异引物对目标DNA予以扩增。引物可以是HPV通用引物,亦可以是针对某一型的特异引物。该法敏感性高,特异性强,但该方法应该在通过相关机构认可或认证的实验室开展。

四、诊断标准

参照中国疾病预防控制中心性病控制中心2006年颁布的《性传播疾病临床诊疗指南》。

(一)接触史

有非婚性行为史或配偶感染史或间接感染史。

(二)临床表现

1. 症状和体征

(1)本病由人类乳头瘤病毒(HPV)感染引起,潜伏期3周至8个月,平均3个月。

(2)男性多见于冠状沟、包皮、系带、龟头和肛周,其次是尿道口、阴茎体和阴囊;女性多见于大小阴唇、后联合、阴蒂、宫颈、阴道壁和肛周。生殖器和肛周以外的部位偶可发生,见于腋下、腹股沟、乳房下和口腔内。

(3)初发为淡红色、淡褐色或深褐色细小丘疹,针头至绿豆大小。以后向上突起,逐渐增大增多,表面粗糙不平,向周围扩散,蔓延。根据疣体的形态分成丘疹型、乳头型、菜花型、鸡冠型和蕈样型,少数呈乳头瘤样增殖的巨大型尖锐湿疣,即Buscke-loewenstein巨大型尖锐湿疣。疣体呈白色、红色或污灰色。

(4)一般无感觉,部分患者有异物感、痒感或压迫感,或因摩擦而破溃、浸渍或糜烂,性交易出血,感染而渗出。女性患者常可有伴阴道炎。

(5)临床上尖锐湿疣需要与阴茎珍珠状丘疹、绒毛状小阴唇(假性湿疣)、扁平湿疣、鲍温样丘疹病和鳞状细胞癌等鉴别。

2. 醋酸白试验　用5%醋酸溶液涂抹皮损处,3～5 min后皮损表面变白,此为一种辅助性的诊断方法。

(三)组织病理检查

典型病理表现呈角化过度伴角化不全,棘层肥厚,钉突延长,假性上皮瘤样增长,棘细胞层有特征性的凹空细胞,该细胞核大小不一,核深染而固缩,核周围胞质空泡化,真皮水肿,血管扩张和炎性细胞浸润。

(四)病例分类

(1)临床诊断病例:具备接触史和临床表现指标。

(2)确诊病例:除了具备接触史和临床表现指标外,还具备组织病理检查指标。

【鉴别诊断】

1. 绒毛状小阴唇　又名假性湿疣,好发于青年女性的小阴唇内侧、阴道前庭和尿道口周围,呈对称密集分布的直径1～2 mm白色或淡红色小丘疹,表面光滑,有些可呈绒毛状、鱼子状或息肉状。无明显自觉症状,偶有瘙痒。醋酸白试验阴性。

2. 珍珠状阴茎丘疹　皮疹位于龟头的冠状沟缘部位,可见珍珠状、圆锥状或不规则形的白色、黄白色或肤色丘疹,可为半透明,表面光滑,质较硬,丘疹间彼此互不融合,沿冠状沟规则地排列成一至数行。醋酸白试验阴性。

3. 皮脂腺异位症　龟头、包皮内或小阴唇等部位可见粟粒大小、孤立而稍隆起、成群或成片的黄白色或淡黄色丘疹,无自觉症状。组织学特征为每个丘疹均由一组小的成熟的皮脂腺小叶组成,小叶包绕皮脂腺导管。醋酸白试验阴性。

4. 阴茎系带旁丘疹性纤维瘤　为对称发生于阴茎系带两旁的白色或黄白色的粟粒大小的丘疹,单个或数枚,质软,表面光滑,互不融合。根据病史以及醋酸白试验阴性可与尖锐湿疣鉴别。

5. **光泽苔藓** 为发生于阴茎干部位的、发亮的多角形或圆形的平顶丘疹，针尖至粟粒大小，可密集分布但互不融合。其病理学改变具有特征性。

6. **扁平湿疣** 属二期梅毒疹，为发生于生殖器部位的丘疹或斑块，表面扁平而潮湿，也可呈颗粒状或菜花状，暗视野检查可查到梅毒螺旋体，梅毒血清学反应阳性。

7. **鲍温样丘疹病** 皮损为灰褐色或红褐色扁平丘疹，大多为多发，呈圆形或不规则形，丘疹表面可呈天鹅绒样外观，或轻度角化呈疣状。男性多好发于阴茎、阴囊和龟头，女性好发于小阴唇及肛周。一般无自觉症状。组织病理学检查有助于鉴别。

8. **汗管瘤** 表现为小而硬固的肤色或棕褐色丘疹，直径约数毫米，多发，通常无自觉症状。组织病理学检查可确诊。

9. **生殖器鳞状细胞癌** 多见于40岁以上者，损害为肿块或斑块，浸润明显，质坚硬，易出血，常形成溃疡，组织病理学检查可确诊。

【辨证论治】

一、湿毒下注证

[症状]肛周皮损潮红，时有瘙痒，赘如粟粒，发病迅速，常伴口苦黏滞，渴不喜饮，大便溏薄不畅，小溲色黄。舌红，苔黄腻，脉滑数。

[辨证分析]感受秽浊之毒，毒邪蕴聚，酿生湿热，湿热下注皮肤黏膜，故见外生殖器、肛门等处出现疣状赘生物，色灰或褐或淡红，质软，表面秽浊湿润，恶臭；湿毒蕴伏血络，则触之易出血；湿毒下注，扰及膀胱，则小便黄或不畅；苔黄腻、脉滑或弦数为湿毒下注之象。

[治法]清热利湿解毒。

[方药]黄连解毒汤加减。

常用中药：黄连、黄柏、黄芩、土茯苓、败酱草、龙胆草等。外阴瘙痒者加白鲜皮、蛇床子、苦参；大便干结者加大黄(后下)、芒硝；白带多者加用苍术、白芷；淋巴结肿大者加蒲公英、玄参。

二、气血瘀滞证

[症状]赘如荆棘，重叠而生，污秽色白，经久不消，色质暗红，苔腻，脉细涩。

[辨证分析]由于毒邪结聚日久，阻滞气机，致气血瘀阻所致，相当于疾病中、后期。皮损暗红或暗褐色，增长缓慢，经久不消，血液运行不畅可见疼痛，脉细涩。

[治法]行气活血，化瘀散结。

[方药]桃红四物汤加减。

常用中药：当归、川芎、桃仁、红花、香附、夏枯草、三棱、莪术等。疣体较硬者加夏枯草、三棱、莪术；年老体弱者加黄芪、党参、大枣；脾虚者加山药、茯苓；疼痛者加延胡索、没药。

【外治法】

中医治疗尖锐湿疣途径以外治熏洗坐浴和涂搽或内外治结合为主，治法和药物以祛湿清热解毒和化瘀散结类为主，适当辅以益气扶正。常用外治药物包括：

1. **鸦胆子制剂** 常用单味鸦胆子或鸦胆子的复方制成油剂、糊剂、软膏，直接涂抹疣体，使之枯萎脱落，有一定的刺激性，注意掌握鸦胆子的分量和使用方法。

2. **外洗剂** 龙胆草、大青叶、败酱草、土茯苓、木贼、香附、紫花地丁、生地、黄柏、威灵仙、蒲公英、芒硝等煎水熏洗坐浴。

【手术疗法】

（一）肛门尖锐湿疣烧灼切除术

[适应证]肛门尖锐湿疣。

[禁忌证]严重的心、肝、肾疾患及肺结核活动期、糖尿病、高血压患者；血液系统疾病引起的凝血功能不全。

[麻醉]骶管阻滞或局部浸润麻醉。

[体位]截石位或俯卧位。

[操作要点]麻醉达效后，二氧化碳激光或高频电刀将疣体逐个烧灼切除，创面敷以凡士林纱布。当疣体较大时，高频电刀于基底部切割至真皮层，再烧灼创面。

（二）肛门尖锐湿疣切除术

[适应证]局限性肛门尖锐湿疣。

[禁忌证]同肛门尖锐湿疣烧灼切除术。

[麻醉]骶管阻滞或局部浸润麻醉。

[体位]截石位或俯卧位。

[操作要点]麻醉达效后，设计切除范围，密集簇生者可行放射状梭形切除，散发则行点状切除，深度达皮肤浅层，术中电凝止血，必要时丝线间断缝合。

（三）肛门尖锐湿疣切除带蒂移行植皮术

[适应证]广泛性肛门尖锐湿疣。

[禁忌证]同肛门尖锐湿疣烧灼切除术。

[麻醉]骶管阻滞或局部浸润麻醉。

[体位]截石位或俯卧位。

[操作要点]麻醉达效后,按病灶范围行片状切除皮层,创面外侧正常皮肤作与创面相似的带蒂皮瓣,游离皮瓣并移植于创面,间断缝合创口,皮瓣与底部缝合固定数针以防止皮瓣移动,并在皮瓣表面作引流小切口,创面覆盖凡士林纱布。设计切除范围,密集簇生者可行放射状梭形切除,散发则行点状切除,深度达皮肤浅层,术中电凝止血,必要时丝线间断缝合。

【其他疗法】

(一)外用药物

1. 0.5%鬼臼毒素酊　是首选的药物。方法是将药液涂于疣体上,每日用药2次,连续3d为1个疗程。如果疣体没有脱落,则在休息4d后作第2疗程治疗,可连续用药3个疗程。不良反应主要是局部疼痛,红肿,没有发现全身性不良反应。孕妇禁用。

2. 10%～25%足叶草酯酊　由于毒性较大,已逐渐被其提纯产物0.5%鬼臼毒素酊所代替。每周1次,每次用药药量不应超过0.5 ml,1～4 h后将药液洗去;用药6次未愈应改用其他疗法。孕妇禁用。

3. 三氯乙酸溶液　浓度从30%～80%不等,这是一个化学腐蚀剂,应由有经验的医护人员使用,不宜交患者本人使用。每日1次,将药液直接涂于皮损上,用药6次未愈应改用其他疗法。

4. 2.5%～5%氟尿嘧啶软膏　主要作用为干扰并抑制RNA的合成。外用每日1～2次,至疣体脱落。若周围正常皮肤黏膜出现红肿、糜烂,则应暂停使用。

5. 5%咪喹莫特乳膏　咪喹莫特属于非核苷类异环胺类药物,外用可通过诱导机体产生干扰素(IFN)、肿瘤坏死因子(TNF)和白介素(IL)等细胞因子,发挥免疫调节作用,主要用于治疗HPV感染引起的外生殖器和肛周尖锐湿疣。本品一般在日常入睡前使用,隔日1次,疗程可达16周。咪喹莫特并不会破坏皮肤组织,但在外用部位可引起红斑、糜烂、水肿、剥脱、鳞屑和瘙痒、灼热感等轻、中度的刺激。

(二)物理疗法

1. 液氮冷冻　用棉签浸蘸液氮后,稍加压放置于皮损上数秒钟,如此反复多次。不良反应有局部水肿,可持续数日。

2. 二氧化碳激光　适于疣体较小的病例。

(三)系统治疗

1. 干扰素　100万U至300万U皮下或肌内注射,隔日或每周注射2次,有一定效果。免疫功能低下的尖锐湿疣患者可以选用。

2. 左旋咪唑　鉴于部分尖锐湿疣患者的细胞免疫功能低下,故而采用本药,有口服及外用2种。口服每日3次,每次50 mg,服用3 d,停11 d为1个疗程,可连续服用数个疗程。外用系将左旋咪唑溶液涂于左前臂屈侧。

3. 其他免疫调节剂　如转移因子、SV生物基因制剂等。

【预防调护】

(1)洁身自爱、避免婚外性行为。

(2)提倡使用避孕套。

(3)有了尖锐湿疣应及时治疗,性伴侣或配偶应同时去医院检查。

(4)患者的内裤、浴巾等应单独使用,并应注意消毒。

【现代研究进展】

HPV疫苗的研究在近10年中取得了长足进展,许多疫苗已完成Ⅰ、Ⅱ期临床试验,准备进行更深入的研究。但距临床应用尚有距离,如临床副作用和对环境的安全性;由于HPV病毒的严格种属特异性,无法建立动物模型来评价疫苗的免疫效果;疫苗自身的安全性问题等。另外,如何选择最佳的疫苗策略,如载体的优化、临床应用疫苗条件的合理选择等,这些都应该是研发HPV疫苗和治疗时应考虑的内容。由于以上种种原因,现已开发的疫苗还没有一种是十分有效安全性好、能被普遍接受的。因此要研制出一种理想的HPV治疗疫苗并在人群大规模推广尚需时日。开发对尖锐湿疣有效的疫苗将有重要应用价值和前景。

【文献摘录】

(一)蒂组织切除术联合光动力治疗男性巨大尖锐湿疣的疗效分析

采用手术联合光动力疗法治疗男性巨大尖锐湿疣,分析临床特点、观察疗效及复发率。将肛周巨大尖锐湿疣患者随机分成两组,A组为手术联合光动力治疗组(30例),B组为手术联合二氧化碳激光治疗组（21 例），分别采用手术联合光动力治疗，手术联合二氧化碳激光治疗，比较两组患者的疗效和复发率。手术联合光动力治疗组总治愈率为 96.67%，手术联合二氧化碳激光治疗组的总治愈率为 80.96%；手术联合光动力治疗组患者第 1、第 2 和第 3 次治疗结束后，其复发率明显低于手术联合二氧化碳激光治疗组（$P<0.05$）。通过手术结合光动力治疗男性巨大尖锐湿疣，能明显降低复发率，疗效优于手术联合二氧化碳激光治疗法。

（二）电离子术联合光动力疗法治疗尖锐湿疣疗效观察

电离子术联合 5-氨基酮戊酸光动力疗法治疗尖锐湿疣的治愈率及复发率，160 例尖锐湿疣患者按患者意愿分为电离子术联合光动力治疗组 81 例和单纯电离子术治疗组 79 例，分别用电离子术联合光动力治疗和单纯电离子术治疗，末次治疗后随访 6 个月，观察治疗效果及复发率。结果联合治疗组治愈率及复发率分别为 92.6% 和 7.4%，单纯治疗组分别为 48.1% 和 51.8%。两组差异均有统计学意义（$Z=-3.46，P<0.05$）。电离子术联合光动力疗法治疗尖锐湿疣治愈率高，复发率低，不良反应小。

参考文献

[1] 张天璐，车雅名，纪岩文.尖锐湿疣的治疗现状[J].国际皮肤性病学杂志，2008，34（3）：202-203.

[2] 廉翠红，陈冰，张书岭.尖锐湿疣药物及外科治疗的研究进展[J].国际皮肤性病学杂志，2008，34（1）：64-66.

[3] 孙大鹏.CO_2激光联合白介素-2 或干扰素治疗尖锐湿疣的效果分析[J].南通大学学报，2008，28（4）：316-317.

[4] 田晓辉.单纯 CO_2 激光治疗与配合药物治疗尖锐湿疣的疗效比较[J].中国误诊学杂志，2009，9（16）：855.

[5] 肖宁.CO_2激光联合洁息神对治疗妊娠末期尖锐湿疣的临床观察[J].激光杂志，2007，28（5）：63.

[6] 杨高云，钱革，高妮，等.蒂组织切除术联合光动力治疗男性巨大尖锐湿疣的疗效分析[J].中国性科学，2012，21（12）：35-37.

[7] 邹晓辉，罗东.电离子术联合光动力疗法治疗尖锐湿疣疗效观察[J].实用皮肤病学杂志，2013，6（1）：17-18.

（刘伟、王绍臣）

第五节　人类免疫缺陷病毒感染肛周疾病

艾滋病，即获得性免疫缺陷综合征（acquired immune deficiency syndrome，AIDS），是人类因为感染人类免疫缺陷病毒（human immunodeficiency virus，HIV）后导致免疫缺陷，并发一系列机会性感染及肿瘤，严重者可导致死亡的综合征。目前，艾滋病已成为严重威胁世界人民健康的公共卫生问题。1983 年，人类首次发现 HIV。艾滋病已经从一种致死性疾病变为一种可控的慢性病。中医属"疫疠""虚劳"等范畴，主要通过性接触、血液制品、母婴传播传染，其中性接触占 3/4。

【病因病机】

一、中医

1. 病因　恣情纵欲，恋色嫖娼，秽浊之气由阴窍入侵，疫毒之邪肆虐，久损脏腑，百病丛生。

2. 病机

（1）肺肾阴虚：恋色嫖娼，疫毒之邪犯肺，正气亏虚，肺虚及肾，肾阴亏耗，虚火灼津。

（2）脾胃虚损：疫毒传染，邪毒内伏，损伤正气，脾胃虚弱，运化无权，水谷不化，清浊不分。

（3）脾肾两亏：本虚标实，疫毒损伤脾肾，气血不足，土不涵水，日久至肾阳虚衰。

（4）痰热上扰：疫毒痰湿，郁久化热，纵欲劳累，心火炽热，痰随火生，闭阻轻窍。

二、西医

病原学：HIV 属于逆转录病毒科慢病毒属中的人类慢病毒组，分为 1 型和 2 型。病毒感染过程如下。

1. 原发感染　HIV 需借助于易感细胞表面的受体进入细胞，包括第 1 受体和第 2 受体。HIV 进入人体后，在 24~48 h 内到达局部淋巴结，约 5 d 在外周血中可以检测到病毒成分。继而产生病毒血症，导致急性感染。

2. HIV 在人体细胞内的感染过程　吸附及穿入：HIV-1 感染人体后，选择性地吸附于靶细胞的 CD4 受体上，在辅助受体的帮助下进入宿主细胞。经环化及整合、转录及翻译、装配、成熟及出芽，形成成熟的病毒颗粒。

3. HIV 感染后的 3 种临床转归　由于机体的

免疫系统不能完全清除病毒,形成慢性感染,在临床上可表现为典型进展者、快速进展者和长期不进展者三种转归。

【诊断】

一、病史

不安全性生活史、静脉注射毒品史、输入未经抗 HIV 抗体检测的血液或血液制品、HIV 抗体阳性者所生子女或职业暴露史,详细询问病史可确认。

二、临床表现

HIV 感染分为急性期、无症状期和艾滋病期。

1. **急性期**　通常发生在初次感染 HIV 后 2～4 周。临床主要表现为发热、咽痛、盗汗、恶心、呕吐、腹泻、皮疹、关节痛、淋巴结肿大及神经系统症状。多数患者临床症状轻微,持续 1～3 周后缓解。

2. **无症状期**　可从急性期进入此期,或无明显的急性期症状而直接进入此期。此期持续时间一般为 6～8 年。但也有快速进展和长期不进展者。此期的长短与感染病毒的数量、类别、感染途径、机体免疫状况等多种因素有关。

3. **艾滋病期**　为感染 HIV 后的最终阶段。此期主要临床表现为 HIV 相关症状、各种机会性感染及肿瘤。

(1) HIV 相关症状:主要表现为持续 1 个月以上的发热、盗汗、腹泻,体重减轻 10% 以上。部分患者表现为神经精神症状,如记忆力减退、精神淡漠、性格改变、头痛、癫痫及痴呆等。另外还可出现持续性全身性淋巴结肿大,其特点为:① 除腹股沟以外有两个或两个以上部位的淋巴结肿大。② 淋巴结直径≥1 cm,无压痛,无粘连。③ 持续时间 3 个月以上。

(2) 常见的机会性感染:① 呼吸系统:卡氏肺孢子虫肺炎、肺结核、复发性细菌、真菌性肺炎。② 中枢神经系统:隐球菌脑膜炎、结核性脑膜炎、弓形虫脑病、各种病毒性脑膜脑炎。③ 消化系统:白念珠菌食管炎,巨细胞病毒性食管炎,肠炎,沙门菌、痢疾杆菌及隐孢子虫性肠炎。④ 口腔:鹅口疮、舌毛状白斑、复发性口腔溃疡、牙龈炎等。⑤ 皮肤、淋巴结:带状疱疹、传染性软疣、尖锐湿疣、真菌性皮炎、甲癣、淋巴结结核。⑥ 眼部:巨细胞病毒性及弓形虫性视网膜炎。⑦ 常见肿瘤:子宫颈癌、恶性淋巴瘤、卡波西肉瘤等。

(3) 肛肠表现:主要包括以下几种类型。

1) 直肠结肠炎:艾滋病患者常有巨细胞病毒直肠炎、单纯疱疹病毒直肠炎、淋病性直肠炎、梅毒性直肠炎、衣原体性直肠炎等。

2) 溃疡:很常见的症状,包括"良性"肛裂、感染性溃疡、肿瘤性溃疡、艾滋病特发性肛门溃疡。

3) 肛周脓肿或肛瘘:大部分合并其他肛门直肠疾病,特别是深的肛裂,肛瘘往往呈不典型走形。

4) 同性恋肛门综合征:表现为肛门潮湿,经常伴皮赘和湿疣。

5) 急性痔病:特别是血栓性外痔。

6) 尖锐湿疣:更易经常大量出现是其特点,常见到发育不良(上皮内新生物),原位癌发生率大大升高。

7) 卡波西肉瘤:其内镜表现有特征性包括整个结肠布满数毫米至数厘米不等的、高突的、圆形的、无蒂的、微红的黏膜下结节,较大者中央有脐凹征。

8) 淋巴瘤:较难发现,大多数位于肠腔外,常有发热、里急后重和肛门直肠疼痛,常被误诊为直肠周围脓肿。

9) 肛门癌:可以认为是一种机会性恶性肿瘤。

三、辅助检查

1. **视诊及触诊**　常可见肛周潮湿、肛周皮赘,或湿疣样新生物、肿瘤样新生物、不规则溃疡、不规则肛裂、肛周脓肿或肛瘘,肛瘘多呈复杂性,常不符合 Goodsall 定律。

2. **实验室检查**　① HIV 抗体初筛试验(ELISA):敏感性高,可有假阳性出现。对于初筛阳性的患者,应经确证试验确证。② HIV 抗体确证试验(WB):世界卫生组织(WHO)规定,只要出现 2 个 env 条带即可判定为阳性。③ HIV - RNA:敏感性为 100%,但偶尔会出现假阳性。④ p24 抗原:有助于早期诊断,灵敏性及特异性均较高。⑤ 快速检测试验:可采集全血或毛细血管的血液,一般 15～30 min 可出结果。但假阳性及假阴性率均较高,不作为常规检测。

3. **并发症的辅助检查**　艾滋病是一种可以累及全身各个器官的疾病,因此总体上可能会涉及所有种类的血液检查、排泄物、分泌物、体液检查(包括尿液、粪便、痰液、肺泡灌洗液、脑脊液、胸水、腹水)、骨髓检查及针对不同部位、不同种类的并发症的影像学检查(包括各部位的超声、X 线、CT、MRI、

PET－CT)，活组织病理或细胞学检查(对肿瘤,分枝杆菌、真菌、巨细胞病毒等感染的诊断及鉴别意义重大)。以上检查需要针对每名患者的不同并发症进行选择性检查。

需要特别提到的是,各期的患者,无论病情是否稳定,均需要监测 CD4$^+$ T 淋巴细胞计数和 HIV－RNA,以便及时开始抗病毒治疗和抗病毒用药调整。

四、诊断标准

WHO 最近推荐了监测的早期诊断标准。推荐的应用标准是:WHO 艾滋病监测诊断标准的修改方案和扩增艾滋病病例的诊断标准。这两个艾滋病的诊断标准在诊断能力有限国家应用时,不应与 HIV 感染的定义相混淆。儿童艾滋病监测标准仍保持不变。

诊断艾滋病,首先应考虑患者是否属于本病的高危人群,是否有卖血史(包括卖血浆)、多次接受输血,是否吸毒或性乱,以及是否为患艾滋病的父亲或母亲的子女等,然后根据患者的临床症状,结合实验室检查,综合做出诊断。

（一）流行病学

患者的生活方式尤其性生活史,有否接触传染源、输血或血制品的病史以及药瘾者等。

（二）临床表现

有或无早期非特异症状,出现全身淋巴结肿大或反复的机会性感染(1 个月以上),或 60 岁以下患者经活检证明有卡波西肉瘤者。

（三）实验室检查

1. 血常规　多有红细胞、血红蛋白降低,白细胞多下降至 $4×10^9/L$ 以下,分类中性粒细胞增加,淋巴细胞明显减少,多低于 $1×10^9/L$。少数患者血小板可减少。

2. 免疫学检查　迟发型皮肤超敏反应减弱或缺失;丝裂原诱导的淋巴细胞转化反应减弱,T 淋巴细胞减少,CD4 细胞明显下降,CD4∶CD8<1(正常 1.5～2);免疫球蛋白升高;血清 α-干扰素、免疫复合物等增加。

3. 特异性诊断检查

（1）抗 HIV 抗体测定:方法有酶联免疫吸附试验(ELISA)、放射免疫试验(RIA)、免疫转印(immunoblotting,IB)及固相放射免疫沉淀试验(SRIP)等。常用 ELISA 或 RIA 作初筛,再用 IB 或 SRIP 确诊,如仍为阳性有诊断意义。说明被检

查者已感染 HIV,并具有传染性。

（2）抗原检查:多用 ELISA 法。可于早期特异性诊断。

（3）病毒分离:从外周血淋巴细胞、精液、宫颈分泌物、脑脊液可分离到 HIV,但难以作为常规。

（4）核酸杂交:用聚合酶链反应检测 HIV－RNA。

（四）小儿艾滋病诊断

小儿艾滋病诊断除具有一些临床特点外,一般有输血史或母亲是艾滋病患者,或者处于艾滋病的高危人群之中。此外,潜伏期短,患儿年龄一般在 7 岁以下。

1. 病史　对艾滋病的诊断,病史是十分重要的。以前是否有卖血史(包括卖血浆),是否接受过输血或血液制品,是否吸毒,有无性乱,或其母亲是否为 HIV 感染者或艾滋病患者,若是,则对诊断有参考价值。

2. 临床症状　持续发热、乏力、腹泻、食欲不振、体重下降、夜间盗汗、全身淋巴结肿大、精神抑郁、表情淡漠呈慢性病容,以及由于机体抵抗力低下,出现一些不常见的条件致病菌感染或机会感染性疾病的症状。

（五）我国艾滋病的诊断标准

（1）艾滋病病毒抗体阳性,又具有下述任何一项者,可为实验确诊艾滋病患者。① 近期内(3～6 个月)体重减轻 10% 以上,且持续发热 38℃达 1 个月以上。② 近期内(3～6 个月)体重减轻 10% 以上,且持续腹泻(每日 3～5 次)1 个月以上。③ 肺孢子虫病(P.C.P)。④ 卡波西肉瘤(K.S.)。⑤ 明显的霉菌或其他条件致病菌感染。

（2）若抗体阳性者体重减轻、发热、腹泻症状接近上述第 1 项标准且具有以下任何一项时,可为实验确诊艾滋病患者。① CD4/CD8(辅助/抑制)淋巴细胞计数比值<1,CD4 细胞计数下降。② 全身淋巴结肿大。③ 明显的中枢神经系统占位性病变的症状和体征,出现痴呆、辨别能力丧失或运动神经功能障碍。

【鉴别诊断】

1. 肺孢子虫病　起病缓慢,常有乏力、咳嗽,严重者有呼吸困难,X 线检查可见双肺间隙性透光度增加,支气管灌注标本涂片可见卡氏肺孢子菌,但无 HIV 感染。

2. 特发性 CD4$^+$ T 淋巴细胞减少症　酷似艾

滋病,但无 HIV 感染。

3. 淋巴结肿大疾病　如卡波西肉瘤、霍奇金病、淋巴瘤、血液病,病理可明确诊断。

4. 假性艾滋病综合征　又名艾滋病恐惧症,无HIV 感染。

【辨证论治】

本病初起多以实证为主,继而疫毒伤脏,以虚证为主。出现病理产物时则又有虚实夹杂等不同病机变化,分为以下几型。

一、肺肾阴虚证

[症状] 干咳无痰,气短,胸痛,全身乏力,消瘦,盗汗,皮疹瘙痒,舌质红,苔薄白或黄腻,脉细数。

[辨证分析] 疫毒之邪犯肺,正气亏虚,肺虚及肾,肾阴亏耗,虚火灼津。

[治法] 益气养阴,清热化痰。

[方药] 百合固金汤加减。

常用中药:枸杞子、淫羊藿、水牛角、莲子、薏苡仁、砂仁、白茯苓、甘草、贝母等。阴虚发热者加用青蒿、地骨皮、鳖甲(先煎);咽喉糜烂者佐加清利咽喉之品,如牛蒡子、玄参、射干。

二、脾胃虚损证

[症状] 腹泻,常有腹痛,乏力,消瘦,盗汗,舌质淡,苔黄腻,脉濡细。

[辨证分析] 疫毒传染,邪毒内伏,损伤正气,脾胃虚弱,运化无权,水谷不化,清浊不分。

[治法] 健脾益气,和胃止泻。

[方药] 补中益气汤、香砂六君子汤加减。

常用中药:黄芪、人参、灵芝、当归、陈皮、甘草、木香等。淋巴结肿大者加用夏枯草、浙贝母、山慈姑。

三、脾肾两亏证

[症状] 发热,低热缠绵,形体极度瘦弱,舌红无苔或舌淡薄苔白,脉沉细无力或细数。

[辨证分析] 脾虚日久,气血化生不足,土不涵水,日久至肾阳虚衰,百病丛生。

[治法] 益气健脾,温肾止泻。

[方药] 四神丸、金匮肾气丸加减

常用中药:肉豆蔻、五味子、淫羊藿、黄精、生姜、熟地、山药等。腹泻加用诃子肉、吴茱萸、五味子;卡波西肉瘤加用蚤休、夏枯草、僵蚕。

四、痰热上扰证

[症状] 神志不清,惊厥,四肢抽搐或癫痫痴呆,行动困难,舌苔黄腻,脉细数或滑数。

[辨证分析] 痰湿内盛,痰湿郁久化热,遇有劳累、七情过激、心火炽盛,痰随火升,闭阻清窍。

[治法] 清热化痰,息风开窍。

[方药] 安宫牛黄丸、天麻钩藤饮加减。

常用中药:牛黄、黄连、冰片、益母草、石决明、鱼腥草等。继发病毒感染可加用大青叶、马齿苋;惊厥抽搐加用羚角钩藤汤或安宫牛黄丸;血瘀者加用赤芍、桃仁、川芎;肺热壅盛者可加清热化痰利肺之药如桑白皮、鱼腥草、瓜蒌。

【外治法】

1. 针灸　针对本病卫气虚,为固益卫气可选足三里、合谷、曲池、列缺、大椎等穴,以调动机体的免疫系统。

2. 气功　艾滋病患者可根据自己的体力和精神情况,选择 1～2 种功法锻炼,亦可选用瑜伽、太极拳、内养功等。目的是达到调整情绪、增强身体抵抗力的目的。

【手术疗法】

艾滋病患者因免疫功能缺陷,伤口极难愈合,一般不考虑手术治疗。若出现肛周脓肿可行常规切开引流。并发肿瘤者根据分期不同可以酌情行根治术,但仍需谨慎。

【其他疗法】

（一）抗 HIV 治疗

高效抗逆转录病毒治疗是艾滋病的最根本的治疗方法,而且需要终生服药。此方法能最大限度地降低病死率和 HIV 相关性疾病的发病率,提高患者的生活质量,减少艾滋病的传播。

（1）国际现有药物:六大类 30 多种。核苷类反转录酶抑制剂(NRTIs)、非核苷类反转录酶抑制剂(NNRTIs)、蛋白酶抑制剂(PIs)、整合酶抑制剂(raltegravir)、融合酶抑制剂(FIs)及趋化因子CCR5 抑制剂(maraviroc)。

（2）国内抗反转录病毒药物:有上述前四类,12 种。

推荐我国成人及青少年的一线抗病毒方案:齐多夫定/替诺福韦＋拉米夫定＋依非韦伦/奈韦拉平。

某些特殊人群(如儿童,孕妇,合并结核、肝炎及静脉吸毒者)的抗病毒治疗均有其特殊性,应具体问题具体分析,不能照搬以上方案。

（二）并发症的治疗

对于各种感染均进行针对各种病原的抗感染

治疗。如：念珠菌感染用氟康唑或伊曲康唑；单纯疱疹或带状疱疹用阿昔洛韦或泛昔洛韦，局部应用干扰素；肺孢子虫病应用复方新诺明，或联合克林霉素，重者联合糖皮质激素，甚至呼吸支持；细菌感染应用针对敏感菌的抗生素；活动性结核给予规范的抗结核治疗，出现结核性脑膜炎或结核性心包积液时需联合糖皮质激素；鸟分枝杆菌感染需乙胺丁醇联合克拉霉素（或阿奇霉素），重症可同时联合利福布汀或阿米卡星；深部真菌感染根据真菌的种类可选二性霉素 B、卡泊芬净、伏立康唑、伊曲康唑、氟康唑、氟胞嘧啶等；巨细胞病毒感染应用更昔洛韦或膦甲酸钠，累及神经中枢时需两者合用；弓形体脑病需乙胺嘧啶联合磺胺嘧啶，过敏者用克林霉素。

【预防调护】

（1）洁身自爱、避免婚外性行为。

（2）提倡使用避孕套。

（3）应及时治疗，性伴侣或配偶应同时去医院检查。

（4）患者的内裤、浴巾等应单独使用，并应注意消毒。

【现代研究进展】

（一）营养治疗

据《正分子医学》报道，一项由乌干达坎帕拉的门戈医院所进行的临床试验显示，营养干预可以改善感染了 HIV 者的生活质量和明显延缓其艾滋病的发病。Foster 博士认为 HIV 致艾滋病是通过"劫持"细胞，"假冒"谷胱甘肽过氧化物酶和"盗取"合成谷胱甘肽过氧化物酶所必需的色氨酸、半胱氨酸、谷氨酸和硒这 4 种营养素所致。Oster 博士认为，这些营养素的不足在很大程度上令艾滋病病毒感染者出现各种临床症状，如硒和谷氨酸的严重匮乏可令免疫系统迅速崩溃，而色氨酸不足可在疾病后期表现为心理障碍。在非洲大部分艾滋病流行地区，土壤中的硒均含量很低。该被称为"硒 CD4 T 细胞失控"（selenium CD4 T cell tailspin）的艾滋病发病理论是 Taylor 医学博士提出的。在非洲进行的另外两个小规模的临床试验也佐证了该理论。在这些试验中，艾滋病病毒感染者通过摄取 Foster 博士的假设理论中的 4 种主要的营养素而令身体状况获得了改善。

最近的研究再次佐证了艾滋病病毒感染致免疫系统异常可被有针对性的营养干预逆转，没有接受抗反转录酶病毒药物治疗的患者可进行营养干预以延缓艾滋病的发病。

（二）干细胞骨髓移植

一名同时患有白血病和艾滋病的患者在接受干细胞骨髓移植手术后，体内的 HIV 病毒居然也全部消失了。治愈这名美国男子的许特曼博士是血液学专家，而非艾滋病专家。他在准备骨髓移植手术的过程中想起一篇论文，文中称一些人携带的一种突变基因似乎能让他们先天具有抵御 HIV 病毒的能力，这种自双亲遗传的基因称为"德尔塔 32"，能够阻碍 HIV 病毒对人体健康细胞的侵袭。许特曼博士便开始寻找携带这种基因、且能与患者骨髓相配型的捐献者。结果在 80 名骨髓配型成功的捐献者中，第 61 人被检测出带有"德尔塔 32"突变基因。找到合适的配型者后，患者还在医生的指导下进行了一系列准备事宜。他服用了一些效力强劲的药物，接受了放射性治疗，目的在于消灭其自身受到感染的骨髓细胞，使其免疫系统丧失功能。此外手术结束后，许特曼博士还停止给患者服用抗艾滋病的药物，因为研究小组担心，这些药物会干扰新骨髓细胞的生长。

美国福奇博士表示，这种手术如果用作临床治疗的话费用太高，而且风险过大，但还是值得鼓励。

【文献摘录】

（一）对 HIV 的天生免疫源于特殊基因

研究人员比较了遭受 HIV 病毒急性感染者和重复暴露于 HIV 病毒却未被感染者的遗传资料。群组研究分析表明，这两个基因的"好"版本出现在 12.2% 重复暴露却未被感染者体内，而在急性感染者中比例只有 2.7%。目前，尚未有研究能清楚地解释这种保护机制。研究人员提出一个最可能的假设认为，HIV 阻止了 HLA－B＊57 编码的蛋白在受感染的细胞表面进行表达，使其无法绑定 KIR3DL1。结果，自然杀伤细胞保持活性并摧毁被病毒感染的细胞。当 HIV 病毒开始感染人体细胞时，这一机制能迅速发挥作用，携带特定版本这两个基因的人或许就能够更有效地破坏受感染的细胞，从而降低他们感染艾滋的机会。Bernard 说："还需要更多的研究以确定精确的机制，不过这些发现已经揭示了一个有希望的路径。"这一研究为抵御 HIV 感染开辟了新思路。

（二）特殊骨髓干细胞移植或可治疗艾滋病

一名患艾滋病和白血病的男子在接受特殊干细胞移植手术后，两种疾病均被"治愈"。移植所用干细胞来源于一位对艾滋病具有先天免疫力的捐赠者。现在 2 年时间过去了，即使该名患者没有使用抗反转录病毒药品，也没有再发现 HIV 病毒。可以确定的是，大多数艾滋病测试阳性的人恐怕不会愿意接受这种治疗方法。骨髓移植有一定风险，相比数年的抗反转录病毒药物疗法来说，即使考虑到药物的副作用，骨髓移植的风险还是要更大一些。在接受骨髓移植前，患者要接受药物和放射处理来杀死自己的造血干细胞，这一过程中，患者极易受到感染，并且最终患者的身体还有可能对所移植的干细胞产生排异。其他研究人员正在试验基因疗法来完全阻止 CCR5 的产生。这一试验是搞清该类技术安全性而非疗效的第一步，并且参与者未受改动的 T 细胞将不会被摧毁。

参考文献

[1] Xiang Deng, Rongge Yang. The epidemic origin and molecular properties : a founder strain of the HIV－1 transmission in Asia[J]. AIDS,22(14)：1851－1858.

[2] Visualizing transient events in amino-terminal autoprocessing of HIV－1 protease[J]. Nature, 455, 693－696.

[3] Janet M. Torpy, Cassio Lynm, Richard M. Intimate partner violence and HIV infection among married indian women[J]. JAMA. 2008, 300(6)：754.

[4] Salix Boulet, Nicole F Bernard, Marianna Kleyman, et al. A combined genotype of KIR3DL1 high expressing alleles and HLA－B＊57 is associated with a reduced risk of HIV infection[J]. AIDS,22(12)：1487－1491.

[5] Gero Hütter M. D., Daniel Nowak M. D., Eckhard Thiel M. D.,et al. Long-term control of HIV by CCR5 Delta32/Delta32 stem-cell transplantation[J]. NEJM, 2009,360：692－698.

（刘伟、王绍臣）

第六节　梅　毒

梅毒（syphilis）是由梅毒螺旋体所引起的一种全身性、慢性性传播疾病。早期主要表现为皮肤黏膜损害，晚期可造成骨骼及眼部、心血管、中枢神经系统等多器官组织的病变。主要由不洁性交传染，偶尔通过接吻、哺乳，或接触患者污染的衣物、输血等途径间接传染，亦可通过母婴传播。临床症状常以皮肤及生殖器官的内外表现为主，肛门直肠又临近生殖器官，因此该部位极易受到侵犯。中医认为淫秽疫毒可与湿热、风邪杂合致病。传播方式主要是精化传染（直接传染），间有气化传染（间接传染）和胎中染毒。据史学家考证，梅毒起源于美洲，15世纪哥伦布发现新大陆后，通过海员和士兵使梅毒在欧亚两洲迅速传播。16 世纪以前，我国尚无梅毒的记载。大约于 1505 年，梅毒由印度传入我国广东岭南一带，当时称"广东疮""杨梅疮"，此后梅毒向内地传播。古人陈司成著《霉疮秘录》，是我国第 1 部论述梅毒最完整的专著。明代李时珍著《本草纲目》详细记载了梅毒流行情况。梅毒古代称花柳病、杨梅疮、霉疮、秽疮等。中华人民共和国成立以后，梅毒在我国曾一度被消灭，近年来，随着对外交流的日益频繁，梅毒的发病率也呈上升趋势。

【病因病机】

一、中医

1. 病因　精化传染为精泄时毒气乘肝肾之虚入里，气化传染是毒气循脾肺二经传入，胎中染毒是禀受于母体、遗毒于胎感染梅疮毒气。邪之初染，疫毒结于肛门等处，发为疳疮；流于经脉，则生横痃；后疫毒内侵，伤及骨髓、关窍、脏腑，变化多端，证候复杂。

2. 病机

（1）肝经湿热：房事不洁，湿热秽浊之邪乘虚而入，搏结于后阴。

（2）血热蕴毒：外受淫毒，热毒搏结，循肝经下趋后阴，郁阻下焦，外发肌肤所致。

（3）肝肾亏损：湿热淫毒，黏滞固着，伏邪于下焦，毒结于内，则毒入骨髓、空窍和脏腑，缠绵难愈。

二、西医

本病的病原体为梅毒螺旋体，亦称苍白螺旋体。由直接或间接途径，梅毒螺旋体经黏膜或破损皮肤进入机体后即在侵入处组织中繁殖，于外生殖器处形成硬下疳，成为一期梅毒。由于局部免疫反应，部分螺旋体被消灭，局部损害逐渐消退，成为一期潜伏梅毒。硬下疳消退后约 6 周，潜伏的螺旋体大量繁殖，进入血液循环，侵入多种组织内，全身皮肤黏膜广泛出现梅毒疹，成为二期梅毒。由于机体的免疫力，皮肤黏膜的梅毒疹也可消退。但当机体的抵抗力低下时，未被自身免疫力消灭的螺旋体仍然可以引起皮损的再发，成为二期复发性梅毒。一、二期梅毒统称为早期梅毒。2～4 年后进入晚期，此期可为无症状的晚期隐性梅毒。如有复发，则可侵犯任何组织，如皮肤黏膜、神经系统及心血管系统等重要脏器，受累组织内梅毒螺旋体虽少，但具有极大的破坏性而致组织缺损及功能障碍，成为三期梅毒。孕妇患者，其病原体可经胎盘进入胎儿血循环，致胎传梅毒。

【诊断】

一、病史

梅毒多有不洁史，或性伴侣有梅毒病史，或母体染病史，询问病史可确认。

二、临床表现

（一）一期梅毒

主要表现为疳疮（硬下疳）及周围淋巴结肿大，发生于不洁性交后约 2～4 周，男性多发生在阴茎，同性恋男性常见于肛门部或直肠；硬下疳常为单个，偶为多个，初为丘疹或浸润性红斑，继之轻度糜烂或成浅表性溃疡，其上有少量黏液性分泌物或覆盖灰色薄痂，边缘隆起，边缘及基底部呈软骨样硬度，无痛无痒，直径 1～2 cm，圆形，呈牛肉色，局部淋巴肿大。疳疮不经治疗，可在 3～8 周内自然消失，而淋巴结肿大持续较久。

（二）二期梅毒

主要表现为杨梅疮，一般发生在感染后 7～10 周或硬下疳出现后 6～8 周。早期症状有流感样综合征，表现为头痛，恶寒，低热，食欲差，乏力，肌肉及骨关节疼痛，全身淋巴结肿大，继而出现皮肤黏膜损害、骨损害、眼梅毒、神经梅毒等。

1. 二期梅毒皮肤黏膜损害　其特点是分布广泛，对称，自觉症状轻微，破坏性小。主要表现有下列几种。

（1）皮损：可有斑疹、斑丘疹、丘疹鳞屑性梅毒疹、脓疱疹、蛎壳状疹可以单独或合并出现。

（2）扁平湿疣：好发于肛门周围、外生殖器等皮肤互相摩擦和潮湿的部位。稍高出皮面，界限清楚，表面湿烂，其颗粒密聚如菜花，覆有灰白色薄膜，内含大量的梅毒螺旋体。

（3）梅毒性白斑：好发于妇女的外阴及肛周。为局限性色素脱失斑，可持续数月。

（4）梅毒性脱发：脱发呈虫蚀状。

（5）黏膜损害：为黏膜红肿及糜烂，黏膜斑内含大量的梅毒螺旋体。

2. 二期梅毒骨损害　可发生骨膜炎及关节炎等。

3. 二期眼梅毒　可发生虹膜炎、虹膜睫状体炎、视神经炎和视网膜炎等。

（三）三期梅毒

亦称晚期梅毒，主要表现为杨梅结毒。此期特点为病程长，易复发，除皮肤黏膜损害外，常侵犯多个脏器。

三期梅毒皮肤黏膜的特点：

（1）有树胶肿性浸润所致的硬结，数目少且不对称。

（2）全身体征及症状较轻，炎症反应不明显。

（3）可见溃疡形成，有中心愈合岛，且有向四周蔓延的现象。

（4）溃疡多呈环形、多环形及马蹄形。

（5）破坏性大，愈合留有萎缩性瘢痕，边缘有色素沉着。

（6）抗梅毒治疗愈合较快。

此外骨骼、眼部、心血管及神经系统等均可并发梅毒，并出现相应的临床症状。

梅毒性直肠炎，大多发生在二期、三期梅毒。梅毒螺旋体先侵入黏膜和黏膜下层，使组织脆弱，致直肠黏膜坏死，进而形成溃疡，或伴有肠腔狭窄。临床上常表现为便次增多，肛门直肠疼痛，里急后重，粪便带有脓血。肛门直肠指诊时，肛门直肠腔黏膜凹凸不平，溃疡底硬，边缘突起，直肠壁厚，弹性消失。肛门直肠镜下可见边缘外翻，底不平坦，分泌物内有螺旋体。极少数人可形成直肠梅毒瘤，即在直肠黏膜下形成圆形或卵圆形肿瘤，大小不等，质硬呈紫色，表面有溃疡形成。直肠感觉沉重下坠，排便不畅，无疼痛，在溃疡形成时伴有腹泻或脓血便，里急后重。临床诊断时应与良恶性肿瘤相鉴别。

晚期梅毒可致使肛门括约肌共济失调。由于脊髓后角和神经后根变性，支配外括约肌的神经麻痹，引起肛门失禁。伸入肛管向两侧紧压，后迅速退出手指，肛门松弛而不收缩，称为开放肛门。有的伴有直肠阵发性剧烈疼痛，称直肠危象，常是脊髓神经梅毒的早期症状。感染后 1～2 年内，可有血清复发，皮肤黏膜复发及眼、骨、内脏损害性复发的，但常以血清复发最为多见。

三、辅助检查

1. 视诊及触诊　应作全面的体格检查。感染时间较短的患者，注意皮肤、黏膜、外阴、肛门、直肠、口腔、眼睛等部位。典型的临床表现一般单个硬下疳，不痛不痒，多发生在生殖器部位及肛门直肠等部位，其他部位次之，且伴有淋巴结肿大。对于感染较长的患者应该注意检查心脏、神经系统与皮肤黏膜等部位。

2. 实验室检查

（1）暗视野显微镜检查：早期梅毒皮肤黏膜损害的部位可查到梅毒螺旋体。

（2）梅毒血清试验：用非螺旋体抗原试验做筛选检测，如果阴性，只有在怀疑患者感染梅毒的再进一步检查。如结果为阳性可结合病史及临床表现确定其诊断，如病史及临床体征不符合梅毒表现，应做进一步螺旋体抗原试验。一般情况下如果试验结果为阳性，可以确定梅毒的诊断；如果为阴性者，则非螺旋体抗原试验的结果可能为生物学假阳性反应，可做出否定的诊断。

（3）脑脊液检测：对神经梅毒诊断，治疗及预后的判断均有帮助。检查项目包括：细胞计数，总蛋白测定，性病玻片试验（VDRL）。VDRL应用较为广泛，试剂已经标准化，应用方便，且可做定性及定量试验。

四、诊断标准

参照中国疾病预防控制中心性病控制中心2006年颁布的《性传播疾病临床诊疗指南》范围。

该标准规定了梅毒的诊断标准及处理原则。

该标准适用于全国各级医疗保健机构、卫生防疫机构及性病防治机构。

（一）诊断原则

梅毒诊断必须根据病史、临床症状、体检及实验室检查等进行综合分析，慎重作出诊断。

1. 病史　应注意感染史、婚姻史、妊娠史、生育史等。对胎传梅毒应了解生母梅毒病史。

2. 体检　应作全面体格检查，注意全身皮肤、黏膜、骨骼、口腔、外阴、肛门及表浅淋巴结等部位，必要时进行心脏血管系统、其他系统检查及妇科检查等。

3. 实验室检查

（1）暗视野显微镜检查梅毒螺旋体。

（2）梅毒血清学试验：非梅毒螺旋体抗原结合试验，如VDRL、快速血浆反应素（RPR）、灭活血清反应素试验（USR）试验等，为筛查试验。梅毒螺旋体抗原结合试验，如：梅毒螺旋体抗血凝试验（TPHA）、荧光密螺旋体血凝试验（FTA-ABS试验）等，为证实试验。

（3）组织病理检查。

（二）梅毒分期诊断标准

1. 一期梅毒

（1）病史：有感染史，潜伏期一般为2～3周。

（2）临床表现

1）典型硬下疳：一般单发，1～2 cm大小，圆形或椭圆形，稍高出皮面，呈肉红色的糜烂面或潜在性溃疡。创面清洁，分泌物少，周边及基底浸润明显具软骨样硬度，无痛。多发生于外生殖器，也可见于肛门、宫颈、口唇、乳房等部位。

2）腹股沟或患部近位淋巴结可肿大，常为数个，大小不等，质硬，不粘连，不破溃，无痛。

（3）实验室检查

1）暗视野显微镜检查：皮肤黏膜损害或淋巴结穿刺液可见梅毒螺旋体。

2）梅毒血清学试验：梅毒血清学试验阳性。如感染不足2～3周，非梅毒螺旋体抗原试验可为阴性。应于感染4周后复查。

疑似病例：具备一期梅毒病史及临床表现为疑似病例。

确诊病例：疑似病例如加实验室检查任何一项为确诊病例。

2. 二期梅毒

（1）病史：有感染史，可有一期梅毒史，病期2年以内。

（2）临床表现

1）皮疹为多形态，包括斑疹、斑丘疹、丘疹、鳞屑性皮疹及脓疱疹等，常泛发对称；掌、趾易见暗红斑及脱屑性斑丘疹；外阴及肛周皮疹多为湿丘疹及扁平湿疣等，不痛可有瘙痒。头部可出现虫蛀样脱发。二期复发梅毒，皮损局限，数目较少，尚可见环形皮疹。

2）口腔可发生黏膜斑，尚可出现眼损害、骨损害、内脏及神经系统损害等。

3）全身可出现轻微不适及浅表淋巴结肿大。

（3）实验室检查

1）暗视野显微镜检查：二期皮疹尤其扁平湿疣、湿丘疹及黏膜斑，易查见梅毒螺旋体。

2）梅毒血清学试验（非梅毒螺旋体抗原试验及

梅毒螺旋体抗原试验)为强阳性。

疑似病例:具备二期梅毒病史及临床表现为疑似病例。

确诊病例:疑似病例加实验室检查任何一项为确诊病例。

3. 三期梅毒(晚期梅毒)

(1)病史:有感染史,可有一期或二期梅毒史。病期2年以上。

(2)临床表现:常见结节性皮疹、近关节结节及皮肤、黏膜、骨骼树胶肿等。心脏血管系统受累以梅毒性脑膜炎、脊髓痨和麻痹性痴呆多见。

(3)实验室检查

1)梅毒血清学试验:非梅毒螺旋体抗原试验大多阳性,亦可阴性,梅毒螺旋体抗原试验为阴性。

2)组织病理检查:三期梅毒的组织病理变化。

3)脑脊液检查:神经梅毒:淋巴细胞≥10×10^6/L,蛋白量>50 mg/dl,VDRL试验阳性。

疑似病例:具备三期梅毒病史及临床表现为疑似病例。

确诊病例:疑似病例加实验室检查任何一项为确诊病例。

4. 潜伏梅毒(隐性梅毒)

(1)有感染史,可有一期、二期或三期梅毒病史。

(2)无任何梅毒性的临床症状和体征。

(3)非梅毒螺旋体抗原试验2次以上阳性或梅毒螺旋体抗原试验阳性(需排除生物学假阳性)。脑脊液检查阴性。

(4)病期2年内为早期潜伏梅毒,2年以上为晚期潜伏梅毒。

5. 先天梅毒(胎传梅毒)

(1)生母为梅毒患者。

(2)临床表现

1)早期先天梅毒(2岁以内):相似获得性二期梅毒,但皮损常有红斑、丘疹、糜烂、水疱、大疱、皲裂和软骨骨炎、骨炎及骨膜炎,可有梅毒性鼻炎及喉炎、淋巴结肿大、肝脾肿大、贫血等。

2)晚期先天梅毒(2岁以上):相似获得性三期梅毒,但以间质性角膜炎、赫秦生齿、马鞍鼻、神经性耳聋等较常见的特征,还可出现皮肤、黏膜树胶肿及骨膜炎等。

3)先天潜伏梅毒:除感染源于母体外,余同获得性潜伏梅毒。

(3)实验室检查

1)早期先天梅毒皮肤及黏膜损害中可查到梅毒螺旋体。

2)梅毒血清学试验阳性。

6. 妊娠梅毒 孕期发生或发现的活动性梅毒或潜伏梅毒称妊娠梅毒。

(三)治疗原则

梅毒诊断必须明确,治疗越早效果越好,剂量必须足够,疗程必须规则,治疗后要追踪观察,对传染源及性接触者应同时进行检查和治疗。

治疗药物主要为青霉素。

(四)疗后观察

梅毒患者经足量规则治疗后还应定期观察,包括全身体检及非梅毒螺旋体抗原血清学试验(VDRL、快速血浆反应素试验或梅毒螺旋抗体试验等),以了解是否治愈或复发。

(1)早期梅毒疗后第1年每3个月复查1次,以后每半年复查1次,连续2~3年。如血清反应由阴性转为阳性或滴度升高4倍(如由1:2升为1:8)属血清复发,或有症状复发,均应加倍量复治。超过2年血清不转阴者属于血清固定,如无临床症状复发,是否再治疗,根据具体病情而定。无论再治疗与否,应作神经系统检查,以防早期无症状神经梅毒。

(2)晚期梅毒疗后复查同早期梅毒,但应连续观察3年,血清反应固定阳性者,应作神经系统检查及脑脊液检查。

(3)妊娠梅毒治疗后,分娩前每月复查梅毒血清反应,分娩后观察同其他梅毒,但所生婴儿要观察到血清阴性为止,如发现滴度升高或有症状发生,应立即进行治疗。

(五)梅毒治愈标准

判断梅毒是否治愈,其标准有二:临床及血清治愈。

1. 临床治愈 一期梅毒(硬下疳)、二期梅毒及三期梅毒(包括皮肤、黏膜、骨骼、眼、鼻等)损害愈合消退,症状消失。

以下情况不影响临床治愈的判断。

(1)继发或遗留功能障碍(视力减退等)。

(2)遗留瘢痕或组织缺损(鞍鼻、牙齿发育不良等)。

(3)梅毒损害愈合或消退,梅毒血清学反应仍阳性。

2. 血清治愈　抗梅毒治疗后 2 年以内梅毒血清学反应(非梅毒螺旋体抗原试验,如 VDRL、快速血浆反应素试验、梅毒螺旋抗体试验)由阳性转变为阴性,脑脊液检查阴性。

一期梅毒(硬下疳初期),血清反应为阴性时已接受充足抗梅毒治疗,可以不出现阳性反应,这种情况不存在血清治愈的问题。

【鉴别诊断】

1. 硬下疳与软下疳　病原菌为链杆菌,潜伏期短,发病急,炎症明显,基底柔软,溃疡较深,表面有脓性分泌物,疼痛剧烈,常多发。

2. 梅毒玫瑰疹与玫瑰糠疹　皮损为椭圆形,红色或紫红色斑,其长轴与皮纹平行,附有糠状鳞屑,常可见较大母斑,自觉瘙痒,淋巴结无肿大,梅毒血清反应阴性。

3. 梅毒扁平湿疣与尖锐湿疣　疣状赘生物呈菜花状或乳头状隆起,基底较细,呈淡红色,梅毒血清反应阴性。

【辨证论治】

一、肝经湿热证

[症状]肛周皮损,四周㿗肿、灼热,疮小而干,硬如软骨,伴口苦纳呆,溲黄,便干,舌红苔黄腻,脉弦数。

[辨证分析]湿热秽浊乘虚而入,搏结于后阴。

[治法]清肝解毒,利湿化斑。

[方药]萆薢渗湿汤加减。

常用中药:黄柏、牡丹皮、金银花、柴胡、龙胆草、赤茯苓、土茯苓、通草等。口干口苦者加玄参、麦冬;疳疮红肿者加金银花、紫花地丁;脓液多者加野菊花、蒲公英;湿邪较重者加泽泻、陈皮。

二、血热蕴毒证

[症状]肛周疣状增生,表面湿烂,状如菜花,隆起皮面,或横痃质坚韧,伴周身红斑,口舌生疮,口渴喜饮,舌绛红苔黄,脉细滑。

[辨证分析]外受热毒搏结,循肝经下趋后阴,郁阻下焦。

[治法]凉血解毒,泻热散瘀。

[方药]清营汤合桃红四物汤加减。

常用中药:犀角、生地、玄参、广木香、红花、当归等。大便秘结加大黄(后下)、芒硝;疹色鲜红者加牡丹皮、川黄连;内热壅盛者加黄芩、栀子;腹股沟有硬结者加穿山甲、皂角刺。

三、肝肾亏损证

[症状]肛周溃面干枯,久不收口,伴便频,便见脓血状,肛门失禁,直肠阵痛,腰膝酸软,舌淡红,苔少,脉细弱。

[辨证分析]湿热淫毒,伏邪于下焦,毒入骨髓、空窍和脏腑,缠绵难愈。

[治法]温补肝肾,填髓息风。

[方药]地黄饮子加减。

常用中药:肉苁蓉、茯苓、熟地、枸杞子、山茱萸等。心慌心悸者加用当归、龙眼肉;面色不华、手足不温加熟附子、肉桂。

【外治法】

(1)疳疮:可选用鹅黄散或珍珠散敷于患处。

(2)横痃、杨梅结毒未溃时,选用冲和膏、醋、酒各半调成糊状外敷。溃破时,先用五五丹掺在疮面上,外盖玉红膏,待其腐脓涤尽,再用生肌散掺在疮面,盖红玉膏。

(3)杨梅疮:可用土茯苓、蛇床子、川椒、蒲公英、莱菔子、白鲜皮煎汤外洗。

【手术疗法】

内科治疗为主,不推荐手术方法。

【其他疗法】

越早治疗效果及预后就越好。治疗剂量必须足够,疗程必须规则,症状完全消失后要定期追踪观察。

当前治疗效果最可靠的药物,首选青霉素。尤其是早期梅毒(一二期梅毒,病程在 2 年以内的潜伏梅毒)效果最好。而中医药治疗梅毒,一般仅作为梅毒治疗中的辅助疗法。具体治疗方案如下。

(1)普鲁卡因青霉素 G 80～160 万 U/d,肌内注射连续 10～15 d,总量 800～1 600 万 U。苄星青霉素 G 240～320 万 U 分两侧臀部肌内注射,每周 1～2 次,共 2～3 周。

(2)对青霉素过敏者

1)盐酸四环素 500 mg,4 次/d,口服 2 g/d,连续 15 d,肾肝功能不良者禁用。

2)红霉素:用法同四环素。

3)多西环素片:100 mg,2 次/d,连续服用 15 d。

【预防调护】

(1)加强梅毒危害及其防治常识的宣传教育。

(2)严禁卖淫、嫖娼,对旅馆、浴地、游泳池等公共场所加强卫生管理和性病监测。

（3）做好孕妇胎前检查，对梅毒患者要避孕，或及早中止妊娠。

（4）对高危人群定期检查，做到早发现、早治疗。

（5）早诊断，早治疗，坚持查出必治、治必彻底的原则，建立随访追踪制度。

（6）夫妇双方共同治疗。

【现代研究进展】

目前有一种可于家中自行测试，且简便快捷的梅毒试片，名为"滴得明™"，已于香港有售，无须由医生转介到化验所进行测试，可保障个人隐私。"滴得明™"梅毒测试片使用十分简便，只需将一滴新鲜血液滴进化验片检体垫片位置，15 min 后即可显示测试结果为阳性或阴性。若测试者血液内含有梅毒抗体，便会显示阳性结果，而所呈现结果可维持 24 h。测试结果准确度高达百分之 99%。若测试呈现阳性结果，请及早找医生确诊并彻底治疗。

【文献摘录】

初诊漏诊肛门、直肠梅毒 12 例临床病理分析

回顾性分析 12 例肛门、直肠梅毒的临床资料和组织学表现，与实验室血清学检查相结合对其进行诊断和鉴别诊断。全部病例初诊时临床、病理均误诊，组织学表现为皮肤、黏膜糜烂或溃疡，大量中性粒细胞浸润伴上皮内微脓肿及隐窝微脓肿，溃疡周围或鳞状上皮呈假上皮瘤样增生或直肠黏膜固有腺体减少，溃疡底部及周围大量浆细胞及淋巴细胞弥漫性浸润。7 例出现以淋巴细胞、浆细胞浸润为主的慢性炎性肉芽组织并初期纤维化，淋巴滤泡

旺炽性反应性增生，小血管增生并伴大量浆细胞围管性浸润。5 例出现明显闭塞性小动脉内膜炎。其中 6 例散在朗汉斯巨细胞及上皮样细胞肉芽肿，5 例呈现浆细胞围神经性浸润。实验室检查均呈现梅毒抗体测定（TP－Ab）阳性，快速血浆反应素试验效价均＞1∶32，提示为梅毒感染活动期，最终诊断Ⅰ期梅毒硬下疳 10 例，Ⅱ期梅毒扁平湿疣 2 例。作者认为肛门、直肠梅毒临床极易误诊，病理学表现具有诊断提示性意义，临床及病理医师提高对梅毒病变的认识，将其列入常规诊断及鉴别诊断思路，同时借助实验室血清学检查，可减少或避免漏诊和误诊。

参 考 文 献

[1] 张学军. 皮肤性病学[M]. 北京：人民卫生出版社，2004：208－214.

[2] 赵辨. 临床皮肤病学[M]. 南京：江苏科学技术出版社，2001：513－527.

[3] 龙振华. 梅毒病学[M]. 北京：北京科学技术出版社，2004.

[4] 董玉梅. 梅毒合并艾滋病 1 例报告[J]. 中国社区医师，2010，12(34)：194.

[5] 韩国柱，邵长庚. 我国梅毒流行和临床特点[J]. 中华皮肤科杂志，2005，38(5)：322.

[6] 殷载扬. 200 例梅毒患者的综合分析[J]. 临床皮肤科杂志，2000，29(3)：212.

[7] 许益汉. 二期梅毒 210 例临床分析[J]. 浙江实用医学，2007，12(3)：187－188.

[8] 唐涛，张乃鑫. 初诊漏诊肛门、直肠梅毒 12 例临床病理分析[J]. 临床与实验病理学杂志，2011，27(6)：607－610.

（刘伟、王绍臣）

第十三章
大 便 失 禁

大便失禁（faecal incontinence），又称肛门失禁，是指机体对直肠内液态和固态内容物以及气体的蓄控能力丧失，导致大便次数增多，由多种原因引起。临床特点：完全失禁时，粪便可以随时自行流出，咳嗽、走路、下蹲及睡眠时，常有粪便、黏液从肛门外流。不完全失禁时，虽能控制干便，但对稀便不能控制，需集中精力控制肛门，方可使粪便不流出。大便失禁的发生尚无明确的流行病资料。大便失禁虽不直接威胁生命，但令患者有羞辱感，造成身体和精神上的痛苦，严重影响正常生活和工作。多数报道认为普通人群大便失禁的发生率为 1%～2.2%，在美国和欧洲成年人中发生率为 2%～7%，在美国和英国的福利院中各种原因所致大便失禁的总发生率达 10%～30%。随着年龄的增加，大便失禁的发病率增加，65 岁以上大便失禁的发病率为青年人的 5 倍。女性远高于男性，尤其多产妇，男女之比为 1∶3～8。

中医学认为：肛门失禁乃气血衰退，中气不足，气虚下陷，肛门不能收摄，或损伤失治所致。《圣济总录》记载："大肠为传导之官，掌化糟粕，魄门为之候。若其脏寒气虚，不能收敛，致化糟粕无所制约，故遗矢不时。"《诸病源候论·大便失禁候》记载："大便失禁者，由大肠与肛门虚弱冷滑故也。肛门，大肠之候也，俱主行糟粕，既虚弱冷滑，气不能温制，故使大便失禁。"中医学称"滑泄"，或称"大便滑脱"，或称"遗矢"，属于大便失禁范畴。

西医学认为：完整的肛门排便控制机制包括三个因素，即大便的储存功能、直肠反射弧的完整、灵敏的括约肌功能。这三个因素中，任何一个发生障碍，都能引起不同程度的大便失禁。手术损伤为其主要原因，结肠炎、神经系统疾病、先天性疾病及其他疾病也是引起大便失禁的原因。临床治疗方案有药物治疗、盆底生物反馈、手术治疗、骶神经刺激、人工肛门括约肌移植术等，尤其应该重视对患者的个体化治疗。

【病因病机】

一、中医

肛门失禁多由脏腑、气血虚衰，中气不足，气虚下陷，情志失调，肛门不能收摄或肛门损伤失治所致。

1. 气虚下陷　脏腑亏虚，中气下陷，升举无力，固摄失司。

2. 脾肾两虚　年老体虚，病后亏虚，房劳肾虚，阴阳两虚，运化失职。

3. 肝脾不和　情志不遂，肝气横逆，木横侮土，气机通降失常。

4. 外伤失治　外伤、产后所至筋脉受损，固摄失权。

二、西医

1. 病因

（1）先天性发育异常：先天性肛门闭锁及直肠发育不全等先天性疾病均可造成肛门失禁。

（2）神经系统疾病：中枢性神经系统疾病，腰骶部脊膜膨出、脊柱裂、脊髓结核、脊髓肿瘤等均可造成肛门失禁。

（3）外伤：肛门直肠手术处理不当破坏肛管直肠环及肛门括约肌，或者肛管部组织遭受刺伤、冻伤、割伤、灼伤等，或者会阴撕裂伤等均可造成肛门失禁。

（4）肛管直肠结肠疾病：完全性直肠脱垂引起肛门松弛；阴部神经牵拉受损；直肠肛管肿瘤浸润破坏括约肌；克隆恩病、溃疡性结肠炎、肠易激综合征、放射性肠炎等引起长期腹泻等均可造成肛门失禁。

（5）其他原因：糖尿病、代谢性疾病、胶原血管性疾病、精神疾病、全身营养不良等。

2. 病理

（1）神经调节障碍：控便能力是神经调节的一个复杂的过程。由于中枢神经系统、传入感受器结构和（或）功能异常导致神经调节障碍，均可造成控

165

便能力的降低。

（2）肛管直肠感觉减退：正常控便反射为粪便到达直肠、直肠感知压力增高、肛门内括约肌及肛门外括约肌反射性收缩阻止粪便排出。当肛管直肠感觉异常时，粪便到达直肠无法感知、不能产生正常控便反射、肛门内外括约肌无法控制，导致控便能力的降低。

（3）直肠顺应性下降：直肠顺应性是指在单位压力下直肠扩张的能力，正常情况下当直肠充胀，其容量上升为 300 ml 时，直肠内压不出现任何变化，甚至反而下降，以维持肛门自制，直到直肠所能耐受的最大容量引起便急时，压力才明显上升。因各种损伤造成的直肠顺应性下降都会发生紧迫性失禁，如肛管直肠内瘢痕形成、溃疡性结肠炎、克隆恩病、放射性肠炎等疾病。

（4）肛门括约肌功能障碍：肛门内外括约肌维持正常的直肠压力梯度和节制控便。当内外括约肌功能异常时，则不能正常控便。如手术损伤括约肌、各种肌源性疾病、内分泌疾病、代谢性疾病等。

【诊断】

一、病史

多有神经系统疾病、结直肠疾病、肛管直肠损伤、肌源性疾病、内分泌疾病、代谢性疾病等病史。

二、临床表现

不能控制气体、粪污或溢粪。肛门部潮湿，肛周皮肤糜烂、红肿、疼痛、瘙痒、肛门会阴部坠胀感等。可合并尿失禁、心理或精神症状。失禁和便秘可共存。

1. **视诊** 污粪、肛周皮肤皱褶变浅或消失、洞状肛门、肛门外翻、痔脱垂、直肠脱垂、肛周皮肤抓痕、肛周瘢痕、会阴体缺失、臀沟变浅、肛瘘。

2. **触诊** 有无括约肌缺损、括约肌张力异常及收缩强度下降、努挣时耻骨直肠肌运动异常、肛门直肠新生物、肠套叠。

内镜检查：痔、直肠黏膜脱垂、肛门直肠肿瘤、炎性肠病、孤立性直肠溃疡。

神经学检查：肛周感觉异常、肛门反射异常。

包括引起大便失禁各原发性疾病的相关临床表现。

三、分类

1. **按性质分类**

（1）感觉性失禁：真性失禁、部分失禁、溢出失禁。

（2）运动性失禁：应力性失禁、紧迫性失禁、完全性失禁。

2. **按失禁的程度分型**

（1）完全性失禁：肛门不能控制干便、稀便及气体的排出。

（2）不完全性失禁：仅能控制干便，而不能控制稀便和气体的排出。

3. **Browning 和 Parks 提出的肛门失禁四级分类**

Ⅰ级：不能随意控制气体。

Ⅱ级：污粪。

Ⅲ级：不能控制成形便。

Ⅳ级：完全失禁。

四、辅助检查

1. **内镜检查** 直肠黏膜有无充血、水肿、糜烂、溃疡、增生性肿物等。

2. **粪便及血液学检查** 粪便检查包括有无感染、粪便体积、渗透压和电解质；血液学检查用于甲状腺疾病、糖尿病疾病、其他代谢性疾病的检查。

3. **肛管直肠压力测定和感觉测试** 静息压下降提示肛门内括约肌功能受损，收缩压下降提示肛门外括约肌功能受损，直肠最大耐受阈值下降提示直肠敏感性增加，直肠肛管抑制反射消失提示神经节病变，直肠顺应性下降提示直肠敏感性增加或直肠壁受损。

4. **球囊逼出试验** 如直肠感觉迟钝，正常容量不能引起排便反射，不能将球囊排出，此检查既可用来判断直肠的感觉是否正常，又可判断肛门括约肌的功能，如肛门括约肌受损无括约功能，球囊可自行滑出肛门，或轻微增加腹压后即可将球囊排出。

5. **排粪造影检查** 通过对静息、提肛、初排、力排、黏膜相等动态观察，了解肛门括约肌及耻骨直肠肌功能，和是否有直肠脱垂及会阴下降等。如灌入直肠的钡剂通过提肛可以保留，说明肛门括约肌有一定功能，如灌入直肠的钡剂不由自主地流出，说明肛门失禁。

6. **肛管直肠内超声检查** 通过肛管直肠内超声可以清楚地显示肛管直肠的各个层次，内括约肌及其周围的组织结构，可以协助肛门失禁的诊断，观察是否有括约肌损伤以及缺损的部位及范围、肛门外括约肌萎缩。为手术切口的选择提供一定的依据。

7. 腔内 MRI 可以精确诊断局部变薄和复合损伤的范围和层次，对于肛门外括约肌损伤，能很好地区分肛门外括约肌、瘢痕和脂肪组织。对于肛门内括约肌损伤，磁共振和腔内超声作用相当。

8. 阴部神经运动潜伏期 可以帮助辨别括约肌功能减弱是源于肌肉受损还是神经受损。

9. 盐水灌注试验 用等渗盐水经细导管每分钟 60 ml 恒速滴入直肠，嘱受试者尽力收缩肛门保留，大便失禁时注入盐水不足 500 ml 时将漏出 10 ml，而且总量只能保留大约 700 ml。正常人可以保留大部分的盐水而不漏出，大便失禁或直肠顺应性差的患者只能耐受较小容积，可以此作为大便失禁生物反馈治疗疗效的客观指标。

10. 盆底肌电图检查 通过记录盆底肌肉在静息、排便状态下的电活动变化，来了解盆底肌肉的功能状态及神经支配情况。

五、诊断标准

功能性胃肠病的罗马Ⅲ诊断标准。

功能性大便失禁。

（1）年龄≥4 岁的个体，反复发作的大便失控至少 1 个月以上，伴有以下 1 种或 1 种以上情况。① 神经支配和肌肉结构正常但功能异常。② 括约肌结构和（或）神经支配或轻微异常。③ 排便习惯正常或异常（如大便潴留或腹泻）。④ 心理原因。

（2）排除以下所有情况。① 由于下述病变导致神经支配异常：颅脑病变（如痴呆）、脊髓或骶神经根或混合病变（如多发性硬化症）或者全身性周围或自主神经病变的一部分（如糖尿病神经病变）。② 与多系统疾病有关的肛门括约肌异常（如硬皮病）。③ 结构或神经病变可能是大便失禁的主要或基本病因。

满足上述标准至少 3 个月。

【鉴别诊断】

（1）大便失禁主要与急性菌痢及急性肠炎等腹泻患者偶尔出现的大便失控相鉴别，但这些患者的大便多数情况下能随意控制，并且患者多有腹痛及脓血便或水样便，经对症治疗后随着腹泻症状的缓解，大便成形而偶发的大便失禁消失。

（2）粪便嵌塞：老年人由于直肠感觉功能减退使干硬粪便潴留于直肠，为功能性便秘，直肠指诊可触及粪团，中医称之为"热结旁流"。经解出干结粪便后，短暂性肛门失禁可消失。

（3）原发性肛门湿疹：经治疗后肛周潮湿及皮肤病变可消失。

【辨证论治】

一、气虚下陷证

[症状] 大便滑脱不禁，肛门坠胀，面色萎黄，神疲气乏，舌淡苔薄，脉细。

[辨证分析] 脏腑亏虚，致脾肾阳虚；脾之阳气不足，升举无力，中气下陷，而致内陷下脱；对二便失于固摄，则可见大便滑脱，小便清长。

[治法] 补中益气，提升固脱。

[方药] 补中益气汤加减。

常用中药：炙黄芪、党参、当归、白术、升麻等。

二、脾肾两虚证

[症状] 大便滑泄，面色黧黑，神疲乏力，纳谷欠佳，腰膝酸软，耳鸣目眩，舌淡苔白，脉沉迟。

[辨证分析] 脾肾久病耗气伤阳，以致肾阳不足，命门火衰，不能温养脾阳，火不生土则脾失健运，脾阳久虚不能充养肾阳，脾肾两脏阳气俱虚而致直肠滑脱不收，肛门有下坠感，腰酸膝冷、畏寒、纳谷欠佳，小便不利，舌脉俱为佐证。

[治法] 健脾益肾，培本固元。

[方药] 右归丸合保元汤加减。

常用中药：山药、熟地、山茱萸、枸杞子、鹿角胶、菟丝子、肉桂等。

三、肝脾不和证

[症状] 便意频频，时欲如厕，腹部胀满，嗳气脘痞，失眠纳差，舌淡红，苔薄红，脉弦。

[辨证分析] 多由情志不遂，郁怒伤肝，或饮食不节，劳倦伤脾而引起。两脏关系失调，肝失疏泄，肝气横逆犯脾，气机阻滞，健运失职，运化失司，湿邪中阻则腹部胀满，嗳气脘痞。

[治法] 疏肝解郁，扶土抑木。

[方药] 六磨汤合四逆散加减。

常用中药：柴胡、香附、乌药、白芍、枳实、木香、槟榔等。

四、外伤失治证

[症状] 大便滑脱，肛门紧缩或缺损、胀痛，舌淡或质暗，苔薄，脉弦。

[辨证分析] 外伤、产后所至筋脉受损，固摄失权。肝肾亏虚，精津不足，气血亏耗，肌肉筋脉失于濡养，而致大便滑脱，肛门紧缩或缺损、胀痛；瘀血阻滞脉络，则见舌淡或质暗，苔薄。

[治法] 行气活血,化瘀软坚。

[方药] 桃红四物汤加减。

常用中药:桃仁、红花、当归、川芎、赤芍、乳香、没药等。

【外治法】

（一）针灸疗法

针刺或梅花针敲打次髎、中髎、下髎、三阴交、肾俞、脾俞等穴位。耳针疗法取直肠下段、肛门、坐骨神经穴。

（二）熏洗疗法

五倍子、地肤子、枯矾、龙骨、牡蛎,煎水,以药物加水煮沸,先熏后洗。

（三）按摩疗法

按摩两侧臀大肌、提肛穴、长强穴、足三里、关元、八髎穴等穴位。

【手术疗法】

目前手术选择的标准为:有括约肌损伤或有阴部神经病变(伴会阴下降和肛直角改变)的严重大便失禁。

括约肌损伤范围较小,且无阴部神经末梢运动潜伏期改变的可行括约肌修补术。

括约肌损伤广泛或既往括约肌修补失败的可行括约肌成形术或人工括约肌替代术。

阴部神经病变的可行肛后修复术。

各种手术方式较多,但疗效差异很大(37%～82%),且远期疗效明显下降(32%)。现介绍常用手术方式。

（一）经肛旁肛门括约肌修补术

[适应证] 仅适用于手术切断或外伤所致的肛门括约肌损伤,其缺损范围不超过肛门括约肌周径的1/3,肌肉纤维仍能收缩者。感染者,感染控制后6～12个月内行修补。

[禁忌证] ① 就诊时间太晚,括约肌已萎缩变成纤维组织,则术中寻找及缝合均困难者不宜手术。② 严重的心、肝、肾疾患及糖尿病、高血压患者。③ 凝血功能障碍与瘢痕体质。

[麻醉方式] 骶管麻醉。

[体位] 折刀位或者截石位。

[操作要点] ① 沿瘢痕外侧1～2 cm处行弧形切口,尽量远离肛门。② 向肛门侧浅行游离显露括约肌断端。③ 分离松解括约肌断端,保留少许瘢痕组织,切除两断端间瘢痕组织。④ 断端行"8"字缝合或褥式缝合。⑤ 如断端距离过大,可分期手术。

（二）括约肌折叠术

[适应证] 适用于肛门括约肌松弛而无缺损的肛门失禁者。

[禁忌证] ① 括约肌已萎缩变成纤维组织。② 严重的心、肝、肾疾患及糖尿病、高血压患者。③ 凝血功能障碍与瘢痕体质。

[麻醉方式] 骶管麻醉。

[体位] 折刀位或者截石位。

（1）肛管前方外括约肌折叠术:① 肛门前方1～2 cm沿肛缘行弧形切口。② 于括约肌表面向肛门方游离皮肤及皮下组织,显露两侧外括约肌,寻找内外括约肌间三角间隙。③ 折叠缝合内外括约肌闭合间隙。

（2）阴道内括约肌折叠术:① 阴道后壁黏膜与皮肤交界处行弧形切口长5～6 cm。② 向上游离阴道后壁显露外括约肌前部。③ 折叠缝合外括约肌,并于其上方缝合两侧肛提肌。

（三）臀大肌修补肛提肌术

[适应证] 适用于肛提肌损伤或发育不良者。

[禁忌证] ① 严重的心、肝、肾疾患及糖尿病、高血压患者。② 凝血功能障碍与瘢痕体质。

[麻醉方式] 硬膜外麻醉。

[体位] 折刀位。

[操作要点] ① 于尾骨尖下行与肛门同心的弧形切口,显露直肠后壁及括约肌。② 游离暴露两侧臀大肌,每侧取肌瓣宽4 cm、厚2 cm。③ 将两侧肌瓣拉拢于直肠后方,向前推压直肠适度,缝合肌瓣并将其下缘固定于肛门外括约肌。要求血运良好,缝合部位以肛管结合部最佳。

（四）Parks肛管后方盆底修补术

[适应证] 适用于直肠脱垂固定术后仍有失禁及自发性失禁患者。

[禁忌证] ① 严重的心、肝、肾疾患及糖尿病、高血压患者。② 凝血功能障碍与瘢痕体质。

[麻醉方式] 硬膜外麻醉。

[体位] 折刀位或膀胱截石位。

[操作要点] ① 于肛门后方3 cm处做与肛门同心的弧形切口。② 向前游离显露内外括约肌间沟。③ 在括约肌间沟向上游离至耻骨直肠肌上方,显露髂骨尾骨肌、耻骨尾骨肌。④ 缝合两侧耻骨直肠肌,使肛直角前移。⑤ 折叠缝合肛门外括约肌。

（五）肛门前侧括约肌成形术

[适应证] 陈旧性会阴撕裂伤。

[禁忌证] ① 严重的心、肝、肾疾患及糖尿病、高血压患者。② 凝血功能障碍与瘢痕体质。

[麻醉方式] 椎管内阻滞麻醉。

[体位] 膀胱截石位。

[操作要点] ① 肛门前方距肛缘 2 cm 做与肛门同心的弧形切口。② 充分分离直肠上方及两侧至凹陷处上 3 cm。③ 游离撕裂回缩的肛门括约肌断端，保留少许瘢痕组织。④ "U"形缝合两断端。⑤ 缝合会阴深、浅筋膜。⑥ 做阴道外口整形缝合，尽量延长阴道口与肛门的距离。

（六）股薄肌移植括约肌成形术

[适应证] 肛门括约肌损伤无法修补或修补失败者。肛管直肠发育不全、先天性无括约肌者。神经性肛门失禁。

[禁忌证] ① 股薄肌及其支配神经受损或有病变者。② 会阴部脓肿或克隆恩病患者。③ 装有心脏起搏器者。④ 6 岁以下儿童。⑤ 严重的心、肝、肾疾患及糖尿病、高血压患者。⑥ 凝血功能障碍与瘢痕体质。

[麻醉方式] 硬膜外麻醉。

[体位] 平卧位转膀胱截石位。

[操作要点] ① 先取平卧位，沿大腿内上股薄肌处行 5~8 cm 纵行切口，切开筋膜，露出股薄肌，向上游离至神经血管束处。② 在膝内上行 3~4 cm 纵切口，找到股薄肌向上游离与上切口相通。③ 在胫骨结节行 3~4 cm 斜切口，找到股薄肌的止点，在肌腱止点的骨膜处切断，再将股薄肌由股上部切口牵出，用盐水纱布包裹备用。④ 改截石位，在肛门前、后正中，距肛缘 2 cm 处行一切口，用长钳在皮下围绕肛门两侧分离做两个隧道，使肛门前后两个切口相通。⑤ 在对侧耻骨结节相对处行2~3 cm 切口，与肛门前切口做一个皮下隧道。⑥ 将股薄肌由股上部切口牵出，向上分离。⑦ 将肌束通过隧道拉至肛门前方切口，围绕肛门一侧到肛门后方，再绕过对侧到肛门前方，由耻骨结节处切口牵出，把股薄肌围绕肛门一周，拉紧肌腱，使肛门尽量缩紧。⑧ 将肌腱固定于耻骨结节膜上，最后缝合各切口。

（七）臀大肌移植括约肌成形术

[适应证] ① 括约肌损伤无法修补或多次修补失败者。② 手术或者外伤导致肛门括约肌松弛造成失禁者。③ 肛管直肠发育不全、先天性无括约肌

者。④ 早期直肠癌患者行腹会阴联合切除，术后无局部复发及远处转移，需原位肛门重建者。

[禁忌证] ① 严重的心、肝、肾疾患及糖尿病、高血压患者。② 凝血功能障碍与瘢痕体质。

[麻醉方式] 硬膜外麻醉。

[体位] 折刀位转膀胱截石位。

[操作要点] ① 分别在两侧大腿及臀部外侧作"L"形切口，显露臀大肌肌腹。② 分离带蒂臀大肌肌束宽 4 cm，连同股外侧肌肌束上半部，以便保持其肌束长度（在解剖过程须避免损伤坐骨神经及重要血管），并保留其带蒂肌束的神经支配及血供。③ 通过同侧坐骨结节部皮肤隧道，将游离的臀大肌肌束拖到会阴部，缝合大腿及臀部皮肤。④ 转膀胱截石位。⑤ 在两侧坐骨结节内侧各作半月形切口，暴露坐骨结节部滑膜，通过两个切口向前至会阴部。⑥ 向后在尾骨尖水平作皮下潜行性隧道。⑦ 将游离的带蒂臀大肌通过皮下隧道绕直肠下段肠管一周，并保持其一定的紧张度。⑧ 将游离臀大肌肌束固定缝合于双侧坐骨结节滑膜上。⑨ 缝合皮肤，必须置引流。

（八）结肠造瘘术

[适应证] 所有方法失败者。

[禁忌证] ① 严重的心、肝、肾疾患及糖尿病、高血压病患者。② 凝血功能障碍与瘢痕体质。

[麻醉方式] 硬膜外麻醉或全身麻醉。

[体位] 平卧位。

[操作要点] ① 彻底清洗腹腔，选择移动度较大的一段乙状结肠提出作切口，切开乙状结肠系膜约 3 cm 宽，结扎止血，经此裂孔将腹膜缝合，并将结肠系膜及肠壁的脂肪垂缝于腹膜上，缝闭乙状结肠上、下两端的腹膜。② 同法依次缝合腹直肌前鞘、皮下组织及皮肤，使远、近端肠襻分开。③ 肠襻下放置一玻璃棒并妥善固定。

【其他疗法】

1. 肛门括约肌锻炼 嘱患者收缩肛门（提肛），每日提肛 500 次左右，每次坚持数秒钟，增强肛门括约肌功能。

2. 盆底生物反馈 通过提高直肠感觉阈值和加强肛门括约肌的收缩力来改善大便失禁。

3. 注射填充剂 适用于括约肌薄弱或萎缩、局限性内括约肌损伤。

4. 射频治疗 适用于括约肌薄弱或萎缩。禁忌证：肛管括约肌损伤、肛门部感染、炎性肠病或慢

性腹泻。

5. 感觉再训练　可采取温盐水灌肠法或球囊法。

【预防调护】

（1）肛门直肠损伤的处理：及时正确地处理肛门直肠损伤是保存排便功能的重要环节。

（2）饮食规律，忌刺激性或油腻的食物。

（3）加强肛门功能的锻炼，坚持提肛运动。

（4）养成定时排便的习惯，每日定时排空大便。

【现代研究进展】

控便机制是一个复杂的过程，不仅依赖于肛门括约肌的完整性，更与粪便的质地、结肠和直肠功能、括约肌功能以及心理因素密切相关，所以在大便失禁的治疗上也增加了难度。肛门失禁的治疗方法很多，虽然生物反馈及心理治疗对于轻度的失禁患者有一定的作用。但顽固性大便失禁仍是临床上十分难处理的问题。

2002 年共识会议强调：与单一的治疗方法相比较，有必要验证不同方法联合对于治疗大便失禁的优势，可发挥协同作用。如单一的生物反馈治疗与生物反馈结合药物治疗以及生物反馈结合手术治疗的比较。生物反馈结合药物与单一的药物治疗以及单一的生物反馈治疗的比较。

随着人类的发展，医疗技术的进步为顽固性大便失禁治疗的可行性和长期疗效方面带来了广阔的前景。

人工肛门括约肌移植，自 1989 年来 Christiansen 应用人工肛门括约肌控制大便失禁，为治疗大便失禁开辟了一条新兴途径。可用于对骶神经刺激无反应或者不适合做骶神经刺激的肛门括约肌损伤者，但对于先天性肛门发育不良治疗成功率较低。人工肛门括约肌是通过隧道将人工肛门括约肌放置在原来的括约肌周围，这种装置持续维持一定的压力，患者需要排便时通过位于阴囊或阴唇的手动泵进行复原。即通过人工控制泵达到持续收缩状态，排便时能放松排出粪便。未来运用人工肛门括约肌装置是否能设计为具有压力感受器，能否智能化值得探讨。为避免人工肛门括约肌对直肠肛管的感染，因此需要选择具有良好相容性的生物材料，以尽量减少组织的炎性反应，提高治疗成功率。

骶神经刺激，Anders Mellgren 博士在美国结直肠外科医师协会 2010 年年会上报道称，在植入了骶神经调控装置并接受了 3 年随访的 77 例患者中，治疗成功率达到了 86%。治疗成功定义为每周失禁次数至少减少 50%。骶神经刺激已被证实对大便失禁有效，标志着一种新兴技术的出现。骶神经刺激适用于特发性括约肌退化者、内外括约肌局限性损伤者、神经源性大便失禁者；不适用于移植部位骶骨或皮肤病变者、广泛括约肌损伤者、严重慢性肠道疾病者、孕妇。骶神经刺激的手术相对简单，刺激电极端经骶孔穿刺与骶神经相连，另一端经皮下连接到腹壁皮下小袋中的电刺激仪。需要经过应答测试，如成功放入临时电极，再经过诊断性刺激阶段，测试成功将植入永久性刺激装置。骶神经刺激过程复杂，通过深入了解直肠肛门功能障碍的病理生理学，未来运用时能否简化治疗过程。

【文献摘录】

（一）人工肛门括约肌植入术

Parker 随访了 1989～2001 年长期植入人工肛门括约肌的 45 例患者，在其第 1 阶段（1989～1992 年）的 10 例中，6 例保持了括约肌功能，其中 2 例在 6～10 年内出现了液体渗漏但成功更换了装置，另 4 例撤除装置。第 2 阶段（1997～2001 年）共 35 例作了人工肛门括约肌植入术，14 例需撤除装置，其余 13 例共作了 21 次修正手术，包括 7 例儿童重新更换套囊。在保留了装置的其他患者中，肛门控制功能得以恢复，生命质量评分在手术 6～12 个月后明显改善。

（二）Malone 顺行灌肠在治疗顽固性大便失禁中的应用

Malone（MACE）顺行灌肠是一种对机体损伤较小的手术方式，对 32 例大便失禁患儿进行 MACE，通过问卷综合评价 MACE 在治疗顽固性大便失禁中的作用。结果显示 32 例手术患儿中 30 例获得随访，总体满意率为 83.3%。术后患儿均能独立完成灌肠操作，83.3% 患儿术后插管顺利，57% 的患儿坚持每日清晨灌肠 1 次和 28% 的患儿每日需灌肠 2 次可以保持肛门清洁。4 例患儿术后有时仍有肛周污便。造瘘口狭窄 5 例中 3 例由于废用引起，经过瘘口扩张后明显好转。造瘘口狭窄、瘘口反流、瘘口周围皮炎、腹胀、腹痛等术后并发症，其发生率低，经过治疗后可以好转。MACE 具有疗效好、手术创伤小和副作用少等方面的优点，是治疗顽固性大便失禁的理想方法，值得临床推广应用。

参考文献

［1］韩宝，张燕生.中国肛肠病诊疗学［M］.北京：人民军医出版社，2011.

［2］丁义江，丁曙晴译.大便失禁诊断与治疗［M］.南京：江苏科学技术出版社，2011.

［3］Christiansen J，Lorentzen M. Implantation of artificial sphincter for anal incontinence：report of five case［J］. Dis Colon Rectum，1989，32(5)：432－436.

［4］林宏城，苏丹，康亮，等.结直肠肛门外科人工肛门括约肌的研究进展［J］.结直肠肛门外科，2009，15(4)：209－292.

［5］Parker SC，Spencer MP，Madoff RD，et al. Artificial bowel sphincter：long-term experience at single institution［J］. Dis Colon Realum，2003，46(6)：722－729.

［6］王若义，丁庆光，刘倩，等. Malone 顺行灌肠在治疗顽固性大便失禁中的应用［J］.中华小儿外科，2011，32(12)：903－906.

（徐静芳、王绍臣）

第十四章
直肠阴道、尿道瘘

第一节　直肠阴道瘘

直肠阴道瘘（rectovaginal fistula，RVF）是直肠和阴道之间由上皮组织构成的病理性通道，此处又称为直肠阴道隔膜（由女性直肠前壁邻接的阴道后壁）。临床上患者可出现阴道排气、排便，炎症和刺激引起全身症状及性功能障碍。相当于中医学"交肠病"。

直肠阴道瘘在临床上较少见，古书虽有记载，但是对其认识还不是十分全面，古籍文献所见数例，皆为成年女性，且均为外伤所致，以产后损伤多见。最早见于《世医得效方》。清代董西园《医级》："交肠一证，乃尿出前阴、溺出后孔之候。溺出后孔者，水气并入大肠，自阑门不能泌别清浊，可以阑门不清为论。若尿出前阴者，乃肠膀并破之候，非肠穿则尿从何窦而出，膀胱不破则尿从何窦而入，要必肠穿膀破，而后尿溺得以易位而出也。"产后交肠病又名"差径"。郑玉峰《济阴要旨》："产后交肠病，又谓之差径，大小便易位而出。干粪结燥不行，方用润肠汤治之。如大便溏薄，而从小便出者，宜五苓散、调气散。"

【病因病机】

一、中医

"交肠病"为妇人特有之病，发病原因主要包括或因醉饱，或因大怒，遂致脏气乖乱不循常道所致；或横生险产，则其内损胯肠，以致粪从阴道出；或产后土不制湿，不能化气，而泌别不清，故粪从前阴而出；先天禀赋不足也是原因之一。

二、西医

直肠阴道瘘的病因主要由先天性因素和后天性因素两大类。

1. **先天性因素**　肛门、肛管和直肠是由内胚层、中胚层和外胚层发生，胚胎发育时期两侧中胚层的皱襞融合成泌尿直肠隔，将内胚层、泄殖腔分成两部，前部是泌尿生殖窦，以后生成泌尿生殖器官；后部是后肠，演变成直肠。阴道后壁由泌尿生殖窦的上皮生成。在胚胎发育早期，尿生殖膈形成或下降过程发生障碍，则形成先天性直肠阴道瘘。多与肛门闭锁相存，瘘口＜1 cm，无瘢痕组织，易于手术修补，属于高位或中间位的畸形。

2. **后天性因素**　病因多而复杂，可分为损伤性和非损伤性。

（1）损伤性直肠阴道瘘

1）产科分娩损伤：近几年来认为分娩时胎头压迫导致直肠坏死瘘，主要原因有：分娩时会阴Ⅲ度撕裂，修补后直肠不愈合，修补时肠线穿透直肠黏膜而未及时发现拆除导致瘘道形成；助产不当导致直肠撕裂（非Ⅲ度或Ⅳ度裂伤）；分娩时会阴侧切切口向内延伸，缝合不适当，撕裂口形成直肠阴道瘘。

2）手术创伤：近几年来各种手术所致的直肠阴道瘘也有所增加，如直肠息肉摘除术、低位保肛手术、吻合器使用、阴道后壁脱垂修补术、变性手术或阴道成形等手术，因为直肠阴道间隔薄，手术中切除较厚阴道壁组织、阴道造穴时穴道偏向直肠侧或因手术不熟练、解剖层次不清等都可能导致手术创伤性直肠阴道瘘。特别是直肠手术中吻合器占有较高的因素，直肠手术进行的肠管端端吻合时，因距离阴道较近，如若波及阴道或吻合口愈合不良，组织坏死可导致直肠阴道瘘。此瘘口位置相对较高，近于穹窿。另外还有痔手术或局部注射硬化剂治疗时，局部损伤或注射部位及注射药物剂量不当使局部坏死后形成直肠阴道瘘。这种注射硬化剂所致的瘘口周围组织瘢痕范围较大，发生瘘以后恢复时间较长。

3）外伤：鱼刺、骨刺等刺伤、骑跨伤、性暴力或犯罪性人为损伤。

4）炎症性创伤：包括细菌性炎症、化学性药物及放射源性炎症损伤。炎症性肠疾患，如肛周脓肿、克罗恩病等。放射性损伤如阴道癌、宫颈癌或盆腔内癌症等进行放射治疗时，阴道内安放放射源位置不当，或者剂量过大造成局部组织烧灼而形成直肠阴道瘘。

（2）非损伤性直肠阴道瘘：先天性直肠阴道瘘和癌性瘘。晚期内生殖器、盆腔内恶性肿瘤局部浸润转移、组织溃烂致直肠-阴道肿瘤性瘘道形成。如晚期宫颈癌、直肠恶性肿瘤的姑息性手术后局部转移浸润。而癌性瘘是无法治疗的瘘。

【诊断】

一、病史

多有直肠肛门手术史，妇女分娩过程中的产伤史。

二、临床表现

直肠阴道瘘临床表现为患者诉说在排便或屏气时有气体或粪便从阴道排出，从而引起泌尿系统或生殖系统炎症。

1. **先天性直肠阴道瘘** 先天性的直肠阴道瘘常伴先天性肛门闭锁畸形，正常肛门位置为皮肤覆盖，平坦无肛门，当患儿哭闹时，会阴部并不外突，手指触摸此处也无明显冲击感。由于无括约肌控制，粪便常不自主地从阴道内流出。少数瘘口大者基本能维持正常排便，无梗阻症状，但有排便位置的异常、排便时疼痛和粪便变形等症状。瘘口小、肛门狭窄或肛门闭锁时，则表现为慢性不完全性肠梗阻，瘘口小者多在出生后数日至数月或2～3岁后，出现不同程度的排便困难，尤其是在患儿大便由稀软逐渐变干成形后，排便不畅越来越重。可逐渐发展为巨直结肠症，表现为腹部膨隆，常可在左下腹触到巨大粪块。患儿全身情况不佳，有慢性中毒表现，影响其生长发育。如合并处女膜闭锁，则粪便积存于阴道内，处女膜膨胀外突，切开处女膜即有粪便流出。由于粪便污染，常可继发阴道炎、尿道炎以及泌尿、生殖道的逆行感染。

2. **后天性直肠阴道瘘** 随病因、瘘管高低以及瘘管大小等不同而临床症状有所不同，从轻度溢粪到显著溢粪不等。如瘘管细小而大便干结，患者大多数可无自觉症状，仅在直肠排气时可有气体从阴道排出；当瘘管较粗大、粪便较稀时，则可不知不觉

地从阴道内流出稀便。产伤括约肌撕裂后可发生严重的会阴瘢痕而有疼痛和失禁。有直肠肿瘤和直肠炎者还可有便急、腹泻和直肠出血，如放射治疗后可发生便急、便频、尿频和直肠与膀胱出血。

三、辅助检查

1. **肛管直肠指诊** 中低位的直肠阴道瘘，常可通过肛管直肠指诊触及其在直肠部位开口，并可了解瘘口的大小、部位及位置的高低等情况。

2. **内镜检查** 包括直肠镜和阴道镜检查，能直接观察到瘘口的部位、大小以及是否有阴道壁或肠壁损伤的情况等。

3. **探针检查** 用金属探针自直肠瘘口探入，可发现探头从阴道侧穿出，可明确瘘道的走向。

4. **亚甲蓝检查** 瘘口较小的直肠阴道瘘，可将阴道内填充棉球观察是否染色来确诊，可分别用阴道镜和直肠镜精确位置，阴道直肠双合诊对直肠阴道瘘的诊断有一定的帮助。将亚甲蓝自直肠瘘口注入，可发现阴道侧壁染色，在手术时可明确瘘道的部位及走向。

5. **X线检查** 倒置位摄片或经瘘口造影摄片可以了解直肠末端位置以及与耻骨直肠肌的关系。瘘口位于阴道后穹窿，直肠末端在耻尾线以上为高位畸形；瘘口位于阴道下1/3段，直肠末端位于耻尾线或其稍下方者为中间位畸形。

6. **直肠腔内超声检查** 可确定直肠阴道瘘的位置，能较好地评估括约肌的损伤程度。近年有用MRI对直肠阴道瘘进行评估分型的。

四、分类

1. **按病因**

（1）先天性：由于胚胎早期尿生殖膈形成或下降过程中发生障碍所致，多见于肛管与外阴或前庭部，称为直肠前庭瘘或直肠舟状窝瘘，有时常伴有肛门闭锁。

（2）后天性：病因复杂，多见于产伤、妇科盆腔手术、直肠癌术后并发吻合口瘘、晚期肿瘤、放射性损伤、炎症性疾病、性暴力或犯罪性人为损伤、外伤等。

2. **按位置高低**

（1）低位：瘘口位于齿线处或其上方，在阴道开口于阴唇系带处。也有人提出，瘘在直肠的下1/3，在阴道的下1/2，可从会阴部修补。

（2）高位：瘘在直肠的中1/3及阴道的后穹窿处，经宫颈处，需要经腹修补。

（3）中位：瘘在低位及高位之间。

3. **按其瘘口大小**

（1）小型：瘘口直径<0.5 cm。

（2）中间型：瘘口直径 0.5～2 cm。

（3）大型：瘘口直径>2.5 cm。三度缺损可包括整个阴道后壁，直到宫颈处。

目前较为公认的是根据瘘口在阴道内的位置、大小及病因，将直肠阴道瘘分为单纯型和复杂型。发生于阴道的中低位，直径<2.5 cm，由创伤或感染因素引起的瘘称为单纯型；发生于阴道的高位，直径>2.5 cm，由炎症性肠病、放疗或肿瘤引起的瘘及修补失败的 RVF，称为复杂瘘。

【鉴别诊断】

1. **膀胱阴道瘘** 生殖道瘘为泌尿系统与邻接生殖道之间形成的通道，又称尿瘘，漏尿为其主要症状。因尿液长期浸渍刺激而发生外阴及臀部尿性皮炎，易发生尿路感染。

2. **肛瘘** 肛瘘的内口常位于直肠下部肛管齿线部，在肛缘外皮肤上有或无外口，外口有一个或多个，间断性从外口流出脓性、血性分泌物，经久不愈或反复发作。皮下可触及条状硬索。

3. **阴道后壁溃疡** 形状不规则，边缘不整齐，有脓血性分泌物，但与直肠不通。

4. **直肠肿瘤** 直肠肿瘤多为表面不光滑的肿块或溃疡面，质硬固定，与阴道不远，取组织活检可明确诊断。直肠前侧的肿瘤，有时侵犯阴道，可致直肠阴道瘘。

【辨证论治】

手术疗法是该病治疗的关键，早期手术修补，修补后多有元气、营血亏虚之候。治宜滋补气血。

一、脾肾两虚证

[症状]少气懒言，四肢无力，困倦少食，不耐劳累，动则气短，大便从前阴遗出而不自知。舌淡，苔薄，脉洪大，按之无力。

[辨证分析]脾肾两虚，阳气不振而清气下陷，以致肠胃滑泄，大便遗出而不自知。

[治法]升阳举陷。

[方药]补中益气汤加减。

常用中药：人参、黄芪、升麻、柴胡、白术、补骨脂、白芍、炙甘草等。

二、气血两虚证

[症状]面色苍白，气短心悸，头晕自汗，体倦乏力，四肢不温，大便溏薄而从前阴出。舌淡，苔白，脉虚细。

[辨证分析]气血虚弱，无力运水，水湿内停则大便溏薄从前阴而出。

[治法]温补气血。

[方药]十全大补汤加减。

常用中药：人参、白术、茯苓、炙甘草、熟地、白芍等。

三、湿热化郁证

[症状]头重肢困，胸闷脘痞，胃纳呆、腹胀肠鸣，甚或恶心呕吐，大小便异位而出。舌质红苔白腻，脉濡或滑。

[辨证分析]湿热化郁，郁则气乱，气不循故道，清浊混淆，大小便异位而出。

[治法]分利水道。

[方药]五苓散合调气散加减。

常用中药：黄连、木香、阿胶、肉豆蔻、丁香、檀香、木香、藿香、甘草等。

【手术疗法】

（一）**手术时机的选择**

对直肠会阴部或瘘道有明显充血、水肿或炎症性病变者，应该待其炎症被控制，充血、水肿完全消退后才考虑手术。否则，在充血、水肿的组织内手术，很难找到直肠和瘘道之间的正常解剖层次，分离时也极易引起出血。通常认为对于炎症感染造成的瘘应伺其炎症控制后半年再进行手术较为安全。手术失败后，第 2 次手术应间隔 3～6 个月。

（二）**术前准备的重要性**

由于直肠内有大量细菌滋生，手术前应该进行良好的肠道准备，充分清洗肠道，手术时再严格消毒直肠和阴道，使手术野获得良好的愈合环境，对手术的成功至关重要。术前肠道准备：已行临时性肠造口的患者于术前 1 d 用导尿管插入造口远端肠管行肠道灌洗；而对未行临时性肠造口者，按肠切除的手术要求常规采用术前 3 d 肠道准备，口服缓泻剂及抗生素，术前 1 d 行全消化道清洁准备。

（三）**手术方法的选择**

目前手术方式很多，但如何根据具体病例选择最佳的术式，以最小的损伤取得最好的治疗效果仍是一个值得探讨的问题。对产伤所致的直肠阴道瘘，因其大多属于低位，妇产科医生采用经阴道途径进行修补而治愈。对其他医源性损伤所致的直肠阴道瘘，外科医生或妇产科医生则应根据瘘口位置,结合自己的临床经验选择各种不同的手术方式进行修补,包括经腹、经肛门、经会阴、经阴道或经肛门括约肌途径修补术(York-Mason术)。

(四)术后处理

对行临时性肠造口的患者,一旦胃肠功能恢复即可进食;而未行临时性肠造口者,术后3d内禁食,给予肠外营养3～5d后,进无渣流质饮食,再逐渐过渡至正常饮食,以免过早排便,影响创口愈合。术后适当使用抗生素预防感染。

(五)常用术式

1. 单纯瘘管切除分层缝合　本术式是将瘘管切除后分层缝合,可经阴道或直肠修补。适合于低位肛门闭锁、低位直肠阴道瘘或直肠前庭瘘等。优点是手术简单,操作容易。缺点是由于缝合时有张力,复发率高。

手术方法:麻醉成功后,取膀胱截石位,常规消毒手术野,寻找到瘘口后插入探针,瘘口周围直肠黏膜下注射1∶20 000肾上腺素盐水,以减少术中出血。用电刀切除全部瘘口和管壁组织,并游离直肠阴道隔。以2-0可吸收线分层间断缝合直肠肌层及阴道肌层,以3-0可吸收线间断缝合直肠黏膜和阴道黏膜。

2. 经肛管直肠推移黏膜瓣修补术　1902年Noble首先采用直肠推移黏膜瓣修补术治疗直肠阴道瘘。近来多数学者认为,此法对修补中低位直肠阴道瘘为首选。

手术方法:麻醉满意后,取俯卧位,用肛门拉钩将肛门向两侧拉开,充分暴露肠腔和瘘口。首先于瘘道内插入探针,探清瘘道的走向,在瘘口周围直肠黏膜下注射1∶20 000肾上腺素盐水,以减少术中出血。用电刀自直肠侧向阴道侧切除全部瘘口和管壁组织,并充分游离直肠阴道隔。自瘘口向上做顶端窄基底宽的直肠瓣,长为3～4 cm,包括黏膜、黏膜下层,瓣长宽比不大于2∶1,以保证血供和无张力。用2-0可吸收线间断横形缝合直肠肌层,再将直肠瓣向下牵引覆盖瘘口创面,用3-0可吸收线间断缝合直肠瓣底部和两侧,肛内以纱条填压。然后翻转患者取截石位,常规消毒会阴术野和阴道,用扩阴器暴露阴道侧瘘口,在瘘口周围阴道黏膜下注射肾上腺素盐水,用剪刀沿瘘口周围阴道黏膜向下做滑行分离,游离阴道黏膜,使阴道黏膜缝合无张力,先用2-0可吸收线间断缝合阴道肌层,再用3-0可吸收线间断缝合阴道黏膜层。有

时阴道伤口可不缝合,仅作引流。

3. 经括约肌经直肠的直肠阴道瘘修补术(York-Mason法)　该术式为修补直肠尿道瘘设计,后用于治疗直肠肿瘤,目前也被应用于治疗直肠阴道瘘,其优点是路径直达,手术视野宽敞,显露充分。最严重的并发症是直肠皮肤瘘和肛门失禁。

4. 经会阴肛门成形术　对先天性直肠阴道瘘伴肛门闭锁的患儿,宜采用本法治疗。具体操作可参照"直肠尿道瘘"一节。

5. 肠切除吻合术　对高位直肠阴道瘘,经肛门或骶尾部修补困难者,可采用经腹肠切除吻合术,具体操作可参照"直肠前切除术"。

(六)手术中注意

(1)医源性直肠阴道瘘的发生并不少见,在做直肠前切除手术(尤其是器械吻合)时极易导致本病的发生,分析其主要原因有:① 术中解剖层次欠清晰,游离时损伤阴道后壁。② 直肠阴道隔分离不够充分,吻合时用力上提直肠,误将阴道后壁牵入吻合器中而被切除。③ 直肠阴道隔游离后,女性患者(尤其是高龄者)盆腔多松弛,在用吻合器进行吻合时,由于视野的狭小,误将松弛的阴道后壁带入吻合器中,击发后切除了部分阴道后壁。被切除的阴道后壁缺血坏死脱落后,使阴道与直肠直接贯通,引发直肠阴道瘘。④ 肿瘤位置低,为了达到保肛的目的,尽可能向远端游离,用力牵拉易导致阴道壁的损伤。一旦并发吻合口瘘,损伤的阴道易感染,造成直肠阴道瘘的发生。⑤ 盆腔积液和脓肿也是造成直肠阴道瘘的潜在原因。

针对以上可能引起直肠阴道瘘的原因,在术中做到:① 应尽可能沿直肠阴道隔解剖层面向尾侧端分离,做到解剖关系清楚,操作轻柔,避免阴道后壁的损伤。② 术中应将直肠阴道隔分离层面尽量向下,以远离预设吻合肠管处至少2 cm处,使肠管吻合端暴露良好。③ 吻合要在直视下进行,避免对阴道后壁的损伤。④ 吻合时应该将阴道后壁用拉钩牵开并上提,将远近端肠管拉直,并使之有一定的张力,避免阴道被牵入吻合器而受损伤。⑥ 在吻合完成后,盆腔内注入无菌蒸馏水,向肠管内充气,检验吻合是否满意,如有欠缺,应加以修补。⑥ 手术时应严格遵守无菌原则,在最低位放置引流管,彻底冲洗盆腔,严防感染的发生。

(2)子宫颈癌放射治疗后较常见的并发症有放射性直肠炎、膀胱炎等,直肠阴道瘘的发生率极低,

但直肠阴道瘘的发生率高于直肠膀胱瘘,这是因为子宫和阴道将膀胱隔离。由于直肠阴道周围组织受到放射性损伤且多存有感染,一旦发生直肠阴道瘘,其自愈的可能性极小。直接手术修补此类瘘通常难以成功,且可能促使瘘口进一步扩大。因此大部分放疗后并发直肠阴道瘘的患者必须接受结肠造口以缓解症状,而且多数患者的结肠造口是终身性的。

(3) 直肠阴道瘘形成的原因复杂、种类繁杂、手术后易感染、复发率高、再次手术难度大,想要达到手术一次成功,式式的选择是极其重要的。应根据畸形的不同类型、瘘管的大小等选择不同的手术时间和手术方式。① 对于后天性直肠阴道瘘,特别是医源性直肠阴道瘘者,应慎重选择手术时机,切勿因患者迫切要求而立即手术。手术应等待所有炎症消退、瘢痕软化,在受伤或已行修补术后 3 个月后进行。如果瘘管较大者需待 6 个月后进行。② 高位直肠闭锁和直肠阴道瘘可在新生儿期做经腹会阴肛门成形术、直肠阴道瘘修补术和结肠造口术,但限于实际条件,手术死亡率高,故不易为家长接受。③ 对高位直肠阴道瘘主要采用经腹肠切除吻合术、直肠阴道瘘切除术。④ 由产科手术及外伤所致直肠阴道瘘者在炎症控制的情况下行经直肠或阴道修补术。⑤ 放射性直肠阴道瘘者局部修补是极其困难且不易做到的,故应做结肠造口术。⑥ 异物或电灼等造成的直肠阴道瘘常需做一期结肠造口术,二期修复瘘管和肠吻合或拖出术。

(4) 对于先天性肛门畸形、直肠阴道瘘者应注意:① 手术方式的选择与操作要轻柔。② 直肠末端应充分游离。③ 避免感染的发生。④ 充分松解直肠黏膜末端达到无张力缝合。肛门闭锁合并低位直肠阴道舟状窝瘘:窝瘘口很小,出生后即有排便困难的病例,则可在新生儿期做肠造口术。如果直肠阴道瘘口较大,粪便排出通畅可不必早期手术,至 3～5 岁时再做肛门成形术较为合适。

(5) 推移直肠瓣修补治疗直肠阴道瘘是由 Noble 于 1902 年首先应用,此法被认为对修补中低位直肠阴道瘘是首选。经肛管直肠推移直肠瓣修补直肠阴道瘘的优点有:① 不需切开会阴体,会阴部无创口,疼痛轻,愈合快。② 不需切断括约肌,不会引起肛门失禁。③ 避免锁眼畸形。④ 不需做保护性造口。在行手术修补时应遵循以下基本原则:瘘管解剖明确,推移瓣基底部要宽,以确保血供,缝

合时无张力,并分层缝合。如伴有括约肌缺损,可同时行括约肌重叠性修补术。

【现代研究进展】

(一) 中低位直肠阴道瘘

1. 一期修补术 适用于治疗急性产伤性直肠阴道瘘。简弄根、龚光辉采用经阴道一期修补术治疗急性产伤性直肠阴道瘘 6 例,均一期修补成功治愈。随访 3 个月,无复发。手术中应注意以下几点:① 缝合直肠黏膜层及肌层时,应做到内翻缝合,防止直肠黏膜向阴道侧内卷包纳。② 缝线针距不宜过密,针距一般为 1.0～1.5 cm,过密则易使局部供血障碍,导致修复失败。③ 术后直肠内放置肛管可以缓解因肠道积气或积便引起直肠内压升高,有助于组织修复。

2. 经肛管直肠推移黏膜瓣修补术 直肠推移瓣法对于中低位直肠阴道瘘是一种可行的手术方法。邵万金、孙桂东等人应用经肛管直肠推移直肠瓣治疗中低位直肠阴道瘘 5 例,平均随访 15 个月,治愈率 100%,无复发及肛门失禁。由于直肠是高压区,所以手术成功的关键是无张力缝合直肠壁,首先闭合瘘管在直肠侧的开口。

3. Mason 术 Mason 术适用于复发性的中低位直肠阴道瘘。该术式从骶尾进入切开直肠后壁,使病灶充分暴露,空间大,便于操作,视野清楚,修补准确。手术应注意充分游离瘘口周围阴道及直肠间隔、切断直肠和阴道间上皮的融合,清除局部不新鲜的组织,之后行无张力缝合,注意保持组织间充分血供。王振峰、赵传杰等采用该术式治疗 13 例,术后未见肛门功能不全及肛瘘等并发症,随访未见复发。

(二) 高位直肠阴道瘘

结肠经肛拖出联合带蒂大网膜填术:此手术操作简单,取材容易且丰富,适用于高位直肠阴道瘘。王刚成、钱广森等应用此术式治疗直肠癌前切除术后高位直肠阴道瘘 12 例,8 例术后恢复良好。手术应注意缝合时避免把大网膜组织夹于阴道组织中;缝合阴道瘘口要用可吸收线;切除拖出肠管前仔细检查肠管周围与肛门粘连是否牢固及术后要定期扩肛。

(三) 外用载体微创治疗

脱细胞异体真皮组织补片经阴道手术修补术 Rahman Ms 等报道 39 例低位直肠阴道瘘患者行脱细胞异体真皮组织补片经阴道手术修补术,100% 成

功。受此启发,游艳琴、付晓宇等脱细胞异体真皮组织补片经阴道手术修补术 12 例,一次修补手术成功 11 例,无感染及排斥现象,术后随访无复发。

【文献摘录】

40 例腹腔镜辅助高位直肠阴道瘘切除与网膜修复术的前瞻性研究

直肠阴道瘘是严重影响女性心理健康、性功能及明显降低生活质量的一种疾病,其治疗是对外科手术的一个挑战。本研究旨在通过腹腔镜辅助行高位直肠阴道瘘切除与网膜修复术来治疗本病,并对该术式的安全与疗效进行评估。本组纳入 40 例患者。直肠阴道瘘均发生于直肠中 1/3 与阴道后穹窿之间,给予腹腔镜辅助下瘘管切除与大网膜移入直肠阴道隔修补的手术方式,随后通过胃肠道生活质量评分表(GIQLI)和克利夫兰临床粪便失禁评分表(CCIS),对该术式的安全与疗效进行评估。结果:38 例患者手术成功,2 例患者因大网膜缺失而行造口手术。术后平均随访 28 个月,2 例瘘管复发,1 例大网膜坏死,1 例并发脓肿,需要引流。平均 CCIS 评分,术前 9 分,术后 10 分($P=0.5$)。平均 GIQLI 评分,术前 85 分,术后 120 分($P=0.0001$)。结论:腹腔镜辅助高位直肠阴道瘘切除与网膜修复术对高位直肠阴道瘘患者是一种有效的治疗方法。

参考文献

[1] 简弄根,龚光辉.经阴道一期修补治疗急性产伤性直肠阴道瘘 6 例[J].Chin J Coloproctol,2011(3):11.

[2] 邵万金,孙桂东,杨柏林.经肛管直肠推移直肠瓣修补直肠阴道瘘[J].中国肛肠病杂志,2004,24(8):11.

[3] 王振峰,赵传杰.分期应用 Mason 式式治疗复发性的直肠阴道瘘[J].中华胃肠外科杂志,2010,13(1):75.

[4] 王刚成,钱广森,任莹坤.结肠经肛拖出联合带蒂大网膜填塞治疗直肠癌前切除术后高位直肠阴道瘘 12 例[J].中华胃肠外科杂志,2012,15(10):1081.

[5] Stephan J,et al.40 例腹腔镜辅助高位直肠阴道瘘切除与网膜修复术的前瞻性研究[J].Int J Colorectal Dis,2011,26:1463-1467.

（贺平、彭勇、李萌、卢雪娇）

第二节　直肠尿道瘘

直肠尿道瘘常见于男性婴儿,即直肠通入尿道,粪便由尿道外口排出,但不与尿混合,婴儿仍有正常小便,为直肠和尿道间的内瘘类型,可分为先天性和后天性两大类。

【病因病机】

一、中医

中医认为此病多因先天不足或损伤后遗症所致,先天性因素多与孕妇胎养失调、先天禀赋不足、后天失养、饮食不当、七情损伤、外感六淫之邪、跌仆损伤以及惊风等有关。后天性因素多见于青壮年男性。常伴有骨盆骨折或骑跨伤,少数为医源性损伤,造成经络血脉受损,血溢脉外,经脉不通,瘀血形成,久则瘀积不去,新血难生,胞破脬损,瘘孔形成,损伤在先,漏尿在后。胞破络伤,血溢脉外,新肌不生,日久则瘢痕形成。

二、西医

（一）先天性直肠尿道瘘

先天性直肠尿道瘘合并于肛门闭锁或肛门直肠闭锁,前者属于中间位畸形,后者属于高位畸形。肛门闭锁的病例,直肠发育基本正常,其末端已降至耻骨直肠环内,位置较低,瘘管开口多位于尿道球部(又称直肠尿道球部瘘)。肛门直肠闭锁直肠末端位置较高,在耻骨直肠肌上方,瘘管开口多位于尿道前列腺部(又称直肠尿道前列腺部瘘)。先天性直肠尿道瘘常伴有尿道下裂、隐睾等,骶骨发育与会阴神经支配可能有缺陷。

（二）后天性直肠尿道瘘

多见于外伤性和医源性。外伤性可见于骑跨伤损伤会阴部的尿道和直肠,直肠穿透伤和骨盆骨折刺伤或移位撕裂伤,导致尿路直肠损伤;医源性损伤可见于直肠及会阴部手术,尤其是未插导尿管时的手术操作更易出现直肠尿道损伤导致瘘的形成。

【诊断】

一、病史

先天性直肠尿道瘘患儿可并发先天性肛门异位、肛门闭锁或巨结肠,家属常发现患儿尿中含有胎粪。后天性直肠尿道瘘,有明确外伤史或手术史。外伤性因素,常由骨盆骨折造成,多数并发尿道狭窄,偶由枪弹伤、锐器伤等原因引起;医源性因素,作为引起直肠尿道瘘的最常见原因,包括膀胱镜检、尿道扩张、前列腺癌根治术、经尿道前列腺电切术或前列腺癌放疗、冷冻治疗等造成的损伤;炎症及肿瘤浸润因素也可引起直肠尿道瘘,如克罗恩病。

二、临床表现

1. 症状 患儿的粪便和气体从外尿道口排出为其主要症状。常因瘘道狭小，仅有气体和粪汁排出，多并发腹胀等低位肠梗阻症状，且极易产生尿路感染或代谢性酸中毒症状；若并发尿道狭窄，可出现相应排尿困难，或不能从尿道排尿。

2. 体征 视诊常见患儿无肛，并有气体或粪便从尿道口排出。

3. 辅助检查 直肠镜检可见瘘孔或直肠前壁可及陷之硬结（瘘孔）；尿道造影时直肠内可见造影剂；尿道镜检可见瘘口或经尿道注入亚甲蓝，在直肠内可见蓝色尿液。CT 增强并三维重建或 MRI 成像检查来明确直肠尿道瘘的具体位置及开口。

【鉴别诊断】

主要与直肠膀胱瘘鉴别，鉴别要点如下。

（1）直肠尿道瘘时，由于膀胱括约肌是健全的，因而在排尿时，最初尿液内有粪便，而中段或末段尿液是清亮的；在直肠膀胱瘘全程尿液皆混有粪便。

（2）直肠尿道瘘时，由于尿道容量少，只要有气体进入尿道，即可见气体经尿道口排出，而膀胱容量大，气体进入膀胱内后，有排尿时才有大量气体经尿道排出，在挤压膀胱区时，含有胎粪的尿液和气体会更多。

（3）不排尿时，直肠膀胱瘘不会有气体自行从尿道口排出，而直肠尿道瘘在不排尿时即有气泡排出。

（4）经尿道膀胱造影，直肠尿道瘘可见尿道与直肠相通，直肠膀胱瘘可见膀胱与直肠相通。

【辨证论治】

一、脾肾两虚证

［症状］先天性直肠尿道瘘常由于先天禀赋不足，表现为脾肾两虚。具体症状为少气懒言，四肢无力，困倦少食，不耐劳累，动则气短，大便从前阴遗出而不自知。舌淡，苔薄，其脉洪大，按之无力。

［辨证分析］脾肾两虚，阳气不振而清气下陷，以致肠胃滑泄，大便从尿道遗出。

［治法］升阳举陷。

［方药］补中益气汤加减。

常用中药：人参、黄芪、升麻、柴胡、白术、补骨脂、白芍、炙甘草等。

二、瘀血阻滞证

［症状］后天性直肠尿道瘘常有外伤史，常表现为瘀血阻滞。具体症状为少腹痛，痛势较剧，痛如针刺，尿血，舌质暗紫，脉细涩。

［辨证分析］外伤导致直肠尿道破裂出血，离经之血溢于脉外，血停肠络不通而发剧烈腹痛。

［治法］活血化瘀。

［方药］少腹逐瘀汤加减。

常用中药：川芎、五灵脂、当归、延胡索、小茴香、官桂、赤芍、蒲黄、干姜等，水煎服。

常用中成药有活络丸、云南白药等。

【手术疗法】

一、瘘口修补术前结肠造口

根据瘘口大小、有无狭窄来决定是否造瘘。瘘口直径小于 1 cm 而无狭窄的患者，术前可不进行造口，但充分肠道准备是必要的。对瘘口直径大于 1 cm 的患者，术前做乙状结肠造口及膀胱造口，3 个月后再行瘘口修补术。对于先天性直肠尿道瘘，低位者一般瘘孔比较低，瘢痕组织少，可不做结肠造口。对于医源性损伤，只要瘘孔小，周围污染轻，发现时立即修补，手术成功率仍较高，无需做结肠造口。

二、手术方式的选择

对高位直肠尿道瘘患者采用经括约肌经直肠的直肠尿道瘘修补术，操作容易，手术成功率高，但需完全切断肛门括约肌，增大肛门括约肌失禁的风险。对于中、低位直肠尿道瘘者，采用改良的经会阴直肠尿道瘘修补术，即经会阴修补后采用球海绵体或去表皮会阴修补阴囊隔皮瓣间置于两瘘孔之间，可增强屏障，提高手术的成功率，且取材方便，操作简单。

（一）直肠尿道瘘切除术

［适应证］肛门排便功能正常的低位直肠尿道瘘患者。

［术前准备］一是插留置导尿管。二是肠道准备，术前 1 d 晚上及术前 2 h 用温盐水 500～800 ml 各灌肠 1 次，解净大便后坐浴 1 次。三是无渣软食 2 d，术前 1 d 为流食，术前禁食 1 餐。

［手术操作方法］一是截石位，用胶布固定阴囊，常规用 0.5% 碘伏消毒生殖器及肛周皮肤，铺消毒巾，在麻醉下消毒肠腔。二是距前位肛缘 1 cm，做约 4 cm 长弧形切口。三是用血管钳钝性分离，

并游离直肠与尿道之间的管道,避开前列腺。四是蚊式血管钳夹住游离管道两端根部,切除管道。五是用3-0可吸收线连续缝合封闭两端管腔,其外各加一道连续内翻缝合。缝合时切勿损伤尿道及直肠。六是乙醇消毒皮肤,间断缝合皮肤。外用乙醇纱条覆盖创口,敷料包扎。

[术后处理]一是留置导尿管7~10 d,多饮水,应用抗生素。二是饮食:禁食1 d,流食2 d,半流食1 d,少渣软食2 d,以后改为普食。三是大便:控制3~5 d,大便前可用开塞露纳肛。四是给予镇静药及止痛药。

[手术注意事项]一是由于患者往往合并严重的尿路感染,术前必须加强抗炎治疗,并注意术前冲洗造口膀胱、造口结肠远端乙状结肠和直肠,做好肠道准备。二是术中找准瘘管。术中寻找瘘管,有时十分困难。术前经膀胱造口注入亚甲蓝,可使直肠尿道瘘管蓝染,术中容易辨认瘘管。三是术中充分切除瘢痕组织,确保尿道端无张力吻合,游离足够的直肠使直肠吻合口缝合无张力,尽力使尿道吻合口和直肠缝合口相互错开。四是术后加强抗感染治疗,保持尿道和膀胱造口管通畅,术后3~4周拔出尿管,拔除尿管前需进行膀胱训练。

（二）经耻骨会阴带蒂皮管套入瘘孔隔离法

[适应证]复杂后直肠尿道瘘,同时并存长段尿道狭窄或闭锁者。

[手术操作方法]一是经耻骨切除狭窄或闭锁尿道。截石位,做下腹正中直切口,末端向阴茎根部左右两侧延伸1~2 cm呈"Y"形,切断阴茎悬韧带,切除耻骨联合下部分即可显露后尿道病变部位。同时合并前尿道长段狭窄或闭锁者,加做会阴倒"U"或"Y"形切口,显露前尿道病变部位,充分切除。二是切除瘘管,覆盖腹直肌束。助手示指伸入直肠将瘘管向前托起,将瘘管及其周围瘢痕切除或搔刮。修剪近端尿道,从腹部切口一侧分离出长10 cm、宽1.5 cm腹直肌束,下端不切断,保证血供。切断头侧端,将其经耻骨后送至瘘孔处固定,作为隔离瘘孔处的"屏障"。三是切取带蒂皮瓣。以会阴切口缘为起点,以阴囊为中心,向两侧各取皮0.7~1 cm,由近向远延伸可达阴茎冠状沟。平行切开皮肤及筋膜达会阴、阴茎浅筋膜深面,游离蒂部至足够长度。四是尿道成形,隔离瘘孔。用多孔硅胶管做支架,并用带蒂皮瓣包绕,缝合形成皮

管,并于腹直肌束"屏障"浅面与两端尿道吻合,近端吻合口尽量与直肠瘘孔错开。

（三）经腹、会阴直肠腔内结肠拖出瘘孔隔离法

[适应证]符合复杂后直肠尿道瘘标准且同时并存肛管直肠狭窄者。

[手术操作方法]一是取截石位,尿道留置管导尿,扩肛。肛门狭窄者在后中线将狭窄环纵切开,深达肠壁肌层,扩肛至狭窄舒张为止。二是探查瘘口确定经会阴、肛门难以修补,随即接下述术式,分腹、会阴两组进行手术。三是于齿状线或肛门皮肤黏膜交界处做环切口达黏膜下,提起切口近侧缘将黏膜与其下肌层分离切除达瘘孔平面。四是另一组开腹后在腹膜反折处切开盆底腹膜,游离乙状结肠和直肠下端,切断直肠上血管,必要时切断肠系膜下血管,确保近端肠管无张力到达肛门。用肠钳夹住乙状结肠,在直肠上段浆肌层和黏膜间注入生理盐水,使黏膜与肌层分离,环形切开浆肌层,将浆膜套状分离切除达瘘口平面,与肛管分离面吻接。如瘘口周围瘢痕多,水肿,黏膜难剥离或术野显露困难,可在直肠前后壁横切口中点各向远端做一纵切口（双"T"切口）,切开浆肌层达瘘管平面,将黏膜尤其瘘管口以刮匙刮净,随后以3%碘酊烧灼。五是将近端结肠套入去黏膜的直肠肌鞘直至肛缘,缝合固定。六是另截取双层带蒂大网膜固定于肠管与膀胱尿道间（直肠尿道瘘）或肠管阴道间（尿粪联合瘘）,以隔离原来的瘘口。

【现代研究进展】

直肠尿道瘘均视为复杂性肛门直肠瘘,而直肠阴道瘘可分为简单瘘及复杂瘘。复杂直肠阴道（尿道）瘘修补成功率较低。国内外报道的修补方法较多,经肛门入路者有分层缝合及直肠内推移瓣修补;经肛门直肠后侧入路者有经骶部径路方法等;经会阴入路者有分层缝合、瘘切除缝合等;经腹入路修补者有瘘切除、大网膜间置、低位前切除术、Bricker术式,甚至腹会阴根治术等。但无论上述何种方法,修补成功率均不理想,尤其对那些高位瘘或与放疗、肿瘤、局部瘢痕有关的瘘及较大的瘘。

近年来,间置自体移植的组织瓣隔离直肠与阴道（尿道）,修补复杂直肠阴道（尿道）瘘显示出较好的临床疗效。常供选择的带血管蒂自体组织有球海绵体肌、臀大肌和股薄肌等,每种组织都有自身的优缺点和适应证。球海绵体肌取材方便,但是由

于肌肉小而短,一般仅适用于位置低且直径小的简单瘘的隔离修补。臀大肌采集也比较方便,但是臀大肌瓣没有明确的单一血管束,有时候会出现肌瓣远端缺血,切取后可能对肢体功能造成一定影响。而股薄肌比较游离,有单一恒定的血管神经束位于肌肉近 1/3 与中 1/3 交界处,肌肉比较厚,切取后对肢体功能无明显影响,取材方便,根据我们的结果,其手术时间不长,手术创伤并不大,特别适合高位且缺损大的复杂性瘘。国外以 Wexner 为代表的学者采用股薄肌转移修补直肠阴道(尿道)瘘,由于转移的带蒂肌瓣具有很好的血运及愈合能力,该方法获得了较好的临床效果,成功率高,创伤小。该方法是在股薄肌转移肛门括约肌重建技术的基础上发展而来的。由于股薄肌在下肢功能方面作用轻微,故转移修补直肠阴道(尿道)瘘对下肢本身不产生任何不良影响。我们的经验认为,该法手术操作简单,比海绵体肌能提供更丰富的隔绝组织,使许多本需要开腹修补的直肠阴道(尿道)瘘变得可从会阴部修补,所以减轻了患者的创伤。本组病例修补成功率高达 94.7%(18/19),与国外文献报道类似。值得注意的是,Wexner 等通常对第 1 次股薄肌转移修补失败的患者采用对侧股薄肌行第 2 次修补,使总体成功率大大提高。而本研究则采用双套管冲洗的方法,使那些围手术期渗漏可疑修补失败者最终愈合,提高总体修补成功率,避免了二次股薄肌转移修补手术。

本研究结果显示,该手术修补方法能显著改善复杂直肠阴道(尿道)瘘患者的控粪功能、性功能及生活质量。因本组男性患者手术前后均无性生活,且男女性生活评分标准不一,故本研究未比较股薄肌转移修补直肠尿道瘘对男性性功能的影响。

参考文献

[1] 曹吉勋.中国痔瘘学[M].成都:四川科学技术出版社,1985.

[2] 赵自星.实用肛瘘学[M].成都:四川科学技术出版社,2003.

[3] 吴印爱.直肠肛管瘘外科治疗[M].北京:人民军医出版社,2006.

[4] 陈小兵,廖代祥,等.股薄肌转移修补复杂直肠阴道(尿道)瘘的前瞻性研究[J].中华胃肠外科杂志,2003,16(1):52-55.

(贺平、彭勇、李志、陈海涛)

第十五章
结直肠肛门损伤

第一节 结肠损伤

结肠损伤(injury of colon)是腹部钝性损伤及穿透性损伤所致的较常见的空腔脏器损伤,也可因医源性损伤如钡剂灌肠、结肠镜检查、电切除肠息肉所引起的结肠穿孔等。其临床特点为:有外伤史、腹痛、腹胀、恶心、呕吐、腹部压痛、反跳痛及肌紧张,可有全身中毒症状。结肠损伤发病率仅次于小肠,居腹腔脏器伤的第2位,占全腹部损伤的30%,其中,开放式结肠损伤发生率为95%左右,闭合性损伤发生率为5%左右。据统计,结肠损伤以横结肠和降结肠、乙状结肠损伤最多见。单纯结肠损伤的病死率为4%~10%,而在合并其他脏器损伤时,其并发症和病死率均增加4倍。本病属中医"腹痛"的范畴。

第一次世界大战以前,结肠损伤的病死率几乎是100%。第一次世界大战中,大多采用缝合关闭结肠损伤,病死率高达60%~77%。在第二次世界大战及朝鲜战争中,损伤肠襻外置及近端结肠造瘘的常规应用大大降低了病死率,但仍约37%。近年来随着外科手术技术的进步,抗生素及抗休克措施的进展,以及对结肠损伤诊治技术的提高,结肠损伤的病死率已降至10%以下。

【病因病机】

一、中医

结肠损伤的发病原因多为外伤等原因致肠络气滞血瘀,肠络气机、血运受阻。轻者因肝郁而致气机郁滞,不通之气攻窜两胁、少腹而发。重者肠管破裂,离经之血停滞,终致瘀血阻滞于肠络,不通则痛而发。

二、西医

结肠损伤的病因大致分为以下几类。

1. 火器伤 多为枪弹和炸伤,以枪弹居多而弹片伤较少,合并身体其他部位的损伤也很多见,是结肠损伤的主要原因。

2. 利器伤 常有锐器的直接刺、切和割伤,各种交通事故,以及摔伤、打击伤、挤压和撞击伤等。

3. 医源性损伤 比较少见,常见原因有:

(1)腹部手术损伤结肠血液循环或直接损伤结肠,或手术中腹腔引流不当,如引流物过硬或时间过久。此外,行脾切除或其他与胃肠道无关的手术而发生肠穿孔。

(2)在乙状结肠镜、结肠镜等检查时,息肉电凝切除和灌肠时,偶可发生结肠损伤。另外,钡剂灌肠所致医源性结肠损伤也有报道。

(3)其他:如用腐蚀药物灌肠(高浓度石炭酸等)、肛门插入异物而致破裂、内脏手术或移植损伤等均有报道。

结肠损伤的伤情与致伤条件、损伤物的性质、受伤时患者的体位及确诊的时间有关。结肠内容物不具有强烈的化学刺激性,低位结肠内容物较干,因此结肠破裂后早期反应轻,腹膜刺激征不明显,尤其是腹膜后损伤,临床表现不明显,致早期诊断困难。结肠系膜或伴较大血管损伤可发生大出血,甚至休克,此时以失血性表现为主。结肠损伤常伴腹内其他脏器损伤,如肾、小肠、胰腺及肝脏等,由于消化液的刺激可影响结肠裂口的愈合。结肠破裂晚期由于粪便污染所致的严重感染,可发生严重的腹膜炎,使患者发生全身中毒表现,甚至败血症及感染性休克等,常可因此而危及生命。

【诊断】

一、病史

无论是穿透性损伤,还是非穿透性损伤,均有外伤史。

二、临床表现

结肠损伤后的症状与体征与以下因素有关：① 有否开放性伤口。② 损伤的部位。③ 就诊的时间早晚。④ 合并伤的伤情。

1. 症状

（1）腹痛：严重程度视损伤的性质不同和合并伤的情况而定。由钝性腹部外伤所致的结肠损伤，可有25%左右在早期无明显腹痛症状；若结肠破裂，则有进行性加重的持续性腹痛。

（2）腹胀、恶心、呕吐。

（3）可有便血史。

（4）严重者有全身性感染中毒性休克。

2. 体征

穿透性损伤可见明显的伤口，非穿透性损伤虽没有明显伤口，但有腹式呼吸减弱，全腹弥漫性腹痛，伴有反跳痛和腹肌紧张等体征。有时可以出现肝浊音界缩小或消失，随腹膜刺激征的症状逐步加重，常出现明显的腹胀和肠鸣音减弱或消失及移动性浊音。肛门指诊有血迹。

三、辅助检查

（1）X线检查：结肠损伤后，腹部X线检查可发现部分患者中有膈下游离气体，火器性盲肠伤引起者还能显示腹腔内金属异物残留，对诊断有参考价值。因此，对疑有结肠损伤而又诊断不明确的患者，首先应行X线检查，以观察是否有膈下游离气体和腹腔内金属异物的存在。

（2）诊断性腹腔穿刺：当腹腔内存在200 ml以上的积液时，能经穿刺吸出腹腔液做检查，阳性率较高。但应注意，腹腔穿刺表现阴性结果时，也不可轻易排除结肠损伤的可能。

（3）直肠指诊：远端结肠损伤在进行直肠指诊中通常指套有血迹，即使未有血染也不能排除结肠损伤存在的可能性。

（4）导尿：借此可以排除泌尿性损伤，具有十分重要的鉴别诊断价值。

（5）腹腔灌洗术：对腹部钝性伤疑有结肠损伤时，采用腹腔灌洗术灵敏度可高达95%以上。

（6）腹腔镜检查：不仅可了解损伤部位，还可观察损伤程度。

（7）剖腹探查术：对伤情较复杂严重而诊断难以确定的患者，若经细致观察分析后仍不能确诊结肠损伤的患者，应及早进行剖腹探查术以免误诊或漏诊。同时，对腹部伤在剖腹探查时不要忽略结肠的系统探查，方能提高结肠损伤的早期诊断处理率。

【鉴别诊断】

1. 小肠损伤　症状、体征与结肠损伤均相似。腹腔诊断性穿刺和灌洗液中可抽到食物纤维、胆汁；CT照片显示小肠壁缺损、肠周围积液和小肠壁血肿可作为诊断小肠损伤的金标准。

2. 十二指肠损伤　早期疼痛较轻，全身情况相当稳定，体格检查阳性体征少。钡餐检查造影剂从肠腔外溢出征象和见到十二指肠黏膜呈"弹簧样"，X线征象可诊为十二指肠损伤。

3. 直肠损伤　有损伤的病因，同时出现下腹剧痛，并可弥漫至上腹部，而且有腹肌紧张、压痛、反跳痛，叩诊有肝浊音区缩小或消失，并在较晚出现低血压、高热、寒战、腹胀。行腹腔穿刺，可有肠内容物、血液抽出。

【辨证论治】

一、气机郁滞证

［症状］脘腹胀痛，胀满不舒，攻窜两胁，痛引少腹，时聚时散，得嗳气、矢气则舒，遇忧思恼怒则剧。苔薄白，脉弦。

［辨证分析］结肠损伤轻者肝郁气滞，腹部气机逆乱，肠络气行不畅，故腹部不通则痛。

［治法］疏肝解郁，理气止痛。

［方药］柴胡疏肝散加减。

常用中药：陈皮、香附、川芎、枳壳、芍药、炙甘草、柴胡等。

常用的中成药有逍遥丸、四磨饮等。

二、瘀血阻滞证

［症状］少腹痛，痛势较剧，痛如针刺，甚则尿血有块，经久不愈，舌质暗紫，脉细涩。

［辨证分析］结肠损伤重者，肠破血流，离经之血溢于脉外，血停肠络不通而发剧烈腹痛。

［治法］活血化瘀。

［方药］少腹逐瘀汤加减。

常用中药：川芎、五灵脂、当归、延胡索、小茴香、官桂、赤芍、蒲黄、干姜等。

常用中成药有活络丸、云南白药等。

【手术疗法】

凡疑有结肠损伤，均应及时给予手术探查和治疗。手术时间愈早，愈年轻，全身情况愈好，腹腔污染及腹膜炎愈轻者效果愈好，否则则差。损伤后2～4 h施行手术，效果最佳，手术每延迟4 h，死亡率将提高 15%。现手术方法有如下几种。

（一）一期修复术

［适应证］手术前患者血压大于 80/60 mmHg（10.7/8.0 kPa）；肠穿孔较小，外溢肠内容物很少，腹腔粪便污染局限于结肠破裂周围；创伤至手术时间小于 8 h；失血量小于 1 000 ml；结肠损伤肠壁血运良好，不需要切除，肠壁能一期关闭腹部创伤。

［禁忌证］结肠中度、重度损伤。

［操作要点］连续硬膜外阻滞或全身麻醉。术时取平卧位，用碘酒、乙醇消毒皮肤，铺无菌手术单，在上腹至耻骨的正中做切口，游离损伤段结肠，分离结肠系膜，吻合结肠断端，充分冲洗腹腔，并吸尽腹腔内冲洗液，关腹。注意引流置于吻合或修补处之附近，不可与吻合口直接接触。术后胃肠持续减压至肛门自动排气。

（二）损伤肠段外置术

［适应证］游离段肠襻局部清创后做无张力缝合并提出腹腔外；缝合后疑有不安全应外置造瘘的某些病例，如血浆蛋白过低、老年人或感染严重；短距离两处以上损伤；损伤部结肠之远端不存在第 2 处损伤；术后无法进行优良的治疗和无法留治观察者。

［禁忌证］轻度结肠损伤。

［操作要点］连续硬膜外阻滞或全身麻醉。术时取仰卧位。按一期修复术的方法将损伤肠段修复。通过戳创伤口将修复的损伤肠段引到腹壁外，腹壁创口不可太小，以防止狭窄，一般 5～7 cm 为妥。在系膜上无血管区戳 1～2 个小孔，两个小孔间距离为 4～5 cm，置一根或两根两端套有橡皮管之玻璃棒以支撑结肠不使回缩。注意外置肠襻应保持湿润，以防止发生浆膜炎而导致裂漏。观察7～10 d，如修补缝合部已愈合，则还纳腹腔，否则可在床边直接改为外置造瘘术。

（三）肠管外置术

［适应证］患者全身情况太差，如严重休克；腹腔污染严重；损伤肠管挫灭伤严重，对其生机力判断有困难。

［禁忌证］轻度结肠损伤。

［操作要点］连续硬膜外阻滞或全身麻醉。术时取仰卧位。将损伤肠管拖出置于腹壁外，待患者情况好转后，再次手术处理及放回损伤的肠管。

（四）结肠造口闭合术

［适应证］结肠造口后 2～3 周，钡剂灌肠或结肠镜证实远段结肠梗阻已解除者。

［禁忌证］患者全身状况不好，局部有炎症或结肠远端未通畅者。

［操作要点］连续硬膜外阻滞，术时取仰卧位。用碘吡酮纱布堵塞造瘘口，在黏膜与皮肤交界线外 3～4 cm，沿结肠造口周围一圈切开皮肤。提起造口边缘，沿切口向深部分离，显露结肠浆膜层，在结肠浆膜与周围皮下脂肪分离，直达前鞘筋膜。显露前鞘筋膜缘，剪除其周围 1～2 cm 的皮下脂肪，然后分离结肠壁与前鞘筋膜缘，直至腹腔。进入腹腔，即可用示指深入，轻轻分开横结肠附近粘连，然后在示指保护下结肠与前腹壁完全分离。游离出造口肠襻 5～6 cm，切除造口皮肤缘，一般需修剪 3～4 cm 造口缘的正常结肠壁，仔细检查肠壁有无损伤。若缝合的肠壁有明显张力，需扩大切口，充分游离横结肠，甚至需游离结肠肝曲，然后切除造口肠襻，分两层做端端吻合。回纳已缝闭或吻合的肠襻，用抗生素溶液冲洗伤口，再逐层缝合腹膜及后鞘、腹直肌前鞘。由于一期缝合皮肤易于发生伤口污染，故可视伤口污染情况，皮下置引流条缝合皮肤，或用纱布松散地填塞皮下，待肉芽生长后做二期缝合。术后持续胃肠减压 1～2 d，术后 3～4 d 开始流质饮食，术后 1 周禁止灌肠。

【其他疗法】

用于术前、术中及术后针对革兰阳性菌和厌氧菌引起的各种与感染相关的并发症的治疗。WHO 推荐应用"金三联"，即甲硝唑、庆大霉素、氨苄西林三者交替静脉给药。但并不反对使用其他新型抗生素，应做到合理使用，鼓励做药物敏感试验。此外可在加强局部处理的情况下，适当应用全身较少使用的抗生素做局部应用。

【预防调护】

平常生活中注意自身安全，不要打架斗殴，遵守交通秩序。行肠镜或手术时，谨慎操作，避免医源性损伤。

（贺平、彭勇、党萍、尹骅）

第二节　直肠肛管损伤

直肠肛管损伤（injury of rectum and anal canal）多由外伤引起，有时只是腹膜外损伤，重者可损及腹腔内，常有其他内脏损伤或骨折，并发症多，可造成肛门、肛管和直肠狭窄及肛门失禁。其临床特点为：① 直肠内容物为成形粪便，细菌含量较多，一旦直肠、肛管损伤，极易感染，对患者危害大。② 直肠下端周围组织间隙多，内充有较多的疏松脂肪组织，血运差，易感染，且极易向周围组织扩散，常伴有其他组织器官的损伤。③ 因发病率低，临床医师诊治此类伤的经验不足，易于误诊或漏诊。直肠、肛管损伤较结肠损伤少见，在平时其发生率占腹部外伤的 0.5%～5.5%，战时为 10% 左右。如果诊断和治疗不及时，死亡率达 5.7%～16.7%。本病并发感染可参照中医"肛痈"。

中医学对本病早有论述，如《诸病源候论》有："夫金创断肠者……肠两头见者可速续之。先以针缕如法连续断肠，便取鸡血涂其际，勿令气泄，即推内（纳）之。"近 30 年来，随着严重创伤救治水平的提高，尤其是液体复苏、抗生素进展、伤后确定性手术处理时间缩短、麻醉技术提高等，对本病的救治水平有了明显提高。

【病因病机】

一、中医

直肠肛管损伤并发感染多因直肠肛管破损染毒，轻者血瘀热结，致经络阻塞而成。重者热毒蕴结而发。再甚者，肠破血流，气随血脱而成。或久病伤阴而热毒未尽致阴虚毒恋。

二、西医

直肠肛管损伤的病因大致分为以下几类。

1. 火器伤　弹头、弹片及各种飞行器，多见于战时，经直肠周围组织穿入肠腔，常合并其他损伤。

2. 穿刺伤　各种尖锐金属利器，战时多见于刀刺伤，平时多见于斗殴、凶杀、抢劫等治安事故。意外事故如高处跌落、坐于尖锐硬物，直接刺入膀胱直肠。还可见于骨盆骨折，可刺伤直肠并容易损伤尿道、膀胱和阴道。农村还可见牛角顶伤。

3. 钝性暴力伤　当腹部突然受到挤压，肠道内的气体可能挤入直肠而引起肠壁破损。举重、排粪以及分娩时用力过猛，有时造成直肠破裂。矿井或隧道塌方、建筑物倒塌、车祸等钝性暴力打击，可广泛撕裂肛门皮肤、肛管、肛门括约肌和直肠。

4. 异物损伤　吞下的尖锐异物，如鸡鱼骨、义齿、铁钉、别针、牙签等，或由肛门插入的异物，如啤酒瓶、木棒、手电筒、大玻璃杯等，可直接损伤肠管；由肛门灌入腐蚀性物质也可损伤肛管直肠。

5. 医源性损伤　内镜插镜或息肉电切时引起，或钡剂灌肠时因患者肠壁套叠受压过久，再加上压力过大，可致穿孔。手术误伤可见于盆腔内手术如膀胱全切除术，会阴部手术如后尿道修补术，阴道内和骶尾部手术操作不当均可引起误伤直肠或肛管。内痔或直肠脱垂注射，由于注射部位不当，注射药量过大或误用药物，可造成化学性损伤。测肛门温度时，体温表断裂割伤肛门。

6. 放射性损伤或烧伤　直肠盆腔的恶性肿瘤，长期行放射线治疗，可有肠黏膜及周围组织的损伤、坏死，引起放射性直肠炎。肛管及肛周烧伤后造成肛管及肛门口部狭窄，而产生排便障碍。

直肠、肛管损伤的病理改变，视病损的部位、程度、范围、时间及有无合并伤等而定。仅伤及浆膜层或黏膜而无全层破裂者，一般无严重后果；若伴有大血管、骶前静脉丛损伤时，可致大出血，以致发生失血性休克，甚至死亡。腹膜内直肠破裂可致弥漫性腹膜炎；腹膜外直肠破裂可致严重的盆腔蜂窝织炎；直肠后壁和侧壁损伤可引起直肠后间隙感染。这些损伤所致的感染，可造成严重的毒血症、败血症，甚至发生中毒性休克致死。肛管损伤可因括约肌本身的损伤、感染、瘢痕挛缩及括约肌功能障碍等而发生肛门失禁或肛门狭窄，还可形成损伤瘘或窦道。

【诊断】

一、病史

包括外伤，据伤道的方向和行径，常可判断有无直肠损伤。凡伤口在腹部下、会阴部、大腿内侧或臀部等处的外伤，均可能伤及直肠肛管。或者医源性损伤，如肠镜检查或手术。

二、临床表现

1. 症状

（1）腹痛：为直肠肛管损伤最常见的症状。凡腹膜内损伤，有下腹疼痛，以后有腹膜炎症状和体征；腹膜外损伤，疼痛不如腹膜内损伤严重，一般无腹膜炎症状。如有骨盆骨折、膀胱和尿道破裂时，耻骨部可有疼痛。

（2）肛门流血：直肠或肛管损伤常引起肛门流出血性液体，此乃诊断直肠或肛管损伤的一个重要标志。有时伴有肛门坠胀。

（3）严重感染的征象：腹膜内直肠破裂可致弥漫性腹膜炎；腹膜外直肠破裂可致严重的盆腔蜂窝

织炎；直肠后壁和侧壁损伤可引起直肠后间隙感染。这些损伤所致的感染，可造成严重的毒血症、败血症，甚至发生中毒性休克致死。

2. 体征

（1）腹膜刺激征：腹膜内直肠损伤可见腹部有明显的压痛、反跳痛、腹肌紧张，肝浊音界缩小或消失，肠鸣音减低。

（2）直肠指诊时疼痛，指套上常染有血迹，或于直肠下段可触及裂口。肛管或直肠下段损伤时，直肠指诊可发现损伤部位、伤口大小及数量。当损伤部位置较高时，指诊不能达到而指套染血是一明确的指征，直肠指诊尚可判明肛门括约肌的损伤情况，为治疗提供参考。

（3）腹腔穿刺到血性液体或粪臭味混浊渗出液。

三、辅助检查

（1）X线检查有时可见膈下游离气体或腹膜后气肿。骨盆X线摄片、骨盆骨折的错位情况，有助于判断直肠损伤的诊断。如为盲管伤，可经X线确定金属异物的位置，也可粗略估计伤道的走向。当疑有直肠、肛管损伤时，禁止做灌肠检查，以免加速感染扩散。

（2）超声、CT扫描或腹膜腔冲洗有助于内脏损伤的诊断。但要注意的是只有在腹腔内有足够的血和（或）液体时，才能发现损伤，且有赖于操作者的经验。对于血流动力学稳定的患者首选影像学检查，腹腔内游离液体是肠道损伤时CT最常见的影像学改变，直肠内灌注造影剂对于明确肠道断裂（不连续）、造影剂外溢等提示直肠损伤是必要的。

（3）肛门直肠镜检查：因不需要特殊的准备，检查方便，对于怀疑的患者可首先进行检查。如直肠指诊为阴性，又疑有直肠损伤时，可行直肠镜检查，但应在病情允许时进行，不能作为常规应用。直肠镜检可见直肠伤口或证明腔内积血，可据伤情决定在检查室或手术室进行。

（4）结肠镜检查：如高度怀疑肛管直肠损伤，特别是直肠损伤存在，但未发现明确证据的，可考虑行结肠镜检查。但是注意不要灌肠，以防加重腹腔感染，进镜时尽量少注气，动作需轻柔，以防扩大直肠裂口。一旦明确，立即退镜，不可试图插镜至回盲部。

（5）直肠腔内超声：直肠腔内超声可以发现直肠后的血肿和脓肿，还可发现直肠肛管损伤时肛门括约肌损伤的长度、部位，利于术中探查。

【鉴别诊断】

直肠损伤，若为腹内部分，易与结肠损伤相混淆；盆腔部分易与患者原有的周围炎相混淆，同时应注意有无合并膀胱及尿道损伤。根据既往史、损伤史及手术探查一般可以鉴别。

【辨证论治】

一、血瘀热结证

［症状］伤后肛门周围刺痛肿胀，可见皮肤青紫，固定不移，甚至痛引少腹，拒按，低热不恶寒。舌质淡红，苔薄黄，脉弦涩。

［辨证分析］直肠肛管损伤早期轻者，瘀血阻滞与感受外来热毒相搏结，血瘀热结，则肛门刺痛肿胀，刺痛不移。

［治法］活血化瘀，解毒止痛。

［方药］复元活血汤加减。

常用中药：当归、柴胡、穿山甲、红花、桃仁、制大黄、香附、泽兰、苏木等。

二、热毒蕴结证

［症状］伤后腹痛腹胀，高热，甚则神昏恍惚，局部红肿热痛剧烈。舌质红绛，苔黄，脉洪数。

［辨证分析］损伤进一步发展，热毒攻窜入营血分，热毒扰乱心神，可见神昏恍惚，热毒入血，红肿热痛剧烈。

［治法］清热解毒，消肿散结。

［方药］五味消毒饮合仙方活命饮加减。

常用中药：金银花、野菊花、紫花地丁、蒲公英、青天葵子、败酱草、黄连、天花粉、牡丹皮、乳香、没药等。

三、气随血脱证

［症状］伤口深，出血量多，四肢厥冷，大汗淋漓，甚至不省人事，舌质淡，脉微弱。

［辨证分析］损伤重者或延误诊治者，脉络破损，血溢脉外，久之气随血脱而见厥证。

［治法］益气、回阳、固脱。

［方药］独参汤或参附汤。

常用中药：生晒参、制附子、干姜等。

四、阴虚毒恋证

［症状］肛门肿痛，皮色暗红，伤口外渗脓血稀薄，疮口难敛，伴有午后潮热，口干心烦，舌红苔少，脉细数。

[辨证分析] 久病或失治误治者，热毒耗阴，阴虚而热毒未尽，致阴虚毒恋，故可见皮色暗红，疮口难敛，潮热、口干、心烦。

[治法] 养阴清热解毒。

[方药] 青蒿鳖甲汤合三妙丸加减。

常用中药：青蒿、知母、生地黄、牡丹皮、黄柏、苍术、牛膝等。

【外治法】

肛门直肠损伤后，伤口可用复方紫草油纱条，或油纱条换药引流。若伤口肉腐脓多，换药时可掺以渴龙奔江丹，待腐去新生。创面肉芽鲜嫩，则用生肌散或生肌玉红膏换药收口。伤口周围红肿发炎明显，可用金黄散外敷。肛内可注入熊珍膏，或放入熊珍栓以清热解毒，生肌止痛。

【手术疗法】

除腹膜内直肠针尖状的小穿透伤可行保守治疗外，直肠肛管损伤原则上应尽早采取手术治疗。手术愈早，腹腔内及直肠周围组织感染程度则愈轻，预后也好。当伴有创伤失血性休克时，应先行抗休克治疗以挽救患者生命，然后尽早手术。按部位的不同，可分为以下三种情况。

（一）腹膜内直肠损伤

有肠道准备的内镜检查、肠内息肉电切时损伤和术中误伤直肠等可立即缝合伤口并盆腔引流，而战伤、直肠广泛伤及位置低、时间长和感染严重的直肠损伤，都应在损伤的近侧（乙状结肠）做去功能性结肠造瘘，远侧肠道大量盐水冲洗并彻底清除粪便后关闭远端。直肠破裂处在剪去坏死组织后缝合，并置盆腔引流。待患者伤口愈合后，再择期手术，端端吻合关闭肠瘘。

（二）腹膜外直肠损伤

即腹膜反折以下直肠损伤。仍应近侧乙状结肠做去功能性结肠造瘘，远侧冲洗后关闭残端。若破口在腹膜反折线附近，可游离直肠周围，显露直肠破口进行缝合或定位缝合，然后将盆腔腹膜缝于破口近侧直肠，使裂口位于腹膜外，并在腹膜外裂口附近放置负压引流。破孔小而位置低，污染不重者可不修补。低位直肠损伤经腹腔不易修补者，在经上述腹腔处理后关闭腹腔；然后改为侧卧位，骶尾部消毒铺巾后，在尾骨上做纵切口，游离切除尾骨，切开直肠周围的筋膜，止血后进入骶骨前凹和直肠周围间隙，清除血肿中的血块、异物和骨折片，

反复清洗后将直肠裂口缝合或定位缝合，骶骨前放置香烟卷式引流，由切口引出并缝合部分伤口。待裂口及伤口均愈合后再二期关闭结肠造瘘。

（三）肛门和肛管的损伤

若仅有较表浅的肛门和肛管损伤，可不做造瘘，但应彻底清创，尽可能地保存健康组织，对内外括约肌更应妥善保存和修补；黏膜和周围组织应予缝合，而皮肤可不缝合或部分缝合，以利引流。若损伤严重伤口过大，甚至有少量组织缺损时，则应做乙状结肠去功能造瘘，远侧彻底冲洗后关闭残端，随后关腹腔。然后转到会阴，修复直肠肛管的黏膜、括约肌、皮下和皮肤并做引流。若组织缺损较多，应尽可能将周围组织转移到缺损区以补充缺损组织，尽可能地达到保持直肠肛管的完整，残余括约肌应尽可能修复或做定位缝合，以利将来功能的恢复。只有广泛性的组织缺损和坏死的毁伤性损伤，才可考虑做会阴切除和永久性的腹壁人工肛门。

【其他疗法】

1. 抗感染与全身支持治疗 由于大肠内粪便中存在有大量细菌，可造成伤口的严重感染，故术前、术中及术后及时大剂量联合应用抗生素十分必要。选用抗生素时须兼顾抗需氧菌及抗厌氧菌，同时术中和术后可进行分泌物培养和药敏试验，以便及时调整使用抗生素。由于严重的创伤、出血，术后进食和消耗，以及术后创口的大量液体渗出等，均可致患者的内环境失衡及营养和能量的不足，故应及时注意纠正水、电解质失衡，少量多次输血、血浆或白蛋白等，有条件者还应进行全静脉内营养支持。

2. 术后经肠营养（TEN） 可经小肠造瘘或经口给予，据患者不同情况，选用不同的要素合剂，如复方要素合剂、加营素、活力康、复方营养要素等。其中含有多种氨基酸、糖、脂肪、维生素、微量元素，比例搭配合理，各种成分均为元素状态，容易吸收、利用，含渣滓量少，用后排便很少，特别适合于肠道疾病患者，使用简便，并发症少，容易监测。

3. 引流处理 放入腹内的引流以采用硅胶管为宜，如引流通畅、患者无发热，可于术后3～5 d拔掉；如有感染可每日用0.1%甲硝唑溶液冲洗，直至感染控制再拔掉引流。会阴部的引流，术后可安置负压袋，3～5 d后即可拔除。

【预防调护】

（1）在行肠镜或手术时，谨慎操作，避免医源性

损伤的发生。

（2）手术后加强护理，正确换药，加强营养支持，促使伤口愈合，防止并发症。

【现代研究进展】
直肠损伤的治疗研究

（一）乙状结肠造口

除医源性损伤外，其他损伤行乙状结肠造口是较为稳妥的治疗措施。下列情况应行乙状结肠造口：① 直肠损伤并发腹内其他脏器损伤。② 骨盆骨折合并膀胱破裂等盆腔脏器损伤。③ 受伤时直肠充盈饱满者。④ 受伤时延迟治疗 4 h 以上者。可根据具体情况选择标准式襻式造口、远端肠道关闭法襻式造口、双腔造口、Hartmanns 手术等，当肛门、肛门括约肌、腹膜外直肠严重毁伤时则选择经腹会阴直肠切除、乙状结肠造口。对于腹膜外直肠损伤，如果无泌尿生殖系统损伤，不行直肠损伤修补时，则可行腹腔镜乙状结肠造口，可同时探查腹腔内脏器有无合并伤。Navsaria 探讨和平时期腹膜外直肠枪伤的手术处理，认为低能量腹膜外直肠损伤可仅行造口转流粪便治疗。

（二）直肠伤口修补

直肠伤口修补仅应用于：① 容易显露的损伤处。② 在暴露探查周围脏器如膀胱、髂内血管、阴道时，同时发现的损伤。③ 伴泌尿生殖系统损伤时，直肠损伤修补多作为造口基础上的辅助措施，对于损伤程度不重、刺伤，尤其是损伤前已行肠道准备的医源性损伤，经慎重考虑后可行一期修补。Levine 报道 30 例直肠腹膜外损伤，认为不流转的直肠修补适用于不伴严重伤、治疗在 8 h 以内、直肠损伤评分＜2 分的病例。

（三）应用腹腔镜技术处理因结肠镜诊疗所致的结直肠损伤

方法为：脐部为观察孔，二氧化碳气腹压设置为 1.33～2.00 kPa，右侧腹分别取直径 0.5 cm 的两个操作孔，用电钩、电剪刀或结扎束（ligasure）分离。先腹腔探查、冲洗后找到损伤处。若腹腔污染轻、肠管炎症水肿不重，正常肠管或息肉电切患者，选择一期修补，用 3－0 可吸收线间断全层缝合后浆肌层缝合，游离一块带蒂大网膜从左侧腹下移，覆盖并固定于穿孔修补处，留置肛管；若腹腔炎症重、溃疡性结肠炎、肿瘤或全身情况差等，则在左下腹（相当于右侧腹麦氏点）取 3～4 cm 切口，行双筒或单筒造瘘，根据情况选择单纯造瘘或合并穿孔修

补或肿瘤切除术。与开腹手术相比，腹腔镜手术诊治因结肠镜诊治导致的结直肠损伤，具有切口小、腹腔冲洗干净、腹腔干扰小的优势。腹腔镜下视野开阔，可以对腹腔的各个小间隙进行冲洗，减少术后腹腔脓肿的发生。腹腔镜手术减少了开腹手术中纱布、拉钩及手对腹腔的干扰。腹腔镜下寻找结直肠损伤一般不困难，可以根据腹腔污染、出血或炎症相对明显的地方，判断受损的肠段。对于系膜侧的结直肠或腹膜后的结肠损伤，可用电钩和结扎束或超声刀分离系膜或侧腹膜寻找到。

（四）自体组织在结直肠损伤 Ⅰ 期修复术中的应用

选用自体组织片（带蒂侧腹膜片及带血管蒂的大网膜片），根据大肠损伤部位的不同，选择不同的自体组织片进行修复。升结肠、降结肠、乙状结肠及直肠上段的损伤，常规行局部肠管修补或肠吻合后，切取离损伤肠管最近处的侧腹膜，制作成宽 2.5 cm，长 4～5 cm 保留蒂部的侧腹膜片，以浆膜面对浆膜面的方式平整覆盖于肠修补口或吻合口处，一般只需覆盖肠管周径的 2/3 即可，用 1 号线间断缝合 4～8 针；横结肠损伤则选用带血管蒂大网膜片，以同样方法覆盖于吻合口或修补口处。带蒂侧腹膜片加强修复者 27 例，带血管蒂大网膜片加强修复 5 例。结果 32 例 Ⅰ 期手术修复全部治愈。术后肠瘘 1 例，占 3.1%，经引流管灌洗、负压吸引、全身应用抗生素及肠外营养支持等方法治愈。合并腹腔脓肿 1 例，切口裂开 1 例，切开感染 1 例，均经引流、切口清洗、Ⅱ 期缝合治愈。本组住院时间 10～15 d，平均 12 d。随访时间 1～36 个月均健康，无肠瘘及肠梗阻并发症。

【文献摘录】

（一）医源性结直肠损伤的防治

手术、结肠镜检查和治疗、钡剂或空气灌肠是医源性结直肠损伤的主要原因。手术引起的结直肠损伤绝大多数在手术过程中即可发现并及时处理，而肠镜或气钡灌肠检查治疗引起的结直肠损伤则应早期诊断，及时做补救手术。有下列情况之一者应尽早剖腹探查：① 有明显腹膜炎体征。② 动态观察腹部体征无明显好转或进行性加重。③ 腹腔穿刺阳性者。④ X 线检查发现气腹者。医源性结直肠损伤的手术方式有三种：一是一期修补，单纯修补加或不加结肠造口。二是一期肠切除吻合，加或不加结肠造口。三是肠外置。医源性结直肠

损伤的预防：严格按照诊疗规范细致操作,掌握正确的检查治疗方法。

(二) 重视肠造口的康复治疗

对于造口患者来讲,如果造口手术处理不妥,术后康复治疗欠佳,造口并发症如造口脱垂、造口狭窄、造口旁疝的发生率增加,其生活质量必然会受到影响。相反,一个良好的造口加上完善的康复治疗,使造口无异味、并发症少、便于护理,造口患者同样可享有和正常人一样的生活。因此,造口的康复治疗是提高造口人士生活质量的重要环节。① 术前合理进行造口定位:造口最佳位置应在脐旁腹直肌内。② 重视造口的手术操作:造口手术必须注意以下几个方面:a. 必须选择血供正常的肠段,注意保护造口肠段血供,特别是直肠癌手术时,由于强调在肠系膜下动脉根部结扎肠系膜下动、静脉,故要注意保护乙状结肠的血管弓,以保证造口结肠的血供,如果血供不佳必然会发生造口坏死、狭窄、回缩等并发症。b. 选择腹膜外结肠造口,将结肠从腹膜外作一隧道引出,患者术后造口旁疝的发生率会明显下降。c. 造口皮肤切口一般以能通过 2 个手指为宜。d. 造口应高出皮肤 2 cm,另外,造口在手术后即可一期开放,只要处理合理,造口的存在并不影响切口的愈合。③ 选择合适的造口器材,对于一期开放的造口手术,宜选用两件式造口袋,待造口完全愈合,可选用一件式造口袋,如果使用得当,一只造口袋可使用 3～5 d,如果造口凹陷,周围皮肤高出造口平面,可以采用垫高式造口袋。④ 结肠造口的灌洗,需要注意的问题是:a. 结肠憩室、结肠炎、放疗后的患者不适合行结肠造口灌洗。b. 有严重心肺疾患的患者,灌洗过程可能诱发。c. 灌入水的温度,一般以 37～39℃ 为宜。d. 灌入水量一般在 1 000 ml 左右,但是首次灌入应适当减少。e. 造口灌洗最好有专业人员指导,待患者完全掌握后再独立进行,而且应经常随访以达到减少并发症的目的。

参考文献

[1] 张东铭.盆底肛直肠外科理论与临床[M].第 2 版.北京:人民军医出版社,2011.

[2] Navsaria PH,Edu S,Nicol AJ. Civilin extraperitoneal rectal gunshot wounds: surgical management made simpler[J]. World J Surg,2007,31:1345.

[3] Levine JH,Longo WE,Pruitt C,et al. Mangement of selected rectal injuries by primary repair[J]. Am J Surg,1996,172(5):575.

[4] 余俊英,冯泽荣.应用腹腔镜技术处理因结肠镜诊疗所致的结直肠损伤 12 例分析[J].中国实用外科杂志,2011,31(8):710.

[5] 耿协强,陈辉,耿洁,等.自体组织在结直肠损伤Ⅰ期修复术中的应用[J].创伤外科杂志,2009,11(1):76.

[6] 喻德洪,王汉涛.医源性结直肠损伤的防治[J].医师进修杂志,2005,28(9):3-4.

[7] 喻德洪,金黑鹰.医源性结直肠损伤的防治[J].中华胃肠外科杂志,2003,6(3):141.

(贺平、彭勇、党萍、尹骅)

第三节　结直肠肛门异物

肛门异物是指各种异物进入肛门后,造成肠壁、肛管及周围组织的损害,临床上比较少见。其临床特点为:肛门内坠胀、沉重、刺痛、灼痛、里急后重等。异物可由口、肛门进入,由于肛门在消化道的终末端,一般异物均可自行排出体外,部分异物可在大肠狭窄或弯曲处发生刺伤或梗阻,其中最常见的部位为肛管直肠部。另外,由肛门进入的异物,多为外力所致,常合并直肠损伤。本病属于中医"大肠内异物"范畴。

肛管直肠内异物种类较多,大小不等,来源不同,所致的症状也不一。在中医学中,肛门异物多有记载,如清代《医门补要·医法补要》中说:"长铁丝鱼钩插入肛门,钩之背必圆,可入内。而钩尖向外,钩住内肉,拖之难出,痛苦无休。用细竹子,照患者肛门之大小相等,打通竹内节为空管,长尺许。削光竹一头,将管套入在外之钩柄,送入肛门内。使钩尖收入竹管内,再拖出竹管,则钩随管而出。"

【病因病机】

(一) 内源性异物

食物内化学物质在肠内不被吸收,积成硬块,有时形成异物。此种异物与患者生活习惯及居住地区有关。常吃大量药品,如碳酸氢钠、镁、钙等,易结成硬块。含有钙盐区,常喝硬水,肠内分泌物减少,能使粪便生成硬块。此种硬块,可在直肠或肛门成为异物。

(二) 外源性异物

1. 从口进入　由口不慎,或精神患者及小儿将异物吞下,由胃肠道排至直肠而堵塞。如鱼骨刺、骨片、牙齿、金属币、西瓜子、铁钉、纽扣、发夹等。

损伤结果,以异物大小、形状和时间而不同。

2. 从肛门进入 意外伤,如戳伤,由高处跳下或坠下,坐于直立的木桩、铁柱、工具柄、树枝或其他棒状物体上,可将这些棒状物折断留于肠内;自行置入,心理变态和暴力,将木棍、胶管、玻璃瓶、灯泡、钢笔、金属器械,以及瓜、茄子、红薯等植物置入直肠;医源性失误,在治疗过程中,将灌肠器头、注射器、肛门温度计、探针和扩张器等掉入直肠。

【诊断】

1. 病史 因异物来源不同,其病史亦多种多样,有的患者还隐瞒病史,医生应耐心询问。

2. 症状 小而光滑的异物能自动排出,多无任何症状。肛管直肠异物的症状主要是排便障碍。如果为尖锐针头、缝针、铁钉或是边缘锐利的骨片、玻璃碎片可破入肠壁,或横入肛窦则肛痛,排便时加重或便血。如异物位置较高可破入肠壁引起局限性腹膜炎。如异物大,形圆而表面滑只觉得肛门堵塞感,沉重和腹痛。

3. 体征 肛门指诊和镜检是最可靠的诊断方法,可触到肛门内或见到直肠下端的异物,并可测知异物的形状、大小和性质。

4. 辅助检查 乙状结肠镜检查可发现直肠下段异物。如异物在直肠上部,可行 X 线透视或拍片。结肠镜可发现位置较高异物。B 超及放射检查可了解异物部位、大小、性质及肠管损伤情况。

【鉴别诊断】

1. 肛裂 是肛管皮肤非特异性放射状纵形溃疡。肛管前后位发生较多,患者常有便秘,便后有滴血及周期性疼痛。检查可见肛裂溃疡面。

2. 肛门旁皮下脓肿 脓肿发生于肛周的皮下组织,常继发于肛隐窝感染。局部红肿热痛明显,无便血,直肠指诊无异物发现,但肛管、直肠异物取出后,亦可继发肛门旁皮下脓肿。

【辨证论治】

一、血瘀热结证

[症状] 异物引起肛门周围刺痛肿胀,可见皮肤青紫,固定不移,甚至痛引少腹,拒按,低热不恶寒,舌质淡红,苔薄黄,脉弦涩。

[辨证分析] 直肠肛管异物所致的瘀血阻滞与感受外来热毒相搏结,血瘀热结,则肛门刺痛肿胀,刺痛不移。

[治法] 活血化瘀,解毒止痛。

[方药] 复元活血汤加减。

常用中药:当归、柴胡、穿山甲、红花、桃仁、制大黄、香附、泽兰、苏木等。

二、瘀血阻滞证

[症状] 少腹痛,痛势较剧,痛如针刺,甚则尿血有块,经久不愈,舌质暗紫,脉细涩。

[辨证分析] 肛门直肠异物导致肠破血流,离经之血溢于脉外,血停肠络不通而发剧烈腹痛。

[治法] 活血化瘀。

[方药] 少腹逐瘀汤加减。

常用中药:川芎、五灵脂、当归、延胡索、小茴香、官桂、赤芍、蒲黄、干姜等。

常用中成药有活络丸、云南白药等。

三、气随血脱证

[症状] 出血量多,四肢厥冷,大汗淋漓,甚至不省人事,舌质淡,脉微弱。

[辨证分析] 病情重者或延误诊治者,脉络破损,血溢脉外,久之气随血脱而见厥证。

[治法] 益气、回阳、固脱。

[方药] 独参汤或参附汤。

常用中药:生晒参、制附子、干姜等。

【其他疗法】

治疗原则:以取出或排出异物为目的,方法应灵活,并同时处理并发症。

小型异物,表面平滑,大半可自然排出。患者多吃使增加粪便体积的食物,如马铃薯、燕麦、黑面,然后再服用缓泻药,有时可使异物随粪便排出。剧烈泻药使肠蠕动加强,可将异物驱向肠壁,损伤肠壁。有时可给患者牛奶面包,因牛奶可在异物表面做成滑膜,再服泻药,可使异物容易排出。

如不能自然排出,宜行手术。异物在肛门口,可直接取出。在肛窦内的异物,先麻醉,扩张肛门,将异物取出,再涂以消毒剂。软质异物可先将异物穿一大孔,使空气流出,以减少肠内吸力,然后取出。小的软质金属异物,如发卡、钢针或是铁钉等,可以钳夹碎,分段取出。如异物形圆、质地硬,可用石钳或取铆钳取出。

有时许多的异物连合成块,如樱桃核、石榴子可分块取出。大的质脆异物,则先用麻醉,扩张肛门,然后取出。牙签、鱼刺、果核等异物直位刺入肠壁者,可用肛门拉钩避开异物后拉开肛门,暴露异物末端,用血管钳夹住反向拔出异物。异物横位卡住者,可用肛门拉钩沿着异物刺入方向拉开肛门,使异物一端退出肠壁后,立即用血管钳钳住异物后,将异物取出。如异物较长或术野暴露不满意,可用 2 把血管钳夹住异物两端,用剪刀将异物剪断后取出。异物较大者,可切开肛门后位括约肌及切除部分尾骨。如异物为玻璃瓶、灯泡等,取出难度较大,特别是异物大头朝向肛门者,可取软质丝线网,以血管钳送入直肠,使任一网眼套住异物上缘,向外牵拽取出。如未成功,可用整块胶布或纱布包裹异物后,破碎异物,分块取出。取异物时,应用各种方法保护直肠和肛管,防止损伤和穿孔。

【预防调护】

（1）使用肛门温度计或内镜时应仔细,防止器械折断、遗留。

（2）发生消化道异物后,不宜盲目使用竣泻药,以免发生严重后果。

（3）照管好心理变态者或小儿。

参考文献

[1] 黄乃健.中国肛肠病学[M].济南:山东科学技术出版社,1996.

[2] 张庆荣.结直肠肛门外科学[M].北京:人民卫生出版社,1980.

[3] 王晓林.现代肛肠病学[M].成都:成都中医药大学出版社,2010.

[4] 喻德洪.现代肛肠外科学[M].北京:人民军医出版社,1997.

[5] 何永恒.实用肛肠外科手册[M].长沙:湖南科学技术出版社,2004.

[6] 胡国斌.现代大肠外科学[M].北京:中国科学技术出版社,1996.

[7] 何鹏.人体异物损伤[M].北京:北京科学技术出版社,2006.

（贺平、彭勇、宋能英、杨雨蕙）

第十六章
结直肠炎症性疾病

第一节　溃疡性结肠炎

在中医学文献中，虽然没有溃疡性结肠炎（ulcerative colitis，UC）这个病名记载，但与"痢疾""肠风""便血"病症相类似。

本病在《素问·通评虚实论篇》中，称为肠澼。在《金匮要略·呕吐哕下利病脉证治》篇中有"热利下重者，白头翁汤主之""下利便脓血者，桃花汤主之"之说，故以"下利"称之。《诸病源候论·痢病诸候》中又有"赤白痢""血痢""脓血痢""热痢"等病名。并以病程较长者称为"久痢"，时愈时止的称为"休息痢"。宋以前方书还有称为"带下"的。金元时期已知本病能相互传染，因而有时称"疫痢"之名。如《丹溪心法·痢篇》指出："时疫时利，一方一家之内，上下传染相似。"《医宗必读·痢疾》提出的治法："须求何邪所伤，何脏受病，如因于湿热者，去其湿热；因于积滞者，去其积滞；因于气者调气，因于血者和之。新感而实者可以通因通用，久病而虚者可以塞因塞用。"此论述既包括现代医学细菌性痢疾，又包括非特异性溃疡性结肠炎的辨证施治。从发病机制、临床主症和发病规律三方面来看，溃疡性结肠炎最近似于中医的休息痢。

【病因病机】
一、中医

中医学认为脾胃功能障碍是本病发生的主要因素。明代张介宾在《景岳全书·卷二十四·泄泻》曰："泄泻之本，无不由于脾胃。盖胃为水谷之海，而脾主运化，使脾健胃和，则水谷腐熟，而化气化血，以行营卫。"明代赵献可《医贯·论泄泻》中论到："脏腑泻利，其证多端，大抵皆因脾胃而作。"《中藏经·利属脏腑虚实寒热》曰："脾脉不及，则令人中满……溏泄不时……滑泄不止……胃者，腑也，虚则肠鸣胀满，引出滑泄，胃中风则溏泄不已。"充

分说明了本病与脾胃的密切关系。外感六淫、饮食不节、情志失调、禀赋不足等因素均可损伤脾胃功能而引发本病。

1. 感受外邪　六淫之邪皆与溃疡性结肠炎的发病有关，以寒湿暑热等因较为多见，其中又与湿邪的关系尤为密切。脾脏喜燥而恶湿，湿邪最能引起本病。《难经》所谓："湿多成五泄。"《杂病源流犀烛·泄泻源流》云："湿盛则飧泄，乃独由于湿耳。不知风寒热虚，虽皆能为病，苟脾强无湿，四者均不得而干之，何自成泄？是泄虽有风寒热虚之不同，要未有不原于湿者也。"指出其他寒邪或暑热之邪，往往与湿邪相兼，直接影响于脾胃，使脾胃功能障碍，大肠传导功能紊乱，清浊混杂而下，见腹泻、腹痛、黏液脓血便、里急后重等。

2. 饮食所伤　《内经》云："饮食不节，起居不时者，阴受之……阴受之则入五脏……入五脏则䐜满闭塞，下为飧泄，久为肠澼。"饮食不节，宿食内停；过食肥甘厚味，呆胃滞脾；嗜酒伤中，酿生湿热；过食生冷，损伤脾阳。皆可使脾胃传导失职，升降失调，以致水湿内停，气血凝滞，与肠中腐浊之气相搏，发为腹痛、腹泻。正如《症因脉治·内伤泄泻》所谓："饮食自倍，膏粱纵口，损伤脾胃，不能消化，则成食积泄泻之证。"《景岳全书·泄泻》云："饮食不节，起居不时，以致脾胃受伤，则水反为湿，谷反为滞，精华之气不能输化，乃至合污下降而泻利作矣。"明代戴思恭《证治要诀·泄泻》中云："伤食泻，伤于生冷油腻，停滞膈间，脾气不温，食难消化，或多餐糯食及一切难化之物……"既言伤食泻病因又言其病机，指出了饮食所伤与本病的密切联系。

3. 情志失调　《素问·举痛论篇》曰："怒则气逆，甚则呕血及飧泄。"《素问·调经论篇》亦曰："志有余则腹胀飧泄。"肝喜条达而恶抑郁，平时脾胃素虚，复因情志影响，忧思恼怒，精神紧张，可导致肝气郁结，横逆犯脾，从而脾失健运，运化功能失常，

湿滞肠胃,日久气血壅滞,损伤脉络,化为脓血而便下赤白黏液。正如《景岳全书·泄泻》所云:"凡遇怒气便作泄泻者,必先以怒时挟食致伤脾胃,故但有所犯,即随触而发,此肝脾两脏之病也。盖以肝木克土,脾气受伤而然。使脾气本强,即有肝郁,未必能入,今既易伤,则脾气非强可知矣。"清代罗国纲《罗氏会约医镜·泄泻》说:"相木侮土,土亏不能制水,其病在肝,宜平肝乃可补土。"均说明情志失调是溃疡性结肠炎发病的一个主要因素。

4. 脾胃虚弱 《素问·藏气法时论篇》云:"脾病者,虚则腹满肠鸣,飧泄食不化。"脾主运化,胃主受纳,若因长期饮食失调,劳倦内伤,久病缠绵,均可导致脾胃虚弱,升降功能失调,不能受纳水谷和运化精微,水谷停滞,清浊不分,混杂而下。《素问·风论篇》中说:"胃风之状,颈多汗恶风,食饮不下,鬲塞不通,腹善满,失衣则䐜胀,食寒则泄,诊形瘦而腹大。"朱丹溪在《金匮钩玄·治有多法》中云:"得此证者,或因于内伤,或感于外邪,皆能动乎脾湿。脾病则升举之气下陷,湿变下注,并出大肠之道,以胃与大肠同乎阳明一经也。"明代张介宾在《景岳全书·泄泻》中阐述了脾虚泻的病机,并辨证地论述了虚与泻的关系:"脾强者,滞去即愈,此强者之宜清宜利,可逐可攻也。脾弱者,因虚所以易泻,因泻所以愈虚,盖关门不固,则气随泻去,气去则阳衰,阳衰则寒从中生,固不必外受风寒,始谓之寒也。"可见脾胃功能障碍在溃疡性结肠炎发病中具有重要地位。

5. 肾阳虚衰 《景岳全书·泄泻》云:"肾为胃关,开窍于二阴,所以二便之开闭,皆肾脏之所主。今肾中阳气不足,则命门火衰……阴气极盛之时,则令人洞泄不止。"肾阳与脾阳密切相关,命门之火能帮助脾胃腐熟水谷,助肠胃消化吸收。如久病损伤肾阳,或年老体衰,阳气不足,脾失温煦,运化失常而成本病。正如《类证治裁·论肾泄》所说:"肾中真阳虚而泄泻者,每于五更时,或天将明,即洞泄数次,此由丹田不暖,所以尾闾不固,或先肠鸣,或脐下痛,或经月不止,或暂愈复发,此为肾泄。盖肾为胃关,二便开闭,皆肾脏所主。今肾阳衰,则阴寒盛,故于五更后,阳气未复,即洞泄难忍。"

6. 血瘀肠络 叶天士云:"初病湿热在经,久则瘀热入络。""其初在经在气,其久入络入血。"所谓"久主络"。病久入络,湿热、寒凝等邪壅塞肠络,气血与之相互搏结,肠道传导失司,损伤肠络,气滞血瘀而发病。故王清任《医林改错》云:"泻肚作泻,久不愈者,必瘀血为本。""泻肚日久,百方不效,是瘀血过多。"《证治汇补·瘀血痢》中提到:"恶血不行,凝滞于里,侵入肠内,而成痢疾。"指出瘀血阻络亦为溃疡性结肠炎发生的一个主要因素。

二、西医

UC的病因未明,发病机制可能是由于环境细菌等因素作用于具有遗传易感性的宿主引起的肠黏膜或系统免疫紊乱和炎症反应。

1. 遗传因素 流行病学调查显示UC白人发病率较高,尤其犹太人发病的危险性较其他种族要高出2～9倍,黑人、亚洲人和拉丁美洲人发病率较低,存在种族差异。大量资料表明UC具有家族聚集性,其中最可靠的依据是双胞胎研究,单卵双生子的疾病同患率显著高于双卵双生子(6%～17%对0～5%),强烈提示UC具有遗传倾向。近年来,随着全基因组关联研究(genome-wide association studies,GWAS)应用以及多中心基因研究小组的合作,一些与炎症性肠病(IBD)密切相关的遗传座位不断被发现,如IBD易感座位分布于第1、第3、第4、第5、第6、第7、第10、第12、第14、第16、第19号和X染色体上,其中至少25个与IBD相关,易感座位被命名(IBD1-25)。在这些座位上,所涉及的基因已有50多个,特别是近来发现与UC相关的易感基因有10余个,如HLA,TNFSF15,IL-23R,1p36,21q22及IL-12B等,提示UC也是一个多基因参与的与遗传免疫有关的复杂疾病。

2. 环境因素 肠菌在UC发病中的作用一直受到重视,但人们尚未找到某一特异性的微生物感染因子与UC具有恒定的病因关系。与健康人相比,UC患者的结肠中存在大量的细菌。关于微生物的致病性,一种观点认为UC肠腔内环境的改变,特别是肠菌改变可作为抗原刺激肠上皮细胞,改变黏膜通透性,并对黏膜的免疫系统造成影响,在肠道炎症过程中产生重要作用。目前已知血清细菌标志物pANCA及抗Omp-C与UC诊断有关。

此外,吸烟、早年的阑尾切除术是UC的诱导因素,避孕药、精神心理因素与UC的复发和加重有关。

3. 免疫因素 UC是肠黏膜免疫调节,尤其是Th1、Th2、Th17失衡所致。感染、病毒、药物及免疫遗传等因素可破坏肠上皮屏障,使肠通透性增加,肠组织暴露于大量抗原中,可诱发遗传易感宿主的黏膜反应,反复的刺激使肠道免疫系统过度反应和错误识别,激活巨噬细胞和淋巴细胞,释放一系列的细胞因子和炎症介质,导致机体的细胞免疫反应和体液免疫反应。免疫过程启动后,免疫炎症反应逐级放大,最终导致组织损伤,出现 UC 的临床表现和病理改变。Th2 在 UC 发病中作用突出,但真实情况似乎更加复杂。近来有一种"卫生学假说",认为若儿童时期细菌与免疫活性细胞的接触显著减少,对细菌抗原的耐受性随之减少,可能导致后来的因为细菌导致的慢性炎症,包括 UC。肠上皮屏障的破坏,肠抗原的持续性刺激(可以是致病菌、细菌代谢产物、正常菌群等)以及黏膜免疫调节作用的失衡(如 Th1、Th2、Th17)是导致慢性肠炎的重要因素。

【诊断】

一、临床表现

起病多数缓慢,少数可急性发病,病情轻重不一。多见于 20～40 岁的成人,男女均可发病,病程较长,且有恶变倾向。大部分患者(60%～75%)病情反复发作,发病期间症状可缓解;少数患者(5%～10%)首次发作后病情长期缓解;还有少数患者(5%～15%)症状持续,病情活动而不缓解。发作的诱因有精神刺激、饮食失调、过度劳累、继发感染等。

1. 全身表现　多发生于中型或重型患者,可有发热、消瘦、低蛋白血症、贫血等表现。

(1)发热:是由炎症活动或合并感染所致,多为轻度或中度发热。重症可有高热、心率加快等中毒症状。

(2)消瘦和低蛋白血症:多发生在重症患者或慢性反复发作者。其发生与营养物质摄入不足,蛋白合成减少、机体高代谢状态消耗过多及胃肠道蛋白质丢失有关。

(3)贫血:常见于重症及慢性迁延不愈的患者,因失血或慢性炎症导致骨髓抑制或药物所致骨髓抑制有关。

(4)水与电解质平衡紊乱:是由病变肠管吸收水、电解质能力下降,同时伴有分泌增多,使患者出现脱水、低钠血症、低钾血症。

(5)水肿:多继发于贫血和低蛋白血症。

2. 消化系统表现　典型表现为腹泻、黏液脓血便、腹痛、里急后重等,同时具有两项或两项以上症状者占大多数。

(1)腹泻:大多数患者有腹泻,这是由于大肠黏膜对钠、水吸收障碍和结肠运动功能失常所致。腹泻程度轻重不一,轻者排便 3～4 次/d 或腹泻与便秘交替,重者可达 10～30 次/d,当直肠受累严重时,可出现里急后重。粪质多为混有大量黏液的糊状便,多带有脓血。

(2)血便、黏液脓血便:发生机制为肠黏膜广泛充血、水肿、糜烂、黏膜剥脱、坏死及炎性渗出。部分患者便鲜血,血液与大便分开或附于大便表面,易误诊为痔疮。大部分患者血液与粪便或黏液、脓液混合。少数出血量较大者可排出血凝块。临床上多数患者以此为主诉前来就医,应予重视。

(3)腹痛:原因不清,可能与病变肠管收缩时张力增强有关。多为阵发性痉挛性疼痛,部位常位于左侧腹和下腹部。痛后常有便意,排便后疼痛可暂时缓解。

(4)里急后重:因直肠受炎症刺激所致,常有骶部不适。

(5)其他症状:上腹饱胀不适、嗳气、纳差、恶心呕吐等。

(6)体征:轻型甚至中型患者多无阳性体征,部分患者受累肠段可有轻度压痛。直肠指诊有时可感觉黏膜肿胀、肛管触痛,指套有血迹。重型和急性暴发型可有鼓肠、腹肌紧张、腹部压痛或(和)反跳痛。有的患者可触及痉挛或肠壁增厚的乙状结肠或降结肠。

3. 肠道外表现　本病可出现肠外表现,国内报道其发生率为 8.5%～31.8%,远比国外 40%～50% 的发生率低。常见的肠外表现有骨关节病变、皮肤病变、眼病、肝胆疾病、尿路结石、间质性肺纤维化、血栓栓塞症、动脉炎等。其发生机制目前尚不清楚,可能与自身免疫、细菌感染、毒物吸收及治疗药物的副作用有关。

4. 并发症

(1)中毒性肠扩张:是本病的一个严重并发症,其发生率国外报道为 1.6%～13%,多发生于全结肠炎患者,死亡率可高达 44%,临床表现为肠管高度扩张并伴有中毒症状,腹部有压痛甚至反跳痛,肠鸣音减弱或消失。可引起溃疡穿孔并发急性弥漫性腹膜炎。

(2)肠穿孔:多为中毒性肠扩张的并发症,也可见于重型患者,发生率国外报道为 2.5%～

3.5%,多发生于左半结肠。

（3）大量出血：是指短时间内大量肠出血，伴有脉搏增快、血压下降、血红蛋白降低等，其发生率1.1%～4.0%。

（4）肠狭窄：多发生在病变广泛、病程较长的患者，其部位多见于远端结肠。

（5）息肉：发生率为10%～40%，直肠好发，可发生癌变。

（6）癌变：目前已公认本病并发结肠癌的机会要比同年龄和性别组的一般人群明显增高，一般认为癌变趋势与病程长短有关，病程15～20年后癌变概率每年增加1%。我国报道直肠癌的并发率为0.8%～1.1%。因此，对于本病病程在10年以上者要注意癌变的可能。

二、辅助检查

1. 结肠镜检查 表现为：

（1）黏膜血管纹理模糊、紊乱或消失、充血、水肿、质脆、出血、脓性分泌物附着，亦常见黏膜粗糙，呈细颗粒状。

（2）病变明显处可见弥漫性、多发性糜烂或溃疡。

（3）缓解期患者可见结肠袋囊变浅、变钝或消失，假息肉及桥形黏膜等。特点是病变多从直肠起源，向近端发展，炎症呈弥漫性、连续性。

2. 钡剂灌肠检查 主要改变为：

（1）黏膜粗乱和（或）颗粒样改变。

（2）肠管边缘呈锯齿状或毛刺样，肠壁有多发性小充盈缺损。

（3）肠管短缩，袋囊消失呈铅管样。

3. 病理检查 病理检查不仅可以确定病变性质，而且可以排除结肠癌，可作为确诊依据。直肠取活组织做病理检查时，应在距肛门8cm以内摄取活组织为好。活检组织学检查可见：

（1）活动期

1）固有膜慢性炎性细胞、中性粒细胞、嗜酸性粒细胞弥漫性浸润。

2）隐窝炎或隐窝脓肿形成。

3）隐窝上皮增生，杯状细胞减少。

4）黏膜糜烂、溃疡形成，可有肉芽组织增生。

（2）缓解期

1）中性粒细胞消失，慢性炎性细胞减少。

2）隐窝大小、形态不规则，排列紊乱。

3）腺上皮与黏膜肌层间隙增宽。

4）潘氏细胞化生。

4. 实验室检查

主要用于UC的辅助诊断、鉴别诊断及病情严重程度和活动性的判断。常用的指标有：

（1）血液检查：血液常规判断有无贫血、白细胞和血小板计数升高。红细胞沉降率（ESR）和C-反应蛋白（CRP）增高，可准确反映UC的疾病严重程度和活动性，临床上对诊断、治疗和预后有重要的参考价值，但ESR特异性不如CRP。

（2）粪便检查：活动性UC镜检可见大量红细胞、脓细胞，还可见嗜酸性粒细胞和巨噬细胞，大便隐血试验常阳性。粪钙卫蛋白水平可较准确地反映UC病变局部的活动性及严重程度，有报道其敏感性和特异性比血清ESR和CRP要高。

（3）病原检查：应反复多次行粪便细菌培养、血清细菌免疫学和基因检查，排除痢疾杆菌、沙门菌属、空肠弯曲菌、难辨梭状芽孢杆菌、耶尔森菌、结核杆菌以及病毒感染。此外，应连续多次粪便检查溶组织阿米巴滋养体和血吸虫感染。

（4）血清免疫学检查：UC患者核周抗嗜中性粒细胞胞质抗体（pANCA）阳性率较正常人和克罗恩病患者要高，常作为UC的临床辅助诊断和与克罗恩病等疾病的鉴别。部分文献报道抗杯状细胞抗体（GAB）在UC患者中有较好的敏感性，特异性高，有一定的临床应用价值。其他自身免疫检查有助于鉴别诊断。

5. 特殊检查 近年来开展的超声内镜、放大和染色内镜、共聚焦内镜及仿真CT等特殊检查对UC的诊断起到巨大的推动作用。

三、诊断标准

除我国的诊断标准外，根据2004年炎症性肠病亚太工作组在我国三亚达成共识的亚太地区炎症性肠病处理意见，推荐改良Mendelof标准和日本炎症性肠病研究协会的诊断标准。

（一）我国溃疡性结肠炎的诊断标准

根据2012年在我国广州达成的炎症性肠病诊断与治疗共识意见，我国溃疡性结肠炎的诊断标准如下。

溃疡性结肠炎缺乏诊断的金标准，主要结合临床内镜和组织病理学表现进行综合分析，在排除感染性和其他非感染性结肠炎的基础上做出诊断。诊断要点如下。

在排除其他疾病的基础上，可按下列要点诊

断：① 具有上述典型临床表现者为临床疑诊,安排进一步检查。② 同时具备上述结肠镜和(或)放射影像学特征者,可临床拟诊。③ 如再具备上述黏膜活检和(或)手术切除标本组织病理学特征者,可以确诊。④ 初发病例如临床表现结肠镜以及活检组织学改变不典型者,暂不确诊,应予随访。

(二)疾病评估

1. 临床类型　可简单分为初发型和慢性复发型。

初发型指无既往病史而首次发作,该类型在鉴别诊断中应予特别注意,亦涉及缓解后如何进行维持治疗的考虑。慢性复发型指临床缓解期再次出现症状,临床上最常见。以往所称之暴发型结肠炎(fulminant colitis),因概念不统一而易造成认识的混乱,将其归入重度 UC 中。

2. 病变范围　推荐采用蒙特利尔分型(表 16-1)。该分型特别有助于癌变危险性的估计和监测策略的制定,亦有助于治疗方案的选择。

表 16-1　UC 病变范围的蒙特利尔分型

分型	分布	结肠镜下所见炎症病变累及的最大范围
E1	直肠	局限于直肠,未达乙状结肠
E2	左半结肠	累及左半结肠(脾曲以远)
E3	广泛结肠	广泛病变累及脾曲以近乃至全结肠

(三)改良的 Mendelof 溃疡性结肠炎诊断标准

1. 确诊溃疡性结肠炎

(1)腹泻或便血 6 周以上,至少进行 1 次结肠镜检查,且发现一个以上的下述表现：黏膜质脆,点状出血,弥漫性炎性溃疡,钡剂检查发现溃疡、肠腔狭窄或结肠短缩的证据。

(2)手术切除或活检标本在显微镜下有特征性改变。

2. 疑诊溃疡性结肠炎

(1)病史不典型,结肠镜或钡剂灌肠检查有相应表现。

(2)有相应病史,伴可疑的结肠镜检查表现,无钡剂灌肠检查。

(3)有典型病史,伴可疑的钡剂灌肠发现,无结肠镜检查报告。

(4)手术标本大体表现典型,但组织学检查不肯定。

排除各种感染性结肠炎、缺血性结肠炎、放射

性结肠炎、孤立性直肠溃疡、结肠型克罗恩病后,如果有明确的组织学检查发现,如非肉芽肿性、连续性黏膜炎症和直肠受累延及结肠可确诊,缺乏组织学证据则属疑诊。

(四)日本溃疡性结肠炎诊断

(1)持续或反复血性腹泻。

(2)内镜见弥漫性炎症,血管网模糊或消失,黏膜易脆(接触性出血),伴大量黏液,有颗粒状外观,多发性糜烂、溃疡,假性息肉形成,结肠袋消失(铅管状),肠腔狭窄和结肠短缩。

(3)组织学检查示：活动期,炎性细胞浸润,隐窝脓肿,杯形细胞减少或消失。缓解期：隐窝结构异常(扭曲分支),隐窝萎缩。上述改变通常始于直肠,炎症连续性向近端发展。

临床表现加上内镜表现,为疑诊溃疡性结肠炎;临床表现、内镜表现中任一条加上组织病理学证据,可确诊溃疡性结肠炎。

【鉴别诊断】

一、感染性肠炎

感染性肠炎临床表现与溃疡性结肠炎相似,而溃疡性结肠炎亦可急性起病,因此,两者鉴别十分必要。另外溃疡性结肠炎亦可同时合并感染,这给两者的鉴别带来很大的困难。

(一)细菌性肠炎

细菌性肠炎病原体很多,常见的有志贺菌属、结核杆菌、致病性大肠埃希菌、沙门菌属、空肠弯曲菌、难辨梭状芽孢杆菌等。

1. 细菌性痢疾　细菌性痢疾是由痢疾性杆菌引起的肠道传染病。发病常有明显的季节性,高峰在 7～9 月份。临床特点为发热、腹泻、黏液脓血便、腹痛和里急后重。根据起病和病后转归,细菌性痢疾可分为急性和慢性。细菌性痢疾无论从临床特点还是内镜表现,均与溃疡性结肠炎十分相似。两者鉴别诊断关键在于病原学检查。目前最可靠的方法是细菌培养,粪便中培养出痢疾杆菌即可诊断细菌性痢疾。

2. 肠结核　常继发于肠外结核,尤其是开放型肺结核,而近年来无肠外结核灶的肠结核发生比例有所增加。临床表现有：腹痛,多位于右下腹,一般为隐痛或钝痛;腹泻,粪便呈稀水样或糊状,左半结肠受累时有脓血便,直肠受累时有里急后重感;腹泻与便秘交替;低热、盗汗、纳差、消瘦、乏力等结核毒血症表现。这些症状均系非特异性的。X 线钡

餐或钡剂灌肠及内镜的检查主要表现为肠黏膜皱襞粗乱、增厚,溃疡形成等。活组织检查有干酪性坏死的结核肉芽肿。溃疡性结肠炎需与肠结核辨别,尤其在病变累及范围广、呈弥漫性分布时。X线检查和内镜检查有很高的鉴别诊断价值。最可靠的依据为组织学检查和病原学检查,只要符合以下任何一条标准,即可确诊为肠结核而排除溃疡性结肠炎:① 肠壁或肠系膜淋巴结找到干酪坏死性肉芽肿。② 病变组织的病理切片中找到结核杆菌。③ 从病变处取材培养结核杆菌结果阳性。④ 从病变处取材做动物接种有结核改变。

3. 抗菌药物性结肠炎 抗菌药物性结肠炎是长期应用抗菌药物后肠道菌群失调,主要肠道菌株受抑制,而具有抵抗力的肠道菌株繁殖,造成肠道化脓性炎症性疾病。该病大多起病急骤,病情进展迅速。临床表现以腹泻最为突出,稀便或黏液便,严重者可大量水泻,部分有血便,少数还排出斑块状伪膜。腹痛较常见,有时很剧烈。有发热、心动过速、全身状态较差等,重症者可有休克。内镜检查可见黏膜充血、水肿、糜烂出血、溃疡,部分病例有典型伪膜形成。抗菌药物性结肠炎与溃疡性结肠炎的鉴别,一般根据临床有广谱抗生素应用史,严重腹泻、脱水、休克等症状及内镜所见。另外,粪便涂片或培养发现致病菌及粪便毒素检查阳性对两者的鉴别均有重大价值。

(二)肠道真菌病

肠道真菌病常见的病原体为念珠菌,尤以白念珠菌最常见。多见于婴幼儿、孕妇和年老体弱者,特别是长期应用抗生素、糖皮质激素等药物的患者。肠道念珠菌病大多为消化道感染的一部分,主要表现为腹泻,大量水样便伴腹痛,累及直肠和肛门部,引起肛门瘙痒等。常有口腔黏膜、舌和咽喉部的鹅口疮。内镜检查发现局部黏膜有斑片状红肿、白色斑块状渗出物和浅表性溃疡。该病与溃疡性结肠炎的鉴别,一般根据易发人群、用药史、病变黏膜表现、局部刷取的渗出物中可找到念珠菌和菌丝或真菌培养找到念珠菌等,可将两者鉴别开来。

(三)肠阿米巴病

又称阿米巴性结肠炎,由溶组织内阿米巴侵袭大肠引起,病变主要在右半结肠。原虫可由肠壁经血液-淋巴途径侵袭其他器官组织,引起肠外阿米巴感染,其中以阿米巴肝脓肿最常见。肠阿米巴病

与溃疡性结肠炎的鉴别并不困难,根据临床表现、粪便中查到阿米巴滋养体或包囊及内镜下表现,两者很容易区别。最可靠的方法是病变黏膜区域活检找阿米巴滋养体。

(四)溃疡性结肠炎合并感染

在临床实际工作中,常遇到既往按溃疡性结肠炎诊断标准已确诊的病例在随诊过程中发现病原体。这就涉及溃疡性结肠炎合并感染以及其与感染性肠炎之间的鉴别诊断。有时对两者很难鉴别。仔细询问病史、正规且彻底的抗感染治疗后观察疗效及追踪观察十分重要。如果病原体检查转阴而症状甚至内镜表现无明显改善,可考虑为溃疡性结肠炎合并感染,但应定期随访;若症状和内镜表现缓解且不再复发,则考虑为感染性结肠炎。复发者再反复查找病原体,阴性者溃疡性结肠炎可能性大;阳性者继续有效地抗感染治疗,并随访结果。

二、非感染性结肠炎

非感染性结肠炎是指目前还未找到病原体感染证据的一组肠道炎症性疾病。本组疾病种类繁多,其中大部分病因尚未明确。根据病因清楚与否将本组疾病分为特异性非感染性肠炎和非特异性肠道炎症性疾病两类。无论哪种类型,其临床症状均很相似,缺乏特异性的诊断方法,不易与溃疡性结肠炎鉴别,有时通过内镜甚至活组织检查亦难以将其明确地区别开来。

(一)缺血性结肠炎

缺血性结肠炎是由于结肠某段的血液供应减少或停止,导致肠壁供血不足,引起一系列病理改变的结肠疾病。发生原因大致归纳有以下两个方面:① 持续性供血不足,如动脉瓣硬化、肠系膜动脉栓塞和血栓形成引起动脉管腔狭窄。② 暂时性供血不足,如血容量减少、休克、败血症、血液性状改变、糖尿病、血管痉挛等。

缺血性结肠炎与溃疡性结肠炎鉴别如下:一是溃疡性结肠炎好发年龄为青壮年,基础病变不明确。临床表现:起病慢,腹痛不突出,多隐痛,腹泻黏液脓血便,病情变化慢;内镜检查好发部位为左半结肠,以直肠、乙状结肠多见,分布形式为连续性,无黑色小斑点,少见肠管狭窄,病变界限不清,随访观察变化慢,血管造影无特殊,病程长。二是缺血性结肠炎好发年龄为老年人,有基础病变。临床表现:突然起病,腹痛突出,有时较剧,腹泻鲜血便,病情变化快;钡剂灌肠有指压痕症;内镜检查:好发

部位结肠脾曲附近,很少累及直肠,分布形式为区域性,有蓝黑色小斑点,多见肠管狭窄,病变界限清楚;随访观察短暂型者恢复快,血管造影有变化,病程短。

(二) 放射性肠炎

放射性肠炎是腹腔、腹膜后和盆腔脏器的恶性肿瘤接受放射治疗后引起的小肠和大肠的放射性损害。可发生于治疗中或治疗后。因腹部接受放射治疗最多见的是盆腔恶性肿瘤,如宫颈癌、卵巢癌等,并且直肠较固定,因此,放射性直肠炎远较小肠炎多见。溃疡性结肠炎与晚期放射性肠炎的鉴别:晚期放射性肠炎有放射治疗史及急性起病史;临床表现较明显,累及小肠时可有脂肪泻;钡剂检查:小肠受累可超过回肠末端,多见肠瘘及肠腔狭窄;内镜检查:直肠病变多见于直肠前壁;溃疡表面附有灰白色苔样痂或坏死物;活组织检查常累及肠壁全层。

(三) 非特异性肠道炎症性疾病

非特异性肠道炎症性疾病是指一组目前病因不明的肠道炎症性疾病,又称非特异性炎症性肠病。

1. 克罗恩病 是一种原因未明的胃肠道慢性肉芽肿性炎症性疾病,病变可累及从口腔到肛门的消化道任何一段,可伴有许多肠外表现。病因和发病机制目前尚未阐明,被认为可能与感染因素、饮食因素、遗传因素、免疫反应及心理因素等有关。该病多侵犯青壮年,女性略多于男性;起病多隐匿,病程常为慢性、反复发作性。症状和体征多样化。常有右下腹及脐周疼痛,腹泻次数不等,多为糊状或稀水样便,无黏液脓血;小肠广泛受累者可有水样泻或脂肪泻;左半结肠、直肠受累者可有黏液脓血便和里急后重。有时有腹部包块。全身表现有发热、消瘦、贫血等。部分患者还有关节炎、虹膜睫状体炎、硬化性胆管炎、口腔溃疡、结节性红斑等胃肠外表现。常见并发症有肠梗阻、消化道出血、瘘管、腹腔脓肿、肠穿孔等。结肠镜检查主要用于结肠受累者,还可用其窥视末端回肠病变。内镜下可见到病变呈节段性分布,病灶之间的黏膜正常;病变处黏膜有纵形或匍行性溃疡,或呈鹅卵石样改变;病程较长者可有肠腔狭窄、多发性炎性息肉。溃疡性结肠炎则少见瘘管形成、肠穿孔、肠梗阻、肛裂及腹腔或盆腔脓肿等并发症;可见癌变、中毒性巨结肠。克罗恩病少见癌变及中毒性巨结肠。

2. 嗜酸性肠炎 是肠道组织中嗜酸性粒细胞增多性疾病,属于嗜酸性胃肠炎的一部分。后者可累及从食管到直肠的消化道各段,但以小肠和胃受累最常见。病因可能与变态反应有关。

3. 白塞综合征 是一种原因不明的慢性复发性多系统损害的疾病。肠型白塞综合征在出现肠道症状的同时可相继出现口腔溃疡、外阴溃疡、眼炎及皮肤损害,黏液脓血便相对不突出。重者可出现胃肠道溃疡出血、穿孔。内镜表现:好发部位为盲肠和回肠末端,其他部位可累及小肠、胃和食管,分布方式跳跃式;溃疡为圆形或卵圆形,主溃疡较深,无炎症反应,假息肉少见。病理为小血管闭塞性炎症,有穿透性溃疡。

【辨证论治】

一、湿热内蕴证

[症状] 腹泻黏液脓血便,里急后重,舌苔黄腻,脉滑数或濡数。可兼有肛门灼热、身热、腹痛、口苦口臭、小便短赤等症。

[辨证分析] 湿热之邪壅滞肠中,气机不畅,传导失常,则腹痛,里急后重;湿热熏灼肠道,肠络受伤,化为脓血,则为黏液脓血便。苔黄腻,脉滑数或濡数则为湿热邪实之象。

[治法] 清热解毒,调和气血。

[方药] 白头翁汤加减。

常用中药:白头翁、黄柏、黄连、秦皮等。

二、气滞血瘀证

[症状] 腹痛泻下脓血,血色紫暗或黑便,腹痛拒按,嗳气食少,胸胁腹胀,脉弦涩,舌质暗紫有瘀点。

[辨证分析] 气滞血瘀,瘀血阻于络脉,不通则痛,则出现腹痛拒按;瘀阻肠道气机不畅,则泻下黑便。

[治法] 活血化瘀,理肠通络。

[方药] 膈下逐瘀汤加减。

常用中药:桃仁、当归、红花、五灵脂、甘草、川芎、赤芍、牡丹皮、乌药、延胡索、香附、枳壳等。

三、脾胃虚弱证

[症状] 腹泻便溏,粪有黏液或少许脓血,食少纳呆,食后腹胀,舌质淡胖大或有齿痕,苔薄白,脉细弱或濡缓。可兼有腹胀肠鸣,腹部隐痛喜按,肢体倦怠,神疲懒言,面色萎黄。

[辨证分析] 脾胃虚弱,运化无力,水谷不化,清

浊不分,则出现腹泻便溏,粪有黏液或少许脓血,纳差等症。

［治法］益气健脾,祛湿止泻。

［方药］参苓白术散加减。

常用中药:莲子肉、薏苡仁、砂仁、桔梗、白扁豆、茯苓、人参、甘草、白术、山药等。

四、脾肾阳虚证

［症状］久泻不愈,大便清稀或完谷不化,腰膝酸软,食少纳呆,舌质淡胖大有齿痕,苔白,脉细沉。可兼有五更泻、脐中腹痛,喜温喜按,形寒肢冷,腹胀肠鸣,少气懒言,面色苍白。

［辨证分析］脾虚不能运化水谷,则大便清稀或完谷不化;肾关失约则滑脱不禁;阳虚生内寒,温煦无力,则喜温喜按,形寒肢冷,面色苍白。

［治法］温补脾肾,涩肠止泻。

［方药］四神丸加减。

常用中药:肉豆蔻、补骨脂、五味子、吴茱萸等。

五、肝郁脾虚证

［症状］腹痛即泻,泻后痛减,大便稀烂或黏液便,胸胁胀闷,舌质淡红,苔薄白,脉弦或细。可兼有喜长叹息,嗳气不爽,食少腹胀,矢气较频。

［辨证分析］肝喜条达,情志所伤,气机不利,肝失条达,横逆侮脾,失其健运,则腹痛即泻,泻后痛减。舌质淡红,脉弦皆为肝郁脾虚之征象。

［治法］疏肝理脾,化湿止泻。

［方药］痛泻要方加减。

常用中药:白术、白芍、防风、陈皮等。

【外治法】

中药保留灌肠:本病病位主要在大肠,中药保留灌肠,可使药达病所,中药口服与灌肠相结合,可提高 UC 治疗效果。临床多选用具有清热燥湿、解毒凉血、生肌止血、止痢功效的药物,如:

(1)三黄汤加减:黄芩 10 g,黄柏 10 g,黄连 10 g,栀子 5 g,五倍子 10 g,明矾 10 g。

(2)败酱草合剂:败酱草 30 g,白矾 10 g,黄芩 10 g,白及 15 g。

(3)通灌汤(辽宁省肛肠医院院内制剂):苦参、地榆、黄柏、甘草等。用法:取中药煎剂或药液 50 ml 保留灌肠,每日 1～2 次,1 个月为 1 个疗程。可根据病情在灌肠药液中加入适量锡类散、青黛散、云南白药等。对腹泻、便血严重患者可加入氢化可的松 50 mg。亦可取氢化可的松 100 mg,加入

5% 葡萄糖氯化钠溶液 200 ml,每日 1～2 次肛滴灌肠,一旦症状改善立即改用中药灌肠。依据观察,中药灌肠仍以辨证用药为佳。

【手术疗法】

一、手术原则

急症手术的适应证:症情急剧恶化,并发肠穿孔,急性肠扩张,大量出血。

紧急手术的适应证:为内科治疗无效的危重病例。

择期手术的适应证:慢性持续型经内科治疗无效者,反复发作者;全大肠炎型者;高龄患者;已经癌变或怀疑癌变的病例;有局部合并症者;有全身性合并症者;因本病而导致发育障碍者。

二、手术方式

常用的手术方式主要有三种。

1. 全大肠切除＋回肠造瘘术 这是治疗本病的传统的手术治疗方式。术后一般无复发,绝大多数患者能在术后维持良好的健康状态。

2. 全结肠切除＋回肠直肠吻合术 该术式可避免造设人工肛门,但保留的直肠有炎症复发,或炎症向回肠蔓延的缺点,且其中约有 7% 的患者可发生癌变。另外,由于直肠存在活动性病变,还可影响回-直肠吻合口的愈合,而有发生吻合口瘘之可能。

3. 全结肠切除＋直肠黏膜切除＋回肠肛管吻合术 从理论上来说,该术式是最理想的术式。因该术式保留了前两个术式的优点,而避免了上两个术式的缺点。但该手术术式操作复杂,易发生缝合不全、骨盆脓肿等合并症,有时需造设临时性的回肠瘘。

4. 全大肠切除＋回肠储袋肛管吻合术 该手术为目前最常用的手术方式,避免回肠造口及回肠吻合术后排便次数多的缺点,但本术式可发生储袋炎,影响储袋功能。

【其他疗法】

一、西医疗法

(一)一般治疗

强调休息、饮食和营养。对活动期患者应强调充分休息,以减少精神和体力负担,待病情好转后改为富含营养、少渣饮食。部分患者可能与某些食物过敏有关,应详细询问有关病史并限制相关食物的摄入。重症和暴发型患者应入院治疗,及时纠正

水、电解质紊乱；贫血者可输血；低蛋白血症者应输入血清白蛋白。病情严重者应禁食，给予肠外营养治疗。对情绪不稳定者可给予心理治疗。

（二）药物治疗

1. 氨基水杨酸制剂　柳氮磺胺吡啶是治疗本病的常用药物。该药口服后大部分到达结肠，经肠道细菌分解为 5-氨基水杨酸与磺胺吡啶。前者是主要有效成分，其滞留在结肠内，与结肠上皮接触而发挥抗炎作用。该药适用于轻、中型患者或重型经糖皮质激素治疗已有缓解者。用药方法：4 g/d，分 4 次口服；用药 3～4 周病情缓解可减量使用 3～4 周，然后改为维持量 2 g/d，分次口服，维持 1～2 年。副作用分为两类：一类是剂量相关副作用，如恶心、呕吐、食欲减退、头痛、可逆性男性不育等，消化道副作用餐后用药可减轻；另一类副作用属于过敏，有皮疹、粒细胞减少、自身免疫性溶血、再生障碍性贫血等，因此服药期间必须定期复查血象，一旦出现此类副作用应改用其他药物。近年来已有 5-氨基水杨酸的新型制剂，能到达远端回肠和结肠发挥药效。这类制剂有美沙拉秦、奥沙拉秦钠和巴柳氮钠。这类药物与柳氮磺胺吡啶的疗效相仿，优点是副作用明显减少，但价格昂贵，因此适用于对柳氮磺胺吡啶不能耐受者。5-氨基水杨酸的灌肠剂适用于病变局限在直肠者。

2. 糖皮质激素　是急性发作期的首选用药。基本作用机制为非特异性抗炎和抑制免疫反应。适用于对氨基水杨酸制剂疗效不佳的轻、中型患者，特别适用于重型活动期患者及暴发型患者。一般口服泼尼松 40 mg/d；重症患者先予较大剂量静脉滴注，如氢化可的松 200～300 mg 或地塞米松 10 mg/d，7～14 d 后改为口服泼尼松 60 mg/d。病情缓解后逐渐减量至停药。应注意减量不要太快，以防反跳，减量期间加用氨基水杨酸逐渐接替激素制剂治疗。

3. 免疫抑制剂　硫唑嘌呤或巯基嘌呤可适用于对激素治疗效果不佳或对激素依赖的慢性持续性病例，加用这类药物可逐渐减少激素的用量甚或停用激素。近年来国外有报道应用环孢素静脉滴注，大部分患者可取得暂时的缓解而避免急症手术。

4. 生物制剂　生物制剂治疗是新兴的治疗方法，肿瘤坏死因子的单克隆抗体英夫利西单抗、阿达木单抗是获准用于本病的生物制品。

（三）塞药法

常用的栓剂有柳氮磺胺吡啶栓、洗必泰栓、复方角菜酸酯栓等。

二、针灸疗法

张氏辨证分型取穴，主穴为天枢。脾肾阳虚加足三里、命门、关元；脾虚气陷加足三里、百会、长强；湿热郁结加足三里、曲池、合谷；气滞血瘀加肾俞、脾俞、大肠俞。用艾条悬灸，穴位先上后下，先阴经后阳经，每穴灸 3～5 min，以皮肤红润不起泡为度。每日 1 次，10 次为 1 个疗程，一般 3～5 个疗程。

范氏取脾俞、胃俞、大肠俞、中脘、天枢、上巨虚、下巨虚、止泻穴。脾胃虚弱配气海、关元、足三里；脾肾阳虚配肾俞、命门；肝脾不和配太冲、行间；湿热配曲池、内庭、阴陵泉。脾俞、胃俞、气海、关元、足三里、肾俞、命门、中脘、天枢、上巨虚、下巨虚、止泻穴等施提插捻转补法，并用温针疗法；太冲、行间、曲池、内庭、阴陵泉用提插捻转泻法。隔日 1 次，5 次为 1 个疗程，共治疗 2 个疗程。

孙氏等取中脘、气海、足三里（双）、天枢（双）、上巨虚（双）、合谷（双）。肝郁脾虚加肝俞、脾俞；脾胃虚弱加胃俞、公孙；脓血加隐白。针刺后隔姜灸，将艾条切成高 2 cm，重约 2 g。脾胃虚者灸 2～3 壮，肝郁脾虚者灸 4～6 壮，脓血者灸 4～8 壮。每日 1 次，2 周为 1 个疗程，疗程间隔 3 d。

王氏等取气海、关元、神阙、天枢、足三里。脾肾阳虚加命门、脾俞，肝气乘脾加太冲。以 6 寸芒针取气海、天枢、关元，轻捻缓进，刺入 4 寸左右，捻转补法，以感应放散至整个小腹为准。以毫针刺入足三里 2～3 寸，使针感向上传导至腹；脾俞、命门均针入约 1.5 寸，施捻转补法，太冲向涌泉针刺 1～1.5 寸，施泻法。留针 3 min，出针后神阙隔姜灸 10～20 壮，以皮肤潮红为度，并在足三里施治温和灸 15 min。每日 1 次，10 次为 1 个疗程，疗程间隔 3 d。

李氏等选用关元、中脘、足三里，寒湿困脾加气海、大肠俞；脾肾阳虚加命门、脾俞、肾俞；肝郁气滞加肝俞。鲜姜切成 0.3～0.4 cm 厚薄片，中间扎 6～10 个小孔，陈艾手搓成圆锥形枣核大小的艾炷，使患者有灼痛感后移去艾炷为 1 壮，每穴灸 5 壮，每日 1 次，结合灌肠。

杨氏取天枢、关元、足三里、上巨虚、三阴交。脾胃虚寒加脾俞、中脘；气滞湿郁加阴陵泉、行间、期门;湿热郁结加合谷、内庭;血瘀肠络加太冲、阳陵泉、委中。每次选5个穴位温针灸,隔日1次,15次为1个疗程,非治疗日患者自用艾条悬灸神阙、足三里30 min,治疗3个疗程。

吴氏等取主穴:① 中脘、气海、足三里。② 大肠俞、天枢、上巨虚。交替使用,对UC患者进行隔药灸,并根据证型症状配合不同药物。

方氏等艾灸足三里、关元、肾俞。

三、穴位埋线疗法

李氏等取脾俞、胃俞、大肠俞、小肠俞、关元俞、足三里。龙胆紫标记穴位,常规消毒皮肤,用2%利多卡因0.2 ml,行穴位皮下局部麻醉,将3号铬制羊肠线置入12号穿刺针的针管内,从局部麻醉点刺入皮下1～1.5寸,使局部产生酸胀、麻感,然后边推针芯边退针,将羊肠线埋入穴位。30 d埋线1次,1～3次后统计疗效。共治疗UC 28例,结果治愈17例,显效6例,有效3例,无效2例。

四、穴位敷贴疗法

冯氏等选足三里、脾俞为第1组穴位,天枢、大肠俞为第2组穴位,交替使用。以痛泻宁贴膏贴于穴位,6 h后揭去,每日1次,30 d为1个疗程。治疗1个疗程后,30例中临床痊愈14例,显效7例,有效6例,无效3例,总有效率90%。

丁氏等取神阙、命门,自制方(蒲公英60 g、败酱草30 g、白头翁30 g、白及20 g、黄柏15 g、白花蛇舌草30 g、槐米15 g、丹参15 g、蒲黄20 g、三七10 g、吴茱萸30 g、冰片10 g、硫黄10 g)研成细末,装入双层白细布袋内。药袋敷于神阙、命门上1～2个月。

五、针灸结合灌肠疗法

张氏等取神阙、足三里、三阴交温针灸,每日1次,2周为1个疗程,疗程间隔2 d。灌肠药物:2%甲硝唑栓100 ml,锡类散0.3 g,0.2%普鲁卡因2 ml,每晚睡前保留灌肠,2周为1个疗程。

曹氏针刺脾俞、章门、天枢、足三里、中脘、关元、命门、公孙,用补法,每日1次,每次留针20 min;足三里、命门、关元穴在留针时施灸。用党参20 g、白术15 g、干姜10 g、茯苓15 g,水煎取汁150 ml,加入地塞米松2 mg,每晚睡前保留灌肠。

六、中药敷脐浴足法

炮姜、附子、肉桂、花椒、延胡索、枳实、木香、陈皮、当归、丹参。

适用于非热证的患者。方法:将药物装入布袋后封口,放入1 000 ml水中浸泡,大火烧开后改小火煎煮10 min,关火后自然冷却到皮肤可耐受的温度,捞出药袋敷在脐部,外用保鲜膜缠绕包裹,每次热敷30 min;每晚睡前药汤浴足30 min,可适当加热以保证温度,增强药物的透入作用。

【预防调护】

(1)急性发作期及暴发型患者应卧床休息,精神过度紧张者可适当选用镇静剂。

(2)应以易消化、少纤维、富有营养为佳,避免牛奶及乳制品。饮食治疗的目的,在于减少对肠道的过度刺激,补充足够的营养。

(3)腹部及足底注意保暖,避免着凉。

(4)进行与身体状况相适宜的体育运动,如散步、跑步、打太极拳等,以提高身体免疫力。

(5)保持心情舒畅。

(6)对重症患者及有肠道外病变者,应加强支持疗法,酌情输血,补充多种维生素,纠正电解质紊乱。

【现代研究进展】

(一)脾功能失调是UC发病的中心环节

近代中医关于UC的病因多从湿热、瘀血等论治,但究其根本,其发病的中心环节还在于脾。研究表明UC时发生的肠黏膜的水肿与溃疡均与脾的功能失调有很大关系。肠镜所见肠黏膜水肿的病理改变,实际就是脾失运化、湿聚水生的一种病理过程。脾虚发病,运化失常,组织失养及水湿内停,内溢组织器官,就会导致水肿发生。这与现代医学所说的血管活性物质如组织胺等致毛细血管通透性增加及肠道疾患致蛋白质吸收障碍所引起的血浆胶体渗透压降低所致的组织水肿相似。同时现代医学解释肠黏膜溃疡是因感染、自身免疫反应致肠腺隐窝中性粒细胞浸润伴有腺上皮细胞变性坏死形成脓肿,溃破后出现溃疡,恰与中医所说脾阳受病,不能为胃行其津液,经脉气血不能充分输布,肠黏膜得不到滋养,而造成局部"贫血",防御功能削弱,久之病气入侵,气血瘀滞,疮疡乃成相吻合。

(二)益气活血,寒热平调之法治疗UC

依据"腑病以通为用"的中医理论,柳越冬认为溃疡性结肠炎脾气虚弱为其基本病机,湿热之邪是其主要致病因素,瘀血阻滞是久病不愈的重要原因,从而提出益气活血、寒热平调之法治疗 UC 的学术思想。

现代中医认为 UC 之所以难治,在病机上除了气滞、湿阻外,往往还由于有"瘀"的存在。现代研究表明,UC 的炎症程度与血液的高黏度相关,炎症越重,外在腹泻越重,内在血液黏度愈高;而且 UC 病变处局部明显存在血液循环障碍,黏膜缺血缺氧改变,因此西医治疗 UC 强调不仅要重视宏观毒瘀证,还要重视微观毒瘀证。如西医用肝素治疗 UC 有效,因 UC 病机中"瘀"的存在,故西医用肝素与中医用活血祛瘀药是殊途同归。用活血祛瘀药能起到调整免疫,清除炎性产物与细胞毒,改善肠道菌群,改善肠组织循环,改善血液高凝状态,抑制黏膜异样增生与组织纤维化,及镇静、止痛、改善肠道运动等作用,有利于消除症状。

(三)栓剂、灌肠等局部治疗的应用

UC 的部位多在远端结肠,研究表明黏膜修复、病灶的消除取决于病变部位的药物浓度与局部活化程度。局部药物浓度高则活化程度高,病灶消除与黏膜修复越快越彻底。同时我国 UC 患者的病变部位大多在左半结肠及直肠部位,因此运用中药栓剂及灌肠等局部治疗可望提高疗效。由上海中医药大学附属龙华医院胃肠病研究所研制成功的清肠栓多年来在临床上被证明是治疗 UC 行之有效的药物。此栓剂通过临床与动物实验表明其作用机制通过局部与整体两方面发挥作用。一方面局部给药后栓剂中有效成分迅速释出,具有抗炎作用,还能附于溃疡表面使局部黏膜免于再损伤;另一方面通过肠道对药物有效成分的吸收,起到调整机体免疫平衡及肠道内菌群平衡等功能,从而起到全面整体的预防治疗作用。

(四)气药灌肠法的应用

用气药灌肠法(采用 DGY-2 电脑灌肠治疗仪。将灌肠方浓缩成 200 ml 左右,置入特制的容器中,肛管插入肛门 10~15 cm,把气压和时间分别调至 11 kPa 和 40 s 后分别启动气阀和液阀,将药液灌注于结肠。要求患者先后取平卧位、胸膝位各 5 min、10 min 后观察药液分布状况)治疗溃疡性结肠炎,效果显著,预后良好。

【文献摘录】

(1)田振国依据"腑病以通为用、腑疾以通为补"的中医理论,创立了"宣通气血、寒热并用"治疗炎症性肠病的学术思想,现已被收入国家统编教材——二十一世纪规划教材《中西医结合肛肠病学》。他认为大肠炎性疾病病变关键在于肠中气机失常,肠壁经络气滞血瘀,致生肿疡,破溃后又生溃疡,在治疗上应重在调理气血运行,寒热药物并用。该学术思想指导下的创新中药制剂"通腑宁颗粒"(由厚朴、胡黄连、黄柏、天花粉、芦根、滑石、白芍、延胡索、木香、山楂、麦芽、吴茱萸、甘草共 13 味中药组成,寒热药物并见一方,共奏宣通气血、厚肠止泻之功),主治各种慢性非特异性结肠炎性疾病,症见腹泻或腹泻与便秘交替、腹痛、腹胀、黏液血便、里急后重等,疗效满意。

(2)陆金根应用中医对本病的治疗,多根据 UC 病症的寒热虚实,确定治疗原则。倡导在扶正祛邪的辨证治疗中,始终应顾护胃气,而不可单纯补涩。治疗以"热痢清之,寒痢温之,初痢实则通之,久痢虚则补之,寒热交错者清温并用,虚实夹杂者攻补兼施"为治疗大法。认为疾病初起之时,以实证、热证多见,治宜清热化湿解毒;久病多虚、多寒,应以补虚温中,调理脾胃,兼以清肠,收涩固脱。且对于久病虚弱患者,宜补益之中,佐以清肠导下祛积,扶正祛邪,权衡运用。临床用药宜结合具体病情施治,忌过早补涩,忌峻下攻伐,忌分利小便。

(3)史兆岐认为溃疡性结肠炎,从临床见症来看,急性期虽有湿热之象,但慢性期、恢复期以寒热交错,脾肾两虚为主。故本病是本虚标实,以脾肾双虚为本,湿热困扰为标的一种难治性疾病。治疗上应以扶正固本,补脾益肾为重。急性期应清热燥湿,祛湿热之邪;慢性期应补脾益肾,补气血之虚。在用药方面,认为虽然中药的有效成分及疗效原理尚不清楚,但从药理作用看,基本上分为"祛邪"和"扶正"两个方面。"祛邪"重用清热燥湿,活血化瘀,目的是控制频繁的腹泻和黏液血便,解除腹痛,其作用可能与中药能控制炎症,改善局部异常代谢有关。"扶正"重用温补脾肾药物,作用可能与中药能改善人体胃肠功能、增强机体免疫能力和调节内分泌及神经功能有关。

参考文献

[1] 田振国.大肠炎性疾病的诊断与治疗[M].沈阳:辽宁科学技术出版,1991.

[2] 王希利,彭艳红,孙明棉,等.中医对溃疡性结肠炎的病因认识[J].辽宁中医杂志,2007,34(5):572-573.

［3］宋璐,夏冰.溃疡性结肠炎发病机制及其诊断[J].中国医师协会消化医师规范化培训专栏,2010,30(11):1056-1057.

［4］李国庆,丰义宽.溃疡性结肠炎的临床表现与鉴别诊断[J].世界华人消化杂志,2000,8(3):334-335.

［5］钟英强,黄花荣,陈其奎.肠道溃疡性疾病[M].北京:人民卫生出版社,2009.

［6］刘铁龙,李志宏.溃疡性结肠炎的鉴别诊断[J].实用乡村医生杂志,2003,10(2):11-12.

［7］杨铁峰,王淑霞.慢性溃疡性结肠炎的中医辨治体会[J].中国社区医师,2006,22(316):43.

［8］乌兰图雅,韩格日乐.溃疡性结肠炎的诊断和治疗[J].内蒙古民族大学学报,2010,16(2):117-118.

［9］张新唯.艾灸治疗溃疡性结肠炎55例[J].中国针灸,2001,21(4):198.

［10］范斌.针灸中药西药治疗慢性结肠炎疗效对比观察[J].中国针灸,2001,21(2):67.

［11］孙功海,汪宣利.针灸治疗慢性溃疡性结肠炎35例[J].实用中医药杂志,2001,17(6):32.

［12］王承山,李砚辉.针加药治慢性溃疡性结肠炎36例[J].江西中医药,1999,30(6):40.

［13］李智启,陈淑亭,何小平,等.隔姜灸配合药物灌肠治疗慢性溃疡性结肠炎40例[J].山西中医,2000,16(1):34.

［14］杨顺益.针灸治疗溃疡性结肠炎的临床观察[J].上海针灸杂志,2001,20(1):17.

［15］吴焕淦,谭卫平,陈汉平,等.艾灸治疗溃疡性结肠炎疗效及对肠上皮细胞HLA-DR抗原的影响[J].针刺研究,1999,24(1):12.

［16］方向明,刘维洲,肖永俭,等.艾灸治疗溃疡性结肠炎58例疗效观察[J].针刺研究,1999,24(1):66.

［17］李国强,沈玉杰.穴位埋线治疗溃疡性结肠炎[J].湖北中医杂志,2000,22(1):50.

［18］冯国湘,吴清明,陈松.痛泻宁穴位贴敷治疗溃疡性结肠炎临床观察[J].中国针灸,2002,22(5):312.

［19］丁若望,丁文,丁自然.敷穴疗法治疗慢性非特异性溃疡性结肠炎102例[J].中医外治杂志,2000,9(4):378.

［20］张向力,张丽萍,孙钢.艾灸加保留灌肠治疗慢性非特异性溃疡性结肠炎临床观察[J].针灸临床杂志,2001,17(5):53.

［21］曹世强.针灸配合药物灌肠治疗慢性溃疡性结肠炎40例[J].河北中医,2001,23(11):852.

［22］陆德铭,陆金根.实用中医外科学[M].第2版.上海:上海科学技术出版社,2010.

［23］赵宝明,张书信.大肠肛门病学[M].北京:第二军医大学出版社,2004.

［24］韩捷.溃疡性结肠炎病因及中医研究[J].中医药信息,2002,19(5):5.

［25］张苏闽,吴昆岚,丁义江,等.气药灌肠治疗溃疡性结肠炎的临床研究(附60例资料分析)[J].东南大学学报(医学版),2002,21(4):310-312.

［26］柳越冬,陶弘武,杨金禄.田振国教授治疗结肠炎性疾病经验方及内涵[J].中国中医基础医学杂志,2003,9(5):75-76.

［27］闫伟,潘一滨,陆金根.溃疡性结肠炎的中医药治疗特色与优势[J].辽宁中医药大学学报,2010,12(12):136-137.

［28］李国栋,寇玉明.肛肠病学[M].北京:中国中医药出版社,1996.

(柳越冬、赵仑)

第二节 克罗恩病

克罗恩病(Crohn's disease,CD)是一种可累及从口腔到肛门之间任何部位,好发于回肠、结肠和肛周的慢性、反复发作和非特异性的全壁的炎症。1932年,Crohn首先报道本病为回肠末端炎症性病变,称为"局限性回肠炎",以后该病称为克罗恩病。本病在欧美等西方国家较为常见,其中白色人种发病高于有色人种,亚、非洲国家较为少见。目前欧美国家报道较多,其女性发病率较高。

中医学将本病归于"泄泻""腹痛""肠结"等范畴。有关"泄泻""腹痛""关格",均首见于《内经》。汉代张仲景《金匮要略·腹满寒疝宿食病脉证治》谓:"腹痛病者腹满,按之不痛为虚,痛者为实,可下之。"明代张景岳《景岳全书·泄泻》篇论述:"泄泻之本,无不由于脾胃。""泄泻之因,惟水火土三气为最。""凡泄泻之为病,多由水谷不分,故以利水为上策。"明代赵献可《医贯》有关于"关格"症的详细描述。张锡纯提出用大承气汤加减治疗,结果治愈。

【病因病机】

一、中医

中医认为本病是由于感受外邪、饮食劳倦、情志内伤、素体虚弱等,导致脾胃受损、运化失司、湿热蕴结、气滞血瘀而成。初起时以邪实为主,多见湿热、气滞。湿热者进一步发展,可出现生风动血、伤阴;气滞者,病情与情绪关系密切。肝气郁久,既可横逆克犯脾胃,又可郁而化火,还可导致气滞血瘀之证。病久迁延可致脾胃虚弱,或脾肾两虚,亦可出现正虚血瘀、虚实夹杂之证候表现。临床多以脾气虚损、久病延及脾肾阳虚为本,肠道湿热、瘀血为标,多虚实相兼,寒热错杂。日久脾胃虚弱,气血化源不足,内不能调和于五脏,外不能洒陈于营卫经脉,由虚致损,可成虚劳。

二、西医

1. **感染因素**　许多病原体被怀疑与炎症性肠病有关,这些病原体种类繁多,包括细菌、病毒、原虫、衣原体等,但对病变肠段多种病原体同时进行检测却为阴性。多种病毒和细菌病原体曾被认为可传播克罗恩病,仅两种分枝杆菌接近符合要求,副结核分枝杆菌可引起反刍动物肉芽肿性回肠炎,用 DNA 探针方法在少数 CD 患者小肠组织中发现鸟分枝杆菌,移植至其他动物可发生回肠炎,但抗结核治疗无效。由于研究技术的限制,尚不能作肯定结论。麻疹病毒在克罗恩病的发病中可能起作用,瑞典的流行病学研究发现,在 30 岁前发生克罗恩病的患者与那些出生后至 3 个月内感染过麻疹的人群之间有相关性。

2. **环境因素**　环境因素研究中,涉及最多的是感染问题。由于克罗恩病与动物 Johne's 病极其相似,而后者有确切的副结核分枝杆菌(mycobacterium paratuberculosis,MP)感染,使人们积极搜寻 MP 感染的证据。但更多的研究认为 MP 肠炎与 CD 的免疫病理改变不符,且抗 MP 的治疗反应也不支持。不少学者认为感染有可能作为一种启动因子引起肠道炎症。

3. **遗传因素**　本病有明显种族差异和家族聚集性,高达 30% 的患者有阳性家族史。单卵双生子共患炎症性肠病(inflammatory bowel disease,IBD)的危险性高达 50%。研究发现本病存在某些基因缺陷。提示本病存在遗传倾向。

4. **免疫反应异常**　黏膜免疫系统异常在 CD 的发病机制中仍然处于中心地位。肠黏膜上皮不仅是天然的屏障,且主动参与黏膜免疫反应,传递抗原刺激的信息、释放各种细胞因子与化学介质,导致局部白细胞和吞噬细胞的聚集和活化,从而启动宿主的免疫反应。而黏膜免疫系统又改变着上皮细胞的功能。

此外,神经内分泌改变、反应性氧代谢产物(reactive oxygen metabolites,ROM)、一氧化氮、非甾体类抗炎药(non-steroid anti-inflammatory drugs,NSAIDs)等药物、精神因素可能通过多个环节参与疾病的发生。早期断奶、儿童期肠道感染和抗生素使用、西化的饮食习惯、吸烟等在 CD 中的作用均有报道。

【诊断】

一、临床表现

本病临床表现多种多样,与病变部位、范围和严重程度、病程长短以及有无并发症有关。

1. **腹泻**　占 80%~90%。多数每日大便 2~6 次,常无脓血黏液,无里急后重,肠内炎症、肠道功能紊乱、肠道吸收不良是主要原因。

2. **腹痛**　占 80%~90%。右下腹较多,其他部位亦可出现疼痛,常在餐后发生,有时呈持续疼痛,压痛明显,说明炎症涉及腹膜;有时全腹剧痛,同时腹肌紧张,系病变肠段急性穿孔引起腹膜炎所致。40% 左右的患者可出现部分或完全性肠梗阻,引起腹绞痛及肠梗阻的其他症状和体征。少数起病如急性阑尾炎,表现为急性右下腹痛。

3. **发热**　占 5%~40%。活动性肠道炎症及组织破坏后毒素的吸收均可导致发热,一般为低热或中等度热,常间歇出现。急性重症病例或有化脓性并发症时,更可出现高热,并伴寒战等毒血症状,个别仅有发热而缺乏肠道表现。

4. **腹块**　约 1/3 病例出现腹块,大小不一,与病变部位有关,以右下腹和脐周多见。移动度小,压痛多不明显,腹块的出现常预示有内瘘。

5. **便血**　小肠 CD 时一般无便血,结肠 CD 时可有便血,一般量不多,但偶亦可便血达 500 ml 以上。胃或十二指肠或空肠受累者,偶有呕血或黑便。

6. **其他表现**　有恶心、呕吐、纳差、消瘦、贫血和低蛋白血症等营养障碍以及由并发症产生的症状。

二、辅助检查

1. **视诊**　典型 CD(中度以上)患者可见面色苍白。严重患者有明显消瘦、贫血,儿童与青年患者生长发育迟缓,部分患者可发现杵状指、肝掌和结节性红斑等。末梢肢体水肿提示体内蛋白不足。

2. **触诊**　腹部包块,以右下腹肿块多见,形状为香肠样,边界不清楚,一般较为固定。腹部压痛,当炎症波及腹膜或有腹腔内脓肿形成时,腹部可有明显压痛,多位于右下腹或脐周部。同时有肌紧张。

3. **实验室检查**　目前实验室检查对 CD 尚无任何特异性诊断价值。70% 患者有不同程度的贫血,病程活动时白细胞可增高。约半数患者红细胞沉降率增快,大便隐血阳性,血清免疫球蛋白增高,白蛋白降低提示营养不良或大便中蛋白质丢失增加。

4. X 线检查 CD 的诊断很大程度上取决于肠道特征性放射学表现。钡剂小肠造影最细微的病变是环状皱襞增厚和水肿，病变轻时气钡造影可见到细小口疮样溃疡，结肠袋消失可能是细微的早期征象。黏膜溃疡呈纵行状，溃疡严重时有"铺路石"样表现。当形成瘢痕时，可见节段性狭窄，正常黏膜相消失，并可伴有（或不伴有）溃疡和肠与肠之间瘘管形成，或典型的末端回肠点片所示的"线型征"等表现。有时明显的肠腔狭窄可能是肠道严重水肿和增厚所致，经积极治疗后可得缓解。约 85% 大肠 CD 患者均有远端小肠的病变，以逆行钡剂检查效果最佳。

5. 结肠镜检查 结肠镜检查是诊断 CD 的重要方法。结肠镜检查有助于了解 CD 的病变范围、病变程度及活动性等。通过活检更有助于对疑难病例做出正确的诊断，内镜下随访观察对明确有无不典型增生及癌肿有重要的价值。内镜的改变有以下几种。

（1）病变呈跳跃式：病变之间的黏膜基本正常。

（2）病变好发于右半结肠，以回盲部多见：早期口疮样溃疡，病程发展可以出现匐行溃疡。溃疡不连续，形态不规则，大小不等。

（3）黏膜隆起：因为黏膜下层高度充血而使黏膜隆起，呈鹅卵石样改变。

（4）多发炎症性息肉：形态与溃疡性结肠炎的息肉相同，并常伴纵行溃疡。

（5）肠狭窄，狭窄区长短不一：典型为末端回肠的管型狭窄，狭窄处肠壁弥漫性增厚，呈水管状。

最近中华消化内镜学会对 CD 内镜下分类为：

第 1 期：口疮样微小溃疡散布在黏膜上。

第 2 期：溃疡性。

第 3 期：铺路石样。

第 4 期：狭窄，常见外瘘管及内瘘管。其他如出血性黏膜或黏膜赘块也可见。

6. 超声内镜检查 由于 CD 病变较深，超声内镜检查有一定的优越性。示全层管壁增厚、黏膜层隆起、黏膜下层回声减低而固有肌层局限性增厚呈高回声。

7. CT 检查 能显示肠系膜炎症或腹腔内脓肿形成，对确定是否有增厚且相互分隔的肠襻进行鉴别诊断有一定价值。

8. 磁共振显像技术（MRI） 能显示组织不同层次的平面图和准确的解剖位置。有报道通过氟辛溴则可更有效地标记出肠道，增加肠壁可视性的清晰度。MRI 还可以显露肛门括约肌内的瘘管。

三、诊断标准

根据 2012 年在我国广州达成的炎症性肠病诊断与治疗共识意见，我国克罗恩病的诊断标准如下。

诊断要点：在排除其他疾病基础上，可按下列要点诊断：① 具备上述临床表现者可临床疑诊，安排进一步检查。② 同时具备上述结肠镜或小肠镜（病变局限在小肠者）特征以及影像学（CTE 或 MRE，无条件者采用小肠钡剂造影）特征者，可临床拟诊。③ 如再加上活检提示 CD 的特征性改变且能排除肠结核，可做出临床诊断。④ 如有手术切除标本（包括切除肠段和病变附近淋巴结），可根据标本做出病理确诊。⑤ 对无病理确诊的初诊病例，随访 6～12 个月以上，根据对治疗的反应和病情变化判断，符合 CD 自然病程者，可做出临床确诊。如与肠结核混淆不清但倾向于肠结核者，应按肠结核进行诊断性治疗 8～12 周，再行鉴别。

WHO 曾提出 6 个诊断要点的 CD 诊断标准（表 16-2），该标准最近再次被世界胃肠病学组织推荐，可供参考。

表 16-2 WHO 推荐的 CD 诊断标准

项 目	临床	放射影像学	内镜	活检	手术标本
① 非连续性或节段性改变		+	+		+
② 卵石样外观或纵行溃疡		+	+		+
③ 全壁性炎性反应改变	+（腹块）	+（狭窄）	+（狭窄）		+
④ 非干酪样肉芽肿				+	+
⑤ 裂沟、瘘管	+	+			+
⑥ 肛周病变	+		+		+

注：具有①、②、③者为疑诊；再加上④、⑤、⑥三者之一可确诊；具备第④项者，只要加上①、②、③二者之二亦可确诊；应用现代技术 CTE 或 MRE 检查多可清楚显示全壁炎而不必仅局限于发现狭窄。

WHO 标准：① 非连续性或区域性肠道病变。② 肠黏膜成铺路石表现，或有纵行溃疡。③ 全层炎症性肠道病变，伴有肿块或狭窄。④ 结节样非干酪性肉芽肿。⑤ 裂沟或瘘管。⑥ 肛门病变：有难治性溃疡、肛瘘或肛裂。

凡具备上述①、②、③者为疑诊；再加上④、⑤、⑥之一者可确诊；如果具有④，再加上①、②、③中两项者，也可确诊。确诊患者需先排除其他有关疾病。

【鉴别诊断】

1. **急性阑尾炎** 一般腹泻少见，右下腹痛比较严重，压痛及肌紧张更明显。发病急，病程短，有发热，血白细胞增加。但有些病例仍难准确地鉴别。当可疑急性阑尾炎，病情重且持续时，应剖腹探查，以免阑尾坏死或穿孔造成更严重后果。腹部CT扫描有助于两者的鉴别。

2. **肠结核** 与本病不易鉴别，X线表现也很相似。在其他部位如肺部或生殖系统有结核病灶者，多为肠结核。结肠镜检查及活检有助鉴别，如仍不能鉴别，可试用抗结核治疗。如疗效不显著，常需开腹探查，经病理检查才能诊断。病理检查中，结核病可发现干酪性肉芽肿，而CD则为非干酪性肉芽肿。

3. **小肠淋巴瘤** 腹泻、腹痛、发热，体重下降，疲劳感更为明显，更易发生肠梗阻。症状多为持续性，恶化较快。腹部肿块与CD比边界较清楚，较硬，一般无压痛。可有浅表淋巴结和肺门淋巴结肿大以及肝、脾明显肿大。X线及小肠镜检查可发现肠腔内肿物及溃疡。小肠活检有助于诊断。

4. **十二指肠壶腹后溃疡** 十二指肠CD常与消化性溃疡的症状和X线表现相似。但CD的疼痛不如十二指肠溃疡有规律。纤维内镜检查及活检有助于诊断。制酸剂治疗对消化性溃疡有效，而对CD则无效。

5. **非肉芽肿性溃疡性空肠回肠炎** 腹痛和腹泻是此病的突出表现。体重下降，吸收不良和低蛋白血症更为明显。小肠活检病变为弥漫性，绒毛变平和增厚，基底膜炎症浸润，黏膜溃疡。

【辨证论治】

一、湿热壅滞证

[症状]腹部胀痛拒按，大便溏泻不爽，便带黏液，食少纳呆，小便短赤，烦渴喜饮，恶心呕吐；舌苔黄腻，脉弦滑或数。

[辨证分析]湿热之邪蕴结肠胃，传导失常，则出现肠鸣腹痛，中焦运化失常，则食少纳呆；湿热下注则出现小便短赤，大便溏泄不爽。

[治法]清热化湿，行气导滞。

[方药]芍药汤加减。

常用中药：芍药、当归、黄连、槟榔、木香、甘草、大黄、黄芩、肉桂等。

二、脾胃虚弱证

[症状]腹痛绵绵，喜温喜按，大便糊状或呈水状，腹胀，纳差，神疲乏力，面色萎黄，气短自汗。舌淡苔白，脉沉细或弱。

[辨证分析]脾胃虚弱，运化无力，水谷不化，清浊不分，则大便糊状或呈水样，神疲乏力，面色萎黄。

[治法]健脾助运，化湿止泻。

[方药]参苓白术散加减。

常用中药：莲子肉、薏苡仁、砂仁、桔梗、白扁豆、茯苓、人参、甘草、白术、山药等。

三、气滞血瘀证

[症状]腹部胀痛，攻窜不定，痛引少腹，得嗳气、矢气或泻下则腹痛酌减，遇恼怒或忧思过度则痛重，食少，消瘦，便带脓血，舌紫，脉弦。

[辨证分析]气滞血瘀，气机运行不畅，瘀血于脉络，则出现腹部胀痛，攻窜不定或刺痛，气血生化不足，肌肤失于濡养，则形体消瘦，舌紫脉弦。

[治法]疏肝理气，活血化瘀。

[方药]柴胡疏肝散加减。

常用中药：陈皮、柴胡、川芎、香附、枳壳、芍药、炙甘草等。

四、脾肾阳虚证

[症状]病久迁延，反复泄泻，黎明腹痛，肠鸣即泻，脐周作痛，泻后痛减，大便溏薄，形寒肢冷，腰膝酸软，舌质淡，苔白，脉沉细。

[辨证分析]脾虚不能运化水谷，肾关失约，阳虚则生内寒，则出现反复泄泻、黎明腹痛等症。

[治法]温肾健脾，化湿止泻。

[方药]四神丸或真人养脏汤加减。

附：专方治疗

方一（武医附一院）：当归、牛膝、制首乌、生地、升麻、泽泻、肉苁蓉、女贞子、石斛、茵陈、枳壳、淡竹叶。

方二（上海交通大学附属瑞金医院）：丹参、赤芍、白芍、当归、白术、党参、红花、枳壳、木香、陈皮、半夏、川芎、甘草。

【外治法】

（一）保留灌肠法

用灌肠器推注50 ml药液保留灌肠，或用100 ml药液灌肠仪给药，每日1～2次，1个月为1个疗程。

可根据病情选用结肠宁、锡类散、云南白药等。对腹泻、便血严重的患者可加氢化可的松。亦可取氢化可的松加入 5％ 葡萄糖氯化钠溶液中,每日1～2次点滴灌肠,一旦症状改善立即改用中药灌肠。

(二)栓剂

氨基水杨酸栓剂,每日 1～2 次纳入肛内,适用于直肠病变。

【手术疗法】

CD 是一种以内科治疗为主的疾病,采用外科手术治疗的适应证为:① 营养代谢障碍,药物治疗无效时。② 肠腔狭窄、肠梗阻,可先应用皮质激素1～3 d,症状不缓解时。③ 出现腹部炎症肿块及腹腔脓肿者。④ 腹壁肠外瘘或肠内瘘。⑤ 诊断不明确者,如小肠及结肠慢性反复小量出血、反复发作的急性腹痛、肛门部有病变。⑥ CD 疑有癌变者。

对于手术方式可作如下选择。

(一)肠部分切除术

适于小肠梗阻的多种病变,病变肠段切除,如小肠部分切除或结肠部分切除以及全结肠切除、回肠直肠吻合术;又如结直肠病变严重或肛周病变明显者,应行全结肠直肠切除、回肠造口术。切除范围应包括近侧正常肠管 10～15 cm,因术后吻合口瘘和复发多在近段肠管;但 20 世纪 90 年代后,Fazio 等建议根据肉眼下病变范围切除肠管,不宜扩大切除范围。复发与否主要取决于疾病本身活动状态,过多地切除肠管并不能达到预防复发的目的。

(二)病变肠段旷置转流术(即短路手术)

本法适用于肠管粘连或较大炎症肿块,病情重者。尽管有发生盲襻综合征的可能,但可暂时缓解症状是行之有效的良好措施。为防止盲襻综合征,可切断梗阻近段正常肠管后,断端与结肠端侧吻合,再将远侧断端缝闭。根据以后有否明显盲襻综合征,再决定是否需行二期手术。

(三)狭窄成形术

病变肠段狭窄者,可适于狭窄成形术。狭窄段较短者,可沿纵轴切开后横向缝合(heineke-mikulicz 手术);狭窄段较长者可纵向切开后作长的侧侧吻合式缝合(finney 成形术),上两法均难以解决多处的或较长的狭窄。针对此种情况,Michelassi 等设计了一种顺蠕动肠侧侧吻合狭窄成形术。Williams 应用内镜气囊扩张术(EBD)替代狭窄成形术,仅适于非活动病变,狭窄长度小于 4 cm。

(四)其他

(1)炎症肿块及腹腔脓肿:炎症肿块形成主要是炎症向肠外浸润或穿孔形成局限性脓肿,可行切开引流脓汁,并保持引流通畅。最后需切除脓肿形成的感染来源,切除穿孔的病变肠段,达到治愈的目的。如较大脓肿、中毒症状明显者,可行短路手术及同时行脓肿引流术。

(2)肠瘘:肠外瘘手术的 CD 并不多,以肠内瘘手术多见。回肠是肠瘘的好发部位。只要患者周身状况和瘘管部位条件允许,争取作一期切除肠端端吻合;对少数腹腔感染严重或(和)营养状况较差者,应先将近段肠管造口,待局部条件好和全身状况改善后再行二期闭瘘术。

(3)出血:反复出血或较大出血者,应于出血时选择性肠系膜动脉血管插管造影,以明确出血部位,利于手术切除出血病变肠段,行肠端端吻合术。

(4)CD 高度不典型增生的处理:CD 并发结直肠癌的发病率比正常结直肠癌增加 20 倍。因此,对 CD 结直肠癌的病程长(20 年以上)、病变广泛、起病早者,应相隔 6 个月行纤维结肠镜监测实属必要。一旦伴有过度不典型增生者,就应行预防性结肠切除术。如已证实为 CD 癌变,应按癌行根治术。

【其他疗法】

(一)西医治疗

1. **氨基水杨酸类** 柳氮磺胺吡啶(SASP)多用于轻、中型结肠 CD 患者。5－氨基水杨酸(5-ASA)为 SASP 的有效成分,制剂以美沙拉秦钠为代表,副作用小,多数对 SASP 不耐受者,能耐受 5-ASA,但亦有对两药均不耐受者。

2. **皮质类固醇类药** 该类药近期疗效可达90％。主要用于 SASP、5-ASA 疗效不佳者及重症急性发作期或暴发型患者。长期应用易产生副作用,如情绪改变、满月脸、高血压、水电解质紊乱等,故症状好转即应减量至停药。新型皮质类固醇制剂二丙酸倍氯松、疏氢可的松、布地奈德等,副作用较少。

3. **抗菌药物** 灭滴灵口服对结肠 CD 特别是肛周病变或瘘管形成者有效。环氟哌酸疗程为 3～12 个月,对治疗活动性肛周 CD 伴瘘管形成者安全、有效,停药或减量均有复发趋势。

4. **免疫抑制剂** 该类药物毒性较大,仅在下列情况下考虑应用:SASP、皮质类固醇、灭滴灵治疗无效的慢性活动病变者;出现高血压、骨质疏松和骨塌陷、糖尿病、精神病等皮质类固醇毒性者;持续用皮质类固醇＞15 mg/d,长达 6 个月者;有慢性瘘管者,包括肛周、直肠、阴道、腹壁、胃结肠及回肠膀胱瘘管等;广泛性手术如全结肠切除术、大部分小肠切除术等术前准备;缓解后的维持治疗,特别是病变广泛或慢性活动性病变已持续多年。嘌呤类药物起效缓慢,需 6 个月才见明显疗效。常见的副作用有粒细胞减少、急性胰腺炎、肝炎、过敏反应等,停药后消失,孕妇及癌症高危患者慎用。

（二）隔药饼灸疗法

施茵等根据 CD 的病机特点与临床表现,采用隔药饼灸疗法取中脘、气海、足三里、天枢、大肠俞、上巨虚为主穴治疗 CD,取得了一定的疗效。

（三）猪鞭虫疗法

Summer 等用猪鞭虫治疗 29 例活动性 CD 患者,取得的良好的疗效。

（四）中成药疗法

1. 参苓白术丸 益气健脾,利湿止泻。适用于脾气亏虚,表现出食少、便溏、神疲乏力者。每日 3 次,每次 6 g 内服。

2. 金匮肾气丸 温肾助阳。适用于肾阳虚衰,表现出腹泻,大便清稀,肢冷畏寒者。每日 3 次,每次 6 g 内服。

（五）针灸疗法

泄泻取脾俞、中脘、章门、天枢、足三里;腹痛取脾俞、胃俞、中脘、足三里、气海、关元;便血取足三里、三阴交、气海、关元、阴陵泉,平补平泻,留针 10～20 min,每日 1 次,7～10 次为 1 个疗程。

【预防调护】

（一）休息

急性期重症患者要卧床休息,要为其提供安静的休养环境,保证患者有充足的睡眠时间,以减少机体能量消耗从而缓解症状,促进康复。

（二）饮食护理

患者在急性期应禁食,使胃肠道获得休息。病情稳定好转后给予柔软、易消化、营养丰富和高热量的食物。宜少食多餐,从流质饮食开始,逐渐过渡至半流质、软食、普食。并注意饮食卫生,避免给予冷饮、水果、生蔬菜、咖啡、高纤维素及辛辣食物,慎用牛奶和乳制品。

（三）心理护理

情绪紧张、神经过敏、精神创伤,往往是本病的起因或恶化的诱因,因此在病情允许的条件下可组织其参加适当的活动,分散其注意力,使其心情愉快。耐心向患者讲明疾病的诱因、治疗方法及效果,使其解除顾虑,消除紧张、烦恼、焦虑等不良情绪。

（四）对症护理

1. 腹痛 腹痛是该病最主要的症状,注意观察腹痛的部位、性质、程度,注意腹部体征变化,注意有无肠梗阻、肠穿孔、腹腔内脓肿等并发症的表现,发现异常及时报告医生。

2. 腹泻、便血的护理 腹泻、便血严重者应禁食,按医嘱给予静脉高能营养,观察大便的次数、性质及量,准确留取大便标本送检,协助医生明确病因。腹泻严重时便后温水坐浴或肛门热敷,以改善肛周皮肤血液循环,减轻疼痛和水肿,必要时肛门周围涂凡士林或抗生素软膏。

3. 呕吐、腹胀的护理 患者呕吐时协助其坐起或使其头偏向一侧,帮助患者漱口,清理污染的衣服被褥。对于昏迷患者尽量吸尽口腔内呕吐物,以防误吸而引起吸入性肺炎、窒息等并发症。严重腹胀者行胃肠减压,以减轻胃肠道内压力,改善胃肠壁血液循环,恢复胃肠道功能,同时做好口腔护理,观察口腔黏膜变化,预防口腔并发症。

4. 发热的护理 CD 一般为低热或中等度热,如有腹腔脓肿可有高热,高热时增加机体能量消耗,分解代谢增加,影响康复,要积极采取降温措施:如抗菌药物的准确及时应用、物理降温、药物退热等。

（五）用药护理

输液是补充血容量,维持水电解质及酸碱平衡的重要措施。建立有效的静脉通道,准确及时地按医嘱用药,熟悉药物的作用和不良反应,指导患者正确用药。

【现代研究进展】

目前,针灸治疗 CD 的效应机制研究已逐渐成为针灸领域的研究热点,基于文献包春辉等发现多从免疫学角度进行研究。多角度研究 CD 才能全面阐释针灸的作用机制,从不同角度研究针灸治疗 CD 的效应机制将是今后工作的重点之一。新技术如 microRNA 芯片技术的应用将为 CD 研究提供先进的方法与手段,对 CD 进行 microRNA 的筛选、鉴定,初步研究中国人 CD 相关的 microRNA,了解中国人 CD 相关的 microRNA 表达特点,进而探讨针灸对中国人 CD 相关 microRNA 表达谱的干预作用。此外,研究针灸干预 CD 的信号转导途径也具有较大意义,如选择与 CD 发生密切的

TLR4 信号通路(TLR4/NF-KB 通路)进行研究，探讨针灸治疗 CD 的信号转导机制，将为针灸治疗 CD 作用机制的全面阐明提供科学实验资料。

丁义江等在克罗恩病的治疗上有其自己特色且疗效显著。肛周克罗恩病治疗的目的是减轻局部症状，保护肛门功能。症状的有无是决定治疗的重要因素，仅有体征而没有症状不应强行治疗。治疗的程度取决于症状和体征的严重程度以及潜在的病理性质。

（一）内科治疗

对于合并有肠道克罗恩病的患者，结合内科治疗是必需的。肠道炎症处于相对静止期时为处理肛周病变提供了良好的条件。治疗肠道克罗恩病的药物会影响肛周克罗恩病的活动和治愈率。

类固醇和免疫抑制剂：尽管类固醇在治疗肠道克罗恩病中得到广泛应用，并取得明确的效果，但没有明确的证据表明对肛周病变有益，而且会影响肛瘘的愈合和导致脓肿的形成。

抗生素：在肛周克罗恩病治疗中特别建议使用甲硝唑。甲硝唑最初是用来治疗阴道滴虫感染，后来发现其有明显抗厌氧菌的作用，同时对革兰阴性和革兰阳性细菌也有作用。

最近研究表明，环丙沙星通过抑制细菌 DNA 回旋酶合成对治疗肛周克罗恩病有明显效果。

（二）外科治疗

肛周克罗恩病的外科处理可参照如下基本原则。

（1）无症状者不治疗。

（2）伴有活动性的肠道克罗恩病者予以全身治疗和局部引流，或作长期引流。

（3）低位括约肌间瘘或经括约肌瘘者予以瘘管切开术。

（4）复杂性肛瘘者予以引流并考虑在适当时期选择挂线治疗或黏膜瓣推移技术。

【文献摘录】

（1）牛正先氏在治疗 CD 方面提出两种方案：其一是采用健脾益气，活血化瘀，涩肠止泻的治疗原则。基本方剂为：丹参、白芍、炒当归、红花、党参、白术、炙枳壳、广木香、陈皮、半夏、川芎、甘草。大便有黏液者加秦皮、川连；腹痛加延胡索；便血加地榆、白及。经采用上方治疗 9 例，其中 5 例随访 1～2 年以上，病情稳定。

另外一种方案以温寒补虚的原则取得较好的效果。党参、川椒、干姜、饴糖适量。多数患者服药 3 剂后症状减轻，坚持服药治疗 3 个月后，个别病例 X 线钡餐造影复查，原病变明显改善。

（2）曹钟东认为本病当属中医学"泄泻""痢疾"范畴，通过临床，认为本病病机虚实夹杂。虚者脾虚运化失职，肾虚温煦无能，水火不化精微，湿浊内生，混杂而下，发生泄泻；实者因饮食所伤，滋生湿热，蕴结肠中，气血阻滞，传导失司，肠络挛急则里急后重或腹痛阵作；湿热熏蒸，气血瘀滞则发热或大便黏腻带血。故在治疗时虚实兼顾，温涩固下以治其虚，清肠毒以除其实。曹钟东依乌梅丸之既能温补脾肾、涩肠止泻，又能清肠解毒的特点，结合克罗恩病的病因病机，治疗 21 例，取得满意疗效。方中附子、肉桂、干姜、细辛、花椒等温补脾肾；红参、当归、大枣、炙甘草健脾益气养血，此两组药物能够调整胃肠运动功能增强机体免疫力；白头翁汤燥湿清热解毒，擅治湿热痢疾，现代药理研究证明具有明显的抗肠道炎症作用；乌梅重用可泄木安土，涩肠止泻，现代药理研究其对大肠埃希菌、痢疾杆菌有一定抑制作用。诸药共奏温补脾肾、益气养血、涩肠止泻、清肠解毒之功效。因药证相符，标本兼治，切中病机，故收效满意。

参考文献

[1] 李国栋,寇玉明.肛肠病学[M].北京：中国中医药出版社,1999.

[2] 李乾构.克隆病[J].中国中西医结合消化杂志,2003,11(6)：323-324.

[3] 李胜水,兰素华,闫凤祥,等."寒热分治"法治疗克隆病 40 例[J].光明中医,2004,19(1)：52-53.

[4] 何善明.中西医结合治疗克隆病 1 例[J].广西中医药,2004,27(3)：43.

[5] 陆金根.中西结合肛肠病学[M].北京：中国中医药出版社,2009.

[6] 金虎.现代肛肠病学[M].北京：人民军医出版社,2009.

[7] 欧阳钦,梁红亮.克罗恩病[J].继续医学教育,2006,20(3)：35.

[8] 任红艳,白晓红.克罗恩病的中西医诊治及误诊 1 例[J].辽宁中医药大学学报,2010,12(6)：237.

[9] 赵宝明,张书信.大肠肛门病学[M].上海：第二军医大学出版社,2004.

[10] 陆德铭,陆金根.实用中医外科学[M].第 2 版.上海：上海科学技术出版社,2010.

[11] 李雨农.中华肛肠病学[M].重庆：科学技术文献出版社重庆分社,1990.

[12] 赵涛,郑泽霖,张弥平.克罗恩病诊治现状[J].腹部外科,2002,15：136-137.

[13] Fazio VW, Church JM, Lavery JM, et al. Effect of resection margins on the recurrence of Crohn's disease in the small bowel [J]. Ann Surg, 1996, 224：563-573.

[14] Michelassi F, Whelan G, Farman RC, et al. Side to side isoporistaltic stricture plasty for multiple Crohn's stricture [J]. Dis Colon Rectum,1996,39：345-349.

[15] Williams AJK. Endoscopic halloon dilapation as a therapeutic option in the management of intestinal structure resulting from Crohn's disease[J]. Br J Surg, 1991,78：454-456.

[16] Russal MG, Stockbrugger RW. Epidemiology of inflammatory bowel disease[J]. Scand J Gastroenterol, 1996,31：417-427.

[17] 施茵,吴焕淦.隔药饼灸治疗克隆氏病的临床研究[J].江西中医药,2003,34(248)：16-17.

[18] Summers RW, Elliot DE, Urban Jr. JF. et al. Trichuris suis therapy in Crohn's disease[J].世界核心医学期刊文摘,2005,1(5)：30.

[19] 郑敏.克隆氏病的护理[J].黑龙江护理杂志,1998,4(5)：15.

[20] 邓长生,夏冰.炎症性肠病[M].北京：人民卫生出版社,1998.

[21] 包春辉,施茵,马晓芃,等.克罗恩病的发病机制及针灸治疗进展与思考[J].上海针灸杂志,2010,29(11)：685.

[22] 丁义江,杨伯林.肛周克罗恩病的诊断与治疗[J].中华胃肠外科杂志,2005,8(4)：376-378.

[23] 李国栋,寇玉明.肛肠病学[M].北京：中国中医药出版社,1999.

[24] 曹钟东.乌梅丸加味治疗克隆病21例小结[J].甘肃中医,2000,3：32-33.

（柳越冬、赵仑）

第三节 放射性肠炎

放射性肠炎(acute radiation enteritis,ARE)是盆腔、腹腔、腹膜后等处的肿瘤经放射治疗引起的肠道并发症。分别可累及小肠、结肠和直肠,故又称为放射性小肠、结肠、直肠炎。根据肠道遭受辐射剂量的大小、时间的长短、发病的缓急,一般将放射病分为急性和慢性两种。急性者多发生在照射期间,如停止放疗,症状可在数周内消退,无后遗症;慢性者多发生在放疗后两年以内,平均在放疗后6~8个月,约65%在第1年出现症状。又根据射线来源放置的体内外位置的不同将其分为外照射放射病和内照射放射病。本病属于中医学"暴泄"或"久泄"的范畴。

【病因病机】

一、中医

中医认为本病与以下因素有关：感受特殊毒邪——放射线,属于火毒。毒邪直伤肠胃,使其功能失常,水谷不化,湿浊内生,火毒与湿浊蕴结肠道而发生腹泻;火毒之邪壅塞肠道,熏灼脉络,瘀热相交,脂络受伤,腐败化为脓血而泻下赤白。火为阳邪,耗伤人体气阴,日久阴亏气耗,脾肾阳虚。

二、西医

西医学认为,应用60钴、超高压X线外照射或镭等内照射,在5周内照射量超过5000 rads(拉德)时,约8%的患者发生放射性肠炎。国外报道的发病率在2.4%~2.5%。引起肠道放射性损伤的原因很多,主要与下列因素有关。

1. 照射的强度和时间 以盆腔区放疗为例,如4~4.5周照射量低于4200~4500 rads时,发病率逐步上升;如再加大照射剂量,发病率迅速增加。一般估计,在5周内照射量超过5000 rads时,发病率约为8%。

2. 照射的范围及肠道不同部位的敏感性 在放射线同等剂量下,范围愈小,发生放射性肠炎就愈小;肠道部位的耐受性为：直肠＞小肠、结肠＞胃。

3. 肠道不同部位的活动度 与有无腹腔盆腔炎症性病变或手术史以及有无血管性病变等因素有关。如炎症或术后粘连使肠半固定,限制了肠段的活动,使该肠段单位面积的照射量增加,本病发病率增高;动脉硬化、糖尿病及高血压等患者原先已有血管病变,照射后更易引起肠道损害。

4. 肠上皮细胞增生受抑制 肠黏膜上皮细胞对放射线最为敏感。最近研究发现,多次照射的效果取决于照射时隐窝细胞所处的细胞周期。处于分裂后期的细胞对放射线最敏感,而在晚期合成的细胞具有较强的耐受力,由于在任何特定时间所有增殖的隐窝细胞仅有一部分处于细胞增殖周期的某一时相,因此单次大剂量照射仅使一部分细胞死亡,而在数日后细胞有丝分裂又恢复正常。

5. **肠黏膜下小动脉受损** 小动脉的内皮细胞对放射线很敏感。大剂量放射治疗使细胞肿胀、增生、纤维样变性,引起静脉内膜炎和闭塞性动脉内膜炎,因此产生肠壁缺血和黏膜糜烂、溃疡。

6. **肠壁组织受损** 肠壁组织经广泛持续照射后引起水肿,肠壁各层均有纤维母细胞增生,结缔组织和平滑肌呈透明样变化,最后导致纤维化、肠管狭窄、黏膜面扭曲,因此放射线产生的肠道改变可从可逆性黏膜结构改变直至慢性纤维增厚,伴有溃疡的肠管,甚至引起肠梗阻。

【诊断】

一、病史

有放射线治疗史。

二、临床表现

(一)症状

1. **早期症状** 由于神经系统对放射线的反应,早期即可出现胃肠道的症状。一般多出现在放疗开始后 1～2 周内。恶心、呕吐、腹泻、排出黏液或血样便。累及直肠者伴有里急后重,偶有低热。乙状结肠镜检查可见黏膜水肿、充血,严重者可有糜烂或溃疡。

2. **晚期症状** 急性期的症状迁延不愈或直至放疗结束 6 个月至数年后始有显著症状者,均提示病变延续,终将发展引起纤维化或狭窄。此期内的症状,早的可在放疗后半年,晚的可在 10 年后甚至 30 年后才发生,多与肠壁血管炎以及后续病变有关。

(1)结肠、直肠炎:常出现于照射后 6～18 个月。国内报道发病率为 2.7%～20.1%,症状为腹泻、便血、黏液便和里急后重,大便变细、进行性便秘或出现腹痛者提示肠道发生狭窄。严重的病损与邻近脏器形成瘘管,如直肠阴道瘘;直肠小肠瘘可出现食糜混于粪便中排出,也可因肠穿孔引起腹膜炎、腹腔或盆腔脓肿。由于肠道的狭窄和肠襻缠绕可发生肠梗阻。直肠的放射性病损可分为四度:① Ⅰ度,可无或仅有轻微症状,肠黏膜只有轻度水肿,能迅速自愈。这些改变一般认为属于放射反应性损伤。② Ⅱ度,大便频数,有血便或黏液便、里急后重,症状可持续数月或数年,肠黏膜有坏死、溃疡或中度狭窄。③ Ⅲ度,直肠严重狭窄,需作结肠造口术。④ Ⅳ度,已伴有瘘道形成。有学者将放射性肠炎分为四型,即卡他型、糜烂脱屑型、浸润溃疡型、浸润溃疡伴阴道直肠瘘型。

(2)小肠炎:小肠受到放射线严重损伤时出现剧烈腹痛伴恶心呕吐、腹胀、血样腹泻。但晚期表现以消化吸收不良为主,伴有间歇性腹痛、脂肪泻、消瘦、乏力、贫血等。

(二)体征

肛门直肠指诊:早期或损伤较轻者,指诊可无特殊,也可见肛门括约肌痉挛和触痛,直肠前壁水肿、增厚、变硬、指套染血,有时可触及溃疡、狭窄或瘘道。

三、辅助检查

1. **纤维结肠镜检查** 所见病变分为四度:① Ⅰ度:结、直肠黏膜可见轻度充血、水肿、毛细血管扩张,易出血。② Ⅱ度:肠黏膜有溃疡形成,并有灰白色痂膜,黏膜出现坏死现象,有时也有轻度狭窄。③ Ⅲ度:可见肠腔严重狭窄,出现肠梗阻。④ Ⅳ度:形成直肠阴道瘘或肠穿孔。作组织活检可有助诊断,但慎防穿破。

2. **X 线检查** 肠道钡剂检查有助于病损范围与性质的确定,但征象无特异性。钡剂灌肠示结肠黏膜呈细小的锯齿样边缘,皱襞不规则,肠壁僵硬或痉挛。有时可见肠段狭窄、溃疡和瘘管形成。少数溃疡边缘的黏膜可隆起,其 X 线征酷似癌肿,其鉴别点是病变段与正常肠段间逐渐移行而无截然的分界线,与癌肿不同。乙状结肠位置较低并折叠成角。从不同角度摄片对鉴别病变性质有重要意义。钡剂检查小肠,可见病变常以回肠末端为主。充钡时,可见管腔不规则狭窄,并因粘连而牵拉成角,形成芒刺样阴影,肠壁增厚、肠曲间距增宽。也可见肠腔结节样充盈缺损,与炎性肠病相似,排空时小肠正常羽毛状黏膜纹消失。

3. **小肠吸收功能的测定** 包括粪便脂肪测定、维生素 B_{12} 及 D-木糖吸收试验。可检出碳水化合物吸收不良及脂肪吸收不良。

4. **肠系膜上、下动脉造影** 有助于发现小血管病变,对诊断及出血定位有一定价值。造影显示动脉狭窄闭塞,扭曲畸形纠集;静脉狭窄,管腔不规则,可能有动静脉分流。

5. **MRI 灌肠检查** MRI 灌肠检查作为一种全新的小肠病变检查技术应用于临床,在对放射性肠炎的影像诊断中,病变末端回肠会出现小肠壁的增厚,对比剂的增强,肠系膜密度增高和管腔的狭窄。

6. 放射性核素成像检查　通过测定放射性标记胆酸的吸收率,以此来判断末端回肠的功能;通过测定对大分子如铬、乙二胺四乙酸通透性的增加,以此来诊断急性放射性小肠炎。放射性核素显像检查有一定价值,但由于这些检查的特异性不高,临床上应用尚不广泛。

四、分级、评价标准

放射性肠炎的分级标准:0 级:无变化。1 级:大便次数增多或大便习惯改变,无需用药;直肠不适,无需止痛治疗。2 级:腹泻,需用抗副交感神经药;黏液分泌增多;直肠或腹部疼痛,需用止痛药。3 级:腹泻,需肠外营养支持;重度黏液或血性分泌物增多,需卫生垫;腹部膨胀。4 级:急性或亚急性肠梗阻,瘘或穿孔,胃肠道出血需输血;腹痛或里急后重,需置管减压或肠扭转。

评价标准:参考 RTOG 胃肠道反应评分标准。放射性肠炎分级:0 级:无明显肠道症状。1 级:轻微腹泻及轻微痉挛,或每日大便在 5 次以内,或轻微直肠黏膜出血。2 级:中度腹泻或痛,每日大便多于 5 次,直肠黏膜过多或间接出血。3 级:需外科处理的肠梗阻或出血。4 级:肠壁坏死,穿孔,瘘道。

【鉴别诊断】

1. 溃疡性结肠炎　溃疡性结肠炎主要累及直肠及乙状结肠,呈连续性病变,也可累及整个结肠。临床上主要表现为排便前腹痛,排出物为黏液脓血便,大便不成形,腹泻。实验室检查大便隐血、红细胞沉降率、C-反应蛋白常有异常;多数患者血常规有贫血、低热。结肠镜检查可有肠黏膜充血、水肿、溃疡和假性息肉形成,但无放射照射史。

2. 克罗恩病　克罗恩病是一种消化道非特异性的透壁性炎症,病变呈节段性分布,可累及消化道任何部位,其中以末端回肠最为常见;阵发性痉挛性腹痛是该病最常见的症状,随着病程进展可表现为持续性钝痛,回肠病变常出现右下腹痛,进食后可加重,便后疼痛缓解,可有腹泻和黏液脓血便,典型的病理改变为慢性局灶性炎症和斑片状炎症、不规则的隐窝及非干酪样肉芽肿形成。无放射照射史。

3. 肠结核　有结核病史,临床表现多有长期发热、盗汗、腹痛、腹泻或便秘;肺结核或其他肠外结核患者原病灶已好转,但消化道症状和结核毒血症状反见加重;右下腹肿块伴压痛,或出现原因不明的不完全性肠梗阻;胃肠 X 线检查回盲部有激惹、钡剂充盈缺损或狭窄征象。但无放射照射史。

4. 伪膜性肠炎　多于病前使用广谱抗生素,一般多在抗生素治疗过程中开始出现症状,少数患者可于停药 1～10 d 后出现,大便培养为难辨梭状芽孢杆菌。内镜下可见灰白色或棕褐色伪膜可资鉴别。无放射性照射史。

5. 急性缺血性肠炎　多发生于伴有心血管疾病、糖尿病或结缔组织病的年长者或口服避孕药的妇女,临床表现为突发腹痛和便血,结肠镜检查可见病变肠段黏膜的充血水肿、糜烂及出血,多为一过性,少数可遗留肠管狭窄。但无放射照射史。

【辨证论治】

一、湿热下注证

[症状]大便次数增多,便血,色暗红,或黏液便,肛门灼热,里急后重,小便短赤,舌红,苔黄腻,脉滑数或濡数。

[辨证分析]放射性肠炎早期射线损伤血络,瘀久不散,热盛肉腐成脓,湿热壅滞,损伤脾胃,传化失常,故便血、肛门灼热,里急后重。

[治法]清化湿热,调气行血。

[方药]葛根芩连汤加减。

常用中药:葛根、黄芩、黄连、甘草等。

常用的中成药有新癀片、清解片等。

二、寒湿内停证

[症状]腹痛,泻下以黏液为主,里急后重;伴恶心、呕吐、纳呆、头身困重;舌质淡,苔白或白腻,脉濡缓。

[辨证分析]放射线损伤胃肠,导致胃肠寒湿内盛,清浊不分,泻下黏液,脾失健运,故恶心、纳呆、头身困重。

[治法]温化寒湿。

[方药]胃苓汤加减。

常用中药:猪苓、茯苓、泽泻、白术、桂枝、苍术、厚朴、陈皮、生姜、甘草、大枣等。

三、脾胃虚弱证

[症状]便溏,便血,色暗红,或有黏液便,食少,脘腹胀闷,面色萎黄,舌质淡,苔薄白,脉细弱。

[辨证分析]放射性肠炎后期脾虚失运,清浊不分,故便溏、便血、食少、面色萎黄。

[治法]健脾益气,养血止血。

[方药] 参苓白术散合黄土汤加减。

常用中药：人参、白术、山药、薏苡仁、砂仁、桔梗、扁豆、茯苓、附子、阿胶、黄芩、地黄等。

四、气血两虚证

[症状] 便溏不爽，努挣乏力，腹痛，里急后重，便血色淡，面色无华，倦怠嗜睡，舌淡，苔薄，脉虚细。

[辨证分析] 放射性肠炎后期，疾病日久致气血虚弱，便溏腹痛，努挣乏力，面色无华。

[治法] 补益气血。

[方药] 八珍汤加减。

常用中药：当归、川芎、熟地、白芍、人参、茯苓、白术、甘草等。

常用中成药有补中益气丸等。

【外治法】

1. **熏洗法** 选用具有清热解毒、行气活血、健脾利湿、消肿止痛、收敛生肌作用的药物，煎汤熏洗肛门部，以清洁肛门或手术创面，从而减轻患者痛苦，提高疗效。常用代表方有消肿止痛汤、苦参汤、五倍子汤、硝矾洗剂等。

2. **冲洗法** 放射性肠炎并发瘘道或溃疡时，可将瘘道或溃疡中的脓液冲洗干净，并使其引流通畅。冲洗时可将抗生素等药物注入瘘道或溃疡创面，控制感染，常用冲洗剂有过氧化氢溶液、生理盐水、抗生素溶液等。注意过氧化氢溶液冲洗时避免冲入直肠壶腹内，以防产生黏膜刺激症状。

3. **灌肠法** 灌肠疗法以健脾益气、活血化瘀、敛疮生肌、解毒清热的中药为主，灌肠可直接作用于肠黏膜局部发挥作用，易于达到病变部位的高浓度，有利于发挥最大疗效而降低不良反应，迅速消除或缓解症状。常用中药有黄芪、青黛、白及、仙鹤草、蚕砂、白术、山药、薏苡仁、白术、白花蛇舌草等。

【手术疗法】

该病以保守治疗为主，仅在出现危及生命的外科方面的严重并发症，且经系统、正规的保守治疗无效时，方可审慎地考虑手术治疗。

手术前一定要评估全肠道放射损伤的情况和原发疾病复发的可能性。上消化道 X 线检查、钡灌肠检查、结肠镜检查和对泌尿系统的了解是必要的。尤其对泌尿系统的了解非常重要，因为输尿管损伤出现的比例很高。横结肠造口术如下。

[适应证] 放射性肠炎并发不能以指扩张的肛门狭窄，直肠-乙状结肠连接处狭窄，直肠阴道瘘，直肠膀胱瘘，直肠溃疡坏死，肠穿孔，肠梗阻，顽固性直肠炎。

[禁忌证] 高龄、营养状况低下，有严重心脑血管病或脏器疾病不能手术者。

[操作要点] 取仰卧位，常规消毒、麻醉后，右上腹直切或横切口，将横结肠及其大网膜一并提至切口外，游离大网膜；在结肠系膜的无血管区靠近肠管以血管钳分开一裂口，在裂口处穿一橡皮管，将横结肠襻外置并固定于腹壁上防其回缩；将腹壁边缘与结肠袋的脂肪垂及结肠系膜缝合固定，注意不穿过肠腔，逐层缝合腹壁切口使切口与肠壁间隙能容一手指为宜；如结肠胀气明显，可在肠壁上做一荷包缝合，于荷包缝合中央处切开肠壁，插入橡皮管于结肠近段引流，结扎荷包缝线，固定橡皮管；肠胀气不显著者，可暂不切开减压，待术后 3 d，沿结肠袋切开肠壁，纵切口 3～4 cm，或椭圆形切开，造口处外敷油纱布。

【其他疗法】

可采用西药治疗的方法。

1. **收敛解痉** 可用颠茄合剂、复方樟脑酊或阿司匹林等口服，有效地控制放射性肠炎的早期腹泻。

2. **局部镇痛药和粪便软化剂** 有里急后重或疼痛严重者可用 2：6 苯佐卡因棉籽油保留灌肠，用微温石蜡油保留灌肠或温水坐浴均有效。

3. **激素灌肠** 结直肠炎特别是里急后重者，可用琥珀酰氢化可的 50 mg 放入 200 ml 温盐水中保留灌肠，但必须注意抑制纤维化反应的副作用。

4. **骶管封闭疗法** 以 0.5% 普鲁卡因 40 ml、维生素 B_6 100 ml、α-糜蛋白酶 2～5 mg、链霉素 0.5 g，每隔 5～7 d 封闭 1 次，治疗 1～3 次可使疼痛明显减轻。

5. **止血** 低位肠出血可在内镜直视下压迫止血或使用止血剂，但不能烧灼止血。部位较高出血可用去甲肾上腺素 4～6 mg 或盐酸去氧肾上腺素注射液 10～20 mg 稀释于 200 ml 温盐水中保留灌肠，大量或难以控制的出血则需外科治疗。

6. **抗感染** 有肠道细菌过度生长或继发感染时，须用抗生素。

7. **$α_2$巨球蛋白** 隔日肌内注射 $α_2$巨球蛋白 6 ml 或每日肌内注射 3 ml，持续 2 个月 1 个疗程。

【预防调护】

(1) 放疗时应积极辅以中医药及免疫调节疗法治疗,治疗前应做好周详的治疗计划,尽可能减少放射量。

(2) 放置内照射源时应该采取最佳位置,即对肿瘤有最大杀伤力而尽量减少对邻近组织的照射,运用正确的技术操作。

(3) 发生放射性直肠炎等并发症时,急性期应积极治疗,如卧床休息,减少或停止放疗,调摄饮食,避免进食纤维素多或对肠壁有刺激的食物,宜食用少渣、低脂及产气少的食物,防止病情进展恶化。

【现代研究进展】

(一) 扶正活血清热方对急性放射性肠炎大鼠血清超氧化物歧化酶活性的影响

目前国内三级甲等医疗机构中多应用精密立体定位放射治疗仪器及技术实施盆腔肿瘤患者的放疗方案,在一定程度上降低了照射过程中放射性肠炎的发病率。ARE 是盆腔恶性肿瘤放射治疗过程中的常见并发症。中医认为 ARE 属于"泄泻"范畴,病机为本虚标实,虚实夹杂。本虚即正气亏虚之本,标实为癌毒聚集之实,加外邪放射线之侵,造成机体脾气亏虚、水湿不化、痰瘀互结、肠络灼伤而湿邪结聚、血瘀痰凝、湿热下注、腐肉败血和大泻所致津气耗伤。目前临床上中医方法治疗 ARE 所用中草药复方制剂,如扶正活血清热方(炒大黄 15 g、白芍 15 g、白芷 10 g、马齿苋 15 g、石榴皮 10 g、槐角 10 g、地榆 10 g、黄芪 30 g、当归 10 g),多依据传统辨证理念组方而成,即以扶正祛邪、标本同治为根本原则,以清热祛湿、溃疡愈合、清热解毒、涩肠止泻、敛疮生肌、养血祛邪为辅助原则。临床上考虑 ARE 患者多食欲不振,口服中药多数患者难以接受,故常给予患者中药制剂如扶正活血清热方保留灌肠治疗。方剂中所含药物的疗效涵盖了止血、抗炎、抗肿瘤、增强抵抗力、免疫调节、抗菌、自由基清除等诸多现代药理学作用靶点,彼此间又相辅相成。现代医学研究发现,放射线辐射造成组织细胞损伤的机制中包括放射线造成 DNA 分子的化学键断裂损伤的直接作用和形成能损伤 DNA 的自由基的间接作用。有实验证实,辐射产生的自由基可以被导入细胞的自由基清除剂清除。经研究发现,地塞米松组和扶正活血清热方中剂量组确实可有效

治疗模型大鼠的 ARE,同时发现大鼠体内血浆中抗氧化酶超氧化物歧化酶(SOD)活性维持在接近正常水平。这一现象提示,自由基致组织损伤学说和自由基清除药物可部分对抗放射线损伤效应等说法确实具有一定的科学性。研究还发现,虽然高剂量组造模动物的一般状态和直肠组织形态学特征均提示其有明显治疗效果,但血清中 SOD 活性明显低于正常水平,此矛盾现象缘何发生尚无法解释,推测可能与传统中药组方制剂治疗疾病的原理多通过调理全身各系统组织细胞的功能状态有关。同时也提示,在扶正活血清热方有效治疗 ARE 的作用机制中尚有未被发现的其他重要环节,如体内其他抗氧化酶类的参与程度,详细作用机制还需设计进一步的实验研究探讨。综上所述,有效维持体内 SOD 活性的正常水平可能是扶正活血清热方治疗 ARE 作用机制中的重要环节之一。

(二) 复方谷氨酰胺联合蒙脱石散治疗急性放射性肠炎疗效观察

复方谷氨酰胺用于保护胃肠黏膜及治疗肠道疾病,其组分为 L-谷氨酰胺、人参、白术、茯苓、甘草。患者均为腹泻出现 24 h 开始口服给药。治疗组:口服复方谷氨酰胺 4 粒,3 次/d;蒙脱石散 3 g,3 次/d;对照组:口服蒙脱石散 3 g,3 次/d。所有患者均治疗 2 周为 1 个疗程。均嘱低渣、高能饮食,避免刺激性食物,腹泻严重时给予静脉营养支持治疗。谷氨酰胺可改善肠黏膜屏障,促进小肠上皮合成 DNA 和蛋白质,促使受损上皮细胞修复,保持肠壁结构的完整性,有效地减少肠道细菌的移位;还通过促进谷胱甘肽合成而间接具有抗氧自由基对生物膜的损害,维持细胞膜的稳定性,预防细胞外水肿的发生。现代中医学证实,人参具有调节中枢神经系统功能,增强抗病能力作用;茯苓对动物的实验性溃疡有预防作用;白术有保护胃黏膜及缓和肠蠕动的作用;甘草有类皮质激素的抗炎、抗过敏作用,对体内的有害代谢产物有一定的解毒作用。因此该药一方面从整体上调节肠道功能,另一方面又直接作用于肠黏膜细胞使其活力增强;既有局部作用,又从整体调节,充分体现了中西医结合的优势。研究表明,蒙脱石散可直接修复损伤肠黏膜。因为蒙脱石散是由双四面体氧化硅,单八面体氧化铝组成的多层结构。其特殊结构具有相当大的表面积(约 100 mVg),对肠黏膜的覆盖能力强,黏附于整个肠腔表面,对消化道内的病毒、病菌及其产

生的毒素有极强的吸附、固定、抑制作用；并通过与黏液糖蛋白相互结合，从质和量两方面修复，提高黏膜屏障对攻击因子的防御功能。蒙脱石散还能减轻黏膜组织病变，修复损坏的细胞间桥，使细胞紧密连接，防止病原菌进入血循环，并抑制其繁殖，还可通过和黏液分子间的相互作用，增加黏液凝胶的内聚力、黏附性和存在时间，从而增加黏膜屏障。蒙脱石散由肠道排出，不易被胃肠吸收，故而对心肝肾等脏器无影响。复方谷氨酰胺与蒙脱石散联合使用，通过作用于肠道细胞内外两条途径达到增强肠道黏膜屏障功能，有利于肠道组织修复，对抗炎性刺激，调节肠道功能，改善临床症状。本研究发现，联合用药总治愈率及有效率均明显高于单用蒙脱石散，差异具有统计学意义，且无明显毒副作用发生。因此复方谷氨酰胺联合蒙脱石散治疗急性放射性肠炎安全有效，无明显严重不良反应，值得临床应用与推广。

【文献摘录】

（一）补中益气汤治疗放射性肠炎

现代医学认为，放射线作用于人体后，能引起放射性黏膜反应，组织局部循环障碍，毛细血管损伤，黏膜充血、水肿，上皮细胞脱落，伴有分泌物及出血，目前本病的治疗主要依靠西药对症治疗，疗效均不够理想。中医学没有此病的相关记载，多数学者认为放射性肠炎属于"腹痛""泄泻"范畴，患者素体亏虚，间热毒侵袭，损耗气血，正气愈加亏虚，脾胃运化失常，清浊不分，湿热毒邪侵袭结肠，与气血相搏，损伤黏膜；脾胃运化失司，气机阻滞不畅，局部气血循环受阻，患者在症状上表现为乏力，大便次数增多，肛门坠胀，口干不饮，肛门烧灼等湿热毒邪内蕴症状。目前临床治疗采用清热解毒、健脾除湿、养血祛邪等中药方剂治疗。在本组资料中，观察组患者加用补中益气汤，白术、黄芪有益气健脾之功效；陈皮、升麻、白芍、麦冬、鱼腥草、鸡内金，有清热解毒抗癌的作用；山药、黄柏、枸杞子、麦冬可调理气机。诸药合用能有标本兼治，攻补同施，使正气得到恢复，邪毒得解，气血调和，病情渐愈。现代药理认为黄芪有增强机体免疫力及促进新陈代谢的作用，对迁延不愈的肠黏膜损伤有突出疗效，同时可降低毛细血管通透性，对平滑肌痉挛有抑制作用，鱼腥草能显著缩短动物凝血时间及凝血酶原形成时间，有促进肉芽组织生长愈合及抗肿瘤的作用。黄柏有抗菌、抗癌、抗病毒、止血杀虫的功

效，有较好的补益强壮作用；山药等健脾中药有不同程度的免疫药理活性，提高胃肠免疫功能，有抑制炎症反应的作用。补中益气汤辅助治疗放射性肠炎，具有很好的治疗效果，值得在临床推广。

（二）营养支持在放射性肠炎治疗中的作用

营养支持在放射性肠炎的治疗中有重要作用，肠外营养是重症胃肠道功能不全者主要的营养途径。但长期应用可引起肠黏膜萎缩，肠壁通透性升高。肠内营养符合肠道生理功能，有利于肠黏膜及损伤上皮细胞恢复，保持屏障功能，减少感染。在患者腹胀、腹泻缓解后，逐步由肠外营养向肠内营养过度，待肠黏膜上皮细胞恢复后，适量低脂饮食，然后逐渐恢复正常饮食。营养支持早期应用生长抑素可减少肠道消化液分泌，减轻肠道负荷，保持稳态。谷氨酰胺可有效防止肠黏膜萎缩，维持上皮细胞的正常形态及超微结构，利于黏膜恢复。肠外营养联合谷氨酰胺、生长抑素及微量元素等对症治疗，待排气、排粪通畅，腹痛、腹胀症状消失后，逐步由肠外营养过渡为肠内营养。腹泻患者除肠外营养等对症治疗外，加用蒙脱石散。症状严重者生长抑素泵内连续注入。合并糖尿病者给予胰岛素泵入控制血糖。同时对患者给予心理支持及鼓励，使其保持平和心态，恢复治疗信心，并给予饮食指导，多清淡、少油腻，少量多餐，避免刺激，逐渐提高肠道适应能力。

（三）放射性肠炎的护理

1. 心理护理　放射性直肠炎带来的不适使癌症患者更加痛苦。药物保留灌肠是治疗放射性直肠炎有效的新技术，患者对该治疗方法缺乏了解，产生疑虑、恐惧和紧张心理。护士针对患者的心理问题，在治疗前向患者介绍放射性直肠炎发生的原因及治疗方法，保留灌肠的治疗原理、特点，治疗过程中无任何毒副作用及不适反应等，以消除患者的不良情绪，使其积极配合治疗。

2. 治疗中的护理　急性期暂停放疗或脱离射线，首先给予对症处理并进行综合治疗，卧床休息，镇静，加强营养。给予高蛋白、富含维生素（如维生素 C、维生素 E、维生素 A 及 B 族维生素）和微量元素、少纤维素的食物为主；注意观察水、电解质和酸碱平衡，纠正贫血，加强抗感染措施。及时给予药物保留灌肠，早、晚各 1 次。灌肠液组成：复方诺氟沙星灌肠液＋龙血竭胶囊 7 颗＋锡类散 1 支。嘱患者完全放松，根据患者的病情、身体状况及耐受程度，调

整合适的体位,灌肠液温度以感觉温暖舒适为宜。慢性期除治疗必需之外,严禁再做直肠镜检查。长期便血,出现贫血现象,根据临床症状,对症处理,抗炎止血,润肠通便等。

3. 饮食护理 放射线损伤胃肠功能可能出现食欲不佳、厌食等,应指导患者合理进补,讲解合理饮食的重要性,指导患者及家属正确选择营养丰富、易消化的清淡饮食,少量多餐,禁食油炸、过冷、过硬和辛辣的刺激性食物,暂禁高纤维素食物和水果等,养成良好的饮食习惯和进食卫生习惯,减少对肠道的刺激,有利于受损肠黏膜的恢复。必要时给予胃肠内、外营养支持。

4. 皮肤的护理 部分患者在接受治疗后,出现放射性皮炎,嘱患者保持照射野印记清晰,穿软、全棉、宽大、透气、平角内裤,避免粗糙衣物摩擦。照射野皮肤可用温水和软毛巾轻轻沾洗,禁用肥皂、沐浴露擦洗,勿使用护肤品或热水浴,禁用碘酒、乙醇等刺激性消毒剂;局部皮肤忌抓搔、撕剥,防止皮肤损伤造成感染。腹泻时要保持肛周皮肤清洁干燥,便后用温水清洗肛门及周围皮肤。

参考文献

[1] 陆金根.中西医结合肛肠病学[M].北京:中国中医药出版社,2009.
[2] 何永恒,凌光烈.中医肛肠科学[M].北京:清华大学出版社,2011.
[3] 殷蔚伯,余子豪,徐国镇,等.肿瘤放射治疗学[M].北京:中国协和医科大学出版社,2008.
[4] 申文江,王绿化.放射治疗损伤[M].北京:中国医药科技出版社,2001.
[5] 杨永滨,许苗苗,黄建霞,等.扶正活血清热方对急性放射性肠炎大鼠血清 SOD 活性的影响[J].医学研究与教育,2011,28(6):9-12.
[6] 张森,陈道桢.复方谷氨酰胺联合思密达治疗急性放射性肠炎疗效观察[J].中国医药科学,2012,2(5):72-72,74.
[7] 孔嘉欣,苏旭春,梁傍顺,等.补中益气汤治疗放射性肠炎疗效观察[J].临床合理用药杂志,2012,5(21):74-75.
[8] 罗维.肠外肠内营养支持及早期健康教育对放射性肠炎生活质量的影响[J].中国医药导报,2011,8(36):119-121.
[9] 毛艳,陈琳,黄小瑜,等.放射性肠炎的护理体会[J].中国民康医学,2011,23(20):2548-2548,2556.

(柳越冬、赵仑)

第四节 肠 结 核

肠结核是因结核杆菌侵犯肠道而引起的一种慢性非特异性的疾病。大多数继发于肺结核,尤其是开放性肺结核,少数因原发于肠道而成为原发性肠结核。其临床特点为腹痛、腹泻或腹泻与便秘交替出现,并伴有发热、盗汗、消瘦、贫血和全身乏力等全身症状。由于人们生活水平的提高,卫生保健事业的发展及结核患病率的下降,本病已逐渐减少,但由于肺结核目前在我国仍然常见,故在临床对本病必须继续提高警惕。发病年龄多为青壮年,40 岁以下占 91.7%,女性多于男性,比例在 1.85:1,病程长短不一。

一般认为肠结核属于中医学的"腹痛""泄泻""肠蕈""痨瘵""癥积"等范畴,《医学入门》:"潮、汗、咳嗽、见血,或遗精、便浊,或泄泻,轻者六症间作,重者六症兼坐。"中医学认为病邪积久,蕴结于肠胃,肠胃受邪,腑气不通,不通则痛;久病入络,痰瘀互结,发为癥积。《灵枢·水胀》云:"肠蕈何如?岐伯曰:寒气客于肠外,与卫气相搏,气不得荣,因有所系,癖而内著,恶气乃起,瘜肉乃生。"痨瘵古称"疰",陈言《三因方痨瘵绪论》云:"以疰者注也,病自上而下,与前人相似,故曰疰。"根据患者的临床表现,将肠结核分属在不同的病中,如症状以腹痛为主的属于"腹痛",以腹泻为主的属于"泄泻",大便有脓液的属于"痢疾",乏力、消瘦的属于"虚劳",相当于中医的肠痨。

【病因病机】
一、中医
本病病位在肠,与脾、肾关系密切。徐镛《医学举要》云:"腹痛一症……大抵在脏者以肝脾肾为主,在腑者以肠胃为主。"由于素体虚弱、正气亏虚、饮食不洁或不节、情志所伤,复因感染"瘵虫",或与肺痨患者共餐,或肺痨患者经常吞咽含有"瘵虫"的痰液,均可引起"瘵虫"侵犯肠道,脏腑功能失调,损伤脾及小肠,运化失常,湿浊停留,阻滞气机,日久气滞血瘀,从而出现脾肾亏虚、气滞血瘀等本虚标实之证,并以腹痛、腹泻,或便秘腹泻交替、低热、盗汗为主要表现。肠痨多责于肾,由肾传脾,脾肾阳虚,阳虚生内寒,则脾胃虚寒,运化失司,造成腹泻;津液燥竭、壅塞不通,引起便秘;寒积中焦、气机不畅、脾虚肝旺,引起腹痛;气滞则血瘀而致脾虚不能运化水谷,肾虚不能温运脾阳,故腹痛隐隐,大便稀薄,或五更泄泻。气虚则乏力倦怠,阴虚则潮热盗汗,脾虚则纳差食少。苔薄舌淡,脉细弱无力,为气阴两虚之象。

1. 脾肾阳虚　素体脾气虚弱,或饮食不节,劳倦过度,损伤脾阳,正气不足,"痨虫"乘虚侵入肠腑,致脾运失职,水湿内停,留滞小肠,小肠分清泌浊失司而发为泄泻;或脾阳虚衰,寒凝冷结肠腑,肠道气机不畅,气滞而致腹痛;脾虚日久,脾阳不足,伤及肾阳而致脾肾阳虚;小肠失于阳气温煦则腹痛泄泻日久不愈。

2. 气阴两虚　先天禀赋不足,或后天失养,病后、饮食、情志所伤,表现为气、血、阴、阳亏虚,复因感染"痨虫",痰浊壅积,阻碍气机,化热生湿而腹痛、泄泻,"痨虫"久留肠腑,泄泻日久,耗气伤阴,损及脏腑,病程迁延,可致气阴两虚。除见腹痛、泄泻外,还可见神疲倦怠、消瘦乏力、潮热盗汗等症。

3. 气滞血瘀　暴饮暴食,嗜食膏粱厚味,或嗜饮冷饮酒浆,或喜怒无常,影响脾胃的正常运化功能,致湿热或食积中阻,肠胃痞塞,运化失常,气血凝滞,化生痰积癥块,积滞化热,而致痈肿、癥积、泄泻、腹痛等症。或寒凝湿浊留滞,阻碍气机,气滞日久,波及血分;或气虚推动无力,久则小肠血分瘀阻而成积聚,郁热气血交蒸于大肠,大肠传导失司。病延日久,脏腑虚衰,虚多实少,终至虚劳。

总之,本病"痨虫"久留,虚实可互见交叉和转化。在病机转化方面,具有由气及血、由实转虚、虚实夹杂、寒热转化等特点。

二、西医

90%以上肠结核由人型结核杆菌引起,偶有因饮用未经消毒处理而带牛型结核杆菌牛奶或乳制品罹患牛型结核者。结核分支杆菌侵犯小肠的主要途径有:

1. 经口感染　这是结核分支杆菌侵犯小肠的主要感染方式。患者多有开放性肺结核或喉结核,因经常吞下含结核杆菌的痰液或常和开放性肺结核患者共餐而忽视餐具消毒隔离,使结核菌进入消化道。

2. 血行播散　血行播散也是肠结核的感染途径之一,多见于粟粒性肺结核和晚期肺结核。由血行到达肝脏再经胆汁进入肠道者,尸检发现除了肠道受累外,肝脾等血供丰富的器官也受累。

3. 邻近结核病灶播散　多由腹腔内结核病灶如女性生殖器官结核直接向邻近部位蔓延引起,此种感染系通过淋巴结播散,如输卵管结核、结核性腹膜炎、肠系膜淋巴结结核等。结核分支杆菌沿淋巴管逆行播散,直接侵犯邻近肠襻。肠系膜淋巴结结核虽继发于肠结核,但有时结核分支杆菌并不引起肠壁病变,而是通过肠黏膜进入相应的淋巴管,导致肠系膜淋巴结结核,并作为病灶直接蔓延至肠曲。

结核分支杆菌侵入肠道是否发病,与人体免疫功能、细菌数量、毒力等有关,故上述三个途径仅为致病条件,只有当侵入的结核分支杆菌数量较多、毒力较大,并有人体免疫功能低下、肠功能紊乱引起局部抵抗力削弱时才会发病。如人体的过敏反应强,则病变以炎症渗出性为主;当感染菌量多、毒力大,则可发生干酪样坏死;机体免疫状态良好,感染较轻,则表现为肉芽组织增生。

结核杆菌是抗酸菌,受胃酸的影响小,能顺利到达回盲部;含结核杆菌的肠内容物已形成食糜,由于回盲瓣的作用,食糜在回盲部停留较久,结核杆菌有机会与肠黏膜密切接触,增加了肠黏膜的感染机会;回盲部有丰富的淋巴组织,而结核杆菌最容易侵犯淋巴组织,所以肠结核好发部位在回盲部(约85%的患者病变在回盲部和回肠),其他依次升结肠、回肠、空肠、阑尾、横结肠、降结肠、十二指肠、乙状结肠、直肠,胃结核、食管结核偶见报道。根据肠结核的病理形态和临床症状,可大致分成2类。

(1)溃疡型:此型肠结核多见,受累部位多在回肠,约占小肠结核的60%。病变起始时主要侵犯肠壁的集合淋巴组织和孤立淋巴滤泡,呈充血、水肿及炎症渗出性病变,继而发生干酪样坏死。在肠黏膜处出现边缘不规则的潜行溃疡,大小、深浅不一,常沿肠壁淋巴管方向顺肠管的横轴发展,基底可深达肌层或浆膜层。并可累及周围腹膜及邻近肠系膜淋巴结,并发局限性结核性腹膜炎或肠系膜淋巴结结核。溃疡边缘与基底多有闭塞性动脉内膜炎,故很少引起出血。急性穿孔少见,晚期可有慢性穿孔、腹腔脓肿或肠瘘,如果穿孔不能局限则导致弥漫性腹膜炎。在慢性修复过程中多累及多个小肠节段,肠段瘢痕收缩而变形狭窄,但在狭窄之间因有扩张的肠管而形似一串腊肠。

(2)增生型:此型病变多局限于盲肠,约占小肠结核的10%。发生在机体免疫力强而感染的结核杆菌的数量少且毒力弱时,表现为大量结核性肉芽组织和纤维组织增生,使肠腔局限性增厚与变硬,肠腔变狭窄而导致肠梗阻,常伴有黏膜息肉形成。虽然可累及邻近的盲肠和升结肠,但多数患者仅一处受累,其病理特征是肠黏膜下纤维组织高度增生,常伴有黏膜息肉形成,有时还可见小而浅的溃疡,但不太显著。由于肠壁的增厚和病变周围的粘连,常导致肠腔狭窄和梗阻,但穿孔少见。

溃疡型和增生型肠结核的分类不是绝对的,但两类病理变化常不同程度的同时存在,有人将兼有两种病变者称为混合型。早期肠结核既无溃疡也无增生改变,仅见回盲部黏膜充血、水肿、糜烂、渗出或有霜样白苔等炎症性改变,其实质为黏膜结核,光镜下可见黏膜层内上皮样细胞、朗汉斯细胞及周围淋巴细胞包绕的结核结节。

【诊断】

一、病史

青壮年患者,起病缓慢,早期症状可不明显,原有肠外结核,主要是肺结核,或原发病灶已被控制,但消化道症状及结核病毒血症状反而加重者,应考虑肠结核的存在可能。

二、临床表现

1. 腹痛 是本病的主要症状,但不具特异性。疼痛因病变部位、病理改变程度及外科并发症的有无而异。病变常好发回盲部,故疼痛最常见于右下腹,亦可见上腹或者脐周,是回盲部病变引起的牵拉痛,后者也可见于小肠结核。进食后正常的胃回肠反射或胃结肠反射,病变肠段痉挛或蠕动加强,诱发腹痛,便后有不同程度的缓解。疼痛呈隐痛或钝痛,程度较轻,可为间歇性。当增生型肠结核伴肠梗阻时,绞痛并呈持续性阵发性加重,不完全梗阻伴有肠鸣活跃,排气后缓解。肠穿孔时可出现局限性或全腹压痛、反跳痛。

2. 大便习惯改变 排便次数与病变严重程度和范围相关,因肠黏膜发生炎症和溃疡,使肠蠕动加速,肠排空过快或继发性吸收不良而引起腹泻,每日 2~4 次,呈糊状,不含黏液和脓血,如病变严重,可达 10 余次,粪便有恶臭,但不伴里急后重。增生型肠结核以便秘为主,粪便呈羊粪状。当肠功能紊乱时,可腹泻和便秘交替出现。

3. 腹部肿块 约 2/3 的增生型肠结核在回盲部可扪及肿块,也见于溃疡型肠结核合并有局限性腹膜炎、病变周围组织粘连或同时有肠系膜淋巴结核者。肿块较固定,中度坚硬,无或伴有不同程度的压痛,如溃疡型肠结核合并局限性结核性腹膜炎,因与肠系膜淋巴结相粘连,肿块表面不平,局部轻压痛。

4. 全身症状 结核毒血症引起的全身症状多见于溃疡型肠结核,出现不同热型,常见午后低热、不规则热,病变活动期或有活动性肠外结核者,也可呈弛张热或稽留热,并呈长期性,伴盗汗,可有倦怠、消瘦、贫血、营养不良性水肿等表现。一般情况下,增生型肠结核病程较长,全身情况较好,可无结核毒性症状,多不伴有肠外结核表现。消化道症状可有恶心、呕吐、腹胀、食欲减退等。

5. 并发症

(1)肠梗阻:为最常见并发症。主要是增殖型的慢性过程,多为不完全梗阻,少数发展为完全性肠梗阻。

(2)肠出血:出血少见,因结核可产生动脉内膜炎、管腔狭窄、供血不足。当侵及大血管时,偶发大出血。

(3)肠穿孔:主要为亚急性、慢性穿孔,常发生在梗阻近段极度扩张的肠曲,由腹腔内脓肿破溃致肠瘘发生。严重者可并发腹膜炎、感染性休克而致死。

(4)其他合并症:如腹膜炎、肠粘连、肠套叠和收缩性憩室等。

三、辅助检查

1. 视诊 患者多见消瘦、轻中度贫血貌。当伴有肠梗阻时,可见腹部隆起或肠型。

2. 触诊 回盲部可扪及肿块,表面平整或不平,位置较固定,推之不移,中度坚硬。肠穿孔时可出现局限性或全腹压痛、反跳痛。

3. 血液检查 红细胞及血红蛋白常偏低,呈轻、中度贫血,溃疡型多见。白细胞计数正常或偏低,淋巴细胞增高,红细胞沉降率多明显增快,可作为评定结核病变活动程度的指标之一。

4. 粪便检查 溃疡型肠结核者粪便多为糊状,一般不含黏液脓血,镜检可见少量脓细胞和红细胞;粪便浓缩获得结核菌阳性结果时有助于肠结核的诊断,必须同时有痰液浓缩发现结核菌结果阴性才有意义。

5. 纯化蛋白衍生物检查 结核菌素试验呈强阳性或血纯化蛋白衍生物(PPD)抗体阳性有助于本病诊断,但阴性不能排除本病。

6. X检查　X线钡餐造影或钡灌肠检查对肠结核的定性和定位诊断有重要价值，并可了解其功能障碍情况。因为钡餐往往会促使不完全性肠梗阻演变为完全性梗阻，如并发肠梗阻或病变广泛涉及结肠其他部位者，应该做钡剂灌肠检查或结肠镜检查，也对结肠器质性病变显示效果较好。

（1）溃疡型肠结核的X线征：此型肠壁溃疡和边缘不整，钡剂通过病变肠段呈现激惹征象，即排空迅速、充盈不佳，而在病变的上下肠段钡剂充盈良好，称为钡影跳跃征象（stierlin's sign）。除此之外，主要表现为肠黏膜皱襞紊乱、溃疡；肠壁增厚；肠腔变形、狭窄、缩短；肠壁边缘不规则，有时呈锯状，回肠末段有钡剂潴留；甚至狭窄以上肠管扩张，有气液平面，结核病变影响到结肠系膜时，可引起肠管移位，盲肠逐渐向上方移，回肠末端也因同肠系膜粘连牵拉，随之上移，向盲肠靠拢，回盲肠正常角度丧失。当溃疡穿破肠壁还可见局部脓肿或者瘘管形成。

（2）增生型肠结核的X线征：在盲肠，或同时涉及升结肠近段和回肠末段出现肠段变形、肠腔增生性变窄，可见钡剂充盈缺损、黏膜皱襞粗乱呈结节状变形、肠壁僵硬，伴有溃疡者亦存在激惹现象。在小肠主要表现为黏膜紊乱增生，呈数目众多的小息肉样病变，亦可见粗大息肉，与增生型肿瘤相似。在结肠则有结肠袋消失，甚至有结节状充盈缺损。

肠结核的早期X表现为黏膜增粗、紊乱或破坏。无论何种类型，晚期多见管腔狭窄或（和）肠管缩短，发生在回盲部的病变有利于同其他病变鉴别。当粘连重者粘连牵拉致肠道轮廓可出现尖角。还可见升结肠缩短，并向内下移位，常见回盲部末端受累而肥厚增大，使回肠内侧壁凹陷畸形，呈外侧底大内侧顶小的三角形，称"倒伞征"。

7. 内镜检查　可见病变肠黏膜充血、水肿、溃疡（常呈环行、边缘呈鼠咬状）、大小及形态各异的炎性息肉、肠腔变窄。病变在直肠或乙状结肠者，可选乙状结肠镜检查，如病变在30 cm以上或位于回盲部时，可用纤维结肠镜检查，可明确部位和范围。在活动期，较小溃疡的周围也显示隆起，中、小溃疡几乎皆有白苔；大溃疡呈明显的潜行性，大溃疡底无白苔，溃疡间黏膜多正常。活检如能找到干酪样坏死性肉芽肿或结核分支杆菌具有确诊意义，但应从黏膜深部取材，因为只取黏膜表层则对肉芽肿、干酪样坏死、结核菌发现率低。

8. CT检查　敏感性远不如肠道X线造影，但对发现合并腹内肠外结核，特别是淋巴结结核，显示病灶的来源及定性诊断方面优于肠道X线造影。

四、诊断标准

诊断标准参照《临床疾病诊断依据治愈好转标准》。

（1）多继发于肠外其他脏器结核，常发生于回肠、回盲部、升结肠等处。

（2）右下腹或脐周慢性隐痛、腹泻、便秘或腹泻便秘交替，粪便明显稀水样或糊状。可有午后低热、盗汗、食欲不振、营养不良、消瘦等结核中毒症状表现，合并有肠梗阻时常有呕吐、痉挛性疼痛。

（3）触诊可触及肿块，右下腹压痛明显，肠梗阻可见肠型或蠕动波。

（4）纤维结肠镜可明确病变部位、类型及范围，黏膜活检可见干酪性肉芽肿或结核分支杆菌培养阳性。红细胞沉降率多明显增快。

（5）粪便检测，镜下见少量红细胞和脓细胞或检测到结核分支杆菌抗酸染色阳性（检出率低），粪便结核分支杆菌培养阳性。

【鉴别诊断】

1. 克罗恩病　本病的临床表现及X线所见与肠结核酷似，肠道内外瘘形成和肛管直肠周围病变是克罗恩病较为特征性的表现。鉴别要点包括以下几点：① 不伴有肺结核或肠外结核证据。② 病程一般比肠结核更长，缓解与复发交替。③ 粪便及其他体液及分泌物反复检查不能找到结核杆菌。④ X线发现病变以回肠末端为主，肠曲呈节段性分布，边界不全的线条状阴影，间以扩张的肠曲，呈所谓脱漏区征象。⑤ 较肠结核更常见肠梗阻、肠瘘或肛管直肠周围病变。⑥ 抗结核菌治疗无效。⑦ 切除标本及周围肠系膜淋巴结均无结核证据，即有肉芽肿病变而无干酪样坏死，镜检和动物接种均无结核杆菌发现。

2. 升结肠癌　该病发病年龄多是40岁以上中老年人，此外，可通过以下5点与肠结核进行鉴别：① 无肠外结核证据。② 病程呈进行性发展，无长期低热、盗汗等结核病毒血症表现，但消瘦、苍白、无力等全身症状明显。③ 腹块表面呈结节感明显，质硬，压痛不明显。④ X线检查见充盈缺损，涉及范围局限，不累及回肠。⑤ 纤维结肠镜检查可窥见肿物、活检可明确诊断。

3. 阿米巴性或血吸虫病性肉芽肿　病变涉及盲肠时,与肠结核表现相似,但相应的特效治疗有明显疗效。既往有相应的感染史,无结核病史,且脓血便明显。从粪便常规或孵化检查发现有关的病原体,或直肠和结肠镜检查常可证实诊断。

4. 溃疡性结肠炎合并逆行性回肠炎　溃疡性结肠炎以脓血便为主,当累及回肠者,其病变必累及整个结肠,并以乙状结肠、直肠最严重,而肠结核比较少见,乙状结肠镜或直肠镜检查可以鉴别两者。

5. 其他　有稽留高热者需排除伤寒可能。以腹痛、腹泻为主要表现者应与腹型淋巴瘤、肠放线菌病、溃疡性结肠炎相鉴别。以急性右下腹剧痛为主要表现者应注意与急性阑尾炎鉴别。以慢性腹痛牵扯上腹部为主要表现者应与消化性溃疡、慢性胆囊炎相鉴别。

【辨证论治】

一、脾肾阳虚证

[症状] 腹痛隐隐,阵发性加剧,腹胀呕恶,大便稀薄,粪便间有黏液或脓,或五更泄,泻前腹部冷痛,便后缓解,小便清长,头晕,耳鸣,腰膝酸软,形寒肢冷,乏力倦怠,纳差食少,面色苍白,舌淡苔白或白滑,脉细弱无力。

[辨证分析] 脾肾阳虚,温煦无力,阳虚寒凝气滞,不通则痛,故有腹痛隐隐,阵发性加剧;脾虚不能运化水谷,肾虚不能温运脾阳,则大便稀薄,或五更泄泻;阳虚寒由内生,故见气虚乏力倦怠,形寒肢冷;脾虚则纳差食少,肾虚则腰膝酸软;面色苍白、苔薄舌淡、脉细弱无力是脾肾阳虚之象。

[治法] 温肾暖脾,益气温阳。

[方药] 四神丸合参苓白术散加减。

常用中药:吴茱萸、补骨脂、肉苁蓉、五味子、人参、白术、肉桂、干姜、诃子、甘草等。

二、气滞血瘀证

[症状] 腹痛以右下腹为主,刺痛或胀痛拒按,压痛固定,或可触及包块,推之固定不移,时常便秘,便结时如羊屎状,大便或带脓血,或泄泻与便秘交替。腹部胀满,纳呆乏力,舌质暗淡,或有瘀斑,脉弦细涩。

[辨证分析] “瘵虫”侵犯肠道,气机阻滞不通或脾气虚弱,推动无力,久则肠道血分瘀阻而成积聚,瘀血阻于脉络,不通则痛,故见右下腹疼痛;瘀血有形,故刺痛拒按,腹内结块,推之固定不移;瘀阻肠道,可有便秘;舌紫黯或有瘀斑,脉弦细涩均为瘀血之征。

[治法] 行气散结,活血化瘀。

[方药] 少腹逐瘀汤加减。

常用中药:川芎、延胡索、赤芍、蒲黄、没药、当归、香附、五灵脂、枳壳、百部、红藤、山甲珠、小茴香等。

三、气阴两虚证

[症状] 腹痛阵阵,大便稀溏或夹黏液脓便,神疲乏力消瘦,自汗或盗汗,手足心热,头晕耳鸣,面色萎黄,舌淡红苔干,脉细弱无力。

[辨证分析] “瘵虫”久留肠腑,人体正气日虚,病邪更甚,腹痛加重,进食后阵发加重;泄泻日久,耗气伤阴,损及脏腑,头晕耳鸣,面色萎黄;终至气阴两虚,神疲乏力消瘦,自汗或盗汗;阴虚阳气外泄,手足心热,舌淡红苔干,脉细弱无力。

[治法] 益气养阴,健脾助运。

[方药] 四君子汤合秦艽鳖甲散加减。

常用中药:党参、茯苓、白术、炙甘草、秦艽、地骨皮、鳖甲、知母、当归、青蒿、柴胡、百部等。

【外治法】

腹痛患者,胡椒粉 10 g,敷于肚脐上,胶布覆盖,24 h 取下,更新敷上。泄泻患者,五倍子 6 g,研末,醋调为糊状,摊于纱布上,盖于脐上,泻止则去上药。

外敷方:当归 12 g,赤芍 12 g,川芎 6 g,红花 4.5 g,香附 15 g,白芥子 9 g,制乳香 6 g,共研细末,加蜂蜜及适量面膜调成糊状,敷腹部包块,外用纱布固定,每 24 h 换药 1 次,使用于本病包块症。

【手术疗法】

一、适应证

(1) 完全性肠梗阻或反复发作的不完全性肠梗阻,经内科治疗无效。

(2) 慢性肠穿孔、肠瘘经保守治疗未见改善。

(3) 肠道大出血经积极抢救未能满意止血者。

(4) 急性肠穿孔。

(5) 腹部包块难以与肿瘤鉴别、诊断困难需剖腹探查者。

(6) 回盲部增生型肠结核。

二、手术方法选择

(1) 病变肠段切除术,适用于受累肠段总长度不超过全部小肠 1/2 者。

（2）右半结肠切除术，适用于回盲部增生性结核。

（3）狭窄处成形术，适用于多发的小肠狭窄。

（4）脓肿切开引流术，适用于慢性肠穿孔形成的腹腔脓肿。

（5）如果病情较重而手术操作较复杂时，应尽快改善患者的全身状况，尽量延期手术，如果必须急症手术介入，也尽量采用较简单的术式。

【其他疗法】

一、西医治疗

本病的早期病变以渗出为主，血运丰富，药物易于渗入，且病灶内细菌多处于代谢活跃状态，药物易起作用，如病变已至后期，即使给予合理、规范的治疗，也难以完全避免并发症的发生，所以早期诊断、早期治疗尤为重要。治疗主要目的是消除症状、改善全身情况，促使病灶愈合，防治并发症。

1. 一般治疗　在活动期，注意卧床休息与充足的营养补充，以摄入营养充分、易消化、刺激性小的食物为宜，可增强患者的抵抗力。营养不良和因胃肠道症状而妨碍进食者，给予静脉内高营养治疗，补充维生素、钙，注意水、电解质及酸碱平衡。摄入不足及腹泻重者应补充液体及钾盐。

2. 对症治疗　腹痛者可给予阿托品缓解疼痛，亦可选用胃肠平滑肌钙离子阻滞剂治疗，因腹泻或者摄入不足而引起脱水者，给予补液，维持水、电解质及酸碱平衡。腹泻明显者可采用少渣食物，注意补充维生素 C 和钙。对并发不完全性肠梗阻患者行胃肠减压和静脉补液，以缓解梗阻近段肠曲的膨胀与潴留。引流通畅及早期全胃肠外营养支持最为重要，全胃肠外营养能减少 50%～70% 的胃肠分泌量。

3. 抗结核药物治疗　化学药物是本病治疗的关键。治疗的原则是：早期、规律、全程、适量、联合。同时应注意到化疗用药大多数有肝肾毒性，在化疗的同时应注意保护肝肾功能。对肝肾功能不全者，需减药量或行药物浓度监测，以指导药物使用。整个治疗方案分强化和巩固两个阶段，其基础药物是异烟肼和利福平。对严重肠结核或伴有肠外结核者，可用链霉素、吡嗪酰胺、乙胺丁醇等。新药有利福喷汀（rifupentin）、利福布汀（rifubutin）及喹诺酮类的氧氟沙星和环丙沙星，以及氨基糖苷类的阿米卡星等。本病常用一线杀菌药 2～3 个联用，疗程 6～10 个月。

（1）注射药物：链霉素每日 1.2 g，分两次肌内注射，总量不超过 90 g，也可每日 0.75 g。卡那霉素每日 0.75～1.0 g，分 2 次肌内注射，总量不超过 90 g。

（2）口服药物：异烟肼每日 400 mg，顿服；乙胺丁醇每日 0.75～1.0 g，顿服；利福平每日 450～600 mg，利福定 150～200 mg，顿服；吡嗪酰胺每日 0.75～1.5 g，分 2～3 次服。

按照全国结核病标准化疗方案，治疗前 2 个月强化期予链霉素、利福平、吡嗪酰胺、异烟肼，巩固阶段以异烟肼、利福平治疗 4 个月，即 2SHRZ＋4HR，联合应用是减少耐药菌株产生。用药期间，要复查药物试敏试验，及时发现耐药现象并及时换药。用药量要足，病程相对较长，用药时间 2～3 年。

以下是国际防痨协会及 WHO 推荐的方案。

1）初治患者：① 2SHRZ/4HR：即予 2 个月链霉素、异烟肼、利福平、吡嗪酰胺，然后 4 个月异烟肼和利福平。② 2EHRZ/4HR，其中 E 代表乙胺丁醇。③ 2HRZ/4HR。④ 2SHR/7 HR。⑤ 2HRZ/4H3R3，在此 H3R3 代表异烟肼和利福平，每周 3 次间歇用药。⑥ 2HRZ/4H2R2，在此 H2R2 代表异烟肼和利福平，每周 2 次间歇用药。⑦ 9HR，即 9 个月异烟肼和利福平。⑧ 2SHE/10HE。⑨ 2SHRZ/6HT，在此 T 代表氨硫脲。

上述方案中，①和②适用于怀疑患者已有耐药菌感染或者原发耐药率高的地区患者，⑤和⑥适用于能实行全程督导的地区使用，⑨适用于经济困难患者。

2）病情较轻患者可选用下列较简易的方案：① 2SHR(D)/4HR(D)，其中(D)表示可用利福定代替利福平。② 6HD，即 6 个月的异烟肼和利福定。③ 12HP，即 12 个月的异烟肼和对氨水杨酸。④ 9HD，即 9 个月的异烟肼和利福定。

3）复治患者：① 化疗后复发：如曾用方案 1 或 2 且规律用药者复发，而不是自行停药而复发者，应予严格全面督导下使用原方案治疗 9 个月；如果使用较弱方案或未规律用药而复发者，则须经审慎研究后另定方案化疗。② 初治化疗失败：指进行了规律化疗但疗效不佳，缘于治疗起始时已有先天耐药菌的存在或治疗过程中获得性耐药菌株出现。对此，应更改治疗方案，根据患者过去的用药情况,选用以前未使用过或使用时间短且与无交叉耐药的 3～4 种药联用。病情控制后用 2 种药完成整个疗程,疗程需 12 个月或以上。

二、单方、验方

(1) 十大功劳叶 30 g、女贞子 10 g、甘草 8 g,水煎汁 200 ml,早晚两次服,适用于气阴两虚型肠结核。

(2) 丁香草果散:丁香 2 g、草果 4 g、白面粉 25 g、红糖 20 g。适应证:脾虚气滞型。用法:将丁香、草果炒焦黑存性并研细末,炒麦面至焦黄,加入糖趁热在锅内将药、面、糖拌匀装瓶备用,每次 6～9 g,每日 3～4 次,调水成糊状后服用。

(3) 独胜方:紫皮蒜若干。用法:第 1 疗程 10 d,每日 3 次,每次 25 g,吃饭时一起服用(下同);第 2 疗程 20 d,每日 3 次,每次 20 g;第 3 疗程 30 d,每日 3 次,每次 15 g;第 4 疗程 12 个月,每日 2 次,每次 10 g。若改用白皮蒜,每疗程次量加倍,用法不变。

(4) 清骨散:银柴胡 12 g、地骨皮 12 g、牡丹皮 6 g、山药 15 g、莲子肉 12 g、知母 12 g、茯苓 9 g、夏枯草 9 g、赤石脂 15 g,水煎服。适用于本病阴虚发热者。

三、中成药

(1) 大黄䗪虫丸:活血化瘀,破结消积,可用于本病增生型。用法:每服 3 g,每日 2 次。

(2) 脾胃舒:健脾理气。用于脾虚气滞者。每服 1 丸,每日 3 次。或舒气丸:理气活血,化瘀散结。用于痰瘀交阻者。每服 4.5 g,每日 2 次。

四、针灸

(1) 体针:气滞血瘀型腹痛取阿是穴、双侧足三里、阳陵泉等,强刺激,每次留针 20 min。血瘀痰凝之腹痛包块在局部隔蒜灸。久泻可隔姜灸神阙、气海、关元,以局部皮肤潮红为度,每日 1 次。阳虚加脾俞、肾俞、关元穴;潮热加太溪、劳宫穴;盗汗加阴郄、复溜穴。

(2) 温针灸:腹痛者,可取足外踝最高点直下,赤白肉际交界处,将艾条或艾炷点燃后,温和灸,每次两穴各灸 15 min,每日灸 2 次。

(3) 耳穴压丸:用王不留行子压贴脾俞、胃俞、大肠俞、小肠俞、肾俞等穴,每日刺激 5 次。

(4) 拔火罐:可拔脾俞、胃俞、三焦俞、膈俞、关元、气海,每日 1 次,每次 5～10 min,对本病腹痛、泄泻、便秘有效。

【预防调护】

(1) 对于肠外结核应做早期诊断与积极治疗。加强公共卫生宣传,告诫肺结核患者或喉结核患者不要吞咽痰液及不随地吐痰,饮用牛奶应充分灭菌消毒。日常生活注意饮食卫生,在公共场所进餐提倡用一次性碗筷进餐。

(2) 患病期间饮食要注意摄入营养和易于消化的食物,不宜进食油腻、辛辣之物及海味腥膻味等发物,宜选择易消化少渣食物,以免引起肠梗阻;避免过度劳累,要供给足量优质蛋白,促进体内免疫球蛋白的形成和纠正贫血症。服异烟肼时应忌吃无鳞鱼和不新鲜的鱼类产品,还应忌食乳糖及含糖的食品,因为乳糖也阻碍人体对异烟肼的吸收,使之不能发挥药效。应注意保持乐观的情绪,结核患者可适当参加体育锻炼,改善心肺及胃肠功能,增强身体抵抗力。整个活动应循序渐进,以活动后不感到疲劳为原则。凡有发热、咯血、自发性气胸、急性浆膜腔积液及其他合并症的患者,应注意休息或绝对休息,不宜参加体育锻炼。

(3) 结核患者及时接受正规的治疗,不能随意停药。合并糖尿病的患者,不能为控制血糖而节食,应通过增加降糖药物或改用胰岛素治疗来控制血糖,以利于结核病的康复。改变不良生活习惯,戒烟酒。

【现代研究进展】

(一) 初步诊断方面

邱志兵等探讨结核分支杆菌感染 T 细胞斑点试验(T-SPOT.TB)对诊断肠结核的临床价值,T-SPOT.TB 方法的建立是用乙二胺四乙酸(EDTA)抗凝的真空采血管采集外周血 4 ml/人;外周血单个核细胞(PBMC)的分离、收集与计数;体外抗原刺激与孵育;计算机辅助成像分析系统进行斑点阅读与计数。结果 T-SPOT.TB 和 TST 方法用于检测肠结核的比较显示:TST 检测阳性率为 53.8%(7/13),肠结核的 T-SPOT.TB 检测阳性率为 92.3%(12/13)。T-SPOT.TB 方法可以作为肠结核诊断的一个有效辅助手段。

(二) 中西医结合治疗肠结核

目前西医"早期、规则、长期、足量、联合"的化疗原则是治疗结核病的有力武器和主要措施。而耐药性已成为现代化疗取得应有疗效的主要障碍。

周建伟采用中西医结合的方法治疗肠结核可以缩短疗程,减轻症状,提高生活质量。《三因极一病证方论·瘰疬诸证》明确指出:"诸症虽曰不同,其根多有虫。"说明瘰虫传染是形成本病的唯一因素。《金匮要略》曰:"若肠鸣,马刀夹瘿皆为劳得之。"而《素问·风论篇》云:"久风入中,则为肠风飧泄。"中医学认为肠鸣为风行地中之象,是由于风性主动,风入肠中,水气在肠管相搏而产生。本病病机为风入肠中,方用柴胡、升麻奏疏风清热、升阳举陷止泻之功。现代药理研究证明,柴胡根含 A-菠菜甾醇、春福寿草醇及柴胡皂苷,另含挥发油。柴胡煎剂对结核杆菌有抑制作用,柴胡挥发油有增强机体免疫作用,柴胡及有效成分柴胡皂苷有抗炎作用。升麻则含升麻碱、水杨碱、咖啡酸、阿魏酸、鞣质等,因此升麻对结核杆菌有中度抑制作用,亦有解热、抗炎、镇痛作用。荆芥具散风消疮之功,现代药理研究表明,本品主要成分为右旋薄荷酮、消旋薄荷酮以及少量右旋柠檬烯,荆芥水煎剂对人型结核杆菌有一定抑制作用,亦有镇痛抗炎作用。秦艽祛风清湿热,退虚热,现代药理研究证明,秦艽含三种生物碱,即秦艽生物碱甲、乙、丙,另含挥发油及糖,有抗菌、解热、镇痛作用;全虫、蜈蚣具有息风攻毒、散结、止痛之功,现代药理研究表明,蜈蚣、全虫水浸液对结核杆菌有抑制作用;独活散风除湿,现代药理研究表明,独活含挥发油、当归醇、当归素、佛手柑内酯等,有抗炎、镇痛作用。诸药合用,共奏祛风杀虫、止泻之功。

(三)内镜检查肠结核的特点研究

在分型方面,肠结核内镜下可分为溃疡型、炎症型、增生型、混合型。炎症型为发生在黏膜内的早期病变,表现为黏膜的充血、水肿,孤立或散在的糜烂,表面渗出,病变表浅,无溃疡和增生性病变;溃疡型是由于结核杆菌侵犯肠黏膜血管,引起闭塞性血管炎,肠黏膜缺血坏死,以及结核结节发生干酪样坏死、破溃所致,从而引起肠壁大小不等的溃疡,呈堤状或放射样的隆起,底部覆黄白色苔,部分可见肉芽组织生长,溃疡界面多不分明;增生型因大量结核性肉芽组织形成和纤维组织显著增生,表现为增生型结节,呈铺路石样改变;上述病变同时存在者称混合型。了解内镜下肠结核的特点,并结合临床综合考虑,有助于提高临床医生的诊疗水平。

(四)影像学检查对诊断的辅助作用

数字化全消化道小肠造影能较好地显示小肠疾病及其累及范围,能对小肠疾病较客观准确地诊断,从而为临床提供可靠依据。小肠结核患者小肠黏膜由于炎性细胞的浸润,小脓肿的生成,破溃后形成糜烂,在正位上图像可以看到一些细点状的改变;轴位上可以看到肠壁呈锯齿状改变,造影剂通过时有"激惹"征象。炎症性息肉或肉芽组织的增生,假息肉形成之后,可以表现为肠管的狭窄,缩短和僵直。黏膜皱襞紊乱消失及不规则小结节样充盈缺损影。回盲瓣受累时表现为盲肠内侧壁凹陷变形,末段回肠扩大以及小肠排空延迟。高冬冬观察 86 例肠结核患者,观察组使用 CT 检查证实为肠结核的有 40 例,符合率为 93.0%,误诊 1 例,漏诊有 2 例;对照组使用 X 线检查证实的有 29 例,符合率为 67.4%,误诊 9 例,漏诊 5 例,两组灵敏度比较无明显差异($P>0.05$),无统计学意义;两组特异性及符合率比较存在显著差异($P<0.05$),具有统计学意义。使用 CT 检查肠结核与 X 线检查肠结核皆有良好的敏感性,但 CT 诊断的特异性更高。

(五)结核性肠梗阻的特点研究

病理学检查确诊的肠结核患者进行外科治疗,赵凯等认为,先充分静脉营养及抗结核治疗后手术;尽量采用"少创方法";切除或搔刮干酪样坏死的淋巴结或组织;穿孔的肠段宜切除不宜行单纯的穿孔修补。结核性肠梗阻具有一般性肠梗阻特征,同时也有自己的特点。

(1)肠粘连较广泛,不是引起梗阻直接的部位,手术时尽可能不要广泛剥离。

(2)病变肠管较长,行肠段切除要充分,尽可能把病变肠管完全切除,必要时可行右半结肠切除。

(3)常合并肠系膜淋巴结结核脓肿形成,要给予清除及引流。

(4)引起肠梗阻的原因较多,结核性腹膜炎可引起的麻痹性肠梗阻或粘连性肠梗阻,系膜淋巴结肿大压迫肠管亦可引起,也可以是肠管本身增生等原因引起。

(5)肠瘘发生率高早期尽可能采用非手术治疗。即使手术也以引流或瘘口外置为目的,不宜关闭瘘口。

(六)手术方式的探讨

手术方式应根据术中情况确定,如病变局限或由结核性肿块压迫引起则行病灶或肠切除术。如梗阻部位切除有困难,或是粘连广泛难以分离,肠管无坏死现象时,为解除梗阻可分离梗阻部远、近端肠管作短路吻合,旷置梗阻部。如梗阻部位病变复杂或患者情况差,不允许行复杂手术,可在梗阻部近端膨胀肠管作肠造口术减压。如有肠坏死,可切除坏死肠,将两断端外置作造口术,条件转好后,再作Ⅱ期重建肠道。黄学军对已经确诊肠结核的24例患者在保守治疗无效的情况下进行手术治疗,认为特别是一些慢性反复发作经保守治疗疗效差的肠梗阻,尽早手术解除粘连压迫,恢复肠道功能甚为重要。认为以下5项可视为手术指征:① 急性穿孔合并腹膜炎。② 局限性脓肿形成或肠瘘。③ 急性肠梗阻,经短期保守治疗无好转,不能排除肠绞窄。④ 反复发作慢性肠梗阻,严重影响患者日常生活、工作,有营养障碍。⑤ 腹部包块,不能排除恶性肿瘤。

术式选择:主要根据术中探查选择手术方式。① 右半结肠切除或回盲部切除,适用病变在回盲部、升结肠。② 小肠部分切除,适用病变位于小肠,但是病变肠管不宜切除过多,以免出现短肠综合征。③ 肠粘连松解,适用一些广泛肠管引起梗阻,但手术不要求将所有粘连松解,仅需将束缚肠管引起梗阻的粘连、纤维索、结核灶剥脱、清除即可。④ 短路手术,仅适用肠管粘连极为严重,病变肠段浸润广泛固定,分离困难,勉强分离易引起术后肠瘘发生;或患者术中休克,体质虚弱,难以耐受大手术损伤。⑤ 对十二指肠结核,应行半胃切除,则不宜单行胃空肠吻合术。另外,术后应重视全身支持治疗,改善营养状况,并给予联合、足量、全程抗结核治疗。

(七)肠结核和克罗恩病临床病理改变的比较

肠结核(TB)和克罗恩病(CD)进行了临床病理改变的比较,肠结核和克罗恩病是内科常见的病例,且由于两者在临床、内镜、病理表现方面存在一定程度的相似性,误诊率较高,相互的误诊率可达到50%～70%。从比较中可以看出:① 临床表现和并发症方面CD更容易引起腹腔的脓肿。② 在肠腔狭窄、卵石征及节段性改变方面,CD更加常见;病理方面,肉芽肿尤其是干酪性肉芽肿和肉芽肿融合在肠结核中更加常见。③ 抗酸染色在肠结核总的阳性率仅为20%,在CD病例中无1例检出,临床上发现TB患者发热、盗汗等结核症状明显,经抗结核治疗1～2个月多可明显改善,由此可助鉴别。④ 结肠镜下改变通过不断积累经验仍有

可能鉴别,溃疡的横行分布及高度不规则应充分考虑结核,息肉的改变也具有特征性,TB的息肉改变常伴随溃疡的愈合,呈增生性,而CD溃疡呈纵行分布,息肉与铺路石改变的增厚黏膜难以分开,可见CD的各个病期。⑤ 病理改变是鉴别TB和CD的关键。⑥ 结肠镜或肠道钡餐造影见到裂隙状、纵行溃疡、鹅卵石改变呈节段性分布有助于CD的诊断。⑦ 显微镜下的病理改变则可进一步有助于明确诊断,肉芽肿大小、深浅、融合与否均可资鉴别。不规则溃疡,肠段明显缩短有利于肠结核的诊断。显微镜下找到干酪样坏死或找到抗酸杆菌是肠结核的确诊依据。抗结核治疗可以使肉芽肿瘢痕化,但不会使干酪样坏死消失,非干酪样肉芽肿在肠结核可能出现,与病变的性质相关,如果结核的病变以增生为主,渗出、坏死相对较少,且宿主抵抗力强的情况下,则可形成非干酪样肉芽肿;此外,TB患者在院外经过了抗结核治疗,可能会干预病变的形成,由此不难理解,单凭干酪样肉芽肿表现不能排除肠结核,同时也不应认为这样的表现是CD特异性表现,应该综合加以判断,CD的病理表现可有结核性肉芽肿,但这种病理表现又并非诊断克罗恩病所必需。

【文献摘录】

(一)中西医结合治疗混合型肠结核

胡永峰认为混合型肠结核病机是本虚标实,单用西药抗痨化疗毒副反应大,对机体损伤较为严重,故考虑用中西医结合方法治疗本病,西药抗痨杀菌治标,中药扶正固本兼以祛邪,两者相得益彰。所有病例采取规范化抗结核药物治疗,疗程12个月。对照组36例化疗方案为3HRZS(E)/9HRE,即强化期予异烟肼、利福平、吡嗪酰胺、链霉素(或乙胺丁醇)每日1次,共3个月;巩固期予异烟肼、利福平、乙胺丁醇每日1次,共9个月。其间还需予一般及对症治疗,以加强营养,控制感染,保持水、电解质及酸碱的平衡;腹泻次数较多适当予止泻剂,腹痛时酌予抗胆碱能药物等。治疗组在对照组的基础上加服中药肠结散汤,肠结散汤的组成:黄芪、当归、黄精各30g,黄柏、败酱草、地榆各15g,木香、陈皮、吴茱萸、厚朴各12g,丹参、白花蛇舌草、赤芍、秦皮、穿心莲、白及、延胡索、白薇、地骨皮各10g,甘草6g。每日1剂,分早晚2次口服,3个月为1个疗程。病情稳定后改用散剂服之。治疗组愈显26例(愈显率94.44%),对照组愈显20例

（愈显率 77.78%），差异有显著性意义（$P<0.05$）。两组不良反应比较对照组 36 例患者中有 17 例出现不同程度毒副反应，如出现纳差、呕吐及头痛等症状，其中肝损害 5 例。治疗组仅有 2 例发生不良反应。两组患者均经对症治处理后恢复正常。

（二）肠结核合并肠梗阻手术应注意的问题

刘辉认为发生肠瘘的患者，术者应首先找到窦道位置行必要的处理，最好在给予充分的静脉营养后再行手术治疗。肠粘连致肠梗阻者，应尽可能地对粘连施以松解，如因机体的一般情况较差，承受不住长时间的手术解剖，可在近端肠管处、腹壁做双口造瘘，以暂时缓解梗阻，等待患者的机体情况改善后再行Ⅱ期手术。肠结核穿孔而致使弥漫性腹膜炎者，术中必须彻底冲洗腹腔，放置有效的引流物，穿孔的肠段宜切除而不宜行单纯修补术。局灶性病变者，需要先切除病灶后再行肠肠吻合术；而对回盲部病变者，宜行回盲部切除术或右半结肠切除术。近年来已开展腹腔镜辅助下行回盲部切除术取得了良好效果。对出血的患者，首先应明确出血部位，采取有效的止血措施后，再行手术。"冰冻肠"仅取活检确诊，不进行其他手术。术中应用抗结核药喷洒于病变部位或腹腔可以减少并发症。

（三）验案良方

1. 郑桥治肠结核验案　索某，男，45岁，1960年1月4日初诊。腹泻已5年之久，每日黎明前肠鸣腹泻4～5次，排泄物水谷不化，腹部隐隐作痛，喜按，食少倦怠，腰酸腿软，腹凉肢冷，体质消瘦，面色苍白，舌淡苔白，脉沉细。经钡餐透视西医诊断为肠结核。辨证：脾胃虚寒，肾阳虚。治法：补脾胃，温中助阳涩肠法。

处方：山药150 g，诃子肉60 g，石榴皮60 g，肉桂30 g，煨豆蔻30 g。

共为细末，每次4.5 g，空腹服，白开水送下，禁食腥冷硬食物，服药1周后，逐渐好转，连服2剂而愈。

解析：久病由阴及阳，导致脾肾阳虚。肾阳虚衰，命门之火不能上温脾土，故见排泄物水谷不化；脾肾阳虚，阳虚则生内寒，故见腹部隐隐作痛，喜按，食少倦怠，腰酸腿软，腹凉肢冷；方中用肉桂大辛大热之品，补火助阳，散寒止痛；山药、诃子肉、石榴皮、煨豆蔻涩肠止泻。全方共奏补脾胃，温中助阳涩肠之效。

2. 乔保钧治肠结核验案　赵某，女，52岁，干部，1982年11月8日初诊。患者1958年发现肾结核，后因手术不彻底致病灶转移，继而引起肺、胸膜和肠结核。自今春开始，大便溏泻，时停止时，脘腹胀满，畏寒肢冷。

今日来因泻次数逐渐加重，黎明即泻，其势急迫。今晨变为水泄，午夜至上午10时共泻20余次，身疲乏力，难以支持。检查：面色萎黄，倦怠懒言，舌质淡，苔白厚，脉沉细迟而无力，皮肤弹性差。证属脾肾阳虚，肠失固摄所致。治以益气健脾、温肾暖中，佐以收涩固肠。拟参苓白术散、四神丸合桃花汤化裁。

处方：太子参30 g，白术15 g，云茯苓30 g，陈皮10 g，山药30 g，莲子肉10 g，补骨脂10 g，吴茱萸9 g，肉豆蔻9 g，五味子9 g，附子6 g，干姜6 g，赤石脂10 g，粳米6 g，炙甘草3 g。2剂，水煎服。

数日后随访得知，患者就诊当日服药3次，夜晚9时后泻即止，次日晨尽剂病愈。

解析：泄泻一证，应首先分虚实。本例由慢性腹泻逐日加重发展而来，加之泻下如水，畏寒肢冷，乏力懒言，脉沉细无力，舌淡苔白，证属阳虚。而慢性泄泻，多责之于脾肾两脏。

正如《景岳全书·泄泻篇》所示："肾为胃关，开窍于二阴，所以二便之开闭皆肾脏所主，今肾中阳气不足，则脾门火衰……则令人洞泄不止也。"可见本证病机之关键在于脾肾阳虚，肠失固涩。方中取参苓白术散益气健脾，除湿止泻之功；取四神丸温肾壮阳。又恐力弱不及，故加附子；取桃花汤涩肠固脱之能。三方合用，共奏益气健脾、温肾暖中、涩肠止泻之效。

3. 谭定全诊治肠结核的经验　增生型肠结核多由饮食不洁、起居失常、情志失调以致寒邪侵袭，脏腑失和，阳气不行，气机阻滞，瘀血内停，日久渐积而成，治疗用加味少腹逐瘀汤。方中用小茴香、川芎、当归、干姜、官桂辛香理气，温经通络；五灵脂、蒲黄、延胡索、没药、赤芍活血化瘀；鳖甲、龟版散结软坚。气虚者加党参、黄芪；阴性便秘者加火麻仁、肉苁蓉；潮热盗汗者加银柴胡、知母、牡蛎；五更泄泻者加补骨脂、肉豆蔻、五味子、吴茱萸；腹胀加莱菔子、厚朴、槟榔；呕吐者加法半夏、代赭石；湿重者加苍术。本病具有病程长、见效慢的特点。治疗上宜药证相合，守方治疗，不宜频频更方，并随时照顾正气，达扶正祛邪的目的。

参考文献

[1] 孙传兴.临床疾病诊断依据治愈好转标准[M].北京：
人民军医出版社,2002.

[2] 任贞女.大蒜治疗肠结核[J].黑龙江中医药,1989
(2):47.

[3] Makhdoom ZA, Komar MJ, Still CD. Nutrition and
enterocutaneousfistu-las[J]. Clin Gastroenterol,2000,
31(3):195.

[4] 邱志兵,钟良,杨海静,等.T细胞斑点试验在肠结核诊
断的初步探讨[J].中国感染与化疗杂志,2012,12(5):
381-383.

[5] 周建伟.中西医结合治疗肠结核40例[J].湖南中医杂
志,2004,20(6):41.

[6] 黄秀江.肠结核的内镜特点及临床分析[J].西藏医药
杂志,2006,27(2):13-14.

[7] 韩文梅,夏大玉,翟瑞.数字化全消化道造影对小肠疾
病的诊断价值[J].中国社区医师·医学专业,2012,
14(15):272.

[8] 高冬冬.比较CT及普通X线检查在肠结核中的效果
[J].中国社区医师·医学专业,2012,14(27):340.

[9] 赵凯,谭群亚,苏燕燕.肠结核外科治疗临床分析[J].
中国中西医结合外科杂志,2008,14(4):423-424.

[10] 钱南平,马超,冯秀岭,等.肠结核并发肠梗阻的手术治
疗[J].医药论坛杂志,2010,31(4):71-72.

[11] 黄学军,陈超,翁清江.肠结核24例手术治疗分析[J].
实用临床医学,2004,5(2):39.

[12] 曾锐,欧阳钦,胡锦梁.肠结核和克罗恩病临床病理改
变的比较[J].现代预防医学,2006,33(12):
2287-2288.

[13] 胡永峰.中西医结合治疗混合型肠结核36例临床观察
[J].四川中医,2012,30(10):90-91.

[14] 刘晖.肠结核合并肠梗阻72例外科治疗分析[J].医学
综述,2010,16(9):1431-1433.

[15] 老中医经验汇编[M].北京：人民卫生出版社,1978.

[16] 乔保钧.乔保钧医案[M].北京：北京科学技术出版
社,1998.

（柳越冬、赵仑）

第五节　伪膜性肠炎

伪膜性肠炎(pseudome membranous colitis,
PMC)是指由难辨梭状芽孢杆菌侵袭小肠、结肠黏
膜引起的肠道急性纤维素渗出性坏死性炎症,因受
累黏膜表面常有黄绿色假膜形成而得名。临床特
点为腹泻、腹胀、腹痛、发热、低蛋白血症,并可并发
肠梗阻、中毒性巨结肠、肠穿孔、中毒性休克、急性

肾功能不全甚至死亡。假膜脱落后可形成大小不
等、圆形或椭圆形的浅表性溃疡。本病发病年龄多
在中老年,女性稍多于男性。起病大多急骤,病情
轻者仅有轻度腹泻,重者可呈暴发型,病情进展迅
速,病情严重者可以致死。临床容易误诊,近年来
报道其发病率明显升高,其死亡率也有上升趋势。
PMC属于中医学泄泻中的濡泄、飧泄的范畴。

本病首载于《内经》,《素问·气交变大论篇》中
有"鹜溏""飧泄""注下"等病名。并对其病因病机
等有较全面论述,如《素问·举痛论篇》曰:"寒气客
于小肠,小肠不得成聚,故后泄腹痛矣。"《素问·至
真要大论篇》曰:"暴注下迫,皆属于热。"《素问·阴
阳应象大论篇》有:"湿胜则濡泄。""春伤于风,夏生
飧泄。"指出风、寒、湿、热皆可致泄,并有长夏多发
的特点。同时指出病变部位,如《素问·宣明五气
篇》谓:"大肠小肠为泄。"《素问·藏气法时论》曰:
"脾病者……虚则腹胀肠鸣,飧泄食不化。"《素问·
脉要精微论篇》曰:"胃脉实则胀,虚则泄。"为后世
认识本病奠定了基础。张仲景在《金匮要略·呕吐
哕下利病脉证治》中将泄泻与痢疾统称为下利。至
隋代《诸病源候论》始明确将泄泻与痢疾分述之。
宋代以后才统称为泄泻。陈无择在《三因极一病症
方论·泄泻叙论》中提出:"喜则散,怒则激,忧则
聚,惊则动,脏气隔绝,精神夺散,以至溏泄。"认为
不仅外邪可导致泄泻,情志失调亦可引起泄泻。治
疗上,《景岳全书·泄泻》:"凡泄泻之病,多由水谷
不分,故以利水为上策。"提出分利之法治疗泄泻的
原则。李中梓在《医宗必读·泄泻》中提出了著名
的治泻九法,即淡渗、升提、清凉、疏利、甘缓、酸收、
燥脾、温肾、固涩,全面系统地论述了泄泻的治法,
是泄泻治疗学上的里程碑。清代医家对泄泻的论
著颇多,认识日趋完善,病因强调湿邪致泻的主导
性。近代,本病的诊断随着检查手段的不断丰富,
在治疗方面有了飞跃的进展。

【病因病机】

一、中医

本病的病因病机,有感受外邪,饮食所伤,情志
不调,禀赋不足,及久病脏腑虚弱等,病因虽然复
杂,但其基本病机变化为脾病与湿胜,致肠道功能
失司而发生泄泻。病位在肠,主病之脏属脾,同时
与肝肾密切相关。病理因素主要是湿,湿为阴邪,
易困脾阳,故《医宗必读》有"无湿不成泻"之说。主
要包括:湿热较重,调治失宜,湿热蕴毒,以致湿毒

热邪互结,阻滞中焦,清浊不分,泄利无度;素体阴亏,或于产后、术后气阴两伤,由于温毒热邪久羁,阴血耗伤,又因大泻之后,必多亡阴,致使阴之体日衰,毒热之象日著;素体脾虚,湿困气阻,致伤阑门之气,不能分别水谷,并入大肠而成泻,再加上湿热浸淫,调治失宜,不但耗伤脾阴,而且损及脾阳,以致脾虚湿盛,清浊不分;倾泻无度,必多亡阴,阴竭则阳无依附,以致阴绝阳脱。

二、西医

本病的病理变化特点是:病变主要限于黏膜和黏膜下层。黏膜表面有多处局限性病灶,稍微突起,大小不一,有的呈孤立点状,有的融合成片状,严重时整个肠段被伪膜所覆盖。伪膜呈黄绿色或棕色,为纤维蛋白黏液、破碎的白细胞和细菌组成,质软而脆,剥离后露出溃疡面。未融合的伪膜之间,还可见到正常水肿的黏膜,肠腔扩张,腔内体液增多。PMC的病因学说大致归纳为以下几类。

1. 难辨梭状芽孢杆菌 1977年,Larson和Bartleet等人先后从伪膜性肠炎患者粪便中分离出难辨梭状芽孢杆菌及其毒素,从而确定了难辨梭状芽孢杆菌为伪膜性肠炎的致病微生物,并明确了污泥梭状芽孢杆菌抗毒素可以中和难辨梭状芽孢杆菌的细胞毒活性。近年来大量的临床资料显示,本病由难辨梭状芽孢杆菌引起者占98%～100%,仅极少数由金黄色葡萄球菌和真菌感染所致。

2. 相关抗生素 抗生素的应用是引起假膜性肠炎的主要诱因,几乎所有的患者都在近期接受过抗生素治疗。抗生素治疗在假膜性肠炎发病机制中的作用是通过抑制或杀灭肠道正常菌群,改变肠道内环境,使肠内微生态平衡失调,肠道正常菌群通常能够拮抗难辨梭状芽孢杆菌的生长,因此正常菌群的减少诱使难辨梭状芽孢杆菌过度繁殖,粪中难辨梭状芽孢杆菌数量大量增加,产生大量毒素而引起伪膜性肠炎。

3. 易感因素 本病的危险因素包括以下几个方面。

(1) 抗生素的使用:所有抗生素,包括治疗难辨梭状芽孢杆菌相关性疾病最常用的甲硝唑,使用后都有患难辨梭状芽孢杆菌相关性疾病的风险。联合使用多种抗生素、广谱抗生素及长程使用抗生素都是本病的高危因素,但在临床中发现,应用抗生素3 d至1周即可发生伪膜性肠炎。

(2) 手术:各种手术(尤其是胃肠道及盆腔、颅脑等大手术,甚至鼻胃管放置等)都可诱发肠道难辨梭状芽孢杆菌的感染。在抗生素问世之前,本病主要发生于胃肠道手术,尤其是胃肠道的癌肿手术。在1893年,美国Finney医师首次报道伪膜性肠炎的病例就是发生于胃幽门肿瘤切除术后10 d。

(3) 严重的基础病:凡患有肠梗阻、先天性巨结肠、尿毒症、白血病、晚期肿瘤、严重烧伤、颅脑损伤、严重感染、败血症、休克、炎症性肠病、缺血性结肠炎、急性出血坏死性小肠结肠炎、细菌性痢疾等疾病,这些患者由于机体免疫功能低下、肠道缺血或瘀血,或者由于病情需要使用抗生素治疗而导致肠道菌群失调或易位。

(4) 年龄:瑞典研究发现,65岁左右人群的发病率是40岁左右人群的20倍。

(5) 住院治疗:研究表明,住院人群的发病率是20%～40%,正常人群发病率是2%～3%,住院时间较长或住重症监护病房过长更增加患伪膜性肠炎的危险性。

(6) 质子泵抑制剂(PPI):新近研究表明,PPI的使用也是本病的一个独立危险因素,主要的原因就是导致胃肠菌群的易位。

(7) 其他:肿瘤放化疗以及使用免疫抑制剂、抗寄生虫药的患者易患伪膜性肠炎。其他如放置鼻管,胃肠刺激物和灌肠的应用等均为易感因素。

【诊断】

一、病史

PMC患者多见于危重、大手术之后,特别是多发生在大量使用广谱抗生素后。

二、临床表现

1. 典型的临床表现

(1) 腹泻:是最主要的症状。腹泻程度和次数不一,轻型病例,大便每日2～3次,可在停用抗生素后自愈。典型病例,每日腹泻10余次,大便呈黄色水样、蛋花样或绿色黏液便。严重病例,大量腹泻,每日可达30余次,有时腹泻可持续4～5周。部分病例可排出斑块状或管状假膜,肉眼血便少见。大量腹泻后可产生低蛋白血症和水肿,短期内出现低蛋白血症是本病的一个特征。

(2) 腹痛:多为左下腹隐痛、钝痛或胀痛,程度较轻,有时很剧烈,呈绞痛或痉挛性疼痛,可伴腹胀、恶心、呕吐,此时应警惕并发肠穿孔可能。如果病变位于回肠或右半结肠,腹泻可不明显,而以急腹症伴中毒性巨结肠、结肠穿孔或腹膜炎为首发表现，给诊断造成困难，这种情形多见于手术后应用解痉剂或阿片制剂的患者。查体多数患者有腹部压痛，肠鸣音增强，当出现肠麻痹或中毒性巨结肠时可见腹膨隆，肠鸣音减弱。

（3）全身毒血症表现：由于细菌毒素、坏死物质吸收及炎性介质释放而引起头痛、头晕、乏力、困倦、心动过速、谵妄及定向障碍等表现，体温都在38℃左右，少数可高达40℃。

2. 并发症　腹泻严重者常发生严重脱水、电解质失衡、代谢性酸中毒、低蛋白血症、低血压、休克、少尿，甚至急性肾功能不全。部分患者由于病情严重或诊治不及时，可发生麻痹性肠梗阻、中毒性巨结肠、肠穿孔、肠出血、败血症等严重并发症，病死率高。

三、辅助检查

1. 实验室检查

（1）血液检查：血象示白细胞总数升高，平均可达 $15 \times 10^9/L$，少数高达 $40 \times 10^9/L$，分类以中性粒细胞增高明显，少数感染较重的病例甚至可出现类白血病样血象。在病程早期即可出现血清白蛋白的降低，这与炎症所造成的大量蛋白质从肠道丢失有关。病情重者常有水、电解质及酸碱平衡的失调，有时可有红细胞沉降率增快，血碱性磷酸酶增高。

（2）粪便检查：肉眼观察可于水中见到漂浮的膜状物，显微镜下可见较多的白细胞，少量红细胞，大便隐血试验阳性。涂片革兰染色镜检如见到大量的阳性粗大杆菌可作为快速筛查诊断。

（3）粪便培养：至少送两份粪便，将粪便标本接种于含头孢霉噻吩、环丝氨酸、果糖和蛋黄琼脂的平板上，在厌氧箱中经37℃培养24~48 h后取菌落进行图像分析，可显示脂肪图像，再经生化检查鉴定。

（4）细胞毒素试验：粪便过滤液对组织培养细胞有特异性细胞病理效应，这种效应可被污染的梭状芽孢杆菌抗毒素中和。

2. 肠镜检查　肠镜检查是诊断伪膜性肠炎迅速而可靠的方法，发现伪膜具有确诊意义。通过内镜不但可直视结肠黏膜病变特点，而且可行黏膜活检进行组织学诊断，并可追踪判断治疗效果。检查前肠道准备要充分，一般认为即使急性期也可行内镜检查，但应注意伪膜性肠炎时结肠黏膜充血、水肿，组织变脆，易造成出血、穿孔，因此，术者需操作熟练、轻柔，避免注气过多，尽可能缩短操作时间，明确诊断后可退镜，不必做全结肠检查。伪膜性肠炎主要侵犯远端结肠，一般乙状结肠镜可检出80%的病变，仅20%患者病变在结肠左区以上，需用全结肠镜检查。伪膜性肠炎的内镜下表现依临床类型和病情轻重不同而分为三类。

（1）轻度PMC，仅以黏膜充血、水肿为主，偶见零星伪膜样病灶。

（2）中度PMC，病变肠段黏膜可见散在小的圆形或卵圆形，微隆起性病灶，表面覆以薄白苔样伪膜，不易剔除，周边红晕，病灶间黏膜正常或充血。

（3）重度PMC，表现为病变肠段黏膜充血、水肿，可见密集分布地图样斑片状覆盖较厚伪膜样病灶，伪膜甚至可融合成片形成管型覆盖整个黏膜面，剔除覆盖伪膜后，可见其下方肠黏膜糜烂、渗血及浅凹陷性溃疡；暴发型患者则以肠黏膜广泛剥脱性改变及渗血。

3. 放射学检查

（1）腹部平片：可示肠麻痹或轻至中度结肠扩张、结肠袋肥大、肠腔积液及指压痕，在部分病例尚可见到肠壁间有气体，此征象为部分肠壁坏死，或可见到溃疡或息肉样病变表现。

（2）气钡灌肠双重造影：可显示结肠黏膜皱襞紊乱，边缘呈毛刷样，结肠袋消失，黏膜表面可见许多圆形或不规则结节状阴影、指压痕征及散在圆形或类圆形表浅的充盈缺损，但这些征象都不具有特异性，诊断价值不大，且有肠穿孔的危险，应慎用。

（3）CT扫描：可显示结肠壁增厚、皱襞增粗，这可以是局限性，亦可是全结肠的，不过，几乎半数患者的CT检查均未见异常，因此诊断价值也有限。

四、诊断标准

第10版《实用内科学》诊断标准：① 应用广谱抗生素后出现腹泻。② 肉眼观察粪便排出斑片状伪膜。③ 纤维结肠镜检查见结肠黏膜覆有大小不一且散在斑片状黄白色伪膜。④ 排除其他腹泻。⑤ 实验室进行难辨梭状芽孢杆菌培养阳性。均排除恶性肿瘤和其他全身系统性疾病。

【鉴别诊断】

1. 溃疡性结肠炎　伪膜性肠炎病变主要发生在直肠、乙状结肠，呈连续性分布，严重者可累及全结肠及远端小肠，伪膜脱落后可形成大小不等、形状各异的表浅溃疡，因而极易误诊为溃疡性结肠炎。溃疡性结肠炎是一种原因不明的慢性非特异性结肠炎,以结肠黏膜溃疡形成为主要病变,多累及直肠和远端结肠。主要症状有腹泻、黏液脓血便、腹痛、里急后重。病程漫长,轻重不一,反复发作。内镜及 X 线钡剂灌肠显示连续性非特异性结肠炎病变,伴有浅而小的针帽状的溃疡形成。组织活检示固有层全层弥漫性炎症、隐窝脓肿及隐窝结构明显异常。粪便检查无特异性病原体,柳氮磺吡啶治疗有效可协助诊断。

2. 克罗恩病 克罗恩病是一种原因不明的胃肠道炎症性肉芽肿性疾病。病变多见于末端回肠和邻近结肠,但整个消化道均可受累,呈节段性或跳跃式分布。临床上以腹痛、腹泻、腹部包块、瘘管形成和肠梗阻为特点,病程迁延,反复发作。内镜及 X 线检查可发现节段性病变并有纵形溃疡形成,组织病理活检非干酪样坏死性肉芽肿更支持诊断。粪便检查未发现特异性病原体。

3. 急性出血坏死性小肠炎 急性出血坏死性小肠炎常见于夏秋季节,有发热、腹痛、腹泻及血便,短期内可出现贫血休克,肠出血是主要的临床表现,常有严重腹胀,大便早期鲜红色,以后转为暗红色或黑色,粪便镜检以红细胞为主,白细胞较少,隐血试验阳性,粪便培养有时可有产气荚膜菌生长。

4. 急性细菌性痢疾 急性细菌性痢疾以结肠化脓性炎症为主要病变,有腹痛、腹泻、里急后重、脓血便及全身中毒症状等临床表现,大便培养有志贺菌生长。

5. 缺血性肠病 缺血性肠病多见于 60 岁以上的老人,可发生于全肠道,以左半结肠尤其是脾区为多见,患者常有心血管方面的原发病,临床主要表现为腹痛、腹泻和便血。钡灌肠发现"指压迹征"、脾区锐角征、肠壁内钡剂显影,或肠镜见到节段性分布的黏膜瘀斑、出血、纵形溃疡等表现有助于确诊。

【辨证论治】
一、热毒炽盛证

[症状]毒热入于营血故见高热烦渴,衄血,尿短赤,倾泻暴注,下利色清或蛋花样水稀便。严重时热闭于内,耗津灼液,四肢逆冷,神志迷糊,舌质红,脉弦数或细数。

[辨证分析]患者多因湿热较重,调治失宜,湿热蕴毒,以致湿毒热邪互结,阻滞中焦,清浊不分,泄利无度。

[治法]清热解毒,分利清浊。

[方药]白头翁汤加减。

常用中药:白头翁、黄柏、秦皮、黄连等。

二、热胜阴耗证

[症状]见高热不退或日晡潮热,口干欲饮或不欲饮,颧红或五心烦热,尿短赤,稀便频作,舌质红,脉数。

[辨证分析]患者多因素体阴亏,或于产后、术后气阴两伤,由于温毒热邪久羁,阴血耗伤,又因大泻之后,必多亡阴,致使阴之体日衰,毒热之象日著,正虚而邪实,病情危笃。

[治法]以养阴益气、清热解毒为主,佐以分利清浊。

[方药]驻车丸加减。

常用中药:黄连、炮姜、当归、阿胶等。

三、脾虚湿盛证

[症状]症见面色㿠白,神疲懒言,食少纳呆,口渴不欲饮水,或见畏寒怕冷,浮肿,腹泻,稀便频作。苔白,脉沉细。

[辨证分析]患者多因素体脾虚,湿困气阻,致伤阑门之气,不能分别水谷,并入大肠而成泻,再加上湿热浸淫,调治失宜,不但耗伤脾阴,而且损及脾阳,以致脾虚湿盛,清浊不分。

[治法]健脾利湿,升清降浊,清利分化。

[方药]参苓白术散加减。

常用中药:党参、生黄芪、白术、苍术、扁豆、山药、葛根、吴茱萸、炮姜、官桂、肉豆蔻等。

四、脾肾虚衰证

[症状]见形体消瘦,四肢逆冷,畏寒蜷卧,腹胀肢肿,泄泻直下,肛门外翻,甚则舌卷囊缩,脉微欲绝。

[辨证分析]倾泻无度,必多亡阴,阴竭则阳无依附,以致阴绝阳脱。

[治法]回阳救逆,温补脾肾。

[方药]回阳救急汤加减。

常用中药:附子、干姜、肉桂等。

【其他疗法】

一旦确诊或高度怀疑伪膜性肠炎,应尽早停用相关抗生素,尽可能去除病原体、最大限度地减少难辨梭状芽孢杆菌毒素的危害,加强对症支持治疗,扶植肠道正常菌群生长,避免使用解痉药,轻症者停用相关抗生素后可自行缓解，重者可给予抗难辨梭状芽孢杆菌的抗菌药物，并采取适当措施降低复发率。

一、初治

1. **停用相关抗生素**　一旦确诊，应立即停用原有的抗生素，这是最重要的一点。如果因原发病的需要不能停用抗生素，则应根据药敏试验选用抗生素或换用窄谱的且不常发生难辨梭状芽孢杆菌相关性疾病的抗生素，如甲硝唑、万古霉素、磺胺类或磺胺增效剂等。

2. **床边隔离**　粪便可污染周围环境，引起医院内感染，因此对患者应给予床旁隔离。医护人员接触患者时应戴手套以免引起医院内交叉感染。

3. **对症支持治疗**　包括补充血容量、维生素，纠正脱水、电解质的失衡及酸中毒，可输血浆或白蛋白纠正低蛋白血症。解痉药不利于毒素的排出且有诱发中毒性巨结肠的风险，应尽量避免使用。止泻药不利于毒素的排出，原则上不用，但腹泻严重者，可酌情少量使用蒙脱石散进行治疗。

4. **难辨梭状芽孢杆菌敏感抗生素的应用**　目前临床上最常使用的应用于假膜性肠炎的抗生素是甲硝唑和万古霉素。

（1）甲硝唑为治疗假膜性肠炎的首选药物，因其对难辨梭状芽孢杆菌有强抑制作用，且药源广泛，价格便宜，不良反应较少，主要是胃肠道刺激反应。用法为每次 0.4 g 口服，每日 3～4 次；或每次 0.5 g 静脉滴注，每日 2 次，疗程 7～14 d，症状缓解率可达 85% 以上，一般在用药后 3 d 可改善，治疗 10 d 后炎症可完全消失，无效患者改用万古霉素治疗。原则上优先选择口服用药，如患者不能耐受口服治疗或病情较重，可予静脉给药或改用口服万古霉素。

（2）万古霉素适用于患者对甲硝唑不能耐受、治疗无效者或严重急症患者，该药口服不易吸收，粪中浓度高，全身不良反应少，疗效确切，一般每次 0.125～0.5 g 口服，每日 3～4 次，疗程 7～14 d，症状缓解率高，但该药价格昂贵，主要靠进口。国内有用国产药去甲万古霉素代替治疗，取得相似的疗效，值得推广，0.1～0.2 g 口服，每日 4 次。

杆菌肽是一种细胞膜功能多肽类抗生素，抗革兰阳性菌效力强，对难辨梭状芽孢杆菌有效，口服吸收少，肠道浓度高，其用法为每次 2.5 万 U 口服，每日 4 次，疗程 7～14 d。但由于该药价格较贵，疗效较差，故只作为第 3 线或第 4 线治疗药物，多用于上述药物无效或复发者。

5. **微生态疗法**　体外培养和动物实验证明，正常肠道菌群对难辨梭状芽孢杆菌有抑制作用和清除作用，因此，尽快地恢复肠道菌群能缩短抗生素的疗效并减少复发。具体方法有口服微生态调节剂和正常人粪便滤液保留灌肠。

应用微生态制剂以补充、扶植正常肠道菌群，抑制难辨梭状芽孢杆菌的生长，纠正菌群失调。临床上使用的微生态制剂包括活菌、死菌及其代谢产物，主要有地衣芽孢无毒株活菌制剂、酪酸菌、蜡样芽孢杆菌活菌制剂、双歧杆菌活菌制剂、双歧三联活菌（含肠道双歧杆菌、嗜酸乳杆菌、粪链球菌）、枯草杆菌肠球菌二联活菌多维颗粒（含乳酸活菌、粪链球菌、枯草杆菌）和双歧杆菌乳杆菌三联活菌片。活菌制剂用药量一般为每次 1～2 粒，每日 3 次，原则上不与抗生素合用以免影响疗效，应与甲硝唑、万古霉素分隔 2 h 服用，以防止生态制剂中的有益菌群被杀灭。上述制剂也可用适量稀释液或生理盐水溶解后保留灌肠。扶植大肠埃希菌，可口服乳糖、蜂蜜、麦芽糖和乳酸酶。扶植肠球菌，可口服叶酸、复合维生素 B、谷氨酸和肌内注射维生素 B_{12} 等。

6. **抗毒素及抑制毒素吸收治疗**　离子交换树脂（如考来烯胺、考来替泊等）能结合难辨梭状芽孢杆菌毒素而从粪便中排出，从而减轻腹泻及其他中毒症状，但临床效果不一致，主要用于轻中度病例，用法为口服每次 2～4 g，每日 3～4 次，疗程 7～10 d，由于它们在肠道内可与万古霉素结合，会削弱万古霉素的抗难辨梭状芽孢杆菌作用，因此两药不宜合用，如需要合用，两者应间隔 2 h 以上服用。抗污泥梭状芽孢杆菌抗毒素可中和难辨梭状芽孢杆菌毒素，其制剂已用于临床，用法为 5 万 U 静脉滴注，每日 2 次。

7. **外科治疗**　出现肠穿孔时应紧急剖腹探查，以尽早切除病变肠段。并发中毒性巨结肠时，可试行经结肠镜下置管减压治疗，多数患者可获缓解，如无效则考虑手术，通常行全结肠切除术。内科治疗无效的肠梗阻也应及时行手术切除病变肠段。

8. **基础疾病的治疗**　应积极治疗原发病，如原发病好转，则对本病恢复有利并可减少复发。

二、重症及暴发性假膜性肠炎的治疗

重症及暴发性患者除采用常规治疗，尚需给予以下特殊治疗。

1. **口服万古霉素联合静脉滴注甲硝唑** 立即停用正在使用的抗生素,改用口服万古霉素联合静脉滴注甲硝唑。重症患者在停用原有抗生素基础上,治疗开始时最好选用口服万古霉素并加大剂量,0.5 g 口服,每 6 h 1 次,持续 7～14 d 甚或再延长疗程。对于伴有严重并发症者,尤其是伴有痉挛性(机械性)肠梗阻的患者,口服甲硝唑或万古霉素不能在结肠达到有效的药物浓度,可静脉应用甲硝唑,0.5 g 静脉滴注,6～8 h 1 次,也可通过肠导管灌注或灌肠的方法给予万古霉素。

2. **纠正电解质、酸碱平衡紊乱,控制低血压与休克** 重症患者一般都有严重腹泻,以致有明显的脱水,低钠、低钾、低氯血症,代谢性酸中毒等代谢紊乱,甚或有低血压、休克等的表现,应予积极纠正,包括静脉补充葡萄糖、生理盐水、钾盐、维生素以纠正脱水以及电解质的失衡。

3. **手术治疗** 对于药物治疗无效的中毒性巨结肠或伴有结肠穿孔或其他急腹症的患者,需要外科紧急手术治疗。

三、假膜性肠炎复发的治疗

假膜性肠炎复发的治疗包括以下几个方面。

(1) 万古霉素剂量逐渐减量法:具体方法为,第 1 周口服万古霉素 125 mg,每 6 h 1 次;第 2 周 125 mg,每 12 h 1 次;第 3 周 125 mg,每日 1 次;第 4、第 5 周 125 mg,每 2 d 1 次;第 6、第 7 周 125 mg,每 3 d 1 次。或先用万古霉素(125 mg 口服,每 6 h 1 次)10～14 d 标准疗程以控制急性发作,随后用万古霉素(125 mg,每日 1 次)6 周使难辨梭状芽孢杆菌保持处于芽孢状态,以利于正常菌群建立。

(2) 联合应用万古霉素和阴离子交换树脂考来烯胺(4 g 口服,每日 2 次),但两药不宜同时服用,应间隔 2 h 以上服用。

(3) 联合应用万古霉素(125 mg,每日 4 次)和利福平(600 mg,每日 2 次)治疗 7～14 d。

(4) 应用万古霉素或甲硝唑后使用鲍氏酵母菌,口服万古霉素 7～14 d 后用鲍氏酵母菌 1 个月,可以降低复发率。

(5) 应用甲硝唑或杆菌肽后使用嗜酸乳杆菌。

(6) 免疫疗法:静脉应用免疫球蛋白 200～300 mg/kg 已取得一定疗效。

(7) 应用不产毒难辨梭状芽孢杆菌菌株。

【预防调护】

(1) 严格掌握抗生素的使用指征,防止滥用抗生素,对抗生素的预防性应用尤须从严掌握。

(2) 氯林可霉素为有效抗金黄色葡萄球菌和厌氧脆弱类杆菌的药物,但对上述细菌感染时,除非其他药物无效或没有条件应用外,一般不宜使用氯林可霉素和林可霉素。氨苄青霉素也可诱发伪膜性肠炎,临床使用时亦应予以注意。

(3) 临床工作者要严格观察使用抗生素的并发症,及早识别和确诊,以免延误治疗。患者出现腹泻,应及时停药进行粪便检查,必要时重复乙状结肠镜检查,尤其对临床疑为伪膜性结肠炎患者或肠道大手术后有不能解释的发热患者。

(4) 拟采用氯林可霉素或林可霉素的患者,可口服万古霉素,以防止伪膜性肠炎的发生。

【现代研究进展】

(一) 运用痛泻要方加减治疗

陈春玲等运用痛泻要方加味(白术、白芍、陈皮、防风、黄芩、葛根、藿香、茯苓、广木香、薏苡仁、甘草,若恶心加苏叶,胃脘部嘈杂加吴茱萸)治疗伪膜性肠炎,认为其临床疗效优于西医对照组,具有安全、无不良反应、复发率低等优点。伪膜性肠炎的主要临床表现有寒热错杂、腹痛即泻的特点,以痛泻药方抑肝扶脾;运用黄芩清热解毒;以葛根解肌清热,升阳生津;广木香理气行滞;薏苡仁健脾利湿;藿香增强防风的祛风之效。全方体现了抑肝扶脾,利湿清热,健脾止泻之功效。

(二) 运用甘草泻心汤加味治疗

赵翠丽等认为甘草泻心汤配合西药治疗伪膜性肠炎方便、价廉、高效、低毒,在止泻时间、腹痛停止时间以及复发率等方面均明显优于单纯西药。甘草泻心汤,以炙甘草为主药,功用健脾补中、缓急止痛;干姜、半夏辛温开通以散寒湿;人参、大枣健脾补虚、温中散寒;又用芩、连苦寒以降泄湿热之邪,从而使寒、湿、热病邪得解,脾胃得补,气机顺畅,故腹痛减,腹胀消,不止泻利而泻利自止。此方充分体现了辛热药与苦寒药同用,滋补药与温清药共施的配伍特点。

(三) 运用葛根芩连汤加味

秦立伟等运用葛根芩连汤加味治疗伪膜性肠炎,临床取得良好疗效。其可促进机体早期免疫反应,提升肠道免疫细胞,促进抗体生成及肠黏膜修复,保护肠黏膜,促进溃疡愈合,病程短,疗效明显,未见明显副作用。

（四）运用中药保留灌肠

韩洁等认为中药汤剂灌肠可以为抗生素所致伪膜性肠炎的治疗提供一种较安全有效的方法。应用中药汤剂灌肠，一可以促进肠道毒素排泄；二是中药具有非特异性抗炎作用；三有助于肠道菌群协调；四可改善全身状况，增强免疫功能。

【文献摘录】

（一）肠内营养在治疗伪膜性肠炎中的作用

传统观念认为伪膜性肠炎严重腹泻时应该禁食，在此情况下，除了药物对症治疗，能否用肠内营养或将肠内营养作为主要治疗手段，较少引起临床注意。宋青等于2004年起对12例伪膜性肠炎患者采用肠内营养治疗，均取得良好疗效。该组患者在常规治疗基础上加用肠内营养治疗，缩短了疗程，患者中毒症状迅速减轻，在较短的时间内肠黏膜恢复正常，患者恢复良好，无一例死亡。宋青等认为，肠内或肠外营养支持前，应首先纠正已存在的水、电解质和酸碱平衡失调，使血液动力学和内环境稳定，在此基础上逐步补充营养物质，以减少腹胀、腹痛、腹泻等反应。谷氨酰胺能促进氮平衡，保持肠黏膜完整，对防止细菌移位和肠道毒素入血，具有重要作用。他们根据这种理念，对伪膜性肠炎早期使用肠内营养剂持续胃管泵入，并静脉应用谷氨酰胺。因为他们认为危重病患者之所以容易发生抗生素相关性腹泻，是患者自身抵抗力下降、肠黏膜屏障功能下降、广谱抗生素的使用等，促使了伪膜性肠炎的发生，治疗的目的是尽快恢复肠黏膜屏障功能，提高机体的免疫功能，减少细菌移位，减少内毒素产生，从根本上消除了造成菌血症、脓毒症、毒素吸收等始动因子。

（二）难辨梭状芽孢杆菌疫苗研究的现状与展望

难辨梭状芽孢杆菌是引起伪膜性肠炎的致病菌。甲硝唑及万古霉素是治疗的主要手段，但停药后易复发，且目前国内外均出现了同时耐两种主要治疗药物——甲硝唑、万古霉素的菌株，疫苗正是防治难辨梭状芽孢杆菌感染的最理想的途径和方法，疫苗研究是防治难辨梭状芽孢杆菌的重要手段。除了目前已应用于人体的单克隆抗体疫苗、类毒素疫苗外，一些针对A毒素与B毒素受体结合区的基因重组疫苗在动物实验中取得了良好的防治效果，若采用生态菌表达A毒素与B毒素受体结合区，其生物安全性及有效性均较高，是开发难辨梭状芽孢杆菌疫苗的一个重要方向。

参考文献

[1] 周仲英.中医内科学[M].北京：中国中医药出版社，2007.
[2] 龙泉.中医辨证施治伪膜性肠炎11例的体会[J].现代医药卫生，2005，21(11)：1415-1416.
[3] 赵宝明，张书信.大肠肛门病学[M].上海：第二军医大学出版社，2004.
[4] 张东岳，刘佃温.肛肠病影像真诠[M].北京：军事医学科学出版社，2010.
[5] 钟英强，黄花荣，陈其奎，等.肠道溃疡性疾病[M].北京：人民卫生出版社，2009.
[6] 王海红，付蕾，王昕，等.28例伪膜性肠炎的内镜及临床特点分析[J].胃肠病学和肝病学杂志，2012，21(9)：807-808.
[7] 陈灏珠.实用内科学[M].第10版.北京：北京人民卫生出版社，1999.
[8] 胡伯虎.大肠肛门病治疗学[M].北京：科学技术文献出版社，2004.
[9] 陈春玲.伪膜性肠炎44例用痛泻要方加味治疗临床分析[J].亚太传统医药，2010，6(1)：111-112.
[10] 张翔.中医治疗伪膜性肠炎31例体会[J].九江学院学报（自然科学版），2011，95：63-64.
[11] 赵翠丽，蔡智，刚邓鸣.甘草泻心汤加味治疗伪膜性肠炎疗效观察[J].中国中医急症，2013，22(1)：117-118.
[12] 秦立伟，张永生.葛根芩连汤加味治疗伪膜性肠炎临床观察[J].亚太传统医药，2008，1：25.
[13] 段淑红.中药保留灌肠治疗重症抗生素相关性腹泻的临床分析[J].中华医院感染学杂志，2011，21(8)：1654-1655.
[14] 韩洁，包培荣.抗生素致伪膜性肠炎中药灌肠治验[J].山东中医杂志，2007，26(1)：63-64.
[15] 宋青，周飞虎.肠内营养在治疗伪膜性肠炎中的作用[J].军医进修学院学报，2007，28(2)：143-144.
[16] 杨晓强，陈学清.艰难梭菌疫苗研究的现状与展望[J].医学与哲学（临床决策论坛版），2011，32(8)：38-39.

（柳越冬、赵仓）

第六节 缺血性肠炎

缺血性肠炎(ischemic colitis，IC)是20世纪60年代提出的一组具有一定临床病理特点的独立性疾病，小肠或结肠肠系膜血管狭窄、闭塞或血流灌

231

注不足所致肠壁供血不足、回流受阻所引起小肠、结肠肠壁缺血、坏疽、继发细菌感染。缺血性肠炎常无特异的临床表现，误诊、漏诊率较高，病死率可达60%～80%。

本病占结肠病变的10%～20%，随着人口老龄化，心血管疾病和动脉粥样硬化的发生率日趋增加，电子肠镜、血管造影、放射性核素显像等诊疗技术及诊断手段的发展，以及人们对本病认识的提高，发生率也将相应上升。本病好发于老年人，年龄大于60岁的患者占90%以上，近年来年轻人发病也有增高趋势，男女性别无明显差异。

该疾病的临床表现易与溃疡性结肠炎、克罗恩病或其他肠道炎性疾病相混淆。第6版《黄家驷外科学》把它归类到肠系膜血管缺血性疾病，认为它是由于各种原因引起的肠道急性或慢性血流灌注不良所致的肠壁缺血性疾病。按解剖分类，肠道的血液供应主要来源于3条动脉，腹腔动脉分支的前、后胰十二指肠上动脉向十二指肠提供双重的血液供应，并与胃和肠系膜上动脉及其分支发出的胰十二指肠下动脉汇合，因此十二指肠血液供应的侧支循环丰富，发生缺血性肠炎罕见；肠系膜上动脉起源于腹主动脉，主要供应小肠，右半结肠、横结肠至结肠左曲，由于肠系膜上动脉管腔较大，从腹主动脉以锐角斜行分出，体循环中的栓子极易进入该动脉，同时因其分支的各动脉均为末梢动脉，一旦受阻易形成肠壁坏死；肠系膜下动脉供应左半结肠及大部分直肠，并有分支与肠系膜上动脉相通形成侧支循环，虽然肠系膜下动脉也以锐角从腹主动脉斜行分出，但其管腔较小，栓子不易进入，静脉回流的情况多与同名动脉伴行。

缺血性肠病的分类有多种：1963年，由Boley描述了缺血性结肠炎为一组可逆性肠道缺血损伤的特征。1966年，Marston最初命名为缺血性结肠炎，依据肠道缺血程度分三型：一过性缺血性型、缺血狭窄型、缺血坏疽型。1977年又将前两型合称为狭义的缺血性肠炎。此后分类为结肠坏疽和缺血性结肠炎两型。

【病因病机】

一、中医

中医认为与以下因素有关：年老脏腑虚损，气虚运血无力，血脉运行不畅，肠脉骤闭；或脾虚，气血生化乏源，肠之脉络失荣，或脾虚运化失健，湿浊内生，郁久化热，湿热蕴滞，腑气不通所致，不通则痛或不荣则痛，故症见腹痛。湿热内蕴，气机不畅则里急后重；热灼伤血络则见出血。

二、西医

（一）病因

虽然引起肠道缺血的原因很多，但仍有部分患者没有明确病因，甚至尸体解剖也难以发现，这可能与胃肠道血流量调节机制较为复杂有关。临床将缺血性肠炎分为急性和慢性两大类。引起肠道缺血的主要病理基础是血管本身的病变和血流量的不足。

1. 静脉血栓形成　腹腔内静脉回流受阻常见于门静脉高压症，肿瘤、腹腔手术后，静脉感染，胰腺炎或胰腺假性囊肿或脓肿等。上述因素可导致门静脉系统血流缓慢、淤滞、静脉壁受损，凝血系统被激活和血小板功能异常，故易形成静脉血栓。也可继发于真性红细胞增多症、血小板增多症、镰形细胞血红蛋白病、巨球蛋白血症，以及长期口服避孕药所致血液处于高凝状态引起肠系膜静脉血栓形成者。

近年来，有报道抗磷脂综合征能引起内脏静脉血栓形成，主要与血清抗磷脂抗体和抗凝系统中某些蛋白出现交叉反应而造成了血凝的异常相关。

2. 动脉粥样硬化致血栓形成或血栓栓塞　由于腹腔内的动脉流入道的阻塞，常为血管腔内狭窄或闭塞，使相应部位肠壁血供减少。位于肠系膜下动脉起始部的动脉粥样硬化斑块或继发性血栓形成和血栓栓塞，导致管腔狭窄，肠壁缺血，因动脉变窄过程缓慢，腹腔动脉及肠系膜上、下动脉之间有足够时间形成侧支循环，可暂不出现症状。当各种原因加重缺血或肠道需要更多血供时，或当管腔缩小至正常血管截面面积的2/3以下时，临床就可出现缺血症状。

因肠系膜上动脉从腹主动脉分出，管腔较大，呈倒"Y"型，易接纳来自体循环的栓子，故血栓栓塞多发生在肠系膜上动脉开口处。

肠系膜下动脉与腹主动脉多呈90°角，不易发生血栓栓塞。但血管造影中也可观察到部分肠系膜下动脉从腹主动脉发出时呈锐角下行，从胸主动脉随血流冲下的栓子也可进入肠系膜下动脉。

动脉血栓形成或血栓栓塞多在动脉粥样硬化、高血压、糖尿病的基础上发生，常占本病病因的50%～60%。

3. 血流量灌注不足　在已有动脉粥样硬化血

管狭窄的基础上,当各种原因的心脏病引起心排血量减少或低血压休克、外周血管灌注不良时,也可严重影响肠道血流灌注,如输入压低于肠小动脉临界闭合压,则相应供血部位发生缺血。洋地黄类药物及强力缩血管药将进一步加重低灌注状态,引起结肠缺血。

4. 肠腔内压增高 直肠壁血供受肠道直径、肠壁内肌肉张力和肠腔内压力影响。结肠肿瘤、肠扭转、肠套叠、憩室炎、长期顽固性便秘或粪便嵌顿、术后狭窄等引起结肠远端梗阻时,近端肠腔内压力升高,压迫肠壁血管,致肠壁内血流减少,发生肠缺血。

5. 血管炎 许多全身疾病均可引起血管炎。小血管发生炎症和坏死,累及肠道小动脉,亦可致所供血的肠管缺血、缺氧。自身免疫性疾病如结节性多动脉炎、系统性红斑狼疮、风湿性关节炎、韦格纳肉芽肿病、硬皮病、贝赫切特综合征及过敏性紫癜等,均可引起肠小血管炎及微小血栓形成,亦可见小动脉内膜有免疫复合物沉积,致小动脉狭窄,构成不同程度肠缺血损伤。约30%的系统性红斑狼疮患者可因活动性红斑狼疮性肠系膜血管炎造成的肠道缺血而出现急性腹痛的临床表现,类似肠梗阻、胃肠道穿孔、腹膜炎等急腹症,诊断较难。

6. 炎症性肠病 炎症性肠病常伴有血小板活化。血小板活化时,表面表达糖蛋白P选择素和GP53,P选择素促进中性粒细胞的聚集和纤维蛋白的沉积,造成肠道微血管的血栓形成,并导致肠缺血性损伤。

7. 腹部手术

(1) 结肠手术:结肠癌、结肠外伤手术亦可因手术中损伤或结扎肠系膜下动脉,致肠壁血供不足。左侧结肠癌切除术后发病者常在术后72 h发病,少数在术后5~7 d发病。

(2) 腹主动脉瘤手术:腹主动脉瘤切除、人造血管置换术容易合并结肠缺血,严重者可引起肠坏死。术后并发左半结肠缺血发生率为0.2%~32%,在腹主动脉瘤破裂手术可高达60%。由于腹主动脉瘤患者可伴腹腔动脉、肠系膜上动脉粥样硬化,以致管腔狭窄或闭塞,此时左半结肠供血主要靠肠系膜下动脉。在这种情况下,术中结扎肠系膜下动脉而不做血管重建则易致结肠缺血。但也有学者认为在腹主动脉瘤破裂术中,无论是否要重建肠系膜下动脉都不影响结肠缺血的发生,而术中血

流动力学改变是造成结肠缺血的关键。术中持续性低血压,不仅使肠系膜下动脉、髂内动脉灌注不足,也使髂内动脉和肠系膜下动脉、肠系膜上动脉与肠系膜下动脉之间侧支循环处于低灌注状态,血液流速亦减慢,组织缺血、肠坏死。此外,人工血管内血栓形成或闭塞也是术后并发结肠缺血的原因之一。

(二) 病理变化

(1) 坏死:由于缺血引起的严重损害,坏死可轻可重,常为凝固性坏死或出血性坏死。可表现为孤立性、局灶性、多灶性、节段性、大片状黏膜层坏死、肌层灶状坏死以及穿透性坏死等。表浅大片坏死可形成伪膜。由静脉阻塞引起的坏死,常有明显淤血、出血及水肿,而且坏死常不彻底。严重坏死可表现为坏疽。

(2) 出血:几乎100%病例都有程度不同的出血,特别是静脉性阻塞常无明显坏死,主要为水肿及出血。出血严重者临床上表现为血便,可发生失血性休克。

(3) 水肿:绝大多数病例都有轻重不一的水肿,特别是黏膜层及黏膜下层水肿明显,静脉性阻塞病变水肿更明显,但动脉性或小血管性疾病则水肿不甚明显。

(4) 变性上皮细胞、腺体及平滑肌等可发生各种缺血性变性。

(5) 增生:修复上皮及间质都可发生不同程度增生或再生修复性变化。增生性病变主要见于亚急性期及慢性期。慢性期较严重病例间质肉芽组织及纤维性增生较明显,可有明显瘢痕形成,形成肿瘤样团块。由于间质增生及纤维化可引起肠壁增厚、肠腔狭窄及变形。大体检查似肿瘤或克罗恩病。上皮及间质增生可形成较明显息肉状或结节状病变,个别病例甚至以息肉为主要特点。

(6) 溃疡形成:由于黏膜层缺血性变性坏死可引起糜烂及溃疡形成。溃疡可深浅不一,也可形成裂隙状溃疡,或多灶状小溃疡,似溃疡性结肠炎。慢性较严重病例可形成深在性较大溃疡,溃疡底及周围有明显瘢痕形成,似肿瘤性溃疡。

(7) 穿孔:较深穿透性坏死可形成穿孔,穿孔可以是急性,也可以是慢性,后者常有肠粘连。穿孔可以单发,也可多发。

(8) 炎症性病变:初始病变主要为水肿、出血、变性及坏死等循环障碍性病变。由于坏死反应或

继发细菌作用可有不同程度炎症,但炎症一般较轻,不形成明显化脓性炎症。肠壁血管炎性小血管疾病性缺血性肠病本身就是炎症病变,故有较明显炎症,这组疾病炎症常以血管为中心,也是非化脓性炎症。血管炎性缺血性肠病炎症可累及肠壁全层、甚至肠周,肠周或浆膜下脂肪组织有坏死时可有肉芽肿形成,少数肉芽肿是由较深溃疡肠内容引起的反应。

缺血性结肠炎病理生理学变化较为复杂。结肠组织的缺血性损伤通过两条途径所致,即缺血时的低氧和随后血流恢复时的再灌注损伤。任何原因引起的肠缺血均可导致缺氧、ATP 合成减少、分解代谢产物增多,很快会出现肠黏膜通透性增加,黏膜、黏膜下组织损伤。此时缺氧损伤导致的炎性细胞因子和炎症介质的释放以及血流恢复时再灌注损伤,都会引起和加重结肠组织缺血性病变。再灌注后由于氧含量突然增加,三羧酸循环尚未恢复,不能提供足够的电子将氧还原成水,从而经一系列反应产生大量的氧自由基、一氧化碳、过氧亚硝酸根和脂性自由基等。其中氧自由基产生和中性粒细胞激活可介导再灌注损伤。如缺血持续,随着缺血期延长,组织缺氧可直接导致细胞死亡,损伤加重、加深,由腔内达到浆膜。肠坏死出血,大量血性液体渗出,血浆丢失。肠道黏膜屏障破坏,免疫功能下降,肠道细菌易位明显增加,细菌、毒素和坏死物质吸收入血,出现肠源性细菌感染,并发腹膜炎和败血症、内毒素血症。而不断释放的细胞因子、炎症介质以及有效循环血量不足、代谢性酸中毒、低血容量及中毒性休克激发了全身炎症反应综合征,则可导致多器官功能衰竭。

【诊断】

年龄大于 60 岁,原有心血管疾病,突然发作性腹痛、便血,发病前没用过抗生素,无肠炎、肠梗阻病变,应想到本病的可能。特别是合并以下因素:年龄大于 50 岁;存在血液高凝状态的因素;伴有血栓形成的基础疾病,如心房颤动、脑梗死、下肢静脉血栓形成等;高血压、动脉硬化或冠状动脉粥样硬化性心脏病(简称冠心病)引起的心功能不全的老年人;滥用利尿剂致内脏血流量降低,长期便秘或肠管持续痉挛致肠内压增高,服用某些血管活性药物致肠系膜小动脉收缩;一些血管性疾病,如血栓性脉管炎、结缔组织病、弥漫性变态反应性病变等。如腹部平片示肠梗阻,肠镜见节段性黏膜瘀斑、出血、糜烂、纵行匐行性溃疡,钡灌肠见拇指压痕征,或血管造影有异常所见者,均有助于确诊本病。

一、临床表现

(一)症状

1. 腹痛 约95%的患者发生腹痛,主要表现为突然发作的腹痛,因平卧时肠系膜血流减少,可加重肠缺血,故腹痛有时可突然发生在睡眠中。可为绞窄样剧痛或持续性钝痛,程度各异,进食后加重。疼痛可因缺血、肌肉痉挛或腹膜炎所致。疼痛部位不定,但开始多在脐周或全腹部,逐渐定位于左侧腹部或左下腹部,但亦有报道,约20%患者可不出现腹痛。腹痛多伴有便意。

2. 便血 发生率为 60%～80%,血性腹泻常在腹痛后出现。便血是肠黏膜坏死所致。典型病例常于腹痛后 24 h 排出鲜红色、果酱样或黏液血便。出血量多少不一,一般出血量较少,无需输血。

3. 腹泻 发生率约为 30%,大量肠液渗出、肠蠕动过快和黏膜吸收不良等因素,均可导致急、慢性腹泻,腹泻次数不等,有时在大便中亦可见到坏死脱落的肠黏膜。

4. 发热 是由于肠道坏死组织吸收和内毒素血症以及细菌感染引起。体温多在 38～39℃,高热者常预示并发腹膜炎、败血症等重度感染或肠坏疽。同时由于内毒素吸收和有效血容量减少,可诱发血压下降,发生休克。

5. 肠梗阻 病程进展发生肠麻痹时,可出现缺血性麻痹性肠梗阻。在肠系膜静脉血栓形成的病例中发生肠梗阻者可达 50%～75%,尤其是老年人出现非特异性肠梗阻,可能是结肠缺血的重要征兆。

6. 其他症状 可出现嗳气、频繁恶心、呕吐、重度腹胀,其中不可忽视的是高度腹胀,也可能是本病唯一表现。

(二)体征

1. 生命体征 可出现体温升高,心率快,血压低现象。

2. 腹部检查 重症者有腹肌紧张、腹部压痛、反跳痛等急腹症表现;一般腹膜刺激征不明显或不重,压痛在左侧腹或左下腹;移动性浊音阴性或阳性;肠鸣音初期活跃,随病情加重而减弱、消失。肛门指诊时指套有血迹。

二、辅助检查

(一)实验室检查

外周血白细胞计数及中性粒细胞比例增高,红细胞沉降率增快。因肠内消化液可从梗死肠段外渗透到腹腔被吸收入血。所以半数患者血淀粉酶升高,但很少超过 500 U,淀粉酶/肌酐值低于 4%,部分患者血脂肪酶升高。粪便检查可见红细胞、白细胞和脓细胞,隐血试验阳性。腹水为浆液血性,镜下见红细胞、白细胞。

肌酸激酶存在于高耗能组织中,在动脉闭塞性肠系膜缺血实验及肠梗死患者肌酸激酶及肌酸激酶同工酶-B 均显著升高。

双胺氧化酶存在于肠系膜中,是组胺降解代谢酶,在动脉实验性肠系膜缺血中显著升高。

有报道 CO_2CP 不断下降可作为急性肠缺血疾病早期诊断的新方法,对判断腹腔内肠缺血状态是有效的。

（二）X 线检查

1. 腹部平片　特异性差,诊断价值有限。肠缺血早期反应是肠管收缩,故早期可见局限性肠痉挛,随后可出现肠麻痹、结肠扩张、结肠袋紊乱、肠腔普遍积气。由于黏膜下出血及水肿,还可见肠壁增厚影。重者有腹腔积液、假性肠梗阻征象,更甚者有肠壁内线形气影或气腹。

2. 钡剂灌肠　特异性也不高,诊断价值有争议。如病情允许,排除肠坏疽和肠穿孔后,可用轻柔手法进行钡剂灌肠。由于肠壁水肿和局限性出血,可在早期（24～28 h）即可见特征性的拇指压痕征,表现为结肠边缘呈弧形切迹,正面观直径 1～3 cm圆形或椭圆形缺损。由于管壁不整齐,出现锯齿征。以后黏膜坏死脱落,可见不规则溃疡和沿结肠系带分布的纵横溃疡,出现不规则龛影。由于假性息肉形成、纤维组织增生,可表现为小的充盈缺损、肠管狭窄、管壁梗死。

但拇指压痕征也可见于炎症性肠病、假膜性肠炎、阿米巴性结肠炎等,应注意鉴别。

（三）CT 检查

约 1/3 病例可出现节段性结肠壁增厚,肠壁增厚可呈对称性或轻度分叶状,肠腔不规则狭窄;肠壁内曲线形积气;腹腔积液;增强扫描时有可能见到肠系膜上动脉或上静脉内血栓,显示静脉侧支循环及肠壁缺血节段的位置,阳性率为 66.7%。腹部CT 有助于肠系膜静脉血栓的诊断,可见肠系膜上静脉增宽,其中可见低密度信号,强化阶段可见周边强化,呈"牛眼征"。近年来采用的螺旋 CT 可能有助于提高诊断阳性率和特异性。

（四）结肠镜检查

结肠镜检查是诊断缺血性结肠炎的重要手段,具有确诊意义,特别是在便血期的急诊内镜检查,并能确定病变的范围及病变的阶段,同时能获取组织学检查,有助于与其他炎症性肠病、结肠癌的鉴别诊断。

缺血性肠炎镜下的最大特点是病变呈节段性分布和出血性结节（由黏膜下出血和水肿形成）,病变黏膜与正常黏膜界限清楚,病变呈纵横排列,病变部位以左侧结肠最为多见,受累肠腔病变随病情发展不同而不同。对可疑结肠缺血腹部平片无异常发现,临床又无肠坏疽、肠穿孔及腹膜炎征象者,则应在症状出现 48 h 内不做肠道准备,直接进行结肠镜检查。操作中应尽量少注气,避免滑镜或钩拉镜手法,谨防穿孔。病变肠腔与正常肠腔分界清楚。受累肠腔病变,随病情发展而不同。

1. 结肠镜下临床各型特点

（1）一过型:黏膜呈现鲜红或紫红色充血、水肿,黏膜下出血,黏膜瘀斑,血管纹理消失,浅表糜烂。3 d 后可见多发性表浅性纵行或匍行溃疡,超过 1 周有瘢痕形成的倾向,2 周以上瘢痕形成或完全愈合。后期部分患者留有慢性结肠炎黏膜改变,需 1 至数月恢复正常。

（2）狭窄型:持续缺血黏膜坏死,坏死黏膜脱落形成环形、纵横溃疡纤维组织增生,肠腔狭窄。

（3）坏疽型:病变处黏膜呈暗紫色,有出血、坏死,有深大纵横溃疡。结肠坏疽为急性缺血所致,临床诊断困难,为结肠镜检查的禁忌证,往往于手术时发现。

2. 内镜下 Blackstone 的临床分期特点

（1）急性期（发病 72 h 内）:黏膜不同程度的缺血、水肿,血管网消失,严重水肿者皱襞增厚如肿物,多见散在小出血点,有接触性出血及浅表糜烂,半数以上患者可见黏膜瘀斑及不规则溃疡。

（2）亚急性期（3～7 d）:此时溃疡形成,其特征为纵行或匍行浅溃疡。

（3）慢性期（2 周至 3 个月）:镜下可见完全正常的或轻度慢性炎症改变的黏膜,少数肠腔狭窄。

（五）MRI＋MRA 检查

MRI 检查可发现缺血肠段肠壁增厚。腹主动脉、肠系膜上动脉及肠系膜下动脉 MRA（磁共振动脉造影）检查是一种非创伤性检查,可明确肠血管受累处是否有狭窄或闭塞。

（六）选择性血管造影检查

选择性血管造影检查是诊断肠缺血较有效的手段，怀疑病例应早期进行。选择性腹主动脉、肠系膜上动脉及肠系膜下动脉造影可见受累动脉痉挛、变窄，血管中断。局部圆形充盈缺损，闭塞动脉附近有不规则侧支循环，分支末梢充盈不佳或不显影。静脉闭塞可出现动脉期延长、肠壁影增强、动脉各大分支痉挛现象。但当微小血管栓塞时，血管造影则无异常所见，故有时血管造影阴性不能完全否定诊断。

肠系膜动脉造影是缺血性肠炎诊断的金标准，具有最高敏感性和特异性，阳性率可达 80%。

（七）B 型超声检查

B 型超声检查是一种方便的无创伤性检查手段，用于缺血性肠炎的诊断，且越来越受到重视。B 型超声显示腹腔动脉和肠系膜上动脉的狭窄和闭塞。彩色多普勒超声可直接显示肠系膜血管的情况，测定血流速度、血流量和截面积，阳性率为 50%，对判定动脉狭窄程度有一定帮助。

（八）放射性核素扫描检查

放射性核素 ^{99m}Tc 和 ^{111}In 可浓聚于缺血肠段，亦有助于诊断。

【鉴别诊断】

缺血性肠炎应注意与有腹痛及血便症状的肠道疾病相鉴别。

（1）急性腹痛者需与急性胰腺炎、急性胆囊炎、急性胃穿孔、急性肠梗阻等鉴别。

（2）血便者需与溃疡性结肠炎、克罗恩病、结肠癌、输尿管结石等鉴别。

溃疡性结肠炎多见于中青年患者，起病慢，病情变化不大，病变主要累及直肠，呈连续性分布，病变部位主要是黏膜层，少数可累及黏膜下层，有隐窝脓肿形成和杯形细胞减少或消失。而缺血性结肠炎多见于老年人，病变呈节段性，极少累及直肠。

克罗恩病多见于中青年患者，起病慢，病情变化缓慢，病变主要累及右半结肠、回肠末段和肛周，病变呈节段性分布，为结肠的透壁性炎症和非干酪样肉芽肿。

【辨证论治】

一、肠道湿热证

［症状］便血色红，腹泻，腹痛，口苦，舌质红，苔黄腻，脉濡数。

［辨证分析］湿热之邪犯及肠道，壅阻气机，熏灼肠道，脉络受损，故见下痢脓血；热蒸肠道，故有腹中急迫感及肛门灼热。湿阻肠道，气滞不畅，大便不得畅通，故腹痛里急而肛门滞重。

［治法］清化湿热，凉血止血。

［方药］地榆散或槐角丸加减。

常用中药：地榆、当归、白芍、黄芩、黄连、栀子、犀角、薤白等。

二、气虚不摄证

［症状］便血色红或紫暗，腹泻，腹痛，食少体倦，面色萎黄，心悸，少寐，舌质淡，脉细。

［辨证分析］中气亏虚，日久"因虚致瘀"，使肠道脉络瘀阻，致血不循经，血溢脉外而便血；气滞血瘀，不通则痛故腹痛、腹胀。

［治法］益气摄血。

［方药］归脾汤加减。

常用中药：白术、当归、党参、黄芪、酸枣仁、木香、远志、炙甘草、龙眼肉、茯苓等。

三、脾胃虚寒证

［症状］腹部隐痛，喜温喜按，肠鸣，久泻不愈，呕吐清水，神疲乏力，四肢畏寒。舌质淡，苔薄白，脉沉迟。

［辨证分析］病久不愈，脾胃阳虚，则虚寒内生，完谷不化；寒为阴邪，易损脾阳，因而发生虚寒内留，滞留于肠，故腹部隐痛，喜热喜按，便下欠爽，肠鸣腹胀。

［治法］健脾温中，养血止血。

［方药］黄土汤加减。

常用中药：甘草、干地黄、白术、附子、阿胶、黄芩、灶心黄土等。

【手术疗法】

经内科积极治疗 48～72 h，症状加重，体温和白细胞增高，腹膜刺激征明显，疑有肠坏疽、肠穿孔或有深溃疡导致持续便血者，均应急症手术。此类患者手术成功的关键在于早期诊断和早期手术，不可延误手术时期。

慢性蛋白丢失性结肠病、慢性节段性结肠炎伴溃疡、不能排除肿瘤或因肠管高度狭窄致肠梗阻者，可考虑择期手术治疗。

术中应准确区分坏死与正常肠管之间的界限，避免因坏死肠管切除过少导致再次手术，同时也应防止盲目切除过多肠管致术后短肠或无肠综合征的发生。一般要求切除肠管距坏死缘 5 cm 以上。

对已坏死的肠管,可在灯光透视下判断其相应肠系膜区域静脉血栓的范围,然后楔形离断肠系膜至坏死肠管引流区以外,以弓状静脉切端血流状态良好、无血栓为止,术中可应用亚甲蓝注入系膜血管判断切除范围,效果理想。

术后常规使用抗凝治疗1周,以防止血栓再次形成,抗凝治疗的同时应预防消化道出血并发症的发生。

【其他疗法】

一、内科治疗

1. 一般治疗　急性期应密切观察病情变化并监视生命体征。卧床休息、禁食,胃肠减压,静脉高营养,给氧。氧气吸入有助于肠道供氧,能及时减轻症状。

应积极治疗原发病,补充血容量,纠正休克,纠正心律失常、心力衰竭和代谢性酸中毒,维持水、电解质及酸碱平衡。

结肠扩张明显及肠腔内压力增加,可进一步降低结肠的血液灌注,增加结肠坏死和穿孔的危险,情况紧急时可在不需要肠道准备的情况下,在床边进行内镜下抽气减压,然后再留置肛管持续性减压。

治疗中还要避免使用血管收缩剂、洋地黄以及糖皮质激素等药物,以免加重肠缺血,诱发肠穿孔。麻醉剂可掩盖腹膜炎的体征,加重腹胀,因而在诊断未明确前应避免使用。

2. 抗生素　及早、足量给予广谱抗生素有利于减轻肠缺血和内毒素血症。选择性肠道去污可用妥布霉素、喹诺酮类药、多黏菌素,可减轻肠源性感染。

3. 扩血管药　必须在充分扩容、补充血容量的基础上应用扩血管药。主要扩张肠系膜血管,以改善肠壁供血,缓解和消除症状,促使肠壁恢复正常。

罂粟碱(papaverine)能松弛血管平滑肌,使血管扩张,可从肠系膜动脉插管导管内灌注,以30～60 mg/h剂量加入生理盐水中,持续灌注。用药过程中应观察患者血压、脉搏及病情变化,及时根据患者的具体情况调整滴速及剂量。

必要时可考虑应用酚妥拉明或托拉唑啉。最近有报道,联合应用罂粟碱、前列腺素E及胰岛素治疗缺血性肠炎获得了满意的疗效。还可用复方丹参、川芎嗪注射液静脉滴注,辅以双嘧达莫、硝苯地平口服治疗。

4. 降低血黏度药物　低分子右旋糖酐能扩大血容量(10%低分子右旋糖酐500 ml能扩充血容量1250 ml左右),降低血细胞比容,稀释血液,能使红细胞解聚,降低血液黏度,改善微循环并防止血栓形成。常用右旋糖酐500 ml,每日1次,静脉滴注,每日剂量不宜超过2.5 g/kg(体重)。确有高血凝状态者可考虑抗凝疗法。

5. 抗凝与溶栓治疗　肠系膜血管血栓形成患者,大多数学者主张诊断明确后应立即予以抗凝治疗,可用肝素和尿激酶溶栓治疗。24 h后再进行血管造影检查,如果肠管血供得以建立,则可以去除导管,继续使用抗凝剂和纤溶剂治疗7～10 d后,再改为阿司匹林、双嘧达莫等适量口服,持续3个月。使用过程中,要注意出血倾向,检测出、凝血功能以便随时调整剂量。对肠系膜动脉血栓形成或栓塞是否应用肝素抗凝治疗尚有争议,因应用肝素抗凝治疗可引发肠道出血。

6. 促进肠屏障恢复药物　谷氨酰胺作为嘌呤核嘧啶合成的氮源,是一种细胞增殖所必需的氨基酸,肠黏膜的快速更新依赖于充足的谷氨酰胺供给。病理情况下,肠黏膜对谷氨酰胺需求增大,而肠道本身储备有限,导致谷氨酰胺相对缺乏,从而影响肠黏膜恢复,导致肠黏膜屏障功能不全。给予外源性谷氨酰胺能减轻创伤后肠黏膜损伤,促进黏膜修复,是保护肠黏膜屏障功能完整性、防止细菌易位和肠毒素入血以及维持肠免疫功能的重要物质。

精氨酸有助于维持肠黏膜完整性,能降低肠源性感染的发生率。

表皮生长因子(epidermal growth factor)能较好地保护肠绒毛,降低细菌易位的发生率。

7. 抗氧化和抗氧自由基疗法　自由基清除剂(如超氧化物歧化酶、维生素E)可减少再灌注氧自由基产生,保护肠黏膜。右旋糖酐70有清除自由基作用,能减轻自由基对抗体的损害。

二、放射介入治疗

如患者早期施行肠系膜动脉选择性造影,可以从造影导管注入扩血管药物、溶栓药物治疗,以改善肠管的血液循环,溶解细小附壁血栓,防止肠坏死。

【预防调护】

一过型和狭窄型缺血性结肠炎,经内科积极治疗,大都预后良好。坏疽型病死率高,肠黏膜有缺血、坏死者病死率为50%,肠管全层坏死者病死率可高达 80%～90%。因此，提高对本病认识，尽早诊断，积极行内科治疗，有手术指征者及时进行手术，可望降低病死率。5%缺血性结肠炎可复发，10%可发生结肠狭窄，极少数发生急性爆发性全结肠炎或中毒性巨结肠。

1. **病情观察**　密切观察患者神志、意识、面容及生命体征。观察腹痛部位、性质、持续时间；腹部体征的变化（包括腹胀的程度、腹肌紧张度、压痛、反跳痛、肠鸣音等）；测量并记录呕吐物、大便的次数、量、颜色、性质和气味，及时送检。记录 24 h 尿量；定期检测血常规、电解质和血气分析等。加强对基础疾病的观察，缺血性肠炎多为老年患者，常伴有其他系统疾病，要加强观察，注意有无胸痛、胸闷、气急、咳粉红色泡沫痰、端坐呼吸以及有无语言、肢体运动和感觉障碍等心脑血管并发症的发生。若患者出现血压下降、面色苍白、大汗、四肢湿冷、脉率及心率增快等常提示有大出血或失血失液性休克，应紧急处理。

2. **饮食护理**　病程早期，由于肠黏膜损伤程度较重常需禁食，一般 3～5 d。随着病情的逐渐好转，遵医嘱指导患者进食清淡易消化、少油脂的低盐、流质、半流质、软食等饮食，进食速度宜慢，温度适宜，忌生、冷、硬、辛辣、油腻、味重饮食。饮食宜少量多餐，应食用富含维生素的绿色蔬菜、豆类食物，适量补充蛋白质，少食动物内脏等高胆固醇食品。严格限制各种甜食，包括糖果、甜点心等，忌吃油炸、油煎食物。进食前后，要为患者清洁双手，卧床者摇高床头 30°～40°。进食过程中，注意观察有无恶心、呕吐、腹部不适等症状。

3. **腹痛护理**　缺血性肠炎均有明显腹痛史，具有症状与体征不相符的特征，即腹痛重体征轻，早期腹肌软，压痛点不固定的特点。因此，应密切观察腹痛的性质、范围、部位、程度、时间、频率有无变化，有无放射痛和恶心呕吐，腹痛与排便的关系，密切注意腹部体征的变化及伴随的症状，如恶心、呕吐、腹胀等，有无腹部压痛及反跳痛。注意有无腹膜炎、肠穿孔、肠梗阻等发生。疼痛最明显的部位多为病变处。如突然出现剧烈腹痛、腹肌紧张，表明肠穿孔可能，应立刻通知医师予以处理。在未明确诊断之前禁用镇痛剂，以免掩盖病情。

4. **肛周皮肤护理**　缺血性结肠炎患者均伴有不同程度的腹泻和便血，由于粪便、碱性肠液及血液反复使肛周处于潮湿和代谢产物侵蚀状态，再加上皮肤间的摩擦，容易造成肛周湿疹和局部皮肤破损。因此，保护肛周皮肤的清洁和完整，防止肛周湿疹成为此期的护理要点。每次排便后用温水清洗肛周，并用柔软毛巾擦干，帮助患者取侧卧位，暴露皮肤，用软膏涂抹肛周皮肤，以润滑皮肤，减少摩擦，并隔离排泄物对皮肤的直接刺激，防止破损及压疮形成。生活可自理者，认真教导此操作，并宣讲皮肤破溃后的害处。

5. **基础疾病护理**　缺血性肠炎常伴有一种或几种基础疾病，以高血压病、冠心病、糖尿病多见。因此，应坚持按医嘱服药，治疗基础疾病。要严格控制血压、血糖，检测心电图及心脏功能。警惕心源性休克和血压过高所致的心血管并发症及高血压性脑病的发生；静脉给药时，严格控制液体入量及滴注速度。同时强调改变不良生活习惯，养成良好的生活方式，绝对戒烟戒酒，加强饮食行为干预，减少动脉硬化性疾病的危险因素，进而减少缺血性结肠炎的发生。

【现代研究进展】

（一）纤维结肠镜和选择性血管造影检查对缺血性肠炎的诊断价值

贺磊等论述了纤维结肠镜和选择性血管造影对缺血性肠炎的诊断价值。方法为对全组 8 例患者进行纤维结肠镜检查并就其中 4 例有长期心血管病史者加作选择性肠系膜下动脉造影。结果：肠镜检查 8 例，其患处肠壁均有黏膜水肿、接触易出血。活体组织检查均有不同程度纤维素血栓存在和含铁血黄素沉着。选择性肠系膜下动脉造影 4 例中 1 例示该动脉闭塞并有侧支循环形成，另外 3 例均见肠系膜下动脉及其分支有不同程度狭窄，管腔变细，相关分支造影剂充盈不满意。部分末梢有充盈缺损现象。结论：纤维结肠镜检查和选择性肠系膜下动脉造影对缺血性肠炎具有肯定诊断作用。

（二）高压氧辅助治疗缺血性肠炎

IC 的病因有很多，主要由闭塞性和非闭塞性动静脉病变所致，如在高血压、动脉粥样硬化、糖尿病基础上发生的动脉栓塞、门静脉高压、静脉感染、腹腔手术后、真性红细胞增多症等引起的肠系膜静脉血栓形成。另外血容量灌注不足、休克、血管痉挛、肠腔内压力增高及术中血管损伤均能导致本病，高压氧（HBO）是患者在大于正常大气压下吸入纯氧，增加血液内氧的物理溶解量，从而使组织细胞内氧气过量，达到治疗目的。HBO 有以下作用：① 改善损伤黏膜的血液供应,促进细胞增生和胶原纤维的形成,有利于溃疡愈合。② 在 HBO 条件下组织血管收缩,毛细血管通透性降低,肠壁组织水肿减轻,有利于改善局部缺血。③ HBO 还可增强白细胞的杀菌能力,抑制肠道内厌氧菌的生长繁殖,减少自由基的生成,减轻了毒性物质对肠壁的损伤。④ 促进毛细血管增生,为损伤肠壁提供更好的氧和养分的供应,促进黏膜修复。HBO 作为临床治疗 IC 的一种方法,值得推广。

(三)腹主动脉瘤腔内隔绝术后缺血性结肠炎的诊治

为探讨腹主动脉瘤术后并发缺血性结肠炎的诊断和治疗,作者回顾性分析了 1997 年 3 月～2000 年 1 月间施行的腹主动脉瘤腔内隔绝术 40 例,其中 30 例保留双侧髂内动脉(双侧组),10 例保留单侧髂内动脉或移植物远端固定于双侧髂外动脉、手术重建单侧髂内动脉(单侧组)。统计两组患者的术后肠蠕动恢复时间及肠道并发症。两组患者中仅双侧组 1 例于术后第 28 日始出现持续性中下腹隐痛,经纤维结肠镜检查确诊为缺血性结肠炎,经非创伤性血管成像技术(简称 CT 血管造影,即 CTA)发现术后继发双侧髂内动脉闭塞,经扩血管、促进侧支循环建立等保守治疗缓解;其余患者除并发其他并发症的 3 例外,均于术后第 2 日恢复普食及排气排便。提示腔内隔绝术中保留单侧髂内动脉可避免术后缺血性结肠炎的发生;继发于术后双侧髂内动脉阻塞的慢性缺血性结肠炎,在肠镜随访观察下进行有效的保守治疗是首选治疗方法。

【文献摘录】

(一)缺血性肠炎的临床特点及治疗

缺血性肠炎是临床上少见疾病。该病早期缺乏特异性的临床表现,不易早期诊断,而常常贻误最佳治疗时机。尤其是急性缺血性肠炎,进展迅速,病情凶险,预后差,具有很高的病死率。Park 等报道的平均死亡率为 69%。本组 18 例患者中唯一死亡病例从出现症状到就诊,间隔时间为 16 h,至死亡仅间隔 26 h。而另有 1 例患者发病 3 h 即就诊,因怀疑缺血性肠炎,及时行腹部 CT 检查并明确诊断,给予保守治疗 4 d 后,症状完全缓解出院。因此早期发现和诊断此病,并给予及时有效的治疗,可以降低死亡率和并发症的发生率;甚至可以避免手术,以缩短住院时间,降低治疗费用。总结本组 18 例患者的诊治情况,缺血性肠炎存在以下

高危因素,如:高龄、器质性心脏病合并有心律失常,尤其是心房纤颤、高血压病、2 型糖尿病、高脂血症、脑血管梗死史,以及近期手术史。在临床上,当出现下述症状或体征时,应高度怀疑缺血性肠炎的可能,如:突然出现持续性全腹疼痛;或者腹部位置不固定的持续性绞痛进行性加重,并伴有腹泻或血性便;或者频繁呕吐,呕吐物呈血性;体格检查中发现压痛位置不固定,腹部症状重而体征轻,肠鸣音减弱或者消失,甚至出现麻痹性肠梗阻。这与 Bergan 提出的剧烈上腹痛或者脐周痛而无相应的体征,器质性心脏病合并心房纤颤,胃肠道排空障碍需拟诊缺血性肠炎的三联征是相符合的。本组 18 例患者中,接受 B 超检查的共 10 例,其中直接确诊 6 例,拟诊 2 例。诊断准确率达到 80%。CT 是诊断该病较好的影像学方法。文献报道的诊断敏感性达 64%,特异性可达 92%。多排螺旋 CT 的出现,尤其是近年来血管的三维重建技术和 CTA 技术的出现,进一步提升了 CT 在针对缺血性肠炎,特别是由静脉血栓形成而造成的缺血性肠炎中的影像学诊断地位。CT 平扫加增强的扫描中发现肠系膜血管内的充盈缺损,或者动脉血管的中断、狭窄等征象,可作为该病直接而可靠的诊断依据。影像的间接依据包括可以见到局部肠壁增厚,或者肠管扩张,肠腔内可见到气液平面。也可见到因肠管病变而造成的液性渗出聚集于腹腔内或肠间隙间形成的腹水。如果见到肠气囊肿或者门静脉内积气现象,可作为缺血性肠炎诊断的特异性征象。本组 18 例患者中有 2 例患者行 CT 及 CTA 检查,在图像中可以非常清晰地看到病变肠段肠壁增厚,以及肠系膜上动脉、肠系膜上静脉和门静脉内的血栓,成为诊断有力的佐证。血管造影(DSA)作为血管疾病诊断的"金标准",在该病诊断中的地位和作用得到公认。同时,DSA 既可以是检查方法,亦可以是微创治疗手段。

(二)缺血性肠炎的临床分析

通过对 36 例临床诊断缺血性肠炎的患者,进行回顾性诊断治疗过程分析,找出误诊、漏诊原因。结果 36 例缺血性肠炎患者,门诊初步诊断为该病的只 9 例,仅占全部病例的 25%。

结论:缺血性肠炎多发生于中老年人,尤其对患有高血压、动脉硬化、心脑血管病、糖尿病、慢性肝病等疾病的患者,一旦出现突发性腹痛,血便或黏液血便,应及时提高对该诊断的警惕性,以降低

误诊、漏诊率。治疗方法：入院确诊后给予罂粟碱120 mg/d加入液体内分次静滴，前列腺 E_2 0.5～1 mg/d肌内注射，胰高血糖素 1 mg/d加液体内静滴，丹参注射液 20～40 ml/d，或血塞通 0.4～0.8 mg/d加入生理盐水 500 ml 静滴，10～14 d 为 1 个疗程。结果：经上述内科治疗，29 例痊愈出院，治疗中无不良反应。腹痛时间超过 1 d 的 7 例患者转入外科手术治疗，术中切除部分肠管，其中左半结肠 5 例，右半结肠 2 例，术后给予相应的抗感染及对症治疗后痊愈。

参考文献

［1］钟英强.肠道溃疡性疾病［M］.北京：北京人民出版社，2009.

［2］赵宝明，张书信.大肠肛门病学［M］.上海：上海第二军医大学出版社，2004.

［3］何永恒，凌光烈.中医肛肠科学［M］.北京：清华大学出版社，2011.

［4］杨云生，窦艳.缺血性肠病［J］.临床内科杂志，2006，23(8)：509－510.

［5］廖松林.缺血性肠病的病理学［J］.诊断病理学杂志，1996，3(3)：160－161.

［6］岳伟，范红.缺血性肠炎的诊断与治疗［J］.医师进修杂志，2005，6(28)：59－60.

［7］杨晓梅，许乐.缺血性肠炎的危险因素及辅助检查的诊断价值［J］.宁夏医学杂志，2006，11(28)：878－879.

［8］贺磊，陈军.肠系膜下动脉造影和纤维结肠镜检查诊断与治疗缺血性肠炎［J］.临床消化病杂志，2008，6(20)：344－345.

［9］刘虹雯，席智文.高压氧辅助治疗缺血性肠炎的临床分析［J］.中国医师进修杂志，2008，1(31)：48－50.

［10］冯翔，景在平.腹主动脉瘤腔内隔绝术后缺血性肠炎的诊治［J］.解放军医学杂志，2001(26)：627－629.

［11］樊庆，吴问汉.缺血性肠病的临床特点及治疗［J］.中国现代医学杂志，2008，10(18)：1434.

［12］卢贵铭，季永海.缺血性肠炎的临床分析［J］.宁夏医学杂志，2004，6(26)：338－339.

（柳越冬、赵仑）

第十七章
肠易激综合征

肠易激综合征（irritable bowel syndrome, IBS)是一种以腹痛或腹部不适伴排便习惯改变为特征的功能性肠病，无器质性病变（细菌学、形态学及生化代谢等异常）。其临床特点为：腹部疼痛不适、腹胀或可以看见的腹部膨隆、便秘、腹泻、肠道外症状（如疲劳、头痛、背部疼痛、肌肉痛）。本病是最常见的一种功能性肠道疾病，总的来说，IBS在世界各国人群中患病率为5%～25%。我国目前尚无全国性的统计资料，近年我国几项较为严谨的流行病学调查显示，北京2000年的患病率为0.82%（罗马Ⅰ标准）和7.26%（曼宁标准），广东省居民的患病率为5.67%（罗马Ⅱ标准）和11.50%（曼宁标准），男女比例约为1:2，患者以中青年居多，50岁以后首次发病少见。这些症状因发生的主要部位和特征而有不同的中医学命名，本病当属中医学"腹痛""便秘""泄泻""痞满"的范畴。

早在《内经》中就提及"飧泄""注下""鹜溏""腹痛""痞塞""痞隔"的病名，并对其病因病机等有较为全面论述。《素问·藏气法时论篇》提出："脾病者，虚则腹满肠鸣，飧泄食不化。"《素问·阴阳应象大论篇》曰："湿胜则濡泄。"《景岳全书·泄泻》说："泄泻之本，无不由于脾胃。"张景岳指出："凡遇怒气便作泄泻者，必先以怒时夹食，致伤脾胃，故但有所犯，即随触而发，此肝脾二脏病也。"

【病因病机】
一、中医

肠易激综合征的病因多为饮食不节、情志不调、感受外邪、禀赋不足等，诸多病因导致脾、胃、肝、小肠、大肠、肾等脏器的功能失调。"胃主纳而降浊，脾主运且升清"，脾胃气机的升降运动是水谷的消化、吸收、排泄的动力，若脾胃运化失常则出现消化功能紊乱症状；肝主疏泄，调畅气机，肝功能正常有助于脾胃间气机的升降，从而促进脾胃的运化功能。忧郁恼怒、精神紧张易致肝气郁结，木郁不

达，横逆犯脾而至气机升降失常。"小肠居胃之下，受盛胃中清谷而分清浊……"小肠功能失调致使腹胀、腹痛、泄泻等症。"大肠者，传导之官，变化出焉"，大肠主津，传化糟粕，若大肠传化糟粕功能失常则表现为便秘或泄泻，湿热蕴结大肠，大肠传导功能失常还会出现腹痛等症状。肾为先天之本、脏腑阴阳之根，肾的温煦功能失调则可见大便稀溏。

二、西医

IBS是一组症状的总称，其病因及发病机制尚不清楚，现认为与多因素有关，如饮食、肠道感染、精神心理因素等，IBS的病理生理学基础主要是胃肠动力学异常和内脏感觉异常。

1. 饮食与IBS　进餐对IBS患者的影响存在明显的个体差异，主要与食物不耐受有关，IBS患者经常可以感觉到食物引起的生理性结肠收缩并产生疼痛症状。

2. 胃肠道感染与IBS　研究提示，部分IBS患者有急性胃肠道感染史，在病原体被清除、炎症消退后发生IBS症状，其发病与感染的严重性、应用抗生素的时间、感染前个体精神心理状态均有一定的相关性。

3. 精神心理因素与IBS　心理应激对胃肠运动有明显影响，应激事件常可促使IBS症状的发生或加重，且IBS患者较正常人对应激事件的反应更加敏感，应激事件发生的频率亦高于正常人。

【诊断】
一、病史

本病起病隐匿，症状反复发生或迁延不愈，病程较长，可达数年甚至数十年，但患者全身健康状况不受影响。

二、临床表现

肠易激综合征的临床表现具有一定的特点，其腹痛、腹胀或腹部不适与排便相关，同时伴有排便

习惯、粪便性状的改变，并可能存在肠道外症状，例如：疲劳、头疼、背部疼痛、肌肉痛等。

1. 全身症状　部分 IBS 患者有失眠、焦虑、疲劳、抑郁、头晕、头昏、背部疼痛等症状。

2. 局部症状

（1）腹痛：几乎所有 IBS 患者主诉中都会提及腹痛、腹部不适，以下腹和左下腹多见，可以牵涉到两胁、腰背部、会阴部，肠道排空后腹痛及腹部不适会有所缓解，但一般不会在睡眠中痛醒。

（2）腹泻：每日排便多大于 3 次，多带有黏液，但无脓血，大便性质可为稀糊状、成形或者稀水样，可有排便不尽或者排便紧迫感，排便不影响睡眠。

（3）便秘：大便粪质干结，排出艰难，呈羊屎状或腊肠状，表面可有黏液。部分患者便秘与腹泻交替发生。

（4）腹胀或腹部膨隆：有些患者会感觉到自己的胃内充满气体，甚至可以看见腹部隆起。

三、辅助检查

IBS 是功能性肠病，医生通过对患者的症状和体征推测可以诊断，但在 IBS 的诊断中，由于缺乏器质性、结构性改变的基础，且临床表现复杂多变，影响了其诊断的可操作性和客观性，在诊断过程中应特别强调对报警征象的收集和分析，有目的地选择安排辅助检查（表 17-1）。

表 17-1　IBS 常用辅助检查

代表检查	可提示（排除）情况
生化全套	肝功能异常、肾功能异常
血细胞分析、红细胞沉降率、C-反应蛋白	炎症、肠道肿瘤
甲状腺功能检测	甲状腺功能减退或亢进
大便常规	感染
大便隐血	出血
乳糖耐受实验	乳糖不耐受
X 线钡剂灌肠	溃疡、占位性病变
结肠镜	结肠炎、结肠癌
超声	胆囊结石、纤维瘤
直肠肛管测压	肛周肌肉异常

四、诊断标准

IBS 的病因和发病机制尚不十分明确，临床症状复杂，变化多端，缺乏结构性改变，临床上诊断有较大的困难，经学者们不懈的努力，曼宁（Manning）标准首先于 1978 年问世，随后分别于 1984 年制定

了克鲁伊斯（Kruis）评分系统，1988 年制定了罗马Ⅰ标准，1999 年制定了罗马Ⅱ标准。2006 年罗马工作小组重新修订了罗马Ⅱ标准，提出了罗马Ⅲ标准并得到了国际上的广泛认可。

罗马Ⅲ标准：反复发作腹痛或腹部不适，在最近 3 个月内每月至少 3 d，诊断前症状出现至少 6 个月，在最近的 3 个月内每个月症状持续时间≥3 d，且包括下列中的 2 项或 2 项以上：① 排便后症状改善。② 伴随排便频率的改变。③ 伴随粪便性状的改变。

IBS 的罗马Ⅲ亚型分类标准：

（1）便秘型 IBS（IBS-C）：排便为硬便或块状便≥25%，稀便（糊状便）或水样便<25%。

（2）腹泻型 IBS（IBS-D）：稀便（糊状便）或水样便≥25%，硬便或块状便<25%。

（3）混合型 IBS（IBS-M）：硬便或块状便>25%，稀便（糊状便）或水样便≥25%。

（4）不能定型 IBS：粪便的形状不符合上述（1）、（2）、（3）之中的任一标准。

【鉴别诊断】

由于 IBS 的诊断属于排除诊断，所以鉴别诊断尤为重要，需要相鉴别的疾病包括：其他功能性肠病、炎症性肠病、吸收不良综合征、肠道肿瘤、盆腔疾病、乳糖酶缺乏、甲状腺功能亢进症、慢性胰腺炎、缺血性肠病等。

1. 其他功能性肠病　功能性肠病除 IBS 外还包括功能性腹胀、功能性便秘、功能性腹泻以及非特异性功能性肠病。IBS 的临床表现较为复杂，不同亚型的 IBS 临床表现也大有不同，但 IBS 患者的腹痛、腹胀或者腹部不适与排便明显相关，排便后不适症状改善并伴有排便频率或者粪便性状的改变，这是与其他功能性肠病相鉴别的关键点。其他功能性肠病的罗马诊断标准如下。

（1）功能性腹胀诊断标准：诊断前症状出现至少 6 个月，且必须具备以下 2 项：① 反复出现腹胀感或可见的腹部膨胀，近 3 个月内每月至少 3 d。② 不符合功能性消化不良、肠易激综合征或其他功能性胃肠病的诊断标准。

（2）功能性便秘诊断标准：诊断前症状出现至少 6 个月，近 3 个月符合以下诊断标准：① 必须包括下列 2 项或 2 项以上：a. >25% 排便时感到费力。b. >25% 排便为干球便或硬便。c. >25% 排便有不尽感。d. >25% 排便有肛门直肠梗阻或堵

塞感。e. ＞25％排便需要手法辅助。f. 每周排便少＜3次。② 不用泻剂时很少出现稀便。③ 不符合肠易激综合征的诊断标准。

（3）功能性腹泻诊断标准：诊断前症状出现至少6个月，近3个月符合＞75％的患者排便为不伴有腹痛的稀便（糊状便）或水样便。

（4）非特异性功能性肠病诊断标准：诊断前症状出现至少6个月，近3个月符合肠道症状不能归咎于器质性疾病，也不符合上述功能性肠病（包括IBS）的诊断标准。

2. 炎症性肠病　炎症性肠病主要包括溃疡性结肠炎和克罗恩病。炎症性肠病和IBS均可见腹痛、腹部不适、腹泻和便秘，且溃疡性结肠炎患者的腹痛常在排便前出现或加重，排便后改善；需仔细观察粪便有无黏液便或黏液脓血便，溃疡性结肠炎的患者粪便常有白细胞、红细胞及大便隐血阳性，IBS虽反复发作但一般不会影响全身情况；而溃疡性结肠炎患者常常伴有不同程度的消瘦、贫血、发热、虚弱等全身症状，对疑诊溃疡性结肠炎的患者及时安排结肠镜并结合组织活检以明确诊断。部分克罗恩病患者症状较轻或病程迁延，容易误诊，临床上需要仔细了解病情，全面分析与观察，如发现腹部包块、大便隐血阳性、轻度贫血、红细胞沉降率加快等提示器质性疾病线索时可以酌情选择小肠镜、小肠气钡双重对比造影等检查以进一步确诊。

3. 吸收不良综合征　为小肠疾病，临床主要表现为腹泻，在大便中可见脂肪和未消化的食物。患者可出现体重下降、水肿和低蛋白血症、贫血、矿物质及纤维素缺乏等症状。

4. 肠道肿瘤　结直肠肿瘤可表现为血便、排便习惯和粪便形状改变、腹痛、腹部包块、发热、消瘦、贫血等，后期恶性消耗症状明显，对于年龄大于40岁，有肿瘤家族史、排便形状改变，特别是近期发病需要安排结肠镜活检以确诊。

5. 盆腔疾病　IBS患者尿频、排尿不尽和痛经等的比例比非IBS人群高，当疑诊为盆腔慢性疼痛性疾病时需考虑与IBS相鉴别以减少误诊，减少子宫切除、阑尾切除等不必要的手术。

6. 乳糖酶缺乏　主要表现为食用乳制品后有严重的腹泻，便中含有大量的泡沫和乳糖、乳酸，诊断时需要询问患者发病是否与进食含有乳糖类食物有关，可通过乳糖耐量试验及氢呼吸试验辅助诊断。

7. 甲状腺功能亢进　可出现排便异常，检查甲状腺功能可明确诊断。

8. 慢性胰腺炎　慢性胰腺炎排便可见脂肪泻，量多而酸臭，外观呈泡沫状，镜下可见脂肪滴，检查胰腺功能可确诊。

9. 缺血性肠病　临床主要表现为腹痛和便血。本病多见于50岁以上的中老年人，常伴有动脉硬化基础疾病，结肠镜可鉴别。

【辨证论治】

目前现代医学尚没有一种成形有效的IBS治疗方案，中医药对IBS治疗效果比较突出。本病的中医辨证尚未有一个统一、公认的辨证分型和方法，临床医生多根据各自经验来辨证施治。由于IBS病机复杂，而中医理论是灵活的，所以很难制定一个规范或标准，故临床上需要抓住该病的主要病机，选择治则与治法、方药，另外还要灵活辨证。综合各家所见，该病常见的中医证型有：

一、脾胃虚弱证

［症状］大便时溏时泻，迁延反复，腹胀纳呆，食后脘闷不舒，稍进油腻则大便次数增加，面色萎黄，神疲倦怠，舌质淡，苔白，脉细弱。

［辨证分析］脾胃虚弱，健运失调，升降失司，清浊不分，湿浊内蕴，则大便溏泻，纳呆，腹胀。

［治法］健脾益气，化湿止泻。

［方药］参苓白术散加减。

常用中药：人参、白术、茯苓、砂仁、陈皮、桔梗、扁豆、山药、莲子肉、薏苡仁、甘草等。

二、肝气乘脾证

［症状］泄泻肠鸣，腹痛攻蹿，伴有胸胁胀闷，嗳气食少，每因抑郁恼怒、情志紧张而加重，舌淡红，脉弦。

［辨证分析］肝气不舒，横逆犯脾，气机升降失常，故见泄泻肠鸣，肝失疏泄，气机郁滞，经脉痹阻，故见腹痛、胸胁胀闷。

［治法］抑肝扶脾。

［方药］痛泻要方加减。

常用中药：白术、白芍、陈皮、防风等。

三、肾阳虚衰证

［症状］五更泄泻，完谷不化，泻后痛解，形寒肢冷，腰膝酸软，舌淡苔白，脉沉细。

［辨证分析］命门火衰，脾失温煦，水谷不化故

见泄泻,脏腑虚寒,不能温养,出现腹痛日久不愈。

[治法]温肾健脾,固涩止泻。

[方药]四神丸加减。

常用中药:补骨脂、五味子、肉豆蔻、吴茱萸等。

四、肠燥津枯证

[症状]大便干结难解,数日一行,口燥咽干,或伴头晕、口臭、嗳气、腹胀,舌红少津苔黄燥,脉细涩。

[辨证分析]肠道津液不足,失于濡润,传导失司,故大便干燥,秘结难解,腹胀。

[治法]润燥通便。

[方药]增液汤加减。

常用中药:玄参、生地、麦冬等。

【外治法】

(一)针刺法

针刺治疗能够调理胃肠功能,且针灸治疗亦可以辨证论治,对 IBS 治疗有较好的疗效。

黄志刚等将 172 名 IBS 患者分为 4 型:肝气郁结型(53 例),脾胃虚寒型(46 例),肠道湿热型(34 例),肾阳虚衰型(39 例),分型针刺治疗。治疗方法:以任脉和足阳明胃经腧穴为主穴:中脘、天枢、关元、足三里。① 肝气郁结型:取穴太冲、肝俞、期门,治以疏肝健脾和胃。② 脾胃虚寒型:取穴脾俞、胃俞,诸穴均温针灸并隔姜灸神阙 3 壮,治以温中散寒、健脾渗湿。③ 肠道湿热型:取穴上巨虚、阴陵泉、曲池,治以清热利湿。④ 肾阳虚衰型:取穴肾俞、三阴交、大肠俞并隔姜灸命门 3 壮,治以温肾健脾。痊愈 98 例,显效 40 例,有效 28 例,无效 6 例,总有效率为 96.5%。

(二)艾灸法

储浩然等采用分型治疗的方法将治疗组的 30 例 IBS 患者分为:① 肝郁脾虚型:取穴肝俞、脾俞、胃俞、足三里、上巨虚。② 脾胃虚弱型:取穴脾俞、胃俞、中脘、天枢、足三里。③ 脾肾阳虚型:取穴脾俞、肾俞、大肠俞、太溪、足三里。腰背部的腧穴以艾盒灸,其余部分腧穴采用艾架灸,先灸腰背部,后灸其他部位。艾灸 30 min 左右,以局部皮肤潮红为度,每日 1 次,连续治疗 15 次。痊愈 14 例,显效 9 例,有效 4 例,无效 3 例,总有效率 90.00%。

(三)推拿法

吴文刚等采用推拿治疗腹泻型 IBS 的主穴:中脘、天枢、气海、关元、肝俞、脾俞、肾俞、大肠俞、长强、足三里、上巨虚、三阴交、太冲、行间、章门、期门。腹部基本手法以一指禅推法为主,辅以摩法、揉法、推法、点按法及掌振法,背部主要用按揉法为主,辅以擦法及擦法。并根据不同证型手法及重点穴位有所变化。13 例 IBS 患者中痊愈 11 例(84.6%),显效 1 例(7.7%),有效 1 例(7.7%)。13 例患者全部有效,其中显效及有效各 1 例,为因故未坚持治疗而仅观察到中途疗效者。

(四)埋线法

王希琳等将 60 例肠易激综合征患者,采用分层随机对照法分为治疗组和对照组,每组 30 例。治疗组取天枢、上巨虚和中脘、足三里交替使用,采用穿刺针埋线法。具体方法为:常规消毒局部皮肤,镊取一段长 1~2 cm 已消毒的可吸收线,放置在 9 号腰椎穿刺针的前端,后接针芯,左手拇、示指绷紧或提起进针部位皮肤,右手持针,刺入到所需深度,当出现针感后,边推针芯,边退针管,可吸收线填埋在穴位的皮肤下组织或肌层内,针孔处敷盖消毒纱布。上述两组穴位交替使用,每周 1 次,5 次为 1 个疗程,休息 1 周后继续下一疗程,3 个疗程后观察疗效。对照组给予口服匹维溴铵 50 mg(腹泻型)或西沙必利 5 mg(便秘型),每日 3 次。治疗后比较两组疗效:治疗组治愈率为 46.7%,总有效率为 90.0%;对照组的治愈率 20.0%,总有效率为 66.7%,两组治愈率及总有效率差异都有统计学意义($P<0.05$),表明治疗组疗效优于对照组。

(五)灌肠法

乔敏等选取 79 例腹泻型 IBS 患者,随机分为治疗组 39 例和对照组 40 例,治疗组选用中药灌肠,方药组成为:白术 20 g,厚朴 6 g,乌梅 12 g,石榴皮 15 g,海螵蛸 15 g,炒白芍 12 g,对照组用西药治疗。结果:治疗组腹泻有效率为 92.3%,对照组有效率为 72.5%;治疗组腹痛有效率为 87.2%,对照组腹痛有效率为 75.0%,两组有效率比较,差异均有统计学意义($P<0.05$)。

【其他疗法】

一、饮食治疗

进餐对 IBS 患者的影响存在明显的个体差异,主要与食物不耐受有关,在接受饮食治疗前应了解患者的饮食习惯并判断饮食中有无诱发症状的固定因素,尽量避免接触使之产生胃肠不适症状的食物,一般来说 IBS 患者应尽量做到规律饮食,避免过饥过饱,禁食辛辣、生冷等刺激性食物,避免大量饮酒、饮用含咖啡因的饮料,少食用富含动、植物脂肪的食物以及可导致腹胀和产气的食物,对便秘患者而言应该摄入足够的水分。

二、心理治疗

现代研究表明,心理因素在 IBS 的致病过程中起着重要的作用。许多 IBS 患者存在心理功能的异常,且 IBS 患者对 IBS 症状本身认识不足,由于过度担心疾病的严重程度,导致他们频繁就医,所以对患者进行健康教育,纠正患者对疾病的错误认识,对自己所患的疾病有一个正确、合理的认识,这样可以激励他们与医生积极配合治疗并对治疗树立信心,阻断心理因素与临床症状相关影响的恶性循环,从而缓解症状,改善生活质量。一般周期为 2~3 个月,每周 1 次。

三、药物治疗

用药原则:以腹泻症状为主要表现的 IBS 患者可选用解痉剂、止泻类药物;以便秘症状为主要表现的 IBS 患者可选用促动力、通便类药物;以腹痛、腹胀症状为主要表现的 IBS 患者可选用调节内脏感觉神经的药物;具有明显抑郁和(或)焦虑等精神障碍表现的患者可选择小剂量抗抑郁、抗焦虑药物治疗。

(一)调节肠道运动的药物

1. 胃肠平滑肌选择性钙离子通道阻滞剂

(1)匹维溴铵(pinaverium bromide):匹维溴铵是一种胃肠道高选择性 L-型钙通道拮抗剂,是一种四价铵的复合物,口服后不易通过肠壁胶质膜,很少吸收进入血液循环,而是直接进入肠壁,在局部发挥作用。其主要通过阻断钙离子流入肠壁平滑肌细胞,防止肌肉过度收缩而起到解除胃肠道平滑肌痉挛、降低肠腔内压力和促进结肠水钠吸收等作用,从而达到止痛、止泻的目的。临床上,匹维溴铵可用以改善 IBS 患者的腹痛、腹泻、便秘,每次用量为 50 mg,每日 3 次,口服,疗程以 6~8 周为宜。

(2)奥替溴铵(otilionium bromide):奥替溴铵是一种四氨基化合物,具有抗毒蕈碱和钙离子通道阻滞作用。其通过影响胃肠道平滑肌,特别是结肠环形肌细胞离子通道的电压而抑制细胞外和细胞内钙离子的流动,并通过毒蕈碱受体和速激肽 NK_2 受体,起到胃肠解痉作用。奥替溴铵主要用于 IBS 引起的远端胃肠的痉挛性疼痛、腹胀等,每次用量为 40 mg,每日 3 次,口服。

2. 离子通道调节剂　曲美布汀(timebutine maleate):曲美布汀为外周性脑啡肽类似物,作用于外周阿片肽受体,也通过非纳洛酮性途径发挥作用,对消化道的运动具有兴奋和抑制的双向调节作用,可以有效地缓解腹泻、便秘、腹痛及腹胀等临床症状,并具有使肠高敏状态正常化的作用。每次用量 100 mg,每日 3 次,口服。

3. 5-羟色胺受体激动剂

(1)西沙必利(cisapride):西沙必利是哌啶苯甲醇胺衍生物,作为 5-羟色胺$_4$受体激动剂,具有全胃肠道促动力作用。每次用量 5~10 mg,每日 3~4 次,饭前 15~30 min 口服。

(2)替加色罗(tegaserod):替加色罗是一种氨基胍吲哚类化合物,可选择性作用于 5-羟色胺$_4$受体,对胃肠动力及内脏感觉敏感性均具有调节作用,适用于伴有明显腹痛症状的便秘型 IBS 患者以改善腹痛、腹胀及腹部不适等症状。

(3)普卡必利(prucalopride):普卡必利是一种新型的选择性 5-羟色胺 4 受体激动剂,具有全消化道促动力作用,包括胃、小肠、结肠,有利于促进胃排空及加快全结肠传输的作用,但对胃及小肠的转运、内脏敏感性不产生影响,可用于慢性功能性便秘和便秘型 IBS 患者的治疗。

4. 5-羟色胺受体拮抗剂　阿洛司琼(alosetron):阿洛司琼是一种强效选择性 5-羟色胺 3 受体拮抗剂,阻断位于感受器上的兴奋性 5-羟色胺 3 受体,降低内脏感觉反射及结肠动力反应,增加空肠液体吸收,减慢结肠传输速度,从而有效地缓解腹痛症状,减少排便次数及减轻排便急迫感。

5. 多巴胺 D2 抗体拮抗剂　依托必利(itopride):依托必利具有多巴胺 D2 抗体拮抗剂及乙酰胆碱酯酶抑制剂的双重作用,具有促进结肠蠕动、推动肠内容物排空的促动力作用。

6. 阿片肽激动剂

(1)洛哌丁胺(loperamide):洛哌丁胺为人工合成的外周阿片肽受体激动剂,作用于肠壁的阿片受体,通过抑制乙酰胆碱和前列腺素的释放,减弱肠壁环肌及纵肌的收缩,延长肠内容物的滞留时间,增强肠道内水分和离子的吸收,并可增加肛门括约肌的张力,抑制大便失禁和便急。

(2)非多托嗪(fedotozine):非多托嗪是阿片类 K 受体激动剂,能特异性抑制外周内脏传入神经而降低内脏敏感性,高敏感性是 IBS 的特征性表现之一,故非多托嗪能有效地缓解 IBS 患者的腹痛症状。

（3）地芬诺酯（diphenoxylate，苯乙哌啶）：地芬诺酯对肠作用类似吗啡，可直接作用于肠道平滑肌，增加肠节段性收缩使肠内容物通过延迟，有利于肠内水分的吸收。可用于各种病因引起的慢性腹泻。

7. 胆囊收缩素受体拮抗剂　氯谷胺为胆囊收缩素（CCK）受体拮抗剂，可促进结肠运转及胃排空，缩短结肠运转时间，增加排便频率，但不影响小肠的运转，氯谷胺同时还能降低内脏高敏感性。

8. 生长抑素衍生物　奥曲肽是人工合成的 8 肽生长抑素，较天然生长抑素半衰期显著延长，但具有相似的生理作用。研究表明小剂量奥曲肽对小肠具有促动力作用。

9. 胆碱酯酶抑制剂　新斯的明（neostigmine）可逆性抑制胆碱酯酶活性，增加乙酰胆碱的作用，促进胃肠道平滑肌的收缩动力。

10. 通便剂　通便剂的类别很多，能从不同的途径改善便秘症状，临床也常用于改善 IBS-C 患者的相应症状。在 IBS-C 的治疗过程中一般选择温和的缓泻剂，缓泻剂主要分为容积性泻剂、渗透性泻剂、刺激性泻剂及润滑泻剂。

（1）容积性泻剂：此类药物主要包括纤维制剂（麦麸、卵叶车前草等）及人工和成品（聚卡波非钙、甲基纤维素等），通过加速结肠或全胃肠道传输，吸附水分，以缓解便秘及排便急迫感。

（2）渗透性泻剂：此类药主要包括乳果糖、聚乙二醇（PEG）、硫酸镁。其中乳果糖及聚乙二醇为糖类渗透性泻剂，其副作用较少、疗效可靠；硫酸镁为盐类渗透性泻剂，其导泻作用较快，为液体剂型，长期服用盐类渗透性泻剂易引起电解质紊乱，不适于 IBS-C 的长期治疗。乳果糖是一种人工合成的双糖，本药临床应用较安全，主要的副作用是腹胀、恶心、腹痛和腹泻，但通常较轻微。聚乙二醇制剂包括不添加电解质的 PEG 4000 及添加一定量的电解质的 PEG 3350，聚乙二醇较少引起腹胀和腹痛等不适症状，具有良好的耐受性。

（3）刺激性泻剂：此类药主要包括含蒽醌类泻剂（大黄、番泻叶、芦荟等）和多酚化合物（酚酞、比沙可啶等），该类药物本身或其代谢物通过刺激结肠黏膜、肌间神经丛、平滑肌而增进肠蠕动和黏液分泌，促进排便。长期运用可引起电解质紊乱，故不主张长期应用。

（二）改善中枢情感的药物

1. 抗抑郁药

（1）三环类抗抑郁药：此类药物主要包括阿米替林（amitriptyline）、多塞平（doxepin）、地昔帕明（desipramine）等，此类药物主要通过调节脑-肠轴信号以减少 IBS 患者中出现的腹部胀气和不适，但需要注意的是此类药物的副作用之一是便秘，对于 IBS-D 患者可能可以改善其腹泻症状。

（2）新型的选择性 5-羟色胺再摄取抑制剂（SSRIs）：此类药物主要包括氟西汀（fluoxetine），帕罗西汀（paroxetine），西酞普兰（citalopram）等，其药物的不良反应较三环类药物少。

2. 抗焦虑药　对伴有严重焦虑精神症状的 IBS 患者可辅以地西泮等抗焦虑药联合治疗。

【预防调护】

1. 预防　对于 IBS 的预防应该保持良好的心态，心胸宽广、性格开朗，尽量避免一切能引起本病的负性心理因素，调整饮食，多食高纤维食物，避免进食能引起不适症状的食物及产气食品，定量饮食，避免过饥过饱。

2. 调护　学习相关的健康知识，对自己所患的疾病有一个正确、合理的认识，平时做到少食多餐，腹泻患者应进食少渣、低脂肪、高蛋白及易消化的食物，便秘患者应多食含纤维素食物，及一些具有润肠通便作用的食物，避免过食辛辣生冷的食品。积极参加各种文体活动，锻炼身体，增强体质，树立对抗疾病的信心。

【现代研究进展】

1. 蒸汽疗法　利用中药煎煮熏蒸背俞穴，配合指针大肠俞、天枢、足三里穴，刺激背俞穴以调整脏腑功能，扶正祛邪，药力与热力并用，使药物经过蒸汽渗透至皮下，借蒸汽的热量向人体深部组织传导，全身毛细血管扩张，血流加快，增进血液循环和新陈代谢，调节高级神经中枢，增强机体抵抗力，恢复机体障碍的功能，指针以壮脾胃，疏理全身气机。

2. 高压氧治疗　高压氧是通过调节大脑皮质层的兴奋-抑制功能，恢复自主神经功能的平衡而达到治疗作用。配合高压氧治疗：压力 115 MPa，每日 1 次，每次 1 h，10 次为 1 个疗程，在传统治疗基础上加用高压氧治疗 IBS 明显提高疗效。

3. 脊柱治疗　有研究考虑 IBS 的病因可能为胸腰椎不稳，后椎体与椎体间位置发生改变，并提出腰背痛与 IBS 的发病有相关性,采用侧卧旋扳法、指压法等脊柱手法治疗后症状缓解或消失。

【文献摘录】

(一) 柳越冬治疗肠易激综合征肝郁脾虚证的临床经验

柳越冬认为 IBS 临床以肝郁脾虚证最为多见。肝郁脾虚证病位在肠腑,但与肝、脾功能失调密切相关,肝气疏泄失常,致使脾胃运化失健,大肠传导失司是发病主因。本证以胸胁胀满、腹痛肠鸣、纳呆便溏为审证依据。提出中西医结合的综合治疗方案:依据中医"不治已病治未病"及"腑病以通为用"的学术观点,在目前广泛应用的西药匹维溴铵基础上加用创新中药制剂通腑宁颗粒(组方参见第十六章第一节"文献摘录"),配合情志治疗并执行规范操作。匹维溴铵,每次 1 片(含匹维溴铵 50 mg),每日 3 次,在进餐时用水吞服。通腑宁颗粒,每次 2 袋(含生药 20 g),每日 3 次,在进餐时用水吞服。情志治疗每次 20~40 min,10 d 1 次。1 个月为 1 个疗程。疗效满意。

(二) 王垂杰治疗腹泻型肠易激综合征临床经验

王垂杰认为初病多以肝脾不和为主,久病、年老体弱多以脾胃虚弱、脾肾阳虚为主。气滞脾虚日久则可引起湿、食、痰、瘀等病理因素。继则寒热错杂,虚实夹杂等发生,或病变累及他脏,导致脾肾阳虚,致使疾病缠绵难愈。

病案:郑某,男,18 岁,2007 年 10 月 16 日初诊。患者腹泻反复发作 3 年,每于精神紧张时腹泻发作。大便稀,日行 3~4 次,肠鸣,腹痛无规律,无嗳气。体格检查:腹软,无压痛,肝脾肋下未及。胃、肠镜等检查均无异常。西医诊断:肠易激综合征。中医辨证为肝气乘脾,肠腑失调。治以疏肝理气,健脾化湿。方用痛泻要方加味。药用:柴胡 15 g,白芍 20 g,砂仁 10 g,白豆蔻 15 g,白术 15 g,防风 15 g,陈皮 15 g,山药 30 g,苍术 15 g,黄连 5 g,五味子 10 g,肉豆蔻 15 g,甘草 10 g。服药 6 剂后腹泻明显减轻,后用上方加减调理 2 周,诸症悉除。

参考文献

[1] 潘国宗,鲁素彩,柯美云,等.北京地区肠易激综合征的流行病学研究:一个整群、分层、随机的调查[J].中华流行病学杂志,2000,21(1):26-29.

[2] 熊理守,陈昱湖,陈惠新,等.广东省社区人群肠易激综合征的流行病学研究[J].中华医学杂志,2004,84(4):278-281.

[3] Drossman DA. Rome Ⅲ: The functional gastrointertinal disorders[M]. 3rd ed. Mclean: Degnon Associates Inc. 2006.

[4] Guilera M, Balboa A, Mearin F. Bowel habit subtypes and temporal patterns in irritable bowel syndrome: systematic review[J]. Am J Gastroenterol, 2005, 100: 1174-1184.

[5] 黄志刚,尤斌,雷震.针灸辨证治疗肠易激综合征 172 例[J].上海针灸杂志,2006,25(7):21-22.

[6] 储浩然,黄学勇,李学军,等.艾灸治疗腹泻型肠易激综合征临床研究[J].安徽中医学院学报,2011,30(6):33-36.

[7] 吴文刚,李刚.推拿治疗腹泻型肠易激综合征疗效观察[J].中国中医药信息杂志,2001,8(12):74-75.

[8] 王希琳,黄海燕,蒋林剑.埋线疗法治疗肠易激综合征的临床观察[J].上海针灸杂志,2007,26(8):17-18.

[9] 柳越冬,陶弘武.优化治疗方案治疗 IBS 肝郁脾虚证的临床研究[J].中华中医药学刊,2010,28(3):544-547.

[10] 寺崎真,王垂杰.王垂杰治疗腹泻型肠易激综合征临床经验[J].世界中西医结合杂志.2008,3(4):193-194.

第十八章
便　秘

便秘是对一组排便障碍症状的描述,而非一个疾病的名称。临床上便秘的表现一般有以下三种:粪便过硬、便次减少、排便困难。这三种症状在每个患者身上的表现程度各异,并且可以同时存在。通常认为,正常的排便习惯应该是:频率在每日3次至3d1次之间,排出顺利,无痛苦,不需要使用泻剂,便质为条形软便。因此,每周排便少于3次被认为是排便次数减少;排便困难或排便费力为患者的主观症状,主要以排便对患者的生活影响为判断依据。

近年来,随着对便秘研究和认识的不断深入,人们逐渐意识到粪便干结、便意便次减少和粪便排便困难费力是两组不同的证候群,两者可以同时存在,但两者的病因、发病病机、临床表现、治疗及转归各不相同,因此,目前已有不少学者将便秘分为传输缓慢性便秘和排便障碍性便秘。亦可根据发生病变的部位,将便秘分为三类,一是由于胃肠道传输功能障碍,肠道内容物通过缓慢,称为慢传输型便秘(slow transit constipation,STC),包括全胃肠道传输功能障碍和结肠传输功能障碍,临床上尤以结肠传输功能障碍所致的便秘多见。常见的病因是痉挛性结肠、结肠迟缓无力、乙状结肠冗长、先天性巨结肠、继发性巨结肠、结肠易激综合征等;二是由于肛管和直肠的功能异常导致的便秘,临床上称为出口梗阻型便秘(outlet obstructed constipation,OOC),包括直肠内脱垂、直肠前突、盆底疝、耻骨直肠肌综合征、会阴下降综合征、孤立性直肠溃疡综合征、内括约肌痉挛综合征7种,临床上以前5种较常见;三是结肠慢传输型合并出口梗阻型便秘,也称混合型便秘。若根据发病因素,可将便秘分为继发性便秘(药源性、外伤性、医源性和先天性等)和原发性便秘(特发性便秘)。

【病因病机】
一、中医

1. 阴阳失调,气滞血亏　内热伏于胃肠,食物残渣变为燥粪,内寒凝滞肠间,则传导迟缓,使宿食留滞便结不出。气滞则胃肠壅塞,粪便停蓄,形成气秘;血亏则津液枯乏,失濡润滑利粪便作用,形成排便秘涩。

2. 脏腑不和,运化失常　肺实气壅,气机瘀滞或肺虚气陷,升降失调,致清阳不能升,浊阴不能降,最易影响大肠传导功能,形成上窍塞而下窍闭。肾阴不足,则津液亏乏而便燥,肾阳不足,则传导无力而便涩,脾虚运化无力,脾燥津液过耗,都可引起便秘。火过亢、肝血亏损,亦可引起便秘。

3. 情志失调,饮食失节　情志不舒,或喜怒无常,悲伤忧思,引起便秘。

4. 痔、肛裂等肛管直肠疾患　排便时有剧痛、流血、脱肛患者常恐惧排便,致粪便在直肠内停蓄过久,形成干结成块的直肠型便秘。

5. 久服泻剂,伤气耗津　服用泻剂成瘾,不服泻剂则不能自行排便。泻剂最易伤人中气,损耗津液,使中气伤而肠道蠕动减弱,津液耗而失濡润滑利,致越泻越秘,成为泻剂依赖性便秘。

二、西医

现代研究关于便秘的病因很多,归纳起来可分为:先天性结直肠疾病;后天性结直肠疾病及结直肠外疾病三大类,总结见表18-1。

表18-1　便秘的病因

种　类	病因
肠外	膳食纤维素和饮水不足,忽视便意
结构性	结直肠:肿瘤,狭窄,缺血,肠扭转,憩室病;肛门直肠:炎症,脱垂,直肠膨出,肛裂,狭窄
全身性	低血钾症,高钙血症,甲状旁腺功能亢进症,甲状腺功能减退症,甲状腺功能亢进症,糖尿病,全垂体功能减退症,艾迪生病,嗜铬细胞瘤,卟啉病,尿毒症,淀粉样变,硬皮病,多肌炎
神经性	中枢神经系统:帕金森病,多发性硬化症,创伤,缺血,肿瘤;骶神经:创伤,肿瘤,自主神经病变,先天性巨结肠病

种 类	病因
药物	止痛剂：鸦片制剂,非甾类消炎药;抗胆碱能药;阿托品;抗抑郁药;抗精神病药,帕金森病治疗药物;抗惊厥药;抗组胺药;抗高血压药;钙通道拮抗剂,可乐定,肼屈嗪,神经节阻滞剂,单胺氧化酶抑制剂,甲基多巴;化疗法药物;长春新碱;利尿剂;金属离子:铝(制酸剂、硫糖铝),硫酸钡,铋,钙,铁,重金属(砷,铅,汞);树脂:考来烯胺,聚苯乙烯
病理生理学不确定	肠易激综合征,慢通过性便秘,盆底功能障碍

（一）先天性结直肠疾病

1. 先天性巨结肠　是一种较为常见的消化道畸形。其发病率在 $1/5\,000 \sim 1/2\,000$。男性多于女性,比例为 4∶1。早在 1691 年,Frederich Ruysch 通过对一位 5 岁女孩尸体解剖,发现了"巨大的结肠扩张"这一现象,成为世界上首次描述该疾病的人。1886 年,丹麦哥本哈根的 Hirschsprung 医生完整地描述了这种结肠扩张、伴有严重便秘并且最终导致死亡的病症。因此,人们把先天性巨结肠症亦称为 Hirschsprung 病。约有 4% 的患者有家族性发生倾向。

先天性巨结肠的病因是肠壁肌间神经丛印黏膜下神经丛内的神经节细胞缺如。目前认为这是一种发育停顿。对胚胎早期消化管内神经丛发育过程的研究表明,胚胎第 5 周时,食管壁内最外层肌间神经丛的神经母细胞开始出现,第 6 周时在胃贲门部,第 7 周时在小肠,第 8 周时在结肠远端,第 12 周时移行至直肠。神经嵴的神经母细胞移行到消化道壁内,形成肌间神经丛的神经节细胞,肌间的神经母细胞再移行到黏膜下层,形成黏膜下神经丛的神经节细胞。在妊娠早期,母体因为病毒感染、代谢紊乱、中毒等因素影响,或胚胎消化道远端血运障碍,都可能导致肌间和黏膜下神经丛发育停顿。停顿越早,无神经节细胞肠段越长。直肠和乙状结肠是最后被神经母细胞进驻的,所以是最常见的病变部位。

肌间神经节细胞缺如,使肠段失去间歇性收缩和松弛的正常蠕动;同时,还丧失了对副交感神经的调节,使直肠环肌不断受到副交感神经兴奋的影响而至痉挛状态。此外,无神经细胞的直肠段还存在排便反射功能不全,即使有少量粪便到达直肠,由于肠壁内脏感觉和运动神经系统的缺陷,也不能产生正常的排便反射,因而不能正常排便,造成严重便秘。

2. 先天性结肠冗长　常见于横结肠及乙状结肠冗长。横结肠因肝、脾曲固定,以中段或左侧过长而呈下垂状。过长的横结肠及乙状结肠能潴留大量粪便而发生便秘。一般不引起症状。X 线钡灌肠检查有时不易与先天性巨结肠鉴别。可依据典型病史及肛管直肠测压加以鉴别。

3. 左半结肠狭窄综合征　以左半结肠口径细小、无蠕动、呈收缩状态为特征。近端肠管常因梗阻而扩张。该病常发生在患糖尿病母亲所生子女,多为早产儿。X 线钡灌肠检查显示乙状结肠、降结肠细小,近端横结肠扩张,交界清楚。多数患儿可自愈。对盲肠、升结肠过度扩张者,可行造口术,以防穿孔。

4. 先天性肠旋转不良　是由于中肠发育旋转不完全或异常引起的肠道功能障碍。病变累及较低位肠段时,可出现腹胀、排便困难。钡溜肠常发现回盲部位置变化,对诊断有重要价值。

（二）后天性结直肠疾病

1. 特发性巨结肠　发病原因尚不清楚。可能与长期习惯性便秘、心理因素、饮食因素、乙状结肠水分吸收过度、肛门内括约肌过度痉挛有关。国外报道以精神因素为主。本病肠壁肌间神经丛和黏膜下神经丛内的神经节细胞均存在。X 线钡灌肠检查时,本病易与先天性巨结肠超短型混淆,故有人称之为"假性巨结肠"。其临床特点为:多在 2 岁以后发病,症状是间歇性便秘,并逐渐加重。检查见直肠壶腹内存有大量粪便,腹胀不明显,对发育、营养影响不大。X 线钡灌肠显示肛门以上开始有直肠异常扩张,肛管直肠测压可见直肠肛管抑制反射存在。

2. 结肠无力　结肠无力是导致慢传输型便秘的直接原因,常见于 $20 \sim 30$ 岁女性。表现为排便次数减少,少于 3 次/周,同时伴有大便干结、排便费力、腹痛、腹胀等症状。其确切病因尚不清楚。目前认为可能与下列因素有关。

（1）肠壁神经解剖结构异常:与先天性巨结肠不同,该病患者结肠壁肌间神经丛及黏膜下神经丛的神经节细胞均存在。然而,有人通过对结肠无力致慢传输型便秘而行结肠切除术的结肠标本进行研究发现,结肠壁中神经无数量减少,而施万细胞数量增加。这种结构的异常是否为导致结肠运动功能障碍的主要原因,有待进一步研究。

(2)胃肠道神经激素的改变:胃肠道神经激素亦称胃肠调节肽(regulatory peptide of the gut),是神经组织及内分泌组织产生和释放,并起着循环激素、局部调节和神经递质作用的活性肽类物质,胃肠调节肽参与胃肠运动的控制,在各种生理刺激下释放,以内分泌、旁分泌的方式影响消化道运动,也可作为神经递质通过肠神经系统起作用。消化道运动功能往往有多个激素参与调节,是彼此综合作用的结果,胃肠激素调节作用往往与神经密不可分。同时,胃肠激素之间也相互调节,因此单独研究生理条件下某个激素调节作用是很困难的。胃肠调节肽种类繁多,其分泌细胞既在消化道广泛分布,也分布于大脑中枢,其作用途径有内分泌、旁分泌、神经递质、神经分泌、自体分泌等,内容复杂,许多问题有待进一步研究。

(3)全身性疾病的局部表现:甲状腺功能低下、水电解质紊乱、尿毒症等均可影响传输功能,而导致便秘。对这部分患者不能因为便秘而忽视全身性疾病的诊断及治疗。

3. 盆底出口梗阻　盆底是封闭骨盆下口的肌性软组织结构,妊娠、生产、心理、精神等多种原因可导致的后盆底排便出口的不顺畅,此类便秘称出口梗阻性便秘。常见的盆底出口梗阻表现有以下几种。

(1)直肠内脱垂(internal rectal prolapsed,IRP):是指直肠黏膜层或全层套叠入远端直肠腔或肛管内而未脱出肛门的一种功能性疾病。直肠内脱垂又称不完全直肠脱垂、隐性直肠脱垂、直肠内套叠等。虽然国内外文献对于该疾病有不同的名称,但所表达的意义相同。

直肠脱垂的发病机制主要有滑动疝学说、肠套叠学说、盆腔组织和肛管松弛学说。早在1912年Moschowitz描述了直肠脱垂患者的直肠子宫陷凹特别低而且深,此病理变化在直肠脱垂发病机制中有重要的意义。并提出直肠脱垂就是一种滑动疝,而直肠子宫陷凹是疝囊。当腹内压增高时,盆腔最低处的直肠前壁受压,将直肠前壁推入直肠腔内,并逐渐出现直肠脱入肛管,因而脱出的是直肠全层而不仅仅是黏膜,腹膜反折和小肠亦可一并脱出。

虽然有学者认为直肠内脱垂不同于直肠脱垂,但是,多数学者研究表明,两者有相似的排粪造影表现、类似的剖腹手术所见、相同的肛门括约肌功

能变化,以及均伴有孤立性直肠溃疡和会阴下降综合征等。因此,目前人们认为直肠内脱垂是直肠外脱垂的前期,即直肠内脱垂的长期持续存在,可以发展成为直肠外脱垂。当病变发展到全层脱垂时,直肠失去了正常弯曲度,失去了与骶骨和骨盆的附着,并伴有肛门括约肌的分离、变弱的改变。

(2)直肠前突(rectocele,RC):实际是直肠前壁和阴道后壁的疝,亦有人称之为直肠前膨出,就是指直肠前壁和阴道后壁突入阴道弯隆,它是由于直肠前壁、直肠阴道隔和阴道后壁薄弱造成的。直肠阴道隔缺陷和减弱是发生直肠前突的病因。肛提肌中耻骨直肠肌的收缩是后盆腔脏器支持的主要力量,耻骨直肠肌收缩时,作用于阴道后壁的压力由阴道前壁与之抗衡。在这种情况下,前后盆腔的压力处于平衡状态,没有或很小的压力作用于阴道后壁中部,当肛提肌及会阴体松弛或损伤时,阴道管开放,直肠前突形成。直肠前突的患者绝大多数为女性,经产妇多见。男性的直肠前壁有前列腺支持,由于支持力量较强,很少发生直肠前突。只有当前列腺切除后,偶可形成轻度或中度的直肠前突。

(3)盆底疝:盆底疝(pelvic floor hernia)是指腹腔脏器疝入异常加深的直肠子宫或膀胱陷凹内,或者疝入盆底异常间隙或正常扩大的间隙内。疝内容物多为小肠、乙状结肠、大网膜,另外偶见膀胱、输卵管、梅克尔憩室等。盆底疝包括盆底腹膜疝、闭孔疝、坐骨疝、会阴疝等。与便秘密相关的主要是腹膜脂肪疝。盆底腹膜疝(peritoneocele)是指直肠子宫陷凹向下延伸并低于阴道的上1/3,当阴道与直肠之间出现肠管时即可诊断。

(4)盆底肌失弛缓:盆底肌失弛缓综合征(achalasia syndrome of pelvic floor,ASPF)可分为两类,一是以表现为以肛提肌、肛门外括约肌及耻骨直肠肌为主的随意肌群的失弛缓;二是表现为以肛管内括约肌为主的盆底非随意肌群的失弛缓。两者在疾病发生和表现上有一定差别。对ASPF的目前文献命名较多,如:盆底痉挛综合征、痉挛性盆底综合征、耻骨直肠肌综合征、耻骨直肠肌肥厚症、肛门痉挛、肛门失弛缓综合征等。

(三)非结直肠疾病

临床上较为常见的致便秘肠道外疾病有以下几种。

1. 糖尿病　糖尿病患者常伴有胃肠运动功能

失调,而便秘是最常见的胃肠道症状。糖尿病患者中便秘发病达20%。其病理生理基础可能与平滑肌收缩方式改变有关。正常情况下结肠平滑肌呈周期性慢波节律,伴有连续的平滑肌细胞膜去极化而产生动作电位,其频率决定了结肠平滑肌的收缩频率。糖尿病患者周期性慢波节律及平滑肌纤维对动作电位的反应性均发生改变,从而影响了结肠的收缩功能,导致便秘。

2. 甲状腺功能低下 便秘及腹胀是甲状腺功能减退症患者常见症状。研究表明,甲状腺功能减退症时食管、胃、胆囊、小肠、结肠、输尿管等脏器运动功能明显减弱。其确切机制尚不清楚。有人观察甲状腺功能减退症及甲状腺功能亢进症患者小肠运输时间,结果甲状腺功能减退症者小肠运输时间明显延长,甲状腺功能亢进症患者明显缩短,治疗后恢复正常。认为甲状腺功能减退症患者肠道运动功能低下是便秘的主要原因。建议把甲状腺功能检查作为便秘的常规检查之一。

3. 妊娠 据报道妊娠妇女便秘发病率高达38%,妊娠期便秘与孕妇体内内分泌改变有关。

4. 药物性原因 许多药物可引起便秘,虽然它们导致便秘的机制各不相同,但绝大多数是通过减缓胃肠道运动而实现的。临床医生在使用这些药物时,要充分考虑到它们的不良反应。长期使用泻剂可导致及加重便秘。有人对长期服用泻剂患者的结肠活检标本行神经免疫组织化学研究,发现黏膜下神经纤维中的分泌颗粒及神经微管数量减少,认为长期使用泻剂可损害结肠神经组织,引起便秘。部分患者在结肠镜下可见黏膜黑色素沉着,该征象是长期使用泻剂的佐证。

5. 神经、肌肉系统疾病 正常的排便功能有赖于神经系统的完整性。有研究显示,切断交感神经对结直肠及肛管运动功能无明显影响,而副交感神经支配对肠道运动功能有重要作用。远侧结肠及直肠的副交感神经支配来自骶2~骶4神经分支,该神经易在生产及盆腔手术时受损伤,而造成便秘。第1腰椎以上脊椎横断伤患者,其结肠运动对进食无反应,而给予新斯的明肠蠕动可增加,说明结肠平滑肌是一种功能性障碍。此时的结直肠顺应性下降。而马尾神经损伤时顺应性则显著增加。脑脊膜前膨出也是便秘的原因之一。

多发性硬化症患者便秘发生率达43%。其原因是多方面的,与神经系统病变、腹肌无力、全身活动减少等因素有关。肠道运输试验见时间延长,肌电检查可见异常电活动。有些患者可见自发的直肠收缩及盆底功能障碍。肠道肌源性病变,表现为肠道平滑肌肌纤维萎缩或为胶原所代替,导致肠道运动功能障碍,产生便秘。有些自身免疫性疾病,如硬皮病、皮肌炎等,可引起全身其他部位脏器损害,肠道病变只是其中一部分,应予注意。

【诊断】

一、西医诊断标准

根据功能性胃肠病(functional gastrointestinal disorders,FGIDSC)专家委员2006年发布的罗马Ⅲ的标准便秘的定义:① 排便困难,硬便,排便频率减少或排便不尽感。② 每周完全排便<3次,每日排便量<35g。③ 全胃肠或结肠通过时间延长。胃肠道转动状况推荐用国际通用的布里斯托尔(Bristol)粪便分型来判断,符合便秘标准者多Bristol Ⅰ或Ⅱ型。

确立便秘后结合详细病史,综合健康状况、心理状态、饮食结构等,并应确定是否存在器质性病变导致的便秘,特别对年龄>40岁以上便秘者和报警症状者如贫血、便血、大便隐血阳性、消瘦、腹块明显、腹痛、有肿瘤家族史等,应进行内镜和必要的实验室检查。常规大便隐血试验和肛门指诊是简易可行的排除肛管直肠器质性病变的第1手资料。

排除器质性疾病导致的便秘后,可根据罗马Ⅲ标准判定为功能性便秘诊断前症状出现至少6个月,近3个月症状有下列特点。

(1)必须符合以下两点或两点以上:① 至少25%的排便感到费力。② 至少25%的排便为块状便或硬便。③ 至少25%的排便有不尽感。④ 至少25%的排便有肛门直肠梗阻感/阻塞感。⑤ 至少25%的排便需要以手法帮助(如以手指帮助排便、盆底支行)。⑥ 每周排便<3次。

(2)不使用轻泻药时几乎无松软便。

(3)没有足够的证据诊断IBS。当患者符合以下标准可诊断为功能性便秘障碍:① 患者必须符合功能性便秘的诊断标准。② 在重复尝试排便期间必须有下列至少2种表现:a.依据球囊排出试验或影像学检查,有排便困难的依据。b.依据测压、影像学或肌电图检查发现盆底肌(肛门括约肌或耻骨直肠肌)不协调收缩或肛门括约肌静息压<20%松弛。c.依据测压或影像学检查发现排便推动力不够。便秘型IBS应具有的特征:腹痛或腹部不适

在过去的 3 个月中至少每月 3 次(病程至少 6 个月),同时符合以下 3 项:排便后症状改善;腹部不适或腹痛发生伴有排便次数减少;腹部不适或腹痛发生伴有粪便性状改变,>25%块状或质地坚硬的粪便,<25%糊状或水样便。

二、1989 年中医对便秘的诊断标准

1. **主症** 大便干燥或秘结不通,常 2～3 d 排便 1 次;或虽大便间隔时间如常但排便艰涩,粪质坚硬;亦有少数患者屡有便意,大便亦不干燥,但排出不尽。

2. **次症** 患者可有头昏、头胀、纳差、多梦、少寐、腹胀,甚至腹痛,长期便秘者可诱发肛裂、痔等病。腹部触诊可扪及左下腹条索状包块。

3. **相关情况** 本病多见于老年人、久病之后、产妇及身体虚弱者,与季节及性别无明显关系。

凡具备第 1 项主症,参考第 1、第 2 项即可诊断为便秘。

【鉴别诊断】

1. **结肠癌** 当癌肿增大到足以阻塞肠腔时方出现不同程度的便秘,但患者仍以脓血黏液便为主要表现,纤维结肠镜及直视下取活组织病理检查是本病确诊的依据。

2. **直肠癌** 便秘,常伴直肠刺激症状如里急后重、排便不尽感,或腹泻与便秘交替出现。直肠指诊及乙状结肠镜检查均为有效的检查方法,活组织病理检查是本病确诊的依据。

3. **先天性巨结肠** 先天性巨结肠(或先天性成年型巨结肠)为消化道常见的畸形性疾病。可见于新生儿、婴幼儿、儿童及成年人等各年龄组,本病突出的症状是便秘。钡剂灌肠可呈现本病特有 X 线征:扩张的肠段、肠段下端呈漏斗状以及直肠持续性狭窄等。此外,腹部触诊、直肠指诊及直肠活体组织检查也是本病的有效检查及诊断方法。

4. **结肠慢传输型便秘** 即肠道传输能力减弱引起的便秘。以年轻女性多见,常伴有腹部膨胀和不适感。结肠传输时间测定时可发现全结肠传输慢或乙状结肠、直肠传输延迟。

5. **直肠黏膜脱垂** 因直肠黏膜松弛、脱垂,排便时形成套叠,堵塞肛管上,引起排便越困难,用力越大,梗阻感越重。排便造影可见到直肠侧位片上用力排便时的漏斗状影像。直肠指诊可发现直肠下端黏膜松弛或肠腔内黏膜堆积。肛门镜检查:黏膜松弛向下移动。

6. **以便秘为主的肠易激综合征(C - IBS)** 肠易激综合征是临床上最常见的一种肠道功能性疾病,是一种有特殊病理生理基础的、独立性的肠功能紊乱性疾病。其特征是肠道壁无器质性病变,但整个肠道对刺激的生理性反应有过度或反常现象。表现为腹痛、腹泻或便秘,或腹泻与便秘交替。肠易激综合征中的便秘型是与腹痛或腹胀有关的慢性便秘,具有排便次数少,排便困难,排便、排气后腹痛或腹胀减轻等特点。

【并发症】

1. **粪嵌顿** 也称粪栓塞,为多量坚硬粪块留滞嵌塞在直肠壶腹,不能排出。嵌顿的粪块在细菌的分解作用下,会产生液性便糊,由粪块周围不时排出,形成假性腹泻,中医称之为“热结旁流”。粪嵌顿可增加老年人或心脑血管疾病患者排便时猝死的风险,应及时确诊并解除之。

2. **粪石症** 粪便中的异物在消化道内留滞过久,钙化而形成的球状坚硬粪块,称为粪石。常见于长期便秘、巨结肠、乙状结肠狭窄及结肠肿瘤患者。粪石中心多为果实种子之类。

3. **宿便性溃疡** 粪便长期滞留肠腔,压迫肠黏膜,可引起结肠、直肠溃疡,普通人群少见,可见于长期营养不良、老年人、肿瘤恶病质及长期卧床者。

4. **肛门疾病** 痔、瘘、裂及肛窦炎等肛门疾患,与便秘互为因果,多有伴发。

【辨证论治】
一、肠胃积热证

[症状]大便干结,腹胀腹痛,面红身热,口干口臭,心烦不安,小便短赤,舌红苔黄燥,脉滑数。

[辨证分析]胃为水谷之海,肠为传导之官,若肠为积热,耗伤津液,则大便干结;热伏于内,脾胃之热熏蒸于上,故见口干口臭,面赤身热;热积肠胃,腑气不通,故腹胀腹痛;热移膀胱,则小便短赤;苔黄燥为热已伤津化燥,脉滑数为里实之征。

[治法]泻热导滞,润肠通便。

[方药]麻子仁丸。

常用中药:大黄、枳实、厚朴、火麻仁、杏仁、白蜜、芍药等。若津液已伤,可增液汤以养阴生津;若兼郁怒伤肝、易怒目赤者,可加丹栀逍遥散或服更衣丸以清泻肝火;若燥热不甚,或药后通而不爽者,可用青麟丸以通腑缓下,以免再秘。临时通便可用番泻叶 3～5 g 开水泡饮。

二、气机郁滞证

[症状]大便不甚干结,欲便不出,或便而不畅,会阴坠胀,肠鸣腹胀,胸胁满闷,嗳气频作,饮食减少,舌黯苔薄腻,脉弦。

[辨证分析]情志失和,肝脾之气郁结,导致传导失常,故大便秘结,欲便不得;腑气不通,则气不下行而上逆,故嗳气频作,胸胁痞满,糟粕内停;气机郁滞,则腹中胀气;肠胃气阻则脾气不运,故纳食减少;苔薄腻,脉弦为肝脾不和、内有湿滞之象。

[治法]顺气导滞。

[方药]六磨汤。

常用中药:木香、乌药、沉香、大黄、槟榔、枳实等。可加厚朴、香附、柴胡、莱菔子、炙枇杷叶以加强理气。若气郁化火,可加黄芩、栀子、龙胆草清肝泻火;若气逆呕吐者,可加半夏、旋覆花、代赭石;若七情郁结、忧郁寡言者,加白芍、柴胡、合欢皮疏肝解郁;若跌仆损伤,腹部术后,便秘不通,属气滞血瘀者,可加桃仁、红花、赤芍之类活血化瘀。

三、阴寒积滞证

[症状]大便艰涩,腹痛拘急,胀满拒按,胁下偏痛,手足不温,呃逆呕吐,舌苔白腻,脉弦紧。

[辨证分析]恣食生冷,或过服寒凉,致阴寒内盛,凝滞胃肠,传导失常,糟粕不行,故大便艰涩;寒邪入侵,阳气不运,气血被阻,故腹痛拘急,胀满拒按。脾胃虚寒,而至手足不温;寒凝气结,胃失和降,故呃逆呕吐;舌苔白腻,脉弦紧均为寒凝积滞之象。

[治法]温里散寒,通便导滞。

[方药]大黄附子汤。

常用中药:附子、大黄、细辛等。可加枳实、厚朴、木香助泻下之力,加干姜、小茴香以增散寒之功。

四、气虚证

[症状]粪质并不干硬,也有便意,但临厕排便困难,需努挣方出,便后乏力。体质虚弱,面白神疲,汗出短气,肢倦懒言,舌淡苔白,脉弱。

[治法]补气润肠,健脾升阳。

[辨证分析]气虚为肺脾功能受损,肺与大肠相表里,肺气虚则大肠传送无力,虽有便意,临厕须竭力努挣,而大便并不坚硬;肺卫不固,腠理疏松,故挣则汗出短气;脾虚则健运无权,化源不足,故面色青白,神疲气怯;舌淡苔薄,脉虚,便后疲乏,均属气

虚之象。

[方药]黄芪汤。

常用中药:黄芪、火麻仁、白蜜、陈皮等。若气虚较甚,可加人参、白术,甚者可选用红参;若气虚下陷脱肛者,则用补中益气汤;若肺气不足者,可加用生脉散;若日久肾气不足,可用大补元煎。

五、血虚证

[症状]大便干结,排出困难,面色无华,皮肤、毛发枯槁,心悸气短,精神衰退,不耐思考,反应迟钝,健忘失眠,口唇色淡,脉细。

[辨证分析]血虚津少,不能下润大肠,故大便秘结;血虚不能上荣,故面色无华,唇甲色淡;心失所养则心悸;血虚不能滋荣于脑,故精神衰退,不耐思考;舌淡,脉细涩为阴血不足之象。

[治法]养血润肠。

[方药]润肠丸。

常用中药:当归、生地、火麻仁、桃仁、枳壳等。可加玄参、何首乌、枸杞子养血润肠。若兼气虚,可加白术、党参、黄芪益气生血。若血虚已复,大便仍干燥者,可用五仁丸润滑肠道。

六、阴虚证

[症状]大便干结,如羊屎状,形体消瘦,头晕耳鸣,心烦失眠,潮热盗汗,腰酸膝软,舌红少苔,脉细数。

[辨证分析]素体阴虚,津亏血少,或年高体弱,或过食辛香燥热,损耗阴血,可致阴亏血少,血虚则大肠不荣,阴亏则大肠干涩,肠道失润,便下困难;肾阴不足,髓减骨弱,骨骼失养,故腰膝酸痛;脑海失充而头晕耳鸣;水火失济,心火偏亢,心神不宁,故失眠多梦;形体消瘦源于肾阴亏虚;潮热盗汗、五心烦热皆为虚热内生;舌红少津、脉细数均为阴虚之证。

[治法]滋阴润肠通便。

[方药]增液汤。

常用中药:玄参、麦冬、生地等。可加芍药、玉竹、石斛以助养阴之力,加火麻仁、柏子仁、瓜蒌仁以增润肠之效。若胃阴不足,口干口渴者,可用益胃汤;若肾阴不足,腰酸膝软者,可用六味地黄丸。

七、阳虚证

[症状]大便排出困难,小便清长,面色㿠白,四肢不温,腹中冷痛,得热痛减,腰膝冷痛,舌淡苔白,脉沉迟。

[治法] 温阳润肠。

[辨证分析] 阳气虚衰,寒自内生,肠道传送无力,故大便艰涩,排出困难;阴寒内盛,气机阻滞,故腹中冷痛,喜热怕冷;阳虚温煦无权,故四肢不温,腰膝酸冷,小便清长;面色㿠白,舌淡,苔白,脉沉迟,均为阳虚内寒之象。

[方药] 济川煎。

常用中药:肉苁蓉、牛膝、当归、升麻、泽泻、枳壳等。可加肉桂以增温阳之力。若老人虚冷便秘,可用半硫丸;若脾阳不足,中焦虚寒,可用理中汤加当归、芍药;若肾阳不足,尚可选用金匮肾气丸或右归丸。

总之,便秘的辨证当以寒热虚实为要点,慎攻下,图缓效。

【手术疗法】

(一) 结肠次全切除术

[适应证] 慢传输型便秘。

[理论依据] 减少粪便在结肠中的传输时间。

[特点] 保留了回盲瓣,既利于手术操作,又利于术后功能恢复。可视情况选择回-乙吻合(ISA)、盲-乙吻合(CSA)和盲-直吻合(CRA)。

(二) 全结肠切除术(TAC)+回-直吻合(IRA)

[适应证] 慢传输型便秘。

[理论依据] 同结肠次全切除术。

[特点] 经典术式,但可能引发严重腹泻、小肠梗阻和便秘复发,故应严格选择病例。

(三) 全结肠切除加回肠贮袋-肛管吻合术

[适应证] 慢传输型便秘伴直肠无力。

[理论依据] 同结肠次全切除术。

[特点] 对于回-直吻合术后便秘复发或巨直肠病例也有效。

(四) 左半结肠或乙状结肠切除术

[适应证] 左半结肠传输缓慢,乙状结肠冗长。

[理论依据] 同结肠次全切除术。

[特点] 简便易行,效果好。

(五) 直肠前突黏膜下柱状注射术

[适应证] 中位轻度直肠前突。

[理论依据] 中位直肠前壁薄弱区或卵圆形袋状向阴道突出,且不高于耻骨联合平面者,为轻度突出。以硬化剂柱状注入前突的直肠黏膜下层,产生硬化粘连,以解除袋状前突。

[特点] 简便易行,损伤小,近期效果好。

(六) 直肠前突黏膜排列组合结扎术

[适应证] 中位中度直肠前突。

[理论依据] 中位直肠前壁薄弱区或卵圆形袋状向阴道突出,高于耻骨联合平面者,为中度突出。通过肛门将松弛的直肠前壁行黏膜纵向分组结扎,坏死脱落后产生柱状瘢痕,起到支撑直肠前壁的作用。

[特点] 操作相对简便,去除病灶,效果好。

(七) 直肠前突经肛门连续缝合术(闭合式前突术)

[适应证] 各类直肠前突。

[理论依据] 将松弛的直肠前壁黏膜及肌层纵向折叠、连续缝合,以支撑直肠前壁。

[特点] 操作相对简便,适应证广。

(八) 直肠前突经肛门切除绕钳缝合术

[适应证] 同直肠前突经肛门连续缝合术。

[理论依据] 同直肠前突经肛门连续缝合术。

[特点] 巩固疗效,出血少。

(九) 直肠前突经肛门切除缝合术

[适应证] 同直肠前突经肛门连续缝合术。

[理论依据] 同直肠前突经肛门连续缝合术。

[特点] 加强式手术,巩固疗效。

(十) 直肠前突经会阴闭锁术

[适应证] 重度中位直肠前突。

[理论依据] 分离直肠阴道隔,将前突的直肠作荷包式缝合闭锁。

[特点] 疗效可靠,不损伤直肠、阴道黏膜。

(十一) 直肠前突经会阴切开缝合术

[适应证] 重度中位直肠前突伴阴道后壁松弛。

[理论依据] 切开阴道后壁,折叠缝合前突肠壁。

[特点] 疗效可靠,不损伤直肠黏膜。

(十二) 部分耻骨直肠肌后方切除术

[适应证] 耻骨直肠肌综合征。

[理论依据] 切除部分耻骨直肠肌以缓解紧缩的肛门直肠环。

[特点] 疗效可靠,不发生肛门失禁。

(十三) 直肠内脱垂排列组合套扎术

[适应证] 直肠内脱垂。

[理论依据] 以多个胶圈套扎直肠壶腹黏膜,使其产生瘢痕固定效果,缓解直肠内套叠。

[特点] 简便易行,疗效可靠。

以上各种方法均可以酌情综合运用,以帮助患者建立适合自己的正常排便规律。

【其他疗法】

便秘的治疗应针对病因,帮助患者改善不良生活习惯,中止泻剂及灌肠依赖,帮助患者建立和恢复正常的排便节律为目的。

(一)原发病的治疗

应针对原发病积极治疗,肠道肿瘤应外科根治或姑息性治疗,泻剂依赖性便秘应停用或改用其他药物,精神病、内分泌疾患应进行专科治疗,肛裂患者可局部麻醉扩肛或手术治疗等。

(二)一般治疗

1. 纠正不良饮食习惯 主食充足,多吃粗纤维食物,足量饮水,但不宜过度饮茶或含咖啡的饮料,以防利尿过多。粗纤维能软化大便,增加粪量,刺激肠蠕动,加快结肠运转。功能性便秘患者可以定时服用少量小麦麸皮纤维,但肠道器质性狭窄者不宜。

2. 纠正不良排便习惯 忽视便意者中女性较多,可能是因为早晨忙于家务、急于上班而来不及排便,也有因职业环境如营业员、接待人员等不便离开岗位。经常强忍不排会诱发便意淡漠,影响正常排便反射。如厕时阅读书报更是一种常见不良排便习惯,不利于排便反射的连续进行。另蹲位排便因肛管直肠角增大,更有利于排便,但年老体弱者宜量力而行,并在坑位附近设置扶手。

3. 养成良好的生活习惯 生活起居要有规律,保证充足睡眠,积极参加体育运动,保持乐观的精神状态,有助于改善消化道功能。

(三)药物治疗

1. 刺激性泻剂 通过刺激结肠黏膜、肌间神经丛、平滑肌,增加肠道蠕动和黏液分泌而产生作用,常见药物有大黄、番泻叶、酚酞、蓖麻油等。

大黄、番泻叶含蒽醌,由结肠细菌水解成活性成分后发生作用,作用于结肠及远端回肠。大黄口服6~8 h后排出软化的大便;番泻叶服后8~10 h引发泻下,量大时会引起刺激性腹痛和盆腔充血,故月经期、妊娠期禁用。长期服用蒽醌类药物可引起结肠黑变病,黑色素沉积于结肠黏膜,常于用药4~13个月发生,停药3~6个月消失,一般不会引起远期病变。刺激性泻剂可引起严重肠绞痛,长期应用可致水电解质紊乱及酸碱平衡失调。另其中含有鞣酸等蓄积性收敛成分,久服会导致便干。

酚酞在肠内与碱性肠液形成可溶性钠盐,以刺激结肠,服药后4~8 h排出软便,导泻作用温和。酚酞部分由胆汁排泄,因肝肠循环的作用,一次给药可以维持3~4 d。

蓖麻油口服后在小肠水解,释放蓖麻油酸钠,刺激小肠主动分泌,减少糖吸收,促进肠蠕动,一般于服药3~5 h排出稀便。

2. 机械性泻剂 通过增加粪便容量或改变粪便成分以增加结肠的推进运动。

(1)盐类泻剂:硫酸镁、硫酸钠口服后不易吸收,肠腔内渗透压上升,吸附水分,使肠内容物体积增大,肠道扩张而刺激肠蠕动。此类药物见效较快,口服0.5~3 h,直肠给药5~15 min即可发挥作用。一般用于急性便秘,粪便嵌顿时可以灌肠使用,不能长期使用。使用时须大量饮水,若给药过量可致剧烈腹泻而脱水。

(2)膨胀性泻剂:也称充肠剂,以植物纤维素为代表。吸收水分后,在肠内形成柔软的凝胶,改善粪便性状,利于粪便排出,并能刺激肠蠕动。服用后1 d至数日有起效,无全身作用,可以长期服用,在低纤维膳食、妊娠期、撤换刺激性泻剂时应用尤宜。谷物麸皮、魔芋淀粉、琼脂、车前子、食用纤维素均属此类,服用时应多饮水。有肠腔狭窄者须慎用,防止肠堵塞。

(3)软化剂:为表面活性剂,使粪便中的脂肪易于与水相混,改善粪便性状,并增加肠道分泌。代表药物有辛丁酯酸钠、辛丁酯酸钙,口服后本身不吸收,但可增加其他物质的吸收,只能短期使用1~2周,故不适于慢性便秘。

(4)润肠剂:在肠道中不吸收,包绕粪块,使粪便容易排出,并能阻碍结肠对水分的吸收,有润滑肠腔、软化大便的功效。代表药物为石蜡油,口服后6~8 h起效。缺点是容易从肛门渗漏,引发肛周瘙痒,另外长期使用会妨碍脂溶性维生素的吸收,所以只能短期使用,也不宜与表面活性剂通用,以免增加矿物油的吸收。

(5)高渗性泻剂:因高渗性作用,增加肠腔内压,刺激肠蠕动。甘油直接注入直肠,高渗透压刺激直肠壁,诱发排便反射,并因油性物质能润滑肠道,所以几分钟就会排便。乳果糖制剂口服后,除了高渗透压作用,经结肠细菌代谢为低分子酸,降低结肠pH,能增加肠蠕动。

3. 非泻剂类 对于盆底出口因素的排便障碍,其粪条可能并不干燥,服用泻剂后大便溏薄,反而更觉排便不爽,甚至越使劲越紧张越排不出。此时不妨试一下参苓白术散、香连化滞丸等,使大便成形一点儿,反而容易排出。

（四）物理及手法治疗

（1）子宫后倾位,可行体位调节,以胸膝位行深呼吸运动,每日 2 次,每次 30 min。

（2）盆底肌功能及盆底下降综合征,可行收肛运动。

（3）盆底痉挛综合征,可行气囊诱导法。将一个直径 8 cm 的气囊纳入直肠壶腹,充气至有便感或将气囊排出为止。每日 3 次,隔日 1 行,持续 1 周。此法还可运用于耻骨直肠肌综合征、子宫后倾位、内括约肌失弛缓症等。

（4）耻骨直肠肌痉挛,可在骶部麻醉或局部麻醉下行四指扩肛术。

参考文献

［1］王强,王元和.肛肠外科学理论与实践［M］.人民军医出版社,1998.

（朱焜、徐伟祥）

第十九章
结直肠肿瘤

第一节　息肉及息肉样疾病

息肉(polyp)一词为形态学名词,泛指一切空腔脏器向腔内突出和隆起的病变。大肠息肉则泛指大肠黏膜隆起性病变,常根据病变数量分为单发息肉与多发息肉,超过 100 枚则称为息肉病;根据息肉形态可分为广基型、亚蒂型与有蒂型;根据病理可分为新生物性、炎症性、错构瘤性、化生性及癌性息肉等。1982 年,全国结直肠癌协作组病理专业会议提出了统一的结直肠息肉分类方法(表 19-1)。

表 19-1　结直肠息肉分类表

	单　发	多　发
新生物性（肿瘤性）	管状腺瘤	家族性(或非家族性)结肠腺瘤病
	绒毛状腺瘤	加德纳综合征
	管状绒毛状腺瘤	特科特综合征
错构瘤性	幼年性息肉	幼年性息肉病
	波伊茨-耶格息肉	波伊茨-耶格综合征
炎症性	炎性息肉	假息肉病
	血吸虫性息肉	多发性血吸虫性息肉
	良性淋巴样息肉	良性淋巴样息肉病
化生性	化生性(增生性)息肉	化生性(增生性)息肉病
其他	黏膜肥大性赘生物	

中医学并无大肠息肉的病症记载,但"息肉"一词最早出现于《内经》中,《灵枢·水胀》曰:"寒气客于肠外,与卫气相搏,气不得荣,因有所系,癖而内著,恶气乃起,瘜肉乃生。"关于大肠息肉的分型描述可见于《疮疡经验全书》,其中根据息肉的形态和多少,常称为"樱桃痔"或"珊瑚痔",这里的"痔"是突起的意思。综上所述,中医学对大肠息肉的认识颇为历史悠久。

【病因病机】
一、中医

中医关于该症的病因病机并无统一定论,但多认为息肉的发生与饮食不节、劳倦内伤、情志失调及先天禀赋不足有关。湿热下注,肠道气机不利,寒湿、湿浊、痰浊及由此引起的瘀着、瘀血是中医学病因。

二、西医

西医认为,大肠息肉与息肉样疾病主要与饮食因素、遗传因素与炎症刺激有关。

1. 饮食因素　研究显示,大肠息肉与高脂、高蛋白、低纤维素饮食有显著关系。

2. 遗传因素　家族性息肉病常表现为家族遗传性,研究发现,该症为显性遗传病,50％的患者后代可患有该病。

3. 感染因素　大肠长期慢性炎症可促进黏膜炎症性息肉的发生,或称之为炎症性肉芽肿。

4. 机械刺激与粪便刺激　干硬粪便或其中异物及其他因素可造成肠黏膜损伤,长期刺激肠黏膜上皮,可导致黏膜上皮细胞增生过度活跃,可形成大肠息肉发生。

【诊断】
一、临床表现

1. 症状　大肠息肉的症状根据息肉生长的大小、数量、病变的部位、多发息肉所累积的范围可产生不同的症状。有时无任何临床症状,常在结肠镜、钡灌肠造影时被发现。

(1)便血:常为首发症状,直肠或乙状结肠息肉出血常表现为大便带鲜血、量不多、可混有黏液,不与粪便混合,偶有大出血;降结肠或近端乙状结肠息肉出血时可为暗红色血,不与粪便混合;右半结肠息肉出血常为隐血,肉眼不能发现,可因长期慢性出血而导致贫血。息肉导致的大出血较为少见。

（2）腹痛：可发生于腺瘤体积较大伴发肠套叠时，常为突发性腹部绞痛。一般小的腺瘤无腹痛症状。当腺瘤位于直肠时可产生便后肛门内坠胀、疼痛。

（3）大便习惯改变：当直肠息肉较大或结肠息肉多发时可出现腹泻、便秘、排便不尽等症状。

（4）便后肿物脱出肛门：当直肠息肉较大且靠近肛门时或带有较长蒂时，可出现便后肿物脱出肛门，可自行还纳或经手助还纳。当息肉脱出发生嵌顿时可出现坏死、感染、出血。

2. 体征

（1）指针可触及直肠息肉，管状腺瘤常有较长蒂，质实而光滑；绒毛状腺瘤常呈广基或扁平，质地柔软。

（2）当结肠腺瘤伴发肠套叠时可触及腹部包块，并可因局部炎症表现出腹膜炎体征。

二、辅助检查

（1）大便隐血检查：大便隐血检查可作为该病的筛查，连续 3 次大便隐血检查可提高诊断准确率。

（2）钡灌肠造影：当腺瘤体积较小时，该检查具有较高的漏诊率；直径为 2 cm 以上的腺瘤可通过该检查发现，或者为多发、密集分布于局部肠黏膜时可通过该检查发现。

（3）内镜检查：包括直肠镜、乙状结肠镜和结肠镜检查。一般行全结肠镜检查可避免漏诊多发腺瘤与其他疾病，并可通过肠镜取病理明确诊断。

（4）病理检查：大肠息肉的病理检查可在肠镜下取或组织做病理检查，或行息肉切除后再做病理学诊断。

【鉴别诊断】

（1）本病应与其他便血性疾病鉴别：其他类型息肉、溃疡性结肠炎、血管瘤、肠憩室、内痔、肠道恶性肿瘤等。主要通过内镜与病理检查加以鉴别。

（2）以肠道刺激症状为主者应与肠易激综合征、痢疾、肠炎等鉴别。

（3）息肉脱出肛门者应与内痔脱出、肛乳头瘤脱出、直肠外脱垂、肛管癌等鉴别。

【辨证论治】

一、大肠湿热证

[症状] 大便不爽，小腹胀痛，便内有鲜血或黏液，气味臭秽；舌红苔黄，脉滑数。

[辨证分析] 过食肥甘厚味易致湿热内生，湿邪郁久化热，湿热侵袭大肠，壅阻气机，故便而不爽，腹胀痛；湿热熏灼肠道，脉络受损，故便下鲜血，气味臭秽；经络阻滞，瘀血浊气凝聚壅结不散，息肉乃生。

[治法] 清热利湿，解毒散结。

[方药] 萆薢渗湿汤加减。

常用中药：萆薢、薏苡仁、黄柏、茯苓、牡丹皮、泽泻、滑石、通草等。

二、脾胃虚弱证

[症状] 腹痛绵绵，大便稀薄，常伴有泡沫和黏液，息肉脱出不易还纳，面色萎黄，纳差，消瘦，舌淡，苔薄白，脉弱。

[辨证分析] 病程较长，先天禀赋不足或思虑过度，脾胃虚寒，中阳不振，脏腑失于温养，脉络凝滞，故腹痛绵绵，脾气不行，水湿不化，津液聚而成痰，痰气郁结于大肠，则化生息肉。

[治法] 补益脾胃。

[方药] 参苓白术散加减。

常用中药：莲子肉、薏苡仁、砂仁、桔梗、白扁豆、茯苓、人参、甘草、白术、山药等。

【外治法】

中医外治法对大肠息肉出血常可起到涩肠止血、清热解毒的功效。以 6％明矾溶液 50 ml 保留灌肠，每日 1 次，或以乌梅 12 g、五倍子 6 g、五味子 6 g、牡蛎 30 g、夏枯草 30 g、海浮石 12 g、紫草 15 g、贯众 15 g，浓煎为 150～200 ml，每次 50 ml，保留灌肠，每日 1 次。

【手术疗法】

大肠息肉的治疗原则是发现息肉后即行摘除。随着内镜下治疗技术的不断发展，结肠镜下行大肠息肉摘除已成为大肠息肉手术治疗的主要手段，可根据息肉的形态、大小、数量及蒂的有无等，分别采用不同的方法进行治疗。对于在内镜下难以达到治疗目的的大肠息肉仍需行经肛门、开腹或腹腔镜手术治疗。

（一）经结肠镜行息肉切除术

[适应证] 无蒂小息肉，直径<4 cm 有蒂息肉，直径<2 cm 广基息肉。

[禁忌证] ① 严重高血压、冠心病及其他器官衰竭。② 严重的腹痛、腹胀、恶心、呕吐等症状或肠

梗阻。③ 处于活动性肠道出血时期。④ 凝血功能障碍者。⑤ 息肉恶变并已发生局部浸润。⑥ 息肉集簇存在，累积范围较广。⑦ 妊娠患者。

［术前准备］① 术前常规检查：心电图、血常规与血型、凝血全套（血小板计数、出血时间、凝血酶原时间）、肝功能与乙肝表面抗原等。② 术前肠道准备：常规以聚乙二醇电解质散行肠道准备，便秘患者应提前服用缓泻剂，术前禁用甘露醇导泻或行肠道准备。③ 术前应先行结肠镜检查，了解大肠情况。

［手术操作］

（1）高频电凝圈套切除法：① 镜达回盲部后退镜至息肉部，冲洗息肉周围，清除粪渣及黏液。② 调整镜身与体位，使术野清晰，息肉完整成像，将圈套器对准息肉头部，并使之套入至息肉蒂部，轻轻收紧勒住。③ 使息肉头部离开肠壁，电凝数次，使全套器周围黏膜呈灰白色或冒烟，再行电切，同时收紧全套器至息肉脱落。④ 观察局部是否出血，必要时给予电凝止血，以抓持钳或肠镜吸引孔将息肉取出。

（2）热活检钳钳除法：主要用于单发小息肉，直径<0.5 cm，操作简易且安全可靠，还可以将钳除组织送病理。将凝固电流调至2～3档，钳住息肉头部并轻轻提起，使息肉基底部形成一细长假蒂，因细长假蒂局部电阻较大，通电时产生高温使组织离断而达到息肉切除。

（3）内镜下黏膜剥离切除法（endoscopic mucosal resection，EMR）：主要适用于扁平隆起性病变和广基无蒂息肉经内镜下切除，操作时先采取息肉基底部注射少量生理盐水使病变与其固有层分离，造成一假蒂，然后圈套电切。

（4）分块、分期摘除法：如果息肉较大，无法一次性切除，可以采用分块电切的方法将息肉逐步切除；如果息肉数量较多，若无法一次全部切除，则要求患者定期进行分次电切治疗。

［术后处理］

（1）创面较大或切除息肉较多时，给予止血药，并嘱患者卧床休息，严密观察是否出血。

（2）术后给予少渣饮食2～3 d，避免腹泻与便秘的发生。

（3）术后半年至1年后复查肠镜，如无异常可延长复查时间。如切除息肉恶变，必要时追加手术处理，半年内1～2个月复查肠镜，半年至1年，3个月复查肠镜，如无异常可延长复查时间。

［注意事项］

（1）圈套器应套在蒂中部或在离根部3～5 mm处紧缩圈套器，避免圈套器套入蒂根部黏膜下组织，导致穿孔。

（2）圈套及钳除时应准确，避免将邻近正常组织一并钳除或套入圈套器，导致误将正常组织切除，使创面过大引起出血。

（3）小儿大肠息肉内镜切除必须在全身麻醉下进行，术前要做耐心的解释工作。其次，进镜深度以观察左半结肠为主，因为儿童息肉绝大部分位于直肠和乙状结肠。幼年型息肉由于蒂部缺乏黏膜肌层的支持，故对细蒂息肉圈套时一定要缓慢紧缩套圈，动作轻柔，否则易导致息肉蒂部撕裂出血。

（二）经肛门行息肉切除术

［适应证］距肛门缘10 cm以内，有蒂或亚蒂息肉。

［禁忌证］① 严重的心脑血管疾病不能耐受手术。② 息肉疑有恶变。③ 直肠肛门狭窄影响手术。

［术前准备］① 术前应完成肠镜检查，了解大肠全面情况。② 息肉较小且距肛门较近或可脱出肛门者可在清洁灌肠后行手术。若息肉较大且距肛门缘较远，应行全肠道准备，准备方法同肠镜肠道准备。

［麻醉方式］息肉可脱出肛门者可不麻醉或采取局部麻醉扩肛，息肉不可脱出肛门者可采用骶管麻醉、蛛网膜下腔阻滞麻醉或持续硬膜外阻滞麻醉。

［手术操作］取俯卧位、膀胱截石位或侧卧位，消毒后先行扩肛，肛门镜及指诊检查确认息肉的位置、大小、形态等情况，以扩肛器扩肛以暴露息肉或以组织钳将息肉牵拉至肛门外，以止血钳钳夹息肉蒂部，以7号丝线结扎蒂部，远端以4号丝线行贯穿缝扎，最后切除息肉，检查残端是否有出血。如息肉不能脱出肛门或息肉为广基，可以缝线牵引，息肉切除可采取边切边除，边缝合肠壁，完全切除后再以2-0可吸收线连续或间断缝合黏膜下组织及肌层。如息肉位置较高可经骶尾入路切开直肠后壁，直视下行息肉切除，术中应注意无菌操作，积极修复直肠壁，必要时防止引流条，避免血肿形成与引流不畅导致的感染。

［术后处理］① 切除息肉标本应完整送病理。

② 术后常规给予抗生素 3～5 d。③ 术后补液，禁食 2～3 d，3 d 后给予全流质，软化粪便处理。④ 排便后 1 周内给予局部换药，消炎栓剂纳肛，每日 1～2 次。

［注意事项］① 切除息肉基底部时不宜过深造成穿透肠壁，如发生此情况应确切缝合肠壁。② 经骶尾入路行息肉切除术对术者手术技巧、解剖熟悉程度要求较高，术中应充分止血，避免损伤骶尾神经与括约肌。

（三）经腹直肠切开息肉切除术

［适应证］息肉位于腹膜反折以上肠段，有蒂巨大或直径 3 cm 以内广基息肉，难以经内镜或经肛内镜纤维外科手术切除。

［禁忌证］① 严重的心、肝、肾疾病患者及糖尿病、高血压患者。② 凝血功能障碍患者。③ 其他系统、器官疾患不能耐受手术者。

［术前准备］同结肠手术术前准备。

［麻醉方式］全身麻醉或持续硬膜外阻滞麻醉。

［手术操作］① 经左下腹正中旁或腹直肌切口进腹。② 根据肠镜检查提供的息肉定位或通过触诊确定息肉位置。③ 切开息肉部肠壁，直视下行息肉切除，切除方法同经肛门息肉切除方法。④ 息肉切除后横行缝合肠壁，冲洗盆腔，逐层关腹。

［术后处理］同结肠手术。

［注意事项］术前应完成息肉的准确定位，术中注意避免肠内容物污染盆腔导致术后形成盆腔感染、脓肿形成。

（四）经腹直肠前切术

［适应证］息肉位于腹膜反折以上肠管，广基或集中多发，不能经内镜或局部切除。

［禁忌证］① 严重的心、肝、肾疾患者及糖尿病、高血压患者。② 凝血功能障碍患者。③ 其他系统、器官疾患不能耐受手术者。

［术前准备］同结肠手术术前准备。

［麻醉方式］硬膜外阻滞麻醉或全身麻醉。

［手术操作］① 经左下腹正中旁或腹直肌切口进腹。② 根据息肉大小、分布确定切除肠管范围。③ 切开直肠两侧腹膜，在靠近肠管处切断肠系膜，经骶前游离直肠，钳夹、切断肠管。④ 吻合肠管。⑤ 冲洗盆腔，关闭肠系膜裂孔，骶前放置引流管，逐层关腹。

［术后处理］同直肠癌前切除术。

［注意事项］低位直肠切除后因远端直肠位置

较低，手工吻合困难时可行吻合器吻合；切除标本应送术中冰冻病理检查，如有恶变应行根治性手术。

（五）全结肠切除、回肠直肠吻合术

［适应证］① 结肠多发息肉，家族性息肉病患者。② 结肠多发息肉，伴直肠息肉可经内镜切除者。

［禁忌证］① 严重的心、肝、肾疾患者及糖尿病、高血压患者。② 凝血功能障碍患者。③ 其他系统、器官疾患不能耐受手术者。

［术前准备］① 纠正贫血、低蛋白血症、水电解质紊乱，必要时术前给予静脉营养以改善全身状态。② 术前应完成纤维结肠镜检查，了解病变范围与肠道情况。③ 术前行肠道准备，谨防肠梗阻与肠穿孔的发生。④ 术前留置胃肠减压管、导尿管。⑤ 术前备血。

［麻醉方式］全身麻醉或持续硬膜外阻滞麻醉。

［手术操作］① 经左侧正中旁切口，上至剑突与脐连线间，下至耻骨联合上缘。② 腹腔内探查，游离结肠，自横结肠起，锐性剥离大网膜并保留，向右游离肝曲，沿升结肠、盲肠外侧切开侧腹膜，下至盲肠与回肠末端，向左游离脾曲，沿降结肠、乙状结肠外侧切开外侧腹膜，下至直乙交界处。③ 于距回盲部 3～4 cm 切断回肠末端，依次处理回肠、盲肠、升结肠、横结肠、降结肠、乙状结肠系膜，骶骨岬水平切断直肠。④ 尽可能处理直肠内息肉，并行回直肠端端吻合。⑤ 关闭系膜裂孔，必要时放置引流管，逐层关腹。

［术后处理］① 术后应进行生命体征监测，维持水、电解质平衡，给予营养支持。② 静脉给予广谱抗生素 3～5 d。③ 胃肠减压至肛门排气，术后 1 周可给予全流质。④ 当排便次数较多不能耐受时应给予止泻剂。

［注意事项］① 该术式切除肠管范围较大，术中应避免副损伤，应尽量保留大网膜，关腹前将其阻隔于切口与肠管之间，避免肠粘连的发生。② 该术式术后短期内造成便次增多，最多可超过 20 次/d，给患者的生活造成较大影响，因此术前应做好与患者的交流。③ 该术式可在腹腔镜技术操作下完成，可有效减少手术副损伤，加快术后恢复。

（六）全结肠及直肠切除、回肠腹壁造口术

［适应证］家族性息肉病，直肠息肉数量达 20 枚以上，或成片、如地毯状分布，直肠息肉癌变

患者。

[禁忌证] ① 严重的心、肝、肾疾病患者及糖尿病、高血压患者。② 凝血功能障碍患者。③ 其他系统、器官疾患不能耐受手术者。④ 术前全身情况较差未纠正者。

[术前准备] 同全结肠切除、回肠直肠吻合术前准备。

[麻醉方式] 全身麻醉或持续硬膜外阻滞麻醉。

[手术操作] ① 切口、结肠、直肠游离同全结肠切除术。② 会阴部操作同会阴直肠切除术。③ 回肠腹壁造口。

[术后处理] ① 术后禁食，2～3 d 后可进流质，1 周后进半流质。② 行造口护理，观察造口肠管有无缺血、坏死发生。③ 静脉应用抗生素 5～7 d，同时给予水、电解质补充。④ 肠蠕动恢复后可应用肠蠕动抑制剂。

[注意事项] 术前应充分告知患者造口术的必要性，让患者有足够的心理准备。术后应强调造口护理的重要性，并取得患者及家属的积极配合。

【其他疗法】

介绍本病其他的治疗方法。

1. 红外凝固法　常用红外治疗仪，对息肉行红外线照射，使局部组织凝固结痂，最终脱落而达到治疗目的。

2. 低温冷冻法　采用液氮转化为气体时需吸收大量热量原理，将 −183℃ 液氮涂至息肉表面，导致局部组织凝固坏死，达到治疗目的。

3. 注射疗法　适用于直肠下段无蒂息肉，常以 6%～8% 明矾液或 5% 鱼肝油酸钠注射至息肉基底部黏膜层内，局部无菌性炎症导致息肉萎缩坏死。

【预防调护】

（1）定期行肠镜检查，一旦发现息肉及早接受治疗。

（2）积极治疗肠道炎症性疾病。

（3）改善饮食习惯，多摄入膳食纤维，避免辛辣、油腻饮食，保持大便通畅。

（4）适当体育锻炼，增强体质。

【现代研究进展】

（一）内镜下黏膜切除术

内镜下黏膜切除术（endoscopic mucosal resection，EMR）是指在内镜下联合应用内镜黏膜注射术与高频电凝切除术切除黏膜病灶的一种新技术。大肠 EMR 适用于大肠侧向发育型肿瘤（laterally spreading tumor，LST）、直肠类癌（直径<1.5 cm）、良性黏膜肌层和黏膜下层间叶源性肿瘤等。操作：内镜下黏膜下层注射少量液体，形成水垫使黏膜下层以上病灶的组织抬高，起隔离和压迫肠壁深层组织的作用。近年来 EMR 技术不断地改进和创新，透明帽法、套扎器法、分片切除法等内镜下手术方式不断应用于临床，并取得了良好的评价。对于无法一次性切除的直径超过 3 cm 的平坦型病变，可采取分片切除的方法（piecemeal EMR，PEMR）。位置特殊及某些部位难以直接套切的较小病灶可辅以透明帽吸引（EMR-cap，EMRC）以及橡皮圈或尼龙绳套扎后切除（EMR-ligation，EMRL）。

（二）内镜下黏膜剥离术

内镜下黏膜剥离术（endoscopic submucosal dissection，ESD），是指在内镜下以高频电刀将病灶所累积的黏膜直接剥离后整块切除。随着内镜治疗器械的不断更新与发展，这一新技术不断也随之取得更多创新，使原有不能在内镜下完成完整切除的消化道病变实现在内镜下一次性完整切除。EMR 对于息肉与早期癌（直径≤1 cm），常能根治性切除，但对于较大病灶（直径>2 cm）常需多次切除，切除后的标本破碎，无法提供详细、准确的病理组织学评估，因此可能造成病灶残遗、复发率升高等不良后果。ESD 在大肠病变的治疗中尤其适用于病灶直径>20 mm 侧向发育性肿瘤，其整块切除率高，为进一步组织病理学评估提供更加完整的标本。

【文献摘录】

（一）大肠息肉的内镜下表现与病理分析

回顾性分析 2005 年 1 月～2011 年 1 月因腹泻、腹痛、腹部不适等症状于北京朝阳医院内镜中心接受电子结肠镜检查的 4 800 例患者，其中发现大肠息肉者 590 例。对此 590 例大肠息肉患者的内镜资料和病理检查结果进行分析。结果：肠镜检查大肠息肉的检出率为 12.3%（590/4 800），其中单发息肉 430 例（8.96%），多发息肉 160 例（3.33%），共 1 128 枚息肉。患者年龄 8～90 岁，平均（48.6 ± 10.3）岁，其中 > 50 岁者 375 例（63.6%）。1 128 枚息肉中有 730 枚（64.7%）发生于直肠和乙状结肠；大肠息肉直径>2 cm 有 88 枚，其中有 51 枚发生了癌变，癌变率为 58%。病理检查：1 128 枚息肉中 716 枚为腺瘤性息肉，占63.5%，其中有 95 枚为癌变息肉，息肉癌变率为8.4%（95/1 128）。结论：肠镜检查患者中大肠息肉的检出率为 12.3%；50 岁以上为大肠息肉的好发年龄，好发部位是直肠和乙状结肠；大肠息肉>2.0 cm 者癌变率高；大肠息肉病理多表现为腺瘤性息肉，息肉体积大、绒毛成分含量高及不典型增生重者容易癌变。对年龄超过 50 岁者建议做肠镜检查，病理诊断为腺瘤性息肉者应给予肠镜下切除治疗。

（二）内镜下息肉切除术后出血的防治

大肠息肉是指大肠黏膜的各种局限性、隆起性病变，从病理上可分为腺瘤性息肉、增生性息肉、幼年性息肉和炎症性息肉等，其中腺瘤性息肉和大肠癌关系最为密切，存在着"腺瘤-腺癌"的演变规律，因此，切除腺瘤性息肉可大大降低大肠癌的发生率，但非腺瘤性息肉也存在演变为腺瘤性息肉的风险，因此一旦发现直径>5 mm 的大肠息肉，应给予切除并行病理检查。近年来，随着内镜应用的普及、内镜操作技术的不断改进和新技术的不断开发，使内镜下治疗成为大肠息肉的首选治疗方法，具有安全、有效、方便、创伤小的优点，但同时也存在一些并发症，其中最常见的是出血，其发生率为0.3%～0.6%。息肉切除术后出血的处理相对比较困难，因此采取必要的预防措施和减少危险因素是很必要的，国内对内镜下息肉切除术后出血的相关因素并未有统一的认识，亦未有规范的预防及治疗方法。

参考文献

[1] Tamura S, Nakajo K, Yokoyama Y, et al. Evaluation of endoscopic mucosal resection for laterally spreading rectal tumors[J]. Endoscopy, 2004, 36(4): 306-312.

[2] Soetikno R, Kaltenbach T, Yeh R, et al. Endoscopic mucosal resection for early cancers of the upper gastrointestinal tract[J]. JClin Oncol, 2005, 23(20): 4490-4498.

[3] Takekosi T, Baba Y, Ota H, et al. Endoscopic resection of early gastric carcinoma results of a retrospective analysis of 308 cases[J]. Endoscopy, 1994, 26(4): 352-358.

[4] 姚礼庆,周平红.内镜黏膜下剥离术治疗结直肠病变[J].中华胃肠外科杂志,2007,10(4):316-317.

[5] 翟爱军,陈洪,刘正新.大肠息肉的内镜下表现与病理分析[J].北京医学.2012,34(7):592-593.

[6] 毛华,金少琴,宋卫生.内镜下大肠息肉切除术后出血的防治[J].中国内镜杂志.2012,18(10):1058-1062.

（曾宪东、张勇）

第二节 结直肠恶性肿瘤

结直肠恶性肿瘤（carcinoma of colon and rectum）在中医属于"脏毒""肠覃""癥瘕""锁肛痔""便血"等病症范畴，是常见的恶性肿瘤。据 2001 年中国卫生事业发展情况统计公告，我国结直肠恶性肿瘤发病率位于恶性肿瘤第 3 位，死亡率为10.25/10 万，位于恶性肿瘤致死原因第 5 位。我国结直肠癌与西方相比有三个特点：① 直肠癌比结肠癌发病率高，为 1.5～2:1。② 低位直肠癌在直肠癌中所占比例高，约占 70%，大多直肠癌可在直肠指诊时被触及。③ 青年人（<30 岁）比例较高，约占 15%。但近几十年来，随着人们生活水平提高与饮食结构的改变，结肠癌的发病率升高较快，直肠癌发病率渐趋稳定。

中医学在治疗结直肠恶性肿瘤方面有独特优势，可在一定程度上弥补西方医学的不足，例如中药在降低患者化疗不良反应、提高化疗疗效、改善生活质量方面有显著疗效，因此中西医结合治疗大肠癌是当前的热点。

【病因病机】
一、中医

中医对结直肠恶性肿瘤病因的认识可归纳为：饮食不节，嗜食肥甘，伤及脾胃，脾胃运化失司，湿热邪毒蕴结肠道；或为情志不畅，肝气郁结，乘脾犯胃，致运化失司，湿浊内生，留滞肠道，气滞血瘀，湿毒瘀滞凝结，日久而成本病。正气不足为病之本，而湿邪、热毒、瘀滞为病之标，两者互为因果，脾虚湿毒瘀阻为大肠癌的最主要发病机制。

二、西医
（一）病因

结直肠的发病原因尚不清楚，可能与下列因素有关。

1. **饮食与致癌物质** 研究表明,结直肠恶性肿瘤的发生与动物蛋白质与动物脂肪的摄入量呈正相关。高脂、高蛋白的摄入可导致大肠内甲级蒽醌物质增多,该物质在动物实验中证实可诱发结直肠癌。其次,高纤维饮食可加快粪便通过大肠,减少有害物质的形成与活性,缩短致癌物质与肠黏膜的接触时间。

2. **结直肠慢性炎症** 结直肠慢性炎症导致的肠黏膜反复破坏和修复可诱发癌变,如溃疡性结肠炎、血吸虫病。

3. **遗传因素** 结直肠恶性肿瘤的发生可能与抑癌基因的突变与遗传不稳定性有关。

4. **癌前病变** 如绒毛状腺瘤、家族性息肉病。

5. **其他** 如免疫功能失常、病毒感染等。

（二）病理

1. **大体分型**

（1）隆起型:肿瘤主体向肠腔内突出,呈结节状、息肉状或菜花状隆起,边界清,有蒂或广基,表面坏死、脱落时形成溃疡。

（2）溃疡型:肿瘤表面形成较深的溃疡,一般深达肌层或超过肌层,边缘隆起。

（3）浸润型:癌组织向肠壁各层弥漫浸润,使局部肠壁增厚,但表面无明显溃疡和隆起。肿瘤常累及肠管全周,伴纤维组织增生,致肠壁变硬,肠管周径缩小,形成环状狭窄。

（4）胶样型:肿瘤外形各异,可呈隆起、溃疡或弥漫浸润,但外观及切面均呈半透明胶冻状。

2. **组织学分类**

（1）腺癌:结直肠癌腺癌可进一步分为管状腺癌和乳头状腺癌,占75%～85%,其次是黏液腺癌,占10%～20%。

1）管状腺癌:最为常见的组织学类型,癌组织呈腺管状或腺泡状结构,根据分化程度,分为高分化腺癌、中分化腺癌、低分化腺癌。

2）乳头状腺癌:癌组织呈粗细不等的乳头状结构,乳头中央为中心索。

3）黏液腺癌:此型癌肿组织中出现大量黏液为特征。黏液成分占全部癌组织的60%以上时,方能诊断为黏液腺癌。

4）印戒细胞癌:肿瘤组织有弥漫的印戒细胞构成,该型恶性程度高,预后差。

5）未分化癌:肿瘤内癌细胞弥漫成片,或呈团块状,不形成腺管状或其他组织结构,细胞排列无规律,癌细胞较小,形态较一致,该型预后差。

（2）腺鳞癌:较少见,腺癌与鳞癌见于同一肿瘤内,两种成分充分混合,常发生于直肠下段与肛管,属于中、低分化癌。

（3）其他类型:① 小细胞癌:癌细胞体积小,稍大于淋巴细胞。癌细胞常呈紧密镶嵌状排列,胞质少。② 鳞形细胞癌:癌细胞呈典型的鳞癌结构,多为中度至低度分化,多位于肛管。③ 类癌:癌细胞大小、形态、染色较均匀一致,典型的类癌细胞呈多边形,胞质中等,核圆,染色不深,常见巢团状缎带状、腺泡状等多种结构。

3. **扩散和转移**

（1）直接浸润:结直肠癌通常沿3个方向浸润扩散,即肠壁深层、环状浸润和沿纵轴浸润。

（2）种植转移:腹腔种植,癌细胞侵犯至浆膜外时,可以脱落至腹腔内其他器官表面,引起腹腔种植播散,好发部位有大网膜、肠系膜、膀胱直肠凹、子宫直肠凹等,以盆腔直肠子宫陷凹(又名道格拉斯窝)附近较为常见;肠腔种植,大肠癌灶附近的肠腔内常有脱落的癌细胞附着,在黏膜完整时,癌细胞不会种植生长,但若肠黏膜有损伤,则可在破损处发生种植,这也可能是大肠癌常有多发病灶的原因之一;医源种植,多在手术过程中,癌细胞由于术中操作过程发生种植转移,常见种植于吻合口和腹壁切口。

（3）淋巴转移:淋巴转移是结直肠癌主要的转移途径。结肠癌的淋巴转移通常由结肠上淋巴结、结肠旁淋巴结、中间淋巴结、中央淋巴结逐级扩散。直肠癌的淋巴转移可分为3个方向:向上沿直肠上动脉、腹主动脉周围的淋巴结转移;向侧方经直肠下动脉旁淋巴结引流到盆腔侧壁的髂内淋巴结;向下沿肛管动脉、阴部内动脉旁淋巴结到达髂内淋巴结。研究表明,直肠癌淋巴转移主要以向上、侧方转移为主。

（4）血行转移:多在侵犯小静脉后沿门静脉转移至肝内,也可先经 Baston 椎旁静脉丛而发生肺、骨、胸、肾、卵巢、皮肤等转移。

4. **临床分期**

（1）Dukes 分期

A 期:癌肿浸润深度限于直肠壁内,未穿出深肌层,且无淋巴结转移。

B 期:癌肿侵犯浆膜层,亦可侵入浆膜外或肠外周围组织,但尚能整块切除,无淋巴结转移。

C 期:癌肿侵犯肠壁全层或未侵犯全层,但伴有淋巴结转移;C_1 期癌肿伴有癌灶附近肠旁及系膜淋巴结转移;C_2 期癌肿伴有系膜根部淋巴结转移,尚能根治切除。

D 期:癌肿伴有远处器官转移、局部广泛浸润或淋巴结广泛转移不能根治性切除。

大肠癌的 TNM 分期：

T：原发肿瘤。

T_x：不能估计原发肿瘤。

T_0：未发现原发肿瘤。T_{is}：原位癌。

T_1：肿瘤侵犯黏膜层。

T_2：肿瘤侵犯肌层。

T_3：肿瘤侵犯肌层穿入浆膜下，或穿入腹腔动脉或直肠旁组织，但未穿破腹膜。

T_4：肿瘤穿破脏层腹膜，或直接侵犯其他器官或组织。

N：局部淋巴结。

N_x：不能估计局部淋巴结。

N_0：无局部淋巴结转移。

N_1：转移到 1～3 个结肠旁或直肠旁淋巴结。

N_2：有 4 个以上结肠旁或直肠旁淋巴结转移。

N_3：转移到任何主要血管旁的淋巴结。

M：远处转移。

M_0：无远处转移。

M_1：有远处转移。

根据上述 TNM 的含义，国际 TNM 分期的具体标准如表 19－2。

表 19－2　国际 TNM 分期标准

分期	TNM 标志	病 变 范 围
0	$T_{is}N_0M_0$	原位癌
I	$T_1N_0M_0$	癌限于黏膜或黏膜下，无淋巴结转移，无远处转移
	$T_2N_0M_0$	癌侵及肌层，未超越浆膜，无淋巴转移
	$T_2N_xM_x$	无远处转移
II	$T_{3\sim5}N_0M_0$	癌穿透肠壁或浆膜，无淋巴转移，无远处转移
III	任何 T，N_1M_0	任何深度的肠壁浸润，区域淋巴结有转移，无远处转移
IV	任何 T，任何 N，M_1	任何深度的肠壁浸润，无论有无淋巴转移，远处有转移

【诊断】

一、临床表现

（一）症状

1. 右半结肠癌的临床表现

（1）腹痛：右半结肠癌有 70％～80％患者有腹痛，多为隐痛。

（2）贫血：因癌灶的坏死、脱落、慢性失血而引起，有 50％～60％的患者血红蛋白低于 10 g/L。

（3）腹部肿块：腹部肿块亦是右半结肠癌的常见症状。腹部肿块同时伴梗阻的病例临床上并不多见。

2. 左半结肠癌的临床表现

（1）便血、黏液血便：70％以上可出现便血或黏液血便。

（2）腹痛：约 60％出现腹痛，腹痛可为隐痛，当出现梗阻表现时，亦可表现为腹部绞痛。

（3）腹部肿块：40％左右的患者可触及左下腹肿块。

3. 直肠癌的临床表现

（1）便意频繁，排便习惯改变，便前多有肛门坠胀感，里急后重，便不尽，晚期下腹痛明显。

（2）癌肿侵犯致肠腔狭窄，起初表现为大便变形、变细，严重时有肠梗阻表现。

（3）破溃感染症状表现为大便带血及黏液，严重者会排脓血便。

（二）体征

（1）贫血与消瘦：尤其右半结肠癌可随病程进展出现慢性消耗性症状，如贫血、消瘦、乏力及发热，甚至出现恶病质。

（2）腹部包块：腹部包块是大肠肿瘤的主要表现之一，其发生率为 47％～80％，是右半结肠癌的最常见症状，约占就诊者的 80％；左半结肠癌占20％～40％。

（3）直肠肿瘤可在直肠腔内触及表面不光滑、质脆易出血的肿块或溃疡，指套有暗褐色血染。

二、辅助检查

1. 大便隐血试验　大便隐血试验是大肠癌早期发现的手段之一，是大规模普查或高危人群大肠癌初筛手段。

2. 肿瘤标记物　癌胚抗原（carcinoma embryonic antigen，CEA）对结直肠癌临床诊断与术后肿瘤复发的检测有较大的临床意义。

3. 直肠指诊　研究显示我国 75％的直肠癌为低位直肠癌，均可通过指诊发现，因此，指诊是直肠癌诊断的最重要的方法。

4. 内镜检查　全结肠纤维镜检可明确病变的部位与病灶数量，并可以通过内镜取病理明确病变性质。

5. 影像学检查

（1）钡灌肠：是结肠癌最重要的检查方法，但对于低位直肠癌的诊断意义不大。

（2）直肠腔内超声：超声探头经直肠直接观察直肠癌的局部浸润深度、淋巴结的转移、邻近器官的浸润转移情况。

（3）CT：是术前常用检查方法，了解肿瘤扩散与其他脏器的转移、淋巴结转移情况。

（4）MRI：对肿瘤周围的浸润、淋巴结转移、术后复发的评价较 CT 有一定的优势。

【鉴别诊断】

1. 内痔　内痔常为无痛性排便时出血，多为鲜血，无脓血与黏液，不与粪便混合，常为滴下、喷射状，指诊可触及齿线上黏膜隆起，质软，结肠镜或肛门镜可见紫红色痔核。

2. 慢性细菌性痢疾和阿米巴肠炎　患者多为腹痛、腹泻，大便带脓血，阿米巴肠炎变为"果酱样"黏液血便，里急后重，粪便培养可找到病原菌和阿米巴原虫。

3. 肠结核　好发于回盲部，常表现为腹痛、低热，右下腹可触及肿物，患者既往有结核病史，钡灌肠可见钡剂通过病变肠段较快，呈现"跳跃性"分布，内镜及病理活检可确诊。

4. 炎性肠病　克罗恩病与溃疡性结肠炎，主要可通过内镜与病理活检确诊。

5. 直肠息肉　患者可表现为便血或大便隐血试验阳性，可伴有下腹部不适，里急后重，便带黏液，息肉较大时可脱出肛门。直肠指诊可触及柔软肿物，有蒂或无蒂，活动度良好，未累积直肠壁，经内镜或经肛门取病理活检可确诊。

【辨证论治】

一、湿热蕴结证

［症状］腹痛腹胀，大便滞下，里急后重，大便黏液，时伴有脓血，肛门灼热感，口苦口干，溲短赤，舌质暗红，苔黄腻，脉滑数。

［辨证分析］脾胃受损，运化失司，湿热互结，热不得越，湿不得泄，以身热不扬，口渴不欲多饮，故腹胀或脓血便，气机不畅则里急后重。

［治法］清热利湿，解毒散结。

［主方］白头翁汤加减。

常用中药：白头翁、黄柏、黄连、秦皮等。

二、气滞血瘀证

［症状］情志抑郁，胸闷不舒，腹胀腹痛，痛有定处，腹部包块，便血紫暗，舌紫暗，舌边有瘀斑，苔薄，脉细弦或细涩。

［辨证分析］情志不舒，气结不散，肝郁气滞，日久不解，必致瘀血内停。气为血帅，积块肿大，阻塞不通，大肠失于通泄，气机瘀滞，故肛门坠胀，大便困难，少腹胀痛。

［治法］行气祛瘀，解毒散结。

［主方］膈下逐瘀汤加减。

常用中药：桃仁、当归、红花、五灵脂、甘草、川芎、赤芍、牡丹皮、乌药、延胡索、香附、枳壳等。

三、脾肾阳虚证

［症状］畏寒肢冷，腰膝酸软，形神俱衰，口淡乏味，少气纳呆，腹痛下坠，腹部肿块增大，大便频数，便下脓血腥臭，舌质淡暗，苔薄白，脉细弱。

［辨证分析］久病耗气损伤脾肾之阳气，阳虚寒盛，气机凝滞，而见面色㿠白，畏寒肢冷，腰膝酸软，腹中冷痛。阳气虚，水气泛滥，则面目肢体浮肿，舌质淡暗，苔薄白，脉细弱。

［治法］健脾补肾，益气活血。

［主方］理中丸合四神丸加减。

常用中药：人参、干姜、炙甘草、白术、肉豆蔻、补骨脂、五味子、吴茱萸等。

四、气血两虚证

［症状］面色苍白，气短乏力，纳呆，头晕体倦，腹部隐痛，大便黏液腥臭，便溏，舌质淡，苔薄白，脉细弱。

［辨证分析］久病入络，全身气血衰败，脏腑失其濡养，功能衰退。上不荣清窍，则头晕。外不荣肌肤，则面色苍白。内不荣脏腑，则神倦气短。舌淡，苔薄，脉细弱俱为佐证。

［治法］补气养血，扶正固本。

［方药］补中益气汤合四物汤加减。

常用中药：黄芪、甘草、人参、当归、橘皮、升麻、柴胡、白术、熟地黄、白芍、川芎等。

五、肝肾阴虚型

［症状］形体消瘦，面色苍白，气短无力，五心烦热，口苦咽干，大便秘结，小便短赤，舌质红，苔薄，脉细数。

［辨证分析］由于肾阴虚、肾气不足导致的肝阴虚，而见五心烦热。肝肾阴液不足，则肝脉失养，肾失濡润，而见大便秘结，小便短赤。舌质红，苔薄，脉细数俱为阴虚之象。

［治法］柔肝补肾，滋阴清热。

［方药］知柏地黄汤加减。

常用中药：熟地黄、山茱萸、山药、泽泻、牡丹皮、茯苓、知母、黄柏等。

【外治法】

（1）苦参20 g，青黛10 g，血竭9 g，枯矾6 g，儿茶12 g，鸦胆子5 g。

（2）生大黄20 g，黄柏15 g，栀子15 g，蒲公英30 g，金银花20 g，红花15 g，苦参20 g。加水600 ml，煎至200 ml左右，经肛门插入导尿管20～30 cm，保留灌肠2～3 d，每日1～2次。

（3）腹痛、脓血便或便血甚者，改栀子为栀子炭，加罂粟壳15 g、五倍子15 g收敛止血；高热腹水者加白花蛇舌草30 g、徐长卿15 g解毒逐水。

【手术疗法】

外科手术是结直肠癌的主要治疗方法。随着结直肠癌生物学行为的深入研究，以及外科手术技术与理念的更新，使结直肠癌的外科治疗得到不断的完善和发展，有效降低了术后复发率，提高患者的生存率与生存质量。

（一）结直肠癌的内镜治疗

（1）电切：适用于直径<5 cm的黏膜内癌，切除组织可送病理检查，明确切除的完整性。

（2）圈套切除：适用于早期结直肠癌。

（3）黏膜切除：适用于表面型病变。

（4）经肛内镜纤维外科手术（transanal endoscopic microsurgery，TEM）：适用于距肛缘16 cm以内早期结直肠癌。

（二）右半结肠癌切除术

［适应证］主要适用于盲肠、升结肠和结肠肝曲的癌肿。

［禁忌证］

（1）全身状态差难以纠正，其他器官疾病不能耐受手术。

（2）结肠癌肝转移或其他脏器远处转移，区域淋巴结转移超过可清除范围，有广泛的腹膜播散，未并发肠梗阻。

［体位］仰卧位。

［麻醉］持续硬膜外麻醉或气管插管静脉复合麻醉。

［操作要点］切除范围包括末段回肠10～20 cm，盲肠、升结肠、横结肠右半部和大网膜。

（1）右中腹部经腹直肌或旁正中切口，进腹后探查病变的性质及范围，注意有无远处转移，在横结肠右段和回肠末端距盲肠20 cm处以纱布条分别结扎闭锁病变肠管的近、远端。

（2）清除幽门下肠系膜根部的淋巴结。

（3）在结肠中动、静脉起始部或右支双重结扎并切断，将结肠、回结肠血管作双重结扎并切断。

（4）游离肝曲时注意保护位于其后上方的十二指肠。

（5）游离全部右半结肠时注意保护右侧输尿管；回肠横结肠端端吻合后，缝闭系膜裂孔，防止裂孔疝的形成。

（6）关腹前行腹腔冲洗，必要时于肝下放置引流管。

（三）左半结肠癌切除术

［适应证］降结肠癌，乙状结肠癌，结肠脾曲、降结肠与乙状结肠交界处癌。

［禁忌证］体位、麻醉同右半结肠癌切除术。

［操作要点］切除范围包括横结肠及其系膜、部分升结肠和降结肠、大网膜。

（1）正中切口或经左腹直肌切口，进腹后探查病变的性质及范围，注意有无远处转移。

（2）隔离病变肠管，方法同右半结肠癌手术操作。

（3）分离左半侧大网膜，切断Treitz韧带，暴露、结扎、切断肠系膜血管及淋巴管干。

（4）游离左半结肠，注意保护邻近器官。

（5）切除左半结肠。

（6）横结肠、乙状结肠断端吻合，关闭系膜裂孔。

（7）腹腔冲洗，关腹。

（四）横结肠癌切除术

［适应证］横结肠中部癌。

［禁忌证］体位、麻醉同右半结肠癌切除术。

［操作要点］切除范围包括横结肠及其系膜、部分升结肠和降结肠、大网膜。手术操作要点可参照右半结肠癌切除术与左半结肠癌切除术。

（五）直肠癌手术

1. 局部切除术

［适应证］具备以下条件者可考虑行局部切除：① 肿瘤位于直肠中下段。② 肿瘤直径在2 cm以下，占直肠壁周径<30%。③ 大体形态为隆起型，无或仅有浅表溃疡形成。④ 肿瘤位于黏膜下层，未侵及肌层。⑤ 肿瘤组织学类型为高、中分化腺癌。

［操作要点］参照经肛门直肠息肉切除术。

2. 腹会阴联合直肠癌切除术（Miles 手术）

［适应证］腹膜反折以下的直肠癌。

［禁忌证］① 高龄、体弱，心肺功能及其他器官疾病不能耐受手术者。② 全身出血性疾病不能手术者。③ 严重水、电解质紊乱，多器官衰竭，严重低蛋白血症，未能得到适当处置者。④ 直肠癌局部广泛浸润，呈"冰冻骨盆"无法切除病灶者。⑤ 直肠癌全身广泛转移，局部病灶无严重出血与肠梗阻者。

［体位］截石位。

［麻醉］气管内插管，静脉复合麻醉或持续硬膜外阻滞麻醉。

［操作要点］

（1）腹部：① 切口自脐上 5 cm 至耻骨联合作左下腹正中旁切口，如结肠脾曲显露不佳，可将切口向左上延长。② 探查腹腔和盆腔：按顺序探查肝、脾、大网膜、全部结肠、横结肠系膜、腹主动脉及肠系膜下动脉、乙状结肠系膜根部和两侧髂内血管周围的淋巴结，最后探查盆底，提起乙状结肠，轻轻探查肿瘤部位、大小、活动度以及是否侵入浆膜层或周围组织，以便决定手术方式和切除范围。③ 游离乙状结肠及系膜根部：在肿瘤近端肠管以纱布条结扎，避免操作中肿瘤细胞脱落，向近端肠腔播散。将乙状结肠向右上方提起，在乙状结肠系膜根部左侧切开后腹膜，注意游离过程中保护左侧输尿管与性腺血管；小心分离左髂血管周围、乙状结肠系膜根部和肠系膜下动脉周围带有淋巴结的腹膜后脂肪组织，准备一并切除；切开直肠右侧缘，提起后腹膜切口外缘，分离后腹膜，并在直肠子宫陷凹会和。④ 游离直肠后壁：提起乙状结肠及其系膜，锐性分离其与主动脉分叉处，髂前神经丛，第 5 腰椎和骶骨岬，将直肠及其后面被固有筋膜包围的脂肪和淋巴结从骶前神经丛的左、右分支，盆筋膜壁层及骶前筋膜上分离，直达尾骨尖和肛提肌。⑤ 游离直肠前壁：将直肠向后方拉紧，剪开腹膜会阴筋膜（denovilliers 筋膜），将膀胱底部、输精管、精囊和前列腺（女性为阴道后侧壁）从直肠分开，直达前列腺尖部、肛提肌平面，两侧分至直肠侧韧带前上缘。⑥ 切断直肠侧韧带：将直肠向上、向左侧拉紧，并将右侧输尿管向前推开，显露右侧直肠侧韧带，贴近盆腔侧壁处夹紧，结扎、切断。以同样方法将直肠向右侧拉紧后切断、结扎左侧直肠侧韧带。⑦ 结扎肠系膜下动、静脉：提起乙状结肠及其系膜，观察肠系膜下动脉分支及组成其边缘血管网情况，显露肠系膜下动脉根部，先后分离、钳夹、切断、结扎肠系膜下静脉、肠系膜下动脉。⑧ 乙状结肠近端造瘘：在脐与左侧髂前上棘连线中点上方，腹直肌外缘，切除 3 cm 直径的皮肤和皮下组织，切开腹外斜肌腱膜，用拉钩分离腹内斜肌和腹横肌，在乙状结肠近端合适位置切断肠管，经腹膜外隧道将近端乙状结肠脱出，行永久性结肠造口。⑨ 提出乙状结肠造瘘肠管：将夹住近端乙状结肠的直止血钳从腹壁造瘘口提出腹壁外约 2 cm，注意不要污染造瘘切口。提起正中旁切口左缘，用细丝线将提出的乙状结肠系膜与造瘘切口外侧的腹膜间断缝合，直达左侧结肠旁沟，以消灭间隙，防止术后发生小肠内疝的可能性，并能固定结肠，避免回缩或膨出造瘘口外。将结肠壁与腹膜切口周围缝合固定 4～6 针。为了避免术后早期经造瘘口排出残留的粪便污染切口，也可提出 4～6 cm 长的肠管，将肠壁与腹膜固定后，经造瘘口将剪除顶端的蕈状管插入肠腔，排气排便。在离皮肤 2～5 cm 处结扎固定。⑩ 缝合、固定造口肠管：检查确认造口肠管血运良好，无牵拉过紧、无扭曲后，将肠管拉出皮肤约 4 cm，将结肠脂肪垂、乙状结肠系膜分别与腹膜、腹直肌前鞘、皮下缝合固定。再将造口段结肠肠壁外翻，将断端全层间断缝合于皮肤真皮层，造口肠壁约高出皮肤 2 cm。

（2）会阴部：① 在肛门前方会阴体中点，后方至尾骨尖，两侧至坐骨结节内侧做一椭圆形切口，切开皮肤前消毒肛管及直肠下段，并将肛门以 7 号丝线闭锁缝合。② 切开肛门周围皮肤，以电刀逐层切开皮下组织，在尾骨尖前方切断肛尾韧带，横行切开 Waldeyer 骶前筋膜，沿骶骨向上分离直肠，与腹部组会师。③ 尽量切除坐骨直肠窝内的脂肪组织，显露两侧肛提肌，并予以切断。④ 将乙状结肠远侧断端经骶骨前腔隙拉出会阴部切口外，沿会阴浅横肌后缘切断直肠尿道肌和耻骨直肠肌，紧贴直肠肛管前壁将其与尿道、前列腺、阴道后壁相分离，最终完全切除远端乙状结肠、直肠、肛管。⑤ 彻底止血，冲洗盆腔，骶前放置橡皮管引流，缝合会阴部切口。

3. 经腹直肠切除吻合术（Dixon 手术）

［适应证］① 乙状结肠癌，上段直肠癌。② 切除癌肿下缘 2 cm 以上后，直肠肛门环完整，无癌肿浸润。

[禁忌证] ① 直肠下段癌切除癌肿下缘 2 cm 需一并切除肛门直肠环。② 直肠肛门周围有浸润或转移,如保留肛门直肠环,复发可能性较大时。

[体位] 截石位。

[麻醉] 持续硬膜外阻滞麻醉或全身麻醉。

[操作要点]

(1)切口:下腹正中或左侧正中旁切口。

(2)腹腔探查:探查腹腔、盆腔内有无转移,决定手术的切除范围,并估计保留肛门的可能性。

(3)分离乙状结肠系膜根部:用纱布条结扎闭合肿瘤肠管两端,在系膜根部缝扎肠系膜下动、静脉。再切开乙状结肠系膜根部两侧的后腹膜,向上直达脾曲,向下达直肠膀胱陷凹(女性达直肠子宫陷凹),分离腹膜后脂肪和淋巴结。根据准备切除的范围分离出肠系膜下动、静脉根部,清扫附近淋巴结,再结扎血管,分离直肠前、后间隙,使直肠前侧与膀胱后壁(女性为子宫)分离,后侧与骶骨岬部分离。

(4)切断乙状结肠系膜:从准备切除肠段上端部位至肠系膜下动脉结扎处切断乙状结肠系膜,结扎系膜内血管分支。

(5)切段乙状结肠:在癌肿上缘 20 cm 处钳夹乙状结肠肠管,在癌肿 10～15 cm 处切断结肠,处理近端肠管,适当游离保证其吻合后张力适当。

(6)切断直肠:于肛提肌水平钳夹直肠,距癌肿 3～5 cm 切断直肠,剥离剩余下段直肠周围脂肪组织。

(7)直肠与乙状结肠吻合:将乙状结肠下拉至直肠断端行直肠、乙状结肠断端吻合。

【其他疗法】

(一)化疗

1. 术前化疗 术前化疗有利于缩小癌肿体积,降低肿瘤分期,提高病灶切除成功率,降低复发率。

2. 术中化疗 术中化疗包括肠腔化疗、门静脉化疗、术中温热灌注化疗。

3. 术后化疗 对 Dukes C 期根治性切除术后患者应常规采用化疗,化疗方案常用铂剂＋5－氟尿嘧啶＋甲酰四氢叶酸钙。

(二)放疗

主要针对直肠癌而言,主要用于:

1. 手术前治疗 一般认为术前放疗可减少手术中肿瘤种植的发生,降低手术后盆腔小肠粘连的发生率;会使原发肿瘤体积缩小,减轻癌性粘连,扩大手术适应证,提高手术切除率。

2. 手术中放疗 可以减少局部皮肤放射性损伤,减少局部复发,提高生存率。

3. 手术后放疗 可以减少局部和区域性复发,限制远处转移。

4. 单纯根治性放疗 某些早期直肠癌患者,同时又患有心血管疾病或其他内脏疾病而不适宜手术者,可以实施根治性放疗。

5. 姑息放疗 对某些已经丧失根治性手术机会的直肠癌患者,依然可以实施放射治疗,以达到抑制肿瘤发展、控制病情、延长生命的目的。

6. 治疗转移癌 放射治疗是目前为止治疗骨转移疼痛的最好方法,对脑转移也可以起到抑制肿瘤生长,延长生命的作用。

(三)其他辅助治疗

包括免疫治疗、导向治疗、基因治疗等。

【预防调护】

(1)避免高脂饮食,增加新鲜水果、蔬菜的摄入,保持大便通畅。

(2)出现便血、腹部包块、大便习惯改变等结直肠癌疑似症状时应及时检查,争取早发现、早诊断、早治疗。

(3)对于结直肠癌癌前病变应尽早治疗。

(4)长期便秘、慢性肠炎的患者以及高危人群应定期作肠镜检查。

(5)保持心情舒畅、乐观,积极配合治疗。

【现代研究进展】

(一)中医治疗结直肠癌

一是通过中医辨证,中药应用于结直肠癌患者可改善其免疫调节。通过研究表明术后应用扶正固本法可改善化疗后 T 淋巴细胞与 NK 细胞的活性,从而维持机体内环境的稳定,纠正免疫功能紊乱。二是通过中医治疗可延长术后生存期,通过研究发现,中医辨证施治可升高结直肠癌术后 1、3、5 年的生存率,提示中医药的辨证治疗是改善预后的保护性因子,可减少相关术后、化疗副反应,如顽固性腹泻、血小板减少等。三是中药治疗可提高患者的生活质量,通过研究发现,中药的应用可显著减轻化疗引起的消化道症状与骨髓抑制等毒副作用,因此显著改善患者的生活质量。

(二)直肠癌柱状切除术

直肠癌柱状切除术是在传统腹会阴联合切除

术基础上改良而来的一种术式,这种术式所切除的标本腰部无狭窄,呈圆柱状,因此而命名,该术式由斯德哥尔摩卡罗林斯卡(Karolinska)医院的Holm教授提出,国内王振军最早开展此手术,并将该术式应用于局部复发性直肠癌的手术治疗。其手术主要由腹部操作、会阴部操作、盆底重建三部分构成。研究该术式表明直肠癌柱状切除可有效避免术中肠管破裂,降低切缘肿瘤阳性率,从而降低肿瘤的局部复发率。

（三）机器人辅助结直肠癌手术

近年来,机器人结直肠癌手术发展迅速,且其技术仍在不断发展中。这种新兴的结直肠癌手术治疗技术具有其自身显著的优势,与传统腹腔镜技术比较,机器人辅助系统可实现3D立体化视野和高至10倍的图像放大倍数,手术操作臂可实现更灵活的手腕样动作。机器人辅助腹腔镜结直肠癌手术在改善患者围手术期的预后上,具有一定优势。以机器人辅助系统操作的稳定性可实现远程操作控制。但虽然机器人结直肠癌手术已被证实具有安全性和可行性,但由于手术设备系统及手术治疗的成本价高,在推广过程中收到一定的限制。

【文献摘录】

（一）腹腔镜结直肠癌手术的现状与展望

目前腹腔镜结直肠手术的普及程度仍有待进一步发展。在亚洲的日本和韩国,其普及率约为50%,在欧洲约为30%,而美国和中国,虽然在个别结直肠外科中心腹腔镜结直肠手术可占所有结直肠手术的80%～90%,但就全国范围而言,腹腔镜手术比例仅占10%左右。此外,循证医学的依据已证实了微创手术的可行性,其肿瘤根治性和远期疗效的结果在结肠癌手术中的应用也已得到认可,而在中低位直肠癌手术方面则尚须更多的多中心随机对照研究来证实其远期疗效和生活质量。

（二）早期结直肠癌及癌前病变内镜资料和评价

随着内镜技术的不断发展,其在消化道肿瘤中的应用指征也在逐渐扩大。其中最初应用于早期胃癌治疗的内镜黏膜下剥离术(ESD),作为一种可以实现一次性大块完整切除病变的内镜治疗技术,现在已经用于包括结直肠在内的消化道其他部位的肿瘤的治疗。尽管ESD技术在早期结直肠癌中的应用还没有像其在早期胃癌中的应用那样被写入指南,但随着内镜器械的创新和内镜技术的进步,肠道ESD也在逐渐地发展。许多单中心大样本的研究文献已经证实了ESD治疗早期结直肠癌的安全性、有效性和微创性。对于肠道ESD并发症的处理也逐渐成熟。相信随着临床资料的不断积累,在不久的将来ESD也会成为早期结直肠癌的首选治疗方法。

参考文献

［1］李建昌,于南荣,黄志良.中医扶正固本法对直肠癌新辅助化疗患者免疫功能的影响[J].广西医学,2008,30(9):1313-1314.

［2］陶丽,朱莹杰,吕仙梅,等.中医辨证治疗老年大肠癌术后Ⅱ、Ⅲ期患者生存期影响的临床研究[J].中西医结合学报,2010,8(12):1159-1164.

［3］韦劲松,董志芬,曾爱萍,等.草酸铂联合化疗方案结合中医择时用药治疗结直肠癌的临床研究[J].中国中医药,2009,7(9):42-43.

［4］王振军.经腹经骶柱状切除技术治疗复发直肠癌[J].中国实用外科杂志,2011,31(4):358-359.

［5］王巍,袁祖荣,涂彦渊,等.机械人外科手术系统与传统腹腔镜辅助结直肠癌根治术的初步比较[J].上海医学,2011,34(1):22-25.

［6］郑明华.腹腔镜结直肠癌手术的现状与展望[J].中国实用外科杂志,2011,31(9):841-842.

［7］姚礼庆,时强.早期结直肠癌及癌前病变内镜治疗和评价[J].中国实用外科杂志,2012,32(9):734-735.

（曾宪东、张勇）

第三节　结直肠良性肿瘤及囊肿

结直肠良性肿瘤主要包括大肠平滑肌瘤、纤维瘤、脂肪瘤及血管瘤等,其中除血管瘤外,其他种类良性肿瘤均有恶变可能。

大肠平滑肌瘤

大肠平滑肌瘤(leiomyoma of colon)非常少见,一般胃、小肠发病率高于结直肠,结直肠平滑肌瘤可发生与任何年龄,但多发生于40～60岁,年龄越大,恶变可能性越大,性别之间无明显差异。

【病因病机】

一、中医

多属于中医"癥瘕""积聚"范畴,多由于情志郁结、饮食所伤、寒邪外袭,导致肝脾受损、脏腑失和、气机阻滞、瘀血内停而成。

二、西医

结肠平滑肌肉瘤的发病原因不明。结肠平滑肌瘤发生于肠壁的肌层或黏膜肌层，个别来源于血管肌层，肿瘤多为单发，直径可小至 1 cm，大至10 cm 以上，一般不超过 5 cm，恶变为肉瘤者直径常超过 5 cm。按肿瘤生长方式可分为肠腔内、肠腔外、肠壁内及向腔内腔外同时发展，其中以向腔内生长者居多。瘤体可为球形、半球形、部分呈分叶状，周边清楚，无包膜；质坚韧，少数因瘤体充血而质软。显微镜下可见分化成熟、形态一致的梭形平滑肌细胞束，亦可呈纵横交错的编织状排列，细胞核呈栅栏状排列，束间有增生的胶原纤维和结缔组织，核分裂相少见。低度恶性肉瘤与生长较快的良性肌瘤在镜下常不易区别。病程长者可有黏液变性、玻璃样变及钙化。

【诊断】

一、临床表现

主要临床表现为腹痛、大便习惯改变、消化道出血、腹部肿块及肠梗阻。一般来说，结肠平滑肌瘤常无特异性症状，消化道出血常为间断小量出血，持续时间不等，偶有大出血致休克者，出血的主要原因是肿块受压或由于肿瘤供血不足、中心部位缺血坏死及表面溃疡形成所致。腹痛为较常见的症状，常在出血前或肿块发现前即已出现，肿块小于 3 cm 时腹痛症状少见，多数为隐痛或胀痛，部位不确切，可能因瘤体牵拉、压迫邻近组织或部分肠梗阻引起。

二、辅助检查

1. 大便隐血试验 瘤体破溃出血时，大便隐血试验为阳性，亦可为无征兆大出血导致休克。

2. 直肠指诊 肿瘤位于直肠中下段时可通过指诊触及肿块，表面光滑，分界清，活动度较好。当有恶变时，表面可有破溃不平，瘤体活动度差。

3. 内镜检查 内镜下可见黏膜隆起凸向肠腔，表面有溃疡时常呈圆盘状，并可有出血痕迹。

【鉴别诊断】

（1）本病应与阑尾脓肿、结肠脂肪瘤、结肠癌等疾病相鉴别。主要通过内镜与病理检查加以鉴别。

（2）阑尾脓肿：有阑尾炎病史，腹部可扪及包块，但 X 线示包块位于盲肠外。

【辨证论治】

可参考中医"癥瘕""肠覃"辨证施治。

【治疗】

大肠平滑肌瘤一经发现应早期手术切除。原则上无恶变者行肠段切除即可；如经病理确诊有恶变，可根据有无浸润、转移，决定手术方式。

大肠纤维瘤

结肠、直肠的纤维瘤可起源于肠壁的任何一层，常见的起源于黏膜下层。纤维瘤又根据所含纤维成分的多少分为硬性纤维瘤和软性纤维瘤，纤维成分较多的形成硬性纤维瘤，纤维成分少，含有部分细胞成分的为软性纤维瘤。

【病因病机】

一、中医

多因饮食不节，忧思抑郁，久泻久痢，劳倦体虚，感受外邪，湿毒蕴结等因素引起。此等因素致脾胃受损，水谷精微不能运化输布，以致湿浊内生。加之五脏虚衰（尤以脾肾虚弱为主），正气不足，易受外邪，邪毒滞肠道，日久积聚成块，肿块阻塞肠道而成。

二、西医

大肠纤维瘤一般较小，直径不超过 3 cm，临床大体分型可分为腔内型与腔外型。

1. 腔内型 常位于黏膜下，呈无蒂息肉状。

2. 腔外型 常位于浆膜下层，肿物突出于肠外，外观呈结节状，分界清，有完整包膜。镜下可见肿瘤组织由成纤维细胞、纤维细胞和多少不等的胶原纤维构成，排列呈束状，核分裂相少见。

【诊断】

一、临床表现

本病的临床症状与肿瘤的大小、生长部位直接相关。肿瘤发生于结肠时，随瘤体体积增大，可引起排便习惯改变，压迫肠管时可出现腹痛，引起粪便通过受阻时可出现肠梗阻症状；当肿瘤位于直肠时，可出现肛内坠胀、里急后重等刺激征。

二、辅助检查

1. 内镜检查 内镜下可见肠黏膜表面隆起，表面光滑。

2. 直肠指诊 肿瘤位于中下段直肠时可经指诊触及，肿物表面光滑、质硬、有弹性、边界清、活动度较好。

【鉴别诊断】

本病应与大肠平滑肌瘤、大肠脂肪瘤、结肠癌等相鉴别。

【辨证论治】

可参考中医"癥瘕""肠覃"辨证施治。

【治疗】

较小的纤维瘤且临床无明显症状时无需治疗，但应行定期检查，避免其发生恶变。当肿瘤个体较大，有明显临床症状，有恶变可能情况下应行手术切除。术中应行冰冻病理检查，无发现其有恶变需追加手术治疗。

大肠脂肪瘤

脂肪瘤（lipoma）是起源于脂肪组织的一种良性肿瘤，有资料统计，在结直肠良性肿瘤中，脂肪瘤的发病率仅次于息肉和腺瘤，居第3位。发病年龄多在60岁以上，女性多于男性，为1.5～2∶1，多发生于盲肠，其次为升结肠、乙状结肠；女性多发生于直肠、回盲瓣和右半结肠，男性则多发生于左半结肠。一般肠道脂肪瘤大多数为单发，少数多发（一般2～4个）。肛门周围脂肪瘤则多位于皮下组织内或肛门周围组织间隙中，多数为单发。

【病因病机】

一、中医

中医属"癥瘕""肠覃"范畴，七情劳役，感外邪，腠理津液滞聚，湿痰凝结所致。

二、西医

（一）病因

大肠脂肪瘤的病因不清，有人推测可能与全身脂肪代谢障碍以及Whipple病（肠营养不良）有关，但临床上并不支持这一理论。大肠脂肪瘤患者无脂肪浸润、脂肪过多症及肠营养不良的全身表现。

（二）病理

根据肿瘤的生长方式，其大体分型分为如下三型。

1. 黏膜下型　最多见，占85％以上，呈息肉样向肠腔突出。小部分仅表现为黏膜隆起。大部分有蒂，可因蒂扭转或肠套叠而发生肠坏死，或引起肠梗阻、出血等；如蒂部发生坏死，可自行截断，随粪便排出；其黏膜表面可发生糜烂，形成溃疡，引起感染，深部坏死和出血。

2. 浆膜下型　约占10％，多向肠管壁外生长，一般不引起临床症状，少数可表面为有蒂或呈环形环绕于结肠，使之狭窄或堵塞肠腔。

3. 黏膜浆膜间型　肿瘤位于黏膜与浆膜中间，极少见。

【诊断】

一、临床表现

结直肠脂肪瘤直径在2 cm以下者，一般无明显症状，常在开腹手术或手术切除标本中发现；直径在2 cm以上者，常有便秘、腹泻、腹痛、黏液血便、贫血、体重减轻、腹内肿块等表现。因大部分结直肠脂肪瘤有蒂，故本病常以其伴发疾病如肠套叠、肠梗阻、肠坏死等而就诊。回盲瓣脂肪瘤，多有肠梗阻表现，个别患者可于右下腹扪及包块。有1/3患者可发生肠内出血，但临床少见大出血者，多表现为黏液血便。大肠各段脂肪瘤的发生率由近向远逐渐降低。直肠脂肪瘤可经直肠指诊扪及，肿块柔软、光滑呈分叶状，有时肿瘤可由肛门脱出。位于肛门周围组织间隙或皮下组织的脂肪瘤，多为单发，表面呈结节状。

二、辅助检查

1. X线钡灌肠检查　可见圆形或卵圆形充盈缺损，表面光滑，可透性强。

2. X线水灌肠检查　由于肿瘤的脂肪组织与肠管内水媒介之间有良好对比度，故可用水灌肠代替钡灌肠。在X线下观察，由于黏膜下脂肪瘤密度减低所致的粪便蠕动可以改变脂肪瘤的形状，这种X线表现，被称为"压缩体征"，是黏膜下脂肪瘤特有的病理现象。

3. 内镜检查　内镜下可见有正常黏膜覆盖着的有蒂或呈宽大的底部附着于肠壁的肿物，其表面光滑柔软，呈黄色，常有黏液苔覆盖，易出血，压之形态变小。

4. 病理检查　在显微镜下观察，脂肪瘤细胞与正常脂肪细胞相似，瘤外有包膜，中间可有大量纤维组织分隔。肿瘤有时可破溃或发生囊性变、钙化等。

【鉴别诊断】

神经纤维瘤：神经纤维瘤质地较软且倾向多发，因它也可带蒂，故易与带蒂软纤维瘤混淆，但后者多为单发，而前者常在身体其他部位发生。

【辨证论治】

可参考中医"癥瘕""肠覃"辨证施治。

【治疗】

脂肪瘤诊断明确无症状者可不必治疗。如脂肪瘤较大且有症状者则须根据其所在部位不同行手术治疗。并发肠套叠或肠扭转者需急症手术治疗，如肠坏死，可单纯行脂肪瘤切除术。直肠内的有蒂脂肪瘤可行根部结扎切除,无蒂脂肪瘤作局部切除。结肠脂肪瘤位于浆膜下,只需行简单的切除术,不需切开肠腔;位于黏膜下者,若无蒂则需行结肠切开术切除肿瘤。若有蒂则在肠镜下处理,如符合 TEM 手术指征时也可行 TEM 手术,必要时可行开腹局部切除肿瘤或病变肠段。

对于肛门周围间隙或皮下组织的脂肪瘤,如体积较大,压迫肛管,影响肛管排便功能,可行手术切除,但应注意保护肛门括约肌。回盲部脂肪瘤病为黏膜下脂肪组织浸润所致,并非真性肿瘤,临床表现为右下腹痛、便秘、腹泻等症状,也可引起慢性肠梗阻或肠套叠,故此症应行回盲部切除术。

大 肠 血 管 瘤

大肠血管瘤是较为常见一种错构瘤,属于血管瘤病变,在出生时或出生后不久就已经存在,一般为单发,少数为多发,消化道血管瘤较为少见,大肠血管瘤更为罕见。大多数血管瘤比较小,一般在几毫米到 2 cm,直肠血管瘤一般比较大。血管瘤并不具有肿瘤的组织学、生物学特征,因此并不属于肿瘤范畴。

【病因病机】

由于心火妄动,逼血入络,血热妄行,脉络扩张,气血纵横,结聚成形,显露而成。

【诊断】

一、临床表现

1. 便血与贫血　便血是大肠血管瘤常见症状,可反复或持续少量出血,因而患者常伴有慢性贫血。也可见突然大出血导致休克。

2. 肠梗阻　息肉型结肠血管瘤患者除下消化道出血表现外,还可引起肠梗阻;息肉型结肠血管瘤患者有因肠套叠引起的肠梗阻病史,部分患者还可以出现肠扭转。

3. 直肠刺激症状　如结肠血管瘤个体较大或发生低位直肠血管瘤时,患者可出现肠道刺激征,腹部隐痛、腹泻,有里急后重、排便不尽感。

4. 凝血机制障碍　结直肠血管瘤另一特征表现全身凝血机制障碍,并由此会加重肠道出血。其原因一方面与周围血管内凝血因子的破坏增多有关,另一方面也与血管瘤内血栓形成对血小板和凝血因子的消耗增加有关。

二、辅助检查

(1) X 线检查:腹部 X 线平片检查可见移动钙化点;双重钡餐检查可显示黏膜下肿块或息肉样改变,并伴有可移动性的钙化点,同时排除其他种类大肠肿瘤;选择性内脏动脉造影可发现异常血管丛或充盈缺损及静脉相延迟,出血时可见造影剂外漏,尤其具有诊断价值。

(2) 内镜检查:对大肠血管瘤的诊断有较大价值,内镜下可见肠黏膜充血,有浅蓝色结节形或紫葡萄色界限清楚肿块,容易出血。

(3) 活组织检查可引起大出血,应慎重使用。选择性内脏动脉造影可发现异常血管丛或充盈缺损及静脉相延迟,可获诊断。

(4) 直肠中下段血管瘤可经指诊触及局限性隆起柔软肿块,压之变小或消失。

三、分类

大肠血管瘤按照其性质和瘤内血管的大小,可以将其划分为三种类型。

1. 毛细血管瘤　一般边界清,多无包膜,常呈孤立性斑块或隆起小结节。肿瘤组织有许多分化成熟、排列紧密的、腔小毛细血管组成,管壁薄,有一层内皮细胞和基底膜,内皮细胞发育较好,但间质中缺乏弹力纤维与平滑肌细胞。

2. 海绵状血管瘤　该型血管瘤相对毛细血管瘤在临床上较多见,质软,压之瘤体褪色缩小。临床将其分为息肉型和弥漫扩张型。前者呈息肉样局部突起,直径不同,颜色紫暗,表面肠黏膜可见溃疡;后者常多发,呈弥漫性分布,大小形态不同,可累及相当长的肠管,往往累及肠壁各层,甚至穿透肠壁累及肠外周围器官、组织。

3. 混合性血管瘤　多为局限性息肉状,表面可见溃疡形成,镜下可见具有以上两种血管瘤特征的混合性血管瘤。其内血管可为静脉或动脉,并有动静脉瘘存在。

【鉴别诊断】

1. 憩室出血　小肠憩室为多见,而结肠憩室不多见,可用核素^{99m}Tc 扫描帮助诊断。

2. 大肠癌　大肠癌可有慢性出血,往往以贫血就诊,大便为脓血便而非单纯出血。X 线钡灌肠,内镜可以帮助诊断。

【辨证论治】

可参考中医"癥瘕""肠覃"辨证施治。

【治疗】

结直肠血管瘤一旦确诊,均需要积极治疗,长期慢性出血与突发大出血均可导致患者死亡。根据患者的全身状况、血管瘤的大小和部位可采用非手术治疗或手术治疗。

1. 非手术治疗 针对全身状态较差不能耐受手术或手术难度较大者采用手术治疗,同时也适用于肛管直肠部位比较小的血管瘤,包括血管瘤的硬化剂注射、冷冻、透热或电灼、电凝等疗法。通过使血管瘤瘤体纤维化,达到缩小肿瘤、停止出血的目的。

2. 手术治疗 手术切除是治疗结直肠血管瘤的最有效方法。手术方法取决于血管瘤的大小和距齿状线的长度。对于结肠血管瘤,可行包括病变在内的部分肠段切除;直肠的小血管瘤可行局部黏膜下切除。术前应对血管瘤的范围进行详细检查,充分估计术中发生大出血的可能,尤其是血管瘤已侵及直肠周围脏器或盆壁的患者。

对低位直肠或肛门部血管瘤发生大出血的患者可暂时填塞压迫止血,待病情稳定后再择期手术切除。对出血严重危及生命的患者可行急诊手术,结扎肠系膜下动脉并行乙状结肠造口,部分患者可能还需同时结扎双侧髂内动脉。

结 直 肠 囊 肿

囊肿为良性疾病,可以发生于人体表面,也可发生于诸多脏器。临床常见囊肿呈囊状的包块,其内容物的性质多为液态。常见的囊肿有肾囊肿、肝囊肿、卵巢囊肿,一般囊肿为单发,也可见多发囊肿,如多囊肾。结直肠囊肿较上述囊肿为少见,临床以直肠后囊肿为主。成人直肠后囊肿均为先天性,在胚胎发育期形成,因此也称直肠后发育期囊肿(retrorectal developmental cysts)。

【病因病机】
一、中医

中医学认为本病由于气滞血瘀,湿浊缠绵,恶瘀内阻而形成积聚。因久病致气血不和,或情志失调,肝气郁结日久,致气血瘀滞,加之湿热稽留下焦,膀胱气化失司而得病。

二、西医

直肠后发育期囊肿按其病理学特点可分为四类。

1. 表皮样囊肿(epidemoid cysts) 多为单房,内含清亮液体,囊肿壁为复层鳞状上皮。

2. 皮样囊肿(dermoid cysts) 可为多房或单房,内含皮肤附属器,如毛发、汗腺、牙齿等,囊肿壁为复层鳞状上皮。

3. 肠源性囊肿(enteric cysts) 此型又分为尾肠囊肿(即直肠后囊性错构瘤)和囊性直肠重复,尾肠囊肿多为多囊,可有多种上皮覆盖,如纤毛柱状上皮、鳞状上皮、移形上皮等。最常见为上述上皮混合存在。囊性直肠重复极少见,位置与直肠相近或相连,外有平滑肌及黏膜,有时可见异位组织,如胃黏膜、胰腺组织等。

4. 神经管原肠囊肿(neurenteric cysts) 更为罕见,多有更为完整成熟的内胚层黏膜起源。

【诊断】
一、临床表现

1. 感染 感染是直肠后发育期囊肿最常见的临床并发症,囊肿感染可表现为全身感染症状以及局部炎症所导致的刺激征,如盆腔疼痛、直肠刺激征、局部破溃流脓等。

2. 出血 囊肿因感染或外力压迫常导致出血症状。

二、辅助检查

1. 直肠指诊 经直肠可触及直肠外囊性肿物,有波动感,可推动或较固定,肛周可见皮肤凹陷呈漏斗样,部分患者可见肛周瘘管或破溃经久不愈。

2. X线 皮样囊肿、尾肠囊肿和神经管囊肿在X线平片可见钙化灶,并可见少数患者伴随骶骨异常。上述征象提示囊肿有恶变可能。

3. 钡灌肠 可见盆腔内直肠后有软组织肿块挤压肠腔。

4. CT与MRI 可见薄壁、囊性肿物,内含液体或钙化,单房或多房,界限清晰,如继发感染时囊壁可表现为不规则增厚。

【辨证论治】

可参考中医"癥瘕""肠覃"辨证施治。

【治疗】

外科手术切除是直肠后囊肿的最有效治疗方法。术前因进行细致鉴别诊断,充分确定囊肿的大小与毗邻器官的位置关系,充分估计手术切除可能遇到的解剖学困难,以此确定手术入路。当囊肿有恶变时,应行直肠、骶骨的切除,必要时可行全身化疗与盆腔内放疗,以降低转移与局部复发。

(曾宪东、张勇)

第二十章
小儿肛肠疾病

第一节　先天性肛门直肠畸形

先天性肛门直肠畸形（congenital anorectal malformations）是小儿外科一种常见的畸形，占消化道畸形第1位。相当于中医"锁肛""肛门闭塞"等。发病率在新生儿中为1∶1500～1∶5000。男女性别的发病率大致相等，但以男性稍多。其中男性主要是直肠畸形为多，女性则以肛管畸形居多。

明代徐春甫《古今医统大全·小儿初生总论篇》中说："小儿初生无谷道，逾旬日必不可救……必须早用刀刺之，要对肠孔亲切，开通之后，用绵帛如榆钱大，卷如指，以香油浸透插之，使其再不合缝，四傍用生肌散搽之自愈。"清代赵濂《医门补要·肛门皮包》曰："初生婴儿，肛门有薄皮包裹，无孔，用剪刀剪开薄皮，以药速止其血，则肛自通。"这些记载充分反映了中医学对先天性肛门直肠畸形进行了深入细致的观察，对其病因病机、临床表现、治疗及预后等，已有相当的认识，为后世的研究奠定了良好的基础。

【病因病机】

一、中医

中医学认为本病多因先天禀赋不足，父母精气不足，胎儿在孕育期间母亲营养不良，早产，禀受胎毒，胎气受损或先天发育不全，致使脏腑器官畸形。

二、西医

肛门直肠畸形的发生是胚胎发育期发生障碍的结果，病因尚不清楚，目前认为是遗传因素和环境因素共同作用的结果。在胚胎4～5周，泌尿生殖道和肛管共同开口于泄殖腔，此后尿生殖膈从头至尾下降，将之分成前方的尿生殖窦与后面的肠管，泄殖腔侧方的两皱裂向中心线移动，使泌尿生殖道与肠管完全分开。男性内外生殖嵴融合成尿道与阴囊。女性则不融合，形成大小阴唇；阴道上部及内生殖器由苗勒管发育而成。尿生膜与胚膜破裂形成各自的开口，在此期间发育障碍会导致不同类型的肛管直肠畸形。

在泄殖腔的不同的部位，上皮细胞的类型有显著差异。上皮细胞从泄殖腔背侧移行至肠管的部分突出，发育成平滑肌层。泄殖腔背侧的间质部分向尾沟移行，上皮细胞过度生长，使尿生殖窦与肠管分隔。促成两者分开的因素有：生殖结节腹侧生长迅速，使泄殖腔背侧位置改变；尾肠、泄殖腔背侧壁及背侧泄殖腔膜退化；肛门皱褶崩裂，肛管直肠及尿生殖窦同时分开口于体表。男性、女性在原则上是相同的，只有解剖特点的不同。泄殖腔分隔过程障碍，导致尿生殖窦和肛管直肠窦之间相通，构成高位和中间位畸形：在女性，有泄殖腔畸形、直肠阴道瘘、直肠前庭瘘、肛管直肠发育不全（无瘘）等；在男性，有直肠前列腺尿道瘘、直肠尿道球部瘘、肛管直肠发育不全（无瘘）等。肛门后移过程障碍和会阴发育不全会导致低位畸形：女性有肛门前庭瘘、肛门皮肤瘘、肛门狭窄等；男性有肛门皮肤瘘、肛门狭窄等。

分类：Smith和Stephens于1984年首先提出国际分类法，目的是从功能及临床应用的角度制定简单、公认及易推广应用的分类方法。现称之为Wingspread分类法（表20-1）。

表 20-1　Wingspread 分类法（1984 年）

男　　性	女　　性
A. 高位	A. 高位
1. 肛管直肠发育不全	1. 肛管直肠发育不全
（1）直肠前列腺尿道瘘	（1）直肠阴道瘘
（2）无瘘	（2）无瘘
2. 直肠闭锁	2. 直肠闭锁

续　表

男　　　性	女　　　性
B. 中间位 　1. 直肠球部尿道瘘 　2. 直肠发育不全（无瘘） C. 低位 　1. 肛门皮肤瘘 　2. 肛门狭窄 D. 罕见畸形	B. 中间位 　1. 直肠前庭瘘 　2. 直肠阴道瘘 　3. 肛管发育不全（无瘘） C. 低位 　1. 肛门前庭瘘 　2. 肛门皮肤瘘 　3. 肛门狭窄 D. 泄殖腔畸形 E. 罕见畸形

随着对肛门直肠畸形的认识和手术方式的改进，2005 年 5 月在德国举行的肛门直肠畸形诊疗分型会议上，提出了新的分型标准，即 Krinkenbeck 分类法。该分类取消了原有的高、中、低位分型，根据瘘管不同进行分类，并增加了少见畸形，其目的使分类进一步实用化，为手术术式选择提供指导。

【诊断】

先天性肛门直肠畸形的诊断在临床上一般并不困难，重要的是准确地测定直肠闭锁的高度，判断直肠末端与耻骨直肠肌的关系，有无泌尿生殖系畸形、脊柱畸形以及其他系统和器官畸形，以便制定合理的治疗方案。诊断主要依据其临床表现和影像学检查。

一、临床表现

由于畸形类型不同，有无瘘管及瘘管的粗细位置不同，临床症状也有很大差异。

一般多于出生后 1～2 d 出现急性完全性低位肠梗阻，早期表现为无胎粪排出，喂奶后呕吐，呕吐物为奶并含有胆汁，以后可吐粪样物，腹部逐渐膨胀、失水。

如延误治疗可造成肠穿孔、腹膜炎、吸入性肺炎等并发症，6～7 d 即可死亡。少数狭窄较轻，或瘘管粗大的患儿，短期内尚可排便排气，而在数周、数月甚至数年后才出现排便困难、便秘、粪石形成、继发性巨结肠等慢性肠梗阻征象，或以排便部位异常而就诊。个别病例伴有很大的阴道瘘或舟状窝瘘，粪便可以通畅地由瘘管排出，没有任何慢性肠梗阻表现，有较好的排便自制功能，可长期无症状或症状轻微。

二、辅助检查

1. 视诊　会阴视诊可大致辨别畸形的类型；低位可见异位开口或肛门被遮盖的痕迹；光滑无孔则应考虑高位畸形。男婴从肛门排出绿色尿液，则有直肠尿道瘘；女婴从阴道排出粪便，则有直肠阴道瘘。

2. 指诊　指诊对发现隐蔽的肛管、狭窄部位有重要作用，但对婴儿要轻柔探查，用小指进行，以免损伤肛门括约肌。

3. 探针　对可疑的外口可进一步用探针检查，明确瘘管走行和通向何处。

（1）高位畸形：此型肛门直肠畸形在正常肛穴处无肛门，仅有皮肤凹陷、色泽深，哭闹或用劲时凹陷处不向外膨出，甚至向内凹陷，用手触摸亦无冲击感，用针刺激此处皮肤亦无收缩。X 线检查直肠末端气泡影在耻尾线以上。

（2）中间位畸形：无瘘者直肠盲端在尿道球海绵体肌边缘，或在阴道下端附近，耻骨直肠肌包绕直肠远端。有瘘者其瘘管开口于尿道球部、阴道下段或前庭部，也可自尿道及前庭部位排便，探针可通过瘘管进入直肠向后上方，用手指触摸肛门部不易触到探针的顶端。在 X 线平片上可见直肠末端的气泡影位于耻尾线处或略下方。

（3）低位畸形：在正常肛门位置有凹陷，肛管被一层隔膜完全闭锁，直肠盲端充满胎粪，肛门处无肛门，有凹陷，色泽浅，患儿哭闹及用力时凹陷处明显向外膨出，用手指触摸时有明显冲击感，刺激时有明显收缩。多数低位畸形患儿同时伴有肛门皮肤瘘管。

4. X 线检查　X 线是最为传统和经典的诊断肛门直肠畸形的方法，包括腹部倒立侧位 X 线平片和瘘管造影，腹部倒立侧位 X 线平片常常作为肛门直肠畸形首选的检查方法。

（1）倒立位摄片：是决定直肠盲端位置高低的传统方法。

（2）瘘管造影：对有会阴、舟状窝或阴道瘘管的患儿，可经瘘口插入适当大小的导管，注入造影剂，会阴肛门区放置金属标记，作 X 线摄片，以测定直肠盲端的高低及肠腔扩张情况。

（3）膀胱尿道造影：自尿道注入碘化钠溶液摄 X 线片，可了解瘘管情况及与直肠的关系。

5. 超声显像检查　超声显像检查因其安全简便，测量数据可靠，较 X 线有误差小、重复性好等优点。包括产前超声检查、术前超声检查和术前、术后肛管内超声检查。

6. CT 检查　可直接了解直肠盲端与耻骨直

肠肌环的关系,可以对肛门直肠畸形盆底肌群进行三维重建,对于术前评估及提高婴幼儿肛门直肠畸形的治疗效果较为重要。

7. MRI检查 患儿镇静、仰卧位,在正常肛穴位置和瘘孔处用鱼肝油丸作标志,可对盆腔做矢状、冠状和横断面扫描。MRI具有较高的软组织分辨率,并且胎便是良好的MRI自然对比剂,MRI检查能很好地显示盆底肌肉发育情况,直观清晰地显示直肠盲端与肌肉系统,从而能准确地判断畸形的程度和类型,为手术术式的选择、手术的成功及减少术后并发症提供重要的信息。同时,MRI检查可以发现其他联合畸形,尤其是合并脊髓、脊柱及泌尿生殖系统畸形。

【鉴别诊断】

先天性肛门直肠畸形多在分娩后常规检查时被发现。如果肛门的开口能排出一些胎粪,因而局部污染或尿布上沾有粪便痕迹,就有可能被漏诊。另外,肛门直肠狭窄、肛门闭锁,以及直肠缺如等畸形,视诊不能发现,需要进行仔细的检查才能得出正确诊断。

【辨证论治】

手术疗法是该病治疗的关键,非手术治疗主要目的是控制感染,减轻症状。

一、湿热下注证

[症状]排便不畅,肛门灼热、痛,便中带血及黏液,舌淡红,苔薄腻,脉细。

[辨证分析]胃肠积热,燥热内结,耗伤津液,使大肠传导失润,大便干结引起排便不畅,肛门灼热;大便干结,排便时损伤肛周组织引起局部疼痛,便中带血。

[治法]清热利湿。

[方药]凉血地黄汤。

常用中药:川芎、当归、白芍、甘草、生地、白术、茯苓、黄连、地榆、人参、栀子、天花粉等。

二、阴虚肠燥证

[症状]大便干结,便难,口干苦,喜饮,小便黄少,舌红,苔薄,脉弦细。

[辨证分析]先天禀赋不足,脏腑虚弱,肺、脾、肾三阴亏损,津液不足,肠道阴液亏损,见大便干结,便难,小便黄少。阴液亏损,津不上承见口干苦,口渴喜饮。

[治法]养阴增液,润肠通便。

[方药]增液汤加麻仁丸。

常用中药:玄参、麦冬、生地等。

三、气血两虚证

[症状]大便干燥,无力排出,面色无华,少言懒语,舌淡,苔薄,脉细。

[辨证分析]先天禀赋不足,脏腑虚弱,气虚则大肠传导无力,见便意频频,临厕需竭力努挣,排便不下,脘腹胀满,伴神疲懒言,倦怠乏力。血虚不能下润大肠,不能上荣于面,则见大便秘结,面色无华。

[治法]益气养阴,润肠通便。

[方药]补中益气汤合润肠丸加减。

常用中药:黄芪、甘草、人参、当归、橘皮、升麻、柴胡、白术、生地、甘草、大黄、熟地、升麻、桃仁、火麻仁、红花等。

【外治法】

（一）扩肛疗法

对于轻度狭窄的,可采用手指或用扩肛器扩肛。具体方法:用特制的扩肛器,自肛门插入直肠内,每日1次,每次15～20 min。1个月后隔1 d扩肛1次,3个月后每周2次,维持6～9个月,直到排便正常。

（二）坐浴

采用中药苦参汤加活血化瘀药物,如丹参、牡丹皮、川芎等。

【手术疗法】

肛门直肠畸形若无瘘孔或有细小瘘孔的低位型者,应在出生后立即手术;对有大瘘孔,排便无明显障碍,先行保守疗法,待患儿6个月后再考虑手术。对中、高位肛门直肠畸形,在新生儿期先做结肠造瘘术,3～6个月后再作肛门直肠成形术。

（一）会阴肛管成形术

会阴肛管成形术（perineoanoplasty）于正常肛门位置做一"×"形切口,各长为1.2～1.5 cm,切开皮肤及皮下组织,游离直肠,用弯曲管钳向深部做钝性剥离,找到直肠盲端。在游离直肠盲端时,以紧贴灰白色的肠壁为宜,从后壁向两侧游离,最后达前壁。前壁距尿道及阴道较近,为防止尿道（阴道）损伤,术前必须放置尿管。游离直肠要充分,一般要在无张力情况下,使直肠盲端突出于皮肤切口0.6～0.8 cm为宜。

（二）骶会阴肛门成形术

中间位肛门直肠畸形,特别是伴有直肠尿道

球部、尿道膜部瘘或直肠阴道瘘、直肠前庭瘘者，因瘘管的位置特殊，增加了手术的难度，从腹部会阴部均不宜暴露，应行骶会阴肛门成形术（sacroperineoanoplasty）。① 骶尾部切口：于尾骨尖下方做横切口，长约 5 cm，沿正中线切开肛尾筋膜，靠近中线向深部分离，避免损伤支配肛提肌的神经，分离耻骨直肠肌环，从包绕于瘘管及直肠盲端的后下方，用直角钳将直肠做钝性分离，边向前分离边张开两钳叶，直到钳尖深入肌环。此时操作要轻柔，以免撕断肌纤维。② 会阴切口：与会阴肛门成形术同，切开皮肤，显露肛门外括约肌，于肛门外括约肌中间向上分离，直达骶尾部切口。然后将一条橡胶带穿过肛门外括约肌中心及耻骨直肠肌环，从两切口引出作牵引用。用宫颈扩张器将二肌环逐渐扩大，形成一"肌袖"以能通过直肠为度。游离直肠，从骶尾部切口显露直肠，紧贴肠壁钝性分离。对伴有尿道及阴道瘘者，应在直视下游离瘘管，将其切断，缝合残端。以使直肠无张力地自然下降到肛门切口为宜。从切口将直肠盲端缓慢地牵至肛门，直肠壁与皮下组织缝合固定，"+"字形切开直肠盲端，直肠瓣与皮肤瓣嵌插，用丝线缝合。

（三）骶腹会阴肛门成形术

高位肛门直肠畸形包括有瘘和无瘘及直肠闭锁，在新生儿时期，应先行结肠造瘘术，以解除梗阻，待 3～6 个月后，行骶腹会阴肛门成形术（abdominoperineoanoplasty）。

（四）后矢状入路肛管成形术

后矢状入路肛管成形术（Pena 手术）在直视下进行，对周围组织损伤较小。首先切开直肠，游离直肠，缝合瘘口，最后裁剪直肠。

（五）腹腔镜辅助下高、中位肛门直肠畸形成形术

目前分为两种情况：一种为不进行结肠造瘘，在新生儿期 1 期行肛门成形术；另一种为在新生儿期造瘘，2 期手术时应用腹腔镜进行腹腔盆腔的直肠游离，再结合会阴部切口或后矢状切口行肛门直肠畸形成形术。该途径对肠管无损伤，保留了其包含的具有内括约肌功能的肌纤维。术后括约肌对称性收缩为防止大便失禁提供了保障。

手术操作要点：首先切开直肠和乙状结肠系膜腹膜，分离显露直肠上动脉和乙状结肠动脉，靠近系膜根部结扎离断血管，保留三级血管弓完整。提起直肠，切开反折腹膜，贴近直肠壁向远端分离到直肠逐渐变细。将直肠远端拉入腹腔，直视盆底，分离盆底的脂肪组织，显露盆底肌肉。同时在电刺激仪引导下，经肛门外括约肌的中心纵行切开皮肤 1.5 cm。从会阴肌肉的中心向盆底游离，在腹腔镜监视下从盆底肌中心进入形成盆底隧道，将直肠从隧道中拖出。以 6-0 可吸收线将直肠与会阴皮肤缝合。

在新生儿行乙状结肠造瘘的患儿，腹腔镜下游离瘘口的近侧和远侧肠管，断离瘘管。沿瘘口边缘游离肠管，将其远端直肠切除，然后把近端正常结肠从盆底肌中心拖出。

【其他疗法】

为了防止肛门成形术后瘢痕狭窄，均应于术后 1 个月进行扩肛，约需 1 年。采用生物反馈疗法的排便训练等措施也非常重要。

【预防调护】

（1）早期诊断，及时治疗。

（2）增加营养，增强体质，积极治疗并发症。

（3）加强术后护理，提高生活质量。

【现代研究进展】

（一）改良 Pena 手术

取骶尾部弧形切口，切开皮肤后，沿中线向深部逐层切开，见肛提肌及肌肉联合体，自中线部位切开，暴露直肠。游离直肠，处理瘘管，使其无张力降至肛穴，于电刺激最强处切开肛门部皮肤约 1.5 cm，电刺激识别肌群，将直肠自耻骨直肠肌环内穿过，到达肛门皮肤处，注意直肠拖出时应无扭转，间断缝合，形成肛门，吸除胎便，行肠减压，并填塞油纱。对合缝合损伤、断裂的肌肉及各层皮肤，恢复原有解剖层次，于骶前间隙放置橡皮管引流条。位永娟等对 28 例患者均应用Ⅰ期改良后矢状入路肛门成形术，效果良好，为先天性中高位肛门直肠畸形的手术方式的选择提供了参考。

（二）先天性直肠肛门畸形盆腔 MR 三维重建

MR 三维重建图像能清楚地显示骨盆解剖结构的关系，为先天性肛门直肠畸形诊断和手术提供直观形态学依据，为虚拟手术奠定基础。

MR 检查方法选择体部相控阵列线圈或小视野高分辨率头部线圈，取横断位、矢状位和冠状位 T_1WI、T_2WI 观察闭锁水平、耻骨和骶尾骨，FSE 序列 T_2WI 观察直肠盲端与尿道或阴道的关系，T_2WI

或 STIR 序列观察横纹肌复合体。婴幼儿口服10％水合氯醛麻醉(1 ml/kg)，扫描前插入导管进入尿道或/及直肠内，平扫后静脉注射造影剂 GD－DTPA(0.2 mmol/kg)和结肠内充气施行增强扫描。扫描层厚 2～3 mm、层间距 0～0.25 mm，扫描范围自耻骨联合至肛门外口处。

二维图像数据集的分割与提取图像采用区域分割技术、灰度域值分割和看图软件技术完成图像的分割。三维重建采用体绘制 3D－Doctor V3.5(able software corp)软件。矢状位和冠状位图像作参考，在横断位图像上勾画出耻骨、骶尾椎、膀胱、尿道、结直肠及横纹肌复合体等解剖结构的轮廓，再将 MRI 原始图像转存为 jpeg 文件格式并导入3D－Doctor，构造出三维图像模型。

参考文献

[1] 位永娟，王祖耀，曾洪飚.改良 Pena 手术 I 期治疗先天性中间位肛门[J].直肠畸形临床小儿外科杂志，2009，8(5)：77－78.

[2] 汤绍涛，董宁，毛永忠，等.先天性直肠肛门畸形盆腔MR 三维重建图像及临床意义[J].中华小儿外科杂志，2009，30(11)：759－762.

（郭修田、董青军）

第二节　婴幼儿肛瘘及肛周脓肿

肛瘘及肛周脓肿在婴幼儿中较为多见，常由肛管直肠周围软组织及其间隙发生急性化脓性感染，形成肛周脓肿，自行溃破或切排后形成与肛周皮肤相通的肉芽肿性管道。由内口、瘘管、外口三部分组成，局部表现为肛旁肿痛，破溃后自外口溢出脓液，刺激肛周皮肤潮红或瘙痒，外口时闭时溃，反复发作。小儿肛瘘及肛周脓肿的发病有其特殊性：小儿肛瘘患者约占婴幼儿肛肠疾病总数的 10％，年龄多发生于 3 个月至 3 岁，男婴发病率较高。大约 2/3 病灶位于患儿的肛门两侧截石位 3、9 点位，较浅、单纯、有自愈倾向，复杂性肛瘘较少见，相当于中医学"肛漏"。

【病因病机】

一、中医

中医学认为小儿机体娇嫩，血气未充，脏腑未坚，属稚阴稚阳之体，故易受六淫外邪侵袭而发病。《育婴家秘》曰："血气未充……肠胃脆弱……神气怯弱。"小儿多寒暖不能自调，乳食不知自节，致脏腑失调，湿热下注肛门，秽浊与湿热搏结肛周，血腐成脓化为肛痈，溃而成瘘。或小儿肛瘘乃胎毒未清，湿热之毒内伏，且六淫湿热之邪侵袭，内伏外发而发病。

二、西医

小儿肛周脓肿可分为婴幼儿及年长儿两种类型，年长儿与成年人基本一致，婴幼儿肛周脓肿90％为皮下部脓肿，发生于深部的间隙脓肿极为少见，常见的致病菌是金黄色葡萄球菌。

小儿肛瘘多数由肛周脓肿发展而来，也可因肠道感染穿破肠壁或外伤而引起。多数为低位简单肛瘘，极少向深部蔓延形成复杂瘘，其内口多在齿线附近。依据瘘管的高低、瘘管的走行、瘘管与括约肌的关系及瘘管的多少，可将其分为低位肛瘘、高位肛瘘及肛管直肠瘘等三类，婴幼儿尚有特殊类型的肛前瘘，男婴为直肠会阴瘘，女婴为直肠舟状窝瘘、阴唇瘘或阴道瘘。肛前瘘特点瘘管无分支，引流畅，管内有完整的黏膜，内口距齿线较近，位于内括约肌环间，瘘管下方为会阴体。

西医学认为小儿肛周脓肿多由肛腺感染引起。肛周脓肿成脓后，经肛周皮肤或肛管直肠黏膜破溃或切开排脓充分引流后，脓腔随之逐渐缩小，脓腔壁结缔组织增生，使脓腔缩窄，形成或直或弯的管道，即成肛瘘。对于婴幼儿肛周脓肿和肛瘘的病因大致归纳为以下几类。

1. 肛隐窝感染因素　新生儿或小婴儿，由于皮肤娇嫩，抵抗力低，特别是肛门周围的皮肤，经常受粪便的污染，肛门括约肌松弛，造成直肠、肛门黏膜外翻，更易受损。肛门局部感染或全身败血症经血液循环感染，形成肛旁脓肿，破溃后形成肛瘘。因此，外口多在膝胸位 3、9 点处，这也与肛腺的分布有关。

2. 免疫力低下因素　新生儿生理性免疫功能不全，易发生肛门感染，形成肛瘘。有研究表明出生 1 个月以内的新生儿，生理性的缺乏 IgA，随着新生儿出生后 IgG 在 1 个月后逐渐出现，随着免疫功能的完善，肛瘘可以自愈。

3. 解剖结构因素　小儿肛管较短，骶骨曲尚未形成，直肠和肛管接近直线，加之肛门括约肌紧张度较弱，粪便易直接压迫肛管处齿线，肛窦黏膜擦破，易使细菌侵入致病。女孩因子宫后倾，可形成直肠屈曲，改变粪便压迫的方向，故不易发生肛瘘。

4. 尿布皮炎因素 小儿括约肌松弛,黏膜外翻,常因尿布摩擦损伤引起感染,形成肛门周围皮下脓肿与肛窦相通,而成肛瘘。

【诊断】

一、临床表现

(一)肛周脓肿表现

多发生在出生后1~2个月,发病前常有腹泻或便秘史,患儿常因肛周局部疼痛,表现为不明原因的哭闹不安,坐位或排便时哭闹剧烈,食欲减退,精神不振,可伴有发热,年长儿病史可诉说肛周局部疼痛。

小儿肛周脓肿以局部皮下脓肿最为常见,局部体征较明显,可伴有全身症状。表现为肛周局部红肿、硬结,甚至皮肤皱纹消失,红肿处肤温高且触痛明显,起初红肿区域较硬,逐渐变软,出现波动感,可经摩擦自行破溃,形成慢性瘘管。此外,复杂性肛管直肠周围深部间隙脓肿较为少见,全身症状明显,加之患儿的哭闹不予配合,诊断相对较为困难,必要时可局部穿刺定位,肛周局部行B超、CT或MRI检查。

(二)肛瘘表现

多由肛周脓肿自行破溃或切排后形成,表现为外口反复溢出少量粪便、脓血性或黏液性分泌物,常伴局部周围皮肤潮湿、瘙痒,甚至形成湿疹。当外口暂时闭合时,分泌物等不能及时排出,可感到局部红肿胀痛,同时伴有发热、寒战、乏力等全身症状。如外口时闭时溃,反复发作,极易形成复杂性肛瘘。

由于肛周感染的部位不同,其所形成的瘘管的方向亦有不同。多数瘘管具有内口和外口,称完全瘘。其内口在齿线肛窦部,外口在肛门旁,略高出皮肤呈乳头状,经常有少许分泌物溢出,有时可以暂时愈合。但在急性发作时外口处再度红肿、破溃、流脓。少数肛瘘只有内口或外口,称单口内瘘或外瘘。少数病例为复杂性瘘管,治疗上较为困难。

二、辅助检查

小儿肛瘘肛周局部可见单个或多个外口,挤压时可有少量分泌物溢出。肛前瘘外口多位于肛门截石位3、9点连线的前方,如女婴直肠舟状窝瘘的外口多位于舟状窝内。外口越多、距离肛门越远,病情越复杂,内口检查对于肛瘘的诊治有着十分重要的意义。

1. 视诊 观察肛瘘外口数目、形态、位置和分泌物情况。一般只有一个外口,多单纯性肛瘘,复杂性肛瘘少见。外口多位于肛门两侧,与肛门距离较短。外口分泌物脓液多而稠厚,多为急性炎症期即活动期;脓液混有鲜血或呈淡红色,多为脓肿溃破不久;脓液色黄白而臭秽,多为金黄色葡萄球菌或大肠埃希菌感染;脓液带绿色,多为铜绿假单胞菌感染。

2. 触诊 肛瘘管道穿行于肛周各间隙软组织中或括约肌间,因慢性炎症刺激常会形成纤维化条索。在肛周皮肤上常可触及索状物、肿块或硬结。方法以示指从外口向肛缘方向触摸,瘘管较浅者,轻按即可触及明显的索状物。

3. 肛指检查 可触及内口附近的小硬结、凹陷等,多位于齿线附近。

4. 探针检查 了解瘘管行径、长短、深浅、与肛门括约肌的关系及内口位置等。术中常用球头探针从外口顺管道插入,寻找内口。检查时动作应轻柔,不可用力过猛,以免造成假瘘管或假内口。内口真假的确定以探针从内口探出后患者无疼痛感或不出血为准。

5. 染色检查 首先在肛内放置一块清洁纱布卷,然后将染色剂从外口缓慢注入瘘管,使瘘管管壁和内口染色,显示瘘管的范围、走行、形态、数量和内口位置。临床上常用的染色剂为2%亚甲蓝、2%亚甲蓝与1%过氧化氢混合液或甲紫(龙胆紫)等。

6. 肛周超声 可测定肛瘘范围、内口位置,管道走行分布。

7. 放射检查 必要时可行瘘管造影、MRI等检查。

【鉴别诊断】

与肛门周围毛囊炎和皮肤疖肿鉴别:初期局部红肿、疼痛,以后逐渐肿大,中央形成脓栓,脓出渐愈,病变浅表,不与肛门相通。

【辨证论治】

手术疗法是该病治疗的关键,非手术治疗主要目的是控制感染,减轻症状。

一、肛痛

(一)热毒蕴结证

[症状]肛门周围突然肿痛,持续加剧,伴有恶寒、发热、小便黄赤;肛周红肿,触痛明显,质硬,皮

肤焮热,舌红,苔薄黄,脉数。

[辨证分析]孕母内蕴湿热,或乳食不知自节,或外感六淫之邪,热毒侵袭,致脏腑失调,秽浊与热毒搏结肛周,损伤肛周脉络,局部气血不通引起肛周红肿,触痛明显。

[治法]清热解毒。

[方药]仙方活命饮、黄连解毒汤加减。

常用中药:白芷、贝母、防风、赤芍、当归、皂角刺、穿山甲、乳香、没药、金银花等。

(二)火毒炽盛证

[症状]肛周肿痛剧烈,持续数日,痛如鸡啄,难以入寐;伴恶寒发热,口干便秘,小便困难,肛周红肿,按之有波动感,舌红,苔黄,脉弦滑。

[辨证分析]初期热毒未清,瘀久不散,热胜肉腐成脓引起肛周肿痛剧烈,按之有波动感。

[治法]清热解毒透脓。

[方药]透脓散加减。

常用中药:黄芪、穿山甲(炒末)、川芎、当归、皂角刺等。

(三)阴虚毒恋证

[症状]肛周肿痛,皮色暗红,成脓时间长,溃后脓出稀薄,疮口难敛;伴潮热,盗汗,口渴,舌红,苔少,脉细数。

[辨证分析]先天禀赋不足,脏腑虚弱,肺、脾、肾三阴亏损,或病久正气亏虚,邪乘下位,郁久肉腐成脓,引起肛周肿痛,溃后脓出稀薄,疮口难敛,病程缠绵。

[治法]养阴清热,祛湿解毒。

[方药]青蒿鳖甲汤加减。

常用中药:青蒿、鳖甲、生地、知母、牡丹皮等。

二、肛漏

(一)湿热下注证

[症状]肛周经常流脓,脓质黏稠,色黄白,局部红肿热痛,肛周有溃口,按之有索状物通向肛内;伴纳呆少食,或有呕恶,渴不欲饮,大便不爽,小便短赤,形体困重。舌红,苔黄腻,脉滑数或弦数。

[辨证分析]小儿肛瘘乃胎毒未清,湿热之毒内伏,瘀久不散,热盛肉腐成脓,则肛门经常流脓液,脓质稠厚,肛门灼热,气血壅阻则肛门胀痛不适。

[治法]清热利湿。

[方药]二妙丸合萆薢渗湿汤加减。

常用中药:苍术、黄柏、萆薢、薏苡仁、泽泻、滑石、通草等。

(二)正虚邪恋证

[症状]肛周流脓,质地稀薄,肛门隐隐作痛,外口皮色暗淡,时溃时愈,按之质较硬,或有脓液从溃口流出,且多有索状物通向肛内,伴神疲乏力,舌淡,苔薄,脉濡。

[辨证分析]肛瘘后期病久正气已虚,湿热留恋,故肛周溃口,按之较硬,溃口时溃时愈,时有清稀脓液从溃口流出,肛门隐隐作痛,可伴有神疲乏力。

[治法]治拟托里透毒。

[方药]托里消毒饮加减。

常用中药:生黄芪、金银花、白芷、甘草、连翘、人参、白术、茯苓等。

(三)阴液亏虚证

[症状]肛周溃口凹陷,周围皮肤颜色晦暗,脓水清稀如米泔样,局部常无硬索状物扪及;伴有形体消瘦,潮热盗汗,心烦不寐,口渴,食欲不振,舌红少津,少苔或无苔,脉细数。

[辨证分析]先天禀赋不足,脏腑虚弱,肺、脾、肾三阴亏损,邪乘下位,郁久肉腐成脓,溃后成漏。

[治法]养阴清热。

[方药]青蒿鳖甲汤加减。

常用中药:青蒿、鳖甲、生地、知母、牡丹皮等。

【外治法】

随着患儿年龄的增长,免疫力的逐渐增强,骶骨弯曲逐渐形成,以及括约肌的逐渐发育,患儿的肛瘘有自愈倾向,所以目前大多数医家对于婴幼儿肛瘘的治疗多采用保守疗法。但非手术疗法多适用于肛周脓肿炎症浸润且尚未成脓患儿。每日清洁肛门并温水坐浴,保持大便通畅,可局部外用药膏如金黄膏,或适当使用抗生素消炎消肿,加速自愈。

【手术疗法】

对于反复发作不能自愈的肛瘘患儿,如肛瘘急性炎症期过后3～6个月形成慢性瘘管,有纤维束,局部反应红肿,瘘管时愈时溃,反复溢脓,要考虑时机成熟时采用手术治疗。目前,对于肛周脓肿的手术治疗多以局部切开排脓为主,若内口明显者可施行一次性根治术。肛瘘的手术方式较多。

一、简单肛瘘

(一)一次切开根治术

患儿的肛瘘及肛周脓肿相对简单,内口多在相对应的肛隐窝附近,找到内口感染源,多采用一次切开根治术,减轻患儿的痛苦。局部麻醉后,一般用球头探针自外口探入至内口处,沿探针切开瘘管至内口,修剪内外口处,保证引流通畅。此法适用于婴幼儿低位肛瘘及肛周脓肿,如内口位置较高,可配合应用挂线疗法。

（二）切开挂线术

局部麻醉后,自外口处探入球头银丝,在手指的引导下,将银丝从内口处探出,划开内外口之间皮肤,后在内外口之间引入橡皮筋,将橡皮筋按病情收紧,用 7 号线固定,以防滑脱,后修剪外口以利引流。切开挂线术有如下的优点。

（1）引流通畅:每日肛周局部清洗,粪便残留机会少,减少了创面的污染机会。同时,还可减少创面组织粘连和假性愈合的发生。

（2）换药简单:由于创面引流通畅,粪便残留少,创面干净,稍做清洗消毒,对伤口刺激轻,患儿痛苦小。

（3）创伤轻微:患儿生长发育过程中,肛门括约肌松弛,未发育完全,橡皮筋的缓慢切割,创伤小,同时避免直接切开造成肛门失禁的发生。

（三）一期切除缝合术

探针探明内口后,沿探针钝锐交替游离至内口,完整剔除瘘管。彻底止血后,用可吸收线缝合直肠黏膜层、肌层、皮下及皮肤,不留死腔。

（四）拖线法

即在探明内口,修剪外口,在内外口之间引入 5 股医用 7 号丝线,丝线两端打结呈环状,术后换药清洁丝线后可在接触管道的丝线上局部用药,视分泌物情况逐步拆除拖线,后予垫棉压迫闭合创腔,以利愈合。该术式可适用于婴幼儿低位单纯性肛瘘。

二、肛前瘘

（一）直肠内修补术

全身麻醉或骶管麻醉,患儿屈髋俯卧位,臀部垫高,扩肛后用小直角拉钩暴露肛管及直肠下段。齿线上瘘管内口上缘,以内口为中心作弧形切口,切开黏膜及黏膜下层,弯过内口,两端向下止于齿线,长度约占肛管直径的 1/3。将切口以下、齿线以上包括瘘管内口黏膜完全切除。于切口上方黏膜下潜行分离 2～3 cm,使之能无张力下移,用细丝线间断缝合内口上、下缘的括约肌,关闭内口,再平行作第 2 层缝合以加强之,将潜行分离的黏膜下移,

覆盖已闭合的内口,与肛管创缘对位缝合。

（二）瘘管根治会阴成形术

全身麻醉或骶管麻醉,取截石位,臀部垫高,沿阴道肛门黏膜面与皮肤连接处作一纵形切口,于阴道与肛门连接处黏膜作一横切口,切开后形成"H"形。从阴道直肠连接处向深部作钝性分离 5 cm,充分游离阴道与直肠,然后从深部开始缝合直肠、阴道间隙的两侧软组织、括约肌和皮肤,最后经肛门前部皮肤穿过括约肌作减张缝合。

【预防调护】

1. 注意肛门卫生 为预防和减少新生儿和婴儿发生感染性肛瘘,必须注意肛门卫生。家长习惯在换尿布时顺手用尿布擦一下肛门和外阴,并且误认为尿布很干净,也很柔软,其实对新生儿和小婴儿来讲,尿布还是有些粗糙和不卫生的。

2. 预防感染 最好在便后用装有温水或硼酸水的小壶冲洗肛门和外阴,然后再用干净的棉花或软布轻轻擦干,并涂以少量软膏（金霉素眼药膏或鞣酸软膏）。这样就能减少肛门周围皮肤及外翻的直肠黏膜的损伤,达到预防感染的目的。

【现代研究进展】

（一）内堵外排法

肛周脓肿和肛瘘是肛管直肠周围软组织发生感染的不同时期,在治疗上也存在相似之处。胡杰曾报道内堵外排法治疗小儿肛周脓肿 117 例,即于脓肿最高点做梭形切口,充分分离脓腔,予纱条填塞引流,后予红霉素眼膏 3 g 纳肛,术后嘱患儿家长每于小儿大便后,红霉素眼膏 1 g 纳肛至创口痊愈后 1 周。结果患儿全部痊愈,痊愈时间 7～15 d,平均 11.8 d;其中 2 例患儿于 1 周后创口脓腔脓点形成后再次切排。随诊 2 年无脓肿复发,无肛瘘形成、肛门狭窄或失禁等并发症。主要是由于小儿肛管直肠周围的感染菌多以大肠埃希菌、革兰阳性菌为主,局部应用红霉素能很好地杀灭致病菌。

（二）经直肠内瘘管近段切除术

该种手术方式为探明内口后,环绕内口小梭形切开黏膜,游离近端瘘管达到括约肌肌层内,尽可能深,游离近段瘘管并切除之,远端断端用可吸收线缝扎,括约肌层、黏膜层用可吸收线间断缝合,不留死腔。该术式适用于肛瘘慢性瘘管形成初期（3个月内）局部无急性炎症存在的单纯性肛瘘。

（三）脱细胞真皮基质补片治疗

即探清瘘管并清除坏死组织后,将脱细胞真皮

基质补片修剪为合适的形状,填塞瘘道,并用可吸收线将生物补片固定在直肠黏膜下,游离或不游离缝合内口。复杂瘘找到每条瘘管,分别予以填塞,外口敞开。

【文献摘录】

（一）孙彦辉超声刀切开引流治疗小儿肛瘘

对 21 例小儿肛瘘患者采用超声刀切开引流术治疗,探明内外口后,以超声刀全层切开瘘管及内口,两侧黏膜组织以超声刀夹住并进行机械振荡,使引流通畅,并修剪外部创面呈"V"形以便引流。对于有支管的复杂性肛瘘,主管用超声刀打开引流,支管则采用隧道式拖线术,刮匙搔刮管壁清除坏死组织后,视管腔大小用探针将医用丝线 5～10 股引入管道,两端打结使成圆环状,丝线保持松弛状态。结果 21 例肛瘘患儿,均一次治愈,其中疗程最短者 16 d,最长者 31 d,平均治愈时间 19.3 d。术后随访半年至 2 年,所有患儿术后未见复发、肛门失禁、肛门畸形和肛门狭窄等后遗症发生。证实超声刀治疗小儿肛瘘具有出血少、损伤小、术野清晰、时间短、安全可靠等优点。

（二）陆金根辨治婴幼儿肛瘘的临证经验

本病多因腹泻或肛周皮肤湿疹或尿布皮炎,损伤肛门皮肤黏膜屏障,外邪所侵,湿热流注,并与"胎毒"有关。陆金根强调把握正确治疗时机,采用手术治疗为主的中西医结合治疗,注重术后伤口的正确护理与换药及患儿脾胃功能的调护。

（三）肛周脓肿和肛瘘在健康儿童的发病特点

通过回顾性分析 1990～2003 年对大于 2 周岁肛周脓肿及肛瘘患儿的治疗情况,发现 40 例患儿中男性 37 例,平均年龄 7.19 岁,第 1 次检查 36 例脓肿幼儿平均年龄 6.8 岁,4 例肛瘘平均年龄 10.8 岁。治疗以局部的引流为主(26 例针筒抽吸脓液,4 例切开引流),所有患儿配合抗感染治疗。36 例脓肿患儿中 29 例治愈,3 例复发和 4 例发展为肛瘘,其中 1 例长期的脓肿患儿诊断为克罗恩病。4 例肛瘘患儿中 1 例采用肛瘘切开术治疗,3 例发现伴发克罗恩病采取保守疗法治疗。结果证明对于大于 2 周岁肛周脓肿患儿的治疗,排除相关疾病伴发肛瘘情况下,局部引流配合抗感染治疗,最终发展为肛瘘的概率较低。

参考文献

［1］黄乃健.中国肛肠病学[M].济南:山东科学技术出版社,1994.

［2］张东铭.盆底肛直肠外科理论与临床[M].第 2 版.北京:人民军医出版社,2011.

［3］Meyer T, Weininger M, Höcht B. Perianal abscess and anal fistula in infancy and childhood:a congenital etiology？[J]. Chirurg. 2006,77(11):1027－1032.

［4］中华医学会.临床诊疗指南:小儿外科学分册[M].北京:人民卫生出版社,2005.

［5］张金哲.实用小儿外科学[M].杭州:浙江科学技术出版社,2003.

［6］胡杰."内堵外排法"治疗婴幼儿肛周脓肿 117 例[J]. Modern Practical Medicine,2009,21(12):1330.

［7］张学军,张欣,牛爱国,等.小儿肛瘘经直肠内瘘管近段切除术 110 例临床分析[J].中华小儿外科杂志,2005,26(11):615.

［8］王丽亚,董彦清,张鹏举.脱细胞异体生物材料治疗男性小儿肛瘘[J].中华小儿外科杂志,2011,32(3):236－237.

［9］孙彦辉,曹永清,陆金根,等.超声刀切开引流在小儿肛瘘治疗中的应用——附 21 例报告[J].中西医结合学报,2008,6(4):414－415.

［10］何春梅.陆金根辨治婴幼儿肛瘘经验[J].上海中医药杂志,2009,43(3):7－8.

［11］Serour F, Gorenstein A. Characteristics of perianal abscess and fistula-in-ano in healthy children [J]. World J Surg,2006,30(3):467－472.

（董青军、梁宏涛）

第三节　小儿肛门失禁

小儿肛门失禁是指患儿失去对直肠内容物排出的自主控制能力,在不合适的时间、地点,大便的自主控制出现障碍,不能随意控制大便,称为小儿肛门失禁,或称肛门失禁。小儿肛门失禁的发病率仍不清楚。近年来,随着影像学的进步,对大便失禁的病理解剖学和病理生理学有了更加深入的了解。早期行为训练技术、药物治疗、生物材料注射和手术方法的改进,小儿肛门失禁的治疗日益改善。

【病因病机】

一、中医

中医学认为本病多因先天禀赋不足,父母精气不足,脾肾亏损而致大便控制无权。

1. 中气下陷　脾失升提，中气陷于下，则见排便排气控制困难，轻重程度不一，且伴肛门坠胀；清阳不展，则神疲乏力；脾失健运，运化无权，则食欲不振。

2. 肾气亏损　肾开窍于二阴，肾与后阴的关系主要在大便排泄方面，肾气不足则见排便排气控制困难，头昏耳鸣，腰膝酸软。

二、西医

西医学认为，引起小儿大便失禁的原因很多，可分为肌源性、神经源性、肠源性、肛源性、功能性和充溢性以及上述两类或两类以上同时存在的混合性大便失禁。

先天性肛门直肠畸形所致的大便失禁是小儿肌源性病变的主要原因。肛门畸形患者常有不同程度的盆底横纹肌发育不良，不能在需要时随意收缩；内括约肌缺如或发育处于雏形；多数患儿生来就没有肛管，其精细感觉缺如或未发育。外伤和手术创伤及继发感染引起的肛门内外括约肌结构损害或缺失也是引起肌源性大便失禁的常见原因。先天性神经管闭合不全、脊柱裂和骶骨发育不良导致的脊髓和神经发育不良，从而引起的神经源性大便失禁或神经性肛肠是大便失禁的另一常见原因。包括脊髓脊膜膨出、脊髓裂、脊髓纵裂、脊髓积水、椎管内皮样囊肿、蛛网膜囊肿和骶骨发育不良等。

肠源性大便失禁的常见原因首先是直肠和乙状结肠容量不足，如先天性巨结肠、结肠良性或恶性病变施行直肠乙状结肠切除等手术后。肛源性大便失禁包括肛门直肠手术、外伤和感染等引起肛管及肛周皮肤、皮下组织缺损、黏膜外翻、瘢痕化，影响肛管的顺应性和阻碍括约肌收缩导致肛门不能正常关闭或关闭不全。

功能性大便失禁主要有遗便、污便和智力障碍。遗便为4岁以上儿童无器官性原因发生的自主或不自主地、不频繁地漏粪，污染衣物和被褥等。污便为不自主地粪便频繁漏出，污染衣物和被褥等。两者差别在于漏粪的数量。功能性大便失禁大多原因不清。多数为心理极度恐惧或精神抑制后发病。假性大便失禁又称为充溢性大便失禁，为便秘、粪便梗塞、直肠肛门狭窄、重度直肠脱垂和巨大骶尾部畸胎瘤等所致。常表现为便秘或梗阻和大便失禁同时存在，一旦处理了便秘或梗阻，患儿就能控制大便。

【诊断】

临床诊疗过程中，与患儿及家长仔细地讨论病情，获得准确的患儿信息，适当的病史采集和体格检查为诊断大便失禁的重要步骤。

一、病史

首先必须确定症状的严重程度和症状表现的类型。了解排便开始的情况、排便频率和粪便的稠度，在评价失禁严重程度指标的同时，还应该评估患儿的生活质量，尽可能填写完整的大便症状问卷调查表、生活质量调查表及排便日志等。

二、临床表现

大便失禁的临床可分为被动性和急迫性大便失禁。被动性大便失禁为患儿无知觉时漏粪，通常与肛门内括约肌功能障碍和肛管静息压降低有关。急迫性大便失禁的患儿表现为便急、不能延迟排便，通常反映肛门外括约肌功能障碍。肌源性损害可表现为单纯的被动性或急迫性大便失禁，也可表现为两者混合存在。肠源性多表现为急迫性大便失禁。

遗便又称为特发性大便失禁，多于4～7岁发病，开始时出现多少不等的不自主流粪。漏粪可在白天活动过多或专心玩耍时发生，亦可于睡眠时出现或昼夜都有遗便。有人将遗便分为有明显便秘证据的大便失禁（功能性便秘等）和无便秘的大便失禁（精神性大便失禁），又称为潴留性便秘和非潴留性遗便。非潴留性遗便临床特征是单纯的遗便，没有便秘史，也没有大量粪便周期性的排出。

临床上大便失禁的程度可分为轻度污便（偶有液便漏出）、污便（常有排便间期液体和少量固体大便漏出）、部分失禁（平时漏粪较多，不能控制稀便）和完全性失禁（各种大便均不能控制）。

三、辅助检查

1. 肛门直肠指诊　可感知静息和动态（令患儿收缩或放松肛门）肛门括约肌的张力，检查有无肛门直肠狭窄、直肠内有无粪便积存及肿瘤等。

2. 肛管直肠测压　测压包括肛门内括约肌控制的静息压，肛门外括约肌随意收缩时最大压力，舒张时刺激的知觉阈。失禁患者静息压、收缩压降低，肛门内括约肌反射松弛消失，直肠顺应性下降。

3. 超声检查　肛管直肠的超声检查，可以直接发现肛门内外括约肌的是否损伤。

4. 肌电图检查　是反映盆底肌肉和括约肌的生理活动，可以通过量化运动单位来评价外括约肌情况，是了解神经、肌肉损伤部位和程度的客观依据。

5. **阴部神经末梢运动潜能测试** 主要用于观察阴部运动神经原的反应速度,来判断有无阴部神经损伤。阴部神经损伤,可发现潜伏期延长。但由于阴部神经两侧交叉分布于外括约肌,所以即使是潜伏期正常也不能排除损伤病变。

6. **MRI和磁共振排粪造影** 能清楚显示直肠、肛门周围各肌群的形态和直肠是否通过耻骨直肠肌环的情况,并且能显示脊柱、脊髓和骶前情况。

7. **内镜检查** 观察直肠黏膜颜色,有无溃疡、出血、肿瘤、狭窄和窦道等情况。

【鉴别诊断】

大便失禁为一个症状表现,鉴别确定大便失禁的原因尤其重要,如先天性肛门直肠畸形、隐性脊柱裂及骶骨发育不良、炎症性肠病及颅脑疾病等原发疾病。

【辨证论治】

一、中气下陷证

[症状]不能控制排便排气,轻重程度不一,伴肛门坠胀,神疲乏力,食欲不振,舌淡,苔薄白,脉细。

[辨证分析]脾肾气虚,脾失升提,中气下陷,排便排气控制困难;或肛门损伤,肾气主司二便功能失常引起肛门失摄,不能控制气体与排便。

[治法]补气升提,收敛固摄。

[方药]补中益气汤加减。

常用中药:黄芪、人参(党参)、白术、炙甘草、当归、陈皮、升麻、柴胡、生姜、大枣等。

二、肾气亏损证

[症状]排便排气控制困难,纳呆,头昏耳鸣,腰膝酸软,舌淡,苔薄白,脉细无力。

[辨证分析]肾气不足,封藏无权,固摄失职,表现为排便排气控制困难,肾为腰之府,开窍于耳,肾虚则见腰膝酸软,耳聋耳鸣。

[治法]健脾温肾,补气升提。

[方药]金匮肾气汤合补中益气汤加减。

常用中药:熟地、山药、山茱萸、泽泻、茯苓、牡丹皮、桂枝、附子、黄芪、人参(党参)、白术、炙甘草、当归等。

【外治法】

适用于各型大便失禁导致的肛门疼痛不适,潮湿等。

(一)熏洗法

具有活血止痛、收敛消肿等作用,常用有五倍子汤、苦参汤等。以药物加水煮沸,先熏后洗,或用药液作热湿敷。或用1:5 000高锰酸钾溶液等。

(二)敷药法

具有消肿止痛、收敛祛腐生肌作用,常用五倍子散、消痔膏等,根据不同症状应选用不同的油膏、散剂,以药物直接敷于患处。

(三)塞药法

将药物制成各种栓剂塞入肛内,依靠体温将其融化,直接敷于肛门直肠皮肤黏膜,起到清热消肿、止痛止血作用,如痔疮栓等。

【手术疗法】

治疗原则是根据大便失禁的主要原因选择适当的手术方法,以治疗严重的大便失禁。

(一)肛管成形术

1. **"V-Y"成形术** 适用于肛门口松弛、皮肤缺损多的患者,旨在恢复肛管皮肤的感觉,在肛门皮肤缺损部位做"V"形切口,切除瘢痕组织,直至皮下,显露肌层,缝合创口呈"Y"形。

2. **"S"形皮片法** 适用于肛管皮肤完全缺损的患者,在肛门两侧做成两个切口,分别将两个皮瓣顶部牵至肛管前、后方与直肠黏膜缝合,原创缘全部缝合。

3. **"Z"形皮瓣肛管成形术** 适用于环状狭窄的患者。在肛缘皮肤和瘢痕交界处做两个方向相反的切口,长2 cm,其间距依狭窄程度而定,切至皮下及黏膜下,剥离使其成皮瓣,移动位置后缝合,使腔径变大。瘢痕大,狭窄程度重的不宜此法。

4. **皮下组织蒂植皮术** 适用于各种原因所致的肛管皮肤缺损的患者,在皮肤缺损外方做成一个"U"形切口,达皮下组织,显露括约肌。将带有皮下组织的皮瓣牵至肛管内,对肌肉缺损部分予以分离缝合,因带有血供的蒂组织,不发生移位皮肤的坏死,其皮瓣大小可不受限制,对先天性无肛畸形合并外阴瘘者,也可采用。

(二)肛门括约肌修补术

1. **括约肌缝合术** 适用于肛门外伤或肛瘘术后的失禁,术后6个月至1年的患者,切除瘢痕组织,找到断裂的括约肌,分别行内、外括约肌的缝合。

2. **括约肌折叠术** 可在肛门前或后壁做弧形切口,对已分离的括约肌,折叠缝合3~4针。

（三）重建和加强括约肌肛门成形术

1. 肛门内括约肌的重建　会阴部施行结肠套叠式人工肛门，旨在代替内括约肌的功能，并缝合使新直肠前壁固定以建立肛直角。

2. 股薄肌移植肛门括约肌成形术　备一侧下肢皮肤，女性作阴道冲洗，手术截石位，在下肢做3个切口，游离股薄肌，在胫骨结节处切断该肌止点，操作中注意保护该肌的血管神经束，将股薄肌肌肉用温盐水纱条包裹，在肛周距肛缘2 cm处作3个切口，做成肛周隧道，内径可容一横指，将已游离的股薄肌沿隧道牵出，固定于对侧耻骨支筋膜上。

3. 电刺激股薄肌肛门外括约肌成形术　或称为动力股薄肌成形术，是应用外在电刺激器刺激肛门括约肌重建手术后的新括约肌，训练肌肉的Ⅱ型肌纤维转化成Ⅰ型肌纤维。

4. 臀大肌移植肛门括约肌成形术　取俯卧位，抬高臀部，两腿分开，以骶尾关节至两侧坐骨结节做弧形切口，显露两侧臀大肌，将每侧臀大肌内缘游离一条3 cm宽的肌片，游离时勿损伤神经。在肛管后方两条肌片交叉，绕过肛管，在肛管前方缝合，缝合皮肤创口。

（四）骶神经电刺激调节

骶神经电刺激是利用慢性、低水平的电流刺激骶神经引起远段结肠和直肠、盆底以及肛门括约肌的良性临床效应。适用于神经源性、肌源性大便失禁，亦可适用于功能性或特发性大便失禁。骶神经电刺激需作两期操作：诊断期-暂时性经皮神经评价和永久性骶神经电刺激。所有患儿在施行骶神经电刺激之前都需要详尽的评价。

【其他疗法】

1. 饮食调整　低渣饮食可以减少粪便中的液体成分，可以降低括约肌的控制难度；避免吃粗糙及有刺激性的食物。

2. 针灸治疗　对末梢神经损伤引起的失禁，可选刺长强、百会、承山等穴位。

3. 提肛锻炼　对术后轻度失禁可用此法，每日锻炼收缩数十次。

4. 西药治疗　降低肠道收缩力和增加结肠腔内水分吸收的药物，如洛哌丁胺。三环类制剂如阿米替林和丙咪嗪用于保守治疗和生物反馈无效的特发性大便失禁的患者。平滑肌收缩药如去氧肾上腺素凝胶可增加肛管静息压。

5. 结肠清理　患儿不能自主排便，人工方法排空结肠可以保持两次灌肠之间结肠处于静态和空虚。灌肠可作为治疗的基础方法常规使用，能够使患儿监护控制其大便失禁的症状而增加了患儿的自主性，为患儿提供了一种自我管理的手段。

6. 行为疗法　常用的行为疗法包括排便训练和生物反馈训练。特别对轻度和中度大便失禁的患儿较为合适，治疗的目的是改善肛门外括约肌对直肠膨胀引起的反射性收缩。如果患者无条件进行生物反馈训练，可选择自主括约肌排便和控便训练，主要是反射诱导训练。如令患儿训练每日定时排便以建立排便条件反射，指导患儿在感到便急后就立即去排便，随后用力收缩自主括约肌。

【预防调护】

（1）多食新鲜蔬菜、水果、多纤维质食物，养成良好的大便习惯，保持大便通畅。

（2）注意个人卫生，便后坐浴保持肛门局部清洁干燥，防止肛门损伤。

（3）加强体育锻炼，增强体质，进行提肛锻炼，增强括约肌功能。

【现代研究进展】

1. 人工肛门括约肌　人工肛门括约肌通过会阴皮下隧道围绕原有的括约肌放置。此装置有三部分组成：可膨胀袖带、压力调节水囊和控制泵。当袖带内充满液体时就可以达到控制大便的目的。目前病例报道有较多的并发症，包括感染、袖带破裂、皮肤腐蚀和会阴疼痛等。

2. 填充剂　应用填充剂治疗大便失禁的第1个报道是Shafik于1993年发表的。向肛管内注射特氟隆（teflon，聚四氯乙烯树脂）改善了全部11个患儿的临床症状。其后胶原交联戊二醛、硅胶颗粒悬浮剂、干细胞和其他产品也进行过有效性和安全性试验。

【文献摘录】

生物反馈式人工肛门感知系统的研制

人工肛门为治疗肛门失禁开辟了一条新的思路，然而现有的人工肛门没有感知和反馈功能。患者只能通过习惯而不是肠内容物的实际情况排便。因此人工肛门感知和反馈系统的研制是亟待解决的问题。通过实验分别向20只新西兰兔近结肠远端10 cm肠管内注入不同体积的模拟气体、液体、半流体、固体肠内容物，并测量肠管和压力感应套囊的压力变化，分析4种状态肠内容物体积与肠管压力和压力感应套囊压力的关系。实验结果表明,肠管内压力和套囊压力随肠内容物体积的增加而增大,套囊压力、肠内容物体积和肠管压力在一定范围内成正相关。通过实验证实,该生物反馈式人工肛门感知系统能有效地反映肠内容物的多少和肠内压的变化,是解决人工肛门感知和反馈的有效策略,为生物反馈式智能人工肛门的研制打下基础。

参考文献

[1] 肖钟,黄宗海,史福军,等.生物反馈式人工肛门感知系统的研制及效果[J].中国组织工程研究,2013,17(5):894-901.

[2] Vaizey CJ,Kamm MA. Injectable bulking agents for treating faecal incontinence[J]. Br J Surg,2005,92:521-527.

(郭修田、董青军)

第四节 先天性巨结肠症

先天性巨结肠症(Hirschsprung's disease,HD)又称肠管无神经节细胞症(aganglionosis),是以部分性或完全性结肠梗阻,合并肠壁内神经节细胞缺如为特征的一种婴儿常见的消化道畸形。本病特点是受累肠段远端肌间神经细胞缺如,使肠管产生痉挛性收缩、变窄,丧失蠕动能力。近端肠段扩张,继发性代偿扩张肥厚。关于发病率的报道不一,大多为0.02%~0.05%,仅次于直肠肛门畸形,在新生儿胃肠道畸形中居第2位。男女之比为5~10:1.并有明显的家族发病倾向,可能为多基因遗传。

先天性巨结肠症的发展已有300余年的历史。1691年荷兰解剖学家Frederick Ruysch在一名女孩尸检中发现结肠扩张,首先报道本病。直到1886年丹麦儿科医师Hirschsprung在柏林的儿科大会上详细系统地描述了本病,在其研究中坚持认为肠管的扩张和肥厚是原发性的,因此将该病以他的名字命名为Hirschsprung病。1901年Tittle首次提出先天性巨结肠与神经节细胞缺乏有关。Tiffin等在1940年指出,巨结肠是早期神经节缺乏的肠壁蠕动发生紊乱的结果。1964年Ehrenpries详细论述了Hirschsprung病的病因学和发病机制。直到1950年Swenson才从病理上把神经节缺乏性巨结肠症与其他类型的巨结肠症区别开来,并开展手术根治先天性巨结肠症。

【病因病机】

一、中医

中医学认为先天禀赋不足,脏腑虚弱或脏腑器官畸形而为病。

二、西医

(一)病因

西医学认为本病的发生主要与下列因素有关。

1. 源于神经嵴的组织发育障碍所致的疾病 胚胎学的研究证实,从胚胎第5周起,来源于神经嵴的神经管原肠神经节细胞,沿迷走神经纤维由头侧向尾侧迁移消化道。整个移行过程到胚胎第12周时完成。因此,无神经节细胞症是由于在胚胎第12周前发育停顿所致,停顿愈早,无神经节细胞肠段就愈长。尾端的直肠和乙状结肠是最后被神经母细胞进化的,故是最常见的病变部位。由于肠壁肌层及黏膜下神经丛的神经节细胞完全缺如或减少,使病变肠段失去蠕动,经常处于痉挛状态,形成一种功能性肠梗阻,日久梗阻部位的近端结肠扩张,肠壁增厚,形成先天性巨结肠。至于导致发育停顿的原始病因,可能是在母亲妊娠早期,由于病毒感染或其他环境因素(代谢紊乱、中毒等),而产生运动神经元发育障碍所致。

2. 与遗传因素有关 自20世纪50年代初Carter和Ward等对巨结肠的遗传学比较系统的研究以来,后有许多学者陆续发表了这方面的研究成果。Zueher和Wilson报道12个同胞有6例患者;Richordson和Brown报道了3个患巨结肠病者(父亲)的7个儿子,有6人患巨结肠;Emanucl发现有1个家庭5个孩子都患巨结肠,且他们的母亲与第2个丈夫婚后所生3个孩子又有1人受累,故支持遗传因素。但Passarge认为符合孟德尔遗传的证据较少,因而认为可能是一种异质性病原,并可能是性别修饰多基因遗传,即遗传阈值在性别间不同。和一般人比较,先天性巨结肠症女性患者其后代患本病的危险性增加360倍;先天性巨结肠症男性患者其后代患本病的危险性增加130倍。Emanucl和Salmon等认为巨结肠病遗传因子可能在于第21对染色体异常。综上所述,先天性巨结肠症是一种多基因遗传性疾病,而且存在遗传异质性。

3. **环境因素** 其包括出生前(子宫内)、出生时和出生后起作用的全部非遗传因素的影响。Touloukian 等报道 1 例早产儿,因缺氧发生巨结肠症,他认为缺氧可导致毛细血管循环重新分配,血液离开腹部内脏去保护心、脑等与生命有关的器官,于是发生严重的"选择性循环障碍",改变早产儿未成熟远端结肠神经节细胞的功能,继而使之消失。Ehrenpries 证实手术损伤可引起巨结肠。Lane 和 Todd 1977 年报道 26 例成人患巨结肠。还有人采用理化方法造成结肠暂时缺血,可成功地诱发实验动物出现酷似人的巨结肠。

(二)病理

先天性巨结肠症的主要病理改变位于扩张段远端的狭窄肠管,检查结果如下。

1. **神经细胞缺如** 狭窄肠段肌间神经丛(Auerbach 丛)和黏膜下神经丛(Meissner 丛)内神经节细胞缺如,很难找到神经丛。神经纤维增粗,数目增多,排列整齐呈波浪形。有时虽然找到个别神经节细胞,形态亦不正常。狭窄肠段近端结肠壁内逐渐发现正常神经丛,神经节细胞也逐渐增多。黏膜体呈不同程度的损害,结肠固有膜增宽,并伴有淋巴细胞、嗜酸性粒细胞、浆细胞和巨噬细胞浸润,有时可见浅表性溃疡。

2. **胆碱能神经系统异常** 国内外研究发现,病变肠壁副交感神经节前纤维大量增长增粗,肠壁内乙酰胆碱异常升高,约为正常之 2 倍以上,乙酰胆碱酯酶活性也相应增强,以致大量胆碱能神经递质作用于肠平滑肌的胆碱能神经受体,引起病变肠管持续性强烈痉挛收缩,这是造成无神经节细胞病变肠管痉挛收缩的主要原因。

3. **肾上腺素能神经(交感神经)异常** Garrett 的研究发现,黏膜下层及肌间交感神经荧光强度及分布方式,在狭窄肠段与"正常"肠段有明显差别。交感神经纤维(节后纤维)减少、增粗、蜿蜒屈曲呈波浪状,失去原有的网状结构。

4. **非肾上腺能非胆碱能神经(NANC)异常** 新近研究发现(1987)胃肠道各段反应性抑制均系由一氧化碳介导。1990 年 Butt 等提供了肠道 NANC 兴奋后释放一氧化氮的证据,故目前仍称之为"非肾上腺能非胆碱能神经"。国内外研究中发现病变肠段血管活性肠肽(VIP)、类 P 物质(SP)、脑腓肽(ENK)、促生长抑制素(GIH)、胃泌素释放肽(GRP)、降钙素基因相关肽(CGRP)等均发生紊乱,都有不同程度的缺乏甚至消失,现已证实是 NANC 的主要递质,胃肠道的松弛性反应均由一氧化氮介导。目前已证实在无神经节细胞段的肌神经丛缺乏一氧化氮合成酶(产生一氧化氮所需酶)。因此可认为狭窄段肠管痉挛与无神经节细胞肠段缺乏产生一氧化氮神经有关。

5. **Cajal 间质细胞异常** Cajal 间质细胞(interstitial cells of Cajal,ICC)是胃肠慢波活动的起搏细胞,以网状结构存在于胃肠道,通过缝隙连接,将慢波传递到平滑肌,导致平滑肌细胞的电压依赖性钙通道激活,产生动作电位使胃肠道平滑肌节律性收缩。Vanderwinden 等首先应用 c-kit 抗体检测到 HD 无神经节细胞段 ICC 数量减少,伴有 ICC 网络破坏。Rolle 等研究发现整个切除的肠管中均有 ICC 分布异常,并不仅局限于无神经节细胞肠管,因此推测 HD 根治术后复发可能与保留肠管的 ICC 异常有关。

先天性巨结肠症从大体标本上可以看到狭窄段、移行段和扩张段。以常见型为例,远端肠段自肛门至乙状结肠远端肠管较正常略细、易僵硬,蠕动缺乏,外观颜色正常;近端结肠包括乙状结肠上段及部分降结肠,少数病例达横结肠甚至盲肠和升结肠管异常扩大,可较正常粗 1~3 倍,甚者可达 10 cm 以上,外观色泽略显苍白,黏膜水肿或有小溃疡。肠腔积有坚硬如石的粪便。狭窄与扩张两者之间,有一移行区呈漏斗状的移行段,一般长 4~8 cm 不等。

先天性巨结肠症的肠段病变范围长短不等,其中 80% 的病变累及直肠至乙状结肠。无神经节细胞肠段从肛管延伸到乙状结肠远端,称为常见型 HD。如乙状结肠以上缺乏神经节细胞,降结肠、横结肠均可累及,称为长段型 HD,约占 15%。如整个结肠神经节细胞完全缺如,称为全结肠型 HD。如无神经节细胞的肠段局限于 6~8 cm 以内的部分直肠,称为短段型 HD,约占 5%。如病变局限于直肠远端,在齿线以上 3 cm 以内,称为超短段型 HD。

新生儿时期结肠壁很薄,如出现远端肠段痉挛梗阻,可致使整个结肠扩张。同时由于回盲瓣功能不全,以致小肠亦受累扩张,临床呈现全腹膨胀,严重呕吐,不能进奶。2~3 个月后,回盲瓣功能日臻完善,扩张的肠段仅限于结肠,小肠功能恢复正常,不影响进食并停止呕吐。以后随着年龄增长,肠壁肌肉亦渐增强,靠近痉挛段的肠管因受阻力最大,逐渐高度扩张并肠壁肥厚。这样,一方面可加强其局部的推进力量;另一方面,扩大的肠壁增大了容量,从而减轻了近侧端肠管的阻力,于是近端结肠恢复正常,最后形成局限性巨结肠。上述改变产生的症状,与痉挛的强度和痉挛肠段的长度有关,强而长者则梗阻严重,新生儿时期即出现严重症状以致威胁生命;反之,新生儿时期症状可不明显,年龄大后才出现巨结肠症状。

【诊断】

一、病史

患儿有不排胎便或胎便排出延迟、腹胀、食欲减退,全身营养状况较差等病史。

二、临床表现

临床分类尚不统一。根据神经节细胞缺乏的长度分为短段型、长段型、超短段型和全结肠型、常见型等。临床上又根据症状、年龄和神经节细胞缺乏的长度将本病又分为新生儿、婴幼儿巨结肠症,儿童巨结肠症,特殊类型先天性巨结肠症。

1. 新生儿、婴幼儿巨结肠症 绝大多数患儿出生后48 h或更长时间无胎粪排出,继而出现呕吐及腹胀,发生肠梗阻。少数病例在出生后3~4 d也可排出少量硬结胎粪。主要症状是出生后几周出现顽固性便秘,起初灌肠后减轻,以后便秘越来越顽固,必须依靠灌肠才能排粪。先天性结肠症患儿在出生6个月内易发生结肠炎、结肠穿孔,并发小肠、结肠炎时,患儿经常性便秘突然转变为腹泻、发热和结肠胀气,但仍然间隔数日不排粪、排气。而一旦排粪则为爆发性稀水样奇臭粪便,量多。全身情况迅速恶化,腹部异常膨胀,拒食,呕吐,严重脱水及电解质紊乱,很快出现休克。若不及时正确治疗,死亡率很高。

2. 儿童巨结肠症 绝大多数患儿有新生儿期发生便秘、腹胀和呕吐等病史,初始时患儿可能在数周或数日内情况趋于正常,此后则开始大便秘结,数日不排粪,需要塞肛门栓、服泻剂或灌肠方能排出大便。症状逐渐加重,便秘越来越顽固。患儿可突然并发小肠、结肠炎症状;或者因结肠积粪过多,发生结肠梗阻。巨结肠患儿有时能自行排出少量粪便,但并不能解除腹胀和巨结肠内积粪,有时也可出现便秘与腹泻交替现象。

体检可见腹部膨胀,胀大的腹部与瘦小的胸部和四肢形成鲜明的对比。腹部隆起以上腹部最为显著,脐孔平坦或外翻,腹部皮肤菲薄,皮下静脉怒张。触诊时可在左髂窝摸到扩大肠段内蓄积的粪块,触诊后多数病例可见肠蠕动波;听诊可闻及亢进的肠鸣音;叩诊由于肠腔内有大量气体聚积,可发生响亮的鼓音;直肠指诊检查,大多数患儿在直肠壶腹部可有空虚的感觉,但对痉挛狭窄段较短者,指诊时也可在壶腹内触及粪便。患儿一般全身情况较差,发育迟缓,营养不良,面色苍白,瘦弱,有贫血、低蛋白血症等。由于抵抗力低,容易发生感染,如肺炎和败血症等。

3. 特殊类型先天性巨结肠症

(1)全结肠无神经节细胞症:无神经节细胞肠段的范围越广泛,症状就越严重。大多数在新生儿期出现胎粪排出延迟、腹胀、呕吐及便秘等症状,经扩肛、灌肠及服泻剂,症状可暂时缓解。但便秘反复出现,且较一般巨结肠发作频繁。与常见型和短段型先天性巨结肠症的不同点,即全结肠无神经节细胞症在直肠指诊时,不能诱发排粪反射,无大量臭气和粪便排出。

(2)超短段型无神经节细胞症:症状较轻,约有半数在1岁以前发生便秘,另一半则在1~2岁甚至到10岁便秘才明显。初期为间歇性便秘,以后为顽固性,必须塞肛门栓或灌肠方能排粪。一般患儿全身情况良好,并发症少,只有少数有腹胀。直肠指诊时,手指要通过痉挛段进入空虚扩大的肠腔。

(3)节段性无神经节细胞症:本病特点为仅结肠某一段无肌间神经节细胞,病变段上下肠壁均正常。结肠某一段痉挛狭窄,所出现的症状与同等高度的一般先天性巨结肠症相同。

三、辅助检查

(一)新生儿、婴幼儿巨结肠症

凡新生儿出生后24~48 h无胎粪或经指挖、灌肠后才能排出胎粪,并伴有腹胀和呕吐者,均应疑为先天性巨结肠症。一般根据临床症状,结合以下检查即可确诊。

(1)腹部触诊:可摸到方框形扩张的结肠肠形。

(2)直肠指诊:对诊断颇有帮助。可排除先天性直肠、肛门闭锁和狭窄等器质性病变。首先指感直肠壶腹有空虚感,无大量胎粪滞积,并且手指拔出后,随即就有大量的胎粪及许多臭气排出,这种

"爆发式"排泄后,同时腹胀即有好转。

（3）X线检查：腹部平片可见结肠充气扩张,在腹外围呈连续空柱状透亮区,小肠也有胀气,直肠壶腹无气体。有人建议做倒置位正侧位腹部、盆腔摄片,如气体不能升入直肠,诊断就更可靠。

（4）钡剂灌肠：对诊断病变在直肠、乙状结肠的病例,准确率达90％以上。病变部位可见直肠持续性狭窄,呈漏斗状的移行波与扩张的肠段相接,动态像显示结肠蠕动强烈而规则,排出钡剂后由于肠壁和黏膜增厚,见肠腔内有明显皱褶,类似正常空肠皱褶,被称为所谓的"结肠空肠化"改变。多数患儿不能及时排出钡剂,观察排出钡剂功能是对新生儿巨结肠的重要诊断。并发结肠炎时,X线可见近端扩张结肠的轮廓模糊,外形僵直,有多数不规则的毛刺突出。

（5）直肠活体组织检查：从理论上讲,直肠活检对本病诊断最可靠。但由于新生儿肛门狭小,而切取组织要距齿线2 cm以上,且深度也要达直肠全肌层,因此操作难度大。再加上肛管的直肠神经节细胞稀少,在内括约肌部分神经节细胞缺如,切取组织位置偏低,很容易误诊。此外,新生儿尤其是早产儿,神经节细胞特别细小,其核显露不佳,必须是对此有丰富经验的病理科医师才能诊断。

（6）肛门直肠测压法：由于先天性巨结肠患儿缺乏对直肠扩张所引起肛门括约肌松弛力,也缺乏肛门直肠反射,因此当气囊充气时,刺激直肠壁后肛管如果压力不下降,即可疑为先天性巨结肠症。肛门直肠测压法已作为诊断先天性巨结肠的重要方法。

（二）儿童巨结肠症

根据便秘的病史和腹胀等体征,结合指诊,确诊并不困难,但必要时仍需下列检查协助证实。

（1）钡剂灌肠：可见无神经节细胞肠段发生痉挛狭窄,狭窄区长度从肛门起向近端延展,可达乙状结肠、降结肠,有的甚至达脾曲或横结肠。在狭窄段之近端则可见异常扩张的结肠。有时位于两段之间,显示清晰的移行波影相。但在超短段型病例中看不到狭窄段,似乎从耻骨直肠肌环上开始,直肠立即扩张。拔除肛管之后,钡剂不能自动排空。经24～48 h后再透视,仍可见到多量的钡剂潴留于扩大的结肠内。

（2）组织化学检查法：对诊断有疑问时,可采取直肠表面黏膜活检,进行乙酰胆碱酯酶组织化学染色检查。先天性巨结肠症的肠黏膜下层乙酰胆碱酯酶增多,可见增生的乙酰胆碱酯酶强阳性染色的副交感神经纤维,而正常的直肠黏膜为阴性。

（3）肛门直肠测压法和直肠活体检查,对诊断本病都有重要的价值。方法同新生儿、婴幼儿巨结肠。

（三）特殊类型先天性巨结肠症

（1）全结肠无神经节细胞症：确诊往往靠手术中的病理组织学检查。需在升、横、乙状结肠三处同时取标本,证实肌间神经丛缺乏神经节细胞。钡剂灌肠对确诊有比较大的价值。X线征象特点为：直肠、全部结肠直径正常或小于正常,但不同于胎儿型小结肠;结肠袋形消失,肠壁变平滑。

（2）超短段型无神经节细胞症：直肠指诊时,手指要通过痉挛段进入空虚扩大的肠腔。钡剂灌肠可见痉挛狭窄段仅累及直肠末端,在其上段肠腔有明显的扩张。但经过2周的灌肠排粪后,扩张的肠腔可以明显缩小。

（3）节段性无神经节细胞症：本病特点为仅结肠某一段无肌间神经节细胞,病变段上下肠壁均正常。结肠某一段痉挛狭窄,所出现的症状与同等高度的一般先天性巨结肠相同。

四、分类

先天性巨结肠症分型较为混乱。目前,结合治疗方法的选择、临床及疗效的预测,较为常用的分型方法如下。

1. 超短段型　亦称内括约肌弛缓症,病变局限于直肠远端,临床表现为内括约肌失迟缓状态,新生儿期狭窄段在耻尾线以下。有人认为此型并非HD。

2. 短段型　病变位于直肠近、中段,相当于第2骶椎以下,距肛门距离不超过6.5 cm。

3. 常见型　无神经节细胞区,自肛门开始向上延至第1骶椎以上,到乙状结肠以下。

4. 长段型　病变延至降结肠或横结肠。

5. 全结肠型　病变波及全部结肠及回肠,距回盲瓣30 cm以内。

6. 全肠型　病变波及全部结肠和回肠,距回盲瓣30 cm以上,甚至累及十二指肠。

上述分型方法有利于治疗方法的选择,并对手术效果的预测和预后均有帮助,以上各型中常见型占75％左右,其次是短段型。全结肠型占3％～5％。

【鉴别诊断】

（一）新生儿、婴幼儿巨结肠症需与以下疾病鉴别

1. 新生儿单纯性胎粪便秘　新生儿肠蠕动微弱，不能将特别稠厚的胎粪排出，可于出生后数日无胎粪，这与巨结肠头几日内的症状可以完全相同。但单纯性胎粪便秘患儿行盐水灌肠后则能排出胎粪，以后即不会再便秘。

2. 先天性肠闭锁　经用盐水灌肠后没有胎粪排出，仅见少量灰绿色分泌物排出。腹部 X 线立位平片，可见肠腔扩大和液平面，钡剂灌肠显示结肠细小、小结肠或胎儿型结肠，但这常不易与全结肠无神经节细胞症的征象相区别。

3. 新生儿败血症　新生儿可因败血症、脐部感染等继发腹膜炎，此时患儿可出现腹胀、呕吐、便秘或腹泻等症状，与新生儿巨结肠并发的小肠、结肠炎的病例不易鉴别，但无胎粪延迟排出史。X 线显示麻痹性肠梗阻表现。有时可在适当的支持疗法下进行鉴别诊断，严密观察病情，并做钡剂灌肠，方能明确诊断。

4. 先天性肠旋转不良　呕吐和腹胀可与先天性巨结肠混淆，但胎粪排出正常。钡剂灌肠显示盲肠位置异常，则有大的鉴别价值。

（二）儿童巨结肠症需与特发性巨结肠鉴别

特发性巨结肠在新生儿期多不存在便秘、腹胀症状，而在幼儿及儿童期出现，症状逐渐加重，经保守疗法可使症状缓解。指诊在直肠壶腹内可触及巨大粪块，钡剂灌肠可见从耻骨直肠肌环以上直肠异常扩张，直肠远端无痉挛狭窄肠段，必要时可进行肛门直肠测压和直肠活检。

【辨证论治】

手术疗法是该病治疗的关键，非手术治疗主要目的是减轻改善症状。

一、脾肾阳虚证

[症状] 大便或干或不甚干，排出困难，面色苍黄，四肢欠温，腹中冷痛，热温则减，腰膝酸软，小便清长，舌淡苔薄白，脉细沉迟。

[辨证分析] 脾主运化水谷，肾主五液，开窍于二阴而司二便，肾阳虚弱，则下元不温，气化无力，五液失所主，摄纳失司，开阖失常，故小便清长而见大便秘结。脾肾阳虚，故见面色苍黄，四肢欠温，腹中冷痛。腰为肾之府，肾虚则腰膝酸软。

[治法] 补气助阳，通调肠腑。

[方药] 济川煎加减。

常用中药：当归、牛膝、肉苁蓉、泽泻、升麻、枳壳等。

二、气机郁滞证

[症状] 大便或干或不甚干，欲便不得出，或便而不爽，肠鸣矢气，腹中胀痛，胸胁满闷，嗳气频作，食少纳呆，舌苔薄腻，脉弦。

[辨证分析] 气机郁滞，通降失职，使糟粕内停，不能下行而致大便或干或不甚干，欲便不得出，或便而不爽；气机郁滞，浊气郁积胸中出现胸胁满闷，食少纳呆；浊气上泛引起嗳气频作。

[治法] 顺气导滞。

[方药] 六磨汤加减。

常用中药：槟榔、沉香、木香、乌药、大黄、枳壳等。

三、气血两虚证

[症状] 形体消瘦，神疲懒言，倦怠乏力，脘腹胀满，大便少而不畅，或形细如筷，或数日一行，或便意频频，排便乏力，临厕不下，面色晦暗，苔薄白，舌体胖暗。

[辨证分析] 先天禀赋不足，脏腑虚弱，气虚则大肠传导无力，便意频频，临厕须竭力努挣，排便不下，脘腹胀满；气虚则神疲懒言，倦怠乏力；血虚不能下润大肠，不能上荣于面，则见大便秘结，面色无华晦暗。

[治法] 益气养血润燥，行气化瘀。

[方药] 补中益气丸合润肠丸加减。

常用中药：黄芪、党参、炙甘草、白术（炒）、当归、升麻、柴胡、陈皮、大黄、桃仁、火麻仁等。

【外治法】

（一）灌肠疗法

协助排便和排气，减轻患儿腹胀和呕吐，根据症状考虑是否手术。具体方法是用 24～26 号肛管插过痉挛肠段至扩张段，排气后再注入 0.9% 氯化钠溶液 50～100 ml（温度应控制在 37℃ 左右），按摩腹部，使气和粪便尽量通过肛管排空，可多次反复，排尽粪质。

（二）扩张直肠和肛管

每日 1 次，每次 30 min。扩肛器从小号到大号。

【手术疗法】

新生儿、婴儿一般情况差，症状严重，合并小肠、结肠炎或伴有严重先天性畸形，宜选择肠造瘘；待一般情况改善，6～12个月后再行根治手术。患儿一般情况良好，若诊断明确可行一期根治术。患儿一般情况尚好，可先采用保守疗法。

（一）结肠造口术

适用于对保守疗法无效，症状逐渐加重的婴儿。多数学者主张在移行波近端结肠作结肠造瘘，第2次根治手术时一并切除造口部结肠，关瘘根治手术可一次完成。

（二）根治术

根治手术的年龄应以6个月以上为宜。常用的手术方法有：

1. 直肠黏膜剥离肌鞘内结肠拖出术（Soave手术）　不需要游离盆腔，结肠经直肠肌鞘内拖出，不易发生吻合口漏，对盆腔神经损伤较少。

2. 结肠切除、直肠后结肠拖出术（Duhamel手术）　避免盆腔分离过于广泛，保留了直肠前壁的压力感觉功能。沿直肠膀胱凹陷的腹膜反折处切开直肠两侧腹膜，直肠前壁不切开，在耻骨联合上缘2 cm处切断直肠，并在直肠后正中，钝性分离骶前筋膜与直肠固有筋膜鞘，直至会阴部皮下，扩肛后在肛门后方沿皮肤和黏膜交界处切开肛门之后半部，接着将准备好的结肠，由肛门后切口拖出，结肠的后壁缘与肛管齿线切口的下缘缝合，直肠前壁与结肠前壁用血管钳放入肛管及直肠内3～4 cm夹死，1周后肠壁坏死脱落而使两管相通，新直肠腔形成。

3. 改良Duhamel手术　近年来为了使直肠和结肠畅通和避免闸门综合征，多采用各种特制钳夹器。操作方法：将钳夹器底叶放入结肠腔内，上叶放入直肠腔内，直肠残端由上叶之环内拉出，两叶适当夹紧，使直肠与结肠前壁夹紧，在环内切除多余的直肠残端，再从腹部将已反折的直肠顶部与结肠固定数针，约1周后，钳夹器连同坏死的肠管壁一同脱落，则形成新的直肠腔。本手术的优点为：结肠后壁与肛管后壁相连接，直肠前壁与结肠前壁相连接，形成斜吻合，消除了盲袋，避免了并发闸门综合征。

4. 直肠外翻结肠拖出肛门外结肠直肠吻合术（Swenson法）　开腹后，在直肠、膀胱或子宫凹处切开腹膜，游离直肠周围直至游离到肛门附近。在膀胱以上切断闭合，经肛门使直肠外翻拖出。在翻出的直肠齿线上切开直肠壁，从该切口处插入长血管钳，夹住已游离的近端结肠残端缝线，拖至肛门，将直肠与结肠对端缝合2层，吻合口越低越好，一般距肛缘不超过2 cm。吻合完毕后，将结肠送还肛内。

5. 经骶尾部直肠肌层切除法　患者取俯卧臀高位，在肛门与尾骨之间切开皮肤约3 cm长，将肛提肌和耻骨直肠肌分别向上下分开，术者左手示指放入直肠内作引导和标志或插入带气囊的肛管使直肠膨起，在直肠后壁做纵形切口，深达黏膜下层，长度依术前钡剂灌肠检查及术中冰冻切片检查无神经节细胞肠管长短而定。为了暴露充分可将尾骨切除，这样可以切除一条更长的肌肉组织。在肛门内括约肌切除后，肛提肌和耻骨直肠肌放回原处，缝合肛门尾骨筋膜，伤口内放入引流条，24 h后拔除。

6. 全结肠型手术（Martin法）　即直肠后回肠拖出直肠回肠侧侧吻合术（Duhamel法）。但病变结肠不能全切除，一定要保留乙状结肠与远端回肠并行，侧侧吻合，以利于残余结肠的吸收功能，故采用Martin法。

【其他疗法】

耳针及穴位封闭疗法：针刺耳穴肾、交感、皮质下、直肠下段等穴位，每日1次，每次30 min；或穴位封闭，肾俞穴注射人参注射液，大肠俞穴注射新斯的明；或两者交替，每日1次。

【预防调护】

（1）本症自然转归预后差，应早期诊断，及时治疗。

（2）增加营养，增强体质。

（3）积极治疗并发症。

【现代研究进展】

（一）改良Swenson术

左下腹经腹直肌切口，探查腹腔，了解狭窄肠管的部位、长度以及扩大肠管的范围。在直肠后间隙进行分离，向尾端分离至尾骨尖。游离肠管，结扎动静脉，使正常结肠在无张力情况下，顺利拖出肛门吻合。强力扩张肛管，自肛门沿直肠放入环钳，针线穿过环孔结扎2道，结肠套叠式拖出肛门外，在结扎处切断结肠，继续将粗大结肠缓慢拖出至正常肠段，检查血运是否良好并切除扩张肥厚的病变结肠。

直肠肛管背侧纵向"V"形切除至齿线上0.5 cm处，"V"形开口间距2～3 cm，将"V"形两侧尖端剪为弧形，分离直肠和结肠周围的结缔组织。吻合时先在"V"形尖端靠近齿线0.5 cm处直肠肌层与结肠浆肌层缝一针作为牵引线，12、3、9点处各缝一针牵引，在两根牵引线间用0号丝线浆肌层间断缝合一圈。距浆肌层缝线0.3 cm处切除多余的直肠和结肠，用6-0薇乔全层间断缝合1圈。吻合完毕后吻合口的前壁长、后壁短。将直肠送回盆腔后检查，吻合口前壁距肛门缘3～4 cm，后壁1.5～2 cm。再转入腹部，将结肠轻拉直肠伸展，然后封闭盆底，修复腹膜，逐层关闭腹腔。

（二）经脐腹腔镜结肠拖出术治疗先天性巨结肠症

气管插管全身麻醉，患儿取平卧位。上尿管排空膀胱。在脐窝下方皮皱处行1 cm弧形切口，分离皮下组织后切开腹膜，通过该切口置入5 mm的工作长度为12 cm的套管针，建立6～8 mmHgCO$_2$气腹，置入腹腔镜。在脐窝两侧的皮皱处分别对称行长约5 mm的切口，在腹腔镜辅助下，分别置入2个5 mm的特制的工作长度7 cm的套管针，腹腔镜镜头由左侧的套管针置入腹腔，操作杆通过另外两个套管针置入并进行操作，3个套管针相互位置形成一个三角形，使得成角度操作变得简单易行。

根据病变肠管的长度，用超声刀分离肠系膜及相应血管，使用特制的弯曲手柄操作器械来游离肠管，这样可以避免由于3个套管针相邻近而导致的器械拥挤的情况，从而解决传统直杆操作器械常带来的拥挤问题。完全游离肠管后，扩肛，从肛门处分离直肠黏膜与肌层。在腹腔镜镜头引导下，游离的结肠呈袖套式从肛门拖出，环形切掉病变肠管。将正常结肠与肛门做心形吻合。最后，拔出套管针，用3-0薇乔缝合皮下组织。

【文献摘录】

（一）改良Soave结合结肠切端缩口缝合术治疗先天性巨结肠疗效评价

经肛门Soave及腹腔镜协助巨结肠根治术同现在流行术式。术中近端结肠经活检快速冰冻切片检查有神经节细胞，但其扩张肠腔管径大于肛门口径1.5倍以上，可行结肠切端缩口缝合，于12、3、9点处将结肠断端与齿线上黏膜断缘对齐后全层缝合3针，系膜缘处将扩张的多余肠壁折叠使肠腔管径与肛门一致，自折叠肠壁尖端连续锁边缝合关闭肠壁皱褶外口，再均匀加针间断全层缝合结肠切端和齿线黏膜断端，成形肛门。

（二）单纯腹腔镜监视下经肛门直肠拖出次全结肠切除术

对5例先天性长段巨结肠症和3例同源病患儿采用单纯腹腔镜监视下联合经肛门直肠内拖出次全结肠切除术。作者根据腹腔镜Soave术进行改良，在腹腔镜监视下通过肛门直肠肌鞘入路游离全部结肠，拖出体外行次全结肠切除术。全部操作顺利完成，6例单一腹腔镜经脐部放置，2例经关闭剥离结肠造口后的小切口导入。手术时间平均178±23 min，术后1～2 d肠蠕动恢复，1例因小肠梗阻开腹探查，随访临床效果良好，手术创伤小，无大便失禁或便秘复发。

参考文献

［1］王果，冯杰雄.小儿腹部外科学［M］.第2版.北京：人民卫生出版社，2011.

［2］Michael RB Keighley，Norman S Williams. Surgery of the anus，Rectum and Colon［M］.北京：科学技术出版社，2003.

［3］吴璇昭，陈刚，陈有望，等.改良Swenson术治疗先天性巨结肠［J］.中华小儿外科杂志，2006，27（6）：304－306.

［4］韦佳，冯杰雄，杨继鑫，等.经脐腹腔镜结肠拖出术治疗先天性巨结肠症［J］.中华小儿外科杂志，2010，31（12）：906－909.

［5］杨合英，郭立华，王家祥，等.改良Soave结合结肠切端缩口缝合术治疗先天性巨结肠疗效评价［J］.中华小儿外科杂志，2011，32（2）：98－101.

［6］李索林，于增文，汤绍涛，等.单纯腹腔镜监视下经肛门直肠拖出次全结肠切除术［J］.中华小儿外科杂志，2011，32（7）：501－503.

（董青军、郭修田）

第二十一章
其他肛门直肠疾病

第一节 藏毛窦

藏毛窦（pilonidal sinus）为一种少见疾病，是指软组织内形成的一种慢性窦道，因最常见于肛门后尾骨处背侧，故称为骶尾部藏毛窦（coccygeal pilonidal sinus）。早在 1830 年 Mayo 首先阐述这一疾患，1847 年和 1854 年 Anderson 和 Warren 分别报道过这一疾患。1880 年 Hodges 正式采用现在的名称。本病在欧美属多发病。第二次世界大战时美国军中驾驶吉普车的军人发病率较高，故有称为"吉普车病"。

本病特征为内藏毛发，可表现为骶尾部畸形囊肿，穿破后形成慢性窦道或暂时愈合，最终有穿破，如此反复发作。该病多发生在青春期后 20～30 岁，男性发病率高于女性，而且肥胖和毛发浓密者易发。对一些资料总结后发现下列危险因素与本病发生呈正相关：① 肥胖。② 长期静坐（职业或生活方式）。③ 家族史。④ 骶尾部损伤。以往报道多见于白种人，黑种人和黄种人发病罕见。我国的发病率有逐年上升的趋势。

骶尾部藏毛窦癌变曾有报道，病变多为分化良好的鳞状细胞，伤口癌变（如溃疡易破溃、生长较快、出血及真菌样边缘）应疑癌变。一旦确诊则实施广泛切除。倘若伴有转移，则预后不佳。据文献报道 5 年生存率为 51%、复发率为 50%。其中在初诊时发现腹股沟淋巴结有转移者占 14%。

藏毛窦和藏毛囊肿（pilonidal sinus and pilonidal cyst）统称为藏毛疾病（pilonidal disese）。

【病因病机】
一、中医
中医学认为，本病多为尾部局部残留异物或兼有邪毒侵袭，导致局部气血凝滞，蕴蒸化脓，溃破成漏，发为本病。或者素体虚弱，卫外不固，运化失职，湿气痰浊流结，内外搏结所致。

二、西医
目前对于该病的病因尚不明确，发病机制有先天性及后天性两种学说。

1. 先天学说 先天性藏毛窦是由于在胚胎第 3～第 5 周神经管闭合过程中，背部的神经外胚层与皮肤外胚层的分开不完全所导致。易合并细菌性脑膜炎、皮肤脓肿、硬膜外及硬膜下脓肿，多见于婴幼儿时期发病，可发生于脊柱全段背侧中位线部位，以骶尾部多见。

2. 后天学说 1946 年 Patey 和 Scarf 报道 1 例理发师手指上发现藏毛窦后，对先天性病源论提出强烈质疑后，Party 提出本病是毛发穿入皮肤并留置于皮肤之内，引起皮化而形成窦道。或是皮肤原发感染继发毛发植入。藏毛窦的发病机制首先是因走路时臀部的扭动和摩擦，特别是多毛的男性，使臀中裂之间的毛发刺入附近的皮肤，形成短管道，而毛发仍然与其根部相连，短管道随即皮化，当毛发由原来的毛囊脱落后，被皮化短管道产生的引力吸入。因而提出第 1 阶段为"刺入性窦道"，第 2 阶段为"吸入性窦道"。毛发聚集于皮下脂肪内成为异物，一旦有细菌感染，即形成慢性感染或脓肿。并且认为本病在吉普车乘员中发病率较高，是与这些人长途跋涉中臀部经常受到强烈颠簸、摩擦和扭动等作用有关。有学者曾测量臀裂张开时压力变化，当臀部向两侧分开时，局部压力变化达 784.48 Pa，可见臀沟有一定的吸引力量。

【诊断】
骶尾部藏毛窦的主要诊断标志是骶尾部急性脓肿或慢性分泌性窦道，局部可有急性炎症表现。内藏毛发是尾部藏毛窦的特点，但不是唯一标准，毛发可能已随脓液自行排出，也可能已在以往的手术中排出。20 岁左右，特别是体健多毛的男青年，发现在骶尾部有急性脓肿、硬结或存在有分泌物的慢性窦道口时应考虑本病。

一、临床表现

本病在发生窦道感染之前很少出现症状。主要表现：骶尾部急性脓肿或有渗出物流出的慢性窦道；有时短暂愈合，终又破溃，如此反复发作。典型的病例是在尾部中线有细小凹坑，凹坑有细孔，此为原发窦道。窦口多在臀沟处，窦道的走行方向，多向头颅侧，很少向下朝向肛管。继发的窦道多在原发窦道后方即"颅侧"，据观察常略偏向一侧，尤以偏向左侧者居多。

二、辅助检查

1. 局部检查　静止期在骶尾部中线皮肤处可见不规则小孔，直径为 1～3 mm，有一小束毛发由窦外口伸出。感染时周围皮肤红肿，常有瘢痕，有的可见毛发。探针可探入 3～4 cm，挤压时可排出稀淡臭液体。内有毛发是其特点，但不是唯一标准。临床上有许多病例窦道内找不到毛发，可能与以下因素有关：毛发随脓液自行排出；有切开引流手术史；毛发过于细小，无法分辨。

2. 肛门指诊及探针检查　肛内后正中或者稍偏一侧，骶前可触及肿物，有时触痛，探针探入窦口，深度不一。

3. 经直肠超声检查　在超声下藏毛窦显示为低回声区域或管道，窦道末端距肛管直肠较远，且窦道总体走向趋于颅侧。肛内无内口。

【鉴别诊断】

本病应与肛瘘、疖、肉芽肿、骶前畸胎瘤和骶前囊性肿物感染破溃相鉴别。肛瘘的外口距肛门近，瘘管走向肛门，触诊有条索状物，肛管内有内口，有肛管直肠脓肿病史。而藏毛窦的走行方向，多向颅侧，很少向下（93%的藏毛窦出皮肤窝向颅侧走行，7%可向下方肛门周围走行）。应用经肛超声鉴别骶尾部藏毛窦和肛瘘，肛瘘的低回声管道向肛门延伸，极接近或到达肛管直肠腔内，而藏毛窦的病灶纵向深度较肛瘘浅，且窦道末端距肛管直肠较远，窦道总体走向趋于颅侧。疖生长在皮肤，由皮肤突出，顶部呈金黄色，痛有多个外孔，内有坏死组织。结核性肉芽肿与骨相连，X 线检查可见骨质破坏，身体其他部位有结核病变。梅毒性肉芽肿有梅毒病史，梅毒血清反应阳性。骶前畸胎瘤或囊性肿物感染破溃的窦道口较大，其中充满肉芽组织，窦道很深，走向不规则。囊性肿物如果是皮样囊肿，可

能有毛发存在，但数量多而且与皮脂混成一团，X线检查可见骶前有占位病变，直肠前移，有骨骼、钙化点阴影。

【辨证论治】

一、火毒蕴结证

[症状] 骶尾部包块红肿热痛，畏寒，发热，口干，烦躁，舌红，苔黄，脉弦。

[辨证分析] 尾部局部残留异物或兼有邪毒侵袭，导致局部气血凝滞，蕴蒸化脓，火毒炽盛，蕴结于肌肤，以致局部气血凝滞，经络阻隔，故焮红肿胀疼痛；火毒蕴结，与正气相搏，故伴恶寒发热、周身不适；舌红、苔黄、脉数均为火毒蕴结之象。

[治法] 清热解毒透脓。

[方药] 仙方活命饮加减。

常用中药：金银花、防风、白芷、当归、穿山甲、陈皮、天花粉、乳香等。

二、正虚邪恋证

[症状] 骶尾部反复流脓水，间歇性胀痛不适，午后低热，乏力，口干，舌红，苔黄，脉细。

[辨证分析] 由于骶尾部反复多次发作，耗伤气血，无力托毒，故见肿块肿势平塌，脓如败浆；气血不足，则新肉难生；余毒之邪留恋，故热退不尽；脾虚失其运化，气血亏虚致机体失养，故午后低热，乏力；舌红、苔黄、脉细为正虚邪恋之象。

[治法] 扶正解毒。

[方药] 托里消毒饮加减。

常用中药：人参、黄芪、当归、川芎、白术、陈皮、茯苓、金银花、连翘、白芷、甘草等。

【其他疗法】

1. 抗感染　单独应用复发率极高，只作为手术治疗的辅助手段。因病原体为厌氧菌和需氧菌混合感染，厌氧菌为主，建议在使用广谱抗生素的同时，应用可抗厌氧菌的广谱药物。

2. 硬化治疗　向窦道内注入腐蚀性药物，破坏窦内上皮，使窦腔闭合。但疼痛剧烈，复发率高，应用者不多。一般选用 80% 酚溶液或无水乙醇注射，存在治疗周期较长、皮肤烧伤、脂肪坏死、严重疼痛、无菌脓肿等并发症，且有一定的复发率。

3. 局部治疗　术前有破溃者可予康复新液、四黄膏或如意金黄散外敷，祛毒汤煎汤外洗。术后可予止痛如神汤熏洗坐浴，九华膏等去腐生肌药物加强创面换药，并可予神灯等局部照射促进创面

愈合。

【手术疗法】

手术疗法是治疗骶尾部藏毛窦的主要方法。有许多手术方法可以治疗骶尾部藏毛窦,但尚无一种最理想的方法被广泛接受。

（一）切开引流、二期根治手术

[适应证] 所有藏毛疾病。

[操作要点] 严重感染和急性脓肿时,先行抗感染治疗,待炎症控制再行手术治疗;或局部麻醉下行十字切开引流,在感染控制后,可以切开所有原发和继发管道,清除肉芽组织,外敷防腐生肌药物,待二期愈合或行二期根治手术,这样可明显缩小切除范围,窦道较小。

（二）切开缝合术

此术愈合时间短,臀裂内形成的瘢痕柔软,在瘢痕和骶骨之间有软组织,可耐受损伤,不影响起坐,复发率低（0～16％）。目前为小型藏毛窦的首选术式。

此术禁用于以前曾做过1期闭合手术;病变范围超过7.5cm;离中线外2～3cm有继发外口;体毛太多的患者。

[适应证] 适用于窦道较小且尚无感染、窦道口附近没有形成厚重的纤维化垫状物的患者。

[操作要点] 术中要避免切开骶筋膜,因为它是抵御感染向深部蔓延的屏障。

（三）广泛切除部分缝合

[适应证] 适用于窦道较大、多发管道、外口较多,全部切除后创口不宜缝合或全层缝合后张力过高的病例。

[操作要点] 在广泛切除病变组织之后（切开皮肤、窦道达骶骨筋膜,清除全部病变组织）,尽可能缝合创缘,中央一部分创口经肉芽组织愈合。其复发率约为5.8％,但这种术式愈合时间长,形成的瘢痕广泛。如有损伤,瘢痕容易破裂。

（四）切除病灶伤口开放

[适应证] 适用于伤口过大,手术后复发或伴有局部炎症者。

[操作要点] 将窦道和继发窦道侵犯区域做整个切除,使伤口由肉芽组织的填充而逐渐愈合。复发率较低,为1.13％。

（五）袋形手术

[适应证] 适用于窦道较大、多发管道、外口较多,全部切除后创口不宜缝合或全层缝合后张力过高的病例。

[操作要点] Buie和Curtiss设计的这种术式,近年来被较多采用。方法为将窦道顶部皮肤切除,清理腔内肉芽组织、毛发和皮脂等物,将皮肤与窦道残腔做间断缝合。对侧支窦道需分别切至末端,同样袋形化。一般用羊肠线或可吸收的人造缝线。手术后换药也颇为重要,常是开放性藏毛窦愈合的关键。用细纱布敷料填塞在窦道上。一定要使创口边缘分开,保持平整,注意局部卫生。创口发现有架桥时,应立即用棉签分开,经常剃除周围过多的毛发。过多的肉芽组织生长可予刮除,或用硝酸银烧灼,直至伤口完全愈合。其复发率为6.9％。

（六）不对称切除皮内缝合术（Karydakis术式）

此法操作简单,并发症和复发率很低,不足1％,是目前国外推崇的治疗骶尾部藏毛窦的最佳手术方案。

[适应证] 适用于大多数患者。

[操作要点] 做一个纵行的偏离中心的梭形切口,游离皮下的增生肉芽组织直至骶筋膜,伤口的下段尤其是靠近臀沟的部分应向深部分离4～5cm,完整切除病变组织,切除的范围依增生的肉芽组织的多少而定。但一般长7～8cm,宽3～4cm。创面深部放置负压吸引,用可吸收缝合线缝合皮下组织,皮肤用聚丙烯缝线作皮内缝合。缝合伤口后中线被牵向一侧,偏离1.5～2cm。术后给予第3代头孢菌素和甲硝唑治疗48h。如有微生物生长,抗生素的治疗至少维持5d。负压引流需放置2～3d。实行不对称切除皮内缝合术后,伤口瘢痕由中线被牵向一侧,使臀沟和（或）后正中沟变平。因此局部所能产生的吸力被消除了。同时采用皮内缝合术,避免了因传统的间断缝合法使缝针多次刺入皮肤所导致的早期毛发附着而复发。手术过程不复杂,并发症和复发率很低（0.9％）。如果并发感染,应先行抗感染治疗。

【预防调护】

（1）积极参加体育锻炼,增强体质,注意劳逸结合,避免过度疲劳和精神过度紧张。

（2）注意皮肤卫生。

（3）应避免各种外界刺激,预防复发,如久坐、暴力搔抓。

【现代研究进展】

（1）Karydakis提出病因三要素：松动的毛发,

导致毛发进入的吸力，皮肤的损伤。

（2）由于对尾部藏毛窦缺乏足够的了解，故而常与普通的肛瘘和肛旁脓肿混淆。

（3）手术方式应根据窦道数量，分布及有无并发感染决定。尾部藏毛窦并发严重感染及脓肿时，先行抗感染治疗，待炎症控制再行手术治疗；或局部麻醉下行切开引流二期根治手术，这样可明显缩小切除范围；窦道较小，无感染或病灶局限，可完整切除病灶，伤口一期缝合。如切除范围较大，可应用皮瓣移位重建术或"Z"形缝合术，防止伤口裂开。国外 Azab 报道通过皮瓣移植方法覆盖切除后裸露的区域，即切除后通过整形方法治疗尾部藏毛窦，但移植皮瓣容易发生感染或坏死，使手术失败。

（4）少数病例采用烧灼的办法，方法简单，适用于单个窦道且窦道表浅者。切开窦道表面皮肤，用苯酚或硝酸银烧灼窦道壁，需烧灼彻底，创面可缝合或开放。

参考文献

［1］黄乃健. 中国肛肠病学［M］. 济南：山东科学技术出版社，1996.

［2］韩少良，倪士昌. 大肠肛门疾病外科治疗［M］. 北京：人民军医出版社，2006.

［3］韩宝，张燕生. 中国肛肠病诊疗学［M］. 北京：人民军医出版社，2011.

［4］Akinci OF，Cosrun A，Uzunkoy A. Simple and effective surgical treatment of pilonidal sinus：asymmetrci excision and primary closure using suction drain and subcuticulor skin closure［J］. Dis Colon Rectum，2000，43(7)：701－707.

［5］海燕，魏卿，谢继庆，等. 肛周藏毛窦合并感染误诊为肛瘘［J］. 临床误诊误治，2005，18(3)：204.

［6］杨新庆，郑毅. 尾部藏毛窦的诊断和治疗［J］. 临床外科杂志，2007，15(2)，83－85.

［7］舒涛，李国栋，邱剑锋. 藏毛窦一例［J］. 江苏医药，2008，34(3)，440.

（洪子夫）

第二节　骶前肿瘤

骶前肿瘤是发生在骶骨和直肠间隙内的肿瘤，也称直肠后肿瘤。骶前间隙位于骶前筋膜的前方，直肠后方，两侧为盆内筋膜（直肠侧韧带），上方为直肠后方的腹膜反折，下方为骶骨直肠筋膜。这个区域包含有从胚胎神经外胚层、脊索及后肠分化来的结构，也可以出现来源于胚胎残留组织的多种肿瘤。因此，骶前肿瘤的类型和临床表现多种多样。

【病因病机】

一、中医

骶前肿瘤，应归于中医学的"癥瘕""积聚"范畴，都是见于腹内而有形状可以手触知的疾患。名虽不同，多由痰、食与瘀血所形成，多由太阴湿土之气所致。癥瘕积聚，四者形状各有不同。一般以腹中坚硬，按之应手，不能移动为癥；腹中虽硬而聚散无常，且可活动，或上或下，或左或右为瘕。癥因伤食，瘕为血生，两者多见于脐下。积与聚，《难经》区别为积属阴，为血滞而不濡，五脏所主，发有常处，痛不离部；聚属阳，为气留而不行，六腑所成，发无定所，痛无常处。其发生的原因，大都由于起居不时，忧患过度，饮食失节，脾胃亏损，邪正相搏，结于腹中，或因内伤、外感，气郁血瘀凝结而成。五脏之积，各有其部，心积在上，肾积在下，肝积在左，肺积在右，脾积居中，溯其本源，总由中气不运所致。

二、西医

根据病因病理来源可将骶前肿瘤概括地分为以下几类。

（1）先天性表皮样囊肿、黏液囊肿畸胎瘤、畸胎癌、脊索瘤、脑脊膜膨出。

（2）炎症性异物肉芽肿、会阴部脓肿、肛门瘘、盆骨直肠窝脓肿、慢性炎症性肉芽肿。

（3）神经源性神经纤维瘤、神经纤维肉瘤、神经鞘瘤、室管膜瘤、成神经细胞瘤。

（4）骨性骨瘤、骨软骨瘤、成骨细胞内瘤、单纯骨囊肿、巨细胞瘤、尤因肉瘤、软骨黏液肉瘤、动脉瘤样骨囊肿、骨髓瘤。

（5）其他转移癌、脂肪瘤、脂肪肉瘤、纤维瘤、纤维肉瘤、平滑肌瘤、平滑肌肉瘤、血管瘤、周皮细胞瘤、淋巴肉瘤、血管内皮肉瘤、腹膜外纤维性瘤等。

【诊断】

一、病史

骶前肿瘤较少见，Jackman 和 Clark(1951)报道 1937～1948 年间 114 例；McColl(1963)报道 33 例；Uhlig 和 Johnson(1975)30 年间收集 63 例；Jao 等(1985)在 1960～1979 年间收集 120 例；Stwart 等报道 20 例。国内报道骶骨肿瘤分类中以脊索瘤较多，欧美方面统计先天性引起的囊肿和脊索瘤多见，占 70%～83%，神经源性、骨性及其他占 10%，恶性占33%。囊肿性多见女性,脊索瘤多见于男性,多为先天因素所致。

二、临床表现

骶前肿瘤由于部位、大小、有无感染等不同,故临床表现也各不相同。疼痛为最多见的症状,常因坐位或站立改变体位时引起疼痛,可能与骶前肿瘤压迫神经有关。疼痛可放射到腿部,如牵涉到骶神经则臀部有麻木感,巨大肿瘤可压迫邻近组织和脏器,如压迫直肠可引起便秘、排粪困难,压迫膀胱可有尿失禁、尿潴留,如输尿管受压可有肾盂积水。妊娠妇女甚至可引起难产。囊肿性肿瘤并发感染时有发热、肛周脓肿、肛瘘等现象。

三、辅助检查

体检时可见肛周有粪便污染,肛门隆凸,肛后凹陷,肛瘘外口,在小儿可见腹脊膜膨出。直肠指诊非常重要,骶骨前可扪及实质性或囊性肿块,乙状结肠镜检查在肿块较大时可见直肠局部隆起。

骨盆X线平片骶骨前可见软组织影、钙化影、压迫移位影及恶性肿瘤破坏浸润影。如有瘘口可作瘘管造影术。

腔内超声检查肛门部、阴道部及腹会阴部联合超声,对深部肿瘤、小肿瘤有较高诊断率,同时可做肝肾区超声检查观察有无转移、肾积水现象。在超声引导下,也可做针刺细胞学诊断。

CT检查,解剖层次清楚,可显示肿块和骶前关系,骶前肿瘤大小、密度、形态等。静脉尿路造影及钡灌肠,可见脏器受压受阻移位等情形。

动脉造影可显示肿瘤及骨盆部血管分布情况,脊髓造影术则有助于脑脊膜膨出的诊断。活体组织检查最好是整个肿瘤切除送检,如病变不能手术或决定辅助疗法时,则可做穿刺活检,可经过直肠后壁,或骶前、直肠外部位,在直肠内预先放置手指做引导,或在直肠腔内超声及CT引导下也可进行穿刺活检。骶前肿瘤手术有时与肛管直肠部非常接近,术时可能进入肠腔,所以手术前必须做好肠道准备工作。

【鉴别诊断】

(1) 脑脊膜膨出多发生在腰骶部中线处,以向后方突出为多,为单房性囊,无实质性成分,腹压增大时囊肿可有冲击感。挤压囊肿时婴儿可见囟门突出,X线片可有明显的骶椎裂,肛门指诊骶前无肿物。

(2) 肛周感染骶尾部畸胎瘤合并感染时易与肛周脓肿混淆。畸胎瘤形成慢性窦道时,因其瘘口与肛瘘一样均在肛隐窝处,故易误诊为肛瘘。在对肛周脓肿引流前,应仔细询问病史,并摄骶尾骨X线片,以资鉴别。

(3) 藏毛窦为骶尾部臀裂的软组织内的一种慢性窦道或囊肿,可见皮肤内卷,囊内伴肉芽组织、纤维增生,有毛发。常见多毛症,皮脂分泌旺盛,臀部深陷。

【辨证论治】

一、阴寒凝滞证

[症状] 肿瘤初起,酸楚轻痛,遇寒加重,局部肿块,皮色不变,压痛不著,甚至不痛,病程较长,舌淡,脉细沉迟。

[辨证分析] 肝郁伤脾,脾失健运,痰湿内生,以致气郁、火郁、痰湿阻于经络,气血凝滞,结聚成块;阴寒之邪侵入人体,损伤阳气,寒邪留滞不去,外现寒证的病机。

[治法] 温阳开凝,通络化滞。

[方药] 加味阳和汤。

常用中药:熟地、肉桂、鹿角胶、麻黄、白芥子、炮姜、生甘草、威灵仙、补骨脂、透骨草、路路通、川乌、草乌。

二、毒热蕴结证

[症状] 肿瘤迅速增大,疼痛加重,刺疼灼痛,皮色紫暗红瘀,肢体活动障碍,有时伴有发热,大便干秘,舌暗红有瘀点,脉细数或弦数。

[辨证分析] 多因毒热攻于内,毒热蕴结,则火盛血燥,使局部坚硬如石,疼痛如刺,甚至局部灼热暗红,肢体活动障碍;肝火偏旺,故情绪易于激动,大便干结;舌暗红有瘀点,为有瘀之象,肝经有热,故脉弦数。

[治法] 清热解毒,化瘀散结。

[方药] 芩枸龙蔗汤。

常用中药:肿节风、龙葵、忍冬藤、蒲公英、威灵仙、透骨草、徐长卿、天花粉、黄柏、刘寄奴、黄芩、䗪虫、赤芍、乳香、没药、生甘草。

三、虚火郁证

[症状] 局部肿块肿胀疼痛,皮色暗红,疼痛难忍,朝轻暮重,身热口干,咳嗽消瘦,面色不华,行走不便,精神萎靡,舌暗唇淡,苔少或干黑。

[辨证分析] 病延日久,气血不足,脏腑衰败,肾

气亏耗,肝肾阴虚,相火内灼,水不涵木,肝经血少,虚火侵袭,伤络腐肉,故局部肿块肿胀疼痛,皮色暗红,疼痛难忍,行走不便;阴血亏虚,故身热口干,咳嗽消瘦;舌暗唇淡为气血两虚之象。

[治法]滋肾填髓,降火解毒。

[方药]四骨汤。

常用中药:肿节风、核桃树枝、女贞子、透骨草、生地、补骨脂、山茱萸、骨碎补、续断、寻骨风、当归、自然铜、牡丹皮、黄柏、知母。

【外治法】

1. 熏洗法　选用具有清热解毒、行气活血、利湿杀虫、软坚散结、消肿止痛、收敛生肌、祛风止痒作用的药物,煎汤熏洗肛门部,以清洁肛门或手术创面,可减轻患者的痛苦,提高疗效。常用的熏洗剂代表方有消肿止痛汤、祛毒汤、苦参汤、五倍子汤、硝矾洗剂等。

2. 敷药法　选用适当的药物和剂型,敷于患处,根据需要定时换药,使药效维持较长时间。敷法具有消炎、解毒、止痛、止血等作用,常用的有油膏,适用于外口闭合或引流不畅,局部红肿热痛。常用方:九华膏、如意金黄膏、黄连膏、鱼石脂软膏等。

3. 冲洗法　将创腔或瘘道中的脓液冲洗干净,并使其引流通畅。冲洗时可将抗生素等药物注入创腔或瘘道,控制感染、促进肉芽生长及闭合管腔的作用。常用冲洗剂为过氧化氢溶液、生理盐水、抗生素溶液等。

4. 贴法　将膏药或特制的药饼贴在皮肤上,利用它所含的各种药物的作用,以治疗疾病。或加上药末(药芯)应对各种所需的症状,贴于患处,或所需局部,以达到祛风化湿、活血止痛、去腐生肌等目的。

【手术疗法】

盆腔解剖的复杂性往往使得盆腔肿瘤手术富有挑战性,需根据肿瘤大小及部位等性质决定手术途径。

(一)腹部径路

肿瘤部位较高可做腹部径路切口,游离乙状结肠后将直肠拉向前方,完整切除肿瘤。手术时注意防止骶前出血,该处为骶中血管及骶中静脉丛分布区域。分离肿瘤时,需谨慎、细心,仔细结扎每处血管,同时保护主要神经分支。

(二)骶后径路

适用于肿瘤部位较低或感染性囊肿。手术时取俯卧位,在骶骨部作一水平带弧形切口,暴露骶骨、尾骨、肛尾韧带。小肿瘤可不切断肛门外括约肌或耻骨直肠肌,可在骶骨旁进入切除肿瘤。如切除困难,可切除尾骨,进入肛提肌上部间隙,分开两边臀大肌,巨大肿瘤可将骶4、骶5切除,骶神经分开,神经将无受损,保留了括约肌和膀胱功能。此径路最大并发症为出血,如囊肿样病变,需切除尾骨以防复发,如感染性囊肿则直肠后外侧径路较为方便,如囊肿已穿破到直肠则禁用后径路切口,脓肿需经骶部引流,然后分期做手术。

(三)腹骶部径路

此径路主要应用于切除巨大直肠后脊索瘤及畸胎瘤。常在腹部先游离直肠后部肿瘤以后,改俯卧位,作骶骨切口或取侧卧位腹骶部联合操作,腹部及骶部同时手术,此法最大的优点是可术中结扎骶中血管,便于止血。

(四)经骶骨径路

如骶骨囊肿穿破进入直肠,则经骶骨切口引流。

(五)经肛门外括约肌径路

适用于病灶小,尤其是单个或多个囊肿可作此径路。从内外括约肌间可游离到距离肛门6~10cm深处后进入直肠后径路。

【其他疗法】

辅助或姑息治疗,可作放射疗法,对软组织肉瘤(淋巴瘤、骨髓瘤、畸胎瘤)可能有效。化疗效果则不明显。

【预防调护】

(1)保持肛门干燥清洁,防止局部破溃感染。

(2)及时治疗,避免肿瘤过度生长,继发感染和恶变。

(3)术后换药宜认真仔细,使伤口早期愈合。

【现代研究进展】

(一)磁共振成像对骶前囊肿的术前诊断价值

骶前囊肿位于脊柱下端,直肠和骶骨及尾骨之间,为囊性肿物。骶前囊肿处理困难的主要原因是骶前间隙内及周围的结构组织较多,术前无法很明确地显示病灶与周围结构的关系;多次手术、合并肛瘘的患者,更难以确定它的位置、范围、与肛门括约肌之间的复杂关系以及肛瘘涉及范围。正确处理病灶、肛瘘及感染所波及的间隙是骶前囊肿治疗成败的关键。尽管经肛管直肠腔内超声已广泛应用于肛管和直肠疾病的术前诊断中，然而由于受到超声波幅穿透范围、局部肛瘘形成导致的疼痛等因素的影响，其在骶前囊肿诊断中的应用受到限制。MRI 能多方位获得理想的影像图，可充分显示病灶及其周围的解剖结构，能从它的信号特点进行病理分析，还能显示其合并的肛瘘瘘管的内口位置和窦道侵犯的高低、走行，因此 MRI 检查对骶前囊肿的术前诊断明显优于临床检查及其他影像学检查。行骶前囊肿 MRI 检查前，应常规做肠道准备，直肠内注入水囊可更清楚显示病灶与直肠壁、肛管的关系，以便术中更好地维护直肠和肛管的控便功能。

（二）骶前肿瘤的手术术式研究

（1）骶前肿瘤最好的处理策略为手术切除，手术路径直接影响囊肿的暴露与能否完整切除。骶 3 平面上方需经腹切除，而位于骶 4 平面下方的肿瘤应经骶尾切除，介于两者之间可采用腹骶联合切除。经腹手术因手术空间狭窄、暴露差，术中易损伤输尿管、直肠、骶前血管或盆内脏神经和阴部神经，导致术中大出血或术后顽固性尿潴留和性功能障碍。经术前 MRI 定位、定性，肿瘤位置均低于骶 3 平面，与周围组织无明显侵犯或粘连固定而采用旁骶尾入路。Singer 等认为只要直肠指诊时能触及肿瘤的顶端，那么肿瘤就可以经骶入路切除。Buchs 等证实经骶尾入路暴露好、手术在直视下进行，术中创伤相对较小、出血和副损伤少，已成为骶前肿瘤病变的主要手术路径。手术时根据囊肿所在部位，选择偏左或偏右手术切口，必要时游离切除尾骨和部分骶骨以达到更好的暴露。手术时尽可能采用锐性分离，避免过多的钝性分离以损伤骶前静脉而引起出血。骶前肿瘤常无典型临床表现，盆腔 MRI 检查能够准确评估骶前肿瘤的位置、大小，初步判断肿瘤的良恶性，与周围组织的关系并提供正确手术策略。旁骶尾入路能够很好地暴露手术视野、并发症少，对肛门括约功能没有明显损伤，是治疗低位骶前肿瘤安全手术路径。

（2）骶前肿瘤手术路径的选择主要取决于肿瘤的位置、大小以及侵犯盆壁的程度等。一般的手术路径主要由经骶入路、经腹入路以及经腹经骶联合入路等。经骶手术入路主要适用于直径＜8 cm，位于骶尾骨下部＜10 cm 的肿瘤；经骶手术适于多数

长期无转移、对邻近器官和组织产生压迫和推移者。经腹手术或经腹经骶联合手术入路主要适用于直径相对较大、部位较高或临床高度怀疑恶性的肿瘤。

（3）使用无水乙醇注射硬化治疗骶前囊肿，主要借鉴近年来国外学者运用穿刺抽液、注射无水乙醇治疗肝肾囊肿方法。无水乙醇是一种蛋白组织凝固剂，注入囊内 1～3 min 囊壁上皮细胞即凝固，囊壁呈无菌性坏死，导致浆膜粘连、囊腔闭塞，使浆膜层失去分泌功能。进入体内的乙醇，90％被机体氧化，少部分由肺、肾及汗腺排出体外，且注射硬化治疗后保留于囊腔的无水乙醇量常为 5～10 ml，对机体影响不大，安全可靠。采用无水乙醇硬化注射治疗骶前囊肿具有操作方法简单、治愈率高，患者无创伤、反应轻微等优点，值得临床推广。

【文献摘录】

（一）手术治疗原发性骶前肿瘤

原发性骶前肿瘤一旦诊断明确，应行手术治疗。其至少有 3 点理由：① 病灶有恶性可能。② 畸胎瘤等先天性病变有恶变倾向。③ 囊性病变有感染可能。手术途径可依据肿瘤部位、大小、与周围组织关系而有多种选择，目前多采取经腹、经会阴、经骶尾及前两种途径联合。对于肿瘤小（＜6 cm）、位置低（距肛缘 7 cm 以下）的良性肿瘤，多采取经骶尾途径（即骶骨旁入路）；而肿瘤大、位置高或怀疑有恶变可能者则选择经腹或经腹会阴联合途径。普外科医师更习惯经腹途径或经腹会阴联合途径，并且对该径路解剖更为熟悉。事实上，该途径能充分显露盆腔肿瘤，便于解剖输尿管、直肠后间隙以及周围血管，可先结扎供应肿瘤的血管，减少出血，使手术更安全。无论选择何种途径，均以完整切除肿瘤为目的。手术中必须保护第 2 对和至少一侧第 3 对骶神经，骶 3 以上有盆内脏神经及阴部神经混合，损伤后将造成顽固性尿潴留和肠内容物感觉分辨障碍，为充分显露肿瘤，于骶 3 以下水平切除骶骨是安全的。

（二）原发性骶前肿瘤的诊断

原发性骶前肿物部位较深，其症状表现随肿瘤部位、大小、肿瘤性质、邻近脏器受压及累犯程度、是否合并感染、邻近血管及神经受压情况而有所不同。肿瘤早期可以没有任何症状，仅于体检时直肠指诊检查时发现。由于原发性骶前肿物的主要症状均为外科临床常见表现，如果对该类疾病认识不

足，同时未做直肠指诊或 B 超检查，则极易造成本病的误诊或漏诊。临床医生应提高对该区肿瘤的警惕性，考虑骶前肿瘤的可能，行必要的检查。最简便易行的是肛门指诊，文献报道 67%～96% 的骶前肿瘤可经指诊触及，且可通过肛门指诊初步判断肿瘤的部位、质地、活动度、与骶尾椎及直肠的关系，并可推断肿瘤的性质。直肠指诊时直肠黏膜多光滑、完整，良性肿瘤多呈囊性感，或质地中等硬度，边界完整，肿瘤表面多光滑，先天性骶前良性肿瘤多为女性，骶前肿瘤指诊检查肿瘤常质地硬、表面不平、固定、边界不清。应特别注意肛门后方有无异常隐窝或窦道，隐窝常见于先天性肿瘤，而窦道常因肿瘤继发感染破溃形成，极易误诊为肛瘘。

参考文献

[1] Puccio F, Solazzo M, Marciano P, et al. Primary retrorectal adenocarcinoma: report of a case[J]. Tech Coloproctol, 2003, 7(1): 55-57.

[2] Ghosh J, Eglinton T, Frizelle FA, et al. Presacral tumours in adults[J]. Surgeon, 2007, 5(1): 31-38.

[3] Woodfield JC, Chalmers AG, Phillips N, et al. Algorithms for the surgical management of retrorectal tumors[J]. Br J Surg, 2008, 95(2): 214.

[4] 王庭红. 磁共振成像对骶前囊肿的术前诊断价值[J]. 中国普外与临床杂志, 2011, 18(6): 657-658.

[5] Pappalardo G, Frattaroli FM, Casciani E, et al. Retrorectal tumors: the choice of surgical aproach based on a new classification[J]. The American Surgeon, 2009, 75: 240-248.

[6] Buchs N, Taylor S, Roche B. The posterior approach for low retrorectal tumors in adults[J]. Int J Colorectal Dis, 2007, 22: 381-385.

[7] 孙桂东. 旁骶尾入路治疗成人骶前肿瘤[J]. 现代中西医结合杂志, 2011, 20(15): 1864-1866.

[8] Woodfield J C, Chalmers A G, Phillips N, et al. Algorithms for the surgical management of retrorectal tumors[J]. Br J Surg, 2008, 95(2): 214.

[9] Chen Y, Xu H, Li Y, et al. Laparoscopic resection of pre-sacral teratomas[J]. J Minim Invasive Gynecol, 2008, 15(5): 649.

[10] 李青春, 周爱华, 张春梅. 无水乙醇硬化治疗骶前囊肿 48 例临床观察[J]. 成都医药, 2011, 31(1): 25-26.

[11] 陈伟国, 尹路, 林谋斌, 等. 成人原发性骶前肿瘤的诊治策略[J]. 外科理论与实践, 2008, 13(4): 349-351.

[12] 郝权, 田菁, 章雪莲, 等. 原发性骶前肿瘤 147 例临床病理分析[J]. 肿瘤防治杂志, 2005, 12(12): 1826-1828.

（李国栋、曲谋文）

附：骶尾部畸胎瘤

畸胎瘤（teratoma）起源于潜在多功能的原始胚细胞，多为良性，但恶性倾向随年龄增长而呈上升趋势。隐形者恶变高于显形。发生部位与胚胎学体腔的中线前轴或中线旁区相关，多见于骶尾部、纵隔、腹膜后、性腺部位。骶尾部畸胎瘤主要位于脊柱下端直肠与骶尾骨之间，囊肿状或实质性肿块，约 15% 的病例合并畸形，多为肛门直肠狭窄或闭锁，其次有骶骨缺损，半侧椎体、脐膨出及其他系统畸形。好发于新生儿和婴儿，本病在我国新生儿的发病率为 1∶40 000，女孩占绝大多数，为 2～3∶1。

【病因病机】

人类在胚胎发展过程中，部分有全能发展潜力的组织细胞，从整体中分离或脱落，混杂在体内，发育成长即为畸胎，如在胚胎晚期则可有 3 种胚层组织即成为畸胎瘤，故瘤内可具有多种组织，如牙齿、毛发、骨骼及各种内脏组织，成分复杂，形态、大小各不相同，尾骨部 Henson 结是多能细胞的集中点，故骶尾部畸胎瘤多见。畸胎瘤为肿瘤组织，由外、中、内 3 个胚层组织构成，常含有成熟或未成熟的皮肤、牙齿、骨、软骨、神经、肌肉、脂肪、上皮等组织，少数亦可含有胃黏膜、胰、肝、肾、肺、甲状腺及胸腺等组织成分。畸胎瘤多为良性，但具有恶变倾向。恶性畸胎瘤常表现为未成熟的不易定型和分辨的组织，畸胎瘤的恶变多表现为神经组织或上皮组织的异常增殖而形成恶性畸胎瘤。

【诊断】

畸胎瘤恶变率在 9%～27%，如有骶骨破坏，易复发的畸胎瘤则恶变率高，大部分恶性肿瘤是乳头状腺瘤，如下肢骶骨部出现症状，肛门括约肌、尿道括约肌功能不佳，有可能肿瘤已侵入骶骨压迫骶骨神经，则恶变可能性极大。

一、临床表现

临床表现因患者年龄、肿瘤大小和位置、类型、生长速度、有否恶变、有否继发感染，以及对周围器官的压迫推移程度而异。

1. **无痛性肿块** 这是畸胎瘤最常见的症状，

为圆形囊性、边界清楚、质地软硬不匀,甚至可扪及骨性结节。骶尾部畸胎瘤常可根据其所在位置分为显形、隐形和混合型3种临床类型。通常显形者易被早期发现,肿块呈不规则球形,突出于骶尾部,常偏离正中线,大者可如儿头,小的肿瘤无症状,靠直肠指诊才能扪及。

2. **压迫和腔道梗阻**　巨大肿瘤可有肛门部或骶尾部不适,腹部、下腹部或会阴部疼痛。肿瘤可向下突向肛管、尾骨、会阴和阴道等处,局部皮肤可感觉异常;突向盆腔可引起下腹部胀痛,肠道及泌尿系出现压迫症状,皮肤表面可坏死、感染、瘘管形成。肿瘤压迫直肠而有排便困难,甚至完全梗阻;压迫骶丛神经者,可使肛门松弛,直肠黏膜脱出。压迫尿道时,尿流细、尿流中断及急性尿潴留。

3. **肿瘤急性临床改变**　当畸胎瘤发生继发感染和囊内出血时,常可肿块迅速增大,局部明显压痛,并同时伴有发热、贫血、休克等全身感染或出血症状。如当作脓肿而切开引流,伤口长期不愈合而形成慢性窦道,个别案例可扩散为脓毒血症,并因此而死亡。

4. **肿瘤恶变**　畸胎瘤恶变时,常表现为肿瘤迅速生长,失去原有弹性、外生性肿瘤可见浅表静脉怒张、充血、局部皮肤被浸润并伴有皮肤温度增高。可经淋巴和血行转移而向周围组织浸润,可见淋巴结肿大和肺、骨转移症状,同时出现消瘦、贫血、恶性发热等全身症状。

二、辅助检查

1. **肛门指诊**　肛门指诊是非常重要的检查方式,多数病例肛门比较松弛,甚至黏膜脱垂,手指甚易插入。直肠有向前或侧方移位,手指一般不能触到全部肿瘤,直肠黏膜光滑,肿块可为囊性及实质性相间存在,稍有活动。如有恶变,因有肿瘤浸润,囊性感消失,与周围组织固定。

2. **甲胎蛋白(AFP)**　恶性畸胎瘤多呈阳性反应,而良性畸胎瘤则绝大多数为阴性。另外,AFP还有助于监测肿瘤切除是否彻底及术后复发。应注意的是,睾丸肿瘤及卵巢胚胎来源癌也有很高的阳性率。

3. **X线检查**

(1) 骶尾部X线片:约60%的病例可见有钙化点、骨骼及牙齿等,如有恶变发生,可见尾骨破坏,部分病例有骶尾骨发育异常。有时可见直肠骶骨间隙因占位性病变而增宽。如有窦道,行窦道造影可清晰显示肿瘤的大小和位置。

(2) 钡剂灌肠检查:正位可显示直肠被推移的方向,侧位可显示直肠被拉长而肠腔变窄,如肿瘤围绕直肠生长,则可见肠腔大范围变窄。

(3) 泌尿系造影:尿道与膀胱造影可显示肿瘤与尿道的关系,静脉肾盂造影以观察有否压迫输尿管下端,有否肾盂积水及输尿管纡曲。

(4) B超检查:畸胎瘤含有骨骼、软组织及液体3种不同的声波介质,可有不同的回声与声影,借此可以了解肿瘤的大小,与周围组织的关系及恶变的可能性。

(5) CT:体层显示清晰,可清楚地观察肿瘤与盆腔各器官的关系及浸润情况,有助于判断手术切除的可能性。

三、临床分型

骶尾部畸胎瘤临床分型见表21-1。

表21-1　骶尾部畸胎瘤临床分型

分　型		主　要　特　点
Altman分型	Ⅰ型	肿瘤主要向外凸起,骶前仅有小部分,约占45.8%
	Ⅱ型	瘤体的主要部分向外突出
	Ⅲ型	肿瘤主要位于盆腔和腹腔内的腹膜后,但骶尾部仍可见到肿物,占8.6%
	Ⅳ型	隐匿型。肿瘤完全在骶前、盆腔及腹膜后,骶尾会阴部见不到肿块,占9.6%
临床分型	显形	肿瘤由尾骨尖向臀部生长,很少向腹腔方向生长,基底宽大,与臀部及会阴部软组织关系密切,肿瘤明显显露于会阴部,使两腿外展,肛门向前或侧方移位,容易被早期发现
	隐形	肿瘤位于直肠和尾骨之间,以向腹腔方向生长为主,会阴部一般看不到肿瘤,向前压迫直肠及尿道,较难早期发现
	混合型	肿瘤向腹腔及会阴两个方向生长,呈哑铃状,有时肿瘤包绕尾骨,此型较少见
病理分型	良性畸胎瘤	即成熟型畸胎瘤,由成熟的分化组织构成
	恶性畸胎瘤	即恶性畸胎瘤,由胎儿形成期末未成熟组织构成,多为神经胶质或神经管样结构,常有未分化、有丝分裂增多的恶性病理表现
	混合型	成熟与未成熟组织两者混合存在

【鉴别诊断】

1. **脊脑膜膨出**　发生在腰骶部中线处,以向后方突出为多,为单房性囊,无实质性成分,增加腹压时囊肿可有冲击感,挤压囊肿时婴儿可见囟门突出，X 线片可有明显的骶椎裂，肛门指诊骶前无肿物。

2. 脊索瘤　多以骶尾部好发，系神经源性恶性肿瘤，可以发生于任何年龄，但多为成年人，肿块甚硬，常有下肢麻木、大小便失禁等症状，X 线片可见溶骨现象，多有相应的神经反射体征。

3. 神经母细胞瘤　发病年龄较大，多发生于腹膜后，骶尾部少见，肛门指诊肿块与周围浸润，界限不清，X 线片钙化少见，淋巴结转移多见，AFP 为阴性，尿中 3-甲氨基-4-羟基扁桃酸升高。

4. 肛周感染　骶尾部畸胎瘤合并感染时与肛周脓肿易混淆。畸胎瘤形成慢性窦道时，因其瘘口与肛瘘一样均在肛隐窝处，故易误诊为肛瘘。在对肛周脓肿引流前，应仔细询问病史，拍摄骶尾骨 X 线片，以资鉴别。

5. 藏毛窦　于骶尾部臀裂的软组织内的一种慢性窦道或囊肿，可见皮肤内卷，囊内伴肉芽组织、纤维增生，有毛发。常见多毛症，皮脂分泌旺盛，臀部深陷。

【辨证论治】

一、湿热下注证

[症状] 囊肿破后激发感染，溢脓性黏稠分泌物，色黄或白，局部红肿热痛；大便不爽，小便短赤，苔黄腻，脉滑数或弦。

[辨证分析] 湿热之邪下注蕴阻，营气不从，逆于肉理，故局部红肿热痛；湿热火毒化腐成脓，故囊肿破后继发感染，溢脓性黏稠分泌物；湿热内蕴，故大便不爽，小便短赤；舌质红、苔黄腻、脉数均为湿热蕴阻之象。

[治法] 清热利湿，用于畸胎瘤破溃流脓期。

[方药] 萆薢渗湿汤。

常用中药：萆薢、薏苡仁、土茯苓、滑石、牡丹皮、泽泻、通草、黄柏。

二、气血两虚证

[症状] 囊肿破口经久不愈，反复发作，形体消瘦，面色无华，气短懒言，舌淡、苔白，脉细弱无力。

[辨证分析] 病患日久，气血大伤，不能祛邪收口，故反复发作；心神失养，故形体消瘦；血不荣面，故面色无华；气短懒言，舌淡，脉细弱无力等是血虚的主要表现。

[治法] 补气补血，用于疮疡气血虚弱，溃疡脓

液清稀者。

[方药] 十全大补丸。

【手术疗法】

骶尾部畸胎瘤可发生恶变，应及早进行手术治疗，尽可能彻底完全切除肿瘤。术前需要做好准备工作，如检查有无转移灶、肠道准备工作等。

一般采用俯卧位，在骶尾关节上方到肛后作一切口，如有瘘口应作梭形切口并切除瘘口。如骶尾部巨大肿瘤则可作此整形切口，切开皮肤，暴露骶尾部，切断肛尾韧带，切除尾骨，有时需切除部分骶骨，如可能应尽量保留第1、第2、第3对骶神经以免引起肛门不完全失禁和膀胱括约功能不佳。沿肿瘤包膜将其与骶前组织、肛周组织以及直肠后壁分离，将肿瘤完全切除。有时肿瘤与直肠紧贴粘连，为避免损害直肠，可将示指伸入肛内，在直肠部观察与肿瘤之距离避免损伤周长，术后止血，冲洗上后置管引流，一期缝合切口。对位置较高的畸胎瘤则需经腹切除肿瘤。如直肠指诊不能触及肿瘤之上端，需作腹骶部联合切口切除肿瘤。有应用经腹骶部切除中段直肠癌的手术切口切除巨畸胎瘤，不用改变体位，手术野暴露较好。手术组可以经腹骶上下同时配合进行操作。骶骨部肿物往往和直肠紧密粘连，术中以直肠指诊做引导，不致损伤直肠。对较大的骶尾部肿瘤，应用此切口操作极为方便和安全。

【其他疗法】

（一）放射治疗

恶性骶尾部畸胎瘤不能切除或切除不彻底时，放疗可以延缓肿瘤发展及减轻症状，术前可使肿块缩小，容易手术切除，术后放疗可降低局部复发率。放疗时要根据手术所见、淋巴管造影、静脉肾盂造影等判断主动脉旁淋巴结受累情况及肿瘤大小等，设计照射区域及剂量，每周应照 800 cGy，对 2 岁以下小儿，应采用小剂量为宜，两疗程之间应有较长的休息期。

（二）化学疗法

恶性畸胎瘤肿瘤不能切除且有转移者可试行化疗。对术后辅助化疗应用原则为：① 肿瘤有包膜浸润。② 病理不能肯定为良性肿瘤或肿瘤组织中发现未成熟的组织。③ 有腹水者，可局部用药或全身治疗，常见的化疗方案有：

1. AVC 方案　阿霉素（ADM）40～50 mg/m²，

静脉注射,长春新碱(VCR)1.5 mg/m² 静脉注射,第1、第8日备用1次,共3次;环磷酰胺(CTX)600 mg/m² 静脉注射,第1、第8日用。上述药物第21日或第28日重复,共进行18个月左右。

2. BMF方案　博莱霉素(BLM)15～30 mg/次,静脉注射,每周2次;丝裂霉素(MMC)4 mg/次,静脉注射氟尿嘧啶500 mg/次,静脉滴注,每周2次。以上每3周为1个疗程,休息2～4周,再开始第2个疗程。

(李国栋、曲谋文)

第三节　孤立性直肠溃疡综合征

孤立性直肠溃疡综合征(solitary rectal ulcer syndrome,SRUS)是一种少见的非特异性良性疾病,又称直肠良性孤立性溃疡、直肠良性非特异性溃疡。特征性改变是直肠远端孤立性溃疡、红斑、息肉样损害,临床以血便、黏液便、腹痛、排便困难及肛门坠胀疼痛为主要表现。多数直肠远端前壁有单个溃疡,活检有典型的组织学改变,易被误诊为直肠癌或炎症性肠炎。本病较少,多见于成人,无性别差异,但好发于中老年女性。中医学虽无此病名,但依据其临床表现,当属中医学"便血""便秘""泄泻""腹痛"范畴。

1870年Cruveilhier首先在慢性便秘中描述了这一疾病,20世纪30年代后期研究者首先引用"孤立性直肠溃疡"这个术语并描述了该病的病理特征。1975年Rutter指出本病病因与直肠脱垂密切相关,且溃疡可有多个或无溃疡而有息肉或炎性病变,故正式提出"孤立性直肠溃疡综合征",并被广泛接受。

【病因病机】

一、中医

中医学认为本病形成多因感受外邪,内蕴大肠;或损伤脾胃,酿生湿热;饮食所伤,脾失健运,湿浊内生,郁而化热;或情志失调,致肝郁气滞,肝脾不和,气滞血瘀而发。本病病机主要在于湿热蕴结大肠和肝郁气滞,病程延久,下注直肠,日久则出现阴血亏虚。

1. 湿热内蕴　饮食不节,如暴饮暴食,饥饱失常,恣食生冷、肥甘厚腻,易生湿困脾,湿热之邪蕴结大肠,气机不畅,传导失司,湿热下注,熏灼直肠

而发本病。

2. 气滞血瘀　情志失调,七情过激,所愿不遂,忧思恼怒,皆可致肝气郁结,横逆犯脾,气机郁滞,妨碍血行则气滞血瘀,累及大肠直肠,出现气滞血瘀证。

3. 肝郁脾虚　肝气不舒,郁久化热,肝木乘脾,日久脾胃虚弱,运化无权,清浊不分而发病。

4. 阴血亏虚　劳倦、饮食内伤,内蕴大肠,酿生湿热,湿热困脾,运化失常,血行无力,日久则脾肾阴虚。

二、西医

目前SRUS确切的病因和发病机制尚不太清楚,多数学者认为是一种多病因的疾病,广泛认可的理论是直接的创伤或局部缺血。根据文献报道归纳出得到多数学者共识的几点。

1. 直肠脱垂　Rutter和Riddell于1975年提出SRUS与直肠脱垂有密切关系,并指出SRUS中所见的组织学改变可能是黏膜脱垂、组织缺血和损伤共同作用的结果。1977年以来,已有多位作者支持Rutter等的观点,SRUS与直肠脱垂的密切关系得到了广泛的认可。明显或者隐匿性的黏膜脱垂是SRUS中最常见的潜在的发病机制,直肠脱垂所产生的直肠内压力升高可以导致静脉充血和溃疡形成,而且在这些患者中,外括约肌的提升可以使直肠内的压力升高。在腹内压升高时耻骨直肠肌收缩,肛管直肠角变锐,直肠前壁的压力增加,覆盖在肛管上端形成活瓣,使出口通道阻塞。直肠脱垂的早期阶段,排便压力增高致使前壁受损,容易引起脱垂,临床上所见SRUS也大多数发生在直肠前壁。直肠脱垂黏膜的顶端嵌顿于肛管之上,加上肛外括约肌的强力收缩,可致黏膜压迫性缺血和坏死。大量脱垂时,致黏膜下血管伸展、破裂也可致缺血,常可形成溃疡。

2. 损伤　部分患者在排便困难的情况下自行以手指插入肛门诱导、协助排便,或用手指回纳脱垂的直肠黏膜造成黏膜损伤,致溃疡形成。性生活、经直肠按摩前列腺及腹部外科手术损伤血管所致直肠溃疡。

3. 盆底肌的活动异常　如盆底肌痉挛,肛管压力随之增加,过度的用力致使前壁黏膜脱垂,外括约肌痉挛使肛管收缩,导致前壁黏膜磨损,黏膜受压缺血坏死而产生SRUS。

4. 其他因素　炎症性肠病、先天性直肠黏膜错

构畸形、血管异常、细菌和病毒感染及缺血性肠病等，也被认为与 SRUS 的发生有关。

SRUS 最明显的组织学改变是固有层血管闭塞，由纤维化及黏膜肌层的纤维向肠腔生长所致。黏膜下可能有异位腺体，内有黏膜充填及衬有正常结肠上皮。此外，常可见浅表性黏膜溃疡、腺管组织不规则及上皮增生等。归纳组织学改变主要为：① 黏膜表面糜烂或浅溃疡形成。② 黏膜肌层增生肥厚、平滑肌细胞向固有膜内生长，并围绕肠腺。③ 固有膜内纤维组织增生。④ 腺体变性、破坏及增生反应。⑤ 部分有黏膜层及黏膜下层黏液池形成。⑥ 间质水肿伴有淋巴细胞、浆细胞浸润。可伴有腺上皮异型增生。

【诊断】

一、病史

本病患者多伴有直肠脱垂、便秘等病史。

二、临床表现

孤立性直肠溃疡综合征几乎所有肛肠疾病的症状都可出现，亦可无症状。最常见的症状是便血，发生率达 80%～90%，色鲜红，量少，偶有大量出血；常有黏液便，肛门疼痛，排出黏液便后可缓解；排便困难或便秘，用力排便时肛管阻塞感，便频排不净，里急后重，须用手指插入肛门协助排便；甚者可出现大便失禁；部分患者左下腹可扪及乙状结肠肠襻，并有压痛；直肠肛门、会阴部、骶部及左髂窝等处偶有疼痛。病程多为慢性，数月至数年不等。

三、辅助检查

1. 直肠指诊　肛管直肠交界处可触及增厚而活动的黏膜，可能扪及单个溃疡，边缘隆起，有压痛，有时硬变区呈结节状或绒毛状，有时可及息肉状物。偶可在直肠下端触及环状狭窄。

2. 内镜检查　观察溃疡的位置、数目、形态，并可钳取活组织进行检查，明确诊断。溃疡下缘距肛缘 3～15 cm，多在 7～10 cm 处，高位少见。70% 的溃疡分布在直肠的前壁，20% 位于后壁，呈环状分布者约 10%，常骑跨于直肠瓣处。就溃疡数目而论，70% 为单发；多发病变常为散在性分布，位置较高。形态上，可分溃疡型、隆起型及混合型，三种类型的形成可能与病变的不同阶段有关。溃疡型最多见，特点为浅溃疡，界限清，溃疡大小在（1.0 cm×1.0 cm）～（2.0 cm×2.0 cm），形态以圆形及卵圆

形居多，溃疡周围黏膜呈轻度炎症、水肿及充血，血管纹理清晰，质地软有弹性，基底覆盖有灰白色苔；隆起型黏膜质地软有弹性，边界清，管腔无狭窄。直肠腔内可见 4 个典型表现：黏液、血液、黏膜充血及水肿。

3. X 线检查

（1）钡剂灌肠：非特异性检查，与直肠癌及炎症肠病不易鉴别。检查可显示直肠龛影、充盈缺损、狭窄、黏膜粗糙紊乱、直肠黏膜增厚、息肉及结节等征象。

（2）排粪造影：研究直肠肛管动力学的一个重要手段，能动态观察排便过程中肛门和直肠的功能变化，测量静息或屏力状态下的肛管直肠角，观察肛管与耻尾线关系的变化，对诊断和治疗均有指导意义。排粪造影检查可明确 SRUS 的诊断率，发现直肠内脱垂、直肠前突、盆底痉挛、会阴下降、肠疝和直肠脱垂等变化。

4. 直肠肛门测压　检测肛管直肠压力以及直肠肛管之间的生理反射，以便了解肛管直肠的功能状态。

5. 肌电图测定　自主收缩时外括约肌的电流振幅和频率增加；做排便动作时耻骨直肠无反射，括约肌不能松弛。

6. 肛管内超声　测定直肠套叠的程度、重度，套叠黏膜进入肛管或厚度超过 3 mm。肛门内括约肌直径和截面积可比正常人增加，肛门外括约肌有相似改变；肛门外、内括约肌厚度之比明显下降。对于以排便障碍为主要表现的患者，超声检查发现肛门括约肌肥厚有助于 SRUS 的诊断。

7. 活体组织病理检查　这是区别 SRUS 与肿瘤、炎症性肠病及其确诊的唯一可靠依据。其特征性表现是黏膜固有层纤维闭塞，黏膜肌增厚并被纤维充填，肌层纤维化并增厚，可突向肠腔，黏膜下有异位腺体。黏膜表面糜烂，溃疡形成，其表面有伪膜样结构覆盖，黏膜肌层增厚，腺体之间纤维组织增生，有淋巴细胞、浆细胞浸润，晚期直肠腺体细胞明显增生，有一定异质性，可移入黏膜肌层和黏膜下层的间质内。

四、诊断标准

本病目前尚无明确诊断标准，根据本病的临床表现特点和组织学改变的特征，并结合内镜等检查常可做出诊断。一般认为当具有下列情况时应考虑为 SRUS：① 临床以血便、黏液便、排便障碍及

肛门疼痛等为主要表现。② 内镜检查可见直肠前壁或前侧壁黏膜有局限性糜烂或溃疡。③ 病理学检查结果符合前述本征组织学改变的基本特征。

【鉴别诊断】

1. 溃疡性结肠炎 病变呈弥漫分布,肠黏膜有多发性浅溃疡,形体各异,大小不等,附有脓血性分泌物,黏膜充血、水肿;黏膜粗糙呈颗粒状,质地脆,触之易出血;可见炎性息肉。组织学可见炎性反应、糜烂、溃疡、隐窝脓肿及腺上皮增生等变化。主要症状为腹泻伴有黏液脓血便。

2. 直肠癌 溃疡型 SRUS 与博尔曼(Borrmann)Ⅱ型肠癌外观相似,前者直径多在3 cm以内,边缘黏膜光整,血管纹理清晰;后者边界不整,质脆硬,易出血,附有污垢苔。隆起型 SRUS 直径多在 2 cm 以内,边界清,周边黏膜质地软,有弹性;直肠癌以隆起型多见,而直肠癌多呈不规则菜花状,涉及范围大,多在 3 cm 以上,环绕肠壁生长,边界不清,肠腔狭窄常见。活体组织病理检查可明确诊断。

3. 克罗恩病 可累及胃肠道的任何部位,内镜下见节段性全壁炎、裂隙状溃疡、非干酪坏死性结节病样肉芽肿。X 线造影见肠黏膜的鹅卵石样改变。肠壁因慢性炎症而增厚,引起管腔狭窄。若发生在肛管直肠部位,伴有腹泻、腹痛、便血或便秘等,易与 SRUS 混淆。

4. 艾滋病 在艾滋病患者中,常可有多种消化系统症状,侵及结肠者可表现腹泻,内镜下多为局灶性充血或有点状出血,偶见小泡囊或糜烂,严重者常可见散在分布的溃疡。HIV 病原学检测、体检、结合病史及免疫缺陷等实验室资料的综合分析可明确诊断。

5. 性病性淋巴肉芽肿 累及直肠时可产生溃疡、炎症、狭窄甚至出现梗阻等症状。病原学检测、体检及结合病史可以确诊。

【辨证论治】

一、湿热内蕴证

[症状]脓血便、赤白相兼,腹痛,肛门灼热,里急后重,直肠黏膜出血糜烂,舌红,苔黄腻,脉滑数或濡数。

[辨证分析]饮食不节,生湿困脾,湿热之邪蕴结大肠,气机不畅,传导失司,湿热下注,熏灼直肠则脓血便、赤白相兼,肛门灼热,里急后重致直肠黏膜出血糜烂。

[治法]清热燥湿。

[方药]芍药汤加减。

常用中药:白芍、当归、黄连、槟榔、木香、甘草、大黄、黄芩、肉桂。

常用的中成药有葛根芩连丸、香连片等。

二、气滞血瘀证

[症状]腹痛泻下脓血,血紫暗或黑便,有息肉,肠黏膜粗糙呈颗粒状,舌质暗边有瘀紫,脉沉涩。

[辨证分析]情志失调,肝气郁结,横逆犯脾,气机郁滞,出现腹痛,妨碍血行,气滞血瘀,致泻下脓血,血紫暗或黑便。

[治法]活血祛瘀,行气止痛。

[方药]膈下逐瘀汤加减。

常用中药:五灵脂、当归、川芎、桃仁、牡丹皮、赤芍、乌药、延胡索、甘草、香附、红花、枳壳。

三、肝郁脾虚证

[症状]腹痛腹泻、泻后痛减,镜下单个或多个溃疡,与情志有关,胸胁胀痛,舌质红,苔薄白,脉弦细。

[辨证分析]肝气不舒,郁久化热,致胸胁胀痛;肝木乘脾,日久脾胃虚弱,运化无权,清浊不分,并走大肠,则腹痛腹泻、泻后痛减。

[治法]补脾柔肝,祛湿止泻。

[方药]痛泻要方加减。

常用中药:白术、白芍、陈皮、防风。

四、阴血亏虚证

[症状]便秘或粪便带血,排便困难,失眠盗汗,心中烦热,咽干口燥,舌质红少苔,脉细数。

[辨证分析]劳倦、饮食内伤,内蕴大肠,酿生湿热,湿热困脾,运化失常,血行无力,则便秘或粪便带血,日久则脾肾阴虚,出现失眠盗汗,心中烦热,咽干口燥。

[治法]滋阴养血,润肠通便。

[方药]驻车丸加减。

常用中药:阿胶、当归、黄连、炮姜。

常用的中成药有知柏地黄丸等。

【外治方法】

(一)熏洗法

选用具有清热解毒、祛湿止痛、行气活血作用的药物,煎汤熏洗肛门部,以清洁肛门直肠,消炎止痛。常用的熏洗剂代表方有祛毒汤、苦参汤、五倍子汤、硝矾洗剂等。

（二）栓剂

清肠栓、普济痔疮栓等。

（三）中药保留灌肠

中药保留灌肠技术是利用中药汤剂，自肛门灌入直肠，使药物直达病所，使药液保留肠道内，通过肠黏膜吸收达到预防与治疗多种疾病的目的。

1. 连芍灌肠方加减 黄连9g，白芍10g，连翘10g，栀子10g，防风12g，甘草12g。

2. 三黄汤加减 黄芩10g，黄柏10g，黄连10g，栀子5g，五倍子10g，明矾10g。

3. 败酱草合剂 败酱草30g，明矾10g，黄芩10g，白及15g。用法：每煎浓缩50ml用注肛器（或注射器）推入灌肠，每晚1次。灌肠前药液加温至38～40℃，推注缓慢，手法轻柔。推入药液后卧床休息，以保留时间长为宜。

【手术疗法】

对保守治疗、生物反馈或直肠黏膜全层增厚及显著脱垂的难治性患者，可以选择手术治疗。手术不单纯为溃疡的局部切除，根据病因选择相应手术方式：如完全性直肠脱垂可直肠固定；直肠内套叠可行注射或胶圈套扎治疗，重者可经肛门直肠切除；脱垂治愈后，溃疡多消失。

【其他疗法】

治疗的目的是消除或者改善症状。SRUS的治疗主要取决于症状的严重程度和是否存在直肠脱垂。无症状的患者除了改变生活习惯外，不需要治疗。临床资料显示，对于SRUS没有明确的治疗方案。患者的健康教育和内科保守、分步、个体化治疗是最可能成功的。SRUS常用的治疗方法还包括膳食和生活方式改变、药物治疗、局部内镜下治疗、生物反馈。

1. 膳食和生活方式的改变 健康教育和生活方式的改变仍然是SRUS治疗的基础，一旦诊断确立，应指导患者高纤维饮食和使用容积性泻药以避免大便费力和肛门指状突出，强调排便训练，缩短排便时间。饮食和行为的改变对症状轻微、中等者及没有黏膜脱垂的患者是有效的。

2. 药物治疗 迄今为止，治疗SRUS没有特效的药物。目前，在治疗炎症性肠病中的有效药物被用来治疗SRUS，效果不太理想。如柳氮磺胺吡啶不管是口服或者灌肠，效果都不令人满意。皮质激素灌肠治疗SRUS有很多患者没有反应，部分患者症状有部分缓解，但溃疡没有多大程度的变化。

3. 内镜下治疗 人纤维蛋白黏合剂局部应用、氩等离子电凝技术等。内镜下可行气囊扩张治疗SRUS愈合所致的狭窄与便秘。

4. 生物反馈治疗 生物反馈通过改变消化道的自主神经的传输通路来改善症状。生物反馈包括鼓励患者使用腹肌产生推力以有效排便，建议患者养成正确的排便动作及排便习惯，包括限制便意频繁患者入厕次数、提高便意稀少患者入厕次数，并设定大便时间及体位，尽量减少使用或不用缓泻剂、灌肠及栓剂等。

【预防调护】

（1）进食高纤维素饮食，保持大便通畅。

（2）保持肛门清洁，养成良好卫生习惯。

（3）应及早治疗。

【现代研究进展】

（一）膳食和生活方式的改变

健康教育和生活方式的改变是SRUS治疗的基础。有研究显示，高纤维膳食（30～40g/d）和避免大便费力能使70%的患者症状消失、溃疡愈合，溃疡愈合的平均时间接近11个月。

（二）药物治疗研究

在对17例局部应用硫糖铝的评价中，总的缓解率为82%，65%内镜检查提示溃疡愈合，24%的患者症状明显改善，尽管溃疡愈合，损伤的组织学没有改变，在随访中，1例患者复发，再次用硫糖铝治疗成功治愈。

（三）氩等离子电凝技术

首次报道使用氩等离子电凝技术（APC）治疗的是Stoppino等，他们对1例SRUS巨大溃疡并反复出血、继发贫血伴会阴部疼痛3年的老年患者治疗了4个疗程，1个疗程后患者出血停止，4个疗程后溃疡缩小，疼痛消失，9个月后随访，内镜下溃疡愈合。Somani等对12例SRUS合并出血的患者使用APC治疗，出血全部得到控制，并观察到75%的患者溃疡愈合，25%的患者溃疡面积较前缩小50%。

（四）生物反馈治疗

生物反馈通过改变消化道的自主神经的传输通路来改善症状。Jarrett等研究表明，生物反馈对大多数SRUS患者是有效的，其症状的改善主要是与增加直肠黏膜血流有关。提示：改善胃肠道的外在神经支配可以改善临床症状。Rao 等对 11 例难治性 SRUS 患者进行生物反馈治疗,患者的临床症状得到不同程度改善,溃疡面积不同程度缩小,其中有 4 例患者溃疡完全愈合。

（五）手术治疗

Sitzler 等的一项回顾性分析研究显示,对内科治疗无效的 SRUS 患者进行防脱垂手术并对其预后长期观察发现,55%～60% 的患者症状改善或者完全消失,术后排便造影检查显示,直肠固定术可以改变直肠的结构,可以成功治疗 SRUS 患者的直肠脱垂。对于全层脱垂,提倡黏膜切除术（Delorme's 术）或者经会阴直肠切除术（Altimeter's 术）。当上述方法失败,考虑黏膜袖状切除术并结肠造瘘改道。因为手术预后的不确定性及对不同手术方式的效果缺乏很好的评估办法,所以手术治疗不作为首选。

【文献摘录】

（一）肠生物反馈对孤立性直肠溃疡综合征患者直肠黏膜血流的影响

研究 SRUS 患者的直肠黏膜血流变化,并分析肠生物反馈对 SRUS 患者症状及直肠黏膜血流的影响。16 例 SRUS 患者及 20 例正常对照组,于生物反馈治疗前后分别采用激光多普勒血流计检测 16 例 SRUS 患者的直肠黏膜血流量,同时采用标准问卷表分别记录治疗前后症状变化。结果 16 例中有 12 例（75%）自觉症状缓解;16 例中有 5 例（31%）结肠镜检查示溃疡愈合;治疗前 SRUS 患者直肠黏膜血流量明显低于正常对照组（$P<0.01$）,生物反馈治疗后,治疗组直肠黏膜血流量明显上升（$P<0.01$）,其中自觉症状缓解者直肠黏膜血流量增加尤为显著（$P=0.001$）。结果表明肠生物反馈是一种治疗 SRUS 患者的有效行为疗法,其治疗效果与直肠黏膜血流的增加有关。

（二）美沙拉秦栓治疗孤立性直肠溃疡综合征临床疗效观察

观察美沙拉秦栓治疗孤立性直肠溃疡综合征的临床疗效。将 35 例孤立性直肠溃疡综合征患者按随机数字表法分为治疗组（18 例）和对照组（17 例）。对照组给予高纤维素饮食、奥硝唑 0.5 g 每日 1 次静脉滴注、康复新液加硫糖铝保留灌肠等常规治疗,治疗组在常规治疗的基础上加用美沙拉秦栓肛门给药,每次 1 枚,每日 1 次,14 d 为 1 个疗程,1

个疗程后观察两组临床症状及镜下表现。结果两组治疗后黏液血便、下腹痛及镜下糜烂、溃疡均明显减少,与治疗前比较差异有统计学意义（$P<0.05$）。治疗组治疗后肛门坠胀感明显减少,与治疗前比较差异有统计学意义（$P<0.05$）,对照组治疗后肛门坠胀感也减少,但与治疗前比较差异无统计学意义（$P>0.05$）。治疗组治愈 9 例,好转 6 例,无效 3 例;对照组治愈 6 例,好转 5 例,无效 6 例。两组疗效比较差异有统计学意义（$P<0.05$）。结果表明美沙拉秦栓治疗孤立性直肠溃疡综合征疗效可靠,值得临床推广应用。

参考文献

[1] 李国栋,寇玉明.中西医临床肛肠病学[M].北京：中国中医药出版社,1996.

[2] 陆金根.中西医结合肛肠病学[M].北京：中国中医药出版社,2009.

[3] 周建华.肛肠病临床诊治[M].北京：科学技术文献出版社,2006.

[4] 黄乃健.中国肛肠病学[M].济南：山东科学技术出版社,1994.

[5] 安阿玥.肛肠病[M].北京：人民卫生出版社,1998.

[6] Bishop PR, Nowicki MJ. Nonsurgical therapy for solitary rectal ulcer syndrome[J]. Curr Treat Options Gastroenterol,2002,5：215-223.

[7] Dehghani SM, Haghighat M, Imanieh MH, et al. Solitary rectal ulcer syndrome in children: a prospective study of cases from southern Iran[J]. Eur J Gastroenterol Hepatol,2008,20：93-95.

[8] Zargar SA, Khuroo MS, Mahajan R. Sucralfate retention enemas in solitary rectal ulcer[J]. Dis Colon Rectum, 1991,34：455-457.

[9] Stoppino V, Cuomo R, Tonti P, et al. Argon plasma coagulation of hemorrhagic solitary rectal ulcer syndrome [J]. J Clin Gastroenterol, 2003, 37：392-394.

[10] Somani SK, Ghosh A, Avasthi G, et al. Healing of a bleeding solitary rectal ulcer with multiple sessions of argon plasma[J]. Gastrointest Endosc, 2010,71：578-582.

[11] Jarrett ME, Emmanuel AV, Vaizey CJ, et al. Behavioural therapy (biofeedback) for solitary rectal ulcer syndrome improves symptoms and mucosal blood flow [J]. Gut, 2004,53：368-370.

[12] Rao SS, Ozturk R, De Ocampo S, et al. Pathophysiology and role of biofeedback therapy in

solitary rectal ulcer syndrome[J]. Am J Gastroenterol. 2006,101：613-618.

[13] Sitzler PJ, Kamm MA, Nicholls RJ, et al. Long-term clinical outcome of surgery for solitary rectal ulcer syndrome[J]. Br J Surg,1998,85：1246-1250.

[14] Tortes C, Khaikin M, Bracho J, et al. Solitary rectal ulcer syndrome：clinical findings, surgical treatment and outcomes[J]. Int J Colorectal Dis, 2007, 22：1389-1393.

[15] 余小虎,顾国妹,施建平,等. 肠生物反馈对孤立性直肠溃疡综合征患者直肠黏膜血流的影响[J]. 胃肠病学和肝病杂志,2006,15(2)：189-190.

[16] 富翠芹. 美沙拉秦栓治疗孤立性直肠溃疡综合征临床疗效观察[J]. 中国医师进修杂志,2013,36(7)：60-61.

（李国栋、智建文）

第四节　肠道子宫内膜异位症

子宫内膜组织离开子宫侵犯结肠与直肠所致的病理状态,即为肠道子宫内膜异位症（bowel endometriosis）,属于深部浸润型子宫内膜异位症的一种。肠道最常受子宫内膜异位症侵犯的部位是乙状结肠、直乙交界和直肠,其次是末段回肠、阑尾和盲肠。据文献报道,在确诊的子宫内膜异位症中,肠道子宫内膜异位症的发生率占3.8%~37%。常引起腹痛、便秘、肛门坠胀、直肠刺激征、经期便血等症状,且该病的发病率近年来有增高趋势。

中医学并无此病名,按其症状划分可属于"痛经""不孕""癥瘕"等范畴。《诸病源候论》曰："妇人月水来腹痛者,由劳伤气血以致体虚,风冷邪气客于胞络,损伤冲任之脉。"

【病因病机】

一、中医

中医认为本病起源于情志抑郁、房事不节、劳伤气血或手术等原因,导致冲任损伤、气血失和,胞宫藏泻功能的生理表现为平时藏而不泻,月经期泻而不藏,定时将经血排出体外,胞宫藏泻功能失常,则经血不循常道而逆行；离经之血无法排出体外,流注瘀积于下焦胞宫,阻碍气机,气机运化不利,日久形成癥瘕之症,出现结节、肿块；瘀血阻滞,不通则痛；或可见严重痛经,或出现性交痛、腹痛；两精不能相合,则导致不孕。本病病位在下焦,病程迁延,日久而成虚实夹杂之势,以肾虚为本,瘀血为标。

二、西医

本病的发病机制尚不清楚,常以多因子的发病理论来解释本病病因,目前较受国内外学者认同的发病机制包括：经血逆流种植学说、体腔上皮化生学说、遗传学说、免疫学说、血源-淋巴性散播学说、医源性播散、激素等。

1. **经血逆流种植学说**　经血逆流种植学说,是目前公认的最为重要的学说,但是约90%的妇女存在经血逆流,却只有10%的患者发生子宫内膜异位症,于是有学者提出子宫内膜在其中起着关键性作用。子宫内膜细胞在子宫腔外生长、发育、出血并引起临床症状。经研究,内膜的差异是引起本病的根本原因,如本病患者内膜的血管增生、迁徙和侵袭能力更强,具体表现为胞质中细胞器增多、微绒毛增多变长、分泌细胞增加。在细胞凋亡、侵袭、转移以及血管生成等方面存在众多基因差异和蛋白表达异常,它决定了其最终能否在子宫腔以外的部位黏附、侵袭、生长,逐步发展成为子宫内膜异位症。

2. **体腔上皮化生学说**　此理论认为部分腹膜是具有分化能力的组织,并可以化生出与正常子宫内膜相似的组织。但是后续研究表明除卵巢、苗勒氏管、腹膜以外的其他分化于体腔上皮的组织中并没有子宫内膜异位症发现,这一现象使得体腔上皮化生理论受到了质疑。

3. **遗传学说**　根据流行病学统计,子宫内膜异位症的发病与基因表达的关系密不可分,有典型的遗传倾向,家族遗传性明显。

4. **免疫学说**　子宫内膜异位症的发生与机体的免疫应答系统密切相关,属于一种自身免疫性疾病,主要包括细胞免疫及体液免疫等。子宫内膜异位症患者的细胞免疫缺陷导致其杀伤、清除异物的能力降低,从而使异位内膜更易种植在子宫外。有研究发现子宫内膜异位症患者常存在抗自身抗体IgG和IgA,因此患者患自身免疫疾病和内分泌紊乱疾病的概率也相应升高。另外,本病患者CA125、PP14常可见升高,中重度患者升高更加明显,而术后则较前明显降低,因此提示血清学指标与本病有相关性。

5. **医源性播散**　国内学者认为本病发病率的升高与人工流产广泛实施有关,以及妇产科手术操作不当会引起的医源性子宫内膜异位症,如人工流产吸宫时,宫腔内负压高使内膜碎片随宫腔血流入腹腔等。

6. 激素 本病为激素依赖性疾病。子宫内膜细胞的增殖受雌激素的调控，促使异位子宫内膜侵袭和黏附生长，主要途径通过激活 ERRα。而孕激素对本病的影响尚无定论。

【诊断】

一、病史

肠道子宫内膜异位症患者多有子宫内膜异位症、子宫腺肌症病史。

二、临床表现

1. 症状 肠道子宫内膜异位症的主要症状有：月经异常、性交困难、排便痛、慢性腹痛、肠痉挛痛、便秘和腹泻、便血、腰痛等。因此，对于育龄期妇女，平素有痛经、月经失调、性交痛及不育史，伴有肛门部坠胀痛、便血、便秘等非特异性消化道症状，以及既往有妇科手术史者应高度怀疑本病。

2. 体征 典型体征是当病变累及直肠时，直肠子宫陷凹处有单个或多个大小不等的结节，且结节大小会随月经期变化，直肠子宫陷凹出现压痛，且在经期尤为明显。直肠阴道间隔处增厚，与子宫后壁粘连，形成直肠子宫陷凹处包块。当侵犯范围较大时，还会出现直肠狭窄，如行肛门指诊可触及一圈明显增厚的组织。

三、辅助检查

1. 触诊 妇科检查中的双合诊和三合诊最为常用。一般来说，双合诊可以检出直肠子宫陷凹以下和附近的异位内膜病灶，而三合诊在判断病灶范围方面有重要作用。直肠指诊可发现肠壁周围组织明显增厚，重者会出现直肠狭窄。

2. 直肠乙状结肠镜 当肠道子宫内膜异位症未累及肠黏膜时，肠镜检查时可见直肠前壁或侧壁隆起性包块，黏膜光滑无异常，或仅有轻度充血表现；当病变侵及黏膜层时，可表现为黏膜糜烂和息肉状突起，病变范围多在 2 cm 以内。肠镜活检虽然阳性率不高，但有重要的鉴别意义，可用于排除结直肠癌。

3. 细胞学检查 可经阴道作细针穿刺吸引，将抽吸物做细胞学检查。如见到成团的子宫内膜细胞、陈旧的红细胞、含铁血黄素等可有助于本病诊断。

4. 血清学检查 患者 CA125、PP14 常可见升高，中重度患者升高更加明显，但其增高程度与病情轻重无关。

5. CT 盆腔 CT 平扫或增强并不能清晰显示肠管形态，特别是没有明显占位病灶的肠管，但加用灌肠使肠管膨胀的检查方法效果明显。常可在 CT 下显示为邻近或穿透肠壁的增强固体结节，可辅助判断肠道子宫内膜异位症病变的侵犯范围和浸润程度。

6. B超 常用的检查方法是经直肠和经阴道 B超，较其他检查相比无创且操作简单，对于直肠部病变常可见肠壁半弧形低回声区，界欠清。但敏感性及特异性不高，对于直乙交界以上的病灶诊断意义不大，对于技师的经验要求较高。

7. MRI 诊断的特异性较 B超高，但灵敏度仍很低。MRI 显示肠道子宫内膜异位症病灶是依靠出血灶中的血红素，高铁血红蛋白在 T_1 加权呈现高信号，T_2 低信号，凭借这种特点可以与周围的脂肪、肌肉组织区分。但会呈现假阴性，对于需行手术治疗的患者可辅助判断术前盆腔粘连程度和范围，并在术后远期监测。

8. 钡剂灌肠造影检查 应用钡剂行灌肠检查可观察肠道狭窄部位的情况，但并不能显示肠管本身和被浸润的厚度、压迫病灶的实际大小，从而无法与其他占位病灶鉴别，优点仅表现在无痛、操作简便，但并不能作为本病的特异性检查手段。

9. X线检查 行子宫输卵管造影时可见子宫后方雪片状伞状小影团，直肠子宫陷凹处色白。但对育龄妇女不宜过多行 X线检查。

10. 腹腔镜检查 腹腔镜检查的优势在于可以清楚直观地观察盆腔，尤其对于需行手术治疗的患者，根据不同的表现分期，并行相应等级手术治疗。

【鉴别诊断】

1. 结直肠恶性肿瘤 两者均可出现肿块、结节，并可见便血、便秘等症状，但经结肠镜检查可观察肿物形态不同，病理活检可明确诊断。

2. 肠道炎症性疾病 慢性结肠炎、溃疡性结肠炎、放射性结肠炎等肠道炎症性疾病也常误诊为本病，抽取病变组织行细胞学检查时如见到子宫内膜细胞、含铁血黄素可区别。

3. 腹腔转移性肿瘤盆腔种植 可出现与本病相似症状，但可寻找到肿瘤的原发病灶，病理检查可区分。

【辨证论治】

子宫内膜异位症以"瘀阻冲任、胞宫"为基本病机,病机特点是瘀血内停,故以"瘀"为本病实质,治则为"活血化瘀",并随证施以理气、温经、补肾、益气、凉血化痰各法。

一、气滞血瘀证

[症状]经前期及行经时下腹疼痛拒按,痛处固定,胀痛或刺痛,经量多少不定,月经色黯,或夹有血块,伴有经行乳房胀痛,或腹中有块,固定不移,舌质紫黯或有瘀点瘀斑,脉弦或涩。

[辨证分析]情志不舒,肝主疏泄功能不佳,不能条达气机,情志不遂,疏泄失职,情绪抑郁,走窜疼痛,日久不解,而致瘀血内停,刺痛拒按,阻碍经血下行,则致痛经。

[治法]理气活血,逐瘀止痛。

[方药]膈下逐瘀汤合大黄牡丹汤加减。

常用中药:五灵脂、川芎、乌药、延胡索、红花、生地、当归、赤芍、大黄、牡丹皮等。

常用的中成药有丹红化瘀口服液等。

二、寒凝血瘀证

[症状]经前或经期小腹冷痛、绞痛,或坠胀痛,喜温喜按,得热痛减,经量少,经色紫暗,或见月经量少、不孕,平素形寒肢冷,大便不实,舌淡黯,苔白,脉沉紧。

[辨证分析]寒入冲任,与血相搏,寒凝血瘀,阻于冲任,则经闭不行,小腹冷痛,得温得热则减,四肢不温,大便不实。

[治法]温经散寒,祛瘀止痛。

[方药]少腹逐瘀汤合温经汤加减。

常用中药:小茴香、干姜、延胡索、当归、赤芍、吴茱萸、人参、桂枝、阿胶、牡丹皮、生姜等。

常用的中成药有暖宫祛瘀胶囊等。

三、肾虚血瘀证

[症状]经前或经期小腹坠胀疼痛喜按,经量或多或少,色淡暗,形寒肢冷,腰痛乏力,少气懒言,舌淡暗,苔白,脉沉弦。

[辨证分析]房劳多产,人工流产所伤,肾阳不足,或阴虚血燥,温煦失职,血行迟缓,瘀血阻滞冲任或胞宫导致此病。

[治法]补肾助阳,活血祛瘀止痛。

[方药]少腹逐瘀汤合六味地黄丸加减。

常用中药:山药、山茱萸、泽泻、当归、赤芍、小茴香、干姜、延胡索等。

常用的中成药有六味地黄丸等。

四、气虚血瘀证

[症状]经行腹痛,量时多时少,经色黯淡、质稀或夹血块,肛门坠胀,面色无华,神疲乏力,伴有纳差,大便不实,舌体胖大,舌色淡红,边见瘀点或瘀斑,苔白腻,脉细涩。

[辨证分析]脏腑气机衰减,气虚则推动无力,血行不畅而瘀滞不行。如面色无华、少气懒言,皆为气虚之征。瘀血内阻,不通则痛,故疼痛如刺,血行缓慢,瘀阻脉络。

[治法]补气养血,活血祛瘀止痛。

[方药]失笑散合举元煎加减。

常用中药:五灵脂、蒲黄、人参、黄芪、炙甘草、升麻、白术等。

常用的中成药有补中益气丸等。

五、瘀热互结证

[证候]经前或经行时发热,小腹灼热、疼痛,经期加重,灼热不适,遇热痛增,月经量多,舌质红有瘀点,苔黄腻,脉滑数。

[辨证分析]热灼营血,质稠致瘀,瘀阻冲任、胞宫而发病。

[治法]清热化瘀,活血止痛。

[方药]清营汤合血府逐瘀汤加减。

常用中药:生地、桃仁、红花、当归、连翘、玄参、黄连等。

常用的中成药有血府逐瘀口服液等。

【外治法】

(一)中药保留灌肠

中药保留灌肠可避免药物对胃肠道的刺激,直接作用于患处,局部病灶处药物浓度高,通过肠道黏膜直接吸收,可减少不良反应,攻邪而不伤正。采用保留灌肠的方法治疗肠道子宫内膜异位症,可提高患者的生活质量。对于减轻疼痛、改善患者症状有一定疗效。

(二)内外合治

即口服中药加药物保留灌肠。如患者痛经较剧烈,或盆腔有包块、后穹隆结节触痛明显的患者,在内服中药的同时,可配合药物保留灌肠,药物可通过肠黏膜直接渗透盆腔,药力可直达病所。

【手术疗法】

(一)肠道子宫内膜异位症的常用的手术方式

1. 腹腔镜手术 腹腔镜检查是本病确诊的金

标准,可明确诊断,具有手术时间短、创伤小、术后恢复快等优点,已成为年轻并有怀孕要求患者的首选方法。但腹腔镜对于操作者的技术经验要较高,需要明确掌握腹腔内解剖结构,并应具备多学科知识,并应注意远期随访。

2. 开腹手术　手术包括分解粘连、剥除卵巢内膜样囊肿,手术应尽量保留正常卵巢组织。此种方式对于腹腔内粘连比较严重,年龄较大,接近绝经期的患者,腹腔镜无法实施或不具备腹腔镜设备的医疗机构较为合适。

(二)主要的腹腔镜肠管切除手术方式

1. 肠壁刮切术　适用于直径在1 cm以下的病灶。直接对病灶部位进行刮除,不能达到全层剥除的程度。

2. 黏膜剥除术　适用于位于结直肠前方的、非球形的较小异位病灶。从病灶表面一直剥除到未受影响的黏膜层,再间断缝合浆肌层。

3. 圆形切除术　适用于病灶<3 cm,且直径小于所处肠道周径1/3的异位灶。全层切除病灶及肠壁层,之后进行两层缝合或结合使用圆形吻合器进行经直肠病灶切除。

4. 肠段切除术　这种方法适用于较大的、多个异位灶,或已经造成肠扭转等解剖位置变化的病灶。因此病行肠段切除术与肠道恶性肿瘤不同,不需扩大切除,只需沿病灶周围边缘切除即可。对于手术的技术水平要求较高。

(三)肠道子宫内膜异位症的常用的手术种类

1. 姑息性手术　适用于年轻或有生育要求的女性。姑息性手术将尽量保留子宫及双侧附件,仅做病灶部位的切除术。

2. 半根治手术　对于病情较重的,或年龄较大,无生育要求的患者可行半根治手术。将病灶及子宫全部切除,仅保留健侧卵巢,以维持激素水平,防止绝经症状过早出现。半根治术较姑息性手术术后复发率低,因切除了子宫,阻断了内膜增生种植的根源,远期效果也较好,但因保留了卵巢组织,仍然存在复发的可能。

3. 根治性手术　选择此术式的患者多为年龄较大,病情重,无法成功分解粘连组织,无生育要求,有过复发等。该手术切除子宫及双侧附件,手术时应避免内膜囊肿破裂。如有破裂应尽可能吸取囊液,并进行腹腔冲洗,避免医源性途径加重病情。术后如提早出现绝经期症状可对症给予药物治疗。因子宫内膜异位症有向周围组织浸润的倾向,并随月经周期每次加重,严重的肠道子宫内膜异位症还会出现肠腔狭窄、梗阻等症状,可考虑选择Dixon术式,术后复发率大大降低。

【其他疗法】

主要是药物治疗,分为口服避孕药、高效孕激素、雄激素衍生物以及促性腺激素释放激素类似物四大类。

1. 口服避孕药　低剂量的高效孕激素和炔雌醇的复合片可抑制下丘脑-垂体-卵巢轴激素的分泌,从而抑制排卵,降低血雌激素水平,导致子宫内膜蜕膜化、萎缩,减少经血逆流的发生可能。此疗法适用于有疼痛症状,目前暂无生育要求的患者。有些患者可能在用药期间出现恶心、呕吐、头痛、头晕、情绪波动等,通常在几个月后消失。常用的药物有去氧孕烯炔雌醇片。另外,避孕药中的雌、孕激素会刺激子宫肌瘤长大,子宫肌瘤患者慎用。

2. 高效孕激素　近年研究表明,孕激素拮抗雄激素,可反馈性抑制下丘脑-垂体-卵巢轴,通过抑制排卵降低体内雌激素水平。此外,还可以直接作用于异位的子宫内膜,使之过度蜕膜变,进而萎缩坏死。常用药物有炔诺酮、甲地孕酮和安宫黄体酮等。用药期间应定期检查肝功能。

3. 雄激素　对于子宫内膜异位症产生的痛经效果很好。可抑制内膜细胞增生,最终导致子宫内膜萎缩,减少种植转移的可能性。服用雄激素应严格注意剂量,防止出现男性化特征。

4. 促性腺激素释放激素类似物(GnRH-a)　此药物治疗子宫内膜异位症引起的疼痛效果不错。它能使卵巢分泌黄体生成素与尿促卵泡素水平急剧下降,暂时产生类似绝经的表现。其代表药物有丙瑞林等。虽然GnRH-a可显著缓解子宫内膜异位症患者症状,但由于其严重的低雌激素副反应而不能长期连续给药,部分患者出现阴道干燥和可逆性的骨密度降低。

【预防调护】

近年来,国内学者认为子宫内膜异位症发病率的升高与人工流产广泛实施有关,以及妇产科手术操作不当引起的医源性子宫内膜异位症,已引起广大医务工作者的重视。子宫内膜异位症的治疗,现代医学主要采用药物保守疗法和手术疗法,但停药或术后复发率较高。而中医从整体出发,通过辨证论治,采取多方法、多途径给药,取得了一定的成效,特别在改善临床症状和提高受孕概率方面有较好的疗效,且副作用小,停药后复发率低。因此中西医结合治疗是本病的研究趋势。

【现代研究进展】

Jerby 等报道显示在治疗肠道子宫内膜异位症引起的腹痛方面,腹腔镜与开腹手术没有明显差异。根据多篇文献报道(随访时间为 12～40.5 个月),手术后多数患者的疼痛症状有了一定程度的缓解(其中明显缓解约占 71%、有所缓解约占 14%,总缓解率为 69%～92%),只有少数患者不但没有缓解,反而有所加重。

对于不育的治疗效果,Fleisch 等研究表明,对于美国生殖医学学会(ASRM)分级为Ⅰ～Ⅱ级的患者,术后可正常怀孕;而Ⅲ、Ⅳ级的患者并没有明显改善。总结进行了肠管切除术的报道,术后正常怀孕概率为 23%～48%;在开腹手术中,这一概率为 39.4%～52%。现有关于这方面的研究样本量较小,对于术后自然怀孕的概率、时间等问题并没有定论。有多篇研究已证实腹腔镜术后恢复较快,有 72.4%～90.4% 的患者没有出现术后早期并发症,平均手术时间为 110～253.5 min,术后排气时间为 2.6 d,首次排便为 5.7 d。

参考文献

[1] 张惠民,姚书忠.肠道子宫内膜异位症的诊断及腹腔镜手术治疗进展[J].中国妇产科临床杂志,2012,13(1):73-75.

[2] Chapron C, Fauconnier A, Vieira M, et al. Anatomical distribution of deeply infiltrating endometriosis: surgical implications and proposition for a classification[J]. Hum Reprod, 2003, 18: 157-161.

[3] Darai E, Thomassin I, Barranger E, et al. Feasibility and clinical outcome of laparoscopic colorectal resection for endometriosis[J]. Am J Obstet Gynecol, 2005, 192: 394-400.

[4] Ribeiro PA, Silveira HAS, Kamergorodsky G, et al. Nerve sparing in the treatment of deep pelvic endometriosis: is it worth it? [J]. J Am Assoc Gynecol Laparosc, 2004, 11: S5-S6.

[5] 田慧,吴小磊,牛国超,等.以消化道出血为突出表现的直肠子宫内膜异位症 1 例[J].临床荟萃,2012,27(2):165-167.

[6] 许捷鸿.直肠子宫内膜异位症的临床特点与误诊原因[J].临床误诊误治,2009,22(3):43-44.

[7] 王秀,鞠翡翡,宋雪梅,等.中医治疗子宫内膜异位症研究现状[J].实用中医药杂志,2013,29(2):154-155.

[8] 张丽华.子宫内膜异位症的药物治疗[J].中国社区医师,2013,15(4):18-19.

(李国栋、贾菲)

第五节 功能性肛门直肠痛

功能性肛门直肠痛(functional anorectal pain, FARP)是发生在肛门和/或直肠的非器质性疾病引起的疼痛。根据功能性胃肠疾病(FGIDs)罗马Ⅲ诊断标准将 FARP 分为慢性肛门痛(chronic proctalgia,CP)和痉挛性肛门直肠痛(proctalgia fugax,PF),其中慢性肛门痛又分为非特异性功能性肛门直肠痛(unspecified funetional anorectal pain, UFAP)和肛提肌综合征(levator ani syndrome,LAS)。国内对功能性肛门直肠痛的研究较少,自 1993 年以来国外多位学者采用不同的诊断标准(罗马Ⅰ、罗马Ⅱ)对 FARP 进行了大样本的流行病学研究,其中 LAS 患病率为 1.0%～6.6%;PF 患病率为 2.0%～8.0%,两者均以女性多见。但至今尚缺乏罗马Ⅲ诊断标准下的大样本流行病学调查。

功能性肛门直肠痛,国内多认为是以肛门直肠的幻觉症状为主诉的一种癔病性表现。古代医籍尚缺乏功能性肛门直肠痛较为明确的病名记载。中医认为本病皆因情志怫郁所致,根据国内相关研究,均将本病归入"郁证"范畴,又因本病以女性多见,亦常被归属于"脏躁"范畴。

【病因病机】

一、中医

中医认为本病的发生是由于郁怒、思虑、悲哀、忧愁等情志所伤,导致肝失疏泄、脾失运化、心神失常,脏腑阴阳气血失调而成。本病初期气滞挟痰湿、食积、燥热,多属实证,实则不通,不通则痛;久病耗伤营血,气血亏虚或阴虚火旺,转为虚证,虚则不荣,不荣则痛。肝失条达则郁怒化火,上炎则头痛目赤,下攻则气秘肛灼;脾虚失运则中气不足,上则呕逆太息,下则"溲便为之变,肠为之苦鸣";心血不足则神失所藏,上则失眠惊悸,下则血脱梦遗。

临床或以气阴不足、心脾两虚为本,肝郁气滞、湿热内蕴为标,表现为虚实夹杂。或肝肾阴虚导致气机不畅,情致失调;或因忧思伤脾,脾气不升,湿困中下焦,气不升则降而引起。

二、西医

1. 盆底肌异常运动　盆底肌肉痉挛、张力增高被认为是引起 FARP 的主要原因。

（1）肛提肌综合征:肛提肌的过度痉挛收缩是引起 LAS 的主要原因;LAS 患者常表现为肛管压力增高,肌电活动增强。

（2）痉挛性肛门痛:肛提肌、耻骨直肠肌、括约肌的痉挛收缩均可以引起 PF。

（3）盆底肌过度活动引起包括 FARP 在内的慢性盆底痛。

2. 精神社会心理因素　心理社会因素(生活压力、精神状态、社会支持等)可以直接导致疼痛,也可以通过脑-肠轴引起胃肠生理学改变(动力、感觉等)而出现。抑郁、行为冲动、焦虑等都是引起疼痛的潜在因素。

3. 阴部神经病变　有学者提出肛门直肠疼痛是由阴部神经受压而引起的。通过检查可以发现,这些患者肛门外括约肌活动减退,阴部神经末梢运动潜伏期延长。

4. 遗传性内括约肌肌病　一种罕见的常染色体显性遗传性肌病,以痉挛性肛门直肠痛和便秘为主要表现,通过检查可发现内括约肌肥厚。

5. 其他因素　盆腔或直肠肛门手术史、肠易激综合征、盆底器官脱垂、血管痉挛等。

【诊断】

一、临床表现

功能性肛门直肠痛的诊断主要基于特殊的临床症状,缺乏肛门直肠和盆底的病理生理学检查。合适的临床检查(乙状结肠镜、排粪造影、超声、骨盆 MRI)排除引起疼痛的其他原因(克罗恩病、肛裂、痔等)及识别相关症状(如排便障碍)。

PF 发作前一般无特殊的触发因素,疼痛持续几秒至几分钟,呈痉挛样、针刺样、压榨样或电灼样,在很短时间内能够自行缓解,不会遗留有其他不适症状;疼痛会无规律地出现在任何时间段,不少患者在夜间发作频繁,常常会被痛醒,影响睡眠。一项研究显示:此病发作频率较低,绝大多数患者会忽视此病,只有 20% 会就医。

LAS 患者常有长期不良坐姿史,疼痛常常被描述成模糊的钝痛或直肠的压榨感,坐时疼痛加重。典型的疼痛还表现出周期性:夜间消失,早上轻微,下午最严重。体格检查时发现肛提肌过度收缩,向后牵拉耻直肌能引出肛提肌触痛,触痛常常是不对称的,多见于左侧。

UFAP 国内外研究甚少,一般认为有类似 LAS 的症状,但缺乏阳性体格检查(牵拉耻骨直肠肌触痛)。

临床诊断可参考上述特点,但必须符合功能性胃肠疾病罗马Ⅲ标准,还需排除以下原因引起的盆底疼痛:① 肛管直肠疾病:痔疮、肛裂、肛周脓肿、肛瘘、隐窝炎、炎性肠病、直肠肛管肿瘤等。② 妇科疾病:外阴阴道炎、前庭炎、阴道痛、盆腔炎、子宫内膜异位症等。③ 泌尿系统疾病:尿道痛、前列腺炎、间质性膀胱炎等。④ 其他:尾骨痛。

二、功能性肛门直肠痛罗马Ⅲ诊断标准

（一）慢性肛门痛诊断标准(必须包括以下所有条件)

① 慢性或复发性直肠疼痛。② 发作持续至少 20 min。③ 排除导致直肠疼痛的其他原因,如缺血、炎性肠病、隐窝炎、肌间脓肿、肛裂、痔疮、前列腺炎及尾骨痛。

诊断前症状出现至少 6 个月,近 3 个月满足标准。

1. 肛提肌综合征诊断标准　符合慢性肛门痛诊断标准且向后牵拉耻骨直肠肌时有压痛。

2. 非特异性肛门直肠痛诊断标准　符合慢性肛门痛诊断标准,但向后牵拉耻骨直肠肌时无压痛。

（二）痉挛性肛门痛(必须包括以下所有条件)

① 反复发生的肛门或下段直肠疼痛。② 发作持续数秒至数分钟。③ 在发作间期无肛门直肠疼痛。

在科研中满足标准的发病时间为 3 个月,但用于临床诊断和评估时,发病时间可不足 3 个月。

【鉴别诊断】

1. 肛裂　肛管皮肤全层纵行裂开,疼痛剧烈,有特殊的疼痛周期和疼痛间歇期,大便干燥时加重,可伴有少量鲜血便。肛管局部可见纵行梭形裂

口或椭圆形溃疡。

2. 肛窦炎 肛门部不适、潮湿、瘙痒甚至有分泌物、疼痛。时有灼热、刺痛,排便时加重。病变肛隐窝处有明显压痛、硬结或凹陷,可触及肿大、有压痛的肛乳头。肛门镜检查可见病变肛隐窝充血、水肿,或有分泌物及肉芽组织增生。

3. 肛周脓肿 根据脓肿发生的部位深浅不同,临床表现有所差异。主要症状有肛门周围红肿疼痛,持续胀痛,或跳痛,肛门坠胀,可伴有发热、乏力、排便不畅、排尿困难、直肠重坠、骶尾部酸痛等伴随症状。指针可触及波动感,局部穿刺可抽出脓液。

4. 子宫内膜异位症 伴随月经周期的肛门直肠疼痛,伴有便血、腰痛、月经不适等全身症状,直肠阴道隔处可触及结节,大小随月经周期变化。

5. 盆腔炎 小腹坠胀疼痛,可伴有肛门不适,妇科检查可有阳性体征,部分患者超声检查可见盆腔积液。抗炎治疗后症状可缓解。

6. 前列腺炎 可有小腹坠胀疼痛、肛门坠胀、小便灼热、小便频数等症状。前列腺检查可有阳性体征。

【辨证论治】

一、气滞血瘀证

[症状]肛门刺痛,阵发性,夜间为甚,可伴有月经失调,夹有血块,胸胁胀痛,苔薄白,脉弦数。

[辨证分析]因情志所伤,肝失疏泄,肝郁气滞,气机不畅,日久成瘀,肝络失和,瘀血阻滞于肛门则刺痛。

[治法]疏肝解郁,活血化瘀。

[方药]柴胡疏肝散合活血散瘀汤加减。

常用中药:陈皮、柴胡、川芎、香附、枳壳、白芍、甘草。

常用中成药:血府逐瘀口服液等。

二、湿热下注证

[症状]患者肛门灼痛感或有瘙痒感,伴有大便黏液,便后肛门疼痛,或腹胀纳呆,口干口臭,小便短赤,纳食差,苔黄腻,脉滑数。

[辨证分析]因饮食不洁,脾失运化,或忧思伤脾,脾气不升,湿热内生,湿性重浊,困阻脾胃,下注大肠肛门,气血壅阻则肛门疼痛不适。

[治法]清热利湿。

[方药]萆薢渗湿汤加减。

常用中药:萆薢、薏苡仁、土茯苓、滑石、牡丹皮、泽泻、通草、黄柏。

常用中成药:香连片等。

三、心脾两虚证

[症状]患者肛门隐痛,绵绵不休,多思善虑,心悸胆怯,少寐健忘,头晕神疲,面色不华,舌质淡,脉细数。

[辨证分析]劳心思虑,心脾两虚,脾失健运,气血亏虚,心神失养。

[治法]健脾养心,益气补血。

[方药]归脾汤加减。

常用中药:白术、人参、黄芪、甘草、当归、龙眼肉、茯苓、远志、酸枣仁、木香、生姜、大枣。

常用中成药:人参归脾丸等。

四、心阴不足、肝气失和证

[症状]患者精神恍惚,心神不宁,悲忧善哭,疑虑重重,夜寐不安,甚至言行失常,舌质淡,苔薄白,脉弦细。

[辨证分析]因长期忧郁不解,心气耗伤,营血暗亏,不能奉养心神,心失血养,神不守舍。

[治法]和中缓急,养心安神。

[方药]甘麦大枣汤加减。

常用中药:甘草、小麦、大枣。

常用中成药:解郁丸、安神补心丹、养血安神丸等。

五、阴虚火旺证

[症状]患者自觉肛门灼热,失眠盗汗,眩晕,心烦易怒,或腰酸遗精,妇女则月经不调,舌质红,脉弦细而数。

[辨证分析]脏阴不足,营血暗耗,阴亏则虚阳上浮,心神失养,肝肾失养,冲任不调而痛。

[治法]滋阴清热。

[方药]知柏地黄丸加减。

常用中药:生地、山茱萸、山药、泽泻、牡丹皮、茯苓、知母、黄柏。

常用中成药:知柏地黄丸等。

【外治法】

(一)熏洗法

选用具有清热解毒、行气活血、消肿止痛作用的药物,煎汤熏洗肛门部,可减轻患者的疼痛。常用的熏洗剂代表方有消肿止痛汤、祛毒汤、苦参汤等。

(二)敷药法

可用清热解毒消肿止痛药膏,如四黄膏等药物外敷。

（三）针灸法

选穴应遵循循经远道选穴、局部选穴、对症选穴。常用穴位：长强、八髎、脊中、至阳、命门、腰阳关、百会、太冲、阳陵泉、内关、神门、三阴交、足三里、阿是穴。

（四）穴位埋线法

长强穴埋入羊肠线，通过穴位的持续刺激可缓解肛门直肠疼痛，有一定疗效。

【手术疗法】

有医生尝试部分切断耻骨直肠肌，可使疼痛缓解，但一些患者可产生大便失禁的并发症。另外一些外科医生主张部分阴部神经切断或进行阴部神经阻滞也具有一定疗效。对于 FARP 患者来说，手术治疗有一定风险，但部分患者会有症状的改善，需谨慎选择。

【其他疗法】

（一）西药治疗

1. 口服药　应用骨骼肌松弛剂，如地西泮；钙离子拮抗剂是临床上应用较为广泛的一类药物，硝苯地平主要用于由遗传性内括约肌肌病引起的 PF 患者；抗抑郁药如氟西汀等可以使患者提高情绪，对疼痛的缓解也有作用。舌下含服硝酸甘油或硫酸奎宁也有效果。

2. 外用药　可外用 0.3％硝酸甘油软膏治疗 PF，缓解疼痛。

3. 局部注射　近年来国外有学者将肉毒杆菌毒素将生理盐水稀释后分 4 个点注射到肌肉中，观察后发现患者没有造成肛门失禁，而疼痛均有改善。其机制为肉毒杆菌毒素 A 能够阻断支配肛门括约肌的一种神经递质——乙酰胆碱的释放，进而阻止了括约肌阵发性的运动过度，从而使疼痛得以缓解。此方法目前仅有少数文献报道。

4. 神经阻滞　类固醇类药物可用于骶尾部神经阻滞，对于部分患者有一定疗效。

（二）物理治疗

1. 手指按摩肛提肌并适当扩肛　可使肛门括约肌松弛，减轻疼痛。

2. 温水坐浴　40℃温水坐浴可以有效地降低肛管静息压，减轻疼痛。

3. 肌肉电刺激疗法　低频率的振荡电流能够诱发肌肉的自主收缩，使痉挛的肌肉疲劳，从而缓解疼痛。

4. 腰腹臀部及肛门的功能性锻炼　通过锻炼可以加强脊椎的稳定性，缓解疼痛。

5. 超激光疼痛治疗　通过治疗可以松弛肛提肌，舒张血管，增加血流量，缓解疼痛。

（三）生物反馈训练

生物反馈疗法是在行为疗法的基础上发展起来的一种新的心理治疗技术，近年来广泛应用于功能性肛门直肠疾病。生物反馈治疗主要有两种形式：肌电图介导的生物反馈和压力介导的生物反馈，前者包括肛内肌电图介导的生物反馈和肛周肌电图介导的生物反馈，也可几种方法联合运用。此方法治疗功能性肛门直肠痛疗效与患者是否愿意并能坚持完成疗程有很大关系。

【预防调护】

（1）保持心情舒畅，调整情绪。

（2）保持肛门局部清洁，养成良好的卫生习惯。

（3）养成良好的排便习惯，减少如厕时间。

（4）加强运动，养成良好的健身习惯。

【现代研究进展】

（一）局部药物注射

通过在肛门不同部位注射药物，阻滞局部神经，使肛门肌肉放松，从而缓解疼痛。

1. 肉毒杆菌毒素　参见本节【其他疗法】。

2. 利多卡因和乙酸倍他米松　有文献报道对于 PF 患者用 2％利多卡因 10 ml 和 1.25 mg 乙酸倍他米松在阴部神经分布区域内的触痛点进行神经阻滞治疗，长期总有效率为 70％。

（二）吸入药

曾有报道吸入沙丁胺醇是缓解 PF 患者剧烈疼痛的一种有效方法，特别对那些疼痛持续时间＞20 min 的患者效果更加明显。

（三）骶神经刺激

骶神经刺激（SNS）是利用介入技术将一种短脉冲刺激电流连续施加于特定的骶神经，人为激活兴奋性或抑制性神经通路，干扰异常的骶神经反射弧，进而影响与调节膀胱、尿道括约肌及盆底等骶神经支配的效应器官的行为。21 世纪以来一些学者开始进行 SNS 治疗慢性特发性肛门痛的研究，研究结果表明骶神经刺激是一种安全、有效的方法，能显著改善患者症状、提高生活质量，远期疗效明显，并建议对于经药物和生物反馈治疗无效的患者应考虑骶神经刺激治疗。

（四）心理疗法

FARP 患者常伴随不同程度的心理问题，治疗应多学科合作，近年研究发现介入心理治疗，对于很大一部分轻度患者，详细的解释和耐心的安慰可以充分有效地控制症状。

【文献摘录】

（一）肉毒杆菌毒素药物注射

Rao 的双盲、安慰剂对照、病例交叉研究中均显示括约肌注射肉毒杆菌毒素治疗 LAS 没有效果。他在近期的研究中指出：肉毒杆菌毒素 A 不能降低疼痛的强度、频率、持续时间和视觉模拟评分（VAS），注射肉毒杆菌毒素 A 是安全的，但不能改善 LAS 的症状。

（二）骶神经刺激

2001 年，意大利骶神经调节协会开始进行骶神经刺激治疗慢性特发性肛门痛的多中心（8 个协会）、前瞻性研究，2001～2007 年他们对 12 例患者施行永久性骶神经刺激，并进行平均 15（3～80）个月的随访，患者 VAS 明显下降，疼痛症状明显减轻或消失，指出骶神经刺激是一种安全、有效的方法，能显著改善患者症状、提高生活质量，远期疗效明显，并建议对于经药物和生物反馈治疗无效的患者应考虑骶神经刺激治疗。

（三）针刺结合生物反馈治疗功能性肛门直肠痛

对 40 例患者选取主穴：八髎穴（次髎、中髎、下髎）、长强；配合督脉相关穴位：神庭、百会、神道、筋缩、命门等以通督调神；另外，很多患者在疼痛部位或周围都有触痛点，就要选择相应的阿是穴。结合触发电刺激、Kegel 模板训练和放松训练 3 种方案进行生物反馈治疗。经针刺结合生物反馈治疗后 2 个疗程，40 例患者治愈 1 人（2.5%），显效 7 人（17.5%），有效 22 人（55%），无效 10 人（25%），总有效率 75%。生物反馈和针刺均能缓解盆底肌高张力，打破痉挛周期，纠正盆底肌不协调运动，改善局部血液循环；同时对中枢神经、自主神经、肠神经系统产生不同程度的影响，通过多层面的神经调节，恢复盆底肌正常功能。实践证明，针刺结合生物反馈治疗 FARP 有明显的优势。

参考文献

[1] Katsinelos P, Kalomenopoulou M, Christodoulou K, et al. Treatment of proctalgia fugax with botulinum A toxin[J]. Eur J Gastroenterol Hepatol, 2001, 13: 1371 - 1373.

[2] Takano M. Proctalgia fugax: caused by pudendal neuropathy[J]. Dis Colon Rectum, 2005, 48: 114 - 120.

[3] Wright JE. Inhaled salbutamol for proctalgia fugax[J]. Lancet, 1985, 2: 659 - 660.

[4] Falletto E, Masin A, Lolli P, et al. Is sacral nerve stimulation an effective treatment for chronic idiopathic anal pain[J]. Dis Colon Rectum, 2009, 52（3）: 456 - 462.

[5] Rao SC, McLeod M, Beaty J, et al. Effects of Botox on levator ani syndrome: a double blind placebo controlled crossover study[J]. Am J Gastroenterol 2004, 99: S114 - S115.

[6] Falletto E, Masin A, Lolli P, et al. Is sacral nerve stimulation an effective treatment for chronic idiopathic anal pain[J]. Dis Colon Rectum, 2009, 52（3）: 456 - 462.

[7] 薛雅红. 针刺结合生物反馈治疗功能性肛门直肠痛机理的基础与临床研究[D]. 南京：南京中医药大学，2010: 54 - 55.

（李国栋、何颖华）

第六节　直肠肛管狭窄

直肠肛管狭窄（anorectum stenosis）是指肛管直肠由于先天畸形、手术损伤、肠道炎症和肿瘤等导致肛管直肠腔道变窄而致粪便变细、通过困难，伴有局部疼痛、坠胀等症状，狭窄上方可有肠段被动性扩张、肠黏膜糜烂、溃疡等。直肠肛管狭窄大体可分为良性狭窄和恶性狭窄，本节主要论述良性狭窄。直肠肛管狭窄临床特点为：大便变细，排便困难，排便时肛门部疼痛，便干时尤甚。肛管直肠狭窄是一系列疾病和损伤导致的结果，而不是一个独立的疾病。

直肠肛管狭窄属中医“肛门闭塞”“谷道窄”的范畴。中医较早描述这一病症的是唐代孙思邈，其在所著的《备急千金要方》中写道：“肛门者，主大行道，肺大肠候也，号为通事令史，重十二两，长一尺二寸，广二寸三分，应十二时。若脏伤热，则肛门闭塞，大行不通，或肿缩入生疮。”文中对肛管直肠狭窄的症状和病因病机均作了具体描述。《徐批叶天士晚年方案真本》记载了肛门狭窄的内科治验：“用肺药开上气不效，病患说痰味咸，谷道窄，从肾气逆升入咽，用滋肾丸。”进一步充实了中医的理法方药。

【病因病机】

一、中医

中医学多认为本病是由于先天或后天各种损伤致使湿热下注肛门，或外伤后肛门部气滞血瘀而导致魄门开关不利，从而导致大便困难。

1. 湿热下注　湿性下注，协热下迫大肠，湿遏气机，则魄门开关不利，热伤津液，导致排便黏滞不爽，气味臭秽，肛门部灼热，排便困难。

2. 气滞血瘀　肛门部手术或外伤后局部气血运行不畅，无法营养魄门，导致肛管紧缩，腑气不畅，排便困难，排便时疼痛明显。

二、西医

西医学认为除先天性因素外，所有的肛管直肠狭窄往往是各种肛管直肠疾病导致的结果，而不是一种独立性疾病。发生于直肠的称为直肠狭窄，发生于肛管的称为肛管狭窄，直肠肛管均有的称为肛管直肠狭窄。基本可分为两类，一类是手术中即造成狭窄，如黏膜缝扎术中缝扎的黏膜过多，造成直肠局部容积变小而形成狭窄；第2类是指肛管直肠在受损后组织修复过程中瘢痕组织增生导致局部组织弹性变差而发生局部狭窄。肛管直肠的病因大致归纳为以下几类。

1. 先天性畸形　多见于小儿，轻度狭窄者稀便能自行排出，成形便排出困难，一般待年长后以长期排便困难就诊，重者出生后即出现排便困难，排便时哭闹，可伴有低位肠梗阻。多因胚胎发育过程中，肛蜕变不全所致，也有部分是由于骶骨发育畸形而压迫肠腔。部分患者可伴有直肠尿道瘘或直肠阴道瘘。也有部分患儿是因为骶骨发育异常压迫肠腔造成狭窄。

2. 肛门外伤　肛门部遭受意外暴力创伤、烧伤、烫伤、会阴产伤后，组织修复过程中瘢痕愈合造成肛管直肠狭窄。

3. 医源性损伤　多见于肛门部手术损伤，如PPH造成吻合口狭窄；直肠黏膜缝合过多造成的管状狭窄；痔疮手术过程中切除皮肤过多，皮桥保存过少；硬化剂注射剂量过大或集中在一个平面；盆腔脏器肿瘤放疗局部瘢痕愈合等均可发生肛管直肠狭窄。

4. 炎症　直肠炎症在其修复过程中，纤维组织增生、瘢痕形成造成局部组织弹性变差，此类狭窄多为管状狭窄。如克罗恩病、溃疡性结肠炎、血吸虫病肉芽肿、梅毒性淋巴肉芽肿、结核、阿米巴痢疾、放线菌病等，均可导致肛管直肠狭窄。

5. 肿瘤　可分为肠腔内肿瘤和肠腔外肿瘤。肿瘤多因伴有感染或因瘤体生长占据肠腔或肠外压迫肠腔导致肠腔容积减少而形成狭窄。肠腔内肿瘤多见腺癌、鳞癌、平滑肌瘤、肉瘤和类癌等；肠腔外肿瘤多见阴道、前列腺、膀胱、卵巢、子宫等器官的肿瘤。

6. 痉挛　由于局部肌群痉挛引起的狭窄多为假性狭窄，多见于肛裂引起的内括约肌痉挛，耻骨直肠肌痉挛、盆底肌群痉挛。

7. 其他　邻近脏器如子宫后屈后倾也是造成假性肛管、直肠狭窄的常见病因，临床上应加以重视。

【诊断】

一、病史

肛管直肠狭窄患者多有排便困难病史。先天性多见于儿童，外伤者多有外伤史，医源性者多有手术史，炎症者多有腹泻、脓血便史。

二、临床表现

肛管直肠狭窄的主要症状是排便困难，大便变细，便稀易排出，便干则难以排出。

1. 全身症状　由先天因素、外伤和手术引起的肛管直肠狭窄可无明显的全身症状，由肿瘤引起的肛管直肠狭窄可有相应的肿瘤恶病质等全身症状表现。

2. 局部症状

（1）排便困难：由于肛管直肠狭窄，当大便质干时通过困难，由于出口变小，因此排便时需屏气用力方排出，大便变细甚或有棱状。

（2）便意频数：由于大便排出困难，大便排出不净，残存的大便在直肠壶腹内刺激肠壁感受器而引起便意频频。

（3）疼痛：由于努挣用力，大便通过狭窄环时造成肛门局部撕裂伤而疼痛，局部炎症的存在可导致肛门下坠感。

（4）腹胀：大便排不净可导致狭窄上段积存的大便发酵产气，可有腹胀表现。

（5）肛门潮湿：直肠炎症的长期存在，可导致局部黏膜变厚变硬，弹性变差，不能有效地开合，肠腔内可有黏液流出，因此患者可有肛门潮湿，肛门局部皮肤糜烂、皲裂。

三、辅助检查

1. 视诊　观察肛缘皮肤的情况。肛门处常有粪便，肛周可见有皲裂和皮损，手术和外伤患者可见有瘢痕。女性肛周见有象皮病或肉芽肿，可见于性病淋巴肉芽肿。肛周见有瘘管者可见于结核和克罗恩病。

2. 触诊　肛管直肠损伤或有肿物占位、压迫肠腔，常可于肛管直肠内触及环状、半环状、线状、管状狭窄区。指诊应注意检查狭窄程度、硬度和表面情况，指诊是否有血迹，肠腔分泌物的颜色和气味等。

3. 肛门镜检查　由于患者疼痛剧烈，一般不行肛门镜检查。

4. 电子结肠镜　可观察到黏膜改变和肠腔内有无肿物占位，注意有无溃疡、出血、息肉和肿瘤等变化。

5. 腔内B超　对于肛管直肠外肿物压迫，可辨别其囊性或实性，还可判别肿瘤侵犯的组织层次，并可了解附近淋巴结的转移情况。

6. CT、MRI检查　有助于判别良性和恶性狭窄，了解肿瘤侵犯的范围和层次，从而为手术方案提供参考。

四、诊断标准

1994年《中华人民共和国中医药行业标准·中医肛肠科病症诊断疗效标准》制定的肛门狭窄诊断标准(ZY/T001.7-94)。

肛管直肠狭窄指任何原因所致肛管、直肠腔道变窄，并导致排便困难。

（一）诊断依据

（1）排便困难，伴肛门坠胀，并有肛管阻塞感。重者可有腹胀，恶心呕吐。

（2）有肛周炎症、肛管损伤或肛管直肠手术病史。

（3）肛门指诊，示指通过困难或不能通过，可触及镰状、环状或管状狭窄环。

（4）直肠镜检查，部分患者可见狭窄环，狭窄部位可有糜烂、溃疡。

（二）证候分类

1. 湿热下注　排便不畅，便溏次多，有黏液或脓血，低热，肛门潮湿，舌红，苔黄厚腻，脉滑数。

2. 气滞血瘀　肛门坠胀，疼痛，排便时加重，排便不畅，伴有腹胀、肠鸣。舌紫暗或有瘀斑，苔黄或白，脉弦。

【鉴别诊断】

1. 肛裂　周期性疼痛，尤其便干时明显，便血色鲜红，多发于6、12点位，可见明显梭形裂口，可有明确的肛裂五联征。

2. 肛管直肠癌　便血色暗红，肠腔黏液有腥臭味，可见菜花样溃疡，质地硬，病程久者可有恶病质。

【辨证论治】

手术疗法是该病治疗的关键，非手术治疗主要目的是改善症状，减轻痛苦。

一、湿热下注证

[症状]排便困难，大便黏腻不爽，肛门灼热，下坠感明显，粪便细，肛周潮湿，舌质淡红苔黄厚腻，脉滑数。

[辨证分析]湿性下注，协热下迫大肠，湿遏气机，则魄门开关不利，直肠内有黏液流出则肛周潮湿，热伤津液，湿性重着，导致排便黏滞不爽，气味臭秽，肛门部灼热，排便困难。苔黄厚腻，脉滑数，表明肠道湿热。

[治法]清热利湿。

[方药]脏连丸加减。

常用中药：黄连、黄芩、地黄、赤芍、当归、槐角、槐花、荆芥穗、地榆炭、阿胶和猪大肠等。

二、气滞血瘀证

[症状]便下艰难，坠胀疼痛，肛门局部可触及瘢痕，大便燥如羊屎，肛管紧缩，舌质淡红有瘀斑，苔白，脉弦细涩。

[辨证分析]肛门部手术或外伤后局部气血运行不畅，无法营养魄门，导致肛管紧缩，腑气不畅，排便困难，排便时疼痛明显。

[治法]清热利湿，行气活血。

[方药]止痛如神汤加减。

常用中药：秦艽、桃仁、皂角子、苍术、防风、黄柏、当归尾、泽泻、槟榔和熟大黄等。

【外治法】

（一）熏洗法

熏洗法可改善局部症状，针对肛门部皮肤瘙痒、溃疡和瘢痕等不适症状，采用清热利湿、活血化瘀、软坚散结的中药以清热止痒、软化瘢痕。常用的药物有五倍子汤、苦参汤等。或用1：5 000高锰酸钾溶液等。

（二）敷药法

敷药法主要适用于瘢痕性狭窄，用具有软坚散结、活血化瘀的中药外敷以促进瘢痕软化，成药常用五倍子散、消痔膏等，常用中药可选全蝎、蜈蚣、斑蝥、血竭、乳香、没药等。

（三）塞药法

塞药法即将清热解毒药物制成栓剂塞入肛内，药物融化后直接作用于直肠黏膜，起到清热消肿止痛的作用。常用的药物如化痔栓、野菊花栓等。

（四）灌肠法

灌肠法将药物灌入直肠内，药物直接与直肠黏膜、病灶作用，起到清热利湿、解毒消肿作用；亦可用适量激素灌肠以减少瘢痕愈合。

（五）物理疗法

通过局部应用红外线照射或用微波治疗，以达到促进瘢痕软化的目的。

【手术疗法】

手术的目的是解除导致肛门狭窄的因素，恢复肛门排便功能。因此由于肠道炎症所致者，应首要解决原发病，由肿瘤所致者，应按照肿瘤外科手术原则解除肿瘤占位。

一、切开疗法

[适应证]适用于肛管轻、中度狭窄。

[禁忌证]禁用于重度或管状狭窄。

[操作要点]麻醉后可在分叶肛门镜下于肛门后位切开，视情况可以切开1～3个切口，左右示、中指依次插入肛门进行指法扩肛，使黏膜、黏膜下层、肌层和肛周组织松解，可切断部分内括约肌和外括约肌皮下部，以能容2～3指为度，修剪创缘使之成为一底小口大的"V"字形侧面以利引流，术后应配合扩肛防止再度狭窄（图21-1）。

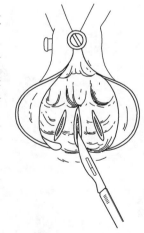

图21-1 放射状切口

二、成形术

肛管成形术的目的在于扩大肛管内径。

（一）菱状皮瓣肛管成形术

[适应证]环痔切除术中由于肛管皮肤损伤致黏膜外翻者。

[操作要点]切除脱垂黏膜和瘢痕组织，使切口呈菱形，在肛缘依据切口大小切出移植皮瓣，游离皮瓣周围皮下纤维脂肪组织，将菱形皮瓣的顶尖部向肛管内牵拉与切口两侧皮肤以丝线间断缝合。

（二）"Z"形皮瓣肛管成形术

[适应证]适用于环状狭窄瘢痕较轻的患者。

[禁忌证]瘢痕大、狭窄程度重者不宜此法。

[操作要点]在肛缘瘢痕和皮肤交界处切开约1 cm，在切口两端各反向延长切口1 cm，延长的切口与原切口夹角为60°～75°，切口至皮下和黏膜下，游离皮瓣，移动位置后扩大腔径用丝线间断缝合。

（三）"S"形皮片肛管成形术

[适应证]适用于肛管狭窄合并严重皮肤缺损的患者。

[操作要点]沿皮肤和黏膜的交界线做弧形切口，分离黏膜和瘢痕组织与括约肌，上至齿状线，暴露肛门内括约肌，切除瘢痕组织。以肛管为中心，在肛门两侧做"S"形切口，切至皮下，使其各成一宽蒂全厚皮瓣，两侧宽度、高度、厚度应大体一致，并带有少量脂肪，使之对称，将两侧皮瓣的顶部分别与游离的直肠壁缝合。皮瓣移植后，肛管内皮瓣对位缝合，取皮伤口可以完全缝合或部分开放（图21-2～图21-5）。

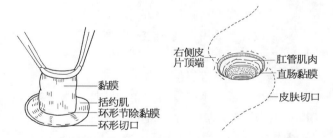

图21-2 沿皮肤和黏膜交界线做弧形切口　图21-3 在肛门两侧做"S"形切口

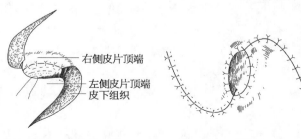

图21-4 将两侧皮瓣顶部分别与游离的直肠壁缝合　图21-5 肛管内皮瓣对位缝合

（四）"V-Y"皮瓣肛管成形术

[适应证]适用于肛管狭窄宽度在 2 cm 以上的管形狭窄。

[操作要点]于截石位 12、6 点位纵行切开瘢痕组织，深达瘢痕底部，上至正常直肠黏膜，下至正常肛门皮肤，手指探查狭窄范围与程度，切除瘢痕组织；指法扩肛，约容 2 指，术中尽可能不损伤肛门内外括约肌；用组织钳提起直肠黏膜，环行向上潜行游离 2 cm 以松解瘢痕，便于拉下缝合，彻底止血；在肛门两侧皮肤各环形作 2～3 个联合"V"形皮肤切口，直达皮下，尖端向外，潜行游离皮瓣四周约 0.5 cm，将皮瓣内缘与拖出的直肠黏膜以丝线间断缝合；再将皮肤切口行"V-Y"间断缝合（图 21-6～图 21-8）。

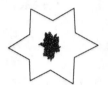 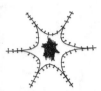

图 21-6　肛门外皮肤做联合"V"形切口　　图 21-7　游离皮瓣　　图 21-8　缝合后使"V"形变成"Y"形

三、带蒂皮瓣移植术

该术式可有两种办法，一种是"Y-V"皮瓣移植，一种是矩形有蒂皮瓣移植。此术式因血供好，游离皮瓣易于存活。

（一）"Y-V"皮瓣移植术

[适应证]适用于先天肛管狭窄或瘢痕狭窄较小者。

[禁忌证]肛管轻度狭窄。

[操作要点]于肛管后位正中线处做纵行切口，由切口外端分别向肛门两侧延长再做两个切口，使之成为倒"Y"形。潜行分离切缘皮下组织并游离外侧"V"形皮瓣，切断肛门外括约肌皮下部及部分肛门内括约肌以减轻张力。将"V"形皮瓣尖端部拉入肛管内，与切口前端对合，用丝线间断缝合皮肤，使之形成"V"形切口。若肛门狭窄严重，可在前位做同样手术，但前位不宜切断括约肌。

（二）矩形皮瓣移植术

[适应证]适用于瘢痕狭窄肛管皮肤缺损达1/2周径的患者。

[操作要点]于患处肛缘先做一放射切口切开瘢痕，并分别向两侧叩打切口使整个切口呈菱形，

切除瘢痕组织，指法扩肛使其能容两指通过，然后在此菱形切口下端做切除瘢痕切口大小相似"门"形有蒂皮瓣，切口达到皮下脂肪组织，将其游离，并转移覆盖缝合切除瘢痕的创面上，术中可切断部分肛门内括约肌和肛门外括约肌皮下部。

四、黏膜瓣下移法

[适应证]适用于肛管小范围狭窄且肛门括约肌功能无异常者。

[操作要点]切除瘢痕组织，将直肠黏膜、皮下组织潜行游离，将黏膜缘与皮下组织缝合。缝合须无张力，以防黏膜坏死。术后配合扩肛治疗。

五、纵切横缝术

[适应证]适用于先天性肛管狭窄但无瘢痕性狭窄的患儿。

[禁忌证]禁用于重度狭窄。

[操作要点]于肛管后方纵向切开肛管，切口长 2 cm，剪刀潜行分离切缘皮下组织 0.5～2 cm（图 21-9），以减轻张力，用丝线做横行无张力缝合（图 21-10）。若缝合时觉张力过大，可在切口外做一横形减张切口 2～3 cm，切缘潜行分离 0.5～2 cm，用丝线间断缝合（图 21-11）。

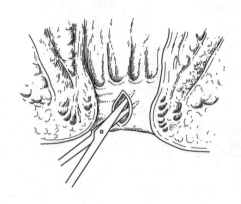

图 21-9　潜行分离切口边缘

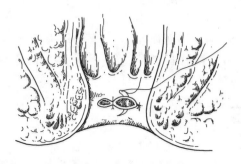

图 21-10　横行对位缝合切口

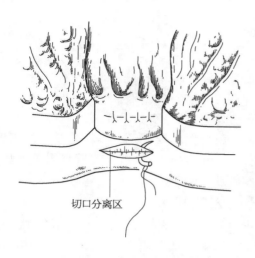

图 21-11　肛缘外减张切口

六、直肠内切开术

[适应证]适用于直肠下段的环形狭窄和短管状狭窄。

[操作要点]在肛门镜直视下于肛管后正中切开狭窄环,楔形切除部分瘢痕组织,不可穿透肠壁,将裹有油纱条的橡皮管伸入直肠切口,压迫止血,24 h 后拔出,术后定期扩张直肠。

七、挂线疗法

[适应证]适用于低位直肠环状狭窄或线状狭窄。

[操作要点]以圆针穿 7 号丝线从狭窄环上方穿过狭窄部基底,在狭窄环下部出针,予以结扎。每隔 1～2 cm 缝扎 1 次,每个结扎处的松紧度不一致,也可用橡皮筋代替丝线。术后定期扩张直肠。

八、直肠后位纵切横缝术

[适应证]适用于直肠中上段的环形或管状狭窄。

[操作要点]在骶尾部后中线肛缘上方 2 cm 向上切开皮肤及皮下组织,切除尾骨和骶骨下缘。术者以示指插入肛门作引导,分离耻骨直肠肌显露直肠,在狭窄处做纵形切口,上下切至正常肠壁处,将切口向两侧牵开,使纵切口变成横切口,以丝线作肠壁全层内翻间断缝合,并依次缝合各层。

九、经腹或腹会阴联合直肠狭窄切除术

[适应证]适用于狭窄累及直肠腹膜反折以上的环形或管状狭窄。

[操作要点]经腹腔切除狭窄段直肠至正常健康肠管,行端端吻合(或用吻合器吻合),即 Dixon 手术;对经腹切除又不易作低位或超低位肠吻合术者可采取经腹会阴联合切除。

【其他疗法】

(一)扩肛法

对手术损伤后轻度狭窄者,可用指法扩肛法治疗。活体组织在缓慢持续的张力作用下,可呈现活跃的生长现象。扩肛可增大狭窄段的直径,改善局部的弹性。每周 1～2 次,逐渐增加进指指数,至肛门能容两指顺利进出为度。此法对花柳性淋巴肉芽肿引起的环状直肠狭窄亦适用。对狭窄的恢复期可给予粗纤维食物,因成形大便有助于防止狭窄。急性炎症期禁用此法。

(二)注射瘢痕软化剂

肌内注射糜蛋白酶、甲胎球蛋白有一定的软化瘢痕作用,也可用醋酸氢化可的松 2 mg 加 1% 利多卡因 10 ml 局部注射于瘢痕区,每周 1 次,6～10 次为 1 个疗程。

【预防调护】

(1)术中注意保护肛管皮肤,尽量保留足够的皮桥。

(2)养成良好的排便习惯,每日保持大便通畅。

(3)注意保持肛门干燥清洁,排便后可以清水清洗肛门。

(4)注意饮食搭配合理,多饮开水,多吃富含粗纤维食物,如蔬菜、水果,少食辛辣油炸刺激性食物。

【现代研究进展】

屋形皮瓣术

该法同其他皮瓣术类似,所不同的是将皮瓣做成屋子形状,屋子基底朝向肛门,屋子尖朝向肛门外,屋子的宽度与所要替代的皮肤缺损的大小一致,皮瓣下要保留足够的血管蒂。Farid M 等人通过对 60 例肛门狭窄患者随机进行菱形皮瓣术、房子形皮瓣术和"Y-V"形皮瓣术并随访 1 年,认为房子形皮瓣术的缺点是手术时间较其他两种长,但是临床指标、患者满意度和生活质量等改善是最大的,而并发症也是最少的。

【文献摘录】

(一)皮瓣移植肛门成形加内括约肌切断术治疗肛门狭窄

张利萍对 32 例肛门狭窄患者中 18 例采用屋形皮瓣移植加肛门内括约肌切断术治疗,14 例采用

菱形皮瓣移植加肛门内括约肌切断术治疗。32 例均为中、重度肛门狭窄，男 21 例，女 11 例；年龄 27～69 岁，平均 51.3 岁；病程 3 周至 4 年，平均 713 d。其中发生于环状混合痔行环切术后 11 例，尖锐湿疣激光治疗 5 例，黏膜硬化剂注射量过大致肛门狭窄 4 例，复杂性肛瘘多次手术 6 例，肛门外伤 2 例，烧伤后发生瘢痕畸形 4 例。结果 18 例采用屋形皮瓣移植加肛门内括约肌切断术，14 例采用菱形皮瓣移植加肛门内括约肌切断术。均不同程度缓解，狭窄处直径扩大至 2 cm 以上，其中 29 例狭窄梗阻的各种症状消失，3 例存在不同程度的自觉排便困难。91％的患者症状改善满意。

（二）矩形带蒂皮瓣推移肛门成形术治疗肛门狭窄

姚嵋方对 10 例先天性肛门狭窄和肛门直肠畸形术后肛门狭窄患儿的临床资料进行回顾性分析。其中先天肛门狭窄 6 例，男 4 例，女 2 例，平均年龄 9 个月（6～13 个月）；肛门直肠畸形术后肛门狭窄 4 例，男 2 例，女 2 例，平均年龄 14 个月（10～18 个月）。患儿均以排便困难就诊。4 例肛门直肠畸形术后肛门狭窄患儿均诊断为先天性肛门闭锁，均于出生 1 个月后拟行肛门成形术，术后未正规扩肛。10 例均采用矩形带蒂皮瓣推移肛门成形术治疗，并采用肛门功能临床评分标准评估其排便功能。患儿术后 3、6 个月常规来院复诊，随访 2 个月～7 年。结果：10 例患儿肛门切口 Ⅰ 期愈合，肛门外观良好，术后能完全解除狭窄，明显改善排便困难症状。患儿排便功能均良好，总评分 5～6 分。表明矩形带蒂皮瓣推移肛门成形术对先天肛门狭窄的局部解剖学狭窄及排便困难症状有良好的治疗效果。

参 考 文 献

［1］Farid M，Youssef M，El Nakeeb A，et al. Comparative study of the house advancement flap, rhomboid flap, and Y - V anoplasty in treatment of anal stenosis：a prospective randomized study［J］. Dis Colon Rectum，2010，53（5）：790 - 797.

［2］张利萍. 皮瓣移植肛门成形加内括约肌切断术治疗肛门狭窄［J］. 中国中西医结合外科杂志，2011，17（4）：378 - 379.

［3］姚嵋方，刘强，符中柱. 矩形带蒂皮瓣推移肛门成形术治疗肛门狭窄［J］. 实用儿科临床杂志，2010，25（5）：380 - 381.

（李国栋）

第七节　脊索瘤

骶骨部脊索瘤占脊索瘤 45％左右，恶性占1/3。胚芽脊索残余形成多见于中年人，男性较多，起初较缓慢有外膜包裹，增长后破裂向周围浸润，转移途径同一般恶性肿瘤，复发率高，外膜由纤维组织构成小叶，小叶内有黏蛋白及明胶组织等物质，内有骨和软骨，故质地较硬。

【病因病机】

中医学认为脊索瘤是正气亏损，邪气则乘虚而入，留滞机体，造成阴阳失调，气血运行受阻，痰湿积聚。因此，脊索瘤主要是由于气、血、痰、湿郁结、积聚所致。其中又以气、血郁结为主，其次则为痰、湿积聚。其病机有：

1. **气滞血瘀**　各种原因引起的功能失调，出现气滞，气滞则血瘀，导致局部组织的病理变化，而出现肿块。

2. **痰凝毒聚**　体内水湿不化，瘀滞不通，凝滞成痰，聚集而成肿瘤。临床表现为局部肿块或硬或软，皮色不变或暗，不痛或伴有麻木，或伴有喘咳痰鸣，舌苔白腻，脉滑。

3. **热毒蕴结**　局部痰湿瘀滞日久，瘀而化热，热毒蕴结，进而形成肿瘤。临床表现为局部肿块，发热，皮肤红，伴有口干，大便秘结，舌红，苔黄，脉数。

4. **正气虚弱**　病久必虚。临床表现为局部肿块，伴全身无力，神疲倦怠。

【诊断】

一、临床表现

早期常无症状，一般发展缓慢，Gentil 等曾收集 128 例。就诊前平均症状期 20 个月。骶尾部发展余地大，易成巨大肿瘤，文献中有报道最大肿瘤为 42 cm×3 cm×2 cm。肿瘤长大压迫和浸润周围组织，初期常见症状是骶尾部疼痛和功能障碍，由于疼痛呈渐进性，无显著特征，故常误诊，常延误数月到几年。在骶尾椎部位产生各种压迫症状，可出现便秘，这是第 2 个常见的症状。侵犯骶神经可发生下肢反射性疼痛、麻木等症状。

二、辅助检查

1. **直肠指诊**　脊索瘤的骶尾部和腹部疼痛有时被误认为其他肛肠疾病和骨科疾病。肿瘤如向后生长,则局部可见肿块;如向前生长,则直肠指诊可扪及肿块,质硬,固定于骶骨不易推动,表面光滑。

2. 乙结肠镜检查　乙结肠镜检查直肠后壁隆起,但黏膜正常。

3. X线表现　脊索瘤常自中心部位呈膨胀性生长,骨内正常结构消失;肿瘤为溶骨性破坏,其中不见钙化及骨化。

4. 膀胱造影、钙剂灌肠　有助于确定肿瘤的范围、部位和脏器压迫情况。

5. 钡灌肠检查　可见临近组织因肿块压迫而移位。大体标本是半透明如鱼肉样肿瘤。肿瘤细胞如印戒状,黏液排出细胞外,形成肿瘤间质液,是脊索组织原瘤功能的一种表现,有助于诊断。

6. 活检　可见大型类上皮细胞,有空泡含黏液细胞。

7. 超声和CT扫描　可观察肿瘤形态及浸润周围组织状况,如已浸润马尾神经,可作脊髓造影检查,并需作活体组织检查与其他肿瘤组织鉴别。

【鉴别诊断】

需与骨巨细胞瘤鉴别:骨巨细胞瘤是生长活跃,骨质侵蚀性强,破坏迅速的潜在性恶性骨肿瘤。局部肿块、疼痛、压痛,压迫脊髓或脊神经为脊椎骨巨细胞病的主要表现。X线表现可见骨质破坏呈偏心性、皂泡,有溶骨或单房性破坏的表现,肿瘤穿破骨质,向软组织浸润。

【辨证论治】

可参考中医"癥瘕""积聚"辨证论治。

【手术疗法】

脊索瘤与其他恶性肿瘤一样应及早完全彻底切除,再作综合治疗。手术可用骶骨部手术。由于脊索瘤病变部位的解剖关系较为复杂,手术难以彻底,术后极易复发。肿瘤位于第3骶椎以下,切除

骶骨不损伤骶丛神经,比较容易;如侵犯到第2骶椎以上,位置较高,切除极为困难。估计术中止血有困难者可采用腹骶联合切除,腹部结扎髂内动脉,于直肠后将骶骨和肿瘤分离并向下分离到肛提肌,然后缝合腹部各层组织改俯卧位,做臀部正中线切口由第5骶椎到肛门缘上方。切口上端向两侧斜形切开,形成"Y"切口,露出骶骨及骶管,尽量保留第2对骶神经。以后切断肛尾韧带,再沿骶骨两侧切断臀大肌、骶结节韧带、骶棘韧带和梨状肌,切除被肿瘤浸润之骶骨,依次顺序缝合各层组织。有人主张做全骶骨切除术并做人工肛门和输尿管转移,但给患者生活上带来很大不便。亦有学者采用自腹部暂时阻断髂内动脉血运,然后再自骶尾椎背侧切除肿瘤的方法,术中出血大为减少,并为彻底切除肿瘤创造了条件。

【其他疗法】

1. 放射治疗　是外科治疗的辅助治疗。包括γ-刀、质子刀和X-刀等。特别是质子刀可采用大剂量分割治疗,综合放射外科和常规放疗的优点,显示了安全性和有效性,适用于手术后神经血管重要区域的残余肿瘤,术后给予大剂量放射治疗,预防复发,效果较好。

2. 药物治疗　化疗药物一直被认为对脊索瘤没有明显的治疗作用:近年来,国外有文献报道将靶向药物应用于脊索瘤的治疗中,靶向治疗用于脊索瘤可能有很好的治疗前景。

3. 其他　包括热疗、海扶刀治疗等,但疗效不肯定。

【预后】

脊索瘤的生长较慢,很少发生远处转移,局部破坏性很强。有恶性倾向,手术后极易复发。

(李国栋)

附：方　剂

一　画

一贯煎（《柳州医话》）

[组成] 北沙参、麦冬、当归身各 10 g，生地黄 30 g，枸杞子 12 g，川楝子 5 g。

[用法] 水煎，去滓，温服。

[功效] 滋阴疏肝。

[主治] 肝肾阴虚，血燥气郁。

二　画

二妙丸（散）（《丹溪心法》）

[组成] 黄柏（炒）、苍术（米泔浸炒）各等分。

[制法] 上二味共研细末。

[用法] 每服 3～5 g，亦可作汤剂水煎服。

[功效] 清热燥湿。

[主治] 湿热下注之肛门湿疹等。

二陈汤（《太平惠民和剂局方》）

[组成] 陈皮、半夏各 15 g，茯苓 9 g，甘草 5 g。

[用法] 水煎服。

[功效] 燥湿化痰，理气和中。

[主治] 疮疡、痰浊凝结之证。

十灰丸（《十药神书》）

[组成] 大蓟、小蓟、荷叶、侧柏叶、茅根、茜根、栀子、大黄、牡丹皮、棕榈皮。

[制法] 上药各烧灰存性，研极细末，用藕汁或萝卜汁磨京墨适量为丸。

[用法] 每服 9 g，亦可作汤剂水煎服。

[功效] 凉血止血。

[主治] 血热妄行。痔疮出血。

十全大补汤（《医学发明》）

[组成] 党参、白术、茯苓、炙甘草、当归、川芎、熟地黄、白芍、黄芪、肉桂。

[用法] 水煎服或炼蜜为丸。

[功效] 补气补血。

[主治] 疮疡气血虚弱，溃疡脓液清稀，经久难愈者。

七三丹（《中医外科学》）

[组成] 熟石膏 21 g，升丹 9 g。

[制法] 共研细末。

[用法] 掺于疮口上，或用药线蘸药插入疮中，外用膏药或油膏盖贴。

[功效] 提脓祛腐。

[主治] 肛周痈疽溃后腐肉难脱，脓水不净者。

八二丹（经验方）

[组成] 熟石膏 8 份，升丹 2 份。

[制法] 共研细末。

[用法] 掺于疮口上，或用药线蘸药插入疮中，外用膏药或油膏盖贴。

[功效] 提脓祛腐。

[主治] 肛周痈疽溃后腐肉难脱，脓水不净者。

八珍汤（《正体类要》）

[组成] 人参、白术、茯苓、甘草、当归、白芍、地黄、川芎。

[制法] 上药为粗末。

[用法] 每服 10 g，水煎。

[功效] 补益气血，健脾止泻。

[主治] 脾胃久虚，呕吐泄泻不止者。

九一丹（《医宗金鉴》）

[组成] 熟石膏 9 份，升丹 1 份。

[制法] 共研细末。

[用法] 掺于疮口上，或用药线蘸药插入疮口或瘘管。

[功效] 提脓祛腐。

[主治] 溃疡、瘘管流脓未尽者。

九华膏（《中医外科学》）

[组成] 滑石 600 g，月石 90 g，龙骨 120 g，川贝、冰片、朱砂（亦可用银朱）各 18 g。

[制法] 共研细末，放凡士林中调匀，使成 20％ 的软膏，冬季可适当加入香油。

[用法] 外用。

[功效] 消肿止痛，生肌润肤。

[主治] 内外痔发炎及内痔术后。

三　画

三妙丸（《医学正传》）

[组成] 黄柏（炒）、苍术（米泔浸炒）、川牛膝各等分。

[制法] 上二味共研细末，面糊为丸如梧桐子大。

[用法] 每服 3～5 g，盐汤下。

[功效] 清热燥湿。

[主治] 湿热下注之肛门湿疹等。

三黄洗剂（《中医外科学》）

[组成] 大黄、黄柏、黄芩、苦参各等分。

[制法] 研细末，以上药 10～15 g，加入蒸馏水 100 ml，医用碳酸 1 ml，摇匀。

[用法] 以棉签蘸药搽患处。

[功效] 清热解毒，燥湿止痒。

[主治] 急性皮肤病及疮疖红肿焮痒出水者。

三品一条枪（《外科正宗》）

[组成] 白砒 45 g，明矾 60 g，明雄黄 7.2 g，乳香 3.6 g。

[制法] 将砒、矾二物研成细末，入小罐内，煅至青烟尽白烟起，片时，约上下通红，住火，放置一宿，取出研末，约可得净末 30 g；再加雄黄、乳香二药，共研细末，厚糊调稠，搓条如线，阴干备用。

[用法] 将药条插入患处。

[功效] 腐蚀。

[主治] 痔疮，肛瘘等。

大补元煎（《景岳全书》）

[组成] 人参、炒山药、熟地黄、杜仲、枸

杞子、当归、山茱萸、炙甘草。

[功效] 益气补肾。

[用法] 水煎服。

[主治] 虚性便秘。创面久溃不愈。

大承气汤《伤寒论》

[组成] 大黄 12 g，厚朴 15 g，枳实 12 g，芒硝 9 g。

[用法] 水煎服。

[功效] 峻下热结。

[主治] 阳明腑实证，痞满燥实俱有者。

大黄牡丹汤《金匮要略》

[组成] 大黄 18 g，牡丹皮 9 g，桃仁 12 g，冬瓜子 30 g，芒硝 9 g。

[用法] 水煎服。

[功效] 泻热破瘀，散结消肿。

[主治] 肠痈初起，少腹肿痞。

大黄䗪虫丸《金匮要略》

[组成] 大黄 300 g，黄芩 60 g，甘草 90 g，桃仁 60 g，杏仁 60 g，芍药 120 g，干地黄 300 g，干漆 30 g，虻虫 60 g，水蛭 60 g，蛴螬 60 g，䗪虫 30 g。

[制法] 上药为末，炼蜜为丸。

[用法] 每服 3 g，温开水送服。

[功效] 祛瘀生新。

[主治] 五劳虚极。

千捶膏（经验方）

[组成] 蓖麻子肉 150 g，嫩松香粉 300 g，轻粉 30 g，铅丹 60 g，银朱 60 g，茶油 40 g。

[制法] 先将蓖麻子肉入石臼中捣烂，再缓入松香末，打匀后，再缓入轻粉、铅丹、银朱，最后加入茶油，捣数千捶成膏。

[用法] 隔水炖烊，摊于纸上，盖贴患处。

[功效] 消肿止痛，提脓祛腐。

[主治] 肛周痈疽阳证。

四　画

止痛如神汤《外科启玄》

[组成] 秦艽、桃仁、皂角仁各 3 g，苍术、防风各 2 g，黄柏 1.5 g，当归尾、泽泻各 1 g，槟榔 0.5 g，大黄 3 g。

[用法] 水煎服。

[功效] 清热、利湿、消肿止痛。

[主治] 痔瘘肿胀疼痛等。

五五丹《医宗金鉴》

[组成] 熟石膏、红升丹各等分。

[制法] 各研极细末，和匀。

[用法] 掺于疮口中，或用药线蘸药插入，外盖膏药或油膏，每日换药 1～2 次。

[功效] 提脓祛腐。

[主治] 肛周痈疽溃后腐肉难脱、脓水不净者。

五仁汤《世医得效方》

[组成] 桃仁，杏仁，柏子仁，郁李仁，松子仁，陈皮。

[用法] 水煎服。

[功效] 润肠通便。

[主治] 津枯肠燥，大便艰难，以及年老或产后血虚便秘。

五倍子汤《疡科选粹》

[组成] 五倍子、朴硝、桑寄生、莲房、荆芥各 30 g。

[用法] 煎汤熏洗患处。

[功效] 消肿止痛，收敛止血。

[主治] 痔疮、脱肛、肛瘘等。

五倍子散《外科正宗》

[组成] 五倍子、轻粉、冰片。

[制法] 五倍子大者，敲一小孔，用阴干车前草揉碎，填塞五倍子内，用纸塞孔，湿纸包煨，片时许取出待冷；去纸，碾为细末，每 3 g 加轻粉 0.9 g，冰片 0.15 g，共研极细末。

[用法] 洗患处后，用此药干搽痔上，即睡勿动，其肿痛即除。

[功效] 收敛止血。

[主治] 痔疮肿痛，出血。

五味消毒饮《医宗金鉴》

[组成] 金银花 20 g，野菊花、蒲公英、紫花地丁、紫背天葵子各 15 g。

[用法] 水煎，加酒一二匙和服。

[功效] 清热解毒，消散疔疮。

[主治] 火毒结聚的痈疮疔肿。

少腹逐瘀汤《医林改错》

[组成] 小茴香（炒）1.5 g，干姜（炒）、延胡索各 3 g，当归 9 g，川芎、官桂各 3 g，赤芍 6 g，蒲黄 9 g，五灵脂 6 g。

[用法] 水煎服。

[功效] 活血祛瘀，温经止痛。

[主治] 少腹瘀血积块疼痛或不痛，或痛而无积块，或少腹胀满等。

丹栀逍遥丸《内科摘要》

[组成] 牡丹皮、栀子、柴胡、当归、白术、白芍、茯苓、甘草、生姜、薄荷。

[制法] 上为粗末作丸。

[用法] 每日 6～9 g。

[功效] 疏肝健脾，和血泻火。

[主治] 肝脾血虚，化火生热。烦躁易怒，头痛目涩，少腹作痛，或少腹坠胀、小便涩痛。

乌梅丸《伤寒论》

[组成] 乌梅 300 g，细辛、制附子、桂枝、人参、黄柏各 180 g，干姜 300 g，黄连 480 g，当归、川椒（炒）各 120 g。

[制法] 先将乌梅醋浸一夜，去核，蒸熟捣烂，余药为末，和蜜为丸，梧桐子大。

[用法] 每次服 10～20 丸，每日 3 次。

[功效] 温脏安蛔。

[主治] 蛔厥证及久痢久泻。

六一散《伤寒直格》

[组成] 滑石 180 g，甘草 30 g。

[制法] 上药为末。

[用法] 每服 9 g。

[功效] 祛暑利湿。

[主治] 感受暑湿泄泻。

六磨汤《世医得效方》

[组成] 槟榔、沉香、木香、乌药、大黄、枳壳各等分。

[制法] 以上 6 味，用水磨取汁 75 ml，和匀。

[用法] 温服。

[功效] 行气导滞。

[主治] 气滞腹胀，大便秘涩。

六味地黄丸（汤）《小儿药证直诀》

[组成] 熟地 240 g，山茱萸、干山药各 120 g，牡丹皮、白茯苓、泽泻各 90 g。

[制法] 上药为末，糊丸如梧桐子大。

[用法] 每服 9 g，淡盐汤送下；亦可酌量为汤剂煎服。

[功效] 滋补肝肾。

[主治] 用于长期便血、溃脓、泄泻而致阴虚火旺，症见腰膝酸软，头目眩晕，耳鸣耳聋，盗汗遗精，骨蒸潮热，手足心热，口燥咽干，舌红少苔，脉细数者。

五　画

玉女煎《景岳全书》

[组成] 生石膏 15 g，熟地 9 g，麦冬 6 g，

325

知母、牛膝各 5 g。

[用法] 水煎服,温服或冷服,每日 2 次。

[功效] 清胃滋阴。

[主治] 胃热阴虚,烦热干渴,头痛,牙龈出血,牙齿动摇,大便时干,舌红苔黄而干,脉洪或滑,按之有虚象。

右归丸《景岳全书》

[组成] 熟地黄 240 g,山药(炒)、枸杞子(微炒)、鹿角胶(炒)、菟丝子(制)、杜仲(姜汁炒)各 120 g,山茱萸(微炒)、当归各 90 g,肉桂 60～120 g,制附子 60～180 g。

[制法] 先将熟地黄蒸烂杵膏,加他药炼蜜为丸,每丸约重 15 g。

[用法] 早晚空腹时各服 1 丸,淡盐汤送下。亦可按原方用量比例酌情增减,水煎服。

[功效] 温补肾阳,填精补血。

[主治] 肾阳不足,命门火衰,症见久病气衰神疲,畏寒肢冷;或大便不臭,甚则完谷不化之肛肠疾病。

龙胆泻肝汤《医宗金鉴》

[组成] 龙胆草(酒炒)3 g,黄芩(炒)3 g,栀子(酒炒)3 g,泽泻 3 g,木通 1.5 g,车前子 1.5 g,当归(酒炒)1.5 g,生地(酒炒)1.5 g,柴胡 1.5 g,生甘草 1.5 g。

[用法] 水煎服,每日 2 次。

[功效] 泻肝胆实火,清下焦湿热。

[主治] 肛门湿疹,急性皮炎等。

甘麦大枣汤《金匮要略》

[组成] 甘草 9 g,小麦 9～15 g,大枣 5～7 枚。

[用法] 水煎服。

[功效] 养心安神,和中缓急,亦补脾气。

[主治] 肛门神经症,症见精神恍惚,悲伤欲哭,睡眠不安,甚则言行失常,呵欠频作,舌红少苔。

四物汤《太平惠民和剂局方》

[组成] 熟地黄、归身、白芍、川芎。

[用法] 水煎服。

[功效] 补血调血。

[主治] 疮疡血虚之证。

四逆散《伤寒论》

[组成] 甘草(炙)、枳实(破,水渍炙干)、柴胡、白芍各 6 g。

[用法] 水煎服。

[功效] 透邪解郁,疏肝理脾。

[主治] 少阳病,四逆之证;或咳,或悸,或小便不利,或腹中痛,或泄痢下重;也可用于慢性非特异性结肠炎、肠易激综合征等证属肝脾不调患者。

四神丸《证治准绳》

[组成] 肉豆蔻 60 g,补骨脂 120 g,五味子 60 g,吴茱萸(浸炒)30 g。

[制法] 研为末,生姜 240 g,红枣 100 枚,煮熟取枣肉,和末为丸,如梧桐子大。

[用法] 每服 6～9 g,每日 1～2 次,空腹或饭前温开水服下。

[功效] 温补脾肾,涩肠止泻。

[主治] 脾肾虚寒之久泄久痢,症见腰酸肢冷,神疲乏力,不思饮食,五更洞泄等。

四磨汤《重订严氏济生方》

[组成] 人参 3 g,槟榔 9 g,沉香 3 g,天台乌药 9 g。

[用法] 水煎服。

[功效] 行气降逆,宽胸散结。

[主治] 七情所伤,肝气郁结。大便不畅,伴胸膈烦闷,上气喘急,心下痞满,不思饮食,苔白,脉弦或紧。

四君子汤《太平惠民和剂局方》

[组成] 人参(去芦)10 g,白术、茯苓(去皮)各 9 g,甘草(炙)6 g。

[用法] 水煎服。

[功效] 益气健脾。

[主治] 脾胃气虚。虚性便秘,伴见面色萎白,语声低微,四肢无力,食少或便溏,舌淡,脉细缓。

四物消风饮《外科证治全书》

[组成] 生地黄 20 g,当归身、赤芍各 10 g,荆芥、薄荷、蝉蜕各 8 g,柴胡、川芎、黄芩、甘草各 6 g。

[用法] 水煎服,每日 2 次。

[功效] 养血活血,散风止痒。

[主治] 肛门湿疹,肛门瘙痒,神经性皮炎等。

仙方活命饮《妇人良方》

[组成] 穿山甲、白芷、天花粉、皂角刺(炒)、当归尾、甘草、赤芍、乳香、没药、防风、贝母各 3 g,陈皮、金银花各 9 g。

[用法] 水煎服,或水、酒各半煎服,每日 2 次。

[功效] 清热解毒,消肿溃坚,活血止痛。

[主治] 痈疡肿毒初起。

生肌散《中国痔瘘学》

[组成] 制炉甘石 15 g,钟乳石 9 g,滑石 30 g,琥珀 9 g,朱砂 3 g,冰片 0.3 g。

[制法] 将药研为极细末。

[用法] 掺于疮口中,外盖膏药或药膏。

[功效] 生肌收口。

[主治] 痈疽溃后,脓水将尽者。

生脉散《太平惠民和剂局方》

[组成] 人参 10 g,麦冬 15 g,五味子 6 g。

[用法] 1 剂煎 3 次,1 d 内服完。

[功效] 益气生津,敛阴止汗。

[主治] 气阴不足。多汗,口渴,体倦气短懒言,咽干舌燥,苔薄少津,脉虚弱。

生肌玉红膏《外科正宗》

[组成] 当归 60 g,白芷 15 g,白蜡 60 g,轻粉 12 g,甘草 36 g,紫草 6 g,血竭 12 g,麻油 500 ml。

[制法] 先将当归、白芷、紫草、甘草四味入油内浸 3 d,大杓内慢火熬微枯,细绢滤清,复入杓内煎滚,入血竭化尽,次入白蜡,微火化开。用茶盅 4 个,预炖水中,将膏分作 4 份,倾入盅内,候片时,下研细轻粉,每盅 3 g 搅匀。

[用法] 外用,敷贴患处。

[功效] 活血祛腐,解毒镇痛,润肤生肌。

[主治] 脓肿溃后脓水将尽,肛门病术后创面肉芽生长缓慢者。

失笑散《太平惠民和剂局方》

[组成] 五灵脂(酒研,淘去沙土)、蒲黄各等分。

[用法] 共为细末,每服 6 g,用黄酒或醋冲服。也可做汤剂,水煎服。

[功效] 活血祛瘀,散结止痛。

[主治] 瘀血停滞。心腹剧痛,或产后恶露不行,或月经不调,少腹急痛,

舌暗红或舌边尖有瘀点,瘀斑,脉
弦紧。

白玉膏（经验方）

［组成］熟石膏9份,制炉甘石1份。

［制法］熟石膏研粉,加入制炉甘石粉
和匀,以麻油少许调成膏,再加入凡
士林使成70%的软膏。

［用法］外用,敷贴患处。

［功效］润肤生肌收敛。

［主治］用于溃疡腐肉已尽,疮口不
敛者。

白降丹（《外科正宗》）

［组成］朱砂、雄黄各6 g,水银30 g,硼
砂158,火硝、食盐、白矾、皂矾各
45 g。

［制法］以升华法制成。

［用法］撒疮面,或以药捻蘸白降丹纳
入窦道内,或以水调涂疮头上,间日
换药1次,一般用1～2次,腐肉即可
脱净。

［功效］腐蚀,平胬。

［主治］疮疡腐肉难去,或已成漏管,或
肿疡成脓不能自溃,以及赘疣等症。

白头翁汤（《伤寒论》）

［组成］白头翁15 g,黄柏12 g,黄连
4～6 g,秦皮12 g。

［用法］水煎,分2次温服。亦可浓煎
为100 ml,分2次保留灌肠。

［功效］清热解毒,凉血止痢。

［主治］热痢。腹痛,里急后重,肛门灼
热,泻下脓血,赤多白少,渴欲饮水,
舌红苔黄,脉弦数。

半硫丸（《太平惠民和剂局方》）

［组成］半夏、硫黄、姜汁。

［用法］制成丸剂,每次3～5 g,每次
1～2次,温开水送服。

［功效］温肾通便。

［主治］年老体弱,肾阳不足的虚冷性
便秘;对肾阳虚的泄泻,亦可使大便
转为正常。

六　画

芍药汤（《保命集》）

［组成］芍药15～20 g,当归9 g,黄连
5～9 g,槟榔、木香、甘草(炒)各5 g,
大黄、黄芩各9 g,官桂2～5 g。

［用法］共为粗末,每次10 g,水煎服。

［功效］调和气血,清热解毒。

［主治］湿热痢。

地榆丸（《证治准绳》）

［组成］地榆、黄连、木香、乌梅、诃子
肉、当归、阿胶。

［制法］共研细末,炼蜜为丸。

［用法］每服9 g,吞服或水煎服。

［功效］养血止血,利气止痢。

［主治］泻痢或血痢经久不愈。

百合固金汤（《医方集解》）

［组成］生地黄6 g,熟地黄9 g,麦冬
4.5 g,百合、白芍(炒)、当归、贝母、
生甘草各3 g,玄参、桔梗各2.4 g。

［用法］水煎服。

［功效］养阴清热,润肺化痰。

［主治］肺肾阴虚,咳嗽痰多,咽喉燥
痛,手足心热,骨蒸盗汗,舌红少苔,
脉细数。

托里消毒散（《医宗金鉴》）

［组成］人参、川芎、当归、白芍、白术、
金银花、茯苓、白芷、皂角刺、甘草、
桔梗、黄芪。

［用法］水煎服。

［功效］益气养血,托毒消肿。

［主治］气虚不能托毒外出而见疮形平
塌,难溃难腐,身热神倦者。

当归龙荟丸（《宣明论》）

［组成］当归30 g,龙胆草15 g,栀子、
黄连、黄芩、黄柏各30 g,大黄、芦荟
各15 g,青黛15 g,木香5 g,麝香
1.5 g。

［制法］上为末,水泛为丸。

［用法］每次口服6 g,每日2次。

［功效］清泻肝胆实火。

［主治］肝胆实火,头晕目眩,神志不
宁,谵语发狂,或大便秘结,小便
赤涩。

当归四逆汤（《伤寒论》）

［组成］当归12 g,桂枝(去皮)9 g,芍药
12 g,细辛3 g,炙甘草6 g,通草6 g,
大枣9枚。

［用法］水煎服。

［功效］温经散寒,养血通脉。

［主治］阳气不足而又血虚,外受寒邪,
症见手足厥寒,舌淡苔白,脉细欲绝
或沉细者;寒入经络,腰、股、腿、足
疼痛者。

冲和膏（《外科正宗》）

［组成］炒紫荆皮150 g,炒独活90 g,
炒赤芍60 g,白芷30 g,石菖蒲45 g。

［制法］上药研极细末。

［用法］用葱汤、热酒调敷患处。

［功效］疏风消肿,活血祛寒、散结。

［主治］肛周脓肿阴阳不和,冷热相
凝者。

（附冲和油膏:用凡士林8/10,冲和散
2/10,调和成膏。用法:摊纱布上,
敷患处）

安宫牛黄丸（《温病条辨》）

［组成］牛黄、郁金、犀角、黄连、黄芩、
栀子、朱砂、雄黄各30 g,梅片、麝香
各7.5 g,珍珠15 g,金箔衣。

［制法］将牛黄、犀角、冰片、麝香研细;
朱砂、雄黄分别水飞或粉碎成极细
粉,其余黄连等四味粉碎成细粉,与
上粉末配研、过筛、混匀。加适量蜂
蜜与水制成水蜜丸,阴干;或加适量
炼蜜制成大蜜丸。

［用法］每次1丸,每日1次。

［功效］清热解毒,开窍豁痰。

［主治］温热病,邪热内陷心包,痰热壅
闭心窍。高热烦躁、沉昏谵语,以及
中风昏迷,小儿惊厥、中恶惊痫等邪
热内闭者。舌质红绛、脉数有力。

阳和汤（《外科全生集》）

［组成］熟地30 g,肉桂(去皮,研粉)
3 g,麻黄2 g,鹿角胶9 g,白芥子6 g,
姜炭2 g,生甘草3 g。

［用法］水煎服。

［功效］温阳补血,散寒通滞。

［主治］痈疽阴证,其人营血本虚,寒凝
痰结,患处漫肿无头,酸痛无热,皮
色不变,如结核性脓肿、肠结核等。

阳和解凝膏（《外科全生集》）

［组成］鲜牛蒡子根叶梗1.5 kg,鲜白
凤仙梗120 g,川芎120 g,川附、桂
枝、大黄、当归、川乌、官桂、肉桂、草
乌、地龙、僵蚕、赤芍、白芷、白蔹、白
及、乳香、没药各60 g,续断、防风、
荆芥、五灵脂、木香、香橼、陈皮各
30 g,苏合油120 g,麝香30 g,菜油
5 kg。

［制法］白凤仙熬枯去渣,次日除乳香、
没药、麝香、苏合油外,余药俱入锅

煎枯,去渣滤净,秤准分量,每取 500 g 油加黄丹(烘透)210 g,熬至滴水成珠,不粘指为度,撤下锅,将乳香、没药、麝香、苏合油加入搅和。半月后可用。

[用法]用时置铜杓中,加热烊化,摊布上,贴患处。

[功效]温经和阳,行气和血,祛风散寒,化痰通络。

[主治]疮疡阴证、结核性脓肿等。

红升丹(《医宗金鉴》)

[组成]朱砂、雄黄各 15 g,水银、白矾各 30 g,火硝 120 g,皂矾 18 g。

[制法]以升华方法炼制成丹,研为极细粉,装入瓷瓶,密封备用。

[用法]以药粉少许撒于疮口上,亦可用药捻蘸药少许,放入疮口内,以膏药敷盖。

[功效]拔毒去腐,生肌长肉。

[主治]一切疮疡溃后,疮口坚硬,肉暗紫黑者。

红油膏(经验方)

[组成]凡士林 300 g,九一丹 30 g,东丹(广丹)4.5 g。

[制法]先将凡士林烊化,然后徐徐将两丹调入,和匀成膏。

[用法]将药膏均匀涂纱布上,敷贴患处。

[功效]防腐生肌。

[主治]溃疡不敛,以及烫伤、创伤等创面较大者。

七 画

连理汤(《证因脉治》)

[组成]人参、干姜、甘草、白术、黄连各 9 g。

[用法]水煎服。

[功效]益气健脾,平调寒热。

[主治]脾胃虚寒,呕吐酸水,脉迟弦者。

金黄散(《医宗金鉴》)

[组成]大黄、黄柏、姜黄、白芷各 2 500 g,天南星、陈皮、苍术、厚朴、甘草各 1 000 g,天花粉 5 000 g。

[制法]共研细末。

[用法]可用葱汁、酒、油、蜜、菊花露、金银花露、丝瓜叶捣汁等调敷。

[功效]清热除湿,散瘀化痰,止痛消肿。

[主治]疮疡阳证。

(附金黄膏:凡士林 8/10,金黄散 2/10,调匀成膏。用法:纱布摊敷患处。功效、主治同金黄散)

补中益气汤(《脾胃论》)

[组成]黄芪 15～20 g,甘草 5 g,人参、当归各 10 g,橘皮 6 g,升麻 3 g,柴胡 3 g,白术 10 g。

[用法]炼蜜为丸或水煎服。

[功效]补中益气,升阳举陷。

[主治]气虚下陷所致的脱肛、久泻久痢、便血、失禁等。

附子理中汤(《三因极一病证方论》)

[组成]大附子(炮,去皮、脐)、人参、干姜(炮)、甘草(炙)、白术各等分。

[用法]上药锉散。每服 12 g,用水 225 ml,煎取 160 ml,去滓,不拘时服。

[功效]温补脾肾。

[主治]肛肠病证属脾肾阳虚者。

八 画

青黛散(《杂病源流犀烛》)

[组成]黄连、黄柏各 9 g,牙硝、青黛、朱砂各 1.8 g,雄黄、牛黄、硼砂各 0.9 g,冰片 3 g。

[用法]制成散剂外用。

[功效]祛湿止痒。

[主治]肛门湿疹、瘙痒症。

青黛膏(《中医护理学》)

[组成]青黛散 75 g,凡士林 300 g。

[用法]蘸药涂或将药膏涂于纱布上贴患处。

[功效]祛湿止痒。

[主治]肛门湿疹、瘙痒症。

青麟丸(《邵氏经验良方》)

[组成]大黄、鲜侧柏叶、绿豆芽、黄豆芽、槐枝、桑叶、桃叶、柳叶、车前、鲜茴香、陈皮、荷叶、金银花、苏叶、冬术、艾叶、半夏、厚朴、黄芩、香附、砂仁、甘草、泽泻、猪苓、牛乳、梨汁、姜汁、童便、陈酒。

[用法]水研细末,蜜为丸,每日早晚各服 15～30 g。

[功用]通腑缓下。

[主治]大便不通。尤其适用于老年人。

青蒿鳖甲汤(《温病条辨》)

[组成]青蒿 6 g,鳖甲 15 g,生地 12 g,知母 6 g,牡丹皮 9 g。

[用法]水煎服。

[功效]养阴透热。

[主治]温病后期,阴液已伤,邪留阴分。症见夜热早凉,热退无汗,舌红少苔,脉细(弦)数。

苦参汤(《疡科心得集》)

[组成]苦参 60 g,蛇床子 30 g,白芷 15 g,金银花 30 g,菊花 60 g,黄柏、地肤子各 15 g,大菖蒲 9 g。

[用法]水煎熏洗患处。

[功效]祛风除湿,杀虫止痒。

[主治]肛门潮湿、瘙痒。

肾气丸(《金匮要略》)

[组成]干地黄 240 g,山药 120 g,山茱萸 120 g,泽泻 90 g,茯苓 90 g,牡丹皮 90 g,桂枝 30 g,附子 30 g。

[用法]混合碾细,炼蜜和丸,每丸重 15 g,早晚各服 1 丸,开水送下。或水煎服,用量按原方比例,酌情增减。

[功效]温补肾阳。

[主治]肾阳不足。腰痛脚软,下半身常有冷痛,少腹拘急,小便不利,或小便反多,舌淡而胖,苔薄白不燥,尺脉沉细。

知柏地黄汤(《证因脉治》)

[组成]熟地黄 24 g,山茱萸、山药各 12 g,泽泻、牡丹皮、白茯苓各 9 g,知母、黄柏各 60 g。

[用法]水煎服。

[功效]滋阴降火。

[主治]阴虚火旺所致的骨蒸劳热,虚烦盗汗,腰脊酸痛,两足心热,脉左尺细数。

金铃子散(《素问病机气宜保命集》)

[组成]川楝子、延胡索各 30 g。

[用法]原方上药共为末每服 9 g,酒或开水送下,亦可水煎服,用量按原方比例酌减。

[功效]疏肝泄热,行气止痛。

[主治]肝气郁滞,气郁化火所致的大便不通,伴胸腹胁肋疼痛或痛经,食

热物则痛增,舌红苔黄,脉弦或数。

参苓白术散(《太平惠民和剂局方》)

[组成] 莲子肉、薏苡仁、缩砂仁、桔梗各500 g,白扁豆750 g,白茯苓、人参、甘草、白术、山药各1000 g。

[制法] 上药为细末。

[用法] 每服6 g,枣汤调服;若煎汤服,按原方比例酌减。

[功效] 益气健脾,渗湿止泻,理气化痰。

[主治] 慢性胃肠炎、腹泻、阴部疱疹、黄水疮等。

九 画

珍珠散(《外科正宗》)

[组成] 青缸花1.5 g,珍珠(以新白为好,入豆腐内煮数滚,研极细无声时可用)3 g,轻粉30 g。

[制法] 上药共研极细,如飞面,入罐备用。

[功效] 生肌长皮。

[主治] 用于肛周脓肿术后疮面皮肤不长者,促进上皮生长。

枯痔钉(经验方)

[组成] 砒石、明矾、朱砂、雄黄、没药。

[制法] 第1步:取砒石0.3 g,明矾0.6 g(捣碎),混合均匀后,置瓦壶内,四面用炭火烘,火力需猛,烧2～3 h(黑烟消逝,白烟出现即可)将瓦壶去除,待冷却后,即可得雪白的明矾与砒的化合物。

第2步:① 明矾与砒的化合物4份,朱砂1份,雄黄2份,没药半份。② 米饭(干米计算)8份(煮成糊状)。把①项的四种成分先混合,捣碎,研成均匀粉末,并取出10%,与②项的米糊而成混合调匀,如太干可和开水,至可能搓成铁钉状的药锭,经过阴干或烘干,即可使用。

[用法] 在距齿线上0.3～0.5 cm处,沿肠壁纵轴线25°～35°方向旋转插入黏膜下痔核中心,深约1 cm。插钉多少按痔核大小而定,每痔1次插4～6根,间距0.3～0.5 cm,应使钉外露1 mm,才能保持固定和防止插口出血。

[功效] 腐蚀痔核。

[主治] 内痔。

枳实导滞丸(《内外伤辨惑论》)

[组成] 大黄30 g,枳实、神曲各15 g,茯苓、黄芩、黄连、白术各9 g,泽泻6 g。

[制法] 水泛为丸。

[用法] 每服6～9 g,温开水送下,每日2次。

[功效] 消导化积,清热祛湿。

[主治] 湿热积滞证。脘腹胀满,下痢泄泻,或大便秘结,小便短赤,舌苔黄腻,脉沉实。

胃苓汤(《丹溪心法》)

[组成] 苍术、厚朴、陈皮、甘草、生姜、大枣、桂枝、白术、泽泻、茯苓、猪苓。

[用法] 水煎服。

[功效] 祛湿和胃。

[主治] 夏秋之间,脾胃伤冷。水谷不分,泄泻不止。

咬头膏(《外科全生集》)

[组成] 绿铜、松香、乳香、没药、生木鳖、蓖麻子(去尖)、杏仁各30 g,巴豆6 g,砒霜0.3 g。

[制法] 捣成膏,为丸如绿豆大。

[用法] 每次1粒,放于膏药上,贴于疮疡中心。

[功效] 腐蚀。

[主治] 肛门直肠周围脓肿。

香连丸(《太平惠民和剂局方》)

[组成] 木香146 g,黄连600 g(用吴茱萸300 g炒)。

[制法] 上药为细末,醋糊为丸,如梧桐子大。

[用法] 每次服20丸。

[功效] 清热祛湿,行气止痢。

[主治] 湿热泻痢,胸膈痞闷,腹胀肠鸣,或下痢赤白,腹痛里急。

济川煎(《景岳全书》)

[组成] 当归9～15 g,牛膝6 g,肉苁蓉(酒洗去咸)6～9 g,泽泻4.5 g,升麻1.5～3 g,枳壳3 g。

[用法] 水煎,食前服。

[功效] 温肾益精,润肠通便。

[主治] 老年肾虚。大便秘结,小便清长,头目眩晕,腰膝酸软。

活血散瘀汤(《外科正宗》)

[组成] 当归尾、赤芍、桃仁、大黄、川芎、苏木、牡丹皮、枳壳、瓜蒌仁、槟榔。

[用法] 水煎服。

[功效] 活血散瘀,消肿止痛。

[主治] 肛门重坠,红肿疼痛,血栓性外痔,嵌顿性内痔,肛周脓肿,肛瘘等。

疯油膏(经验方)

[组成] 轻粉4.5 g,铅丹3 g,飞朱砂3 g。

[制法] 上药研细末,先以麻油120 g,煎微滚,入黄蜡30 g,再煎,以无黄沫为度,取起离火,再将药末渐渐投入,调成膏。

[用法] 涂搽患处,或加热烘疗法,疗效更好。

[功效] 润燥,杀虫,止痒。

[主治] 肛门慢性湿疹。

祛毒汤(《外科大成》)

[组成] 瓦松、马齿苋、生甘草各15 g,川文蛤、川椒、苍术、防风、葱白、枳壳、侧柏叶各9 g,朴硝30 g。

[用法] 煎水熏洗。

[功效] 清热解毒,消肿止痛。

[主治] 肛门肿痛。

除湿胃苓汤(《医宗金鉴》)

[组成] 苍术、厚朴、陈皮、猪苓、泽泻、赤苓、白术、滑石各9 g,栀子、防风各6 g,木通4 g,肉桂3 g,甘草3 g,灯芯1 g。

[用法] 水煎服。

[功效] 健脾除湿,利水消肿。

[主治] 肛门湿疹,皮炎,直肠炎。

十 画

柴胡疏肝散(《景岳全书》)

[组成] 陈皮(醋炒)、柴胡各6 g,川芎、香附、枳壳(麸炒)、芍药各4.5 g,甘草(炙)1.5 g。

[用法] 水一盏半,煎八分,食前服。

[功效] 疏肝行气,和血止痛。

[主治] 肝郁血滞,疼痛。

桃红四物汤(《医宗金鉴》)

[组成] 熟地黄(或干地黄)15 g,当归12 g,白芍(炒)10 g,川芎8 g,桃仁6 g,红花4 g。

[用法] 水煎服,每日3次。

[功效] 养血,活血,逐瘀。

[主治]大肠肿瘤,腹痛腹胀者。

真人养脏汤(《太平惠民和剂局方》)

[组成]人参、当归、白术、肉豆蔻、肉桂、炙甘草、白芍、木香、诃子、罂粟壳。

[用法]水煎服。

[功效]涩肠固脱,温补脾肾。

[主治]大便滑脱不禁,腹痛喜温喜按,或下痢赤白,或便脓血,日夜无度、里急后重,脐腹疼痛,倦怠食少。

透脓散(《外科正宗》)

[组成]当归、生黄芪、炒山甲、川芎、皂角刺。

[用法]水煎服。

[功效]透脓托毒。

[主治]痈疽诸毒内毒已成,不易外溃者。

脏连丸(《外科正宗》)

[组成]黄连(净末)240 g,公猪大肠尽头一段,长约 35 cm。

[制法]用温汤将猪大肠洗净,将黄连末灌入肠内,两端用线扎紧。用黄酒 750 ml,砂锅内煮,酒将干为宜,取起肠物,共捣如泥,药烂再晒一时许,复捣丸如桐子大。

[用法]每服 70 丸,空心温酒送下。

[功效]清肠化痔。

[主治]痔疮便血,脱出。

凉血地黄汤(《外科正宗》)

[组成]川芎、当归、白芍、甘草、生地、白术、茯苓、黄连、地榆、人参、栀子、天花粉各 1.5 g。

[用法]水二盅,煎八分,食前服。

[功效]凉血止血。

[主治]内痔出血,大便干燥。

消风散(《外科正宗》)

[组成]木通、苍术、苦参、知母、荆芥、防风、当归、胡麻仁各 9 g,牛蒡子 15 g,蝉蜕、生甘草各 6 g,煅石膏 30 g,生地 12 g。

[用法]水煎服。

[功效]疏风消肿,清热除湿。

[主治]肛门湿疹、瘙痒。

消痔散(《疡科大全》)

[组成]儿茶 1.5 g,黄连、寒水石各 2 g,硼砂 0.3 g,赤石脂 2 g,炉甘石 3 g,熊胆 0.6 g,甘草 1 g,冰片 0.15 g。

[制法]共研细末和匀。

[用法]清茶调或油调外敷。

[功效]消痔退肿止痛。

[主治]内痔脱出,直肠脱垂。

润肠丸(《兰室秘藏》)

[组成]生地、甘草、大黄(炒)、熟地、当归、升麻、桃仁、火麻仁各 30 g,红花 10 g。

[制法]研为细末,炼蜜为丸。

[用法]每服 6 g,每日 3 次。

[功效]润肠通便。

[主治]血虚肠燥,大便秘涩。

十一画

理中汤(《伤寒论》)

[组成]人参、干姜、炙甘草、白术各 9 g。

[用法]水煎服。

[功效]温中祛寒,补气健脾。

[主治]脾胃虚寒,寒湿内侵所致的呕吐,泄泻,大便清稀,脘腹冷痛。

黄土汤(《金匮要略》)

[组成]甘草、干地黄、白术、附子、阿胶、黄芩各 9 g,灶心黄土 30 g。

[用法]先将灶心黄土水煎取汤,再煎余药,分温二服。

[功效]温阳健脾,养血止血。

[主治]大便下血,血色晦暗,四肢不温,面色萎黄。

黄芪汤(《医宗金鉴》)

[组成]黄芪、熟地黄各 9 g,牡蛎、炒白术、麦冬各 6 g,茯苓、防风各 3 g,炙甘草 1 g,浮小麦 30 g。

[用法]水煎服。

[功效]补益气血,养阴生津。

[主治]气血两虚便秘,直肠脱垂等。

黄连膏(《医宗金鉴》)

[组成]黄连、黄柏、姜黄各 9 g,生地 30 g,当归 15 g,紫草 45 g,黄蜡 120 g,麻油 360 g。

[制法]上述诸药,除黄蜡外,放入麻油中,浸泡 24 h,熬至药枯,过滤去渣,加入黄蜡,溶解后,收贮备用。

[用法]涂患处。

[功效]润燥,清热,解毒,消肿,止痛。

[主治]各种阳性疮疡,痔疮肿痛。

黄连解毒汤(《外台秘要》引崔氏方)

[组成]黄连 3~9 g,黄芩、黄柏各 6 g,栀子 9 g。

[用法]水煎服。

[功效]泻火解毒。

[主治]一切实热火毒,三焦热盛之症。

萆薢渗湿汤(《疡科心得集》)

[组成]萆薢、薏苡仁各 30 g,黄柏 12 g,赤茯苓、牡丹皮、泽泻各 15 g,滑石 30 g,通草 6 g。

[用法]水煎服。

[功效]清热利湿。

[主治]丹毒及湿疹等症。

麻子仁丸(《伤寒论》)

[组成]麻子仁、大黄(去皮)各 500 g,杏仁(去皮尖)、白芍、炒枳实、厚朴(炙)各 250 g。

[用法]上六味,蜜为丸,梧桐子大。每服 9 g,日服 3 次。

[功效]润肠泄热,行气通便。

[主治]肠胃燥热,大便秘结。

十二画

葛根黄芩黄连汤(《伤寒论》)

[组成]葛根 25 g,甘草 6 g,黄芩、黄连各 9 g。

[用法]水煎服。

[功效]解表清热。

[主治]外感表证未解,热邪入里。症见身热下利,肛门有灼热感,胸脘烦热,口干作渴。喘而汗出,舌红苔黄,脉数。

痛泻要方(《刘草窗方》)

[组成]白术 90 g,白芍、防风各 60 g,陈皮 15 g。

[用法]参照原方比例,酌定用量,水煎服。

[功效]泻肝补脾。

[主治]肠鸣腹痛,大便泄泻,泻后仍腹痛,即肝旺脾虚所致的腹痛泄泻。

湿疹膏(《肛门直肠病学》)

[组成]甘草、石膏各 100 g,滑石粉 50 g,黄柏 100 g。

[制法]共研细末,制成 20%油膏。

[用法]敷患处。

[功效]祛湿清热。

[主治]肛门湿疹。

滋阴除湿汤(《外科正宗》)

[组成]川芎、当归、白芍、熟地、柴胡、黄芩、陈皮、贝母、知母、地骨皮、泽泻、甘草、生姜。

[用法]水煎服。

[功效]滋阴除湿,化痰通络。

[主治]用于结核性肛周脓肿、湿毒伤阴、术后久不收口者。

十三画

锡类散(《金匮翼》)

[组成]牛黄 0.06 g,冰片、珍珠各 0.09 g,入指甲(男病用女,女病用男)0.15 g,象牙屑(焙)0.9 g,青黛(去灰脚,净)1.8 g,壁钱(焙)20 个。

[制法]共为极细末。

[用法]保留灌肠。

[功效]消炎解毒,去腐生新。

[主治]直肠、乙状结肠的慢性溃疡。

十四画

槐花散(《本事方》)

[组成]槐花、柏叶各 12 g,荆芥穗、枳壳各 6 g。

[用法]水煎服。

[功效]清肠止血,疏风下气。

[主治]痔疮出血色鲜红者。

槐角丸(《太平惠民和剂局方》)

[组成]槐角 500 g,地榆、当归、防风、黄芩、炒枳壳各 250 g。

[制法]共研细末,炼蜜为丸。

[用法]每服 9 g,吞服或水煎服。

[功效]清肠止血,疏风利气。

[主治]肠风下血,痔疮,脱肛属风邪热毒或湿热者。

膈下逐瘀汤(《医林改错》)

[组成]桃仁(研如泥)、当归、红花、五灵脂(炒)、甘草各 9 g,川芎、赤芍、牡丹皮、乌药各 6 g,延胡索、香附各 3 g,枳壳 5 g。

[用法]水煎服。

[功效]活血祛瘀,行气止痛。

[主治]大肠肿瘤。腹部痞块疼痛,痛处不移。

[主治]肠风脏毒下血。便前出血,或便后出血,或粪中带血,血色鲜红或晦暗。

十五画

增液汤(《温病条辨》)

[组成]玄参 30 g,麦冬、细生地各 24 g。

[用法]水煎服。

[功效]滋阴清热,润燥通便。

[主治]津液不足,大便秘结。

十六画以上

藿香正气散(《太平惠民和剂局方》)

[组成]大腹皮、白芷、紫苏、茯苓各 30 g,半夏曲、白术、陈皮(姜汁炙)、苦桔梗各 60 g,藿香 90 g,炙甘草 75 g。

[用法]共为细末,每服 6 g,或水煎服。

[功效]解表化湿,理气和中。

[主治]外感风寒,内伤湿滞。恶寒发热,头痛,胸膈满闷,腹痛,呕吐,泄泻,舌苔白腻,脉紧。